国内名院、名科、知名专家临床病理"一书一网络平台"丛书

临床病理诊断与鉴别诊断
——气管、肺、胸膜及纵隔疾病

主　编　王恩华　张　杰

副主编　笪冀平　张　声　张冠军

编　者　（以姓氏笔画为序）

王　亮　中国医科大学

王恩华　中国医科大学

李庆昌　中国医科大学

李晟磊　郑州大学第一附属医院

张　声　福建医科大学附属第一医院

张　杰　上海交通大学附属胸科医院

张冠军　西安交通大学第一附属医院

张海青　首都医科大学附属北京胸科医院

武春燕　同济大学附属上海市肺科医院

孟凡青　南京大学医学院附属鼓楼医院

顾莹莹　广州医科大学附属第一医院

徐洪涛　中国医科大学

笪冀平　中日友好医院

韩昱晨　上海交通大学附属胸科医院

人民卫生出版社

图书在版编目（CIP）数据

临床病理诊断与鉴别诊断. 气管、肺、胸膜及纵隔疾病 / 王恩华，张杰主编. —北京：人民卫生出版社，2018

ISBN 978-7-117-26645-1

Ⅰ. ①临… Ⅱ. ①王…②张… Ⅲ. ①病理学－诊断学②鉴别诊断 Ⅳ. ①R446.8②R447

中国版本图书馆 CIP 数据核字（2018）第 093905 号

| 人卫智网 | www.ipmph.com | 医学教育、学术、考试、健康，购书智慧智能综合服务平台 |
| 人卫官网 | www.pmph.com | 人卫官方资讯发布平台 |

临床病理诊断与鉴别诊断
——气管、肺、胸膜及纵隔疾病

主　　编：王恩华　张　杰
出版发行：人民卫生出版社（中继线 010-59780011）
地　　址：北京市朝阳区潘家园南里 19 号
邮　　编：100021
E - mail：pmph @ pmph.com
购书热线：010-59787592　010-59787584　010-65264830
印　　刷：北京盛通印刷股份有限公司
经　　销：新华书店
开　　本：889×1194　1/16　印张：26
字　　数：879 千字
版　　次：2018 年 5 月第 1 版　2021 年 12 月第 1 版第 4 次印刷
标准书号：ISBN 978-7-117-26645-1/R·26646
定　　价：298.00 元

打击盗版举报电话：010-59787491　E-mail：WQ @ pmph.com
（凡属印装质量问题请与本社市场营销中心联系退换）

主编简介

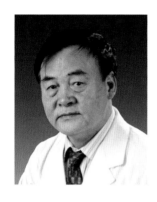

王恩华　中国医科大学病理教研室／附属第一医院病理科二级教授、博士生导师。现任国务院学科评议组委员、中国医师协会病理科医师分会副会长、中华医学会病理学分会第1~2届胸部疾病学组组长和辽宁省病理学会第5~9届主任委员。曾任第7、8届中华医学会病理学分会副主委、第1~2届辽宁省病理质控中心主任和《中国肺癌杂志》副主编。1998—2015年曾任中国医科大学病理学系主任／附属第一医院病理科主任，中国医科大学基础医学院副院长和院长。从事教学、科研和临床病理诊断至今36年，先后多次出国深造。1998年以来先后获国务院政府特殊津贴、教育部优秀骨干教师、教育部全国模范教师、卫生部有突出贡献的中青年专家、辽宁省高校名师、辽宁省五一劳动奖章、辽宁省首届名医、沈阳市劳动模范和沈阳市领军人才等称号。获省科技进步一等奖、高教自然科学二等奖等科技进步奖7项，承担和完成国家自然基金8项，发表在 Cancer research、Journal pathology 等 SCI 杂志论文130余篇，总影响因子 >400分，培养硕／博士研究生86名。主编教育部"十五"至"十二五"规划教材《病理学》并在中国台湾省出版发行，获辽宁省优秀教学成果一、二等奖多项。

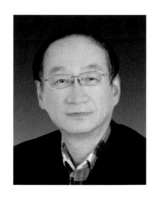

张杰　上海交通大学附属胸科医院病理科名誉主任，主任医师。1984年开始从事临床病理诊断工作，致力于肿瘤临床病理学诊断及分子病理学研究。曾赴日本广岛大学医学院分子病理部、德国海得堡大学进修学习或开展科研工作。专业特长：肺肿瘤病理学诊断及分子病理学诊断；胸腺肿瘤病理学诊断，目前发表各类学术论文70余篇，主编出版学术专著1部，参编多部临床及病理学术专著，目前担任中华医学会病理学分会胸部疾病学组副组长；《中华病理学》杂志编委；中国医药教育协会肺部肿瘤专业委员会副主任委员；国家卫计委病理质控中心分子病理质控组委员；中国医师协会病理科医师分会委员；中国抗癌协会病理学委员会委员；上海市医学会病理专科委员会委员；上海病理质量控制委员会委员及胸部疾病病理质控专家组组长等。

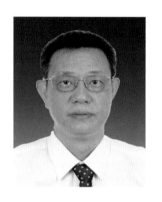

笪冀平 中日友好医院病理科主任，主任医师。曾兼任中国医师协会病理科医师分会副会长，研究型医院学会超微及分子病理专业委员会副主任委员兼肺与纵隔学组组长，中华医学会病理学分会胸部疾病学组（协作组）副组长，北京病理质控中心副主任，北京住院医师规范化培训临床病理科专科委员会委员，医学装备协会远程医疗与信息技术分会常委兼病理远程诊断学组组长，《诊断病理学杂志》常务编委。

从事病理诊断工作 40 年，包括在空军总医院工作 24 年，中日友好医院工作 12 年，主要兴趣领域为胸部疾病及妇产科病理诊断，最近 10 年重点关注胸部疾病的病理诊断与研究，在实践中逐步积累了自己的临床工作经验与解决复杂、疑难问题的能力。曾师从李维华教授和陈乐真教授，他们严谨认真的治学态度，一丝不苟的工作精神使我获益颇丰。在以色列、瑞典、美国等大学及附属医院学习期间学会从不同的视角观察问题，以不同的思维方式思考解决问题，开阔了眼界与思维空间。在漫长的 40 年学术生涯中发表论著百余篇，作为副主编参编病理专著二部，参与国家及省部级研究课题多项。

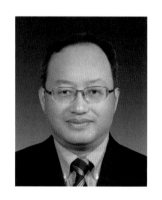

张声 福建医科大学附属第一医院病理科主任，主任医师，硕士研究生导师。现任福建医科大学附属第一医院病理科主任，主任医师，硕士研究生导师，中国医师协会病理科医师分会常务委员，中国病理科主任联会常务委员，中华医学会病理学分会委员，福建省医学会病理学分会第五届、第六届主任委员，中国医学装备协会病理装备分会副主任委员，中国研究型医院学会病理学专业委员会常务委员，中国老年医学会病理分会常务委员，中国医药生物技术协会组织生物样本库分会委员，中华医学会病理学分会胸部疾病学组副组长兼秘书，国际病理协会会员，《临床与实验病理学杂志》和《诊断病理学杂志》编委。主要研究方向为肿瘤的侵袭与转移。参加多项国家自然科学和省部级科研课题，发表学术论文 100 多篇，参编多部学术专著，获福建省科技进步奖三项，福建省医学科技奖三项。

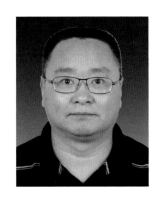

张冠军 西安交通大学第一附属医院病理科主任,主任医师,教授,硕士研究生导师。现任西安交通大学第一附属医院病理科主任,中华医学会病理分会委员、中华医学会病理分会胸部疾病学组副组长、中国抗癌协会肿瘤病理专业委员会委员,中国医师协会病理科医师分会委员,中国病理工作者协会常务委员,陕西省病理学会主任委员,陕西省抗癌协会常务理事,陕西省抗癌协会肿瘤病理专业委员会主任委员,陕西省保健协会临床病理学专业委员会副主任委员。《临床与实验病理学杂志》《中国妇幼健康研究》和《临床医学研究与实践》杂志编委,《中华病理学杂志》《现代肿瘤医学》和《西安交通大学学报(医学版)》审稿专家。

从事临床病理诊断工作 30 余年,经过严格系统地病理学教学、尸检、外检等培训,擅长胸部、泌尿生殖、淋巴造血、软组织肿瘤病理诊断,能熟练处理各种疑难病理诊断问题。先后带教培养病理医师、病理研究生近百名。多次组织举办国家 CME 项目"软组织肿瘤诊断与鉴别诊断""WHO 软组织肿瘤新分类""胸部疾病病理诊断新进展""疑难病理诊断"和"病理辅助诊断技术"等学习班。

主持、参研省及国家科研项目多项。发表学术论文 80 余篇,其中 SCI 论文 15 篇。作为副主编编著《肿瘤转移学》,参编《普通外科肿瘤学》《肿瘤多学科综合治疗》和《病理诊断指南》等专著 5 部。

出版说明

病理诊断是很多疾病明确诊断的主要依据，但即便是经验丰富的病理专家，在日常病理诊断中也经常会遇到以往从来没有见过的"疑难病变"。病理诊断水平的提升需要不断学习、反复实践，只有"见多"才能"识广"。从"见多"的角度来讲，由于人口基数大，国内病理专家所诊断的病例无疑是最丰富的，这方面的临床经验尤其值得总结和推广。

为了充分展现病理学"靠图说话、百闻不如一见"的特点，最大限度发挥互联网的载体优势，最大程度满足病理科医师临床诊疗水平提升的需求，进而更好地服务于国家"强基层"、"医疗卫生资源下沉"的医疗体制改革战略目标。人民卫生出版社决定邀请国内名院、名科的知名病理专家围绕病理诊断所涉及的各个领域策划出版临床病理"一书一网络平台"丛书，即围绕每个领域编写一本书（如"临床病理诊断与鉴别诊断：乳腺疾病"），搭建一个网络平台（如"临床病理实例解析系统：乳腺疾病"）。目的是对国内几十家名院病理专家曾经诊断的所有疾病进行系统的梳理和全面的总结。

希望该套丛书对病理科住院医师、专科医师的培养以及国内病理诊断水平的整体提升发挥重要的引领和推动作用。

前　言

人体的胸部包括了多种组织和器官，由于解剖学上的关系，使得发生在胸部的疾病比其他部位更加容易相互影响，在病理诊断时常需要进行必要的鉴别诊断。食管虽也位于纵隔内，但人们更习惯将发生在食管的疾病放到消化系统疾病中进行讨论。而位于胸壁的乳腺疾病，由于近年来对乳腺癌在诊断、分子检测和靶向治疗等方面所取得的突出进步，人们更加倾向以单一器官性疾病进行叙述。同样的原因，人们也习惯于将纵隔内的心脏疾病放到心血管系统疾病中进行讨论。尽管以往WHO肿瘤分类都是将气管、肺、胸膜及纵隔的肿瘤放到一个分册中进行讨论，但将气管、肺、胸膜及纵隔的疾病放在一个分册进行叙述则是我们的一个尝试。

在过去的数年中，胸部肿瘤的许多病种在概念和理论上都发生了许多重大的变化，其中最具影响力的莫过于对肺癌的浸润前病变与浸润（包括微浸润）的认识和判定、特异性基因改变在胸部肿瘤（肺癌、间皮瘤和软组织肿瘤）组织分型中的作用、新的TNM分期和以靶向治疗为目的的基因检测及意义。然而，相对于肿瘤来说，胸部疾病更为多发的却为非肿瘤性疾病。近年来，由于诊断技术的进步以及疾病谱的变化，对于许多非肿瘤性疾病的认识同样有了很大的提高，如间质性肺疾病和肺结核病的诊断程序、原则和标准等都发生了新的变化，甚至某些疾病的名称也发生了改变——如肉芽肿病性多血管炎等。由于治疗原则和方法上的不同，肿瘤性疾病常常需要与非肿瘤性疾病进行鉴别。而大多数胸部疾病的病理诊断是依靠各种方式的小活检或细胞学标本做出的，这无疑给诊断者带来了巨大的挑战和风险。因此，本书在编写相关内容时已尽我们所能纳入了最新的知识和新的进展，同时在疾病的描述上尽可能的是以手术大标本结合各种小活检和细胞学的改变予以叙述，使读者在使用过程中能结合自己的工作实际加以体会、理解并积累经验。

本书的另一大特点是病种全，并给出了982幅彩图。除日常工作中常见的病种及分型外，我们尽可能地收入了一些少见或罕见的病种，这不仅是为了完善本书的内容，也为读者，尤其是那些处于病理医师培训中或维持病理医师资格认证的人员提供一部专业性的工具书和参考书，以达到编者们所希望的：领先5年、使用5年、参考5年和保存5年的初衷。

在本书编写的过程中，我们得到了许多同道们的大力支持，他们为本书提供了许多典型而有意义的病例和图片，在此一并表示诚挚的感谢！出版此书只是编者代表中华医学会病理学分会胸部学组所做的一点有意义的事情，但由于我们几位编者的水平有限，书中难免会出现一些错误或歧义，还望使用者给予批评和指正。

按着此系列图书"一书一网络平台"的出版规划要求，在此书纸质版出版的同时，我们已经启动了与本书内容相对应的病例库平台，病例库平台将以具体的病例形式出现，同时给出影像学检查和实验室检查结果、取材部位和方式、可缩放的HE图像和必要的诊断及鉴别诊断的免疫组化图像等，以加深对纸质版内容的理解和自我（主）学习的能力。

王恩华

2018年03月09日

目 录

第二篇 胸膜疾病

第一篇

气管、肺疾病

气管于隆突（tracheal protuberance）部分为左右主支气管，左右主支气管又分出叶支气管并由肺门处进入肺中，再逐级分支形成支气管树。习惯上将直径＜2mm 的小、细支气管统称为小气道。直径 1～2mm 的小气道并不像较大的支气管那样具有软骨环，其管壁上仅含有小的软骨片，但其仍然内衬假复层纤毛柱状上皮，黏膜下仍然含有黏膜腺体。而直径＜1mm、壁内无软骨及黏膜下腺体者称为细支气管。细支气管的末段称为终末细支气管，当其管壁上有肺泡开口时，则称为呼吸性细支气管。呼吸性细支气管继续分支为肺泡管和肺泡囊。3～5 个终末细支气管连同它的各级分支及分支末端的肺泡组成肺小叶（pulmonary lobule）。Ⅰ级呼吸细支气管及其远端所属的肺组织称为肺腺泡（pulmonary acinus），是肺的基本功能单位。气管、支气管及细支气管均被覆假复层或单层纤毛柱状上皮或柱状上皮。Ⅰ型肺泡上皮细胞呈扁平状，覆盖肺泡表面的 90% 以上。Ⅰ型肺泡上皮细胞、基底膜和肺泡壁毛细血管内皮细胞共同组成气血屏障，是气体交换必须经过的结构。Ⅱ型肺泡上皮细胞呈立方形，数量少，镶嵌于Ⅰ型肺泡上皮细胞之间，能分泌肺表面活性物质，电镜下胞质内含有嗜锇板层小体。肺表面活性物质为一种磷脂蛋白，具有降低肺表面张力、维持肺泡直径及小气道通畅、防止肺萎陷的功能。肺泡壁上的肺泡间孔是肺泡间气体扩散的通道，在病理情况下也为渗出液或细菌的扩散提供了条件。

支气管和细支气管的主要上皮细胞包括：基底细胞、神经内分泌细胞、纤毛细胞、浆液细胞、Clara 细胞和杯状细胞。在终末细支气管处，纤毛细胞和杯状细胞的数量减少，而 Clara 细胞的数量增多。Clara 细胞和Ⅱ型肺泡细胞是肺实质中最为活跃的两种细胞，两者不仅具有分泌功能，而且具有较强的增殖能力。

呼吸系统具有黏液 - 纤毛排送系统，可将吸入气管和支气管内的粉尘颗粒或病原微生物黏附在气管、支气管黏膜表面的黏液层上，随痰排出体外。只有直径＜5μm 的颗粒才有可能被吸入肺泡内并沉积于肺间质而致病，尤其是 1～2μm 的颗粒其致病力最强。若被吸入肺泡，则被肺泡内的巨噬细胞所吞噬。巨噬细胞能分泌许多酶类，不仅能消化降解被吞噬的物质，还能使肺泡壁毛细血管通透性升高，以利于血管内补体及白细胞的渗出，增强局部的防御能力。若吸入的病原体具有抗原性，则通过巨噬细胞的抗原呈递作用，激发淋巴细胞的免疫反应。呼吸道的浆细胞产生的抗体主要是分泌型的 IgA、IgM 和 IgG。当呼吸系统局部防御能力降低或致病因素较强并超出局部的防御能力时，即可引起呼吸系统疾病。

第一章

气管、肺非肿瘤性病变

发生在气管、肺的非肿瘤性疾病是胸部疾病当中最为多见的疾病，其病因复杂，病种繁多，治疗原则存在天壤之别，对于这部分疾病的小活检材料的病理诊断，无论怎样的谨慎也不为过。仔细寻找和发现病变中相对特征性的改变、密切结合临床表现和实验室检查结果是使我们少犯错误的根本原则。学习和掌握某些疾病的新进展和诊断规范也是我们能够规避风险的一个保障。

第一节　先天性囊肿性疾病及气道扩张性病变

一、先天性囊肿性疾病

（一）先天性大叶性肺气肿

【定义】　先天性大叶性肺气肿（congenital lobar emphysema，CLE）是指因先天性因素所引起的整个肺叶过度通气状态的新生儿肺部疾病，可压迫同侧或对侧正常肺组织，甚至导致纵隔移位。

【临床特征】　CLE 是罕见的新生儿疾患，大部分发生在出生 6 个月之前的患儿，男女之比约为 3∶1，发病率约为 1/20 万。临床表现为呼吸困难和呼吸窘迫，部分患儿出现面色苍白等症状[1]。病因不清，部分患儿气管发育异常，如支气管狭窄和闭锁，可导致大叶性肺气肿；有报道 CLE 伴有多脾症、双上腔静脉、马蹄肾、先天性心脏病等异常，部分患者无其他异常。半数患儿累及左肺上叶，其次为右肺中叶、右肺上叶，双肺下叶较少受累。影像学显示病变肺叶过度通气、纵隔移位及其他肺叶受压致肺不张[2]。手术切除预后良好[3]。

【病理变化】　巨检显示肺叶膨大、表面光滑，是正常肺的 3～10 倍。镜下有两种组织学改变，一种是肺发育大致正常，但肺泡、肺泡囊、肺泡导管及呼吸性细支气管过度通气扩张[4]；另一种为肺过度发育，即肺泡导管和肺泡囊增多，导致肺泡腔增多最终使得肺叶增大。CLE 一般没有明显肺结构的破坏或异常，这有别于获得性肺气肿。

（二）囊性腺瘤样畸形

【定义】　囊性腺瘤样畸形（cystic adenomatoid malformation，CAM）是指气道发育异常形成结节状、囊状的大体改变，镜下为衬附不同分级支气管黏膜上皮、肺泡上皮所形成的腺体及腺瘤样结构。因主要发生于婴幼儿而称为肺先天性囊性腺瘤样畸形（congenital cystic adenomatoid malformation，CCAM）。

【临床特征】　先天性囊性腺瘤样畸形也称先天性肺气道畸形（congenital pulmonary malformation，CPAM），多发生在婴幼儿，少数也可发生在成人。常因呼吸道反复感染、进行性呼吸困难或因其他原因经影像学检查时偶然被发现。新生儿发病率为 1/35 000～1/10 000，男婴较多，平均发病年龄 3 岁[5]。绝大多数患者病变局限在单个肺叶内，以右肺较多，偶有双侧或多叶肺受累的情况。不同类型 CCAM 影像学改变不同，可以是囊性、实性和混合性改变，病变常境界不清，与肺感染、肺不张及其他囊性肺病变不易区分（图 1-1-1 A）[6]。多数患者行肺叶切除，预后良好。少数报道表明，对没有症状的患者可以开展 B 超或放射影像学随访。

【病理变化】　根据病变组织学改变和不同阶段的气管支气管树的相似性将 CCAM 分为 5 型[4,7,8]。

（1）0 型：是致死性近端气管支气管畸形，伴有严重的肺发育不良，肺常小而实；镜下显示病变几乎类似结构异常的气管、支气管构成 1～2mm 结节，被疏松的纤维间质分隔，无肺组织。异常的支气管内壁衬附假复层纤毛柱状上皮，管壁由平滑肌和软骨构成。

（2）Ⅰ型：为最常见的亚型，约占 65%，类似于支气管和细支气管结构；由多个较大的囊腔构成（图 1-1-1 B），囊的直径常大于 2cm，多累及单个肺叶，无其他肺异常。病变较大可以压迫相邻肺叶，也可导致纵隔移位；镜下囊壁衬附纤毛柱状上皮（图 1-1-1 C）和类似幽门腺体的黏液腺上皮，有时可形成乳头状、锯齿状结构，腺上皮下弹力纤维增多，囊壁可有纤维平滑肌、少量软骨板。对于无症状的患儿可以长期随访，因有少数病例可能进展为黏液

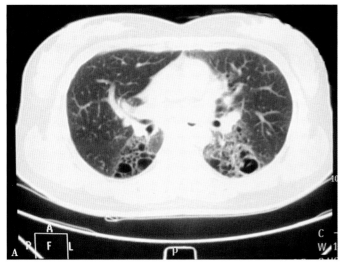

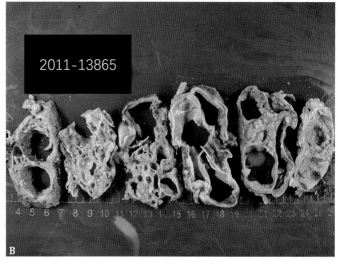

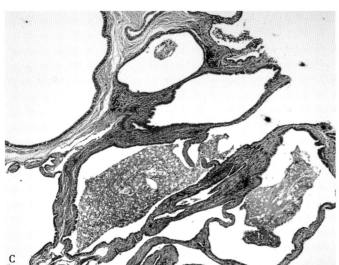

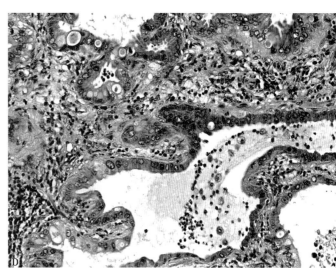

图 1-1-1　CCAM- I 型

CT 图像显示双肺下叶界限不清的囊性病变（A），巨检可见多囊性病变，囊腔较大，可见腔内多量黏液储积（B）。镜下见病变为多囊性，囊壁衬附纤毛柱状上皮，囊内可见较多分泌物（C），部分区域黏液上皮化生、增生，可见明显黏液上皮的异型性，考虑为原位黏液腺癌改变并有可疑小灶浸润（D）

性原位或浸润性癌（图 1-1-1 D），建议适时早期手术。

（3）II 型：类似终末细支气管结构，由直径 0.5～2cm 中等大小的囊肿构成；囊状结构可穿插进正常肺实质，有时难以区分病变范围；疏松纤维结缔组织囊壁衬附低柱状纤毛和立方上皮，较大的囊壁上可有纤维平滑肌束，小囊壁上则缺乏平滑肌，此型病变中可见到特征性成熟横纹肌分化；因为病变较 I 型小，一般无纵隔移位等压迫症状。

（4）III 型：类似细支气管肺泡导管结构，形成实性外观；镜下病变形成腺管和小囊状结构，小囊直径一般不超过 2mm，衬附立方上皮及电镜下证实有层状小体的肺泡 II 型上皮，腺管间为纤细的纤维平滑肌间隔，类似管状期原始肺实质，腺管间少血管的间质可做鉴别。

（5）IV 型：类似肺泡囊结构，病变是多囊性病变，囊肿可以大至几厘米，囊壁衬附 II 型和 I 型肺泡上皮，囊壁由疏松的间叶组织构成，其内见小动脉和细动脉（图 1-1-2）。

【鉴别诊断】　I 型 CCAM 因为可形成巨大囊肿，容易误诊为肺内支气管源性囊肿，支气管源性囊肿常形成完好的气道壁器官样结构，即：平滑肌纤维囊壁衬附假复层柱状纤毛上皮，一般没有黏液柱状上皮。II 型 CCAM 可发生于叶外隔离肺中或合并其他肺发育异常，偶有局灶横纹肌分化，应与胸膜肺母细胞瘤鉴别（见胸膜肺母细胞瘤章节）。IV 型 CCAM 囊壁疏松间叶组织容易和胸膜肺母细胞瘤混淆，一般囊壁衬附柱状支气管黏膜上皮和肺泡上皮。当上皮下见生发层时，更倾向胸膜肺母细胞瘤（图 1-1-3）。

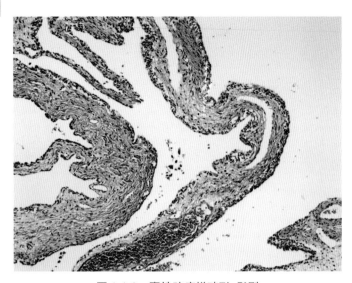

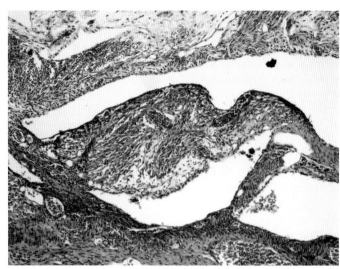

图 1-1-2　囊性腺瘤样畸形 -Ⅳ型
囊腔较大，囊壁衬附扁平和立方上皮，囊壁内为纤维结缔组织，其内可见小血管

图 1-1-3　肺胸膜肺母细胞瘤Ⅰ型（囊性胸膜肺母细胞瘤）
可见上皮下的囊壁内幼稚的间叶成分形成生发层

（三）支气管肺隔离症

1. 叶外型

【定义】　叶外型肺隔离症（extralobar sequestration，ELS）也称异位肺组织或肺外肺组织，即位于脏层胸膜外，和正常肺内血管、支气管束不相连的肺组织，被认为可能是前肠外突形成支气管芽的过程中发育异常导致肺组织部分或完全脱离前肠发育的正常肺组织。

【临床特征】　2/3 的患儿在出生 6 个月内发现，其中多数患儿出生第一天因苍白、不能吸奶、呼吸困难等临床表现而被发现，此类患儿常合并其他异常，如膈疝、肺发育不良、胃肠发育畸形、支气管源性囊肿等[9]。男婴多发，约是女婴的 3 倍。多见于新生儿，其次为幼儿，少数

为儿童，年龄较大的儿童一般多无症状。80% 以上患儿的病灶位于胸腔内，其中 2/3 发生在下肺和横膈之间，少数发生在前后纵隔、心包等部位。90% 以上 ELS 为体循环供血，主要为腹主动脉、胸主动脉、锁骨下动脉等，多数静脉回流至胸腔或腹腔静脉，少数回流至肺静脉[10, 11]。

【病理变化】　ELS 常表现为有胸膜包裹的肿块（图1-1-4 A），切面似正常肺组织，当合并感染时可以实变。镜下可以似正常肺实质和支气管，但更常见的改变是扩张的细支气管、肺泡导管、肺泡囊（图 1-1-4 B），可有少量软骨板，类似Ⅱ型 CCAM。一般情况下，没有淋巴管异常，但有时伴有胸膜下、小叶间隔淋巴管扩张，似先天性淋巴管扩张症。偶有 ELS 恶变为腺癌和继发其他肿瘤的报道[12, 13]。

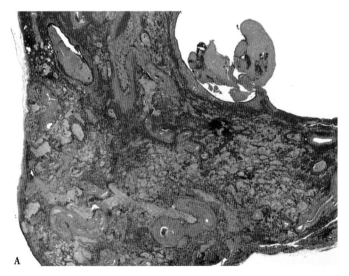

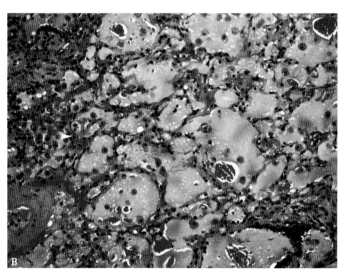

图 1-1-4　肺外隔离肺
该病变位于成人前上纵隔，低倍镜下可见有胸膜包裹的肺组织，其内见扩张的气道（A），高倍镜下见肺实质肺泡腔内多量黏液储积和少量组织细胞沉积，无气体（B）

2. 叶内型

【定义】　叶内型肺隔离症（intralober sequestration, ILS）是指位于肺内的肺隔离症，被隔离的肺组织与正常支气管血管束不相连接的肺组织，一般由体循环供血。

【临床特征】　ILS 可发生于儿童，但较多病例发生在成人，目前被认为是后天获得的，持此观点的学者有以下一些理由：①ILS 多发生在成年人或老年人，多无前期肺部病变的证据；②ILS 没有肺血管发育异常，也很少伴有其他发育异常；③病变部位回流血管为正常肺静脉，且肺组织内有空气，提示病变部位曾经是正常肺组织。ILS 多发生于双肺下叶，常伴有反复感染。影像学改变为肺下叶实变影、囊变影，境界不清，绝大多数为主动脉供血（图 1-1-5 A）。

【病理变化】　病变肺组织和周围肺组织常境界不清，明显实变。镜下多为非特异性炎症改变（图 1-1-5 B）：肺实质表现为机化性肺炎、脂质性肺炎[14]，可伴有较多中性粒细胞浸润。可见气道扩张、黏液储积伴囊肿形成等。

二、气道扩张性病变

（一）肺气肿

【定义】　肺气肿（emphysema）是指终末细支气管远端（呼吸细支气管、肺泡管、肺泡囊和肺泡）的气道弹性减退，过度膨胀、充气和肺容积增大或同时伴有气道壁和肺泡壁的破坏。

【临床特征】　肺气肿早期一般无明显临床症状，严重的肺气肿可有乏力、活动气喘等缺氧症状。肺气肿合并支气管炎可出现咳嗽、咳痰等感染症状，缺氧症状会加重。早期体征不明显，肺气肿严重时可出现胸廓膨隆，前后径增大，叩诊为过清音，并发肺部感染时，两肺干湿啰音明显。CT 检查特别是高分辨率 CT（HRCT）显示肺过度通气和囊肿形成[15]，病变可以局灶累及肺小叶也可弥漫累及多叶肺，当气体潴留形成大疱（囊肿超过 2cm）时，可压迫正常肺（图 1-1-6 A）。肺功能检查对于诊断也具有一定帮助。

【病理变化】　早期肺气肿标本其切面不似正常肺呈海绵状，而是有一些扩张的小孔，随着病程进展，病变范围扩大，扩张的小孔变大呈囊状[16]。

肺气肿镜下表现是终末细支气管远端的气腔扩张并出现永久性的破坏，可表现为肺泡间隔变窄，肺泡孔扩大，肺泡间隔断裂，扩张的肺泡融合成较大的囊腔。在肺泡组织中看见漂浮状的肺泡间隔碎片，通常是肺组织破坏的明确证据。由于肺气肿的重要原因是因为气道炎症、气道不完全阻塞，残气储积所致，所以总有小气道的慢性炎症或纤维化（图 1-1-6 B、C）伴随。因为肺泡隔的断裂，小气道的弹力纤维附着受影响，常伴有气道弯曲变形和管腔缩窄。肺气肿时肺毛细血管床明显减少，近端肺动脉压增高导致肺小动脉内膜呈纤维性增厚。中央型肺气肿的气肿囊泡为扩张的呼吸细支气管，在近端囊壁上常可见呼吸上皮（柱状或低柱状上皮）及平滑肌束的残迹。

根据肺气肿发生部位分为[17, 18]：①小叶中央性肺气肿（centrilobular emphysema, CLE）：即膜性细支气管因慢性炎症而狭窄，使远端终末细支气管和呼吸性细支气管过度充气，囊状扩膨，而边缘肺泡管、肺泡囊、肺泡很少受累。CLE 最为常见，多累及上叶。②全小叶性肺气肿（panlobular emphysema）：从小叶中央到小叶周边的所有肺泡、肺泡囊、肺泡导管均有肺气肿改变，以肺下叶的病变较重。③局灶性肺气肿（localized emphysema）：局灶性肺气肿约占肺气肿病例的 5%，指的是肺气肿导致的

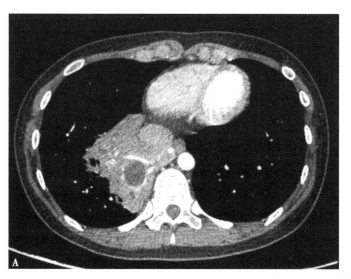
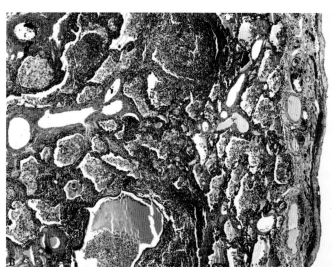

图 1-1-5　右肺下叶肺内隔离症

CT 显示病灶内见主动脉分支供血（A），镜下见肺组织内有间质慢性炎症细胞浸润，肺泡腔内多量组织细胞沉积（B）

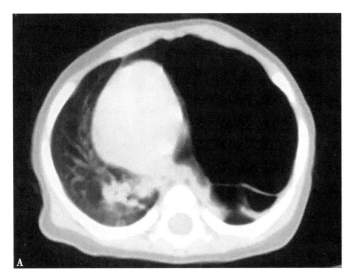

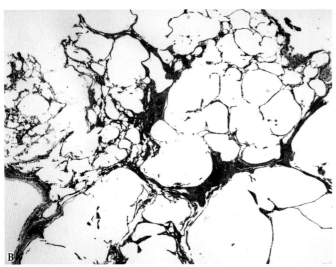

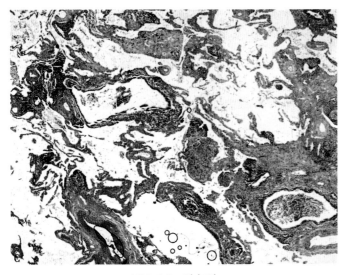

图 1-1-6　肺气肿

CT 显示肺气肿伴肺大疱形成，致纵隔移位（A），慢性闭塞性小气道炎症伴纤维化，导致小气道周围肺实质肺气肿，扩张的气腔内见漂浮的肺泡隔（B），小气道慢性炎症和纤维化及周围肺实质，小气道和肺泡腔明显扩张（C）

腺泡结构破坏仅仅出现在一处或少数几处，好发于一侧或双侧肺的肺尖部位。局灶性肺气肿，其肺泡破坏达到一定范围，即可形成肺大疱，是年轻人自发性气胸的最常见原因。④瘢痕旁肺气肿（paracicatricial emphysema）/不规则肺气肿（irregular emphysema）：瘢痕旁肺气肿是指肺气肿发生在肺瘢痕旁，肺泡不规则受累，一般是发生在呼吸细支气管远侧端，肺泡囊有时也受累。这里的瘢痕可能是陈旧性肉芽肿性肺炎、肺梗死修复、机化性肺炎或肺尘埃沉着症修复所造成。瘢痕性肺气肿常由肺尘埃沉着症造成，煤炭工人中多见。⑤间质性肺气肿（interstitial emphysema）：指的是由于肺泡壁或细支气壁破裂，气体逸入肺间质内，在小叶间隔与胸膜连接处形成串珠状的小气泡，可呈网状分布于胸膜下。

（二）支气管扩张症

【定义】　支气管扩张症（bronchiectasis）通常是指支气管壁先天发育异常或炎症破坏而导致的局限或广泛管腔持续的扩张状态，常伴有支气管壁和周围肺实质广泛炎症改变。

【病因】　支气管扩张症的原因可分为先天性和后天性。先天性多是支气管壁软骨及支持组织发育缺陷引起。先天性支气管扩张症（气管支气管软化）是一种罕见的结构异常，通常由先天性器官软骨环中软骨成分缺少，其表现为广泛薄壁支气管扩张和囊泡形成，胸透提示为肺过度充气。先天性支气管扩张症与后天性的支气管扩张症在病因和发病机制上都不同，严格意义上讲它应属于单独的一种疾病[19]。

后天性支气管扩张症的原因主要分为阻塞和非阻塞性。阻塞性支气管扩张症是由于肿瘤、异物、外部压迫或支气管环状闭锁等长期阻塞性原因所造成的。阻塞部位可发生在肺内任何地方，常形成局灶性病变。远处肺组织的炎症和感染可引起不可逆的改变，梗阻消退后仍无法复原。大多数的支气管扩张症是炎症后型（非阻塞性），常为多灶性。相关因素有[20, 21]免疫缺陷、免疫异常、支气管黏膜纤毛细胞的纤毛运动障碍等，偶有吸入有害气体或胃液吸入也可导致支气管扩张症。炎症后支气管扩张症可以局限也可以弥散，局限性病变通常发生在肺下叶基底段、右肺中叶和左肺舌叶。阻塞性和非阻塞性支气管扩张症常相互影响，有时互为因果。阻塞的气道壁容易被病原微生物侵犯继发引起宿主反应，分泌物增多、纤毛清除分泌物能力削弱，损害的支气管被病原微生物侵犯产生炎症则进一步加重气道结构的损害，导致恶性循环。

【临床特征】　支气管扩张症的常见表现为频繁的咳嗽、脓痰、咯血和发热。不同原因的支气管扩张症的发病年龄不同，平均诊断年龄为 50 岁，遗传性疾病如先天性支气管扩张症、囊性纤维化等发病年龄较轻。支气管扩张症影像学表现为气道扩张，纵切面可显示为"双轨征"，横切面显示"环形阴影"，由于受累肺实质通气不足、萎陷，扩张的气道有聚集现象；管壁增厚主要是由支气管周围的炎症所致。肺功能显示第一秒用力呼气量 / 用力肺活量比值（FEV1/FVC）下降，气道试验为高反应状态。病变局限可以通过手术治疗，病变弥漫需要控制感染和对症治疗。

【病理变化】 支气管扩张症的巨检分为囊状或柱状扩张。幼年支气管发育阶段产生的支气管扩张症多为囊状，成年后炎症继发性支气管扩张症则多为柱状，表现为各级分支支气管均扩张，形成增粗的条索状支气管腔。需要仔细检查支气管扩张症切除标本中是否存在肿瘤、异物和其他造成支气管阻塞的原因。扩张的支气管可靠

近或超出胸膜表面，并且充满黏液化脓样物伴周围瘢痕形成。支气管壁明显增厚，黏膜下环形平滑肌组织增生形成脊突或小梁。受累支气管壁上可以看到支气管黏液腺导管形成的小袋样结构。

镜检可见，囊状扩张的支气管壁各层组织，包括黏膜、肌层纤维、弹力纤维、混合腺及软骨均遭到破坏（图1-1-7 A），甚至消失，黏膜上皮出现鳞状化生（图 1-1-7 B），远处支气管黏膜下层多量慢性炎症细胞浸润和伴有滤泡形成的淋巴组织增生，小气道内可见多量分泌物潴留（图 1-1-7 C）。机化性肺炎通常发生在邻近的肺实质中。在炎症性或扩张的支气管周围通常能看到小的良性腺样结构（图 1-1-7 D），有时这种腺样结构非常明显，穿刺时易误诊为腺癌。少数慢性支气管扩张症的患者可有支气管黏膜上皮神经内分泌细胞增生（图 1-1-8），并浸润至周围间质内。

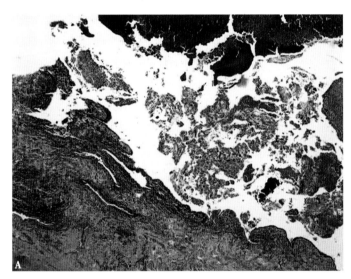
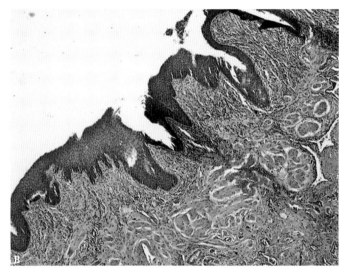
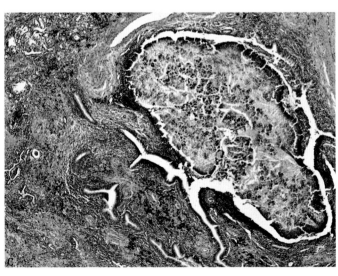
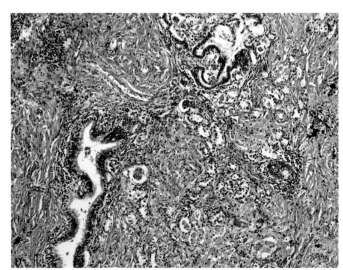

图 1-1-7 支气管扩张症

囊状扩张的支气管壁可见黏膜糜烂，炎症细胞浸润（A），气道上皮细胞鳞状化生（B），远端小气道内分泌物潴留，周围炎症细胞浸润，纤维组织增生（C），远端小气道周围纤维组织增生，多量无明显异型的小腺体增生（D）

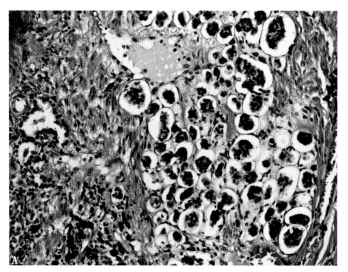
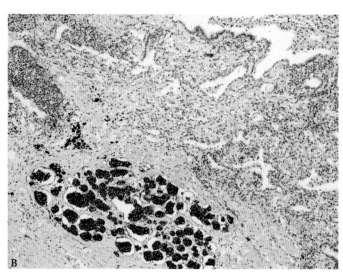

图 1-1-8　支气管扩张症伴神经内分泌细胞增生
气道周围见增生的神经内分泌细胞呈结节状（A），免疫组化显示 Synaptophysin 阳性表达（B）

第二节　间质性肺病

间质性肺病（interstitial lung diseases，ILD）也称间质性肺炎（interstitial pneumonia，IP），是指以间质细胞增生、间质基质增多、炎性细胞浸润为主要病理改变的一组疾病，因主要位于肺实质并伴有肺泡上皮增生和小气道受累，且多灶或弥漫分布，因此也称为弥漫性肺实质病变（diffuse parenchymal lung disease，DPLD）[22]。

ILD 根据发病原因大致分为感染、吸入、胶原结缔组织病引起的肺损伤、职业相关肺病，以及没有明确原因的特发性间质性肺炎（idiopathic interstitial pneumonia，IIP）及具有特殊组织学形态的弥漫性肺病变等（表 1-1-1）[23]。

表 1-1-1　主要弥漫性肺实质病变

感染后肺改变（病毒、细菌、真菌、寄生虫）

胶原结缔组织病（结节病、干燥综合征、硬皮病、类风湿性关节炎、红斑狼疮等）

血管病变

　肺动脉高压及血管发育异常

　肺血管炎（肉芽肿病性多血管炎 GPA/Wegener 肉芽肿病、嗜酸性肉芽肿性多血管炎 /Churg Strauss 综合征、镜下多血管炎等）

职业相关肺病变（煤工肺尘埃沉着症、石棉肺、硅肺等）

医源性肺损伤（放射性肺炎、药物性肺炎）

吸入性肺炎（毒物、胃内容物、其他异物）

免疫原性肺炎（过敏性肺炎、热缸病、嗜酸细胞性肺炎）

具有特殊组织形态的肺弥漫性病变（淋巴管肌瘤病、肺泡蛋白沉积症、肺泡微石症等）

特发性间质性肺炎

本章节就相关内容进行介绍，部分病变如感染、特殊组织形态的肺弥漫性病变将在有关章节中介绍。

一、原因未明的间质性肺炎

原因未明的间质性肺炎也称特发性间质性肺炎（IIP），是指没有明确原因的间质性肺炎，组织学示肺实质纤维组织增生、炎症细胞浸润、间质基质增多，并累及肺泡腔和气道所组成的一组明显异质性的病变，这组病变具有各自的临床、影像学及组织学改变，使其成为多个独立的疾病，IIP 之间及和其他 DPLD 之间存在不同程度的交叉和重叠。

对 IIP 的认识是个漫长的过程，虽然 19 世纪中叶就有对肺纤维化的描述，随后的近百年中进展缓慢。直到 20 世纪 60 年代末，Liebow（1969 年）[24] 等对 IIP 进行了详细的描述和首度分类（表 1-1-2），该分类明确了间质性肺炎概念及内容，经过多次修订仍保留了其核心内容。Liebow 分类包括普通型间质性肺炎（usually interstitial pneumonia，UIP）、脱屑性间质性肺炎（desquamative interstitial pneumonia，DIP）、淋巴组织间质性肺炎（lymphoid interstitial pneumonia，LIP）、巨细胞性间质性肺炎（giant cell interstitial pneumonia，GIP）及细支气管阻塞性间质性肺炎（bronchiolitis obliteran interstitial pneumonia，BIP）和弥漫性肺泡损伤（diffuse alveolar damage，DAD）。此后的研究对 Liebow 分类进行一些补充和修定，如现在多认为 LIP 是淋巴组织异常增生性病变，和结缔组织病及 HIV 感染有关，特发性 LIP 很少见；GIP 可能是一种职业病，和钴、钨等硬金属吸入有关。Davison（1983）[25] 和 Epler（1985）[26] 分别描述隐源性机化性肺炎（cryptogenic organizing pneumonia, COP)和特发性阻塞性细支气管炎机化性肺炎(idiopathic bronchiolitis obliterans organizing pneumonia, BOOP)取代了 Liebow 分类的 BIP。Katzenstein 分别在 1986 年、1994 年[27, 28]引用急性间质性肺炎(acute interstitial pneimonia, AIP)和非特异性间质性肺炎(nonspecific interstitial pneumonia, NSIP)的概念。1997 年 Kaztastein 修改了 Liebow 分类,并提出了自己的分类(表 1-1-2)。

为了统一诊断标准,美国胸科协会和欧洲呼吸协会(american thoracic society/european respiratory society, ATS/ERS)组织世界各地呼吸、放射和病理专家进行大量的文献复习和多次讨论,于 2002 年形成 IIP 的国际分类共识[22, 29](表 1-1-2)。

表 1-1-2　特发性间质性肺炎的分类

Liebow (1969)	Katzenstein (1997)	ATS/ERS 国际分类共识(2002)	
		组织学类型	临床 - 影像 - 病理诊断
UIP	UIP	UIP	IPF/CFA
	NSIP	NSIP	NSIP*
DIP	DIP/RBILD	DIP	DIP
BIP/DAD		RB	RBILD
	AIP	DAD	AIP
GIP		OP	COP/BOOP
LIP		LIP	LIP

注:*:暂定类型

经过 10 余年的临床实践,于 2013 年进行更新,将 IIP 分为主要 IIP、少见 IIP 和不能分类的 IIP;将 NSIP 作为独立病变;新增了特发性胸膜肺实质纤维弹力增多症(idiopathic pleuroparenchymal fibroelastosis, IPPFE)。将主要 IIP 分为慢性纤维化性 IP、吸烟相关性 IP 和急性 / 亚急性 IP(表 1-1-3);少见的 IIP 为特发性淋巴细胞性间质性肺炎和 IPPFE[30]。

表 1-1-3　主要 IIP

	临床 - 影像 - 病理诊断	病理形态类型
慢性纤维化性 IP	IPF	UIP
	特发性 NSIP	NSIP
吸烟相关性 IP*	RBILD	RB
	DIP	DIP
急性 / 亚急性 IP	COP	OP
	AIP	DAD

注:*:DIP 偶有发生在非吸烟患者

(一)普通型间质性肺炎

【定义】 普通型间质性肺炎(usual interstitial pneumonia, UIP)是指肺实质内出现不规则分布的纤维组织增生和胶原化,破坏肺实质,形成蜂窝状改变,是间质性肺炎中最为常见的组织学亚型,该型间质性肺炎没有明显的诱因,临床则称为 IPF。

【临床特征】 UIP 是 IPF(特发性肺纤维化)的组织学类型,是最常见的特发性间质性肺炎,约占 IIP 的 60%,发病率为 6.6～8.8/100 000,男性多见[22, 31]。患者隐匿发病,慢性进行性呼吸困难,干咳、杵状指及体重减轻,发病高峰为 50～70 岁,偶有年轻人,有报道在年轻患者中可有家族史。胶原血管病特别是类风湿性关节炎、干燥综合症、硬皮病患者晚期经常合并肺 UIP 改变。UIP 为限制性肺功能障碍。

典型 UIP 的 HRCT 改变为两肺间质网状影,支气管牵拉扩张和蜂窝改变,以肺外周和基底明显(图 1-1-9 A)[32]。近半数的典型病例不需肺活检即可诊断,其他病例如存在毛玻璃样改变、缺乏蜂窝状改变等不典型病例则需要肺活检。

UIP 预后不佳,平均寿命为 2～3 年,少数患者可存活达 4～6 年。对于合并胶原血管病的患者,生存时间较长。少数患者病变停止进展,但没有完全逆转的报道。高龄患者(超过 60 岁)、HRCT 上广泛的纤维化、较差的肺功能,特别是弥散功能和用力肺活量(forced vital capacity, FVC),提示更短生存时间。

传统的治疗药物为激素合并使用环磷酰胺和细胞毒制剂,但没有证据显示其明确的疗效。γ 干扰素的作用也已受到质疑。临床试验显示 IPF 患者使用抗纤维化药物吡非尼酮获益。其他新的治疗药物也是在不同水平上阻止纤维化进展,乙酰半胱氨酸可能对有些病例有效[33]。

【病理变化】 尸检发现多数 IPF 的肺组织体积缩小、表面结节状,切面正常海绵样质地和外观消失,可见大小不等囊腔形成,即蜂窝状改变,这些囊腔多位于肺脏的周边和基底(图 1-1-9 B),即下叶较上叶、肺远端较肺门更明显。低倍镜下 UIP 呈明显的不均匀的纤维化改变和结构异常。病变呈拼块状改变,明显的纤维瘢痕区、蜂窝改变区及轻微纤维化区混杂分布,没有明显的移行和过度,我们称之为空间的异质性(spatial variability);新鲜的活动性纤维化和非活动性陈旧性胶原化并存称为时间上的异质性(temporal heterogeneity)。

UIP 有以下特殊的组织学改变(图 1-1-10 A、B)[22]:①明显纤维化形成不同大小的胶原瘢痕,伴有或不伴有蜂窝改变,在此区域内有弹力纤维增加,少量淋巴细胞、偶有浆细胞浸润,血管减少并呈肺动脉高压改变,纤维化病灶之间的肺组织则大致正常,此现象称为空间上的异质性。②大多数 UIP 的活检中,能看到终末期蜂窝肺改变(图 1-1-10 C),其组织学表现为囊状气腔壁纤维性增

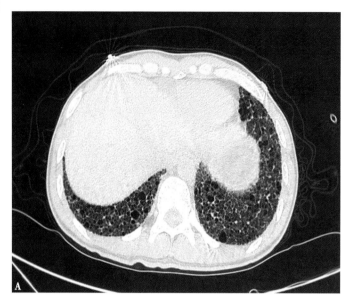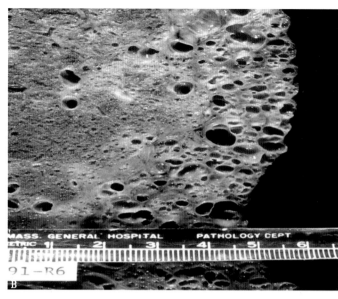

图 1-1-9　普通型间质性肺炎

影像学示双肺下叶见较多大小不等的囊状（蜂窝状）结构（A），巨检显示肺周边蜂窝状改变（B）

（该病例为麻省总医院病理科 Mark 教授赠）

厚，囊壁内衬覆立方和纤毛柱状上皮，这是由于支气管黏膜上皮沿着 Lambert 支气管肺泡导管直接生长，这一过程也称为细支气管黏膜上皮化生；可有鳞状上皮的化生，一般不明显；蜂窝状气腔内含有黏稠的黏液、巨噬细胞及中性粒细胞；常见肺泡导管和细支气管周围的平滑肌明显增生，有些病例平滑肌增生显著被称之为"肌性肺硬化"（muscular cirrhosis）（图 1-1-10 D）或"细支气管性肺气肿"（bronchiolar emphysema），增生的平滑肌束不同排列，有时形成星状结构，取代小的支气管。③除了胶原沉积、终末期肺瘢痕改变，还可以发现活动性成纤维细胞灶（active fibroblastic foci，FF）（图 1-1-10 E），它是 UIP 时间上的异质性的表现，代表病变进展过程，也是 UIP 诊断的必要条件。FF 是梭形细胞结节伴有黏液样基质，沿肺泡隔长轴排列，结节内血管不丰富，结节表面衬覆增生的肺泡上皮；电镜观察肺泡上皮坏死、肺泡塌陷类似于机化期 DAD（弥漫性肺泡损伤），因此认为 FF 代表急性肺损伤。电镜和免疫组化显示梭形细胞是成纤维细胞和肌成纤维细胞，基质成分包括多种纤维连接蛋白、各种金属蛋白酶和它们的组织抑制因子。FF 被认为是肺泡内渗出、机化，机化物进入间质的起始过程。UIP 中有多种胶原纤维，Ⅲ、Ⅳ型胶原多位于 FF 内，Ⅰ型胶原多位于陈旧的纤维化中。

【发病机制】　关于 UIP 发病机制并不清楚[34]。多种研究显示 UIP 是肺损伤的异常反应和修复[35]。一些研究表明肌成纤维细胞凋亡下降，对细胞因子反应性增强，但也有研究示肌成纤维细胞的凋亡增加。有学者报道成纤维细胞的收缩能力增加，细胞外基质分子的合成和降解

失衡。近来学者们认为成纤维细胞灶是 UIP 纤维化的关键，电镜、免疫、组织化学显示 FF 代表急性肺损伤，被认为是 UIP 的起始异常，其广泛出现，预示病变进展。

有研究显示肺泡上皮的损伤及异常增生在 UIP 的发生过程中发挥重要作用：UIP 病变中肺泡上皮的增生和凋亡增加，上皮细胞的增生影响肌纤维母细胞的增生和分化。有研究显示上皮间质转化有致肺不可逆性纤维化的作用。

基因易感性在 UIP 的发生中也起到重要作用，已证实在家族性 UIP 及非常罕见的散发人群中有表面活性蛋白 C 基因的突变[36]。此外还有感染、吸入、年龄等相关因素和 UIP 发生具有相关性的报道。以上众多研究结论各异，说明 IPF 是个复杂的病理过程，目前还没有明确的发病机制来解释该病变发生与发展。

【鉴别诊断】　UIP 作为一种组织学类型，除了存在于 IPF/CFA（隐源性纤维性肺泡炎）中，还可以是很多种病变的晚期改变，如胶原结缔组织病的晚期可伴有 UIP 及蜂窝肺改变，在活检标本中有 UIP 改变时应注意排除致病原因。

（1）纤维化型的 NSIP 和 UIP 鉴别有时有困难，特别是在标本不充分的情况下，但它预后较好，对激素有反应，必须区别开来。简单来说，NSIP 没有时间上的异质性，缺乏结构异常（瘢痕和蜂窝改变），FF 不明显或缺乏，影像学改变也可帮助诊断。

（2）当 FF 明显时，应与 AIP 及 OP 区别，AIP、OP 缺乏新老病变的异质性和结构异常，OP 的纤维组织位于气腔内，AIP 的纤维组织弥漫位于间质。

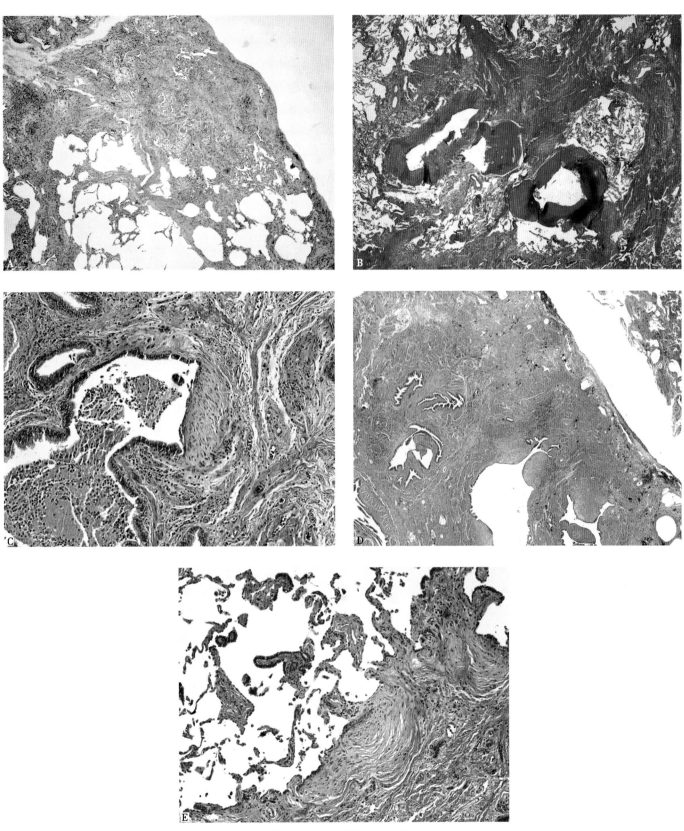

图 1-1-10　普通型间质性肺炎

病变分布不均匀，胸膜下及小叶间隔下纤维组织、平滑肌组织增生少量慢性炎症细胞浸润（A）；肺组织内不规则纤维组织增生伴胶原化和骨化，胶原化之间的肺组织大致正常（B）；可见扩张的支气管壁或黏膜上皮化生的囊状改变，即镜下蜂窝，囊内可见较多黏液、组织细胞、炎症细胞储集，黏膜上皮下可见成纤维细胞灶（C）；气道周围平滑肌可弥漫增生，曾称为肌性肺硬化（D）；成纤维细胞灶常位于纤维化区域的边缘，即大致正常肺组织和陈旧性纤维化灶之间，代表新近的肺损伤（E）

（3）在朗格汉斯组织细胞增生症病程晚期，肺部可发生明显的纤维化，应和 UIP 鉴别。朗格汉斯组织细胞增生症多发生在年轻人，常有重度吸烟史，组织学上存在片状、支气管周围星状纤维瘢痕及肺气肿背景可帮助诊断，且总有不同程度的呼吸性细支气管炎改变。

蜂窝肺是各种炎症和纤维化导致的不可逆、终末期肺改变，肺组织被直径几毫米到 1 厘米的囊泡取代，囊壁由增厚的纤维组织构成；这种改变常以胸膜下和肺基底部明显，影像学常伴有支气管牵拉扩张；虽然常合并弥漫间质性肺病改变，偶然也可独立存在于肺外周部位，没有明确的临床意义。形成蜂窝肺一般需要几年到数年的时间。蜂窝肺类似 UIP 的镜下改变，增大的囊腔内衬覆支气管上皮或少量肺泡上皮，囊壁为胶原纤维组织，这种改变总是以支气管为中心，支气管周围不同程度的平滑肌增生，含有炎症细胞的黏液充满扩张的囊腔内，和 UIP 不同缺乏大致正常的肺组织，FF 不明显或缺乏。

UIP 可伴有 DIP 样改变，应注意和吸烟相关的 DIP 鉴别，DIP 没有 UIP 明显的纤维化，没有蜂窝状改变。

IPF 在感染或其他情况下，可有临床急性发作过程，表现急性呼吸窘迫综合症临床变化，进展迅速，称之为急性加重性 UIP（acute exacerbation），组织学改变除了有典型 UIP 改变，还有 DAD 和 OP 改变。

（二）非特异性间质性肺炎/纤维化

【定义】 非特异性间质性肺炎（nonspecific interstitial pneumonia，NSIP）指以弥漫性间质炎症和纤维化为主要组织学改变，不能诊断为其他 IP 的一种病变，因为没有特定的临床、影像及病理特征，2002 年欧美分类共识中作为一个暂定类型，2008 年美国胸科协会、2013 年欧美呼吸协会 IIP 修订版中，也作为独立疾病[30]。NSIP 作为组织学类型最常发生在结缔组织病、过敏性肺炎、药物反应有关的病变，甚至活检不充分的 UIP 和 OP 中，无明显原因的 NSIP 临床称为特发性 NSIP，特发性 NSIP 少见。

【临床特征】 持续数月的咳嗽、活动气喘、呼吸困难是 NSIP 的常见症状，部分患者有杵状指、偶有发热。可以发生在不同年龄段，55 岁之前的患者多见；男女发病率相似或女性稍多；部分患者有结缔组织病；预后较 UIP 好，死亡率多为 11%～40%，5 年生存率为 70%～90%，纤维化型较细胞型预后差，大部分患者激素治疗有效[37]。常见影像学改变为两肺弥漫毛玻璃影、间质网状影[38]。

【病理变化】 NSIP 病理改变为均匀分布的不同比例的间质炎症和纤维化[39]。根据纤维化和炎症程度不同将 NSIP 分为细胞性（图 1-1-11 A）、纤维化性（图 1-1-11 B）及混合性（图 1-1-11 C）。细胞性 NSIP 以肺泡隔内间质淋巴细胞浸润为主，一定程度的纤维化，肺泡上皮增生可

以比较明显，病变可以弥漫、片状或细支气管中心分布；纤维化型 NSIP 以肺泡隔纤维性增厚为特征，主要是无细胞胶原沉积，少量成纤维细胞和炎症细胞；混合性介于两者之间。不管哪种类型，肺结构保留，如果有蜂窝改变也是很少量的，少数病例可有 FF（图 1-1-11 D）。约有半数患者有局灶性 OP 改变（图 1-1-11 E），肺泡腔内可有泡沫状组织细胞沉积，部分病例可以出现淋巴组织浸润形成淋巴滤泡（图 1-1-11 F）。

【鉴别诊断】 NSIP 和 UIP 有着不同的治疗和预后，区分两者非常重要。活检标本中，有些典型 UIP 病例可以在较广泛的区域伴有 NSIP 改变；而 NSIP 的患者可以存在 UIP 中的蜂窝肺改变和 FF，正确诊断应该建立在整体病变的基础上，一定要结合 HRCT 和临床表现。

当肺泡腔内组织细胞沉积时，须和 DIP 鉴别，如果伴有明显的间质炎症或肺泡隔纤维化应诊断为 NSIP。当病变集中在细支气管周围，要仔细查找是否有形成不良的肉芽肿，并仔细询问是否有过敏源的吸入史，排除过敏性肺炎。其他病变，如延迟吸收的弥漫性肺损伤（DAD）、胶原血管病和毒物反应也应排除。

（三）吸烟相关的间质性肺炎

吸烟对人体的危害特别是对呼吸系统的损伤已成为共识，吸烟不仅在肺癌、慢性阻塞性肺病（chronic obstructive pulmonary disease，COPD）、吸烟相关的间质性肺炎的发生发展过程发挥着重要作用，还增加很多其他疾病的患病风险[40]。本节讨论的吸烟相关性间质性肺炎是指吸烟导致的双肺弥漫性间质病变，普遍认为这是肺对烟尘的一种反应性改变，病理形态学上以组织细胞在肺内的聚集为特征性改变，根据组织细胞分布特点分为 RBILD、DIP 和朗格汉斯组织细胞增生症（Langerhans's cell histocytosis，LCH）[22, 29]。LCH 有其特殊性，一种表现为吸烟相关的间质性肺炎改变，另一种改变以肺结节形式表现，在肺组织细胞增生性病变章节讨论。长期吸烟和 IPF、NSIP、肺纤维化及肺气肿有明显的相关性[41]。临床及病理用不同的名称进行描述，如混合性肺纤维化和肺气肿（combined pulmonary fibrosis and emphysema，CPFE）[42]；吸烟相关间质纤维化（smoking-related interstitial fibrosis，SRIF）[43] 等。

1. 呼吸性细支气管炎伴间质性肺炎

【定义】 呼吸性细支气管炎伴间质性肺炎（respiratory bronchiolitis-associated interstitial lung disease，RBILD）是指吸烟所致终末气道的炎症和肺泡导管、肺泡囊及周围肺组织内存在吞噬烟色素颗粒的组织细胞沉积，当组织细胞沉积达一定范围导致影像学异常时称之为 RBILD。

【临床特征】 临床症状多不明显，少数有呼吸困难和

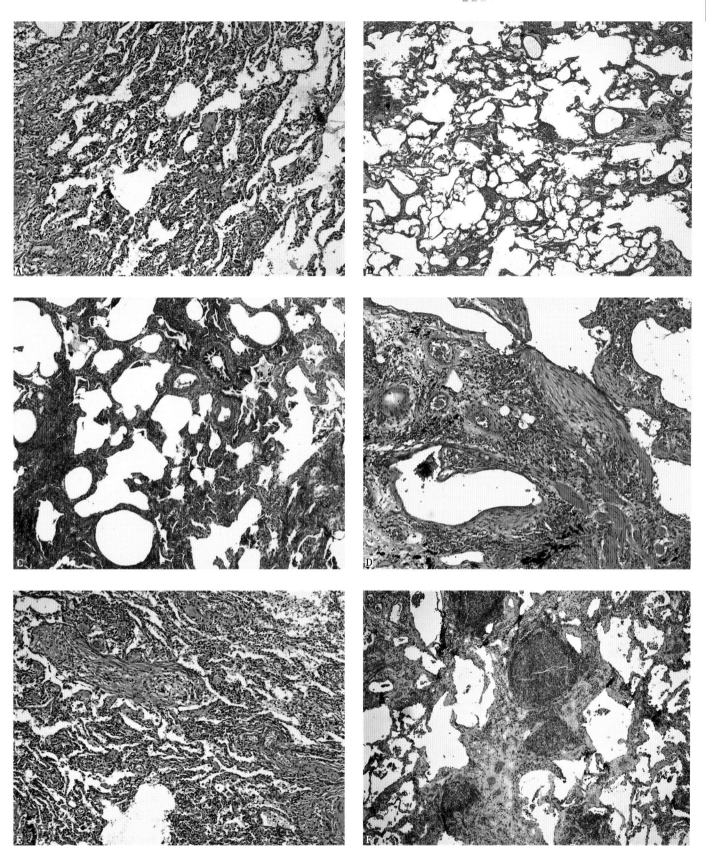

图 1-1-11　非特异性间质性肺炎

细胞性：肺泡隔较多炎症细胞浸润（A）；纤维化性：肺实质保留正常结构，弥漫的肺泡隔纤维性增宽，少量炎症细胞浸润，也称之为纤维性非特异性间质性肺炎（B）；混合性：肺泡隔内纤维组织增生伴有慢性炎症细胞浸润（C），可见局灶的成纤维细胞灶（D）；细胞性：可见少数肺泡腔内机化物，这是非特异性间质性肺炎的常见组织改变（E）；混合性：间质纤维性增宽，淋巴组织积聚形成淋巴滤泡（F）

咯血，男性多于女性，多在40～60岁发病，几乎均有吸烟史，常为重度吸烟患者[44]。轻度限制性、限制和阻塞混合性功能障碍，肺容量下降。戒烟及激素治疗可改善症状。因吸烟剂量、吸烟时间及个体反应不同，影像学差异较大。典型改变为胸片肺纹理增粗，CT和HRCT示小叶中央性结节影、毛玻璃影和小气道壁增厚影[45]。

【病理变化】 组织学上RBILD呈细支气管中心性分布，病灶之间为正常或肺气肿改变。呼吸性细支气管、周围肺泡腔内见有含棕色色素的组织细胞沉积（图1-1-12 A），组织细胞胞质丰富，胞质内色素颗粒较细致分布均匀[46]（图1-1-12 B），铁染色胞质呈淡蓝色，PAS染色阳性反应。小气道壁少量慢性炎症细胞浸润，周围肺实质大致正常或轻度纤维组织增生。部分细支气管腔内有黏液淤积和管壁平滑肌增生。鉴别诊断主要需与脱屑性间质性肺炎相鉴别。

2. 脱屑性间质性肺炎

【定义】 脱屑性间质性肺炎（desquamative interstitial pneumonia，DIP）是指以肺泡腔内弥漫多量组织细胞沉积为主要形态学特征的间质性肺炎。

【临床特征】 DIP发病高峰为40～50岁，男性明显多于女性，90%患者有吸烟史[16]。渐进性干咳、隐匿性呼吸困难，一般没有系统症状，少数患者可以呼吸衰竭。轻度的限制性通气障碍。停止吸烟、激素治疗有改善，10年生存率达70%。肺泡灌洗液中可见，含吸烟色素颗粒的组织细胞增多。常见影像学改变为两肺毛玻璃影[39]。

【病理变化】 一般DIP尚保存肺组织结构，病变较均一。特征性改变为肺泡腔内大量的组织细胞沉积（图1-1-13 A），组织细胞胞质红染，具有上皮样特征，早期被

认为是脱落的肺泡上皮，可有细腻的棕色色素颗粒，偶有少数红染的多核巨细胞，偶有层状蓝色小体。肺泡隔有少量慢性炎症细胞浸润、纤维基质增多和轻度的纤维化（图1-1-13 B），偶有小气道或肺间质淋巴滤泡形成。一般没有FF、平滑肌增生和蜂窝状肺纤维化。病变常弥漫分布，可与RBILD相鉴别，当纤维化较明显时需与非特异性间质性肺炎相鉴别。

（四）急性/亚急性间质性肺炎

2013年美国胸科协会和欧洲呼吸协会对特发性间质性肺炎进行更新，根据病程及部分组织学的重叠，将急性肺损伤和隐源性机化性肺炎放在一组，称之为急性/亚急性间质性肺炎，但两者有明显不同的预后。

1. 急性间质性肺炎

【定义】 急性间质性肺炎（acute interstitial pneumonia，AIP）也称急性肺损伤（acute lung injury，ALI），是指没有明显诱因的情况下，发生急性的肺气体交换能力下降，最严重时表现为急性呼吸窘迫综合症（acute respiratory distress syndrome，ARDS），即临床表现为呼吸频速、窘迫，进行性低氧血症，影像学表现为弥漫性肺浸润或实变。组织学表现为弥漫性肺泡损伤（diffuse alveolar damage，DAD）。

【临床特征】 患者临床表现为急性发作，一般24～48小时发展为严重的呼吸困难及顽固性低氧血症。早期影像学改变为双肺毛玻璃影，常快速进展为双肺弥漫性实变影，可以是弥漫小斑片影，也可以是大片状实变或大叶性肺炎样改变[47]。

【病理变化】 AIP组织学改变称之为DAD，根据病变进展过程，分为急性/渗出期（1～7天）、机化/增生期（8～20天）和纤维化期（超过20天）[48]。但由于病变进展

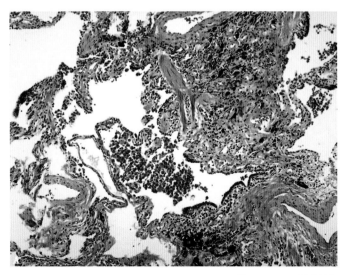
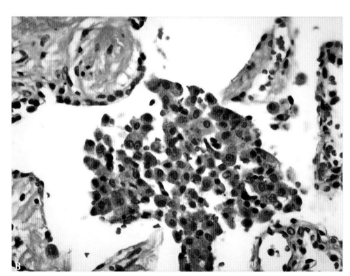

图1-1-12 呼吸性细支气管炎伴间质性肺炎

病变以呼吸性细支气管为中心，呼吸性细支气管壁纤维组织增生，慢性炎症细胞浸润，可见碳末沉着，管腔内见组织细胞沉积（A）；高倍镜下可见组织细胞吞噬含有棕色色素颗粒，称之为烟色素颗粒（B）

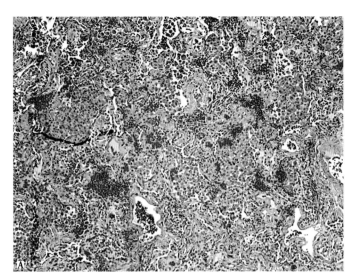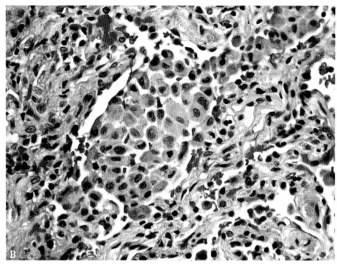

图 1-1-13　脱屑性间质性肺炎

肺泡腔内广泛的组织细胞沉积伴有肺泡隔纤维性增宽（A）；高倍镜下见类似于呼吸性细支气管炎的组织细胞，即吞噬有烟色素细胞（B）

是个连续的过程，医源性干预及患者的抵抗力不同，各时期病理改变有重叠，不同部位的病理改变也可以不完全同步。

急性期也称为渗出期，指肺损伤后 12～24 小时开始出现肺泡隔充血、水肿，肺泡内水肿、出血、纤维蛋白沉积（图 1-1-14 A）。透明膜是急性期的特征性改变（图 1-1-14 B），损伤后 12 小时即可发现，3～5 天为高峰，均匀无结构嗜酸物质沿肺泡壁分布，形成肺泡腔内透明膜，该透明物质也可进入肺泡隔，使得肺泡隔增宽，肺泡腔内有蛋白渗出和细胞碎片。随着病程进展，肺泡 II 型上皮增生伴有轻度的不典型性，可呈图钉样凸入肺泡腔，增生的上皮可以有明显的不典型性，表现为核大、深染，明显的红核仁和细胞多形性，可有较多的核分裂象，其他异常改变包括细胞内脂质及 Mallory 透明小体沉积。肺泡腔及肺泡隔可有少量纤维组织增生。可见到肺小动脉继发于内皮损伤后的纤维蛋白栓子形成，可见小血管的纤维素样坏死（图 1-1-14 C）。有时有明显的间质炎症细胞浸润，主要为淋巴细胞。

机化期也被称为增生期（图 1-1-15 A），其主要特征为成纤维细胞增生，增生的成纤维细胞主要分布在间质，也可局灶性气腔内分布。机化期改变发生在损伤后 2～3 周，此时炎症和 II 型上皮增生仍然明显，水肿和透明膜不明显，吞噬透明膜残体和组织碎片的巨噬细胞常见。残留的肺泡渗出及透明膜残体可并入增厚的肺泡隔，有时可见肺泡及肺泡管表面活跃的纤维组织增生。机化期的主要改变为广泛的间质成纤维细胞、肌成纤维细胞增生（图 1-1-15 B），单核炎症细胞浸润和少量胶原沉积，可见弹力纤维沉积。（肌）成纤维细胞表达 SMA、Bcl-2、和 I

型胶原原纤维。电镜下还可观察到肺泡塌陷，免疫组化显示间质内存有上皮成分也表明肺泡有塌陷，加剧肺泡隔的增宽。急性期有动脉内急性机化性栓子，机化期有动脉中膜肥厚、内膜纤维化并阻塞血管床。DAD 早期见支气管上皮细胞坏死，后期再生，增生的上皮延伸至周围肺泡隔；常见鳞状细胞化生（图 1-1-15 C），有时化生细胞具有明显的异型性，注意鉴别诊断；除了明显的间质成纤维细胞、肌成纤维细胞增生，可见肺泡腔内 Masson 小体（图 1-1-15 D），事实上机化期急性肺损伤和机化性肺炎不易区分。

纤维化期指数周后，增生的纤维组织被致密的胶原组织替代，形成所谓纤维化期改变，此时的肺结构发生改变，可形成终末期蜂窝肺，这种改变在尸检病例中得到证实。

【鉴别诊断】　DAD 和机化性肺炎的鉴别详见下节。急性嗜酸性肺炎可伴有呼吸衰竭和肺透明膜形成[45]，嗜酸细胞在肺泡腔及肺间质内的浸润有别于 DAD。DAD 伴有肺泡内出血，应和弥漫性肺泡内出血鉴别，弥漫性肺泡内出血可见肺泡内吞噬含铁血黄素的组织细胞沉积，如果有毛细血管炎提示弥漫性肺泡内出血。DAD 纤维化期可出现蜂窝改变，应和 UIP 鉴别，UIP 多有纤维瘢痕背景。

2. 机化性肺炎

【定义】　临床上机化性肺炎（organizing pneumonia, OP）是指原因不明的一种间质性肺炎，影像学呈多发斑片、毛玻璃、条索状、结节状改变，也称隐源性机化性肺炎（cryptogenic organizing pneumonia, COP）。组织学改变为 OP，即终末小气道、肺泡导管、肺泡囊及肺泡腔内见增生的纤维组织团块填充，伴有肺泡隔的炎症细胞浸润。

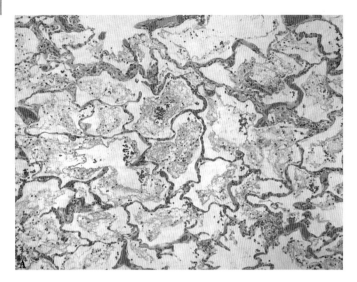

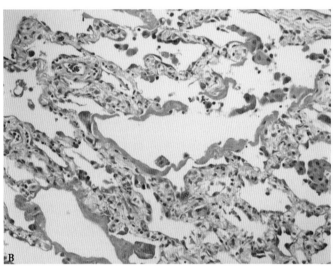

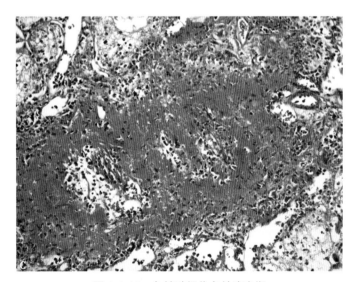

图 1-1-14　急性肺损伤急性渗出期

肺泡腔内纤维蛋白物质沉积，肺泡隔充血和微血栓形成（A）；肺泡腔内透明膜形成，肺泡Ⅱ型上皮增生及肺泡隔纤维组织增生（B）；局部可见小动脉纤维素性坏死（C）

【临床特征】　好发于 40～70 岁患者，多数患者有 2～3 个月以上的病程，主要症状为咳嗽、呼吸困难、体重减轻，以及发热等症状[25, 26]。患者常有上呼吸道感染症状，抗生素治疗常效果不佳。一般无特异性体征，典型体征是吸气时的捻发音，哮鸣音一般不常见。实验室检查无特异性，可有血沉加快和 C- 反应蛋白的升高。轻 - 中度的限制性肺功能不全和一氧化碳弥散功能下降。

影像学显示一侧或双侧肺多个小结节、片状毛玻璃、气道周围浸润影、实变影，可形成反晕征等（图 1-1-16 A、B）[49]，以胸膜下多见，下肺更常累及，不同时期会出现不同病变，呈游走性改变，很少有胸腔积液。

【病理变化】　OP 组织学改变和一般间质性肺炎不同，大体肺组织改变为界限不清的实变区或结节性肿块，无明显的纤维化。镜下病变呈片状分布（图 1-1-17 A），和周围的肺组织分界尚清，肺结构大致正常，肺泡隔不同程度炎症细胞浸润、Ⅱ型上皮增生而增宽，增生的纤维组织位于细支气管腔及其周围气道和肺泡，有时累及整个肺小叶。增生的纤维组织呈圆形、卵圆形、哑铃形、分支状或不规则形状沿着小气道、肺泡导管和肺泡囊分布并形成气腔形状[47]（图 1-1-17 B）。纤维组织主要由层状排列的成纤维细胞和肌成纤维细胞，以及炎症细胞（淋巴细胞、巨噬细胞、浆细胞和中性粒细胞）和淡染的黏液基质（主要为酸性黏多糖）构成，Masson 染色可以显示其形态，又称马松小体（图 1-1-17 C、D），弹力染色对于有怀疑的病例有帮助，可以显示肺泡和支气管的轮廓。免疫组化显示纤维组织内有较多的毛细血管。纤维组织形成栓子或息肉样物质堵塞远端支气管、周围气道及肺泡腔，纤维栓子表面可以形成一层上皮覆盖，这种现象被认为是纤维组织和间质作用融合的结果。

除了纤维组织栓塞和纤维素性渗出，可见肺泡腔内富含脂质的泡沫样巨噬细胞沉积，这种改变代表近端支气管阻塞和阻塞后改变，或内源性脂质性肺炎改变。灶性区中性粒细胞在肺泡腔的积聚，有时可见少量嗜酸性粒细胞。有时可见病变沿着小气道跳跃式分布。

【鉴别诊断】　机化性肺炎几乎存在于各种非肿瘤性疾病及部分肿瘤病变的周围肺组织内，机化性肺炎的组织学改变并不复杂，对机化性肺炎病因的判断和分析才是对病理医师诊断水平的考验，获得尽可能多的临床资料、对影像学的认识能够帮助我们达成可能的正确诊断。

3. 急性纤维性机化性肺炎　急性纤维性机化性肺炎（acute fibrinous and organizing pneumonia, AFOP）是由 Beasley 首先提出一种不同于急性肺损伤和机化性肺炎的病变，其组织学改变是肺泡腔内较多纤维素样小球沉积（图 1-1-18 A），伴有肺间质炎症细胞浸润和纤维组织增

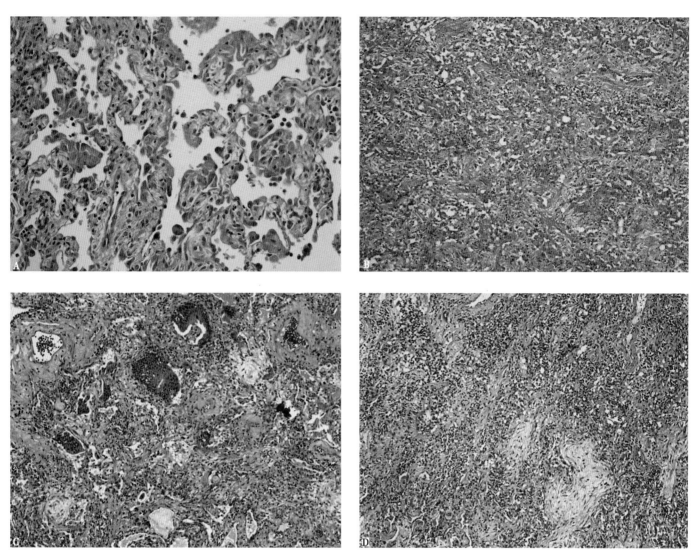

图 1-1-15　急性肺损伤

肺泡隔纤维组织增生而增宽,肺泡Ⅱ型上皮增生并有轻度异型,肺泡腔内仍有少量透明膜物质,显示急性期向机化期过渡(A);急性肺损伤机化期,显示肺间质纤维组织增生伴炎症细胞浸润,肺泡腔不明显,但可以从组织细胞沉积判断肺泡腔轮廓(B);机化期急性肺损伤可见鳞状上皮化生(C)和肺泡腔内机化物(D)

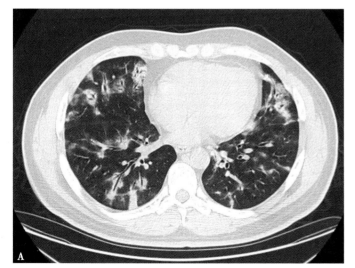

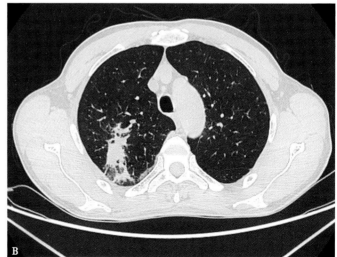

图 1-1-16　机化性肺炎

CT影像中可见多灶沿气道分布的灶状毛玻璃影、斑片影及实变(A);也可为局限不规则斑片状实变影(B)

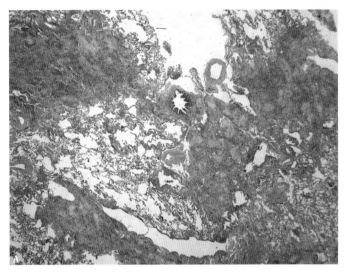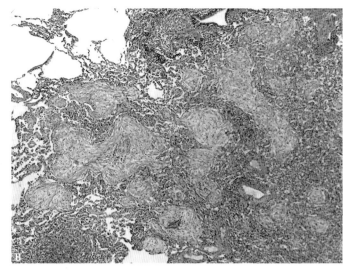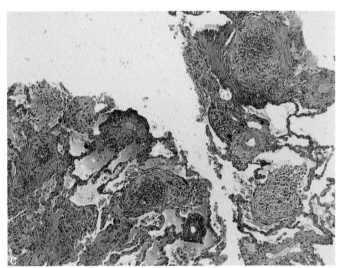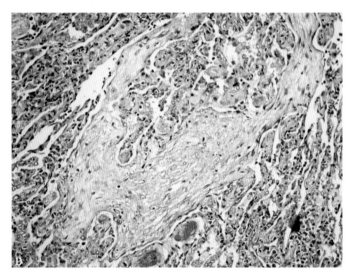

图 1-1-17 机化性肺炎

低倍镜下示病变呈斑片状分布（A）；高倍镜下增生的纤维组织填充于肺泡腔内，形成圆形、不规则形状，也称之为马松小体（B）；穿刺标本中可见肺泡腔内马松小体，马松小体内常混有不同数量的慢性炎症细胞浸润（C）；Masson 染色显示增生的纤维组织（D）

生（图 1-1-18 B）[50]。但在随后的大量报道中显示，AFOP 和机化性肺炎一样是很多疾病的常见并发改变[51]。

（五）淋巴细胞性间质性肺炎

【定义】 淋巴细胞性间质性肺炎（lymphocytic inter-stitial pneumonia，LIP）是指肺间质内弥漫多量淋巴细胞浸润为主要病理改变的间质性肺炎。虽然 2002 年及 2013 年特发性间质性肺炎分类中保留特发性 LIP 的病变类型，但一直存在争议。主要原因是 LIP 多和自身免疫性疾病有关，几乎成为胶原结缔组织病的特征性肺改变；其次，部分的患者进展为黏膜相关淋巴组织淋巴瘤，LIP 可能是低级别淋巴瘤的前驱病变，应该是淋巴组织增生性病变的良性开始阶段；再次，LIP 和细胞性 NSIP 很难鉴别，可能只是 NSIP 的一种组织表现，特发性 LIP 很少见[29]。

【临床特征】 患者发病年龄多为 40～50 岁，慢性进行性呼吸困难，可有干咳，病程可持续数月到数年。部分患者可有血清学免疫球蛋白异常。常见的影像学改变为两肺斑片状毛玻璃影、基底部网格影、弥漫性小结节影，常伴有囊状改变[52]。

【病理变化】 主要病理改变为肺泡隔弥漫性淋巴细胞、浆细胞、浆样细胞及组织细胞浸润（图 1-1-19 A、B），可有肺泡腔内多核巨细胞反应，可见肺组织呈囊状改变，没有明显的纤维化。

【鉴别诊断】 LIP 主要应排除细胞性 NSIP，但有时是不可能的，如果是广泛的弥漫的淋巴细胞浸润则倾向 LIP，伴有明显的肺泡隔纤维组织增生则考虑 NSIP。如果在间质内有上皮样肉芽肿形成，要排除过敏性肺炎。黏膜相关淋巴组织淋巴瘤也是诊断 LIP 必须排除的病变，免疫组化克隆性增生、淋巴上皮病变可以帮助诊断。

（六）胸膜肺实质纤维弹力增多症

【定义】 胸膜肺实质纤维弹力增多症（pleuroparenc-

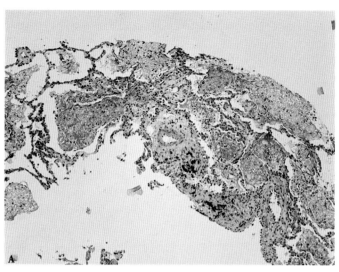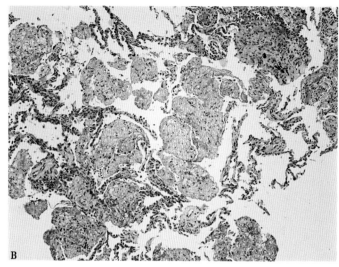

图 1-1-18 急性纤维素性机化性肺炎

穿刺活检组织内见肺泡腔内纤维素性渗出物（A）；肺泡隔可见慢性炎症细胞浸润（B）

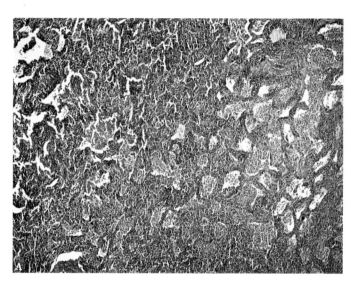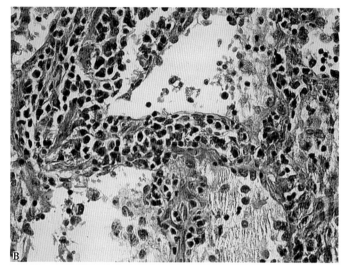

图 1-1-19 淋巴细胞性间质性肺炎

低倍镜下见肺实质细胞成分明显增多，肺泡隔显著增宽（A）；高倍镜下见肺泡隔内混合性慢性炎症细胞浸润（B）

hymal fibroelastosis，PPFE）是一种罕见的间质性肺炎，指致密的脏层胸膜纤维化累及邻近肺实质为病理特征的一种病变，为特发性间质性肺炎的一种少见类型[30]。

【临床特征】 PPFE 于 1992 年首先由 Amitoni 描述[53]，早期也称为 Amitoni 病和特发性肺上叶纤维化（idiopathic pulmonary upper-lobe fibrosis，PULF）。文献报道多为成年人，可有年轻人，年龄从 13 到 83 岁，平均年龄 53 岁。无性别差异。常见症状为干咳、慢性胸部钝痛、胸闷、呼吸困难、体重下降。多数为非吸烟患者，可有反复肺感染病史，可有家族性间质性肺炎背景。肺功能为限制性通气障碍，残气量和肺活量比值增高。影像学为胸膜不规则增厚，邻近肺实质网格状纤维化，以上叶为重[54]。

【病理变化】 PPFE 的组织学改变主要为胸膜及胸膜下致密纤维化、胶原化，伴有弹力纤维增多（图 1-1-20 A、

B）[55]，主要累及部位为肺上叶。邻近的肺组织常无明显异常或少量炎症细胞浸润，少数报道呈 NSIP 样改变，在正常和病变交界处可见肺泡腔内成纤维细胞灶[56]。

（七）儿童间质性肺病

儿童间质性肺病（childhood interstitial lung disease，chILD）也称儿童弥漫性肺病（diffuse lung disease，DLD），是指发生在 18 岁以内儿童、具有明显异质性病理改变并有很高致死率的一组病变。

chILD 临床诊断需要满足以下 4 个诊断标准中的 3 个即可诊断为 chILD：①呼吸系统症状（如：咳嗽、呼吸困难、活动耐受能力下降）；②呼吸系统体征（安静时呼吸急促、呼吸附加音、呼吸受限、发育迟缓、杵状指、呼衰）；③缺氧；④弥漫影像学异常[57, 58]。年龄较大的儿童间质性肺病更类似于成人。

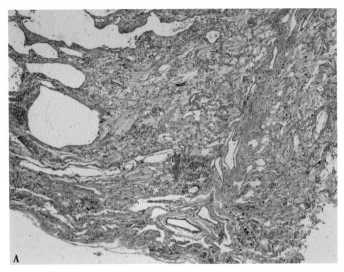
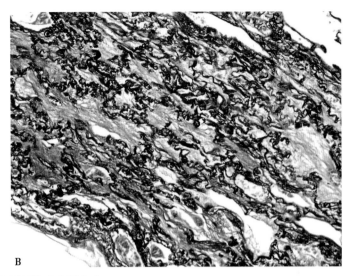

图 1-1-20 胸膜肺实质纤维弹力增多症
胸膜增厚，累及肺组织（A）；弹力染色显示胸膜弹力纤维增多（B）

2 岁以内的婴幼儿间质性肺病具有特征性改变，常伴有遗传学异常[59]，如婴儿神经内分泌细胞增生症（neuroendocrine cell hyperplasia of infancy，NEHI）、表面活性物质功能基因突变（surfactant mutations of the lung）、肺间质糖原沉积症（pulmonary interstitial glycogenosis，PIG）、肺泡毛细血管发育异常伴肺静脉异常匹配（alveolar capillary dysplasia associated with misalignment of pulmonary veins，ACDMPV）[60]。

chILD 因病因、病程不同呈现各种改变，如弥漫小片状毛玻璃影、结节影、实变影、网格影、马赛克征等[61]。chILD 的病理改变类似成人间质性肺病，少数婴幼儿间质性肺病具有特征性改变，如肺间质糖原沉积症（PIG）可见肺泡隔增宽，其内见储积糖原的间质细胞[57]；婴儿神经内分泌细胞增生症（NEHI）可见小气道黏膜内分泌细胞数量增多；ACDMPV 患儿几乎都因肺高压和呼衰死亡，解剖发现肺组织肺小静脉位于肺小动脉鞘内，肺泡隔毛细血管移位等[62]。

二、病因明确的间质性肺炎

原因明确的间质性肺炎是指有明确的致使肺损伤的诱因，或该诱因与肺损伤有明确的相关性，病理改变类似原因不明的间质性肺炎。

（一）药物性肺炎

【定义】 因为药物的使用导致肺功能、影像学异常及临床症状。

【临床特征】 药物性肺炎临床表现为非特异性，视肺损伤程度、时间及范围而定。常见症状有呼吸困难、活动气喘、咳嗽、胸痛、发热等[63]。影像学无特征性，多为多发或弥漫片状毛玻璃及实变影[64]。因为有药物接触史，病理活检并不普遍，药物性肺炎常常是临床诊断，鉴于药物性肺炎无特殊临床表现，应该严格诊断标准。一般认为应满足以下条件：①药物接触病史；②临床、影像、病理异常类似于文献报道病例；③排除感染、肿瘤、其他医源性肺损伤；④停止使用可疑药物，症状缓解或不再进展；⑤偶然情况下，再次试用可疑药物，病情复发[4]。

【病理变化】 与临床表现一致，病理变化也无特异性。常见病变是间质性肺炎，如：急性过敏性肺炎、机化性肺炎（图 1-1-21 A、B）、嗜酸细胞性肺炎、脱屑性间质性肺炎；其次是肺水肿、气道病变、肺出血、肺纤维化[65, 66]等。详细内容可以在免费网站查询（http://www.pneumotox.com），在该网站上可以查询到各种药物的不同形式肺损伤。

（二）放射性肺炎

【定义】 放射性肺炎（radiation pneumonitis）多是医源性肺损伤，指肺在放射线照射后发生急性或慢性肺损伤，伴有异常影像学及肺功能改变。

【临床特征】 根据发病时间将放射线肺炎分为急性放射线肺炎和慢性放射性肺纤维化。急性放射性肺炎指放射治疗后 2～6 个月内发病，主要症状为呼吸困难、活动气喘、干咳、低热、咯血和胸痛等症状[67]。急性放射性肺炎的影像学改变类似肺感染性改变，为肺放射视野内的境界不清的毛玻璃影、实变影及结节影，可以延伸至放射视野外。急性放射性肺炎可在停止照射后其临床症状及影像学改变得到缓解[68]。慢性放射性肺炎也称放射性肺纤维化，常发生在 6 个月到 2 年中，常继发于急性放射性肺炎后，缓慢进展性呼吸困难为主要症状。影像学改变常不局限于照射视野内，多波及照射视野外的肺实质，可以出现肺实变，更常见的是邻近部位的肺气肿、支气管变形，严重时可致纵隔移位[69]。

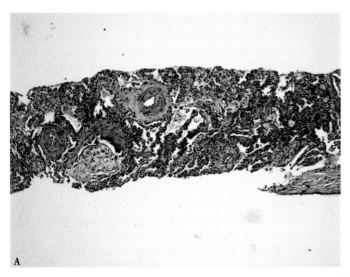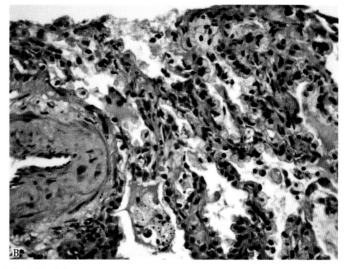

图 1-1-21　药物相关性肺炎

患者因 SWEET 综合征服用多种药物，肺穿刺显示机化性肺炎（A）；高倍镜下显示肺泡隔水肿、纤维基质增多和 II 型肺泡上皮增生（B）

【病理变化】　急性放射性肺炎病理改变为急性肺损伤，早期为渗出期，即肺泡腔内见水肿液、少量炎性细胞、肺透明膜形成，肺间质肿胀、少量炎症细胞浸润；随后为机化期或增生期，即在肺间质及肺泡腔内见增生的成纤维细胞，此时 II 型上皮增生明显且具有非典型性，血管内皮肿胀泡沫状改变，最常见的活检标本为机化期肺组织[64]。

慢性放射性肺炎的病理改变以纤维化和肺实质的结构破坏为主，镜下可见气道、血管周围弹力、胶原纤维增多、支气管黏膜上皮化生，相邻肺组织肺气肿可伴有肺大疱形成。血管壁弹力纤维增多、内膜平滑肌增生[70]。胸膜纤维化、胸膜粘连也是慢性放射性肺炎的常见表现，早期如果有急性放射性肺炎改变更支持慢性放射性肺炎的诊断。

（三）结缔组织病相关性肺炎

结缔组织病也称胶原血管病，是由于自体免疫异常导致的系统性炎症病变，可累及身体各种器官、组织和细胞。肺是常见累及部位，有时肺部病变是首发症状，间质性肺病是胶原血管病的常见表现。各种结缔组织病引起的间质性肺病临床表现及病理改变各有不同但更多的是重叠，各种组织学类型在结缔组织病中均可存在，结缔组织病是慢性临床过程，伴有复杂的临床治疗病史，有些药物也可导致肺损伤[71]，使得单从组织学改变来确诊非常困难，特别是在小活检标本中几乎是不可能的，需紧密结合临床进行诊断[72]。

1. 类风湿性关节炎

【定义】　类风湿性关节炎（rheumatoid arthritis，RA）是胶原结缔组织病的一种，由于免疫异常，以关节长期反复红、肿、热、痛为主要临床表现，并累及肺、心脏等多个系统和器官的病变。RA 相关性肺病主要为间质性肺炎，

也可气道受累，可形成类似结核的坏死性肉芽肿性病变。

【临床特征】　RA 主要临床症状是关节红、肿、热、痛，反复长期发作导致关节变形。小关节更易受累，可伴有发热。当累及呼吸系统时，出现咳嗽、发热、胸痛等呼吸道症状，多数患者没有呼吸系统症状，影像学偶然发现。影像学改变无特异性，可以是肺内浸润影、条索网格影或结节影，可伴有胸膜炎和胸腔积液[73]。

【病理变化】　RA 相关的肺病变主要的病理改变为肺间质病变、气道病变和胸膜病变等[74]。间质性肺炎和纤维化是 RA 的常见肺改变，如非特异性间质性肺炎、普通性间质性肺炎[75]等。有研究显示 RA 的肺 UIP 改变较特发性 UIP（临床 IPF）预后好。有时在 UIP、NSIP 的背景上可见淋巴细胞的聚集（图 1-1-22 A、B），可伴有生发中心的形成，尽管这种改变是非特异性的，但可提示排除风湿性关节炎的可能，免疫荧光显示肺泡隔和毛细血管壁的 IgM 和 IgG 沉积，推测可能是风湿因子。RA 也可合并机化性肺炎。滤泡性细支气管炎可存在于少数 RA 患者中[76]，其他胶原血管病，特别是 sjogren 综合症、免疫缺陷病和一些过敏反应更常见滤泡性细支气管炎。类风湿关节炎常合并渗出性胸膜炎，胸腔镜检查可以看到壁层胸膜有结节样改变，镜下为非特异性慢性炎症细胞浸润、间皮细胞增生和纤维素性沉积。少数情况下可发生肉芽肿性胸膜炎。

RA 导致坏死性肉芽肿性肺结节也称肺类风湿结节[77,78]。常位于胸膜下，可以多个，也可单个，多同时伴有皮肤坏死结节和高浓度的风湿因子滴度，组织学改变为中央纤维素样坏死、周围栅状组织细胞排列、再由淋巴、浆细胞围绕，邻近肺实质内可见非坏死性血管炎（图 1-1-23 A、B），当出现血管炎时与肉芽肿病性多血管

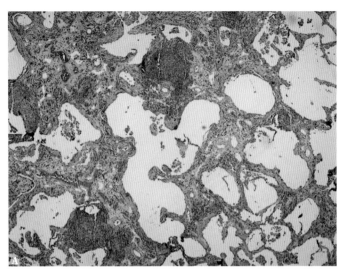
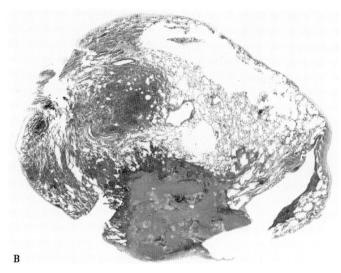

图 1-1-22　类风湿性关节炎性肺病

肺活检显示非特异性间质性肺炎改变伴有淋巴组织增生和滤泡形成（A），低倍镜下见坏死性肉芽肿性结节（B）

（广东医科大学附属第一医院顾莹莹教授提供）

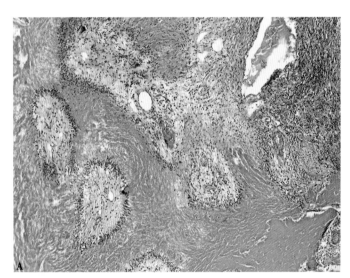
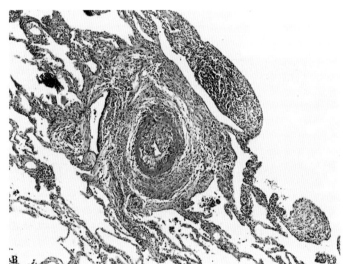

图 1-1-23　肺类风湿结节

（广东医科大学附属第一医院顾莹莹教授提供）

可见中央纤维素性坏死，周边栅栏状排列的上皮样组织细胞和多核巨细胞（A），局部可见血管壁纤维素样坏死（B）

炎（wegener 肉芽肿）鉴别困难，如果有大量的多核巨细胞、中性白细胞、嗜酸细胞浸润，倾向 wegener 肉芽肿，广泛的胸膜病变倾向风湿性关节炎。肺类风湿结节和肺感染性病变（如结核分枝杆菌、真菌等）的组织学不易区分，需进行特殊染色，临床检查也可帮助鉴别。

其他肺改变包括急性毛细血管炎和肺出血、小动静脉血管炎，偶有肺高压、和继发性淀粉样变性。在这里要特别强调 RA 治疗中所用的部分免疫抑制剂可导致间质性肺炎改变，注意鉴别[79]。

2. 系统性红斑狼疮

【定义】　系统性红斑狼疮（systemic lupus erythematosus, SLE）是指各种原因导致的、多发于青年女性的、累及多系统器官的自身免疫性疾病。狼疮性肺炎指 SLE 伴有呼吸系统症状、肺功能及影像学异常。

【临床特征】　SLE 临床改变主要有：全身非特异性症状如低热、乏力、体重减轻；皮肤和黏膜受损面部蝶形红斑、皮肤斑丘疹、紫斑等，口腔黏膜水泡、溃疡；对称性关节肿痛、肌肉酸痛、无力；肾脏、神经系统、肝脏受损；约半数 SLE 患者有肺和胸膜受累，肺实质损害多数为间质性肺炎和肺间质纤维化，反复胸膜炎引起肺不张和肺功能障碍[80]。急性狼疮性肺炎临床表现为发热、呼吸困难，患者可有咯血、呼吸窘迫症状。少数患者可合并肺体积萎缩综合征（shrinking lung syndrome, SLE）[81]，即肺进行性呼吸困难，横膈上移，肺体积缩小，无明显肺实质改变。

实验室检查血沉加快、抗核抗体阳性、白细胞降低和血小板降低、蛋白尿、丙种球蛋白血症等。影像学常见胸腔积液和弥漫性肺浸润、肺毛玻璃影。

【病理变化】 SLE 主要病理改变为胸膜病变、肺出血、肺高压、间质性肺病等[82, 83]。约有三分之二的患者有胸膜炎、胸腔积液，尸检中常见胸膜纤维化和急性纤维素性胸膜炎[84]，偶见胸腔积液内狼疮细胞，即吞噬了其他粒细胞退变核物质的中性粒细胞。肺泡隔毛细血管因白细胞浸润受到破坏，有时伴有坏死性动脉炎可合并有肺出血[85]。SLE 可以合并间质性肺炎，多为 NSIP, UIP 不常见，可有 LIP 和 OP 的报道（参见间质性肺炎章节）。有报道 SLE 肺中各种血管改变，尸检中常发现肺血管内膜增厚、中膜增生、外膜纤维化的肺高压改变，可能和抗心磷脂抗体有关[86]。急性狼疮性肺炎少见，最常见的急性狼疮性肺炎的病理改变为弥漫性肺泡损伤。毛细血管基底膜、肺泡上皮和间皮细胞内颗粒状免疫球蛋白和补体沉积，电镜下内皮细胞基底膜内致密电子物质沉积有助于 SLE 的诊断[87]。

3. 干燥综合征

【定义】 干燥综合征（sjogren's syndrome，SS）是指主要累及外分泌腺体的慢性炎症性自身免疫病，常累及呼吸系统导致肺功能、影像学异常和多种异常病理改变。

【临床特征】 SS 的临床表现主要为口干、眼干，同时可以累及其他器官和系统引起多种临床症状，血清学检查发现多种自身抗体，类风湿因子、抗核抗体阳性率超过80%，明显女性好发，病程迁延但预后良好[88]。

SS 患者肺受累比例可高达 70%，呼吸系统症状多种多样[89]，主要为咳嗽、咳痰的气道病变，以及活动气喘、呼吸困难等非特异性表现，常见乏力、低热等全身症状。

影像学改变有气道增厚、扩张囊变、小叶中心性结节影等，可出现马赛克样充气影、斑片状毛玻璃及实变影，可伴有囊性变（图 1-1-24）[90]。

【病理变化】 主要病理改变包括气道非特异性炎症[91, 92]、间质性肺炎等[93, 94]。气管支气管淋巴组织浸润、黏膜腺体的萎缩类似于 SS 患者唾液腺的改变。浸润的淋巴细胞 CD_4 阳性细胞数量增多、黏膜腺体异常、清除功能异常、及黏膜产物减少、防御功能下降导致肺感染机会增加。细支气管周围淋巴细胞浸润可伴有淋巴滤泡形成并累及肺实质（图 1-1-25 A、B），小气道炎症狭窄引起阻塞性肺病和多发性肺大泡。我们的一例干燥综合征患者的组织学改变似过敏性肺炎，即具有明显的小气道周围炎症细胞浸润和形成不良的肉芽肿。

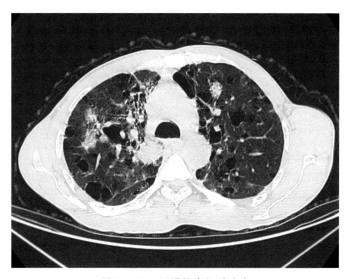

图 1-1-24 干燥综合征肺病变
CT 显示肺内结节、斑片影，可见囊状改变

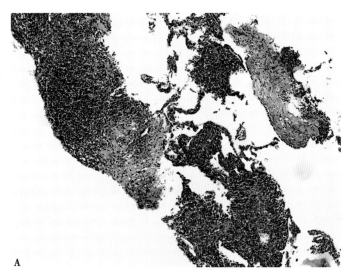

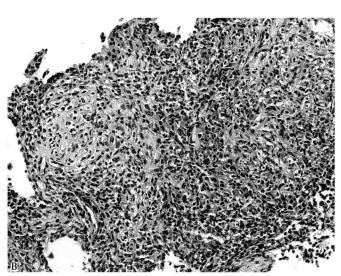

图 1-1-25 干燥综合征肺病变
肺穿刺标本显示气道周围及肺实质淋巴组织增生（A）；高倍镜下见成熟的小淋巴细胞浸润伴间质纤维组织增生（B）

SS可合并各种间质性肺炎（在间质性肺炎章节中介绍），如富于细胞性NSIP，即肺泡隔混合性炎症细胞浸润伴有间质纤维组织增生；肺间质内较为单一的成熟小淋巴细胞浸润，类似LIP；病变迁延多年可继发UIP样改变，即肺斑片状纤维化及蜂窝肺形成；机化性肺炎也是干燥综合征常见改变；少数病例可伴有急性肺损伤[96]。少见改变还有肺淀粉样变性、肺栓塞、肺高压、肺淋巴瘤等。

4. 系统性硬化症（systemic sclerosis，SS）　也称硬皮病（scleroderma），是指以局限性或弥漫性皮肤增厚和纤维化为特征的全身性自身免疫病。常见累及器官有心、肺、肾及胃肠道。

系统性硬化症早期表现为雷诺现象和肢端、面部肿胀，并有手指皮肤逐渐增厚；累及关节时可有关节挛缩；食管括约肌功能下降，导致反流性食管炎；胃肠蠕动减慢导致肠道积气等症状。肺脏是SS的常见受累部位，患者可有干咳、活动气喘等症状。影像学改变可有支气管扩张、UIP样改变、毛玻璃影等[96]。间质性肺炎、肺动脉高压是系统性硬化显著变化，间质性肺炎、肺动脉高压的严重程度和预后明显相关[97]。肺动脉高压和间质性肺炎是系统性硬化的主要病理改变。间质性肺炎以NSIP最为常见，其次为UIP改变[98]。强直性脊柱炎（ankylosing spondylitis，AS）、原发性胆汁性肝硬化（primary biliary cirrhosis，PBC）、炎性肠病、白塞综合征（Behcet's syndrome）等自身免疫性疾病均可累及呼吸系统[99]。

（四）职业相关性肺病

1. 硅肺

【定义】　硅肺（silicosis）是指晶体硅（二氧化硅SiO_2）粉尘在肺内沉积并引起肺组织的损伤和反应，导致肺功能、影像学异常。

【临床特征】　硅肺是职业相关性肺病，临床症状及体征视粉尘吸入的时间、环境粉尘的浓度及个体反应不同[100]。单纯的硅肺（simple silicosis）临床没有症状，影像学表现为肺门、纵隔（图1-1-26 A）、肺内散在多个钙化结节，可呈蛋壳样，结节一般不超过2cm。严重的硅肺可有咳嗽、咳痰、呼吸困难和低氧血症，影像学可见肺大块钙化影[101, 102]、毛玻璃影，病变常位于双侧肺上叶，和肺结核不易区分（图1-1-26 B）。临床诊断有明显的硅尘长期或短期大剂量吸入史，根据硅尘暴露史分为：①慢性硅肺（chronic silicosis），暴露时间10年以上；②加速性硅肺（accelerated silicosis），有较重的吸入史达5～10年；③急性硅肺（acute silicosis），仅有几个月到5年的大剂量硅尘吸入史，影像学改变为肺渗出影伴有小叶间隔增厚。胸膜增厚伴钙化是硅肺的常见影像学改变，偶有胸腔积液[103]。硅肺合并其他病变如肺结核、肺癌等[104]。

【病理变化】　硅是广泛存在于矿物质中的一种元素，可以和其他元素结合形成晶体或无定形物质。硅的晶体形式也称石英，成分为二氧化硅（SiO_2），非晶体硅也称硅酸盐是指各种阳离子和SiO_4结合的产物，晶体硅是肺纤维化的主要致病源。喷砂、采石厂、砖厂、铸造厂及矿厂工人都有不同程度的含硅物质吸入，这些工人吸入物除晶体硅，还有硅酸盐如石棉、煤尘及石灰。

典型的组织学改变为硅肺结节的形成，可见肺内、支气管旁和肺门淋巴结内不融合的透明胶原结节，肝、脾、骨髓和胸外淋巴结内也可有类似改变，镜下为透明胶原层状围绕含尘组织细胞，早期成纤维细胞和组织细胞较丰富，陈旧性结病变无细胞的胶原层状排列（图1-1-27 A、B），偶有多核巨细胞、肉芽肿改变及坏死。结节常位于支气管、小肺动脉周围，胸膜下、肺小叶间隔内，进一步进展

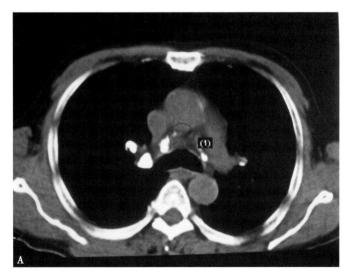
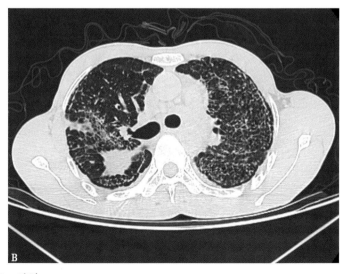

图1-1-26　硅肺

纵隔窗CT显示肺门纵隔淋巴结肿大伴有钙化，为硅肺早期改变（A）；双肺广泛网格影、小结节影伴有右肺较大斑块影（B）

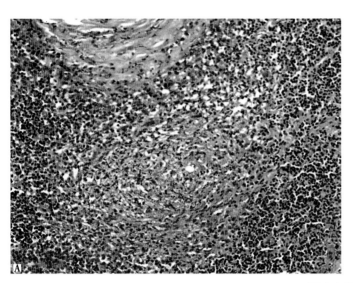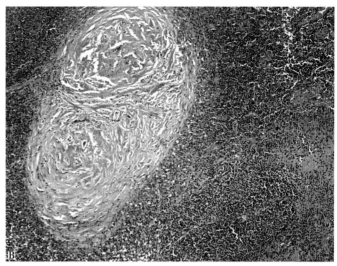

图 1-1-27　硅肺

纵隔淋巴结活检显示较早期的硅肺结节，即淋巴结内纤维细胞丛状增生、吞噬尘埃的组织细胞沉积（A）；纵隔淋巴结内陈旧性硅肺结节，胶原结节内无明显细胞成分（B）

可导致小气道和小血管的阻塞，不规则钙化常见，少数情况下可见骨化。周围肺组织及小气道内可有含色素的巨噬细胞沉积。如果仅有结节形成称为结节性硅肺，偏振光下很难看到硅尘，硅肺结节内有些亮的片状或针状颗粒不是二氧化硅，可能是硅酸盐颗粒。

短期内吸入高含量小颗粒的硅尘（数个月～5 年）导致的肺改变，称为急性硅肺，组织学示肺泡蛋白沉积症（也称硅蛋白沉积症）、间质炎症、纤维化、不规则透明瘢痕及不同程度的色素沉着，大部分病例缺乏硅结节或存在不典型的结节。进展性大块性纤维化（progressive massive fibrosis，PMF）指肺内形成融合的纤维性肿块（图 1-1-28），直径超过 2cm，这些结节聚合可以挤压肺组织，结节内为增生的纤维组织伴有明显的胶原化，可见类似矽结节的棕色粉尘颗粒。这种改变还可以发生在石棉肺、煤矿工人肺尘埃沉着症及其他肺尘埃沉着症中。

有学者报道硅肺合并结核分枝杆菌的感染率为 0.5%～5%，当硅肺发生空洞时，应首先排除结核的可能。硅肺患者患肺癌的风险增加。硅肺伴发自身免疫性疾病也称卡普兰综合征（Caplan's syndrome）。

2. 煤工肺尘埃沉着症

【定义】　煤工肺尘埃沉着症（coal worker's pneumo-coniosis，CWP）也称煤肺（anthracosis），是指吸入煤尘后引起的肺反应性肺实质性病变。煤尘中除了碳及碳化物，还有很多其他矿物质（几乎包含了所有的地壳物质），煤肺的形成是多种矿物质作用的结果。

【临床特征】　CWP 无特异性临床表现，主要为咳嗽、咳痰、乏力、呼吸困难[105]。肺功能检查似阻塞性肺病。影像学将煤肺分为单纯性和复杂性。单纯性 CWP 由尘

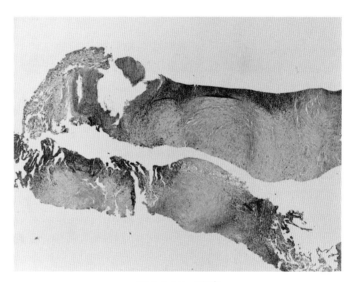

图 1-1-28　硅肺

肺内斑块穿刺显示肺内纤维性硅肺结节

斑和不到 1cm 的小结节构成，复杂性 CWP 的代表性病变为大块性纤维化（PMF），即肺片状实变或结节影超过 2cm，伴有钙化和气道狭窄[100, 106]。

【病理变化】　单纯性煤工肺尘埃沉着症（simple CWP）是以上肺为主的离散性的尘斑和结节，尘斑常位于小支气管周围（图 1-1-29 A），结节广泛分布，胸膜下多见，伴有尘斑周围的肺气肿。镜下可见黑色颗粒状煤尘沉积在巨噬细胞和呼吸性细支气管周围的间质中，因邻近肺泡隔内也有这种黑色颗粒沉积形成星状结构，纤维化程度轻微甚至缺乏。煤尘结节中央为透明变的胶原中心，其内含黑色煤尘颗粒，周围胶原化的纤维层状围绕，外围为大量黑色颗粒在间质和巨噬细胞中沉积，形成特征性星

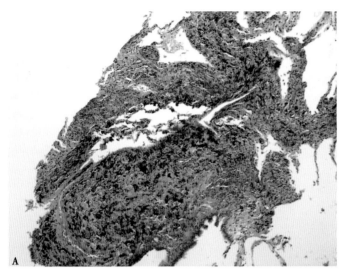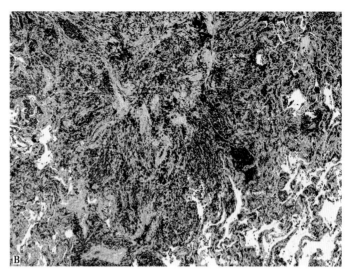

图 1-1-29　煤工肺尘埃沉着症

小气道周围大量碳末沉着伴纤维组织增生，为单纯性煤工肺尘埃沉着症（A）；进展性大块性纤维化，显示肺间质内大量碳末沉着伴纤维组织增生和肺结构的异常，复杂性煤工肺尘埃沉着症（B）

状结节。这种含尘巨噬细胞和纤维化间质物明显规律排列，是煤肺诊断的依据。因为尘斑在没有煤尘暴露的居民中也可存在，诊断煤肺需要有职业或环境暴露病史。

复杂性煤工肺尘埃沉着症（complicated CWP）和 SCWP 不同，常有阻塞性、弥散性和限制性肺功能障碍，常有双肺大片区域的 PMF[107]。PMF 可以发生在不同的的肺尘埃沉着症中，当发生在 CWP 中，呈圆形、卵圆形或星状，可形成中央空洞。镜下显示 PMF 为不规则的胶原束和尘埃沉积（图 1-1-29 B），及不同程度的淋巴细胞和浆细胞浸润。弹力染色可以显示中央动、静脉和气道，周围血管因为炎症和纤维化受到破坏，肿块相邻肺组织小动脉平滑肌增生明显。中央坏死可能是继发于血管阻塞缺血，此时应进行特殊染色排除感染。CWP 可以合并其他病变，如有矽结节、分枝杆菌和真菌感染性肉芽肿，也可以合并发生类风湿性关节炎，应注意鉴别[108]。

3. 石棉肺

【定义】　石棉肺也称石棉沉滞症（asbestosis），是指吸入含有石棉纤维的尘埃所导致的肺实质和胸膜纤维化的病变。

【临床特征】　石棉是一类特殊的具有纤维结构、且能分解为细纤维的矿物质。从化学成分来看，石棉是二氧化硅、氧化镁、氧化钙（铁或铝）和结晶水等组成的硅酸盐。主要有两大类：蛇纹石类（温石棉）和角闪石类（青石棉、铁石棉等）。温石棉纤维长、柔软和有弹性，角闪石石棉纤维粗糙、挺直和坚硬。石棉纤维一般长几个 μm 至 5mm，直径 10～60μm，最细的在 0.3μm 以下。各种石棉均具有纤维细、可弯曲的共性，具有耐酸、耐碱、隔热、

绝缘、柔韧性好、抗拉力强等特性，可制成多种耐压、耐磨、隔热、绝缘材料，广泛用于工业，如绝缘电器材料、密封垫、石棉瓦和隔热保温材料。在粉碎、筛选石棉和石棉加工中，可产生大量粉尘。石棉肺多发生在重度吸入的患者，潜伏期达 15～20 年，潜伏期取决于吸入石棉的剂量。

石棉主要累及双侧下肺常伴有胸膜纤维化和钙化，临床似其他慢性间质性肺病，呼吸困难、杵状指、限制性肺功能障碍。影像学示双肺间质浸润病灶，可以弥漫性结节影，也可以局灶实变，常见胸膜增厚和钙化（图 1-1-30 A）[109, 110]。部分患者可有圆形肺不张（rounded lung atelectasis）[111]。所谓圆形肺不张指各种原因导致大量胸水后，胸膜粘连折叠、肺实质受压、气体储量下降，形成影像学圆形软组织影，容易误诊断为包裹性积液或肺内占位。少数患者可有肺气肿[112]。停止吸入后纤维化可以继续发展，石棉纤维可以长期存在于肺组织中。职业暴露直接导致石棉肺，间接吸入也可以形成石棉肺。

需要强调的是：石棉暴露较为广泛存在，即使是在非石棉肺患者的肺泡灌洗液、吸出物和切除的肺标本中也能查见石棉小体，研究显示 20%～100% 的普通人群可以查见存在少量的石棉小体。另外也不是所有石棉暴露的人群就一定患有石棉肺。用蛋白溶解沉淀技术进行定量分析显示，从事直接接触石棉工作工人的每克肺组织中石棉小体为 10 000～100 000，而在间接环境暴露的白领工人则低于 100。

【病理变化】　石棉肺的病理改变具有高度异质性，和 IIP 及其他间质性肺病不易区分，常常不同部位有不同的病理改变[113]。在石棉肺的终末期肺改变中，都可能在不

同部位出现 UIP、NSIP、DIP 或 DIP 样的改变，也可能以一种形式为主，少数情况下也可有 DAD 和 OP 改变。

早期石棉吸入可引起支气管周围的纤维化，并可见大量的石棉纤维，此时不能诊断石棉肺，因为有研究表明，石棉纤维的沉积未必导致肺功能的损害转而进展为弥漫性纤维化。有学者强调，石棉肺的诊断必须有石棉暴露病史、查见石棉小体和弥漫性间质纤维化及炎症反应（图 1-1-30 B）。单纯的石棉暴露病史或导致小气道周围的纤维化也不能诊断为石棉肺，广泛的肺纤维化和石棉暴露史是石棉肺诊断的必要条件。胸膜纤维化是石棉肺的常见表现，仅有胸膜纤维化没有肺实质的病变不能诊断为石棉肺。

石棉小体是内源性铁包裹石棉纤维形成特殊结构石棉物质，常常是直的棕色棒状，有时棒的两端膨大或串珠状（图 1-1-31 A、B），也可是弧形小棒甚至可以分叉，长 10～100μm，宽 1～7μm。未包裹的石棉纤维直径小于 1μm（图 1-1-31 C），光镜下很难发现，暗视野下有助于观察。石棉小体在光镜下可以看到不着色的透明核心，这一点可以和其他含铁小体鉴别，含铁小体泛指玻璃纤维（硅酸钠盐）、硅酸铝、硅藻土或其他成分包裹内源性铁的有形物质，应和真性石棉小体鉴别。其他含铁小体常有黑色或核心，包裹金色含铁外壳。偶有苏木素沉渣类似石棉小体，注意鉴别。石棉小体主要位于肺组织内，也可存在于肺门淋巴结、网膜、系膜和胸膜斑块中。

石棉暴露除了能够导致石棉肺，还可以导致其他病变，其中包括良性病变，如胸膜透明斑块、弥漫性胸膜增厚纤维化（图 1-1-31 D）、伴有渗出的纤维素性胸膜炎。胸膜斑块多累及壁层胸膜，常位于两肺后下叶和膈肌表面，

由致密的胶原纤维平行或呈篮球网排列，伴有钙化，电镜下在炭末（黑色）斑片区可查见石棉小体。弥漫性胸膜纤维化指石棉暴露后引起整个肺表面的纤维胶原化，如果有不典型的胸壁或有富于细胞的梭形细胞灶应考虑间皮瘤。如果伴有胸膜渗出，活检显示慢性炎细胞浸润、成纤维细胞增生、纤维素和蛋白渗出及明显的间皮细胞增生和不典型性，提示活动性胸膜炎，不要误诊为恶性间皮瘤，间皮细胞没有浸润。恶性病变包括胸腹膜间皮瘤，尽管间皮瘤中不能查见石棉小体（经常出现在肺组织中），胸膜间皮瘤常不合并弥漫性间质纤维化，仍然可以发现胸、腹膜间皮瘤和石棉暴露的联系。肺癌和石棉暴露的关系不明确[114]，有研究显示吸烟同时石棉暴露者肺癌的发病率高于不吸烟者和不吸烟/不暴露者，石棉暴露者的肺癌多位于下肺，总之，如果考虑肺癌和石棉暴露有关，应该存在石棉肺。

4. 硬金属肺尘埃沉着症

【定义】　硬金属是指高温、高压下烧结的一种或多种金属的碳化物，金属元素主要为钨、钴、钽、镍等，这种混合性金属碳（合金），不仅有很强的硬度，且具有耐压、耐磨、耐高温、抗腐蚀的性质，常作为钻头、切割、打磨刨光模具应用于各个行业，俗称人造金刚石。接触或吸入这种合金粉尘引起呼吸系统症状、肺功能损害和影像学弥漫性肺病变，称为硬金属肺尘埃沉着症（hard metal pneumoconiosis，HMP）。能引起相关肺疾病的硬金属主要是含有钴、钨等金属合金，其中钴的作用最明显。

【临床特征】　硬金属肺尘埃沉着症早期似气道阻塞性改变，表现类似哮喘、过敏性肺炎，病变晚期为弥漫性肺纤维化表现[115]。临床表现为隐匿性进行性呼吸困难，

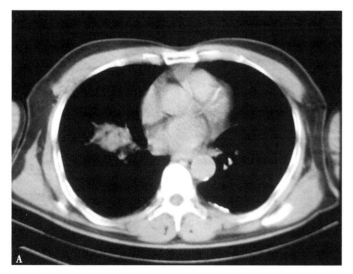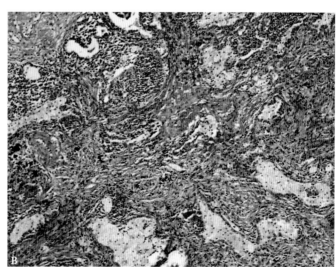

图 1-1-30　石棉肺

纵隔窗 CT 显示右肺中叶实变影，左肺下叶胸膜钙化影（A）；肺间质非特异性炎症和弥漫纤维组织增生，肺泡腔内见较多泡沫样组织细胞沉积（B）

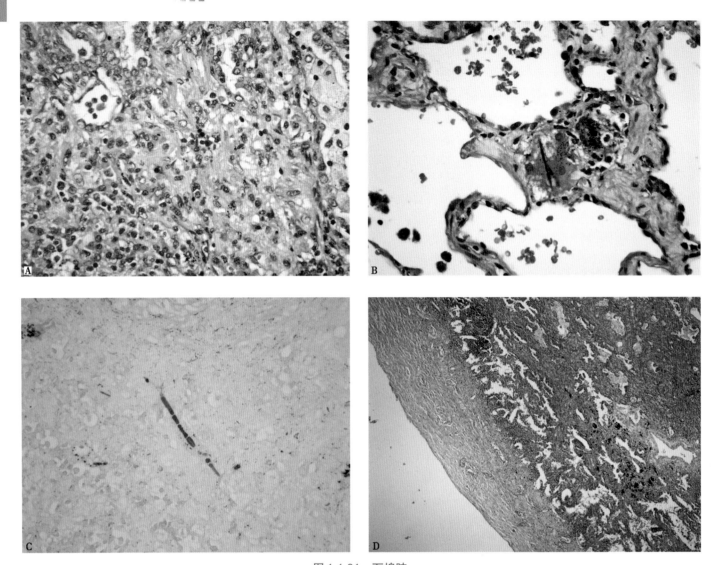

图 1-1-31 石棉肺

高倍镜下可见串珠样棕色石棉小体（A）；肺间质内棒状石棉小体（B）；铁染色显示包裹石棉纤维的含铁物质，位于中央的石棉纤维为无色透明纤维（C）；可见胸膜纤维性增厚伴胶原化（D）

肺功能为限制性通气障碍。影像学改变，X 线胸片表现有弥漫性微小结节影和网状阴影，病程晚期可见囊状阴影。HRCT 表现为两肺磨玻璃影（图 1-1-32）、弥漫性小结节影，后期为广泛的网状影和牵引性支气管扩张、实变影。

【病理变化】 HMP 的特征性组织学改变为多数肺泡腔内有多少不等的单核巨噬细胞和大小不同的多核巨细胞沉积，同时有肺间质纤维化和炎症细胞浸润，也称为巨细胞间质性肺炎（giant cell interstitial pneumonia，GIP）（图 1-1-33）。但这种改变只在约三分之二的患者中出现，除此之外包括过敏性肺炎改变、结节病样肉芽肿改变、脱屑性间质性肺炎、机化性肺炎、弥漫性肺泡损伤、非特异性间质性炎症和纤维化直至蜂窝肺等组织学改变[116, 117]。硬金属可以在组织内进行微量分析（microanalytic）中发现。

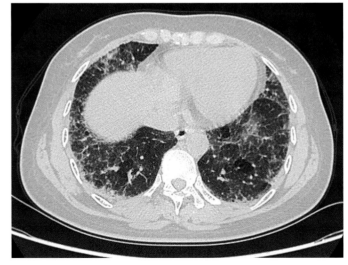

图 1-1-32 硬金属肺病
CT 显示双肺明显的网格影、淡毛玻璃影及空气储积征

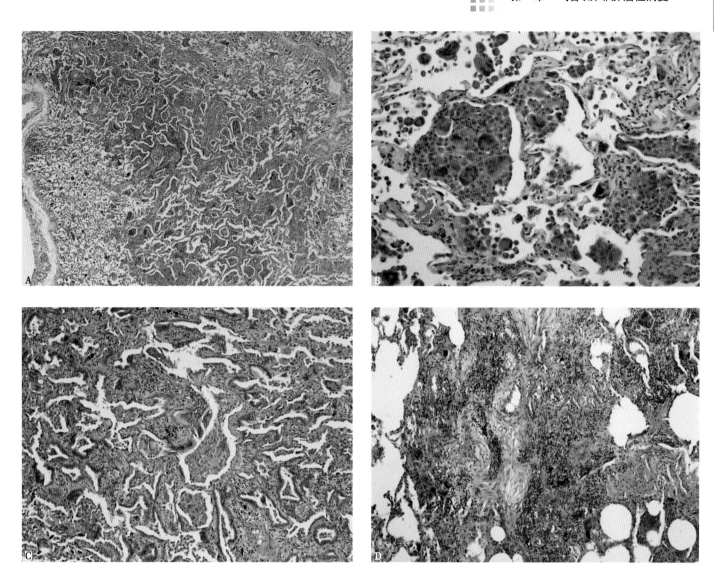

图 1-1-33　硬金属肺病

低倍镜下见肺泡腔内被广泛填充（A）；高倍镜下显示肺泡腔内单核、多核组织细胞沉积（B）；肺泡隔炎症细胞浸润，支气管黏膜上皮化生（C）；可见部分区域肺泡腔内马松小体（D）

三、伴有肉芽肿性间质性肺炎

（一）结节病

【定义】　结节病（sarcoidosis）指不明原因的以肉芽肿为主要病理改变累及肺及多个系统和器官的病变。

【临床特征】　结节病多发生在中青年，黑人女性发病率较高，其次为亚洲人。90% 患者累及肺，多数患者没有症状、部分轻微或非特异性肺部症状，如咳嗽和呼吸困难[118,119]。肺外症状以眼、皮肤、淋巴结受累常见[120]，表现为葡萄膜炎、角膜炎、结膜炎、视网膜炎等；皮肤改变有结节性红斑、皮下结节等；常有纵隔、肺门及浅表淋巴结肿大。全身症状包括发热、多关节炎、体重减轻等。系统性病变常有限制性肺功能障碍和弥散功能低下。影像学[121]主要改变为 90% 患者有肺门、纵隔淋巴结肿大（图 1-1-34）；肺内改变有小片状浸润性阴影，类似小叶性

肺炎，可有肺纹理增粗及小结节影，其他不常见改变为孤立或多发结节、灶性区实变、肺外周毛玻璃影，少数有胸膜渗出[122]。据影像学不同将结节病分为 4 期[123]：①Ⅰ期：仅有肺门淋巴结肿大，如果没有临床症状，一般不需要治疗；②Ⅱ期：肺门淋巴结肿大和肺实质浸润，③Ⅲ：只有肺实质浸润无肺门淋巴结肿大（预后较差），④Ⅳ期：肺纤维化。对系统性进展性结节病用激素治疗，有学者报道用抗纤维化制剂治疗，但效果不明。

【病理变化】　肺结节病肉芽肿[124]特征性改变是由上皮样组织细胞紧密成簇排列（图 1-1-35 A），仅少量淋巴细胞或其他炎症细胞浸润，肉芽肿境界清楚、常围绕同心圆样排列的成纤维细胞，后期胶原化的纤维细胞可以部分或全部取代肉芽肿结节，可见小灶性中央坏死。肉芽肿结节聚集成较大结节，但不似结核形成融合的结节，肉芽肿的结节是融而不合，且不同的结节形态基本一致。

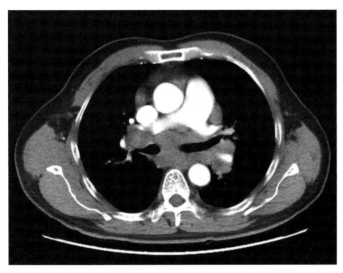

图 1-1-34　结节病

增强 CT 显示纵隔、肺门多发肿大淋巴结影

肉芽肿内可见不同形态的多核巨细胞[125]，多核巨细胞可位于结节中央。多核巨细胞内及单个核组织细胞内可见包涵体，如星状小体、层状钙化小体、扇形小体（图 1-1-35 B、C）[126]，这些物质主要由草酸钙和少量碳酸钙组成，可能是细胞降解和代谢产物。对于肉芽肿不明显的、以间质性肺炎为主要改变的结节病，临床和病理诊断都非常困难，特别这些改变出现在结节病后期的时候[127]。

肉芽肿结节常沿支气管、血管束、小叶间隔及胸膜的淋巴管分布（图 1-1-35 D、E）[128]，一般没有广泛的间质性肺炎，少数病例有肉芽肿性血管炎[129]，特别是在广泛的肺组织受累时，其特征为血管内膜和中膜非坏死性肉芽肿并压迫血管腔，偶有继发血管梗阻导致肺高压[130]。

绝大多数早期结节病累及纵隔和肺门淋巴结，淋巴结内见分布均匀非坏死性上皮样肉芽肿，形态学类似于肺内病灶，随着经支气管超声内镜引导下细针穿刺技术（endobronchial ultrasound-guided transbronchial needle aspiration，EBUS-TBNA）的普遍使用，结节病的诊断率明显提高[131]。

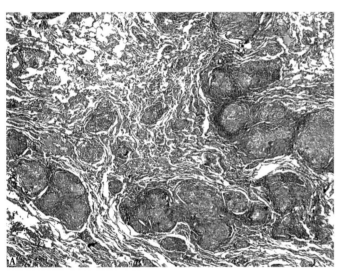

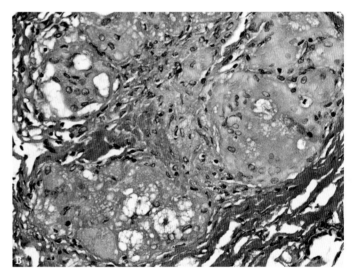

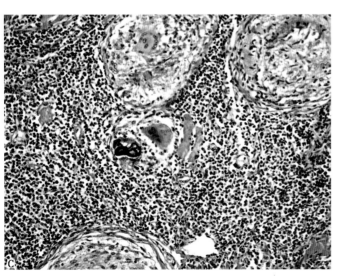

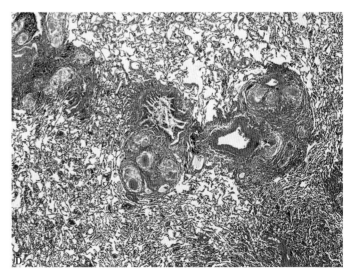

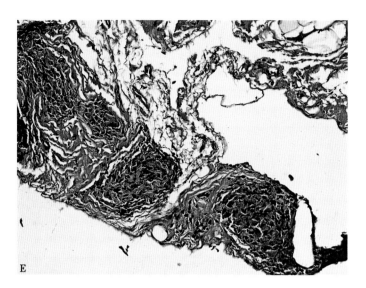

图 1-1-35 结节病

多个形态相似的非坏死性上皮样肉芽肿结节聚集成团，相互之间并不融合（A）；高倍镜下见结节内多核巨细胞的胞质中存在星状小体（B）；纵隔淋巴结内非坏死性上皮样肉芽肿，多核巨细胞内见层状小体（C）；开胸肺活检标本中显示非坏死性上皮样肉芽肿结节沿气道分布（D）；胸膜上可见上皮样肉芽肿结节（E）

（二）外源性过敏性肺炎

见下节。

（南京大学医学院附属鼓楼医院 孟凡青）

第三节 感染性疾病

支气管、肺感染性疾病是最为常见的一大类肺部疾病，其发生远远多于肿瘤性等其他原因引起的疾病，这与支气管、肺直接与外部相通、极易受到环境因素影响等密不可分。当机体的免疫力低下或病原体的致病力强大时，一些细菌或病毒可以直接侵入支气管、肺组织，引起各种急慢性炎症。尽管某些急性感染的临床症状来势凶险，但结合实验室检查和影像学检查等往往可以做出明确的诊断。而具有重要的外科病理学意义的则是那些慢性感染，尤其是那些机会性真菌感染，由于这些感染所引起的病变缺乏特异的临床表现且在影像学上常常表现出肿块或占位，仅仅根据它们的临床资料做出明确的诊断和鉴别诊断有时相当困难，往往需要通过活检和病理学观察来明确诊断和指导临床上的治疗。因此，本节主要对具有外科病理学意义的感染性疾病做以探讨。

一、细菌性肺炎

（一）奴卡菌性肺炎

【定义】 奴卡菌性肺炎（nocardia pneumonia）也称肺奴卡菌病（pulmonary nocardiosis，PN）系由奴卡菌属引起的肺部一种机会性感染性疾病。临床上常表现为亚急性、慢性局限性或播散性化脓性疾病[132]。

【临床特征】 1888 年 Nacard 首次于患慢性鼻疽的病牛体内分离出鼻疽奴卡菌。1890 年 Eppinger 首次描述了表现为肺炎和脑脓肿的人类奴卡菌病[133]。人体奴卡菌病的病原体主要为星形奴卡菌，其他致病菌包括巴西奴卡菌、豚鼠奴卡菌等，可引起局灶性或播散性感染[132]。几乎 90% 的奴卡菌肺部感染是由星形奴卡菌所引起[134]。本病全球散发，几乎没有暴发流行。也无季节差异。在美国 1 年诊断本病 500～1000 例，各个年龄段普遍易感。以成年男性多见。男：女 =（2～3）：1[135]，肺奴卡菌病的预后较差，病死率为 41% 左右[136，140]。播散型奴卡菌病为 64%，一旦累及神经系统，死亡率可高达 100%。

【发病机制】 奴卡菌属于放线菌属，是革兰阳性的分枝棒状需氧菌，弱抗酸性，呈分枝状的菌丝，广泛存在于土壤、空气、草丛和腐败的植物中，分类学上属于细菌而非真菌，为条件致病菌。奴卡菌可在空气中形成菌丝体，人吸入菌丝片段是主要的感染途径，亦可经破损皮肤或消化道进入人体引起感染。该病常见于免疫功能低下者，如艾滋病（AIDS）、白血病、器官移植受者；60%～80% 的患者患有肺部基础性病变，有学者通过研究认为慢性阻塞性肺疾病是肺奴卡菌病的高危人群，考虑与使用糖皮质激素有关[137]。细胞介导的免疫反应是机体抵御奴卡菌感染的主要方式，研究证明，特异性 T 淋巴细胞抗原可增强无胸腺裸鼠对奴卡菌感染的致敏性，免疫兔后发现其 T 淋巴细胞可增加巨噬细胞对奴卡菌吞噬及生长抑制作用[134]。因此，宿主免疫防御机制的削弱是该病发生的重要因素。

【病理变化】 奴卡菌性肺炎主要表现为肺脓肿，常为多发性，大小不一，可互相融合，中心坏死明显，脓肿内含有绿色脓液[139]。病变可累及一个或多个肺叶，也可表现为肺叶实变、多发性粟粒状、结节状病变。胸膜增厚，有纤维素渗出。

镜下急性期表现为显著凝固性坏死及中性粒细胞浸润（图 1-1-36 A），渐变为肺脓肿。坏死化脓区可见大量革兰染色阳性的分枝状奴卡菌，菌体细长、直径为 0.5～1.0μm，长为 10～20μm，呈串珠状、杆状，主要为直角分支[138]。周围肺泡间质纤维组织增生。慢性期以肉芽肿性炎为主，脓肿周围常见类上皮细胞及多核巨细胞形成的肉芽肿。可形成大脓肿和空洞[138]，淋巴细胞、浆细胞浸润。邻近肺泡腔内可见机化灶（图 1-1-36 B），特殊染色：弱酸染色阳性（图 1-1-36 C），奴卡菌革兰染色阳性（图 1-1-36 D），六胺银阳性。

【鉴别诊断】

（1）放线菌病：奴卡菌和放线菌在组织学改变上相似，均为化脓性炎症。弱抗酸染色法可区分奴卡菌属与分枝杆菌属，奴卡菌弱酸染色阳性，放线菌为阴性，同时，在脓肿的脓液中找到放线菌有"硫磺颗粒"，肉眼见呈淡黄色，显微镜下可见典型结构：中央为大团的革兰阳性菌丝体，菌丝体外包绕呈放射状排列的嗜伊红棒状体。

（2）肺真菌病：肺真菌病的病变部位可以出现纤维素和中性粒细胞渗出，也可以出现坏死和化脓，有时可见肉芽肿性病灶。但病变中可见真菌孢子及菌丝。PAS 染色和六胺银染色阳性。

（二）肺放线菌病

【定义】　肺放线菌病（pulmonary actinomycosis）是由放线菌引起的人兽共患的一种渐进性、化脓性、肉芽肿性的亚急性至慢性感染性疾病[141]。该菌为革兰阳性厌氧菌或微需氧菌，生长缓慢，菌丝细长盘绕成团，容易断裂成链状。成熟的菌丝较粗，有分支，周围出现典型的由放线菌菌体、坏死组织碎片构成"硫磺颗粒"，颗粒边缘有膨大的小体，外观似棒锤状，呈放射状排列，故称"放线菌"[142]。肺脏罹患放线菌感染，称为肺放线菌病。

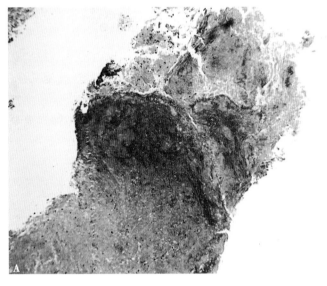
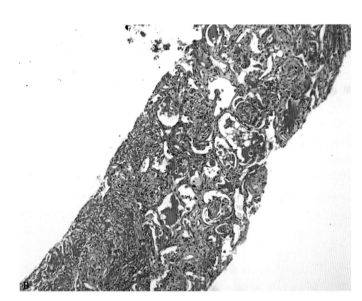
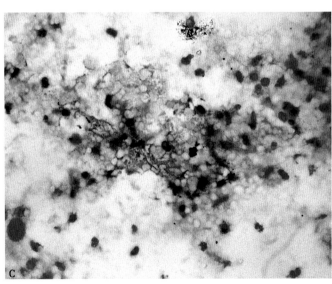
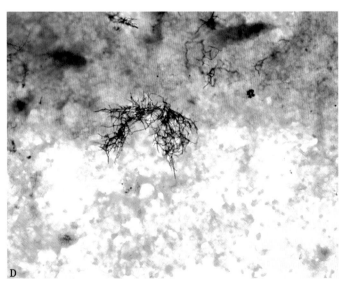

图 1-1-36　奴卡菌性肺炎

大片坏死及炎性渗出物中有嗜碱性的细菌团（A）；肺组织可见肺泡腔有机化灶，间质有炎症细胞浸润（B）；弱酸染色显示红染有分支的细长菌丝（C）；六胺银染色可见蓝色的菌丝（D）

【临床特征】 放线菌病由 Langenbeek 在 1845 年首先叙述，我国 1904 年首次在宜昌发现牛放线菌病。放线菌病在世界各地均有发现，均为散发，属内源性疾病，而非传染病。多发于农村，城市发病率为农村的 1/10[143]。肺放线菌病发病率极低，年发病率约为 1/300 000。可发生于各个年龄组，以青壮年发病率最高，男女患病比约为 3∶1[134]。肺放线菌病预后良好且病死率低，治愈率达 90% 以上。

【发病机制】 放线菌常寄生于人体口腔黏膜、牙龈、扁桃体、结肠等处。放线菌是条件致病菌，在正常人体内寄生的放线菌一般不引起疾病。易感因素在感染的发生中起作用，例如口腔卫生差、糖尿病、免疫抑制、营养不良、外科手术、口腔肿瘤或感染、头颈部恶性肿瘤的放疗中等[141]。

其发病机制不清楚，公认的机制有两个：①在正常的寄生部位（主要指口腔及肠道黏膜）的放线菌不致病，但当管腔黏膜破裂或管腔全层破裂，放线菌转移到黏膜下层及体腔，则导致放线菌病，但将体外培养的放线菌注入皮下组织内并不能导致放线菌病，说明上述理论并不完善。②其他细菌辅助感染，放线菌进入到黏膜下通常伴有其他细菌，主要是大肠埃希菌和链球菌等，在这些细菌的协同作用下导致放线菌病的发生。③放线菌可形成生物膜，在生物膜网状结构内保持菌的活性，在一定条件下致病[141]。

【病理变化】 肺放线菌病为脓肿性病变，在脓液中肉眼可见分叶状或多角形的直径数毫米的黄白色颗粒，称为硫磺颗粒。镜下改变为急性化脓性炎症，病灶内可见多发性脓肿、瘘管、肉芽组织和纤维增生。早期，在组织内最先引起白细胞浸润，形成多发性小脓肿，脓肿穿破形成多个窦道。脓肿周围为急性或慢性炎性肉芽组织及纤维化，并形成瘢痕，有的可见大量泡沫细胞和巨噬细胞聚积。病理确诊是有赖于 HE 的化脓灶内找到呈嗜碱或嗜中性的"硫磺颗粒"，颗粒直径为 100～300μm 及革兰染色阳性的纤细分枝菌丝[135]。HE 染色时颗粒中央为致密的嗜碱性均匀物质，边缘呈嗜酸性的疏松的栅栏状短棒样物质（图 1-1-37 A）。革兰染色见菌落中央部分呈致密的革兰阳性物质，周围为革兰阴性的放射状分布的纤细分枝状菌体（图 1-1-37 B）。PAS 染色：细菌团呈玫瑰红色。六胺银染色：细菌团由黑色分枝状菌丝交织形成。抗酸染色阴性。

【鉴别诊断】
（1）肺结核：肺结核病可见干酪样坏死，肉芽肿性结核结节，抗酸染色可见抗酸菌阳性，革兰染色阴性，病原菌中没有"硫磺颗粒"。而放线菌革兰染色阳性，六胺银染色阴性。

（2）真菌感染：肺部真菌感染常常有大量中性粒细胞的渗出，脓肿灶形成，但其中可见菌丝及孢子。PAS 及六胺银染色阳性，革兰染色阴性。

（3）肺脓肿：一般细胞感染的脓肿灶中见不到"硫磺颗粒"。

（三）肺军团菌病
【定义】 军团菌病（legionaires disease，LD）是由革兰染色阴性的嗜肺军团杆菌引起的一种以肺炎为主的全身性疾病。以肺部感染伴全身多系统损伤为主要表现，也可以表现无肺炎的急性自限性流感样疾病[144]。

【临床特征】 1976 年在美国费城召开的退伍军人大

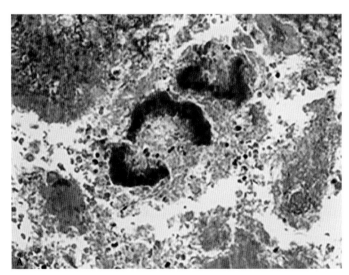
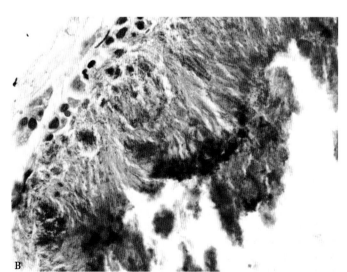

图 1-1-37 肺放线菌病
在坏死的肺组织中央见有染成蓝色的"硫磺颗粒"，周围可见放射状排列的嗜伊红杆状体（A，HE）；革兰染色显示菌落核心为阳性，其周围菌丝末端为阴性（B）

会首次暴发流行, 导致 221 人患病, 34 人死亡。1977 年美国科研人员从患者肺组织分离出致病菌, 并命名为"军团菌"。我国首例报道是在 1983 年南京发现军团菌病例 [145, 146]。该病在夏秋季节多发, 也可呈地方性散发, 男女发病比例为 2:1。传染途径主要通过气溶胶传播, 但人与人之间不传染。各个年龄层的人都会感染军团菌, 34% 的患者没有任何易感因素。在院内获得性军团菌肺炎患者中无基础疾病者得病比例 >6%[144]。军团菌肺炎死亡率较高, 针对性治疗不及时, 则使病情迅速恶化而致死。

【发病机制】　军团菌是一种兼性细胞内寄生菌, 在人类单核细胞及巨噬细胞内均能存活并繁殖。军团菌对人体的损害是从对肺泡巨噬细胞作用开始的; 军团菌经呼吸道进入肺后, 被中性粒细胞和巨噬细胞吞噬, 吞噬细胞被感染一段时间后, 含军团菌的细胞裂解释放出大量细菌, 导致肺泡上皮和内皮急性损伤并伴有肺水肿, 可引起低氧血症和呼吸障碍。同时军团菌还可以产生脂多糖类内毒素和一些能溶解细胞的外毒素而致病 [147]。

【病理变化】　累及终末细支气管和肺泡, 类似大叶、小叶性肺炎的病理改变。急性期为纤维素性化脓性肺炎, 急性后期表现为机化性肺炎。肺急性期病变主要分为两型, I 型为急性纤维素性化脓性肺炎 (95%), 可见大量水肿液、纤维素渗出、嗜中性白细胞崩解、细胞碎片及巨噬细胞; II 型为急性弥漫性肺泡损伤, 病变中可见肺泡上皮增生、脱屑及透明膜形成。肺后期病变表现为, 渗出物和透明膜机化及间质纤维化, 严重者可导致蜂窝肺。肺血管的改变主要侵犯肺肌性动脉, 表现为浆细胞、淋巴细胞和组织细胞浸润的非坏死性血管炎, 可有内膜纤维化, 也可形成动脉瘤 [148]。革兰染色和 W-S 银染可显示细胞内或散在分布于肺泡腔内小而多形的短杆状。

【鉴别诊断】

(1) 肺炎链球菌肺炎: 本病易累及整个肺叶, 咳铁锈色痰, 病理改变除肺大叶外, 还常伴支气管肺炎改变, 军团菌引起支气管的炎症, 采用革兰染色和 W-S 银染色可显示组织中小而多形的短杆状 [135]。而肺炎链球菌一般不累及支气管, 革兰染色和 W-S 银染色阴性。

(2) 肺结核: 病理改变为干酪样坏死, 结核结节, 抗酸杆菌阳性; 军团菌肺炎一般没有肉芽肿病变, 无干酪样坏死, 抗酸染色阴性, 而军团菌革兰染色和 W-S 银染色阳性。

二、真菌病

(一) 肺曲霉菌病

【定义】　肺曲霉菌病 (pulmonary aspergillosis) 是曲霉属真菌引起的一系列感染性或非感染性肺部疾病。肺曲霉菌病的主要病理特征是为: ①曲霉菌球: 多发生于原有肺内的空洞 / 空腔性病变内; ②变应性支气管肺曲霉菌病: 是对曲霉抗原的超敏反应, 典型见于长期哮喘或囊性纤维化患者; ③侵袭性肺曲霉菌病 (invasive pulmonary aspergillosis, IPA): 绝大多数的 IPA 存在于免疫缺陷患者中, 此类感染称为潜在致死性机遇性感染 [149]。

【临床特征】　曲霉病总体发病率尚不清楚。据我国医院感染监控网分析, 医院真菌感染率从 1993—1996 年的 13.9% 上升至 1998—1999 年的 17.1% 和 1999—2000 年的 24.4%[150]。侵袭性曲霉菌病, 特别是肺部曲霉菌感染多发生在有严重基础疾病的患者, 恶性血液系统疾病、AIDS 和器官移植患者的发病率较高, 估计急性白血病患者中侵袭性曲霉菌病的发病率为 5%~25%, AIDS 患者中侵袭性曲霉菌病发病率为 1%~12%, 且逐年呈升高趋势 [151]。侵袭性曲霉菌病特别是肺部曲霉菌感染多发生在有严重基础疾病的患者, 预后差, 病死率达 50%~100%[152, 153]。本病可发生于任何年龄、性别和种族的人群, 与职业有一定关系, 较多见于农民、园艺工人和酿酒工人。

2008 年美国感染学会在曲霉菌病诊治指南中, 指出了变应性支气管肺曲霉病 (allergic bronchopulmonary aspergillosis, ABPA) 的诊断依据包括 7 项主要标准: ①支气管阻塞症状发作 (哮喘); ②外周血嗜酸粒细胞增多 (细胞数 1000/μm); ③曲霉变应原速发性皮肤试验阳性; ④血清曲霉变应原沉淀抗体阳性; ⑤血清总 IgE 浓度增高, 总血清 IgE >1000ng/ml; ⑥肺部影像学检查存在或以前曾有肺部浸润影; ⑦中央型支气管扩张。4 项次要诊断标准包括: ①痰涂片和 (或) 培养多次找到曲霉菌; ②咳出棕色黏液栓或斑片的病史; ③血清曲霉特异性 IgE 抗体增高; ④曲霉变应原速发性皮肤试验阳性。而烟曲霉皮试阳性是诊断 ABPA 的必要条件。若皮试阴性, 则可以排除 ABPA[149]。

【发病机制】　曲霉菌在自然界中分布很广, 引起人致病的病原菌主要有四种: 烟曲霉菌、黄曲霉菌、黑曲霉菌、土曲霉菌。正常健康人吸入曲霉菌并不引起致病, 若机体抵抗力下降或有基础疾病的患者容易发病, 引起肺真菌感染。体内其他部位真菌感染亦可随淋巴或血液循环到肺部, 静脉高营养疗法时, 深静脉插管如留置时间过长也可导致真菌生长。致病方式主要是: ①曲霉在组织中迅速生长繁殖, 直接破坏宿主组织细胞, 引起炎症反应; ②侵入血管, 使血管阻塞导致组织缺血性坏死; ③曲霉缠绕成团块状物堵塞气道导致继发感染; ④某些曲霉可产生蛋白分解酶, 造成组织破坏; ⑤曲霉抗原引起支气管 - 肺变态反应; ⑥产生真菌毒素, 引起组织坏死 [151]。

过敏 (变应) 性支气管肺曲霉菌病 (allergic bronchopulmonary aspergillosis，ABPA）是真菌的孢子作为一种过敏原被吸入而导致机体致敏，致敏机体再次吸入真菌物质时，可引起表现为支气管哮喘样症状的过敏性肺泡炎。机体对曲霉菌抗原的超敏反应，大部分是由烟曲霉菌引起的。曲霉菌特异的 IgE 介导的 I 型超敏反应和 IgG 介导的 III 型超敏反应在 ABPA 的发病机制中起到核心作用。其他的宿主因素包括细胞免疫性，可影响 ABPA 的病理学变化[149]。

【病理变化】

（1）曲菌球：大体见边界清晰的圆形到卵圆形空洞，直径 1～7cm 或者更大，并与支气管沟通，空洞壁厚 1～5mm（图 1-1-38 A）[153]，曲霉球灰褐色或褐黄色，质地松脆，周围有纤维包膜。镜下空洞内见大量的菌丝，长短不一，但直径较均一，为 3～5μm，明显分隔，呈 45° 分支，排列成放射状和珊瑚状。孢子密集成群，直径略小于菌丝（图 1-1-38 B）。周围有血管化的纤维结缔组织，有淋巴细胞、浆细胞浸润。偶见中性粒细胞、嗜酸性粒细胞浸润。有时可见肉芽肿病灶。菌体一般不侵及空洞壁。

（2）侵袭性肺曲霉病：侵袭性肺曲霉病可以表现为气管和支气管黏膜变性、坏死、脱落，有溃疡形成，支气管壁纤维组织增生，慢性炎症细胞浸润，有肉芽肿病灶，支气管腔内见菌丝及孢子。局限性肉芽肿或广泛化脓性肺炎，伴脓肿形成；病灶呈出血性梗死，曲菌可栓塞在血管或支气管出现坏死性血管炎、血栓及菌栓，在炎症部位见到菌丝及孢子。肺泡结构破坏，间质纤维化。

（3）变应性支气管肺曲霉菌病：在支气管腔内有黏液栓，可见曲霉菌及大量嗜酸性粒细胞、黏液。支气管黏膜管壁增厚，基底膜增宽，黏膜下水肿、充血。中至重度的嗜酸性粒细胞、淋巴细胞浸润，有时见支气管中心性肉芽肿改变。特殊染色：六胺银染色可见菌丝及孢子呈黑色（图 1-1-38 C）、PAS 染色可见菌丝及孢子呈红色（图 1-1-38 D）。

【鉴别诊断】

（1）肺结核病：肺结核病有干酪样坏死，结核性肉芽肿结节，多数为淋巴细胞、浆细胞浸润，抗酸菌染色阳性。而曲霉菌在影像学的空洞表现是"洞内球"和"空气半月征"，病理改变为多发小脓肿伴有肉芽肿病灶。没有干酪样坏死灶，抗酸染色阴性，PAS、六胺银染色阳性。

（2）嗜酸性肉芽肿病多血管炎：嗜酸性肉芽肿病多血管炎是一种系统性病变，主要累及支气管及肺间质小血管，血管周围大量嗜酸性粒细胞浸润，PAS、六胺银染色阴性。而变应性支气管肺曲霉菌病临床上患者总血清 IgE ＞1000ng/ml，其病变主要在支气管，黏膜下较多的嗜酸性粒细胞，但是一般嗜酸性粒细胞浸润不在血管周围，而主

要有渗出性细支气管炎改变，在支气管腔内有大量嗜酸性粒细胞性黏液分泌物。PAS、六胺银染色阳性。

（3）毛霉菌病：毛霉菌的菌丝有时在组织活检中要注意与曲霉菌鉴别。毛霉菌菌丝粗大，无分隔或者少分隔，直角分支或钝角分支。曲霉菌菌丝比较均匀，多见分隔，呈钝角或 45° 角分支。

（4）念珠菌病：念珠菌为假丝酵母菌，在坏死组织中可以见到淡蓝染的小圆形或椭圆形的菌体，所谓的"菌丝"较细，分支不规则，在特染的情况下可以清楚地看到所谓的菌丝实际上是由圆形或椭圆形的孢子呈串珠样的排列而形成的，称为假菌丝（图 1-1-38 E～F）。特染革兰阳性，PAS 和六胺银染色也阳性。

（二）肺毛霉菌病

【定义】　肺毛霉菌病（pulmonary mucormycosis）是由真菌界接合菌门毛霉目中的某些致病性真菌引起的严重肺部感染，又称肺接合菌病，是一种发病急、进展快、病死率高的肺部真菌感染[154]。

【临床特征】　1855 年，德国 Kurchenmeister 报道了首例肺毛霉菌病，近 20 年来发病率呈上升趋势。美国得克萨斯州 Anderson 癌症研究中心调查显示，毛霉菌的感染率从 1989—1993 年的 8/10 万增加至 1994—1998 年的 17/10 万，翻了 1 倍多[151]。由中华医学会呼吸病学分会组织的一项国内 16 家医院多中心回顾性调查分析显示，在 474 例肺真菌病患者中肺毛霉菌病发病排在前 5 位[155]。肺毛霉菌病好发于有基础疾病和免疫功能低下的患者，常见于糖尿病或合并酮症酸中毒、长期应用糖皮质激素、中性粒细胞减少等人群。有学者报道血清游离铁的增多也会导致毛霉菌生长，在糖尿病酮症酸中毒的情况下，血清 pH 值下降，运铁蛋白转运铁的能力下降，使血清中的游离铁增多，毛霉菌可以利用游离铁促进自身的生长。所以，吸入毛霉菌孢子的糖尿病酮症酸中毒患者很容易伴发肺毛霉菌病[155]。

肺毛霉菌病多呈散发性，无年龄、性别、种族和气候等方面的限制，也没有传染性。有学者报道肺毛霉菌好发于男性，男女比例约为（2.3～3）:1。也有研究表明，毛霉菌感染与季节有关，如日本 Funada 和 Matsuda 报道 7 例肺毛霉菌感染的患者中，6 例发生于 8 月和 9 月之间，这可能与毛霉菌适宜的生长温度（25～55℃）有关[151]。本病的死亡率高达 60% 以上。

【发病机制】　毛霉菌普遍存在于腐败的植物和土壤中，为一种条件致病菌。在正常人群中很少致病。当机体处于免疫功能低下的情况时，可以通过感染鼻窦中或吸入空气中的孢子，或经血行、淋巴播散等途径致病。其发病机制为：①患者免疫功能下降，导致吞噬细胞无法吞噬病

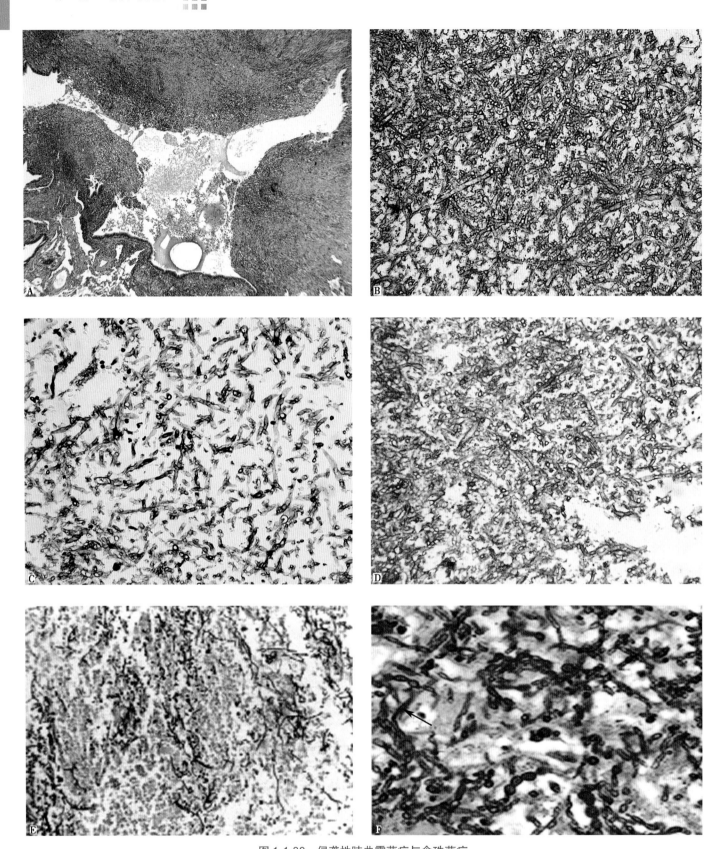

图 1-1-38　侵袭性肺曲霉菌病与念珠菌病

（E 和 F 图片由王恩华提供）

肺曲霉菌病时的支气管黏膜部分坏死、脱落，管壁明显的炎症，腔内渗出物中见大量淡染菌丝团（A）；高倍镜下见菌丝粗细均匀，有分隔，呈锐角分支，孢子常位于菌丝的一端呈网球拍状（B）；六胺银染色菌丝及孢子染成黑色（C）；PAS 染色显示菌丝呈玫瑰红色（D）；而肺念珠菌病时可在坏死组织中见到淡染酵母样的菌体和更细的"菌丝"（E）；PAS 染色后可见卵圆形的孢子呈串珠样排列形成假菌丝（F）

原菌，T细胞杀伤靶细胞的能力下降，使毛霉菌定植于肺部，引起炎症。②血清游离铁的增多，铁离子是毛霉菌生长所必需的。对于糖尿病、酸中毒患者，血清pH值下降，运铁蛋白转运铁的能力抑制，使血清游离铁增多，有利于毛霉菌生长。所以，糖尿病患者易继发毛霉菌感染[156]。

【病理变化】 病变累及大叶或者多叶，呈孤立性或多个肺结节或者肿块状，肺呈实变，弹性差；切面显示大片出血伴梗塞灶。毛霉菌在肺部引起的炎症，常常呈化脓性变化，少数病例可形成肉芽肿。肺组织不同程度的水肿、充血、大片出血、坏死，其中可见毛霉菌菌丝呈淡红色，菌丝短而粗，宽10～25μm或者更大，一般无间隔，分支不规则，一般呈90°角分支（图1-1-39 A）。菌丝周围有中性粒细胞（图1-1-39 B）和浆细胞、巨噬细胞浸润，毛霉菌有嗜血管倾向。其特征性病理改变为在血管壁可见到菌丝（图1-1-39 E），侵犯血管腔形成菌栓，血栓形成。周围组织为梗死灶，有出血，侵入肺小动脉，形成肺动脉栓塞、肺梗死或肺动脉瘤。PAS和六胺银染色可显示毛霉菌丝阳性（图1-1-39 C、D、F）。

【鉴别诊断】 肺毛霉菌病的病变在许多方面与肺曲霉菌相似，但肺毛霉菌病有明显的嗜血管性，在血管腔内通常可见菌丝。另外，毛霉菌的菌丝粗大，宽10～25μm或者更大，一般无间隔，分支不规则，一般呈90°分支。而曲霉菌的菌丝粗细均匀，有分隔，常呈锐角分支。GM试验毛霉菌多为阴性，曲霉菌多为阳性。

（三）肺孢子菌性肺炎

【定义】 肺孢子菌性肺炎（pneumocystis pneumonia，PCP）是耶氏肺孢子菌感染引起的呼吸系统的机会感染[157]。长期以来，人们将肺孢子菌误认为是原虫引起的疾病，将导致人体肺孢子菌肺炎的病原体称为"卡氏肺孢子虫"，并由此将其引发的肺部疾患称"卡氏肺孢子虫肺炎"或肺孢子虫病。然而，自20世纪80年代起，越来越多的分子生物学证据表明，以往认为的"肺孢子虫"实为真菌，导致人体肺部炎症的病原体也不是"卡氏肺孢子菌"，而是"耶氏肺孢子菌""，卡氏肺孢子菌只引起鼠类疾患[158]。

【临床特征】 肺孢子菌病通常发生在先天性免疫不足及获得性免疫缺陷综合征的人群。其中约70%为AIDS患者，其次主要为器官移植，需要长期使用免疫抑制剂，恶性肿瘤，免疫力低下或诊断未明者。西欧及美国PCP发生率为2%～3%。<1岁和>14岁的患者以AIDS合并耶氏肺孢子菌最为常见，1～14岁患者血液系统恶性肿瘤合并耶氏肺孢子菌最常见[139]。

【发病机制】 肺孢子菌是一种机会性致病真菌，具有高度的宿主专一性，多为隐性感染，在机体免疫力下降时，经呼吸道吸入肺孢子菌而引起感染，滋养体寄生于肺

泡上皮细胞和肺泡间隔内。纤维连接素在这个过程中起着重要的作用，促进菌体附着于肺泡表面，首先感染Ⅰ型肺泡上皮细胞，并发生炎性细胞浸润，从而破坏Ⅰ型肺泡上皮细胞，使细胞坏死，毛细血管内膜剥脱，肺孢子菌在肺组织内扩散，并激活宿主机体中巨噬细胞及T淋巴细胞等发生免疫应答。在免疫功能受损的宿主内，病原体不断增殖，使肺泡腔内充满肺孢子菌及泡沫状嗜酸性渗出物，表面活性物质减少，肺顺应性下降，肺弥散功能下降，导致肺通气和换气功能障碍。为清除肺泡内渗出物，Ⅱ型肺泡上皮细胞代偿性肥大，最后导致肺间质纤维化[159]。

【病理变化】 肺孢子菌肺炎表现为肺体积和重量增加，切面有实变区含气少，灰白到灰棕色。呈斑片状进而影响到整叶肺或全肺受累[160]。镜下见Ⅰ型肺泡上皮坏死、脱落，有时增生呈立方状；由于变性坏死细胞崩解、集聚与融合，加之渗出的血浆蛋白，在肺泡腔内形成泡沫样、絮状蛋白性渗出物及泡沫细胞团（图1-1-40 A），内含残留的菌体。肺泡间隔增厚，血管扩张充血，淋巴细胞、浆细胞和少量巨噬细胞浸润。此外，可有巨细胞和肉芽肿形成。肺孢子菌为圆形及卵圆形、直径5～7μm，有明显的沟和皱褶。孢子菌膜呈圆形增厚有暗染的小点[160]。姬姆萨染色（Giemsa）油镜下观察，包囊呈圆形或者椭圆形，直径为1.5～4μm，胞质呈淡蓝色，核为兰紫色，囊内小体4～8个，呈紫红色。甲苯胺蓝（TBO）染色，包囊染成紫红色，圆形或椭圆形，囊内小体不着色。包囊周围背景为淡蓝色。六胺银染色，包囊多呈塌陷形空壳或乒乓球样外观，囊壁染成褐色或黑色（图1-1-40 B），部分囊壁可呈现一对括弧样结构，这是肺孢子菌特征性的标志。

【鉴别诊断】 肺的组织胞浆菌感染是以肉芽肿性炎症为主，肺泡腔内很少有泡沫状渗出物，在巨噬细胞的胞质内可见圆形、卵圆形的组织胞浆菌的孢子。而肺孢子菌感染时，在肺泡腔内常有泡沫状或棉絮状伊红染的渗出物，不像组织胞浆菌感染那样，在HE染色下不易见到肺孢子菌。在六胺银染色时才可见黑色的孢子菌，如新月形、足球形或头盔样，囊壁厚。Giemsa染色容易看到囊内小体。

（四）肺马尔尼菲青霉菌病

【定义】 肺马尔尼菲青霉菌病（penicilliosis marneffei，PM）是青霉菌中唯一的呈双相型的条件性致病真菌所致，其引起的是一种少见的深部真菌感染性疾病，常累及肺组织，称为肺马尔尼菲青霉菌病。

【临床特征】 1956年巴斯德研究所从中华竹鼠的肝脏中首次分离出该菌。为纪念巴斯德研究所主任Hubert Marneffei，这种真菌被命名为马尔尼菲青霉菌[161]。马尔尼菲青霉菌主要流行于东南亚各国和我国的广西、广东、

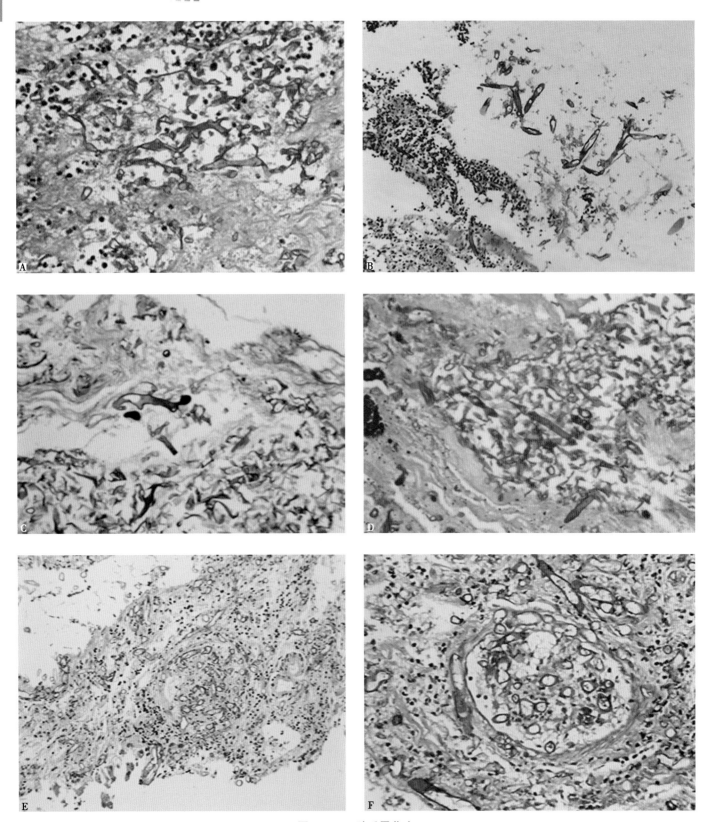

图 1-1-39　肺毛霉菌病

HE 切片中可见坏死灶内有粗大的毛霉菌菌丝和孢子（A）；菌丝和孢子周围有大量的中性粒细胞的渗出（B）；六胺银染色见菌丝呈直角分支（C）；PAS 染色见菌丝粗大无分隔（D）；菌丝侵入血管内形成血管炎和血栓（E）；PAS 染色见血管壁和腔内红染的菌丝（F）

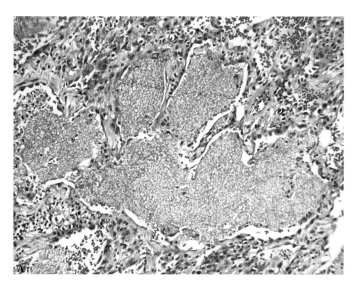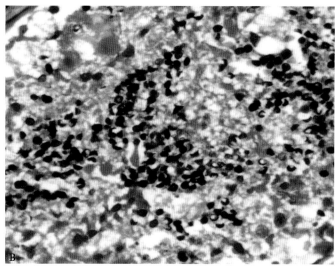

图 1-1-40　肺孢子菌肺炎

肺泡腔内见有泡沫样、蜂窝样的蛋白性渗出物（A）；六胺银染色肺泡腔内泡沫样的蛋白性渗出物内可见染成黑色的肺孢子菌（B）

香港、台湾等地区[151]。本病的传染源尚未明了，竹鼠与马尔尼菲青霉菌关系密切，带菌竹鼠可能为人类致病的传染源[135]。马尔尼菲青霉菌可感染健康者，更多见于免疫功能低下的患者。近年来随着骨髓、器官移植的广泛开展，导管技术、放化疗的广泛应用，激素、免疫抑制剂及广谱抗生素的使用，特别是 HIV 感染者的增加，马尔尼菲青霉菌的感染率随之升高。1988 年以来，随着全球艾滋病的流行，该机会性致病性真菌的感染发病率逐年上升[162]。患者多为青壮年，儿童也可发病。发病年龄为6～72 岁。其中男性多于女性。病情发展快，病死率高。

【发病机制】　马尔尼菲青霉菌是温敏性双相真菌，霉菌相（菌丝）的分生孢子是病原传播体，具有极强的抗非特异性吞噬杀灭作用的功能，可经呼吸道吸入、肠道食入、皮肤破损侵入及血源等途径传播。酵母相的细胞是致病体，为胞内寄生感染。马尔尼菲青霉菌的分生孢子与支气管上皮细胞产生吸附是感染的重要步骤，分生孢子表面有一种凝集素，通过凝集素糖蛋白糖链上唾液酸残基末端与肺部基底膜的糖蛋白连接，出现黏附，导致分生孢子与呼吸道组织紧密结合，不易被支气管黏液或纤毛系统排出[151]。人体抗马尔尼菲青霉菌免疫是以细胞免疫为主，主要表现为巨噬细胞吞噬和致敏 T 细胞所介导的迟发型超敏反应。马尔尼菲青霉菌在人体内以酵母相生长，适宜巨噬细胞吞噬。巨噬细胞呈递真菌抗原至致敏T 细胞后，通过释放淋巴因子，活化巨噬细胞的酶系统，达到杀菌作用。同时巨噬细胞释放的细胞因子等也可造成局部组织的坏死。若细胞免疫缺陷易感染发病[151]。

【病理变化】　马尔尼菲青霉菌肺部感染的病变可为局灶性或弥漫性，常伴有肺水肿，呈点片状实变。组织病理学改变有三种类型：肉芽肿样型、化脓型及坏死型。镜下可见肺泡腔、肺间质及肺泡壁毛细血管内大量巨噬细胞，胞内充满马尔尼菲青霉菌孢子（图 1-1-41 A），青霉菌大多位于巨噬细胞胞质内（图 1-1-41 B），少量也可在胞质外。通常为圆形或卵圆形的酵母样细胞，直径为 2.5～4.5μm，细胞中心常有一个黑色的小点[163]，其中最特殊而具有诊断意义的为长杆状、粗细均匀、两头钝圆的腊肠状菌体。1～2μm 宽，3～6μm 长，在腊肠状细胞中央见到横行的分隔，表明繁殖方式为裂殖。肺泡腔可伴有纤维素性渗出，肺间质有中等量淋巴细胞浸润。坏死型可见大片凝固性坏死灶，周围有大量巨噬细胞。肉芽肿型可见上皮样细胞及多核巨细胞，真菌散在分布。化脓性炎症为大量的酵母样细胞及其周围的中性粒细胞和纤维素渗出。特殊染色：PAS、六胺银阳性（图 1-1-41 C、D）。

【鉴别诊断】

（1）结核病：对于马尔尼菲青霉菌感染的初期或免疫力较强的患者，组织学上以肉芽肿病变为主，要注意和结核鉴别。因为马尔尼菲青霉菌感染可以有凝固性坏死，注意在坏死周围组织细胞胞质内有孢子菌。特殊染色PAS、六胺银阳性，抗酸阴性。病原学培养有助于诊断。

（2）组织胞浆菌病：马尔尼菲青霉菌感染容易误诊为组织胞浆菌病，因为两者病变特点均为大量组织细胞浸润，伴有坏死。两种真菌均在不同的温度下有双相形态，并可在巨噬细胞胞质内增生，大小相仿（直径 2～5μm），且在酵母样菌体的中心都有一个黑色的小点。但用六胺银染色后，仔细观察两种真菌的形态，会发现两者的区别：马尔尼菲青霉菌的酵母样菌体大小差别很大，可有长杆状的菌体，中间有横的分隔，表明为裂殖。而组织胞

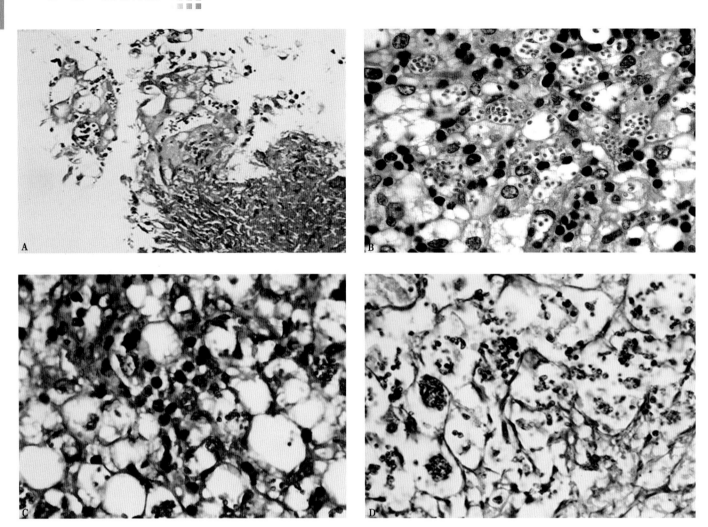

图 1-1-41 肺马尔尼菲青霉菌病

在坏死灶旁边可见巨噬细胞，其胞质内可见圆形或卵圆形的酵母样细胞(A)；高倍镜下见巨噬细胞内有圆形或卵圆形的酵母样菌体，可见具有诊断意义的长杆状、粗细均匀、两头钝圆的腊肠状菌体(B)；PAS 染色显示巨噬细胞胞质内马尔尼菲青霉菌有分隔(C)；六胺银染色见马尔尼菲青霉菌中间有小黑点(D)

质菌为出芽生殖，可见分枝状的芽胞，与母体相连的地方变细[164]。真菌培养是鉴别组织胞浆菌和马尔尼菲青霉菌金标准，马尔尼菲青霉是青霉菌属中唯一的双相菌，即组织中呈酵母型，在 25℃沙氏培养基上培养，生长菌落呈灰白色绒毛状，并有红葡萄酒样色素渗入培养基。涂片镜下可见分隔菌丝体，分生孢子子梗透明，有典型帚状枝，多为双轮生，稍不对称[164]。

（五）肺隐球菌病

【定义】 肺隐球菌病(pulmonary cryptococosis)是由新型隐球菌(孢子菌属酵母样真菌)感染引起的一种亚急性或慢性深部真菌病[165]。

【临床特征】 本病分布于世界各地，免疫功能正常的宿主肺隐球菌病的年发病率为 0.4/10 万～0.9/10 万，而免疫功能损害者，尤其是 HIV 感染者其年发病率为 6%～10%。北京协和医院 2002—2006 年调查结果显示肺隐球菌感染的发病率占肺部真菌感染的 13.4%[165]。大约 1/3

患者无症状，常见于获得性免疫缺陷综合征、器官移植、白血病、肝炎，以及长期使用激素治疗等免疫功能紊乱的患者。近年来发生于免疫正常宿主的隐球菌感染报道也不断增多，在 HIV 阴性者的男女感染比例约为 2∶1，而在 HIV 阳性者则为 5∶1～11∶1。隐球菌病虽可发生于任何年龄，但儿童少见，40～60 岁者多见。

【发病机制】 1894 年 sanfelice 首先在桃汁中分离到一种新的真菌，将其命名新型酵母菌，直到 1950 年 Benham 最终将其命名为新生隐球菌。隐球菌病主要通过吸入空气中的新型隐球菌孢子而感染。因此，呼吸系统是其进入机体的主要途径，它对中枢神经系统的亲和力较高，其次为皮肤和肺，单独侵犯肺部约占 20%[166]。容易引起球菌病的因素包括慢性消耗性疾病，如糖尿病、结节病、白血病、晚期肿瘤、艾滋病(AIDS)以及器官移植患者等，在免疫缺陷病毒(HIV)感染者中，肺隐球菌病的发生率为 5%～10%。据国外报道，免疫功能正常人群的每年发病率为 0.2%，而 AIDS 患者发病率为 80%～90%[167]。但也有报道表明约 50% 是发生在免疫功能正常的患者中[168]，且大多数为肺的单一器官受累[169]。

通过呼吸道吸入空气中的孢子，是隐球菌感染的主要途径；也可通过皮肤接种或经消化道进入人体引起疾病，或成为带菌者。健康人不易感染新生隐球菌，只有当机体抵抗力下降，病原菌才易于侵入宿主体内，造成隐球菌病。初吸入的孢子沉积于肺部并没有荚膜，侵入宿主 24 小时后孢子获得荚膜，从而获得致病力。正常人吸入隐球菌后可引起肺内感染，但很少出现症状，常有自愈的倾向。而对于免疫功能损害的患者，吸入真菌后在肺内形成病灶，并可经血行播散至全身，且多侵犯中枢神经系统。HIV 感染者的单核细胞的抗隐球菌免疫功能下降，同时隐球菌抗原降低了细胞介导的免疫作用，使得隐球菌在宿主体内更易存活[170, 171]。

【病理变化】　病变沿支气管散布，常累及两侧肺数个肺叶。病灶大小不等，形状不规则，结节状，灰白色半透明，早期胶冻样。组织学改变则因肺部病变的病期早晚而不同，早期的病灶为黏液样变似黏液瘤，这些黏液样物质由菌体荚膜所产生，具有抑制中性粒细胞的趋向性及吞噬作用，所以病灶内中性粒细胞很少，病灶内可见大量隐球菌。晚期则由组织细胞、多核巨细胞和淋巴细胞等形成肉芽肿，在单核细胞及多核巨细胞的胞质内常见吞噬的隐球菌菌体，以慢性炎症纤维化为背景，有时还可见非特异性的闭塞性细支气管炎及机化性肺炎。晚期由纤维组织包裹形成纤维瘢痕，纤维化的病灶一般不发生钙化。播散型隐球菌病一般不形成肉芽肿，菌体充满在肺泡腔内以及分布在肺间质内。

隐球菌的菌体呈圆形、卵圆形，平均直径为 4～7μm，经常可见菌体分裂，菌体周围可见坏死碎片，其周围形成透明的空隙（图 1-1-42 A），菌体若在多核巨细胞内，菌体周围的透明区就更为明显。PAS 和六胺银染色阳性（图 1-1-42 B），Alcian blue 染色也可阳性（图 1-1-42 C）。

电镜观察到的隐球菌孢子具有明显的细胞壁，其外有比菌体大 1～3 倍的中等电子密度的荚膜。荚膜外周有疏电子密度的微纤维，呈放射状盘绕，荚膜与胞体之间有明显透明带。壁内可见质膜、胞质内可见双层膜的内质网、圆形嵴少的线粒体、糖原和大小不等的空泡等细胞器，但结构皆较简单，无高尔基体。胞体内有卵形核，为单核，有双层核膜和清楚的核膜孔，染色质淡而均匀[172]。

【鉴别诊断】　隐球菌与其他常见真菌的鉴别点请参考表 1-1-4[151]。

（六）肺尖端赛多孢子菌病

【定义】　肺尖端赛多孢子菌病（pulmonary scedosporiosis）是由赛多孢子菌属引起的一系列疾病在肺部的表现。引起人类感染的赛多孢子菌主要是尖端赛多孢子菌（有性期为波氏假性阿利什霉）和多育赛多孢子菌[173]。

【临床特征】　首次发现赛多孢子菌引起人类疾病是在 1889 年由波氏假性阿利什霉引起的耳炎。1982 年，人们发现首例由溺水引起的赛多孢子菌感染，并发现该菌具有亲神经性[173]。在过去的 20 年中，至少有 23 例溺水吸入污水后引起假性阿利什霉感染的报道。院内感染也是主要因素之一，美国一家癌症中心的资料显示，院内赛多孢子菌感染的发病率已从 1993—1998 年的 0.82 例 /10^5 人次住院日上升到 1999—2005 年的 1.33 例 /10^5 人次住院日。平均确诊时间为感染后 1 个月，死亡率高达 70%。

【发病机制】　尖端赛多孢子菌广泛分布于各种自然

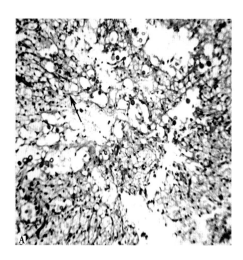
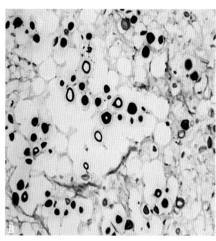
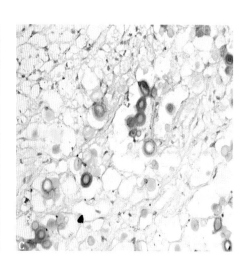

图 1-1-42　肺部隐球菌病

肺内黏液样物质中可见大量的多核巨细胞、组织细胞及淋巴细胞，多核巨细胞胞质内可见圆形及卵圆形呈空泡状的隐球菌菌体（见箭头）（A）；GMS 染色后清晰可见黑色的隐球菌菌体（B）；Alcian blue 染色可见蓝色隐球菌孢子，壁厚（C）

表 1-1-4　肺肉芽肿病变的病理特点及鉴别诊断

类型	生物学特点	病变特点	特殊染色	组织中真菌的形态特点
隐球菌病	病酵母型真菌,有孢子,无子囊,无菌丝,生芽繁殖	胶样病变或非干酪性肉芽肿,凝固性坏死和小脓肿。孢子位于细胞内和间质中	GMS PAS AB	酵母型,有荚膜,孢子直径 5～10μm,少数 3～20μm
念珠菌病	酵母型真菌,有孢子,无子囊,有假菌丝和真菌丝,生芽繁殖	慢性化脓性炎,微脓肿或多发性脓肿以及肉芽肿形成。病原位于炎症灶的间质中	GMS PAS	酵母,假菌丝呈串珠状,真菌丝,横径 2～6μm,较曲菌细,有横膈
曲菌病	霉菌型,有菌丝和孢子	过敏性肺泡炎和支气管炎,化脓性炎症,肉芽肿;常形成霉菌球或侵犯血管导致栓塞和梗死。菌丝位于脓肿灶及周围的间质中	GMS PAS HE	菌丝型,菌丝直径 2～7μm,平均 4μm,较毛霉菌小,有横膈,分枝呈锐角;可见小分生孢子
毛霉菌	霉菌型,有菌丝和孢子	化脓性坏死性炎,肉芽肿。真菌常位于血管壁,侵犯血管引起梗死与血源性播散	GMS PAS HE	菌丝型,菌丝直径 6～25μm,较曲菌粗,无横膈,分枝呈钝角,有折叠和扭曲
组织胞浆菌病	双相型真菌	肉芽肿性炎,多无症状,可见钙化点。孢子位于细胞内	GMS PAS	酵母,窄颈单芽孢,2～4μm
马纳菲青霉病	双相型真菌,分裂繁殖	单发或多发性脓肿,肉芽肿形成,孢子位于细胞内	GMS PAS	酵母,大小 3～5μm,腊肠状细胞,有横膈,假荚膜
放线菌病	细菌型(类真菌)	化脓性肉芽肿,化脓灶中心有硫磺颗粒,由密集的菌丝形成	革兰色染色 抗酸染色	类真菌,直径 1μm,细丝状,不规则分枝,形成颗粒,0.3～3μm,有菌鞘

材料中,如沼泽、湿地、污水、腐物、咸水等[183]。尖端赛多孢子菌感染多发生于艾滋病、器官移植、淋巴瘤、白血病、长期应用糖皮质激素或免疫抑制剂等免疫功能缺陷患者,也可发生于免疫功能正常者,如外伤、污水淹溺、HELLP 综合征等[175,177]。近来,慢性阻塞性肺疾病和间质性肺疾病长期应用糖皮质激素患者感染尖端赛多孢子菌的报道增多。尖端赛多孢子菌可在引流不畅的支气管、鼻旁窦等空腔内定植,而不引起播散性感染,当免疫功能严重受损时,定植的真菌即可引起致命性的侵袭性真菌感染[178]。免疫功能缺陷和基础肺疾病患者可因下呼吸道的巨噬细胞、黏液纤毛细胞清除功能下降,而使吸入的尖端赛多孢子菌的分生孢子在下呼吸道不易及时清除而大量增殖,产生新的菌丝和孢子,形成真菌球,大量孢子入血可形成播散性感染[174]。

【病理变化】　肺组织的病理改变以化脓性炎症为主,大量中性粒细胞渗出,在脓肿中可见赛多孢子菌型为有隔无色圆柱形菌丝(图 1-1-43 A),尖端赛多孢子菌菌丝透明、较粗、分隔,其分支不甚规则(图 1-1-43 B),分生孢子梗可长可短,分生孢子卵圆形,其上形成产孢细胞。产孢细胞有环痕,可产生卵圆形、棕色分生孢子。单生的环痕分生孢子是赛多孢子菌型的典型特征[173],PAS、六胺银染色可见菌丝及孢子(图 1-1-43 C、D)。

【鉴别诊断】　肺尖端赛多孢子菌病需要与肺曲霉菌病进行鉴别,曲霉菌在组织病理切片中表现为规则的 45°

角分支、有分隔,孢子是圆形。而赛多孢子菌的分支不甚规则,单个着生于分生孢子梗顶端,环痕产孢,有时可以产生数个孢子,分生孢子卵圆形或梨形。实验室检查 G 试验阳性,GM 阴性。

（七）肺荚膜组织胞浆菌病

【定义】　组织胞浆菌病(histoplasmosis)是由荚膜组织胞浆菌引起的深部真菌感染性疾病,通常侵犯肺及单核吞噬系统[174]。

【临床特征】　组织胞浆菌病于 1905 年在巴拿马发现,1934 年 DeMonbreun 取患者标本培养证实了组织胞浆菌是一种双相型真菌。本病遍及全球,主要流行于美洲、非洲、亚洲等地区,欧洲少见。我国首例组织胞浆菌于 1958 年在广州报道,随后陆续有散发病例报道,其中以四川、云南、湖北地区报道较多,北方报道较少。本病任何年龄均可受累,婴幼儿和老年人多见,男性多于女性,静脉吸毒和免疫功能缺陷者是本病的高发人群[175]。据文献报道,播散型组织胞浆菌病未经治疗者病死率高达 80% 以上。临床上组织胞浆菌分三型:急性原发型、进行性播散型、慢性空洞型[174]。儿童感染易发展成为急性暴发性系统感染,预后凶险[176]。

【发病机制】　组织胞浆菌病的传染源是鸽子、蝙蝠、鸡、狗、猪、老鼠等动物,病原体可通过其排泄物和皮毛污染环境传播。主要经呼吸道吸入感染,侵犯单核 - 巨噬细胞系统及肺部、肾上腺、骨、皮肤、胃肠道等脏器。

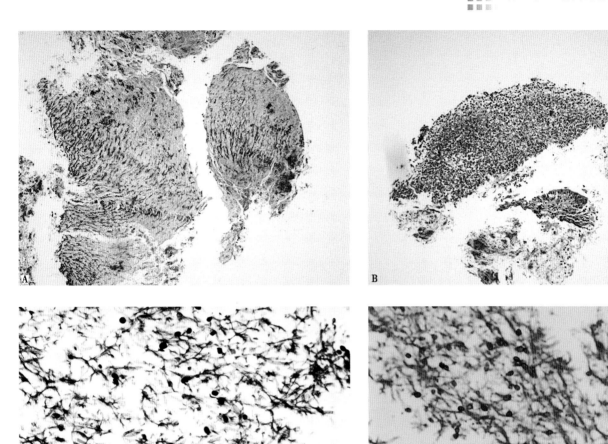

图 1-1-43　肺尖端赛多孢子菌病

在脓肿组织旁可见大量真菌团（A）；高倍镜下可见真菌菌丝有分支，不规则（B）；六胺银染色（C）和 PAS 染色（D）可分别显示黑色和红色的菌丝及孢子，分生孢子梗可长可短，分生孢子卵圆形，其上形成产孢细胞；产孢细胞有环痕

也可通过皮肤或黏膜传播。吸入的小分生孢子多数被机体非特异防御机制消灭，到达肺泡者增殖并转化为酵母。后者吸引中性粒细胞、巨噬细胞、淋巴细胞和自然杀伤细胞到感染部位，巨噬细胞可吞噬但不能杀灭酵母。相反，酵母可在其中生长、繁殖。在形成细胞介导的免疫反应之前，组织胞浆菌可由巨噬细胞携带向远处播散。免疫功能正常能够有效地控制感染，但在免疫功能低下、有基础疾病或者使用免疫抑制剂的患者中易形成播散，甚至出现急性暴发性系统性感染[177]。

【病理变化】　大体上组织胞浆菌在急性感染期可表现为黄白色实性肿块，伴有或不伴有干酪样坏死。局灶性纤维干酪性肉芽肿表现为实性较硬的结节。慢性组织胞浆菌病显示融合病变和纤维化、钙化、干酪样坏死和空洞形成。播散性组织胞浆菌病病变弥漫，仅少数病例显示微小粟粒状结节[178]。

显微镜下组织胞浆菌孢子直径为 2～5μm，大小较一致，呈圆形或卵圆形（图 1-1-44 A），其边缘未染色的空晕形似荚膜，是由于在染色过程中其细胞壁皱缩而形成，实际并无荚膜，孢子内无横膈[179]。急性组织胞浆菌病常常引起上皮样肉芽肿性改变，可见多核巨细胞反应，形态类似于结核性肉芽肿。慢性组织胞浆菌感染常常会在病变中心形成干酪样坏死，周围有纤维素样物包绕。播散型组织胞浆菌病主要发生于免疫缺陷患者，一般不形成肉芽肿和组织细胞聚集。组织胞浆菌孢子主要位于泡沫样组织细胞的胞质中，部分可位于细胞外[174]。特殊染色：六胺银染色能更清楚地显示细胞内菌体球形到卵圆形，菌体可见暗染圆点的特点（图 1-1-44 B）。PAS 染色菌体的菌壁呈红色环状（图 1-1-44 C），PAM 染色则菌壁呈棕黑色。黏液卡红染色阴性。直接免疫荧光染色的组织切片能够帮助确诊。

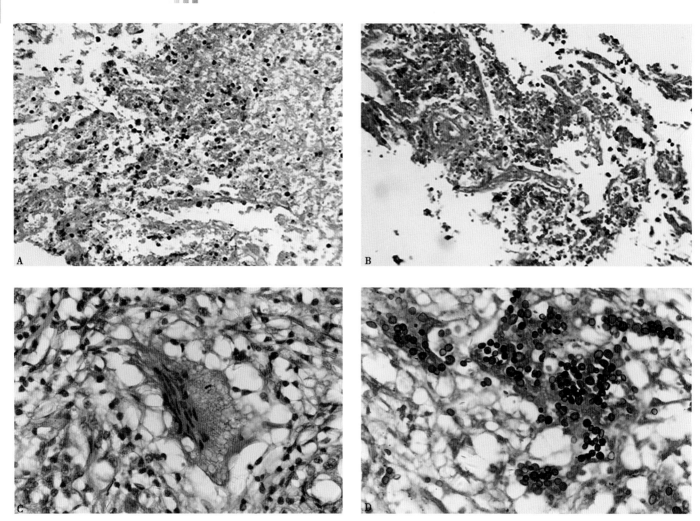

图 1-1-44 肺荚膜组织胞浆菌病
(C 和 D 由张声教授提供)

在坏死组织中可见圆形及卵圆形孢子(A);PAS 染色显示菌体的菌壁呈红色环状(B);在多核巨细胞及周围的组织细胞质中见淡染泡沫状的圆形影(C);六胺银染色阳性,见分枝状的芽胞与母体相连的地方变细(D)

骨髓活检:为增生性贫血骨髓象,粒细胞系增多以中幼中性粒细胞增多为主,骨髓片中发现巨噬细胞内有大小较一致的圆形或卵圆形芽生孢子,直径为 2~4mm,孢子内胞质多呈半月形并集中于孢子一端,其边缘有未染色区域似荚膜。

超微结构:低倍镜下,组织细胞胞质内充满组织胞浆菌的孢子为圆形结构,直径 2~5μm;高倍镜下,孢子外侧有纤细、放射状排列的糖萼结构,外层为电子密度较低的、分层的荚膜,中央为高电子密度的核心,呈环状排列或块状分布,其电子密度与组织细胞的细胞核染色质相似[174]。

【鉴别诊断】

(1)念珠菌病:往往为化脓性病变,在炎症灶内可见 2~6μm 大小卵圆形或球形的菌体,呈出芽或串珠样排列形成假菌丝。特染:革兰染色、六胺银染色、PAS 染色阳性。

(2)肺孢子菌病:肺孢子菌病在 HE 染色可见肺泡腔内有泡沫状和棉絮状伊红染的渗出物,而 HE 染色不易见

到孢子菌。在 Giemsa 染色中容易见到囊内小体,孢子菌大小为 4~6μm,六胺银染色呈棕黑色囊性、新月形或球形,菌体周围可见透明空隙,囊壁厚,囊内可见 1~2μm 大小的滋养体,而在 Gomori 银染中不易见到[174]。六胺银可见黑色孢子菌,如新月形、足球形或头盔样,囊壁厚。

(3)马尔尼菲青霉菌病:与组织胞浆菌形态有些相似,为双相型真菌,培养时在不同的温控下既可以形成菌丝象又可形成酵母象。但是马尔尼菲青霉菌在培养时 2 天就能产生绒状的菌丝相菌落并有青霉特异帚状枝和马尔尼菲青霉特征性的酒红色素溶解于培养基中。同时两者的繁殖方式不同,马尔尼菲青霉菌为分裂繁殖,分裂前菌体变长,两端钝圆,有腊肠状细胞及桑葚状细胞团,菌体中部可有分隔,横径与长径比为 1:(3~4);组织胞浆菌为芽殖生长方式,在菌体一端形成一个逐渐膨大的芽胞,与母体相接处狭窄似瓶颈,芽胞与母体分离前无胞壁分隔[174]。

（4）利什曼原虫病：利什曼原虫的无鞭毛体为圆形、椭圆形，无荚膜，油镜下核前方或对侧可见紫红色动基体（Leishman-Donovan 小体），胞质 PAS 染色阴性，动基体阴性[174]。

（5）弓形虫病：增殖型弓形虫大小为 3～6μm，HE 染色切片上呈弓形或香蕉形，核位于虫体中央或稍偏向一侧，与虫体两侧紧密连接，部分位于胞质中的虫体可成簇状、花瓣状或蜂窝状排列[180]。

（八）肺球孢子菌病

【定义】 肺球孢子菌病（coccidioidomycosis of lung）是由粗球孢子菌感染所引起的一种肺部真菌病。球孢子菌病有几种临床类型：原发性球孢子菌病、持续性原发性球孢子菌病及播散性球孢子菌病。

【临床特征】 球孢子菌病 1892 年首先在阿根廷发现，后主要流行于美国西南部地区、墨西哥部分地区以及中美洲和南美洲。因本病常发生于美国的圣华金山谷且伴有发热，故又称山谷热；也可发生于沙漠地带，又称沙漠风湿[181]。由于旅游造成人口的流动，有时在非流行区也可出现球孢子菌病。原发性肺孢子菌病主要分布于美国的西南部、墨西哥、中美洲及南美洲，欧、亚和非洲也有个案报道。发病以青壮年和野外工作者居多，男性多于女性，近年来老年感染者明显增加，人与人之间可通过器官移植直接传播[182]。

【发病机制】 球孢子菌病是由双相粗球孢子菌引起的肺部真菌病。其易患因素为高龄、在流行区居住或旅行、使用皮质激素治疗，恶性肿瘤化疗、器官移植患者及 HIV 携带者、妊娠及可接触到球孢子菌污染物的职业都可感染本病。粗球孢子菌属双相型，该菌在室温下或自然界则形成丝状分隔菌丝体，产生关节孢子，称关节菌丝型。关节孢子极具高传染性，称为关节菌丝型；在人及动物组织内则形成厚壁球形，直径为 20～80μm（少数可达 200μm）的小球体，称孢子囊，产生内生孢子，称为孢子型；两者在一定条件下可互相转化[181]。

【病理变化】 大体上病变通常在胸膜下，多数局限在上肺叶，呈结节状，结节直径为 0.5～3.5cm，实性，25% 可形成空洞，50% 病例病变与支气管相通[183]。

显微镜下表现为坏死性肉芽肿性炎症。在孢子发育和形成内孢子的过程中，组织反应逐渐由急性化脓性炎症过渡到慢性肉芽肿和干酪样坏死，伴淋巴细胞、单核细胞、组织细胞和浆细胞浸润。因此，表现为化脓性炎与肉芽肿相互交织过程[184]。肺组织内散在分布大小不等的肉芽肿样结节，直径为 0.1～1.7cm，形态不规则，与周围肺组织界限尚清，中心呈大片坏死状。坏死组织呈嗜伊红性颗粒或条索状，其内分布大小不等的圆形或卵圆形

厚壁球形体状孢子菌，直径为 4～60μm，双层厚壁，呈强嗜碱性，多数中央空淡，呈"环状"（图 1-1-45 A），少数周围围绕一圈厚 2～7μm 的嗜酸性放射状条纹，类似于卵子的"放射冠"。坏死周边上皮样细胞呈多边形或不规则形，胞质淡粉色，部分胞质内可见吞噬有孢子。核呈卵圆形，多偏位，染色质呈细颗粒状，有时可见一个小核仁。部分区细胞核呈棒状，排列有极向。部分上皮样细胞融合呈多核巨细胞，核从数个至 20 个之多，胞质内可见吞噬坏死物或孢子。结节最边缘可见纤维组织增生，部分区散在淋巴、浆细胞和少量的中性粒细胞浸润[185]。特殊染色：PAS 显示内生孢子或空的细胞壁（图 1-1-45 B），但成熟球体细胞壁 PAS 阴性；六胺银阳性，可见内生孢子（图 1-1-45 C）。

【鉴别诊断】 需要与肺隐球菌病进行鉴别。隐球菌直径为 4～7μm，圆形，芽生酵母，大小不一，HE 染色淡染，薄壁，菌体外有透明区。黏液卡红阳性，常常病灶周围淋巴细胞浸润为主。而球孢子菌体积大，直径是隐球菌的 10 倍以上，通常不能被巨噬细胞完全吞噬。呈球形，壁厚，中心有嗜碱性内生孢子，黏液卡红阴性，常常有嗜酸性粒细胞浸润。

三、病毒性肺炎

（一）巨细胞病毒性肺炎

【定义】 巨细胞病毒性肺炎（cytomegaloviral pneumonia）是由巨细胞病毒（CMV）感染引起的肺炎，CMV 是以受感染细胞形成巨大的似"猫头鹰眼样"嗜酸性核内及胞质内包涵体为特征的病毒，常常侵犯肺组织，引起巨细胞病毒性肺炎。

【临床特征】 CMV 在人群中感染相当普遍，健康成人血清 CMV IgG 抗体阳性率可达 50% 以上[135]，但大多呈无症状的隐性感染。初次感染后可终身携带。在婴儿期和有免疫抑制的个体可引起严重疾病。婴幼儿期、青春期和育龄期是 CMV 感染的三个高峰期[186]。从流行病学调查情况看，感染率随年龄增加而升高。美国的一项资料显示，4 岁以前的感染率为 10%，青年时期为 53%，成年人（＞35 岁）以后则高达 80% 以上。我国调查的结果显示感染率较高，至 10 岁时已达 80%。CMV 多发生在免疫功能低下者和婴儿，近年来随着骨髓和器官移植的开展和艾滋病患者的不断增多，当机体免疫力低下时，CMV 可被激活从而导致严重疾患，一旦出现重症 CMP，则死亡率大于 65%[187]。

【发病机制】 CMV 归属于人疱疹病毒科 β 亚科，具有明显的宿主种属特异性，是人疱疹病毒科中最大、结构也最复杂的病毒。人是人类 CMV（HCMV）的唯一宿主。

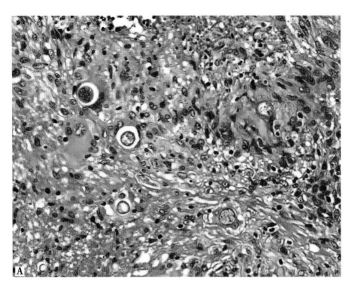

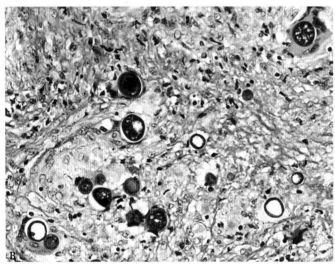

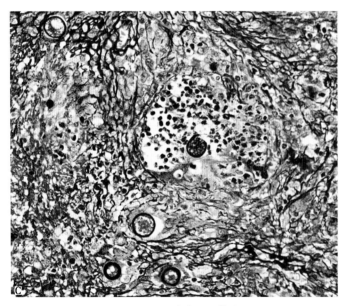

图 1-1-45　肺球孢子菌病
（图片由北京协和医院冯瑞娥教授提供）

肉芽肿中可见球形孢子菌体，圆形或卵圆形，双层环状厚壁，呈强嗜碱性，中央空淡（A）；PAS 染色（B）和六胺银染色（C）显示内生孢子或空的细胞壁

巨细胞病毒可广泛存在于受染患者全身各器官组织内，感染可直接导致受染宿主细胞损伤；HCMV 的细胞嗜性广泛，上皮细胞、内皮细胞、成纤维细胞是主要靶细胞。HCMV 的组织嗜性与宿主的年龄和免疫状况密切相关。在胎儿和新生儿期，神经细胞和唾液腺对 HCMV 最为敏感，肝脾常受累。在免疫正常的年长儿和成人，病毒感染多局限于唾液腺和肾脏；在免疫抑制个体，肺部最常被侵及，常造成全身性感染[188]。

此外还可能通过免疫病理机制产生致病效应，特别是细胞免疫功能下降。CMV 感染对胸腺发育及脾细胞、单核吞噬细胞、NK 细胞及 CTL 细胞的功能有着显著的影响。CMV 感染引起的免疫抑制与病毒在细胞内的复制有关。CMV 可以在单核吞噬细胞、T 细胞、B 细胞及一些尚未确定的单核细胞中复制，其中单核吞噬细胞最易感染 CMV，淋巴细胞在免疫反应中具有重要的调节功能和效应功能。CMV 感染后，可引起淋巴细胞的多种免疫功能受损。

【病理变化】　CMV 的主要病理表现为弥漫性肺泡损伤及局灶性间质性肺炎：①弥漫性肺泡损伤：CMV 仅侵犯成纤维细胞，该细胞为肺泡壁结构的重要组成部分，病毒在其内增殖可导致细胞巨大化和变性，从而使肺泡壁结构的完整性破坏及通透性增加，引起浆液、纤维素、红细胞及巨噬细胞等炎性渗出，肺泡透明膜形成及肺泡内出血；②局灶性间质性肺炎：炎症沿支气管、细支气管壁分布，侵犯小叶间隔及肺泡间隔，导致肺泡间隔增宽，间质血管充血、水肿[187]及淋巴细胞浸润。最重要的是 CMV 感染细胞显著及特征性改变为本病诊断的"金标准"，即出现巨细胞。细胞体积明显增大、胞质及核内可见嗜双色到嗜碱性包涵体。核内包涵体单个较大（可达 20μm），圆形或卵圆形，位于核中央，与周围染色体之间有透明空晕，呈鹰眼样。胞质内包涵体较小，（1～3μm），呈嗜酸性颗粒状。特殊染色：PAS、GMS 阳性[188]。免疫组化：PP65阳性；原位杂交：CMV 病毒阳性（图 1-1-46）。电镜：可见核内包涵体由病毒颗粒和致密的网状基质组成，病毒颗粒直径为 100～200nm，具有透明和颗粒状圆形的核心，周围由双层膜包绕[188]。

【鉴别诊断】

（1）麻疹病毒性肺炎：麻疹病毒引起的巨细胞间质性肺炎可见核内及胞质内包涵体，支气管及肺泡上皮见巨噬细胞变，但主要表现为大的多核巨细胞，而巨细胞病毒性肺炎往往是单核巨细胞，其体积增大。

（2）腺病毒肺炎：可见细胞核内包涵体，有 Smudge 细胞，可见坏死性细支气管炎。巨细胞病毒一般引起的是间质性肺炎和弥漫性肺泡损伤为主[189]。

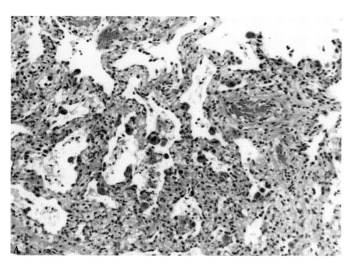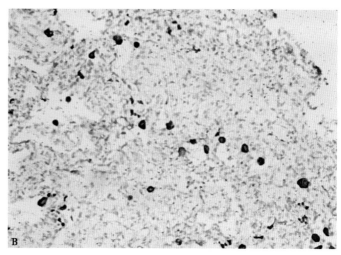

图 1-1-46　巨细胞病毒性肺炎

肺泡腔内及肺泡壁可见体积大的巨细胞,有核内包涵体,肺泡间隔增宽,散在淋巴细胞浸润(A);CMV 原位杂交显示巨细胞包涵体阳性(B)

(二)腺病毒性肺炎

【定义】　腺病毒性肺炎(adenovirus pneumonia)是由腺病毒感染引起的肺部炎症,腺病毒广泛存在于人类的上呼吸道及消化系统内。

【临床特征】　全球腺病毒流行呈模式多样化、流行地区广泛、人群普遍易感的特点。腺病毒流行一年四季均可发生,但以夏季及冬春季多见[135]。腺病毒可通过人、水、媒介物和器械传播,在儿童和军营人员中更易发生感染和大规模流行。在免疫功能低下宿主如艾滋病患者、遗传免疫缺陷的患者、骨髓接受者、固体器官和造血干细胞移植者常引起高发病率和死亡率[190]。近年来,在免疫功能正常的成年人其呼吸道腺病毒感染的发病有增多趋势,发病率占社区获得性肺炎的 1%~7%[191]。

【发病机制】　腺病毒是一种可导致人类呼吸系统感染的无外壳的双链 DNA 病毒,直径为 70~90nm[192]。腺病毒通过呼吸道侵入机体后,引发支气管黏膜、肺泡壁水肿、增厚、管腔狭窄等炎症反应和通换气功能障碍。当炎症进一步加重,支气管黏膜坏死脱落,坏死物阻塞管腔,支气管周围间质内明显水肿,单核细胞及淋巴细胞浸润,加重通换气功能障碍。腺病毒致严重的肺损伤与体内相关炎症介质有关[193]。

【病理变化】　由于肺水肿致重量增加,支气管内充满黏液样、纤维素样或化脓性渗出物[192]。在致死性病例中,还可出现弥漫性肺实变和斑片状肺出血,有结节性炎症和坏死区。

镜下病理特征为坏死性支气管炎、细支气管炎和间质性肺炎,有特征性包涵体。坏死性支气管炎及细支气管炎可见上皮坏变、脱落,气腔内充满坏死性嗜酸性颗粒样碎片和炎症细胞,细支气管上皮破坏仅保留肌层,导致气道堵塞,继发末端肺泡扩张。支气管壁及细支气管壁血管充血,单核炎症细胞浸润。肺泡腔出血,纤维素、中性粒细胞及单核炎症细胞渗出。肺泡上皮坏死,透明膜形成。

腺病毒感染细支气管上皮和肺泡上皮细胞核内有两种类型包涵体:第一种是呈均质嗜中性或嗜碱性,几乎充满整个细胞核,具有如此包涵体的细胞被称为"smudge cell"。smudge 细胞通常体积大、深染,Feulgen 染色阳性。第二种包涵体圆形、嗜酸性,Feulgen 染色阴性小体,有一透明的晕与染色质相隔。

电镜下见包涵体是由六角形微粒组成,平均直径为 60~90nm,有中心致密的核心和外膜,通常排列成网格样或结晶状[194]。

(三)麻疹病毒性肺炎

【定义】　麻疹病毒性肺炎(measles virus pneumonia)是由麻疹病毒引起的急性呼吸道传染病,其传染性极强[195]。

【临床特征】　世界上大部分地区均有此病流行的报道,WHO 估计全球每年有 3000 万人被感染,并导致 45 万多人死亡[139],该病主要发生在 5 岁以下婴幼儿[196]。以婴幼儿免疫低下者为多,多发生于疾病的早期。自从麻疹疫苗被广泛应用以后。儿童麻疹的发病率已大大降低,而成人麻疹的发病率呈明显上升趋势[197]。

【发病机制】　该病毒属于副黏液病毒科麻疹病毒属。人类是麻疹病毒唯一的宿主,通过飞沫传播。麻疹病毒的 6 种结构性蛋白中最重要的 2 种诱导免疫的蛋白分别是血凝素蛋白和融合蛋白。麻疹病毒感染包括 4 个阶段,即潜伏期、前驱期、出疹期和恢复期。最初潜伏期病毒在上呼吸道上皮复制进而进入附近淋巴结,然后引起第一次病毒血症,此阶段主要累及单核 - 吞噬细胞系统。

在单核 - 吞噬细胞系统增殖后引起第二次病毒血症,病毒扩散到全身各个部位,包括淋巴结、皮肤、肾、消化道和肝脏等。前驱期开始于第二次病毒血症后,引起组织上皮坏死和巨细胞形成。由于病毒复制导致细胞间的融合坏死,包括神经细胞、呼吸道上皮细胞等。随着疹出,特异性抗体开始产生,病毒复制减少,症状逐渐减轻。感染可引起特异的细胞和体液免疫反应,感染控制后获得终身免疫[198]。

【病理变化】 麻疹病毒性肺炎的主要病理表现是引起坏死性细支气管炎,巨细胞间质性肺炎和弥漫性肺泡损伤。细支气管黏膜水肿、充血、坏死可形成溃疡,支气管黏膜可以鳞状化生。Ⅱ型肺泡上皮增生,肺泡腔水肿、淋巴细胞、纤维素渗出及透明膜形成。晚期渗出物可以机化。间质有淋巴细胞浸润。同时,呼吸道和肺泡壁可见巨噬细胞病变,表现为大的多核巨细胞(直径100μm)有核及大而嗜酸性的胞质包涵体[139],沿肺泡间隔和细支气管壁排列,这是麻疹病毒性肺炎诊断的重要依据。这些细胞可能由细支气管或肺泡上皮细胞融合而成。

(四)合胞病毒性肺炎

【定义】 合胞病毒性肺炎(syncytial virus pneumonia)是由呼吸道合胞病毒引起的肺部炎症。呼吸道合胞病毒属副黏液病毒科。由于该病毒在组织培养基上繁殖时能引起明显的细胞融合现象,故命名为呼吸道合胞病毒[199]。

【临床特征】 合胞病毒分布于世界各地,多数成年人可查到合胞病毒抗体。同时合胞病毒容易感染2岁以下婴幼儿、免疫缺陷及年老体弱者。1岁内呼吸道合胞病毒感染占重症肺炎的60%[135]。呼吸道合胞病毒流行时间有一定季节性,秋冬及初春季节温度较低,呼吸道合胞病毒传播性增强[200]。

【发病机制】 合胞病毒为副黏液病毒科肺炎病毒的单负链RNA病毒,包膜表面的G和F蛋白介导病毒入侵气道上皮细胞,引起气道上皮细胞的损伤,可以直接影响气道结构和功能,或者在变应原长期作用下诱导异常免疫反应,进而形成气道炎症及高反应性[201]。

【病理变化】 主要病理改变是坏死性细支气管炎及间质性肺炎。支气管上皮脱落,坏死碎片及炎症细胞充满整个支气管腔及气道[202],肺泡腔有水肿液、纤维素和炎症细胞渗出。合胞病毒特征性合胞巨细胞是多核和形成嗜伊红染胞质内包涵体,伴有透亮的晕[203]。晚期渗出物可以机化。

(五)冠状病毒性肺炎

【定义】 冠状病毒性肺炎(coronavirus pneumonia)是由SARS冠状病毒(SARS CoV)引起的一种具有明显传染性、可累及多个脏器系统的特殊肺炎。世界卫生组织将其命名为严重急性呼吸综合征[204]。

【临床特征】 2002年秋季我国广东省发生了由新型冠状病毒引起的严重病毒性肺炎,即严重急性呼吸综合征,这种新型的冠状病毒被命名为SARS冠状病毒,其中间宿主为果子狸。SARS自中国迅速蔓延至全球30个国家。在1年时间里,SARS病例达8090例,其中774例死亡。2003年4月16日,WHO在瑞士正式宣布SARS的病原体是一种从未在人体出现过的新型冠状病毒,即冠状病毒的变种,并正式命名为SARS病毒。此病毒基因组为单股正链RNA,与经典冠状病毒相似[204]。本病以青壮年为主,根据中国内地5327例资料统计,主要发病年龄为20~60岁,其中20~29岁病例所占比例最高,15岁多以下青少年所占比例较低,9岁以下儿童病例所占比例更低。发病无性别显著差异。由于工作性质的关系,本病在医务人员中的发病概率明显升高[135]。

【发病机制】 发病机制还不清楚。现有的资料主要来源于细胞和动物模型上的研究结果,主要包括病毒入侵、体内复制和扩散以及致病过程等环节。SARS对宿主细胞的侵入,首要因素是S蛋白。S蛋白是病毒通过受体介导的内吞侵入宿主细胞的主要结构蛋白。还有SARS-CoV由呼吸道进入人体,在呼吸道黏膜内复制,进一步引起病毒血症。对人体细胞的感染是多器官的,肺部是最常见受累的器官。感染后的宿主细胞出现细胞溶解或凋亡,引发一系列的炎症反应,导致多器官损害和免疫功能异常,也是容易继发感染的因素[204]。

【病理变化】 大体见肺组织明显肿胀,红褐或暗紫色。切面广泛性实变,可见点片状坏死及出血性梗死灶,切面有暗红色液体溢出。继发感染者可有大小不等的脓肿形成,肺动脉内可见血栓形成。部分病例可见肺门淋巴结肿大[135]。

急性期的组织学特征为肺泡腔内大量的水肿液和渗出物,可见有透明膜形成。渗出物中主要是增生和脱落的肺泡上皮,脱落的肺泡上皮细胞体积明显增大。部分细胞相互融合成合体状单核和多核巨细胞。部分肺泡上皮细胞胞质内可见病毒包涵体,包涵体可呈球形,约红细胞大小,嗜酸性染色,周围可见透明晕。肺泡间隔极少淋巴细胞浸润。细支气管黏膜下水肿和炎细胞浸润,上皮脱落或灶性增生,伴行的血管腔内可见较多的嗜中性粒细胞及血栓栓塞。随着病程的延长,肺间质成纤维细胞增生伴纤维化,肺泡腔内炎性渗出物机化。容易继发菌感染。继发性感染可累及到胸膜,引起胸腔积液、胸膜粘连,甚至发生胸膜腔闭塞[135, 205, 206]。

特殊染色:病毒包涵体染色阳性。电镜下见病毒颗粒呈不规则形,直径为60~220nm,有外膜,其表面梅花形的膜粒,状如日冕,故称为冠状病毒。成熟病毒呈球形、椭圆形,成熟的和未成熟的病毒体在大小和形态上有很大差异,可以出现很多怪异的形态,如肾形、鼓槌形、马蹄形等[135](图1-1-47)。

【鉴别诊断】

(1)非冠状病毒肺炎:非冠状病毒肺炎表现为间质性肺炎。大体病变常不明显,仅因肺组织充血、水肿而体积轻度增大。镜下,主要表现以沿支气管,细支气管壁及其周围和小叶间隔以及肺泡间隔分布的间质性炎症。肺泡间隔增宽,充血、水肿、淋巴细胞浸润,肺泡腔内少有明显的渗出。极少表现为弥漫性肺损伤改变。

(2)支原体肺炎:病变主要发生在肺间质,呈节段性或局灶性分布,暗红色,切面可有少量的红色泡沫状液体溢出。气管或气管腔内也可见黏液性渗出物。镜下见病变区域的肺泡间隔明显增宽,水肿,血管扩张、充血,常有多量的单核细胞和淋巴细胞浸润,也可有少量的浆细胞浸润,肺泡腔内无渗出物或仅有少量混有单核细胞的浆液性渗出液。重症病例,上皮细胞可坏死脱落[205]。

(六)禽流感病毒性肺炎

【定义】 禽流感肺炎(avian influenza pneumonia)是由某些(株)禽流感病毒引起的人类肺部炎症。所谓人禽流感是人禽流行性感冒的简称,是由甲型流感病毒株的某些亚型引起的急性呼吸道传染病。通常情况下,禽流感病毒并不感染人类,但现已发现高致病性禽流感病毒

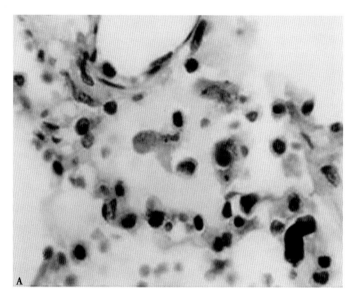
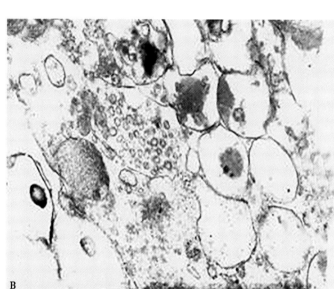
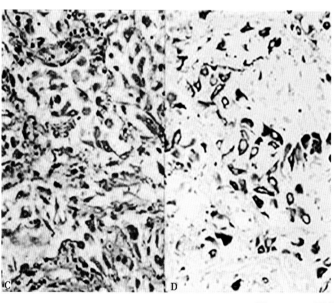
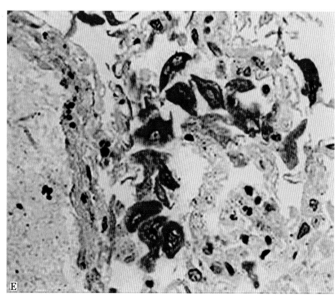

图1-1-47 冠状病毒肺炎(SARS)

细胞核内病毒包涵体(A);电镜下见病毒颗粒(B);肺泡腔内大量脱落和增生的肺泡上皮细胞及渗出的炎细胞(C);免疫组化染色 CK 阳性(D);碱性磷酸酶(APE)显色呈其浆呈红色(E)

(由南方医科大学丁彦青教授提供)

的一些亚型可感染人类[207]。

【临床特征】　自从 1997 年在香港发现首例人类感染禽流感后，此病引起全世界各国卫生组织的高度关注。目前发现能感染人的禽流感病毒有 H5N1、H7N7、H7N9 和 H9N2，其中以 H5N1 和 H7N9 毒性最强[208, 209]。由于人类对大多数 H 和 N 亚型没有免疫力，因此禽流感病毒具有启动人类新的流感大流行的潜在威胁[139]。我国目前发生的人禽流感均由 H5N1 亚型所致，这也是目前引起全球病患者数最多、病死率最高的亚型。

禽流感的传染源主要是患禽流感或携带禽流感病毒的鸡、鸭、鹅等家禽，人主要经呼吸道吸入病禽分泌物、排泄物所形成的粉尘致病。此外，食用病禽、结膜感染、直接接触病毒和环境的污染也会导致感染[135]。任何年龄均具易感性，且无性别差异，但儿童居多。与不明原因病死家禽或感染、疑似感染禽流感家禽密切接触人员为高危人群[151]。

【发病机制】　禽流感病毒属于正黏病毒科的 RNA 病毒。形态近似球形，直径为 80～120nm，病毒外有包膜，包膜内部为螺旋对称的核衣壳。甲型流感病毒的基因组由 8 个片段组成[210]。其中基质蛋白和来自宿主细胞的脂质双层组成了病毒的包膜，膜上覆盖有两种表面糖蛋白：一是植物血凝素（即 H），另一种为神经氨酸酶（即 N）。H 又分为 15 个亚型，N 分为 9 个亚型[211]。

发病机制主要是人感染禽流感后，禽流感病毒首先附着在人体宿主细胞上，病毒表面的血凝素 H 介导病毒粒子与宿主细胞表面糖蛋白受体唾液寡聚糖结合；通过受体介导的内吞作用，禽流感病毒进入宿主细胞，并在宿主细胞中复制基因和病毒蛋白质；禽流感病毒表面的神经氨酸酶 N 可促使新形成的病毒粒子从宿主细胞中释放出来，再感染新的宿主细胞，使得禽流感病毒不断传播[212]。

【病理变化】　大体见肺淤血、水肿及实变。肺膜表面光滑，富于液体，切面显示肺组织轻度实变，肺泡腔内渗出较重，晚期肺泡腔实性变，粉色，细腻，似脂肪肝样变[135]。

镜下见急性弥漫性肺泡损伤，表现为肺泡上皮细胞增生，核增大，染色质浓聚，部分肺泡上皮细胞可以看见核异型性及核分裂象。患者肺泡腔内有大量的蛋白性渗出液，可见大量的淋巴细胞、巨噬细胞、红细胞，少量的中性粒细胞及变性坏死脱落的肺泡上皮细胞以及多核或合体样肺泡细胞，并且伴有明显的透明膜形成；肺泡隔没有明显的增宽，有部分的小血管壁亦呈现纤维素性坏死，并且有少量的血栓形成[151]。部分肺泡腔呈代偿性肺气肿改变；部分肺泡塌陷。晚期病变肺泡腔内见渗出物机化，肺泡间隔增宽伴间质纤维组织增生，部分细支气管及肺泡上皮增生及鳞状上皮化生。病毒包涵体染色：少数

肺泡上皮细胞质内见到嗜酸性染色球形颗粒。网织纤维染色：患肺坏死区域肺泡壁网织纤维断裂崩解消失[210]。

电镜：在肺泡Ⅱ型上皮细胞和血管内皮细胞内可见 A 型流行性感冒病毒样颗粒，多呈球形，有囊膜，大小为 80～120nm，主要以高电子密度核心居中的 C 型病毒颗粒为多见，也可见到低电子密度核心的 A 型病毒颗粒[210]。

【鉴别诊断】

（1）支原体肺炎：支原体肺炎的病变主要在支气管和细支气管。表现为显著的支气管、细支气管周围及间质中巨噬细胞、淋巴细胞及浆细胞浸润。支气管及细支气管腔内见多量中性粒细胞、黏液、纤维素及脱落上皮细胞。禽流感肺炎病理改变主要在肺泡，有弥漫性肺损伤、透明膜形成。

（2）军团菌肺炎：军团菌肺炎的组织病理学改变呈化脓性炎症改变。肺泡腔内大量纤维素和中性粒细胞的渗出。其中炎性渗出物中的中性粒细胞核碎片及细胞溶解为其醒目特点。用革兰及银染色显示组织中军团杆菌，呈小而多形的短杆状，位于细胞内或散在分布于肺泡腔内。

四、寄生虫性肺炎

（一）肺棘球蚴病

【概念】　肺棘球蚴病（pulmonary echinococcosis）是由棘球蚴幼虫寄生在人体内而引发的一种寄生虫病[211]，俗称包虫病。棘球蚴病属人兽共患寄生虫病。因肺组织松软，阻力小，血液循环丰富、营养充足，又处在负压的胸廓内，有利于棘球蚴生长，因此本病在肺的发病率占人体各脏器的第二位。包虫病按棘球绦虫种的不同分为囊型和泡型，分别因细粒棘球绦虫和多房棘球绦虫幼虫而致病[212]。

【临床特点】　据世界卫生组织 2014 年 3 月报道，在流行区域，人类囊型棘球蚴病的年发病率超过 50/10 万，在非洲中东部和中国的部分地区其患病率可达 5%～10%。新疆位于我国的西北牧区，是我国棘球蚴病的"重灾区"。棘球蚴病最常侵犯的脏器是肝脏，而胸部棘球蚴病的发病率仅次于肝脏位于第 2 位，临床上常见的胸部棘球蚴病包括肺、肋骨、胸骨、膈肌、心脏包虫病等，但以肺棘球蚴病多见，约占全身棘球蚴病的 15%。棘球蚴病是高度致死的疾病，经确诊后其 10 年内的病死率可高达 94%[211]。

【发病机制】　由于进食了被犬绦虫蚴污染的食物后，虫卵经胃和十二指肠的作用，卵化为幼虫，幼虫进入肠壁，至肠系膜小静脉，然后，经门静脉系统进入肝脏。约 75% 在肝内发病，其余经肝静脉回流入右心，再经肺动脉入肺，形成肺棘球蚴病[213]。

【病理变化】　病变与周围肺组织分界清楚，呈灰白

与灰黄色相间。切面质较韧，有的似软骨，边缘区白色半透明，中间区灰白色，其内散在多数高粱粒大小厚壁微囊。囊内常可见豆腐渣样坏死物。镜下见肺组织内可见多个或单个囊泡，大小不一，形态不规则，囊内见均一化的角质膜，有的褶皱，盘叠在一起，小的囊泡呈管状或实团状染色呈紫红色，坏死组织中可见残存的囊泡，少数病例可见钙盐沉着。病变外周可见由类上皮细胞、多核巨细胞组成的肉芽肿改变，外有纤维组织包绕，其中见浸润的嗜酸性粒细胞、淋巴细胞和浆细胞。有些病例可见头节[214]（图 1-1-48 A）。免疫组化：CD_{20}/CD_3 淋巴细胞阳性，CD_{68} 组织细胞阳性，CK 角质膜阴性。

【鉴别诊断】 肺棘球蚴病需要与肺吸虫病进行鉴别，肺吸虫病主要是大量嗜酸性粒细胞浸润，其中有夏科 - 雷登结晶，没有囊泡形成。

（二）肺吸虫病

【概念】 肺吸虫病（pulmonary distomiasis）又称肺并殖吸虫病，或肺蛭病，是因为肺吸虫在体内寄生繁殖所致的急性或慢性寄生虫病[215]。

【临床特点】 肺吸虫病主要流行地区多系山区和丘陵地区[216]。在我国该病分布广泛，已查明我国 22 个省、自治区和直辖市存在着并殖吸虫病的自然疫源地或肺吸虫病区，东北和浙江为老疫区，安徽、江苏、四川、贵州、湖北、湖南及河南为新流行区。前者以卫氏肺吸虫感染为主，后者以斯氏肺吸虫感染为主[217]。近几年由于人们的饮食方式的改变，生吃或腌吃、醉吃溪蟹或蝲蛄（小龙虾）而感染，也可因饮用含有囊蚴的生水而受感染。此病的发病在逐年增加，且多发生于青壮年男性，这可能与个人的饮食习惯有关。哺乳动物生食溪蟹或蝲蛄等感染囊蚴并成为保虫宿主。患者和保虫宿主是本病的传染源，传播需通过中间宿主，不同年龄、性别的人群均为易感人群[218]。

【发病机制】 囊蚴被吞入人体后，经消化液作用囊壁破裂，童虫逸出，穿过肠壁进入腹腔，徘徊于各内脏之间或侵入组织，主要是肝脏，经 1～3 周窜扰后穿过横膈、胸膜进入肺脏。自感染约 2 个月后发育为成虫，在肺内形成囊肿，通常一个囊肿内有 2 个成虫。寄生于人体的成虫数量一般为 20 条以内，常固定在某一部位，有时可游走移动，波及较多脏器，最严重的是虫体沿颈动脉周围软组织上行而进入颅内。成虫在体内一般可活 5～6 年，有时可长达 20 年。另外由于人不是斯氏肺吸虫的适宜终宿主，虫体不能适应人体环境而发育成熟虫卵，也极少进入肺脏形成囊肿，绝大多数虫体只能到处窜扰，形成游走性皮下包块、渗出性胸膜炎、气胸、肺脓肿或肺囊肿[218]。

【病理变化】 在切除的标本中，均见单个或多个圆形或不规则形结节，中央为凝固性或液化性坏死，部分有不规则囊腔形成，囊内为芝麻酱样或咖啡色半流动液体，囊壁灰白或灰黄色，边界清楚。有的多个囊壁可以相互沟通[217]。

病理组织学特点是有不规则坏死腔穴和窦道形成。其腔穴和窦道壁内中心为凝固性坏死物质，内有大量嗜酸性粒细胞，有夏科 - 雷登结晶。有时可见大量虫卵，幼虫、成虫，周围可见多核巨细胞、类上皮细胞构成的肉芽肿病灶。囊肿与囊肿之间由于虫体的移行，形成"隧道"。周围肺组织肺泡大部分塌陷、萎缩，肺泡壁充血。区别两种肺吸虫的主要依据：卫氏肺吸虫结节内可见童虫、成

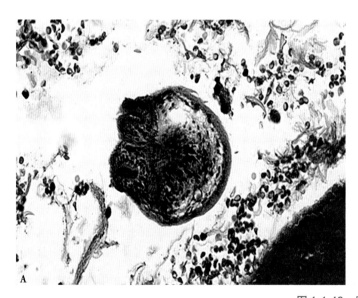
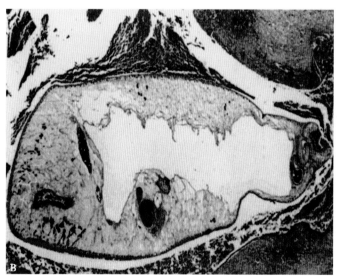

图 1-1-48 肺寄生虫病
（此图片由中国医科大学王恩华提供）

肺棘球蚴病（A），镜下可见肺棘球蚴虫的头节及吸盘，虫体有两个吸盘，下方有小钩；肺吸虫病（B），虫体的一侧可见吸盘，虫体内见卵黄囊、子宫、卵巢及睾丸等

虫和虫卵；斯氏肺吸虫结节内以童虫为主，可见成虫但绝无虫卵。肺吸虫成虫切片上呈波浪状突起，下有肌层（外斜、中环、内纵），虫体四周有均匀散布的卵黄囊；内侧可见不同断面的肠道，中央可见子宫、卵巢，尾侧可见睾丸，有时可见虫卵（图 1-1-48 B）。而童虫与成虫的主要区别在于童虫体中无虫卵[219]。

【鉴别诊断】

（1）朗格汉斯细胞组织细胞增生症：肺吸虫病肺组织时因有大量嗜酸性粒细胞浸润误诊为朗格汉斯细胞组织细胞增生症，朗格汉斯细胞组织细胞增生症除了有嗜酸性粒细胞浸润，其内可见多量朗格汉斯组织细胞，核椭圆形，有扭曲、分叶，可见核沟，无不规则腔隙和窦道，也不可见大量凝固性坏死。免疫组化朗格汉斯细胞 S-100 阳性、CDI-a 阳性，而肺吸虫病可见嗜酸性脓肿，可查见夏科 - 雷登结晶，偶尔可见虫体或虫卵。

（2）肺结核：肺结核性病变病理表现则为结核性肉芽肿，可查见干酪样坏死和类上皮细胞、多核巨细胞，以淋巴细胞浸润为主，一般无嗜酸性粒细胞浸润；而肺吸虫病的坏死是凝固性坏死伴大量嗜酸性粒细胞浸润，坏死组织中可查见夏科 - 雷登结晶。

（3）肺棘球蚴病：包虫病在镜下可见由囊壁、生发囊、原头蚴、子囊和囊液组成的包囊，与肺吸虫病的嗜酸性脓肿伴夏科 - 雷登结晶的结构有明显区别。

（4）肺蛔虫病：虽可见大量嗜酸性粒细胞浸润，但很少伴坏死，而且不见夏科 - 雷登结晶，组织中常见蛔虫卵。

（三）肺蛔虫病

【概念】 肺蛔虫病（ascariasis of lung）是由蛔蚴移行、成虫异位寄生及虫卵肺部沉积所引起的呼吸道病变，占异位蛔虫病的第 2 位（第 1 位是胆道蛔虫病）。

【临床特点】 蛔虫是危害地域最广、感染人数最多的病原生物之一，全球蛔虫感染者约 14 亿，我国感染人数近全国人口的一半，遍及各省[220]。尽管近年来蛔虫病的发病率已下降，但据 2004—2014 年调查估计，全国蛔虫感染人数仍达 8593 万人，主要集中在中部、西部地区，感染率女性 > 男性，且以 5～10 岁儿童居高[221]。本病无明显季节性，农村的发病率高于城市。

【发病机制】 试验证明，人蛔虫与猪、犬等动物肠道蛔虫可交叉感染。感染性虫卵经口吞入为主要传播途径。生食未洗净的瓜果、蔬菜等为受染的重要因素，污染虫卵的手指也易将虫卵带入口内，人对蛔虫普遍易感。

感染期虫卵被人食入，进入小肠，卵内幼虫分泌含有脂酶、蛋白酶、壳质酶的孵化液，消化卵壳，幼虫破壳逸出，侵入肠黏膜和黏膜下层，进入小静脉或淋巴管，经门静脉入肝，随血流经右心到肺，穿破肺泡毛细血管进入肺泡。幼虫在肝、肺等组织移行，引起组织机械性损伤[222]。

【病理变化】 病理改变见肺多发胀肿、窒息雌虫侵入后可在肺局部产卵，引起虫卵沉积，虫卵是椭圆形，卵壳厚，表面粗糙，常常坏死后钙化。大量嗜酸性粒细胞浸润，有嗜酸性脓肿，其中有夏科 - 雷登结晶。周围有类上皮细胞、多核巨细胞组成的肉芽肿病灶。肺血管可见栓塞。严重时可见肺水肿、肺出血。蛔虫幼虫在体内移行、发育、蜕皮还可引起 Loffler 综合征（吕弗勒综合征）。

第四节　血管炎性病变

肺内血管炎性病变的病因或发病机制多不十分清楚，病变常累及肺内的小血管，常常伴随肉芽肿的形成。尽管这类疾病的发病率相对较低，但依靠临床及影像学明确其诊断同样比较困难。出于治疗上的需要，往往需要进行活检并依据病理学的诊断开展治疗。

一、肉芽肿病性多血管炎

【概念】 肉芽肿病性多血管炎（granulomatosis with polyangiitis，GPA）既往称为韦格纳肉芽肿，是一种坏死性肉芽肿性的血管炎，病变累及小动脉、静脉及毛细血管，偶尔累及大动脉，属自身免疫性疾病[223]。

【临床特点】 "韦格纳肉芽肿病"的命名最初是由于德国病理科医生弗里德里克•韦格纳（1907—1990）首次对该病的详细描述而荣誉性地以其姓氏进行命名[224, 225]。2011 年初，美国风湿病学会、美国肾脏病学会及欧洲风湿病学会联合提出将"韦格纳肉芽肿"这一以人名命名的疾病名称更新为"肉芽肿病性多血管炎"。

该病男性略多于女性，发病年龄 5～91 岁均可发病，高峰为 40～50 岁，发病无人种区别[226]，且与季节无关[227]。国外资料该病的发病率（3～6）/10 万人，我国发病情况尚无统计资料。本病不容易缓解，容易复发。5 年死亡率为 28%，10 年死亡率为 36%。肉芽肿性多血管炎的诊断标准采用 1990 年美国风湿病学会分类的标准：①鼻或口腔炎症：痛性或无痛性口腔溃疡；脓性或血性鼻腔分泌物；②胸片异常：胸片示结节、固定浸润病灶或空洞；③尿沉渣异常：镜下血尿（红细胞 > 5 个 / 高倍镜）或出现红细胞管型；④病理性肉芽肿性炎性改变：动脉壁或动脉周围，或血管（动脉或微动脉）外区域有中性粒细胞浸润形成肉芽肿性炎变。符合以上 2 条或 2 条以上时可诊断肉芽肿性多血管炎，诊断的敏感性和特异性分别为 88.2% 和 92%[224]。

【发病机制】 尚不清楚。在遗传因素中可能与多个 HLA 抗原有关。在感染性因素中，金黄色葡萄球菌过敏可能较为重要。多数学者认为免疫介导的损伤机制可能是发病的最重要部分[227]。肉芽肿性多血管炎的发病机制包括抗中性粒细胞胞质抗体（anti-neutrophil cytoplasmic antibodies，ANCA）的作用、内皮细胞以及抗内皮细胞抗体（AECA）的作用及 T 细胞的作用，提示体液免疫和细胞免疫在肉芽肿性多血管炎发病机制中起到重要作用。在疾病早期急性阶段主要表现为大量中性粒细胞浸润。通过诱捕网化作用，中心区不断发生自身免疫介导的中性粒细胞凋亡、坏死，形成微脓肿，并产生大量白细胞碎片伴有嗜酸性胶原组织或嗜碱性非干酪样坏死。坏死周围分散着吞噬细胞、成纤维细胞、浆细胞、淋巴细胞和树突样细胞等共同形成滤泡样结构，而吞噬细胞和多核巨细胞放射状栅栏样排列聚集则形成了通常所称的多灶性肉芽肿性炎性反应，并进一步为自身激活的 B 细胞提供微环境，促进产生自身抗体并进而引起自身免疫介导的血管炎[224]。

【病理变化】　大体见双侧肺部为多发性结节状肿块，结节边界不规则，切面淡棕色实性较硬，在病变中央区有暗黄色或红色坏死区或有空洞形成。周围肺实质通常在大体表现不明显，可以是红色和出血或黄色和实变。

显微镜下 GPA 的典型病理表现分为 3 种病变：坏死、肉芽肿和血管炎。坏死可以形成地图样坏死和中性粒细胞性微脓肿，地图样坏死中央为嗜碱性、颗粒状，伴有不规则边界；坏死结节周围是栅栏状排列的组织细胞和多核巨细胞；坏死性肉芽肿的边界常因炎症细胞浸润明显增宽[228]。血管炎多位于肺结节中，典型的是累及中、小动、静脉血管壁，表现为纤维素样坏死和管壁破坏，全层有炎细胞浸润，早期以中性粒细胞浸润为主，晚期以淋巴细胞为主（图 1-1-49）。受累血管多为 <0.5cm 的小动静脉和毛细血管[139]。弹力纤维染色可见血管壁弹力纤维破坏。

肉芽肿病多血管炎中也可以有少见的以其他病变为主的形式出现，如肺泡出血和毛细血管炎、嗜酸性粒细胞变异型、坏死性肉芽肿性炎累及支气管、梗阻性细支气管炎伴机化性肺炎（bronchiolitis obliterans organizing pneumonia，BOOP）样改变，这些都是 GPA 的变异类型。

【鉴别诊断】

（1）嗜酸性肉芽肿病多血管炎（EGPA）：EGPA 有重度哮喘，外周血嗜酸粒细胞高。病变的坏死灶内为大量的嗜酸性粒细胞而不是中性粒细胞。而肉芽肿性多血管炎有上呼吸道、肺及肾三联症，外周血嗜酸性粒细胞不高，也无哮喘发作，胸片有结节空洞形成，而 EGPA 则不多见。

（2）淋巴瘤样肉芽肿病：淋巴瘤样肉芽肿可有血管炎及坏死，但是其中有体积大，不典型的淋巴细胞及小淋巴细胞、浆细胞，EBER 阳性。病变主要累及肺、皮肤、神经系统及肾间质，但不侵犯上呼吸道。

（3）显微镜下多血管炎（MPA）：MPA 是一种累及小血管的系统性坏死性血管炎，可侵犯肾脏、皮肤、肺等器官的小动脉、微动脉、毛细血管和小静脉。常表现为坏死性肾小球肾炎和肺毛细血管炎，肺泡腔可见弥漫性出血，含铁血黄素细胞。没有不规则的地图状坏死及肉芽肿形成。累及肾脏时出现蛋白尿、镜下血尿和红细胞管型。抗中性粒细胞胞质抗体（ANCA）阳性是显微镜下多血管炎的重要诊断依据，60%～80% 为髓过氧化物酶（MPO）-ANCA 阳性，在荧光检测法显示核周型（p-ANCA）阳性。胸部 X 线检查在早期可发现无特征性肺部浸润影或小泡状浸润影，中晚期可出现肺间质纤维化[229]。

二、嗜酸性肉芽肿性多血管炎

【概念】　嗜酸性肉芽肿性多血管炎（eosinophilic granulomatosis with polyangiitis，EGPA）也称为变应性肉芽肿性血管炎，是一种以支气管哮喘（简称哮喘）、血管外坏死性肉芽肿、外周血嗜酸性粒细胞增多和组织嗜酸性粒细胞浸润为特征的系统性小血管炎[230]。

【临床特点】　1951 年由病理学家 Churg 和 Strauss 首先报道，故 EGPA 又称之为 Churg-Strauss 综合征[151]。国外报道其发病率为 2.2～6.8/ 百万，在哮喘患者中 EGPA 的发病率为 0～67/ 百万，平均发病率为 34.6/ 百万，我国尚无该病的流行病学资料[230]。经治疗的 EGPA 的 1 年存活率为 90%，5 年存活率为 62%～75%。死亡原因多为心功能不全、消化道出血。1990 年美国风湿病协会制定以临床为主的 6 条标准作为诊断该病的依据：①哮喘；②外周血嗜酸粒细胞分类计数 >10%；③单发性或多发性神经病；④副鼻窦病变；⑤ X 线显示肺内游走性浸润影；⑥组织活检证实有血管外嗜酸性粒细胞增多性浸润。6 条标准中，只要符合其中 4 条，即可诊断本病[231]。

【发病机制】　病因不明。近年来研究结果表明，抗中性粒细胞胞质抗体（ANCA）、嗜酸性粒细胞及 T 细胞等在 EGPA 的发病中起重要作用。ANCA 在系统性血管炎的广泛组织坏死过程中起重要作用，是其发病的关键环节。其作用机制为细胞因子致敏中性粒细胞，使其胞质内的 PR3、MPO 转移到细胞表面与 ANCA 结合而活化，活化的中性粒细胞产生大量的活性氧及细胞毒性物质如 PR3、MPO、一氧化氮及其衍生物等，导致内皮损伤和血管炎形成；ANCA 可激活单核细胞，促进局部单核细胞的募集并参与肉芽肿形成，其中 P-ANCA 在 EGPA 的发病过程中尤为重要。在 EGPA 的整个病程中嗜酸粒细胞处于激活状态，外周血嗜酸粒细胞表面表达激活抗原 CD_{25}、

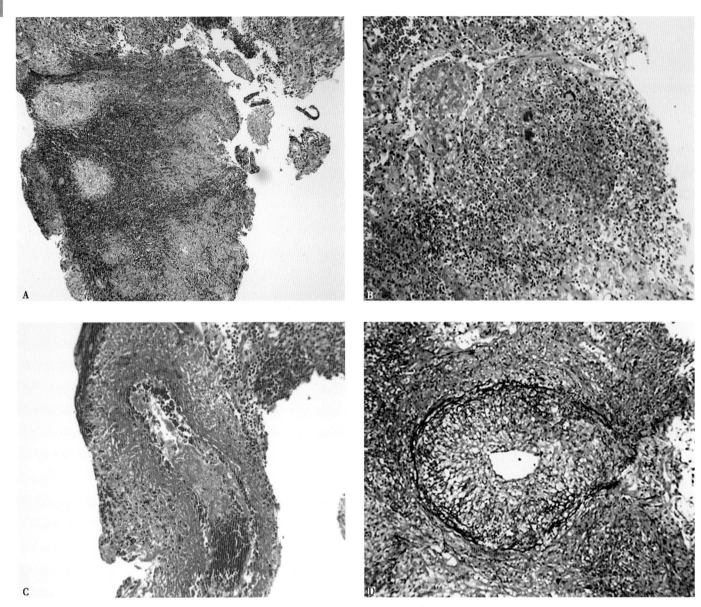

图 1-1-49　肉芽肿病性多血管炎

地图样坏死并以血管为中心形成结节状的肉芽肿（A）；高倍镜下见大量的中性粒细胞和多核巨细胞（B）；纤维素样坏死性血管炎且壁内可见炎细胞浸润（C）；弹力纤维染色可见血管壁弹力纤维破坏（D）

CD_{69} 和 CD_4 等。嗜酸粒细胞激活后释放多种毒素和酶，如嗜酸粒细胞主要碱基蛋白、嗜酸粒细胞过氧化物酶、嗜酸粒细胞神经毒素和嗜酸粒细胞阳离子蛋白等，直接破坏血管内皮细胞，造成组织损伤，引起全身性血管炎。同时，T 细胞在 EGPA 中的作用正逐步被认识[230]。由于活化的 T 细胞产生的各种细胞因子，引起巨噬细胞的活化，形成肉芽肿。

【病理变化】　典型的 EGPA 镜下表现为肉芽肿和坏死性病变，在坏死灶中可见嗜酸性粒细胞及其坏死碎片（图 1-1-50），嗜伊红颗粒和夏科 - 莱登结晶，周围有嗜碱性物质、多核巨细胞和组织细胞。血管壁肉芽肿内可见大量嗜酸粒细胞碎片和嗜酸性小脓肿[229]。

早期主要表现为哮喘性支气管炎，支气管黏膜下腺体肥大，支气管上皮下基底膜增厚，支气管壁黏膜水肿，嗜酸性粒细胞浸润，气道壁平滑肌肥大和支气管内有黏液栓。同时肺泡腔内大量嗜酸性粒细胞聚集，伴不同程度的机化性灶。逐渐出现血管外嗜酸性粒细胞浸润。但无明显血管炎改变。

血管炎期：典型病理改变为广泛的嗜酸性粒细胞血管炎，主要累及小动脉和小静脉。出现坏死性肉芽肿，其中心为嗜酸性脓肿，周围有肉芽肿，由栅栏状组织细胞和多核巨细胞组成，老的肉芽肿可见纤维化和钙化。

血管炎后期，由于小血管栓塞可引起血管的阻塞和狭窄造成组织的缺血或坏死，嗜酸性粒细胞浸润不明显。

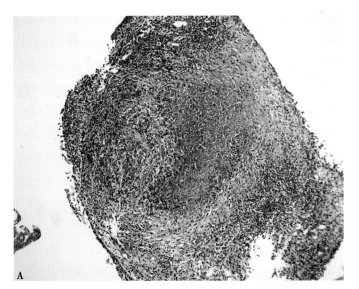

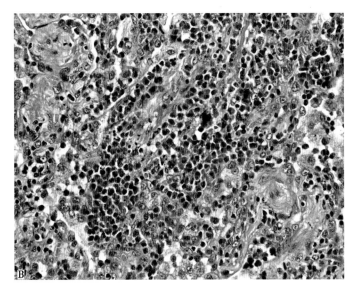

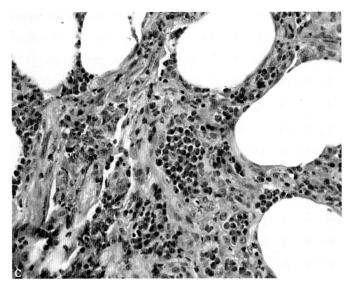

图 1-1-50 嗜酸性肉芽肿性多血管炎
镜下可见坏死及嗜酸性肉芽肿形成（A）；高倍镜下见血管炎及嗜酸性脓肿（B）；显示肺泡间隔及其小血管内有大量嗜酸性粒细胞（C）

此外病变可累及胸膜、肺小叶间隔、支气管血管束并波及肺泡实质[231]。特殊染色：弹力纤维显示血管壁破坏。

【鉴别诊断】

（1）GPA：无哮喘及变应性鼻炎病史，有"三联症"，主要累及上呼吸道、肺和肾脏。无血中嗜酸性粒细胞升高。主要为胞质型 ANCA（C-ANCA）即 PR3 抗体阳性。EGPA 常常为核周型 ANCA（P-ANCA）即 MPO 抗体阳性。而 EGPA 以侵犯肺、神经系统、皮肤为主。较少累及肾脏，且病变较轻，同时外周血嗜酸性粒细胞升高，镜下以大量嗜酸性粒细胞浸润为主。

（2）高嗜酸性粒细胞综合征（HES）：HES 常有弥漫性中枢神经系统损伤、肝脾及淋巴结肿大、血栓栓塞及血小板减少症，外周血嗜酸性粒细胞计数比 EGPA 高，ANCA 阴性，病理极少有肉芽肿和血管炎。

（3）慢性嗜酸性粒细胞性肺炎：本病好发女性，特点为外周血嗜酸性粒细胞增高，伴肺内持续性浸润，病变分布于肺边缘与嗜酸性肉芽肿病多血管炎有明显区别。慢性嗜酸性粒细胞性肺炎患者也常有特异性体质，部分患者表现为哮喘或变应性鼻炎。本病若反复发作，组织学变化可与嗜酸性肉芽肿病多血管炎相似，表现为广泛的嗜酸性粒细胞浸润及小血管炎，甚至可见肉芽肿，此时患者往往对糖皮质激素反应良好。

（4）结节性动脉炎：仅 30% 累及肺部，以中小动脉瘤样扩张为主，极少有 ANCA 阳性。

三、显微镜下血管炎

【概念】 显微镜下血管炎（microscopic vasculitis）是一种主要累及小血管的系统性坏死性血管炎，属于自身免疫性疾病。该病可侵犯肾脏、皮肤和肺等脏器的小动脉、微动脉、毛细血管和小静脉。常表现为坏死性肾小球肾炎和肺毛细血管炎[232]。

【临床特点】 本病于 1948 年由 Davson 等首先提出了结节性多动脉炎的显微镜下型的概念，故最初的病名为显微镜下结节性多动脉炎。1994 年 Chapel Hill 共识会议上，讨论了非肉芽肿性小血管炎累及上或下呼吸道，伴或不伴有坏死性肾小球肾炎，无抗肾基底膜抗体或者很少有免疫复合物沉积的这类疾病，建议使用显微镜下血管炎的名称。国外本病发病率约为 1∶100 000，以中年男性多见，男女比约为 2∶1，平均发病年龄 50 岁，各个年龄阶段均可受累[229]。我国确切发病率不清楚。本病好发于冬季，多数有上呼吸道感染或药物过敏样前驱症状[233]。一般情况下，经过治疗，罹患本病的 90% 患者可得到改善，75% 患者能够完全缓解，约 30% 患者在 1～2 年后复发。本病治疗后 5 年生存率大约为 74%[229]。

【发病机制】　病因和发病机制不明。某些易感基因和环境因素在疾病的发生中起作用。带有基因易感性的个体受到细菌或病毒感染后，体内产生前炎症细胞因子启动炎症反应。中性粒细胞和内皮细胞在这些因子作用下，通过 ANCA 激活中性粒细胞导致内皮损伤。内皮细胞的损伤和活化产生前炎症细胞因子和趋化性细胞因子，导致单核细胞和 T 淋巴细胞活化，从而进一步增强了内皮损害最终导致新月体形成。抗内皮细胞抗体可直接导致内皮损伤[229]。

【病理变化】　显微镜下多血管炎在组织病理学上表现为肺出血、肺泡腔内含铁血黄素细胞沉着及中性粒细胞血管炎[135]。病变以小静脉、小动脉和毛细血管受累为主，但也可有中等大小动脉受累的血管炎。肺泡间质有中性粒细胞浸润，出现纤维素样坏死，导致肺泡毛细血管膜的完整性破坏，中性粒细胞和红细胞渗漏到肺泡腔，肺泡腔和间质可见含铁血黄素细胞，小血栓可见于毛细血管和小静脉，其中肺泡壁纤维素性坏死对于诊断坏死性毛细血管炎意义最大[229]。

显微镜下血管炎的肾脏病理为肾小球毛细血管丛节段性纤维素样坏死、血栓形成和新月体形成，坏死节段内和周围偶见大量嗜中性粒细胞浸润[232]。免疫荧光检查：肾小球组织内很少或无免疫复合物沉积。电镜：血管无免疫复合物类电子致密物沉积，内皮损伤和内皮下纤维蛋白沉积是最早的超微改变，并可见到中性粒细胞和单核细胞附着和穿入损伤的血管壁[229]。

【鉴别诊断】

（1）GPA：上、下呼吸道坏死性肉芽肿、肾小球肾炎和累及其他器官的血管炎为主要病理改变，有不规则的地图状坏死，肉芽肿形成。而 MPA 常见坏死性肾小球肾炎以及肺的毛细血管炎，很少累及上呼吸道。检验多为 p-ANCA 阳性，一般无肉芽肿形成。

（2）嗜酸性肉芽肿病多血管炎（EGPA）：本病是累及小、中型血管的系统性血管炎，有血管外肉芽肿形成及高嗜酸细胞血症，患者常表现为变应性鼻炎、鼻息肉及哮喘，可侵犯肺及肾脏，出现相应症状，可有 ANCA 阳性，但以 C-ANCA 阳性为多。

（3）结节性多动脉炎（PAN）：本病主要累及中型和小型动脉，无毛细血管、小静脉及微动脉累及，极少形成肉芽肿。20%～30% 有皮肤损害，表现为痛性红斑性皮下结节。ANCA 较少阳性。中、小血管活检有炎性细胞浸润。

四、坏死性结节病样肉芽肿病

【概念】　坏死性结节病样肉芽肿病（necrotic sarcoid granulomatosis，NSG）是一种少见的多发于肺内的良性肉芽肿性疾病[234]。

【临床特点】　Liebow 于 1973 年首次描述一种原因不明、组织学融合了结节病和血管炎特征的病变。主要累及肺，临床表现似结节病的亚型，ANCA 阴性。坏死性结节病样肉芽肿病女性多见，男女比例约为 1∶4，文献报道发病者年龄最小者为 8 岁，最大者为 75 岁，发病年龄多为在 40～60 岁[139]。发病部位多见于肺及胸膜，肺外器官也可累及，但少见。预后较好，病程呈良性自限性经过，经类固醇激素治疗后通常可痊愈[151]。

【发病机制】　病因及发病机制目前尚未明确。肉芽肿内发现真菌片段，因此推测本病可能是内源性过敏性肺泡炎的一种变异形式[229]。

【病理变化】　大体上肺组织呈凝固性坏死性结节，边界不清。显微镜下有三大特点：即肺内非干酪样上皮细胞性肉芽肿、坏死和肉芽肿性血管炎[139]。非干酪样肉芽肿由上皮细胞、淋巴细胞、多核巨细胞等构成，肉芽肿有融合聚集的特性，外围可见小淋巴细胞和成纤维细胞等炎细胞浸润，偶见巨细胞[235]。肉芽肿可直接侵入小血管肌层和内腔，形成肉芽肿性血管炎。导致管腔堵塞或血管腔闭塞，形成以血管为中心的缺血坏死性改变。这种坏死是凝固性坏死。病灶周围纤维组织轻度增生，肺泡腔内有纤维素性渗出物。特殊染色：肺组织 PAS 染色（－），未见真菌孢子及菌丝；抗酸杆菌染色（－）。免疫组化：显示肺组织内有 CD_4^+ 及 CD_8^+ 的 T 淋巴细胞，后者稍多于前者，但阳性细胞数均较少。

【鉴别诊断】

（1）GPA：肉芽肿性多血管炎是以坏死性血管炎、上呼吸道及肺不规则的、地图状的嗜碱性坏死和局灶性肾小球肾炎为特征，大量中性粒细胞浸润小动静脉，实验室检查：ANCA 阳性，尤其是 P-ANCA 阳性。

（2）结节病（sarcoidosis）：为一种全身性肉芽肿病，病变见肺门及纵隔淋巴结对称性肿大。组织学上形成类似于结核结节，但未见干酪样坏死的结节病灶。多核巨细胞内常常见星状小体、舒曼小体。血管炎少见。坏死性结节病样肉芽肿病中凝固性坏死比结节病更显著。肺小血管壁常见肉芽肿性炎。多核巨细胞内不易见到星状体或其他包涵体，T 淋巴细胞都以 CD_8^+ 分布占优，CD_4^+ T 细胞染色阴性。

（3）支气管中心性肉芽肿病：临床上 50% 患者有哮喘史，几乎所有的肉芽肿都集中在支气管和细支气管壁内，可导致支气管破坏，X 线胸片显示病变区实变或肺膨胀不全，而非散在结节，光镜下见受累支气管内黏稠物质由黏液、中性粒细胞及嗜酸性粒细胞构成，被管壁内的异物巨细胞包围。

（4）肺结核：光镜下中心见干酪样坏死，周围有上皮样细胞、朗汉斯巨细胞、淋巴细胞、纤维细胞等包绕形成典型的结核结节，抗酸染色可见抗酸杆菌[236]。在 NSG 中结核特征性的干酪样坏死一般不会出现，抗酸染色阴性。

（5）真菌感染：肺内真菌感染也可形成多个结节状病灶和肉芽肿性病变，但病变区可检见真菌菌丝和孢子，PAS 染色呈阳性。

（6）嗜酸性肉芽肿病多血管炎：典型者伴有哮喘史，外周血嗜酸性粒细胞增多，病变可只局限于肺或同时合并骨的病变，患者多为青中年男性，发病隐匿，出现咳嗽、胸痛和呼吸困难等症状，胸片显示两肺内弥漫散布多数小结节性浸润。光镜下见特征明显的嗜酸性粒细胞浸润，灶性坏死，有些坏死灶周围有肉芽肿性反应，并见嗜酸性血管炎。

五、肺出血-肾炎综合征

【概念】 肺出血-肾炎综合征（Goodpastures syndrome）是指以急性肾小球肾炎和肺泡出血为主要表现的一组综合征，现定名为"肺出血肾炎综合征"。诊断条件须具备所谓的三联征：肾小球肾炎（通常为迅速进展性或新月体性）、肺出血和抗 GBM 抗体形成[237]。

【临床特点】 1919 年 Goodpasture 首先描述 1 例男性患者，患流感后出现咳嗽、咯血及严重肾炎，死后尸检发现肺内出血、肾皮质出血，呈增生性肾小球肾炎改变[229]。1958 年 Stanton 和 Tauge 将其命名为 Goodpasture 综合征。国内 1965 年首先报道此类病例。本病是一种少见病，年发病率为百万分之一[238]。该病如不能及时明确诊断并正确治疗，可迅速致死。特别是肾活检有 100% 新月体形成是预后不良的标志。本病可发生于各种年龄，但以青年男性多见，平均发病年龄为 21～26.8 岁，男女比为（3.6～9）：1[239]。

【发病机制】 本病的病因目前尚未完全明了，目前认为包括了多方面因素。有证据显示是免疫、体液、环境因素在遗传易感个体中相互作用的结果。也有很多学者推测该病是与病毒感染有关的自身免疫性疾病。国内外学者均较肯定病毒感染，尤其是流感病毒 A 是引起本病的主要原因[237]。

Goodpasture 综合征是一种自身免疫性疾病，致病抗原存在于肾小球基底膜（GBM）、肾小管基底膜（TBM）、肾小囊基膜及肺泡基膜内，为Ⅳ型胶原梭基端 NCI 区中的 $\alpha3$ 链，即 $\alpha3$（Ⅳ）NCI。所以，针对此抗原的自身抗体可同时引起肾及肺病变。往往自身免疫疾病的发生，既与环境因素相关，又受遗传因素影响。现已知 Goodpas-

ture 综合征与 HLAⅡ类抗原存在密切联系，Goodpasture 综合征患者中 90%～97% 携带 DRB1·1501（DR2 的等位基因之一）或 DR4 等位基因，远远高于正常人群[240, 241]。

【病理变化】 肺部的表现：为肺泡出血，可见吞噬含铁血黄素的巨噬细胞，间质水肿，反应性肺泡Ⅱ细胞增生，斑片状分布的中性粒细胞间质炎症（毛细血管炎），不同程度的气腔机化，可有透明膜形成。免疫荧光检查：肺泡壁有抗 GBM 抗体呈线状沉积及补体 C3 沉积。电镜：肺泡基底膜增厚、断裂，Ⅰ型及Ⅱ型肺泡细胞增生，内皮下有高致密物质呈斑点状沉积[238]。

肾脏表现：Goodpasture 综合征典型的肾脏病理改变是新月体肾小球肾炎，表现为系膜增生、细胞增多、有节段性坏死和基底膜明显断裂、新月体形式。免疫荧光检查：IgG 沿肾小球基底膜呈线状沉积，60%～70% 可见线状沉积的补体 C3。电镜检查：球囊上皮细胞增生，系膜细胞增生，新月体形成，基膜断裂，肾小球毛细血管内皮下有电子高致密物质呈斑点状沉积[238]。

【鉴别诊断】

（1）特发性肺含铁血黄素沉着症：同样有反复咯血症状，但是一般不损伤肾脏，并可以通过免疫荧光检测抗基底膜抗体和放射免疫测定血浆中的抗基底膜抗体进行确诊。

（2）肉芽肿病性多血管炎（GPA）：典型的 GPA 在临床上有三联症：上呼吸道、肺和肾病变。病理改变主要表现嗜碱性的，不规则的地图状坏死、肉芽肿和坏死性血管炎，而抗肾小球基底膜抗体常阴性。

（3）系统性红斑狼疮：是一种累及多系统、多器官的慢性炎症性疾病。可以有狼疮性肾炎、间质性肺炎、弥漫性肺泡出血等改变。但是肺部改变主要是肺泡壁炎症、肺泡水肿、出血、间质性肺炎和毛细血管内血栓，常合并间质性肺炎，其病理类型有 UIP、NSIP、LIP、BOOP。免疫学异常：抗 ds-DNA 抗体阳性或抗 Sm 抗体，抗磷脂抗体阳性，抗核抗体阳性。

（4）过敏性紫癜：是常见的毛细血管变态反应性疾病。多发生于儿童。皮肤出现紫癜样皮疹。显微镜下皮肤有急性毛细血管和小动脉炎症及受累血管周围中性粒细胞、嗜酸性粒细胞、淋巴细胞和单核细胞浸润。而 GPS 一般没有紫癜样皮疹。过敏性紫癜的肾脏一般没有抗肾小球基底膜抗体。

（5）冷球蛋白血症：本病好发于女性和儿童。临床有无力、紫癜、关节痛三联症，可累及皮肤、肾脏、肝脏和周围神经。皮肤寒冷性多形红斑，皮肤或内脏出血下肢溃疡或广泛性肿胀，血清中冷纤维蛋白原检测阳性。

第五节　代谢异常相关性疾病

本节所谈到的"与代谢异常相关性的支气管、肺疾病"并不是指病因明确的系统性代谢性疾病在支气管、肺的局部表现，而是指那些病因不明的在支气管、肺内出现了体内正常物质的异常沉积，但这些物质的出现至少是与局部的代谢异常相关。因其同样具有外科病理学意义，故放在这里一起讨论。

一、骨化性气管支气管病

【概念】　骨化性气管支气管病（tracheobroncheopathia osteochondroplastica，TO）是指气管和支气管黏膜下有多发性骨质或软骨组织结节状增生并突向管腔的良性病变[242]。

【临床特点】　1855 年 Rokkamky 首先从尸检中发现骨化性气管支气管病。1857 年 Wilks 对此病作了组织学的描述，1896 年 VonSchloett 经喉镜诊断骨化性气管支气管病[243]。1964 年 Secrest 等将其正式定义为骨化性气管支气管病并得到广泛认可。1983 年 Onitsuka 等首次报道了骨化性气管支气管病的 CT 表现。国内报道病例较少，自 2000 年后才陆续有学者报道[244]。发病年龄通常在 50 岁以上，但也有青年和儿童发病的报道。性别、男女无明显差异。TO 是一种良性疾病，预后较好，目前尚无 TO 直接导致死亡报道[245]。

【发病机制】　TO 的病因目前尚不清楚，可能与慢性炎症、慢性感染、退行性变性、先天异常、氧气/化学物质刺激、内分泌失衡、代谢紊乱、软骨膜长期受刺激等有关。目前认为 TO 是在多种因素作用下，黏膜下层和固有层的

弹力层的未分化结缔组织化生并发展为软骨细胞，导致钙盐沉着和骨化作用的发生[245]。内分泌激素水平或钙磷代谢的异常等与骨化性气管支气管病有一定的关系[151]。

【病理变化】　大体表现为气管前壁和侧壁散在或多发斑块状突起的小结节，部分结节钙化；结节直径为 1～6mm，但大多为 2～4mm；这些小突起主要位于气管中下段的前壁和外侧壁，而后壁未见；病情严重时，可见支气管管腔增厚、气管环变性和管腔狭窄等[151]。镜下见气管、支气管黏膜上皮是正常完整，或者是增生的乳头状黏膜及化生的鳞状上皮，有时可见不典型增生。黏膜下层可见有成熟的软骨或骨组织，骨髓腔内可有脂肪髓组织或红骨髓（图 1-1-51）。

【鉴别诊断】

（1）复发性多软骨炎：气管、支气管软骨塌陷，黏膜光滑无结节，常累及鼻软骨、耳软骨，镜下软骨内有中性粒细胞、淋巴细胞浸润，软骨变性、坏死，基质黏多糖消失，最终软骨破坏、纤维化。一般不出现钙化。

（2）支气管结核：气管镜下可见病变黏膜瘢痕狭窄，管壁增厚、不规则，管腔不光整，镜下病理改变为坏死性的肉芽肿性炎，可见抗酸杆菌阳性。

（3）气管、支气管淀粉样变：气管、支气管可形成弥漫性或局限性结节状，突出管腔，也可累及膜性部。光镜下呈红染、无定形物构成的瘤样结节，常围绕血管沉积，散在淋巴细胞、浆细胞浸润，周围异物巨细胞反应，可继发钙化和骨化，刚果红染色阳性。

（4）老年性气管支气管软骨钙化：临床症状不明显，气管壁不增厚，支气管镜下无结节样改变，镜下仅见软骨钙化，无成熟骨出现，病变局限。

（5）支气管结石病：属少见疾病，指在气道内存在钙

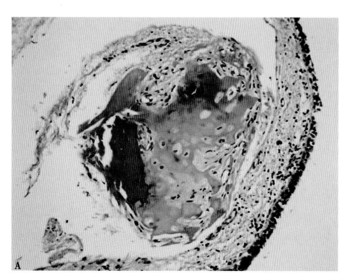
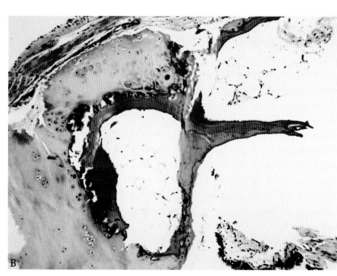

图 1-1-51　骨化性气管支气管病
气管黏膜下见结节状的骨组织，界限清楚，与气管软骨无关（A）；高倍镜下见成熟骨的髓腔内的髓组织或红骨髓（B）

化物质,钙化物类似砂石,结石破入支气管腔时,呈急慢性炎症,周围肺组织可显示支气管扩张和(或)阻塞性肺炎改变。

(6)气管乳头状瘤:少见,多见成人吸烟者,多位于段或亚段支气管,肺外周者极罕见,病理表现为被覆化生的鳞状细胞乳头状增生或呼吸上皮的乳头状增生[246]。

二、肺泡蛋白沉积症

【概念】 肺泡蛋白沉积症(pulmonary alveolar proteinosis,PAP)是一种原因不明的、以肺泡和细支气管腔内充满嗜伊红性细颗粒状蛋白性物质为特征的少见肺部弥漫性病变。

【临床特点】 该病由 Rosen 于 1958 年首次报道[247],国内于 1965 年报道至今有上千例[151]。发病率为 0.5/100万,患病率为 3.7/100 万[248]。可发生于任何年龄,以 30～50 岁最为常见,约占病例总数的 80%,平均发病年龄为39 岁,男～女之比为(2～4):1,偶可见于婴幼儿或儿童。60%～70% 患者通过肺泡灌洗可痊愈或者缓解。20%～25% 成年患者在 5 年内死亡。其死亡率高,可达 100%,死亡原因主要是呼吸衰竭,有时合并肺心病或继发感染。

【发病机制】 发病和发病机制未明,目前公认的是:①肺泡表面活性物质的过多分泌或清除障碍所致:如粉尘吸入(矽尘、铝粉等)、免疫功能异常(婴幼儿)、遗传因素、酗酒、微生物感染(HIV、巨细胞病毒、非典型分枝杆菌、结核分枝杆菌、努卡菌等)、某些恶性肿瘤(如白血病、淋巴瘤)、Fanconi 贫血、IgG 免疫球蛋白病等均可并发 PAP;②肺泡巨噬细胞功能缺陷:PAP 患者肺泡巨噬细胞内 ABCG1 及 PRAR-γ 均功能低下,使肺泡巨噬细胞功

能缺陷,其吞噬溶酶体活性降低,使肺泡表面活性物质代谢障碍;③粒 - 巨噬细胞集落刺激因子(GM-CSF)基因缺陷或机体产生 GM-CSF 抗体:近年来的研究显示 GM-CSF 抗体在原发性 PAP 的发病机制中起重要作用[248]。

【病理变化】 肉眼观察:肺大部分呈实变,表面有弥漫性黄色或灰黄色小结节或小斑块,从数毫米到 2 厘米大小,常融合累及整叶肺。切面可见黏稠黄白液体流出[249]。光镜下见肺泡腔扩张,腔内充满嗜伊红性细颗粒状蛋白性物质,其中有多少不等的针状裂隙及杂有多少不等的退变及脱落的肺泡上皮细胞。肺泡Ⅱ型上皮细胞增生[250]。肺泡间隔正常,但无明显纤维化,有时见少量淋巴细胞浸润(图 1-1-52)。特殊染色:PAS 阳性,PAS-D 阳性,奥辛兰弱阳性,冷冻切片油红 O 染色见针状裂隙为红染结晶,在偏光显微镜下观察,针状结晶具有双折光性。

电镜下肺泡Ⅱ型上皮细胞、肺泡腔内的巨噬细胞内可见许多电子密度的层状体,是由环绕的三层磷脂构成,其成分类似于肺泡表面活性物质,这些层状体来源于肺泡Ⅱ型上皮细胞[249]。

【鉴别诊断】

(1)肺孢子菌肺炎:肺泡腔内充满泡沫状或蜂窝状物质,并伴有肺泡间质的淋巴细胞、浆细胞浸润和肺泡上皮增生。在肺泡腔内找到大量囊泡状的病原体,六胺银染色菌体呈阳性反应。肺泡蛋白沉积症在肺泡内见嗜伊红染的 PAS 阳性的无定形物质,其间有针状裂隙及退化脱落的肺泡上皮。

(2)肺纤维素渗出:肺泡腔内有红染的细条带状物质,纤维素染色阳性。

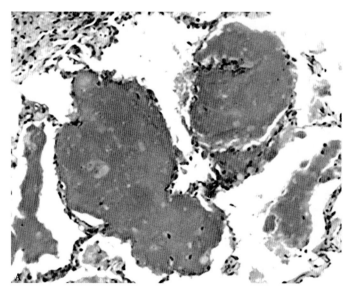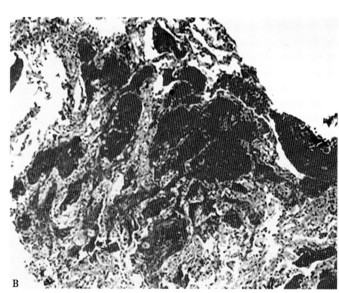

图 1-1-52 肺泡蛋白沉积症

肺泡腔扩张,腔内充满嗜伊红性细颗粒状蛋白性物质,肺泡间隔正常,无纤维化,仅见少量淋巴细胞(A),PAS-D 阳性(B)

三、肺泡微结石症

【概念】 肺泡微结石症（pulmonary alveolar microlithiasis, PAM）是一种以双肺肺泡内存在弥漫性分布的含钙、磷酸盐的微结石为特征的罕见疾病[251]。

【临床特点】 1686 年 Malpighi 首次报道此病，1918 年 Harbitz 描述了该病的影像学表现，1933 年 Puhr 给予命名。至 2004 年，文献报道有 576 例，欧洲报道病例最多，占 42.7%，其次是亚洲为 40.6%。最新研究表明，该病为常染色体隐性遗传病，有明显的家族遗传倾向，多发生于近亲结婚的同胞之间[252]。

PAM 多无明显基础疾病，发病年龄分布广泛，可自早产婴儿至 80 岁老人，在未成熟的胎儿，妊娠女性亦有患病的报道。国外多见于 10～30 岁，此后，随着年龄的增加，发病率逐渐下降。国内的平均发病年龄在 30 岁左右，最小的见于 7 岁的儿童，男女发病率无差异[253]。

【发病机制】 在所报道的病例中，本病可为散发或家族性发病，约 1/3 的患者有家族史[151]。文献所报道的家族性病例多为同胞兄弟姐妹或堂兄妹，发生于双亲和子女间的极为少见，其中不少家庭为近亲结婚。研究结果证实，PAM 可能是由 SLC34A2 基因突变导致的常染色体隐性遗传病[251]。

SLC34A2 属于溶质转运蛋白家族 SLC34，其定位于 4p15。而在我国主要为该基因中第 8 个外显子纯合子突变所致。SLC34A2 基因的主要作用是维持机体无机磷平衡。SLC34A2 基因主要编码磷酸钠协同转运蛋白使肺泡内的磷酸盐转运至Ⅱ型肺泡细胞被清除。该基因的突变导致肺泡失去正常的磷转运功能，使以钙、磷酸盐为主要成分的结石广泛在肺泡内沉积[135]。

【病理变化】 病变肺组织内因有大量细小钙化结节，肉眼见肺组织变硬，重量增加，刀切有沙砾感，按之凹陷，无弹性，切面呈"细沙纸"状纹理，布满结节状小突起灰白或灰黄色。微小结节直径为 0.01～0.5mm，最大直径为 2.8mm[254]，主要分布于中下肺。镜下：见 70%～80% 的肺泡腔内见特征性的层状、年轮状、同心圆状微结石形成。肺泡腔内见吞噬细胞，病变早期肺泡间隔轻度增宽、少量纤维组织增生，有灶状淋巴细胞浸润。进展期和末期有肺泡壁肥厚、间质纤维化（图 1-1-53），可有肺气肿和肺大疱。网织染色钙化小体呈金黄色同心层状结构；PAS 染色钙化小体呈紫红色同心层状结构；六铵银染色、弹力染色和 Masson 染色均（－）。免疫组化：肺泡腔内 CD_{68} 灶状（＋），淋巴细胞 CD_3 灶状（＋），CD_{20} 和 CDla（－），肺泡上皮细胞 CK（＋）；电镜肺泡腔高度扩张，肺泡间隔增宽，两型肺泡上皮细胞结构可见，胞质中有细胞器肿胀，Ⅱ型肺泡细胞中可见少量板层小体，未见其他结构。

【鉴别诊断】

（1）粟粒性肺结核：肺结核患者临床上常有发热、盗汗等毒血症症状，病变以结核结节为主，部分有干酪样坏死，淋巴细胞浸润明显。病变晚期可有钙化，但是钙化在纤维化的结节中，而微石症的钙化在肺泡腔内，一般无明显纤维化。

（2）移性钙化或钙盐沉着：常有系统性疾病（如甲状旁腺功能亢进、副肿瘤综合征、慢性肾功能不全、结节病、全身性硬皮病、维生素 D 过多症、伴广泛骨转移或病变的癌症等），血钙增高，病变常为双侧、弥漫性，也可是局灶性，钙盐沉积在肺泡壁、小气道、血管壁等部位。

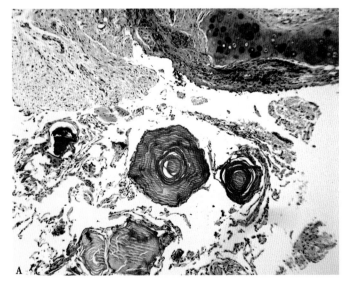
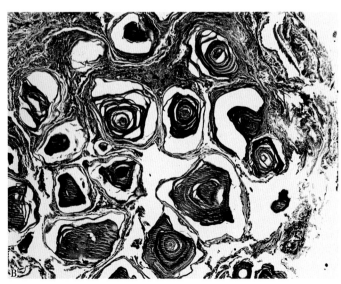

图 1-1-53 肺泡微结石症
见气管旁的肺泡腔内有同心圆状的微小结石（A）；微小结石弥漫分布于肺泡腔内，其间质出现纤维化（B）

（3）淀粉小体：淀粉小体常较微小结石大、圆形，嗜酸性，呈同心圆结构，可在肺泡腔内但不含钙盐，肺组织结构正常，主要在老年发现，可能是一种退变现象[254]。

四、肺轻链沉积病

【概念】 肺轻链沉积病（pulmonary light chain deposition, PLCD）为单克隆免疫球蛋白轻链异常的产生并沉积于全身组织导致的一种系统性病变[255]。轻链沉积病累及肺部时，在肺间质内沉积大量的致密红染无结构物质，刚果红染色阴性。

【临床特点】 PLCD 是散在发病，确切发病率不十分清楚。国内仅近年有个例报道。1973 年 Antonoych 等通过电镜检查发现肾小球基底膜内侧的点状、颗粒状电子致密沉积物由轻链沉积所致。并结合免疫荧光检查证实为"κ"轻链沉积病。直到 1976 年 Randall 等通过 2 例尸解，全面报道了 LCDD 的系统性表现。κ 轻链沉积于肾脏外，也可见许多器官均有轻链沉积。Kijner 等首次报道系统性轻链沉积在肺内形成多发性结节的病例。轻链沉积病通常伴有 Kappa 轻链沉积。发病年龄以中、老年为主，年龄范围为 32～80 岁，多数大于 45 岁。男、女均可发病，男性多于女性，男女之比为 4∶1[255]。

【发病机制】 临床上 PLCD 患者约一半可同时诊断多发性骨髓瘤，有的合并巨球蛋白血症、淋巴瘤；但是有 50% 找不到浆细胞疾病的证据[135]。PLCD 发病是由于大量轻链分泌，并且在组织及脏器沉积。轻链沉积可能与其本身特性特别是序列改变有关。此外也受轻链等电点、局部环境等影响。

【病理变化】 大体有两种类型：结节型和弥漫型。结节型可见大小 0.5～3.2cm 的结节，切面棕黄色到灰黄色；弥漫型则为微小结节分散在支气管周和血管周（图 1-1-54 A、B）[139]。镜下见肺结节型为致密伊红染物质组成，呈绳状和粗线条样形态，类似淀粉样物质（图 1-1-54 C）。伴多核巨细胞、淋巴细胞及浆细胞浸润，常常见淋巴滤泡增生。弥漫型显示广泛间质纤维化（图 1-1-54 D）和肺泡间隔及血管壁有无定形嗜酸性物质形成的微小结节，有淋巴细胞、浆细胞及异物巨细胞反应。特染：刚果红染色在偏光显微镜下观察，明视野显橘黄色，而暗视野不呈现苹果绿色（无双折光性）。电镜下见血管周有偏心颗粒状电子密度物质沉积。此外，可见细胞外有棱角的（结晶样）电子密度沉积物呈片状分布或围绕在血管周呈粗颗粒电子密度沉积[139]。

【鉴别诊断】

（1）结节性肺淀粉样物沉积症：本病病变由致密无结构嗜酸性物质构成，刚果红染色阳性。轻链沉积病刚果红染色阴性。

（2）肺透明变性肉芽肿病：病变呈结节状，由致密、成层的无细胞嗜酸性胶原纤维束排列而成。呈席纹状或车辐状。刚果红染色阴性，Masson 染色阳性。

（3）陈旧性结节病：结节病之结节呈致密玻璃样变纤维化，一般在纤维化结节周围通常可见非坏死性结节病性肉芽肿，结节沿支气管、血管束和淋巴道分布。

五、肺转移性钙化

【概念】 肺转移性钙化（metastatic calcification of lung）是由于血钙过高，在肺组织内出现钙盐的异常沉积[256]。

【发病机制】 与血清钙、磷代谢异常有关。某些良性和恶性病变均可引起血清钙、磷水平异常；良性疾病有慢性肾病、骨质石化症、畸形性骨炎及维生素 D 增多症等；

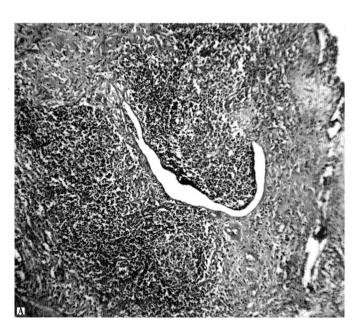

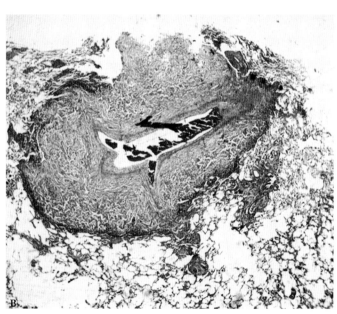

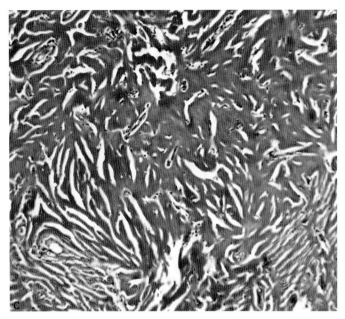
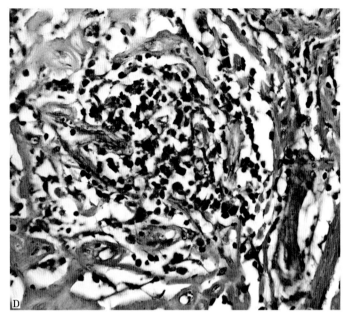

图 1-1-54 肺轻链沉积病

支气管周围有大量伊红染物质聚集，呈粗线条样形态。其中有大量淋巴细胞浸润（A）；血管周围也有大量伊红染物质聚集（B）；高倍镜下伊红染物质呈绳状或粗线条样形态，似淀粉样变（C）；肺组织大片的大量伊红染物质聚集伴淋巴细胞、浆细胞反应（D）

恶性疾病包括甲状旁腺肿瘤、骨髓瘤、白血病以及各种类型的癌等。转移性钙化的出现及其程度与血清钙、磷水平、甲状旁腺增生或甲状腺活性增高、原发性疾病的类型以及透析治疗时间的长短等有关[256]。

【病理变化】 大体：肺重量增加，较干燥，质地从海绵状、坚硬到质脆不等，边界清楚，有砂砾感。切面颜色从浅灰色到灰黄色。镜下：钙盐主要沉积在肺泡间隔、动脉、静脉、细支气管和支气管的弹性纤维组织内。呈点彩状嗜碱性，肺泡间隔轻度水肿。病变进展，可发生纤维化，钙盐沉积呈片状分布。

【鉴别诊断】 肺泡微石病：钙化灶一般小于 1mm，多见于下肺，呈弥漫性分布于肺泡腔内。在肺实质发生的转移性钙化多发生于双肺的上叶，原因为上叶的高通气灌注比值造成的相对高 PH 值（碱性，PH 为 7.51）。钙盐主要沉积于肺间质内。

第六节 小气道病变

小气道病变是指各种原因所导致的以细支气管和呼吸性细支气管为主要受累部位的炎症、纤维化和增生性的一类疾病。病变也可累及肺泡管、肺泡及肺间质，但以细支气管和呼吸性支气管为主。小气道病变的诊断一般是根据临床症状和实验室的检查、尤其是通过肺功能性检查结果而明确其诊断的。而在外检的标本中，小气道病变的病理形态学改变常常是作为一种继发性改变而存在。尽管小气道病变的诊断很少是通过活检来确诊的，但了解和掌握其病变特点，对于我们理解呼吸系统疾病是很有好处的。

一、闭塞性细支气管炎

【概念】 小气道闭塞的两种不同病理模式为闭塞性细支气管炎（bronchiolitis obliterans; obliterating bronchiolitis, BO）和增殖性闭塞性细支气管炎[257]。闭塞性细支气管炎是以小气道上皮细胞下炎症反应和纤维化收缩致气管狭窄为特点，也称为缩窄性细支气管炎[258]。而增殖性闭塞性细支气管炎是指在小气道腔内有肉芽组织形成至气道堵塞。闭塞性细支气管炎即是对疾病形态的描述，同时又是一种临床病理综合征[151]。

【临床特点】 闭塞性细支气管炎常发生在毒气吸入、器官移植后的排斥反应、结缔组织病、病毒感染（呼吸道合胞病毒、腺病毒、HIV、巨细胞病毒等）、史蒂芬 - 强森综合征、肺孢子菌肺炎、药物反应、误吸和早产儿并发症。也可能是特发性的（不明原因）。移植与 BO 的关系最密切，目前文献报道的肺移植包括心肺、单肺、双肺移植后 BO 的发生率不尽一致，但总体的概率相似。在一项研究中肺移植后 BO 的 1 年、2 年、3 年和 5 年发病率分别为 28%、49%、56% 和 71%[259]。除移植外，BO 与结缔组织病的联系也较常见，许多文献报道类风湿关节炎（RA）与 BO 的发病相关[260]。该病对药物治疗无明显疗效，63% 以上的患者 5 年内死于呼吸衰竭[261]。

【发病机制】　BO 通常局限在终末细支气管，病理特征表明创伤和小气道上皮细胞及上皮下结构的炎症反应可促进纤维细胞、上皮细胞等向成纤维细胞转化，这是由于组织异常修复包括无效的上皮再生对组织损伤的反应[262]。在复杂的免疫反应介导下，逐步形成纤维瘢痕，瘢痕收缩造成管腔的缩窄和扭曲，严重时完全闭塞。如果病变累及呼吸性细支气管、肺泡管及肺泡，形成的肉芽组织致管腔内堵塞[263]。

儿童 BO 的相关因素中，病毒性呼吸道感染也是最常见、最主要的，包括造血干细胞移植和肺移植后 BO。慢性胃食道反流都会产生持续性气道刺激性损伤导致促细支气管再生的 Clara 细胞数量严重减少甚至消失[264]。还有气道蛋白免疫性损伤，包括那些针对胶原蛋白和 K-alpha 1 微管蛋白发生的自身免疫反应，还有上皮细胞鳞状化生，使再生上皮细胞保护性蛋白的能力下降和上皮细胞纤毛运动功能减弱、黏液淤滞与堵塞，加重感染，也被证实在 BO 的发病机制中起到潜在的重要作用[265]。

【病理变化】　增生性闭塞性细支气管炎特征为细支气管内有成纤维细胞、肌成纤维细胞、黏多糖基质及少量慢性炎症细胞构成的机化性渗出物，并累及肺泡管及邻近肺泡。细支气管黏膜下或外周炎症细胞浸润，管壁纤维化和瘢痕收缩，造成管腔的缩窄及扭曲，严重时管腔完全闭塞。

缩窄性细支气管炎主要累及终末支气管和呼吸性细支气管，肺泡导管和肺泡病变较轻。病变早期多表现为嗜酸性粒细胞细支气管炎。病变较轻时仅在细支气管黏膜、黏膜下和管壁外周轻度炎性细胞浸润，细支气管上皮可坏死，进行性向心性纤维化，瘢痕形成（图 1-1-55），甚至小气道完全闭塞，通过弹力纤维染色可见闭塞的支气管腔。同时可伴有平滑肌增生、细支气管扩张、黏液潴留、细支气管上皮化生并伸延至肺泡。特染：弹力纤维可见狭窄或闭塞的管腔。

【鉴别诊断】

（1）弥漫性泛细支气管炎：病变累及细支气管全层。主要病变部位在呼吸性细支气管及其周围肺组织。淋巴细胞、浆细胞、泡沫细胞浸润，纤维化不明显。细支气管周纤维化伴管腔狭窄，最后形成瘢痕化。

（2）气道中心性纤维化：病变弥漫在两肺，沿小气道分布，以细支气管为中心的间质纤维化，并向远端支气管扩展，平滑肌增生，细支气管上皮化生，炎症浸润不明显。可见少量蜂窝肺改变，邻近肺组织淋巴细胞浸润不明显。

二、弥漫性泛细支气管炎

【概念】　弥漫性泛细支气管炎（diffuse panbronchiolitis，DPB）是一种弥漫存在于两肺呼吸性细支气管的气道慢性炎症性疾病。受累部位主要是呼吸性细支气管以远的终末气道。由于炎症病变弥漫性地分布并累及呼吸性细支气管壁的全层，故称之为弥漫性泛细支气管炎[266]。

【临床特点】　1969 年，日本学者 Homma 和 Yamanaka 等[267, 268]首次将一种鲜为人知的慢性呼吸道疾病命名为弥漫性泛细支气管炎以区别于慢性细支气管炎。直至 20

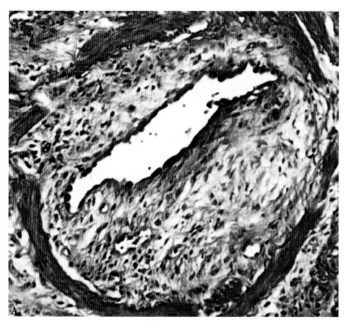
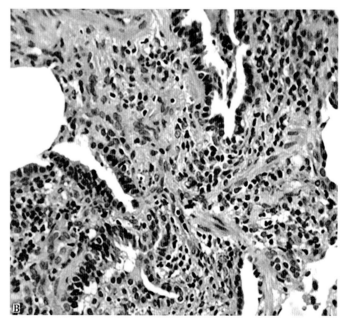

图 1-1-55　缩窄性细支气管炎
细支气管管腔狭窄，管壁纤维组织增生（A）；终末支气管和呼吸性细支气管管壁纤维化，管腔狭窄，炎症细胞浸润（B）

世纪80年代初，国际上才对这一疾病有所认识[269]，成为世界公认的新病种。本病可能为一种全球性的疾病，但确有人种和地域的差异，以日本、韩国、中国为代表的东亚地区较为常见[266]。本病男女之比为1.4:1，男性稍高；发病年龄从10~80岁各年龄组均有分布，以40~50岁为发病高峰，推算患病率为11.1/10万。84.8%患者合并慢性副鼻窦炎或有既往史，并且20.0%患者有慢性副鼻窦炎家族史。DPB早期被认为是预后不良的慢性气道感染症。1985年引入红霉素治疗后，5年生存率达91%[272]。

【发病机制】 发病机制不明。目前普遍认为DPB是一种多因素疾病，包括人种特异性及遗传因素、慢性气道炎症、免疫系统功能障碍、慢性气道感染机制等。近年研究表明DPB发病以东亚人（蒙古人种）居多，有明显的人种差别且部分患者有家族发病倾向[151]。DPB与慢性鼻窦炎密切相关，研究表明，80%以上DPB患者合并慢性鼻窦炎，患者均有不同程度的支气管黏膜病变或气道分泌物增多，呈慢性气道炎症改变。因此，有学者认为该病与感染有关。患者的冷凝集试验多阳性及红霉素疗效好，因此，推测该病与肺炎支原体感染有关。强酸烟雾、氯气、溶媒性气体、化学药品和各种粉尘等易致本病，如二氧化硫污染区域的DPB发病率较一般地区为高。

目前我国尚无自己的诊断标准，主要参考日本厚生省1998年第二次修订的临床诊断标准。诊断项目包括必须项目和参考项目。必须项目：①持续咳嗽、咳痰及活动时呼吸困难；②合并有慢性副鼻窦炎或有既往史；③胸部X线见两肺弥漫性散在分布的颗粒样结节状阴影或胸部CT见两肺弥漫性小叶中心性颗粒样结节状阴影。参考项目：①胸部听诊断续性湿啰音；②一秒钟用力呼气容积占预计值百分比（FEV占预计值%）低下（70%以下）以及低氧血症（PaO：<80mmHg）；③血清冷凝集试验（CHA）效价增高（1:64以上）[266]。

【病理变化】 肉眼：肺表面弥漫分布多个细小灰白色结节，以两下肺多见。触之有细沙样，颗粒样不平感；结节大小较均匀，直径为2~8mm，切面可见广泛细支气管为中心的结节，有时可见支气管扩张。

镜下：病变是双肺弥漫性分布，以呼吸性细支气管为中心的细支气管炎及细支气管周围炎。病变累及呼吸性细支气管全层。呼吸性及膜性细支气管管腔内可有大量中性粒细胞渗出，管壁增厚，管壁全层可见淋巴细胞、浆细胞和组织细胞浸润，常伴有增生的淋巴滤泡。在呼吸细支气管壁全层及其周围的肺泡管及肺泡间质有泡沫细胞聚集。可导致呼吸性细支气管管壁狭窄或闭塞、继发细支气管扩张和末梢气腔的过度充气。在DPB病情进展期也可见肉芽组织充填呼吸性及膜性细支气管管腔内，导致呼吸性细支气管壁增厚、管腔狭窄（图1-1-56）。

【鉴别诊断】

（1）滤泡性细支气管炎：表现为细支气管黏膜和管壁淋巴组织增生、淋巴滤泡形成。而DPB主要表现为以小叶支气管为中心的慢性炎症，伴有呼吸性细支气管壁全层炎症，淋巴滤泡增生不突出，同时黏膜下有大量泡沫细胞。滤泡性细支气管炎肺间质无泡沫细胞聚集。

（2）缩窄性细支气管炎：细支气管周围纤维化伴管腔狭窄，最后瘢痕化取代支气管。DPB较少有黏膜下平滑肌增生和纤维化，也无明显支气管狭窄。

（3）富细胞性细支气管炎：病变位于细支气管，以细支气管管壁显著急性、慢性炎细胞浸润为主。DPB病变

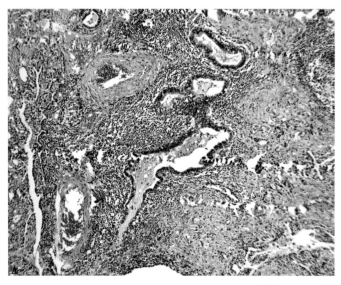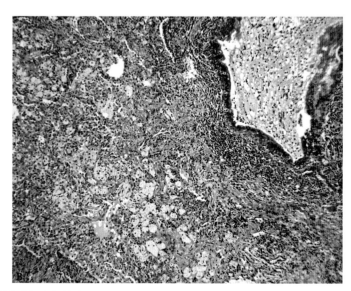

图1-1-56 弥漫性泛细支气管炎
呼吸性细支气管全层淋巴细胞浸润，纤维化（A）；细支气管管壁炎症，邻近肺泡腔内可见泡沫细胞（B）

累及呼吸性细支气管全层,伴有泡沫细胞、淋巴细胞、浆细胞浸润。免疫组化:CK、CK7、EMA 显示肺泡上皮阳性,LCA、CD_{79a}、CD_3、CD_7 显示淋巴细胞阳性,CD_{68} 组织细胞阳性。

三、嗜酸性细支气管炎

【概念】 嗜酸性粒细胞性细支气管炎(eosinophilic bronchiolitis,EB)以哮喘样症状、嗜酸粒细胞增多和细支气管炎三联症为特征表现,是导致慢性咳嗽的重要原因。

【临床特点】 嗜酸性粒细胞性支气管炎(EB)是 Gibson 等于 1989 年首先定义的一种疾病诊断,表现为慢性干咳或晨咳少许黏痰,痰嗜酸性粒细胞 > 3%(0.03),肺功能正常,无气道高反应性的证据,峰流速变异率正常,是引起慢性咳嗽的一个重要原因,占慢性咳嗽的 10%~20%[271]。他们研究了一群不吸烟的慢性咳嗽患者,发现其呼吸道呈嗜酸性粒细胞增多性炎症。对激素敏感却有正常的肺活量及呼气峰值流速变异率,无呼吸道高反应性[272]。本病可发生于任何年龄,但多见于中年人,女性多于男性。病程长短不一,从 2 个月到十余年不等[273]。EB 大多预后良好,但有学者报道 EB 最后可发展为哮喘、慢性阻塞性肺病,发生不可逆性的气道重塑。

【发病机制】 EB 的发病可能与暴露于职业致敏剂或普通的吸入性变应原,如氯胺、布西拉明、异氰酸盐、面粉、甲醛等有关。与职业相关的呼吸道症状 EB 占 3%~7%[273]。引起的慢性咳嗽与哮喘具有类似的病理生理过程,两者都可见到 IL-5 基因表达以及花生四烯酸代谢产物的增加。近年学者们发现 EB 患者的重要前炎症因子 IL-8 水平也增高,且诱导痰中性粒细胞比例也增高,提示 EB 不单纯是 EOS 性气道炎症,可能与哮喘类似,是以 EOS 浸润为主、多种炎细胞参与的炎症反应[274]。有学者认为,EB 增加的血中血管内皮生长因子(VEGF)升高,VEGF 与呼吸道微循环之间相互作用是导致呼吸道功能紊乱最重要的因素[275]。

【病理变化】 镜下见细支气管黏膜下基底膜增厚,管壁有嗜酸性粒细胞、淋巴细胞浸润(图 1-1-57),合并或不合并肺泡和(或)血管嗜酸性粒细胞浸润。上皮内有时可见较多的肥大细胞,平滑肌可出现肥大。

【鉴别诊断】

(1)支气管哮喘:细支气管黏膜杯状细胞化生,黏膜下基底膜增厚,上皮下纤维化,平滑肌增生及肥厚,肥大细胞主要浸润在平滑肌之间。少量嗜酸性粒细胞浸润。

(2)嗜酸性肉芽肿病多血管炎(EGPA):是一种 ANCA 相关血管炎性系统性病变,嗜酸性粒细胞浸润多个器官。在肺部病变广泛,细支气管、小支气管壁和肺间质有大量

嗜酸性粒细胞浸润,血管壁也可见嗜酸性粒细胞浸润及嗜酸性坏死,肉芽肿形成。

(3)嗜酸性肺炎:主要病变在肺间质有嗜酸性粒细胞及少量淋巴细胞和浆细胞浸润,而不是细支气管。

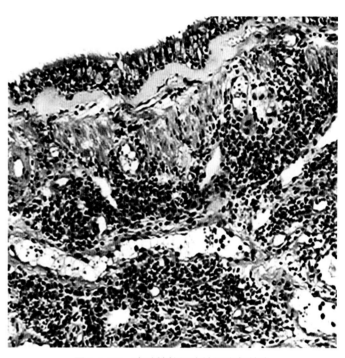

图 1-1-57 嗜酸性粒细胞性细支气管炎
见细支气管上皮下基底膜增厚,管壁可见以嗜酸性粒细胞为主的炎细胞浸润

四、矿尘性细支气管炎

【概念】 矿尘沉积性细支气管炎(dust bronchiolitis)是指吸入性粉尘在小气道周围沉积,伴有相关的纤维化性病变。肺实质纤维化可致限制性肺疾病,也可引起小气道异常和气流受阻。

【发病机制】 吸入了各种无机粉尘(包括石棉、铁氧化物、氧化铝、滑石粉、云母、二氧化硅、硅酸盐和煤等)并沉积于小气道的周围,引起小气道阻塞性病变[276]。细支气管壁纤维化的程度与局部粉尘负荷密切相关。发病机制主要有两个,一是各种无机粉尘聚集,二是对粉尘的炎症反应。在那些暴露于矿物粉尘的接触者中,与个体的敏感性及气道清除能力有关。

【病理变化】 组织学改变为非特异的,细支气管周围有大量尘细胞积聚(图 1-1-58 A),并向周围间质浸润、细胞外粉尘沉积,轻度纤维化(图 1-1-58 B)。急性无机尘吸入导致细支气管急性炎症和坏死,严重时可发生急性肺损伤。慢性矿尘吸入导致细支气管周围纤维化和瘢痕形成,引起管腔狭窄。亚急性表现为细支气管周围非特异性炎症。

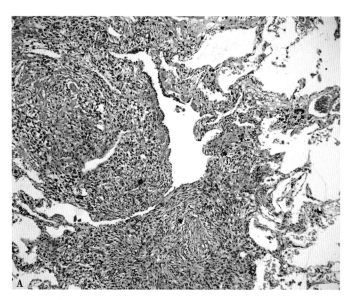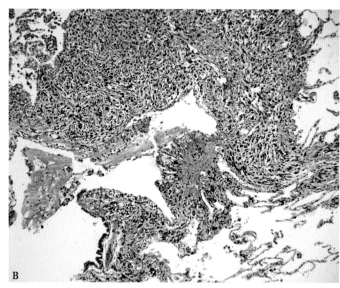

图 1-1-58 矿尘性细支气管炎

在呼吸性细支气管壁内有粉尘颗粒沉积（A）；在呼吸性细支气管及其邻近肺间质也可见大量粉尘颗粒沉积，伴有纤维化（B）

五、滤泡性细支气管炎

【概念】 滤泡性细支气管炎（follicular bronchiolitis，FB）是一种支气管相关淋巴组织增生性病变，其病变特征是在细支气管周围淋巴组织受到刺激时，发生细支气管周围淋巴滤泡多克隆增生[277]。

【发病机制】 本病是 Stephan 于 1947 年首次描述了增厚的细支气管周围伴淋巴滤泡形成，1979 年 Epler 和 Snider 等将此命名为滤泡性细支气管炎[278]。其病因和发病机制不明，推测与未知抗原或潜伏感染导致的气道高反应有关。在成人患者中，FB 发生与结缔组织疾病（特别是类风湿性关节炎）或免疫系统缺陷综合征、AIDS、超敏反应、气道中心性炎症（如支气管扩张、感染）关系密切。常见于慢性感染和炎症性气道疾病[279, 280]，起因于支气管相关淋巴组织抗原刺激引起多克隆淋巴样增生。淋巴滤泡增生的位置都位于细支气管周围间隔，有些学者认为这可能是与在支气管间隔处有一种未知抗原引起的超敏反应或感染性衰竭有关，也有学者通过文献报道，与肺炎支原体、嗜肺性军团菌病、某些种类的病毒如呼吸道合胞病毒等存在一定的关系[277]。本病发病率较低，可见于各个年龄段，与性别无明显相关性，男女发病率无明显差异[278]。一般认为 FB 预后较好[277]。

【病理变化】 大体切面可见许多微小结节，直径为 1～2mm，分布在小气道周围。镜下见围绕细支气管壁淋巴组织聚集，包括淋巴细胞、浆细胞，淋巴滤泡的形成（图 1-1-59 A），以 B 淋巴细胞浸润为主，T 淋巴细胞散在分布。常常在细支气管与肺小动脉之间。细支气管周围邻近的间质也可见淋巴滤泡增生，使小气道受压和狭窄

（图 1-1-59 B）。少数患者甚至出现纤维化、气管闭塞、肺泡塌陷，累及气管、细支气管，引起小血管炎、坏死。免疫组化：CD20、CD3 阳性。

【鉴别诊断】

（1）淋巴样间质性肺炎（LIP）：与 FB 在组织病理学有重叠，都属于体内肺部免疫系统淋巴样反应性增生。所以 FB 与 LIP 都被归于淋巴组织增生病的范畴。但两者淋巴组织增生的范围和淋巴细胞浸润的分布有所不同。FB 是一种局灶性的淋巴样增生，包括支气管及细支气管周围淋巴样滤泡的增生和聚集。而 LIP 表现为淋巴细胞和浆细胞在支气管血管束周围和肺泡间隔的间隙弥漫性的浸润[281]。

（2）闭塞性细支气管炎（OB）：病理特征为细支气管及其周围炎症和纤维化导致管腔的闭塞。可见少量淋巴滤泡。但是 FB 以淋巴滤泡增生为主，纤维化不明显。

六、婴儿内分泌细胞增生

【概念】 婴儿内分泌细胞增生（nuroendocrine cell hyperplasia of infancy，NEHI）是儿童间质性肺疾病的一种类型，病因不清，儿童弥漫性肺疾病新的提议分类程序也指出：NEHI 是一种原因不明的特殊疾病[282]。

【临床特点】 本病是在 2005 年 Deterding 等首先报道了 15 例有间质性肺病症状的婴儿。对这 15 例的婴儿做了肺活检，没有明显的或者是非特异的改变。仅有的特异性的病理改变是小气道的透明细胞（肺神经内分泌细胞）增加。肺神经内分泌细胞可以产生血管活性物质，引起支气管收缩。NEHI 发病率尚不清楚，文献中大多数为散发性病例报道。多在 3～8 个月以后发病，80% 为足

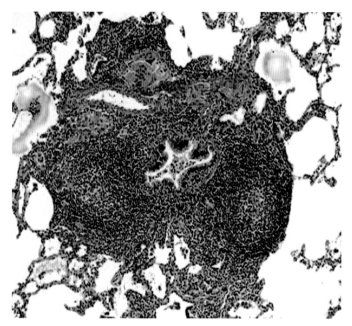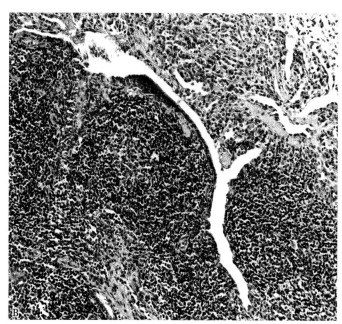

图 1-1-59 滤泡性细支气管炎
在细支气管周围可见多个增生的淋巴滤泡（A）；周围的淋巴滤泡及纤维化使细支气管变形和狭窄（B）

月儿，就诊年龄为 3～19 个月，平均（7.4±4.5）个月[283]，总体上 NEHI 是一个良性的过程，预后良好[284]。

【发病机制】 有文献表明，发病可能和患儿吸氧、呼吸道急性炎症（如病毒感染、哮喘和肺炎）、胃食道反流以及心脏疾病等有关。

【病理变化】 发生在肺的中央区及肺中叶和舌叶。细支气管上皮内有线性增生的神经内分泌细胞，炎症不明显。肺泡内有中度的巨噬细胞。文献表明，免疫组化蛙皮素染色证实细支气管和肺泡管可见增加的神经内分泌细胞，并无其他异常[285]。免疫组化染色：CgA、Syn、胃泌素显示上皮内神经内分泌细胞数量增加。

【鉴别诊断】 细支气管炎：细支气管炎主要病变为细支气管管壁的炎症细胞浸润，而本病主要可见细支气管上皮内有线性增生的神经内分泌细胞，炎症不明显。免疫组化：CgA、Syn、胃泌素阳性。

第七节 其他原因引起的肺炎

一、机化性肺炎

【概念】 机化性肺炎（organizing pneumonias，OP）是指远端气腔的肺实质内出现纤维素、炎症细胞和成纤维细胞构成的芽状突起并与肺泡壁融合纤维化的一种病理状态[286]。不属于独立性疾病，而是多种疾病所导致肺部的共同表现。

【临床特点】 2002 年，美国胸科协会 / 欧洲呼吸病学会建议将特发性的机化性肺炎命名为隐源性机化性肺炎（cryptogenic organizing pneumonia，COP），与其他疾病相关的机化性肺炎则称为继发性机化性肺炎。在临床和放射学上，COP 和继发性机化性肺炎没有明显的差别[287]。在最近的研究中，31%～44% 的机化性肺炎与其他疾病相关[288]。

机化性肺炎是肺部的一种非特异性炎症过程[287]，原发性机化性肺炎又称隐源性机化性肺炎（COP），原因不明。而继发性机化性肺炎是有明确病因的，包括感染因素、医源性因素（如药物反应、骨髓移植、肺移植、放化疗术）、高相关性疾病（如结缔组织疾病、恶性肿瘤）等，统称为继发性机化性肺炎。根据文献报道，OP 发病率估计为 6～7/10 万，其中约超过半数为 COP。发病年龄为 30～67 岁，大多数为男性[135]。

【发病机制】 机化性肺炎肺泡腔内纤维化的第一步是肺泡上皮细胞的损伤、坏死，导致肺泡基底层剥脱，基底层出现一些裂隙。血管内皮细胞也轻度受损，炎症细胞（淋巴细胞、中性粒细胞、一些嗜酸粒细胞）浸润肺间质，血浆蛋白渗漏至肺泡腔，在肺泡腔内形成纤维蛋白样炎症细胞簇，由纤维蛋白和炎症细胞组成。之后纤维蛋白断裂，成纤维细胞通过基底层的间隙由间质迁移至纤维蛋白残余物中，不断增生。并转变为肌成纤维细胞。肺泡上皮细胞也逐渐增生，使基底层再上皮化。因此，保持了肺泡结构的完整。随着结缔组织栓的"成熟"，其中的炎症细胞几乎完全消失。肺泡内的结缔组织栓为纤维连接蛋白、Ⅲ型胶原、蛋白聚糖构成的纤维样物质，Ⅰ型胶原只占小部分。成纤维细胞、肌成纤维细胞位于结缔组织基质中[287]。

【病理变化】　大体：受累部位边界清楚，病变小而散在，灰白色，病变可扩散到胸膜脏层[135]。镜下：肺泡腔内肉芽组织栓，肉芽组织由成纤维细胞、肌成纤维细胞和疏松结缔组织构成。肉芽组织中可存在炎症细胞，尤其在疾病早期。肉芽组织可通过肺泡间孔从一个肺泡延伸到另一个肺泡。在空的肺泡腔内有大量的泡沫巨噬细胞。间质通常有轻至中度的淋巴细胞、浆细胞浸润（图 1-1-60）。细支气管受累时，细支气管腔内有相似的肉芽组织栓，并与肺泡的肉芽组织相连，细支气管壁炎症反应轻微。在化脓性炎症时，常常看到纤维素渗出。在真菌感染时，常常看到多核巨细胞及病原菌。在恶性肿瘤时，也可见到肿瘤组织旁有机化性肺炎改变。

【鉴别诊断】　炎症性肌成纤维细胞瘤。

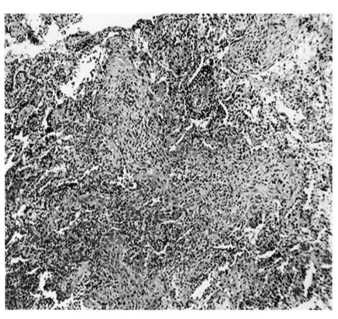

图 1-1-60　炎症性肌成纤维母细胞瘤
机化性肺炎肺泡腔内由成纤维细胞、肌成纤维细胞和疏松结缔组织构成肉芽组织栓，非特异性的各种炎细胞浸润，周围肺组织肺泡细胞增生并保持肺泡壁结构，类似 AAH 样的改变

二、脂质性肺炎

【概念】　脂质性肺炎（lipid pneumonia，LP）其本质是一种慢性间质性肺炎，包括外源性脂质性肺炎和内源性脂质性肺炎。引起内源性脂质性肺炎的原因较多，如骨折、肺癌、错构瘤、脂肪瘤、脂肪肉瘤等或者伴发于其他疾病如肺结核、肺部分枝杆菌感染、呼吸衰竭、肺心病、高血钙等。外源性脂质肺炎是指油脂类物质误吸入肺内所致[289]。

【临床特点】　外源性脂质性肺炎是一种少见的由于吸入或误吸脂肪物质引起的肺炎[290]。发病人群年龄不限，在儿童可因吸入鱼肝油或牛奶而导致本病，在成人中，导致这种少见肺部疾病的最常见原因为用矿物油类物质治疗便秘，或习惯卧床时使用油剂类润鼻剂治疗慢性鼻炎或者长期卧床患者服用导泻药误吸入呼吸道。内源性脂质性肺炎又称为胆固醇肺炎，是由于慢性肺部感染/疾病（支气管扩张、肺脓肿、硬皮病、肺尘埃沉着症纤维化、放射性肺炎等）并发症、肺肿瘤阻塞、脂质代谢异常导致[291]。

脂质性肺炎在任何年龄均可发病，但常见于婴幼儿和 50 岁以上的成年人[292]，尤其是伴有口咽部畸形的婴幼儿和身体衰弱的成年人。但也有文献报道可发生于健康成年[293]。发病一般男性多于女性。

【发病机制】　外源性脂质性肺炎通常不引起正常的保护性咳嗽反射和影响黏膜纤毛正常输送功能[294]，故使其不易从呼吸道清除。这些油脂类物质进入气管和支气管后，抑制支气管壁的纤毛运动系统，使纤毛失去运动能力，损伤假复层纤毛柱状上皮，脂类物质进入肺泡腔后迅速乳化，被肺泡内的巨噬细胞吞噬，进入胞质内的脂类物质却不能被巨噬细胞溶解掉，最后巨噬细胞重新释放脂类物质进入肺泡腔内，脂类物质的存在激发局部细胞调控的炎症反应，引起局灶性肺炎，并形成异物性肉芽肿和肺纤维化[295]。

内源性脂质性肺炎其发病机制认为是由于含较多胆固醇结晶的Ⅱ型上皮在其他致病因素（如肺部炎症、水肿、出血等）作用下分泌增强，使大量嗜锇性板层小体释放至肺泡内被巨噬细胞吞噬，分解出胆固醇及糖脂等引起一系列炎症反应[296]。

【病理变化】　大体：肺组织切面见灰色或黄色的外观。镜下改变：在肺泡腔内充满大量泡沫细胞，个别区见胆固醇结晶和少数炎症细胞；肺泡间隔内淋巴细胞增生、聚集成小团块，似花蕾样突入肺泡内；病变区肺泡上皮呈立方形，显示腺样肺泡结构[297]。部分肺泡腔内的渗出物有机化灶。外源性脂质性肺炎可见肺泡间隔增厚、水肿，淋巴细胞浸润和充满脂质的巨噬细胞。肺间质纤维化。在肺门淋巴结中可见小油滴。苏丹Ⅳ染色阳性。

【鉴别诊断】

（1）肺炎症性假瘤：其症状多较轻，CT 检查多为均匀显著高度强化，病灶多位于肺外围，贴近胸膜，肺组织病理见炎性肉芽肿形成、大量炎性细胞浸润有助于鉴别。

（2）结核瘤：多发于上叶尖后段或下叶背段，边缘多清晰，钙化一般较多且呈层状或爆米花状，常有结核病史，病理见干酪样坏死、结核肉芽肿形成、抗酸染色阳性。

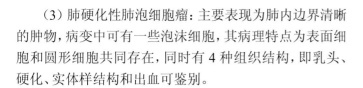

（3）肺硬化性肺泡细胞瘤：主要表现为肺内边界清晰的肿物，病变中可有一些泡沫细胞，其病理特点为表面细胞和圆形细胞共同存在，同时有4种组织结构，即乳头、硬化、实体样结构和出血可鉴别。

三、吸入性肺炎

【概念】 吸入性肺炎（aspiration pneumonia，AP）是指口咽部分泌物和胃内容物反流吸入至喉部和下呼吸道而引起的多种肺部综合征，吸入量较大时可引起急性化学性吸入性肺炎，如果吸入量小且将咽部寄植菌带入肺内，可导致细菌性吸入性肺炎[298]，严重者可导致低氧血症或急性呼吸衰竭。

【临床特点】 吸入胃内固体物质（如食物等）易引起的呼吸道阻塞，吸入胃内液体物质（主要是胃酸）易导致支气管痉挛、肺水肿和低氧血症[299]。吸入性肺炎的死亡率为11.5%～62%，其中80岁以上的老年患者发生吸入的则为10%，病死率高达40%～60%[300]。因此，误吸是老年肺炎的重要危险因素，也是老年肺炎的重要类型。

【发病机制】 正常人由于会厌、声门保护性的反射和吞咽的协同作用，食物和异物不易进入下呼吸道，少量液体亦能通过咳嗽排出。当这些机械的、体液的或细胞免疫机制遭到破坏，或吸入物量大时，则有可能发生肺炎。同时，部分吸入物微细颗粒进入小气道和周围肺泡，会刺激肺泡产生强烈免疫反应，引发过敏性肺泡炎。当神经系统病变或神智不清时，如假性延髓性麻痹、脑血管意外、癫痫发作、酒精中毒或安眠药中毒、全身麻醉等由于吞咽和声门关闭动作不协调，咳嗽受到抑制，异物或食物也可吸入气道，食管病变如食管失弛缓症、食管上段癌肿、Zenks食管憩室，食物下咽不能全部入胃，反流入气管；癌肿或外伤引起的食管气管瘘食物可经食管直接进入气管内；医源性的因素，如胃管刺激咽部引起呕吐、气管插管或气管切开影响喉功能，以及抑制正常咽部运动等，可将呕吐物吸入气管。老年人反应性差更易发生吸入性肺炎。误吸煤油、汽油、干洗剂、溺水等，多见于儿童[301]。

【病理变化】 镜下：支气管黏膜充血、水肿，黏膜上皮、脱落，肺泡上皮变性、坏死，肺泡腔内有水肿液，肺泡间隔毛细血管充血、水肿，严重者有透明膜形成。有时肺泡腔内可见吸入的异物。继发感染时，可见肺脓肿。

四、急性嗜酸性粒细胞性肺炎

【概念】 急性嗜酸性粒细胞性肺炎（acute eosinophilic pneumonia）是可引起急性呼吸衰竭的一类少见疾病。

【临床特点】 本病发病率为1/100 000，于1989年首

先由Alien等和Badesh等提出并命名[302]。自报道以来，欧美和日本相继有报道。我国报道以儿童为主。AEP发病率很低，PubMed文献数据库报道共200余例。较大样本的报道有6篇。可发生于各个年龄，平均年龄在30岁左右，男性多见，多发生于健康人，无哮喘病史[303]。

【发病机制】 本病的病理生理机制被认为涉及免疫反应。在正常的情况下，嗜酸性粒细胞主要聚集在组织中（包括呼吸道、胃肠道和下生殖泌尿道），由于抗原的表达引起肺内嗜酸性粒细胞的聚集。这个过程可能会刺激辅助性T（Th2）淋巴细胞的聚集并依次释放白细胞介素IL-5。IL-5促进嗜酸性粒细胞的产生并进一步通过各种机制使嗜酸性粒细胞迁移到肺泡，此外肺泡巨噬细胞产生嗜酸性粒细胞活化趋化因子进一步促进嗜酸性粒细胞聚集到肺部[304]，从而导致细胞和（或）上皮细胞损伤[139]。

【病理变化】 病变特点为伴有嗜酸细胞浸润为主的肺泡炎，可见肺泡腔、肺泡壁、肺泡间隔、细支气管周围、小叶间隔以及胸膜有广泛嗜酸性粒细胞和纤维素渗出，病情严重者肺泡内有出血[151]，并见变形坏死的嗜酸性粒细胞（图1-1-61）。

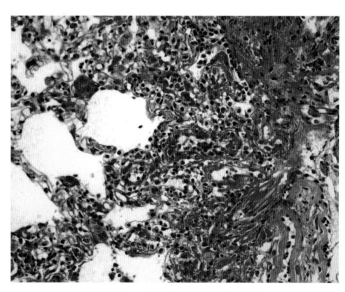

图1-1-61 急性嗜酸性粒细胞性肺炎
可见肺泡腔和肺泡壁内弥漫性的嗜酸性粒细胞浸润，并可见嗜酸性脓肿形成

【鉴别诊断】 肉芽肿病性多血管炎：嗜酸性粒细胞的浸润主要在肺间质及小血管周围，典型的病理改变为哮喘型支气管炎，嗜酸性肺炎及坏死性血管炎和血管外肉芽肿病灶。肉芽肿病性多血管炎是一个ANCA相关的系统性血管炎性疾病。实验室检查P-ANCA阳性。免疫组化：嗜酸性肺炎巨噬细胞S-100蛋白阴性，而肉芽肿病性多血管炎其组织细胞阳性。

五、特发性慢性嗜酸性粒细胞性肺炎

【概念】　特发性慢性嗜酸性粒细胞性肺炎（idiopathic chronic eosinophilic pneumonia，ICEP）是一种病因不明、有慢性进行性加重的临床表现和组织学特征的一型肺炎[305]。

【临床特点】　1969 年，Carrington 等首次以独立的疾病阐述了 ICEP[305]。ICEP 占各类间质性肺疾病的 3% 以下[306]。ICEP 以女性多见，男女比例约为 1:2[307]。发病人群以非吸烟者为主。各个年龄组均可受累，确诊时平均年龄为 45 岁；儿童发病少见[307, 308]，最小年龄仅为 1 岁[309]。ICEP 发病无明显遗传倾向，与哮喘密切相关，33%～50% 患者有哮喘、鼻息肉、荨麻疹、湿疹等过敏病史[310]。

【发病机制】　特发性慢性嗜酸性粒细胞性肺炎发病机制认为与嗜酸粒细胞在肺组织募集和活化是导致组织损伤的关键因素[311]。嗜酸粒细胞一方面被认为是参与抗寄生虫感染、调节 I 型超敏反应、选择性吞噬抗原抗体复合物等过程中的重要免疫细胞[312]；另一方面，嗜酸粒细胞可释放多种毒性颗粒及炎性介质，引起一系列病理生理反应。

【病理变化】　ICEP 主要病理特征是在肺泡腔及肺间质中有大量的嗜酸性粒细胞沉积和浸润（图 1-1-62 A），同时有组织细胞，可见嗜酸性脓肿、上皮样肉芽肿（图 1-1-62 B）。嗜酸性脓肿形成：中央为坏死的嗜酸细胞周围栅栏状组织细胞围绕[139]，并见 Charcot-Leyden 结晶体。肺间质有成纤维细胞增生，轻度纤维化。有的病例可见闭塞性细支气管炎的改变及非坏死性、机化性小血管炎。

【鉴别诊断】

（1）高嗜酸性粒细胞血症：是一种骨髓的增殖性病变，骨髓内有大量嗜酸性粒细胞增生，可以累及全身，肺部常常受累。病变也很类似 ICEP，但是往往有 *PDGFRA*、*PDGFRB*、*FGFR1*、*PCM1-JAK2* 基因重排。而 ICEP 是相对局限在肺部、没有基因的突变。

（2）淋巴瘤：淋巴瘤也常常见到大量嗜酸性粒细胞浸润，但是其中可见有异型的淋巴细胞弥漫性浸润，有坏死。免疫组化可见淋巴细胞单克隆增生。

（3）肉芽肿病性多血管炎：见急性嗜酸性粒细胞性肺炎一章。

六、外源性过敏性肺泡炎（过敏性肺泡炎）

【概念】　外源性过敏性肺泡炎（extrinsic allergic alveolitis，EAA）是由于机体反复吸入各种有机物或化学活性物质所引起的免疫介导的弥漫性肺间质疾病。

【临床特点】　外源性过敏性肺泡炎最初被认为是农民在晾晒麦秆、稻草时吸入真菌、细菌或有机粉尘引起的过敏反应，因此也称农民肺[313]。后来学者们发现环境中的很多物质（如鸽子的羽毛和排泄物以及血清、药物，甚至有些无机化学物质）也可作为半抗原与体内白蛋白结合，形成抗原颗粒而诱发外源性过敏性肺泡炎[151]。目前知道的大约有 200 余种，且特殊类型的 EAA 也时有被报道，例如日本夏天型过敏性肺泡炎。在农作业个人中 EAA 症状的发病率远高于疾病的患病率。蘑菇工人中 20% 严重暴露者有症状[314]，美国外源性过敏性肺泡炎的人群发病率约为 3/ 万，农民、养鸽者可分别达 7% 和 20%，患者

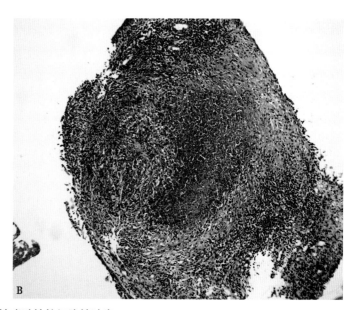

图 1-1-62　特发性慢性嗜酸性粒细胞性肺炎

肺泡腔内有嗜酸性粒细胞渗出，肺泡间隔有嗜酸性粒细胞浸润（A）；肺组织可见肉芽肿病灶，其中有嗜酸性坏死，大量嗜酸性粒细胞浸润（B）

平均发病年龄为 48 岁,无性别差异[315]。据一项爱鸽俱乐部人员的调查,鸽子饲养者肺的患病率是 8%～30%。通常情况下,环境暴露人群的 EAA 患病率是 5%～15%。80%～90% 的 EAA 是非吸烟人群。这可能是因为吸烟影响了血清抗体的形成,抑制肺脏的免疫反应。

【发病机制】　EAA 是环境抗原的吸入引起的肺脏巨噬细胞 - 淋巴细胞性炎症和肉芽肿性疾病。发病机制主要涉及 III 型和 IV 型免疫反应。抗原进入体内可激活肺泡巨噬细胞导致细胞因子白细胞介素(IL)-1、肿瘤坏死因子(TNF)-a 高表达。参与 EAA 的发病机制。疾病早期以 III 型变态反应——免疫复合物性炎性反应为主,在肺泡上皮细胞表面形成大量的免疫复合物,经过经典途径激活补体,使中性粒细胞趋化,能够直接刺激肺泡巨噬细胞产生炎症介质,从而促进炎性反应的发生。其结果导致渗出液和细胞在肺泡处聚积,损伤肺组织、降低血气交换功能。随着疾病进展,IV 型变态反应由免疫复合物和 Th1 型细胞分别介导。细胞因子、趋化因子及肺泡巨噬细胞引起 CD_8^+ 进入肺组织,促进肉芽肿的形成以及加速肺纤维化的过程。

【病理变化】　EAA 的特征性病理改变主要为淋巴细胞渗出为主的慢性间质性肺炎,细胞性细支气管炎(气道中心炎症)和散在分布的非干酪样坏死性小肉芽肿,但是根据其发病形式和所处的疾病阶段不同,组织病理学改变也有各自特点。

急性 EAA:其特点是急性支气管炎,呼吸性细支气管和肺泡见大量中性粒细胞浸润,肺组织为弥漫性肺损伤改变,肺泡腔水肿液渗出和透明膜形成,肺泡间隔充血,晚期肺呈机化性弥漫性肺泡损伤[139]。

亚急性 EAA:亚急性 EAA 特征性组织学改变为淋巴细胞为主的间质浸润;非坏死性形成不良的肉芽肿;富于细胞性细支气管炎。除此之外还可以伴有阻塞性细支气管炎及机化性肺炎改变[315]。有时可见富于细胞性非特异性间质性肺炎改变。淋巴细胞性间质浸润是指淋巴细胞特别是 CD_8^+ 的淋巴细胞在肺泡隔、细支气管周围、血管周围、胸膜及小叶间隔的浸润,可在细支气管周围形成淋巴滤泡。有特征性疏松的非坏死性的肉芽肿,肉芽肿内为慢性炎症细胞、上皮样组织细胞形成松散的、界限不清的结节,结节多位于小气道,也可在肺泡管和肺泡腔内(图 1-1-63)。富于细胞性细支气管炎指呼吸性细支气管壁及细支气管周围的炎症细胞浸润,较晚期的病变可伴有细支气管周围的纤维化甚至可引起小叶中心性纤维化[316]。

慢性 EAA:常见有 UIP 样纤维化型、NSIP 样纤维化型、小叶中心性纤维化三种类型改变。

UIP 样纤维化型:肺膜下呈斑片状改变,病变时相不

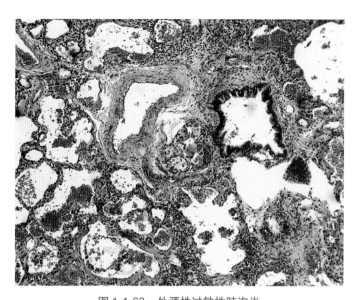

图 1-1-63　外源性过敏性肺泡炎
细支气管管壁淋巴细胞浸润,不典型肉芽肿,肺泡间隔淋巴细胞浸润

一致,可有纤维化玻璃样变的病灶,也可有新生的成纤维细胞灶。但极少有蜂窝肺改变。肺泡间隔有淋巴细胞浸润及多核巨细胞灶。

NSIP 样纤维化型:呈线条状纤维化,时相一致和保留肺泡结构,但是多处取材在细支气管周围、肺泡间隔可见多核巨细胞肉芽肿病灶,甚至 Schaumann 体。

小叶中心性纤维化型:细支气管周围纤维化及瘢痕形成,平滑肌增生,炎症细胞浸润。纤维化病灶边缘可见新生的成纤维细胞灶,肺泡结构变形,肺间质有多核巨细胞。

有学者通过文献报道桥性纤维化是 EAA 常见的病理改变。主要是小叶中央和周边及胸膜下之间形成带状纤维组织增生[317]。有时还可见肺不张、肺气肿、囊肿形成。支气管周围、肺泡管异物巨细胞和胆固醇结晶及 Schaumann 小体。

【鉴别诊断】

(1)急性肺损伤:在急性期与 EAA 非常类似。一般 EAA 有吸入性变应原病史,有急性细支气管炎改变。而急性肺损伤主要表现在肺泡腔。

(2)结节病:在临床上有双侧肺门淋巴结对称性肿大,肉芽肿是典型肉芽肿,很少有细支气管腔内和肺间质纤维化。淋巴细胞浸润较轻。

(3)淋巴细胞间质性肺炎:主要病变在肺泡间隔淋巴细胞浸润,有淋巴滤泡形成。极少出现肉芽肿病灶。

(4)普通型 UIP:慢性 EAA 主要表现为全肺斑片状分布,以上、中叶为重,细支气管周围纤维化,很少蜂窝肺改变。UIP 病变以中、下肺、胸膜下为主,病变时像不一致,蜂窝肺多见。

(广州医科大学附属第一医院　顾莹莹)

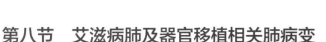

近开胸肺活检的确诊率。病理形态学改变常常是非特异性的，可表现出普通型的间质性肺炎、脱屑性或淋巴细胞性间质性肺炎[320, 321]。一些特殊病原体的感染参见本章第三节。

第八节　艾滋病肺及器官移植相关肺病变

一、艾滋病肺病变

艾滋病（acquired immunodeficiency syndrome，AIDS）的肺病变是指艾滋病过程中肺实质内出现的继发性的改变。艾滋病是由于感染了人类免疫缺陷病毒（human immunodificiency virus，HIV）之后所导致的 T 淋巴细胞（抑制型 TS 细胞增多，辅助型 TH 细胞减少和 / 功能不足）等免疫细胞受损，容易引起继发感染甚至引起肿瘤发生的一种致命性的传染病。人类免疫缺陷病毒（HIV）及受损的 T 淋巴细胞可侵犯全身任何组织和器官，引起获得性免疫缺陷综合征，但常常是以肺受侵害的几率最高（表 1-1-5），据统计 60% 以上的艾滋病患者出现肺疾患，近 60% 的患者死于感染[318, 319]。有些国家和地区的肺部继发感染是以肺孢子菌（pneumocystis，PC）和巨细胞病毒感染为多见，其次为非典型分枝杆菌的感染；而在发展中国家，则以肺结核最为常见。所诱发的肿瘤则以 Kaposi 肉瘤和淋巴瘤为主。AIDS 过程中的肺部病变可以通过临床症状和影像学检查发现，但确诊往往需要经过肺泡灌洗、经支气管活检等完成，而开胸肺活检的确诊率会更高，但联合应用肺泡灌洗和经支气管活检可以接

二、肺移植病理

【临床特点】　肺移植是治疗终末期肺疾病或者肺血管疾病的有效方法，但移植后的肺功能衰竭和死亡率远远超过了其他实质性脏器移植。1990—2013 年期间平均存活时间是 5.7 年，近年来达到 7.9 年，存活时间延长主要是手术和围术期的改进，移植后第一年的死亡率并没有改善。影响肺移植后的长期存活的主要限制性因素是闭塞性细支气管炎综合征，移植成功和改善生活质量取决于严格的受者选择[322, 323]。

【病理变化】　肺的同种异体移植可能发生排斥反应，评估可参照国际肺移植协会（International Society for Heart and Lung Transplantation，ISHLT）的标准进行。肺同种异体移植的排斥反应分为急性和慢性两种。急性细胞损伤表现为血管周围单一核炎细胞和嗜酸性粒细胞浸润，常伴有细支气管炎。由抗体介导的急性的排斥反应的病理表现还不明确。慢性排斥反应主要表现为细支气管、动脉和静脉管腔的纤维性狭窄。

肺移植排斥的病理诊断要点为：

表 1-1-5　AIDS 时常见的机会感染

病原	常见部位	常见临床表现	病变特征
细菌和原虫			
肺孢子菌	肺	肺炎	肺泡腔扩张呈囊状，有的融合，囊内充满泡沫状或嗜酸性渗出物。间质性肺炎
鸟型结核分枝杆菌	淋巴结、骨髓、血、脾、肝、肺、胃肠、皮肤	淋巴结炎、全血细胞减少症、肺炎、肠炎、播散性感染（分枝杆菌血症）	大片泡沫细胞，抗酸染色细胞内分枝杆菌阳性
刚地弓形虫	CNS、眼、心	CNS 肿块、视网膜炎、心肌炎	CNS 表现为急性、亚急性或慢性坏死性脑炎。其他脏器为坏死，见到病原体
真菌			
白色念珠菌	口咽、食道	鹅口疮、食道炎	假膜性炎，化脓，肉芽肿
新型隐球菌	CNS、淋巴结、血、尿、肺、骨髓	脑膜炎、肺炎、播散性感染（霉菌血症）	病灶内见大量隐球菌，反应轻，偶见肉芽肿
荚膜组织胞浆菌	肺、淋巴结、眼、骨髓、脾、血	肺炎、视网膜炎、播菌性感染（霉菌血症）	肉芽肿伴凝固性坏死
曲菌	肺、脑、血	肺炎、脑肿块、播散性感染（霉菌血症）	凝固性坏死，化脓，好侵犯血管，可有肉芽肿
病毒			
巨细胞包涵体病毒（CMV）	播散性、肺、肾上腺、眼、CNS、胃肠、淋巴结、男性生殖器	肺炎、视网膜炎、脑炎、肝炎、肠炎等。肾上腺功能不全	组织坏死，细胞内典型病毒包涵体或核酸存在

*CNS：中枢神经系统

（1）A：急性排斥。血管周单一核细胞浸润。依据浸润细胞的范围和分布、累及间质和细支气管的情况分级。多灶性病变时，级别由最严重的病变决定。

1）A1级：血管周形成2～3层细胞厚度的小圆细胞、浆细胞、转化淋巴细胞构成的环，无血管内皮炎和嗜酸性粒细胞浸润（图1-1-64）。

2）A2级：除血管周单一核细胞浸润环外，出现嗜酸粒细胞及血管内皮炎（内皮下淋巴细胞浸润），有时伴有内皮细胞反应性改变，炎细胞浸润不累及邻近的肺泡间隔。

3）A3级：血管内皮炎及血管周围明显单一核细胞浸润带并蔓延至血管及支气管周围肺泡间隔，嗜酸性粒细胞和中性粒细胞更常见，邻近肺泡腔内常见巨噬细胞聚集，可出现Ⅱ型肺泡细胞增生。

4）A4级：单一核细胞广泛浸润血管周围和肺间质，肺泡上皮损伤，出血、坏死、透明膜、肺泡腔内中性粒细胞及巨噬细胞，在开放性肺活检常见。

（2）B：气道炎症。

1）B1R级：细支气管黏膜上皮下结缔组织内单一核细胞片状或带状浸润，偶尔可见嗜酸性粒细胞，没有上皮内淋巴细胞浸润和上皮损伤。

2）B2R级：细支气管黏膜上皮下结缔组织内单个核细胞浸润，细胞体积大且活化常见嗜酸性粒细胞，上皮损伤（坏死或化生），甚至溃疡形成，上皮内可见淋巴细胞、中性粒细胞浸润，表面可有细胞碎片及纤维脓性渗出物。中性粒细胞多见时，需要做特殊染色，除外细菌或真菌感染。

3）BX：是指活检标本不合格、感染、制片不合格、人工假象等原因造成的无法评估。

（3）C：慢性气道排斥（阻塞性细支气管炎）：呼吸性细支气管黏膜下纤维组织增生，伴玻璃样变性，致管腔部

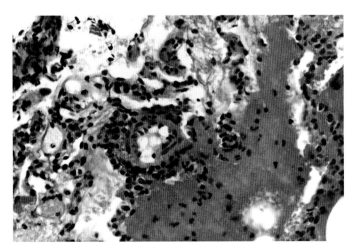

图1-1-64 急性排斥反应A1级改变
肺内小血管周围见2～3层单一核细胞浸润

分或全部阻塞，不再使用活动性、非活动性分类。

1）C0级：是指活检组织中没有阻塞性细支气管炎表现。

2）C1级：活检组织中具有阻塞性细支气管炎表现。

经支气管活检不是诊断阻塞性细支气管炎的有效手段，临床利用功能评级的细支气管阻塞综合征（BOS）是诊断和动态随访慢性气道排斥的有效方法。

（4）D：慢性血管排斥。疏松的黏液样结缔组织在内皮下沉积后致动脉硬化样血管阻塞性病变，常见单一核细胞和泡沫细胞浸润，很难在经支气管肺活检标本中诊断，常用于开胸/腔镜下肺活检标本。

急性抗体介导（体液）的排斥反应：小血管内膜炎提示可疑体液免疫介导的排斥反应，临床免疫检查或组织学表现为毛细血管损伤时，需要对活检标本进行C3d、C4d、CD_{31}及CD_{68}免疫组化染色。当然，肺组织内抗体介导的排斥反应还有待进一步研究（表1-1-6）。

表1-1-6 器官移植体液免疫的假定分期

Ⅰ	隐匿的体液反应 仅有循环抗体[※]，未出现活检异常或移植物功能异常
Ⅱ	静默体液免疫（缓解期或排斥前状态） 循环抗体[※]+C4d沉积，没有组织学改变或移植物功能异常
Ⅲ	亚临床体液免疫介导的排斥反应 循环抗体[※]+C4d沉积+组织病理学改变，没有移植物功能异常
Ⅳ	体液免疫介导的排斥反应 循环抗体[※]+C4d沉积+组织病理学改变+移植物功能异常

[※] 针对HLA或在供体内皮细胞中表达抗原的循环抗体

肺移植排斥反应的病理报告应包括取材部位、活检块数（至少5块）、血管、气道的变化等，详见表1-1-7。

【鉴别诊断】 主要是继发感染的鉴别诊断。肺是实质脏器移植和骨髓移植患者的最常见发生感染的脏器。镜下形态取决于感染的病因和宿主反应，可能很轻微或较重。细菌感染常常表现为气道、间质和肺泡腔内中性粒细胞浸润。偶见仅有细菌生长、梗死，没有炎症反应。病毒感染最常见的是CMV，多感染内皮细胞和肺泡细胞。如大细胞中见到经典的单个核内包涵体和多个胞质内包涵体，即可以诊断CMV感染。在经过治疗的患者中，常有很脏的嗜酸性包涵体，很难认为是CMV。腺病毒感染在儿童更为常见，儿童可因其他的呼吸道病毒（呼吸道合胞体病毒、副流感病毒、流感病毒）感染发展为严重的肺炎。真菌感染常常是曲霉菌或念珠菌。还可以有弓形虫感染。特殊染色如GMS、AFB、微生物培养、活检和免疫组化染色有助于诊断。

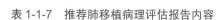

表 1-1-7　推荐肺移植病理评估报告内容

肺移植活检的部位：	活检标本的组织块数：
A. 急性排斥反应	
A0（无反应）　A1（极轻度急性排斥反应）	
A2（轻度急性排斥反应）　A3（中度急性排斥反应）	
A4（重度急性排斥反应）　AX（不能分级）	
B. 气道炎症：	
B0（无气道炎症）　B1R（低级别小气道炎症）	
B2R（高级别小气道炎症）　BX（不能分级）	
C. 慢性气道排斥反应：C0（无）　C1（有）	
D. 慢性血管排斥反应：D0（无）　D1（有）	
其他发现：手术后反应（描述）	

备注：1. 活检标本不足以对排斥反应分级，原因：组织太少或者其他原因不能诊断与分级

2. 活检标本足以分级，但是用于诊断的标本数目少于 5 块。

3. 肺泡腔内有 / 无吞噬含铁血黄素的吞噬细胞（铁染色评价）

4. 免疫组化 C4d/C4d 阳性（C4d 阳性在肺急性体液排斥反应的意义不明确）

5. 常用特染　三色、弹力和六胺银染色

　　骨髓移植患者的肺可并发多种疾病，如获得性肺泡蛋白沉积症、小血管炎、淋巴细胞性间质性肺炎、移植后的淋巴增生异常（post-transplant lymphoproliferative disorders），以及少见的肺静脉闭塞性疾病（pulmonary veno-occlusive disease）。骨髓移植后多数非白血病性死亡是由于移植物抗宿主病和间质性肺炎所致。后者的发病率为 20%～50%，死亡率达 50%～70%。

（中日友好医院　笪冀平）

第九节　肉芽肿及瘤样病变

　　肺内可以发生各种各样的肉芽肿性病变，而引起肉芽肿性病变的原因很复杂（包括感染性、非感染性、血管炎性和变态反应性等），从大的方面来讲，肉芽肿性病变也属于炎症范畴，是一种慢性增生性的炎症。由于病变范围相对局限，其中的一部分在影像学和大体检查时与肿瘤很相似，故又称为瘤样病变。镜下检查时除发现病变呈结节状外，比较恒定地出现类上皮细胞、组织细胞、数量不等的多核巨细胞和比例不一的各种炎性细胞。有时与肺部的非肉芽肿性炎症也很难区分，需要借助特殊染色甚至实验室检测才能明确其诊断。本节主要介绍非真菌引起的肉芽肿性病变。

一、肉芽肿性病变（疾病）

　　肉芽肿性病变（肉芽肿性炎）是由感染或非感染因素引起的以肉芽肿形成为特点的一类病变，由于引起肉芽

肿形成的原因不同，因此肉芽肿性病变包含了许多种不同的疾病，如结核病、结节病、肉芽肿性血管炎等，其病变主要由类上皮细胞（又称上皮样细胞）、多核巨细胞等构成，部分肉芽肿可伴有坏死。

（一）结核病

　　【定义】　结核病（tuberculosis，TB）是由结核分枝杆菌复合群（*Mycobacterium tuberculosis* complex，MTBC）引起的传染性疾病。结核分枝杆菌复合群包括结核、牛、非洲和田鼠分枝杆菌等。结核病可发生在全身多种脏器，其中以肺部最为常见[324]。

　　【临床特征】　结核病是严重威胁人类健康的重要传染性疾病之一。据 WHO 最新统计数据显示，2015 年全球有超过 1000 万新发结核病患者，死亡人数达 180 万，超过艾滋病，成为死亡人数最多的感染性疾病[325]。我国近年来年平均结核病发病率约为 68/10 万，每年新发肺结核约 92 万人[325]。肺结核病可分为原发性、血性播散性和继发性肺结核病。原发性肺结核（primary pulmonary tuberculosis）是指人体初次感染结核分枝杆菌而引起的结核病。因此型结核病以儿童多见，故又称儿童型结核病。继发性肺结核病（secondary pulmonary tuberculosis）是指在原发性肺结核自愈或治愈后，体内病灶复发或机体再次感染结核分枝杆菌引起的肺结核病。此型结核多见于成人，又称成人型肺结核病。近年来，耐药结核病有逐年增多趋势。耐药结核病（drug resistance-tuberculosis，DR-TB）是指由耐药结核分枝杆菌所引起的结核病[326]。

　　【病理变化】　目前胸外科手术切除标本以肺单发结节或结核瘤（图 1-1-65 A）多见，慢性纤维空洞型肺结核相对较少（图 1-1-65 B）。典型的病例大体上可见到灰黄色、质地细腻形似奶酪的坏死组织（称干酪样坏死）。干酪样坏死对结核病的诊断具有重要的提示性作用[327]。随着微创技术在临床的广泛应用，目前病理科面临的是各种经内镜活检、穿刺活检和细针吸取的小活检标本，缺少了手术切除标本的大体观察。因此，病理医生在诊断中尤其要谨慎，防止漏诊和误诊。

　　结核病常见的组织学改变为坏死性肉芽肿性炎，但亦可为非坏死性肉芽肿性炎。典型的镜下改变是可见结核结节（tubercle）（图 1-1-66 A、B），典型的结核结节中心为干酪样坏死，周边可见类上皮细胞和（或）朗汉斯巨细胞[328]，外周有纤维结缔组织和慢性炎细胞浸润。有时亦可见缺少肉芽肿病变的干酪样坏死结节（图 1-1-66 C）。

　　需要注意的是结核病的人体观察和组织学变化虽然具有一定的特征，但上述表现也可出现在其他感染及非感染性肉芽肿病变中。因此，仅凭大体和 HE 染色的组织病理学观察尚不能确诊为结核病，须通过其他方法查

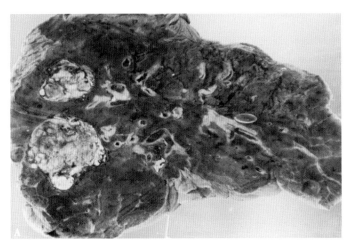
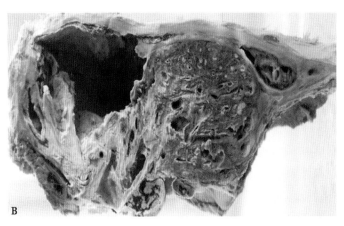

图 1-1-65　肺结核

肺尖处见多个界限清楚的并有纤维包膜的结核瘤（A）；一侧全肺标本，上叶可见巨大不规则纤维空洞，内壁残留坏死而不光滑，与支气管相通，下叶肺萎缩、实变，胸膜弥漫增厚（B）

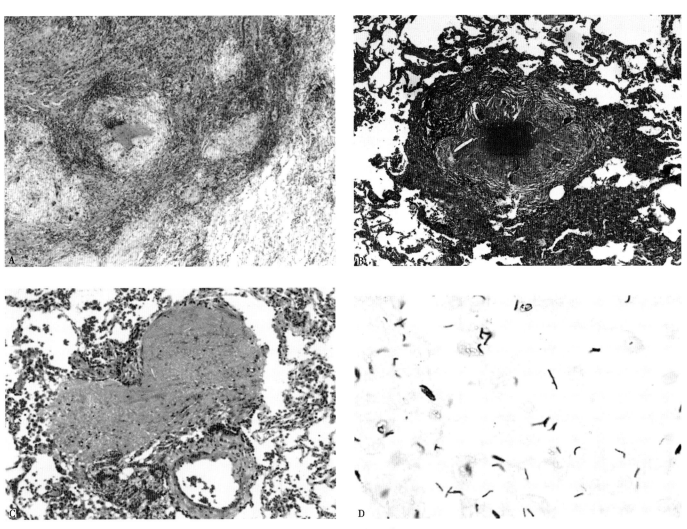

图 1-1-66　结核结节

肺内实变区可见多个结节样肉芽肿性病变，内见淡染的类上皮细胞和多核巨细胞（A）；典型的结核结节中心可见粉染无结构的干酪样坏死，周围有类上皮细胞及朗汉斯巨细胞（B）；缺少肉芽肿病变的干酪样坏死结节（C）；坏死组织内见抗酸染色阳性的红色、杆状分枝杆菌（D）

找到结核病病原学依据方可确诊。结核病病原学的依据包括：①抗酸染色法查找病变中的分枝杆菌；②免疫组化法检测组织中分枝杆菌抗原；③分枝杆菌培养；④分子生物学方法检测组织中的结核分枝杆菌核酸。前两者虽为病原学依据，但仍不能凭此诊断结核病，结核病确诊主要依靠后两者。经典的抗酸染色方法是姜尼（Ziehl-Neelsen）染色法，现多用改良法。油镜下观察结核分枝杆菌一般呈红色、两端钝圆稍弯曲的杆状，有时呈串珠状（图 1-1-66 D）。抗酸杆菌多见于坏死的中心区或坏死区与上皮样肉芽肿交界处。

抗酸染色方法的优点是简单、易行，缺点是敏感性较差，报道检出的阳性率差异很大（5%～50%），另外，此法检出的阳性菌不能区别结核分枝杆菌和其他类型的分枝杆菌，如麻风分枝杆菌（*Mycobacterium leprae*）和非结核分枝杆菌（non-*Tuberculous mycobacteria*，NTM）等，需要进一步进行分子病理检测或分枝杆菌培养加以鉴别。除分枝杆菌外，诺卡菌属（*Nocardia*）及军团菌属（*Legionella*）部分细菌抗酸染色亦可呈阳性，应注意鉴别[329, 330]。

近年有学者报道针对结核分枝杆菌分泌蛋白的抗体，用免疫组化方法在组织切片中显示结核分枝杆菌蛋白的表达，对协助结核病诊断很有帮助。这类抗体主要识别 BCG 成分、MPT64、PstS1、Ag85B 等抗原[331-335]。免疫组织化学检查优点为操作简便、阳性信号易于观察、不需要使用油镜，可以有效提高敏感性和工作效率（图 1-1-67）。

分枝杆菌培养法的优点是诊断准确，是结核病诊断的金标准，但需要具备实验条件，且操作繁琐、耗时长。基于基因检测的分子病理学新技术则具有简单、特异、敏感、快速等优点，可以有效提高组织标本中结核分枝杆菌

的检出率。结核分枝杆菌特异基因 *IS6110* 是目前最常用的检测靶点，该基因只存在于结核分枝杆菌复合群，且是多拷贝基因，对于结核病的诊断具有良好的敏感性和特异性。因此，可以通过检测该基因鉴别诊断结核病与非结核分枝杆菌病[335, 336]。通过检测 *rpoB* 基因突变可以检测利福平耐药结核分枝杆菌，检测 *katG*、*inhA*、*ahpC* 等基因突变可以检测异烟肼耐药结核分枝杆菌等[337, 338]。目前常用的有实时荧光定量 PCR（realtime fluorescence quantitative PCR）技术、核酸杂交（nucleic acid hybridization）技术、高分辨熔解曲线（high resolution melting，HRM）技术等。

综上，建议结核病的病理学诊断标准及流程如下（图 1-1-68）[339]：①明确结核病诊断：当病变形态符合结核病病理变化特征，且具有结核病病原学证据，可作明确诊断。②提示性诊断：病变形态具备结核病病理变化特征，但没有明确结核病病原学证据，不能排除结核病可能性的可作提示性诊断，如"符合结核"、"考虑为结核"、"提示为结核"、"疑为结核"、"不能排除（除外）结核"等。

【鉴别诊断】 结核病应与以下疾病鉴别，如结节病、非结核分枝杆菌病、坏死性肉芽肿性血管炎及肺肿瘤等。

（1）结节病（sarcoidosis）：是一种病因和发病机制尚不明确的肉芽肿性疾病（参见第三节）。由于其病变与结核类似且治疗原则截然不同，故与结核病的鉴别非常重要。结节病可累及全身多个系统，但以肺和肺门淋巴结受累最为常见。临床一般多无发热，可出现刺激性咳嗽等，影像学常见双肺门对称性增大。具有辅助诊断结节病的有效单项指标是：血清血管紧张素转换酶（SACE）多增高和支气管灌洗液（BALF）T 淋巴细胞亚群 CD$_4$/CD$_8$

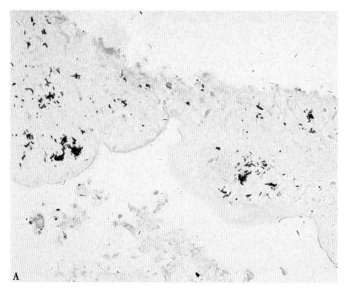
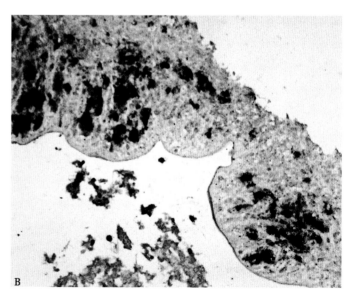

A

B

图 1-1-67　抗酸染色与免疫组化比较

抗酸染色显示抗酸杆菌分布（A）；免疫组化显示分枝杆菌分泌蛋白 Ag85B，其阳性信号呈棕色颗粒状，与 A 图抗酸杆菌分布一致（B）

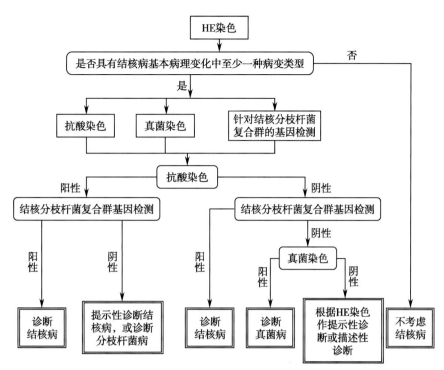

图 1-1-68　结核病的病理学诊断标准及流程

[参照中国结核病病理学诊断专家共识,中华结核和呼吸杂志,2017,40(6):419-425]

比值大于 3.5,两者联合应用诊断结节病可提高诊断率和预测价值[340]。结核菌素试验常为阴性或弱阳性,这些与结核病有所不同。病理所见为非坏死性肉芽肿,与增殖性结核病肉芽肿相似,但具有以下相对特点:结节的大小较一致,各自境界清楚,多沿支气管血管束分布;结节中心无坏死;在多核巨细胞内有时可见到包涵体(星形体、Schaumann 小体,图 1-1-69)。抗酸染色及结核分枝杆菌 DNA 检测均阴性[341]。

(2)非结核分枝杆菌感染:非结核分枝杆菌感染的病理改变与结核类似,很难区别,鉴别主要依据分枝杆菌培养、基因检测等。目前,临床实验室检测的 γ- 干扰素释放试验(interferon-γ release assays,IGRAs)是一种结核病细胞免疫学的指标,与传统 PPD 相比,可以不受卡介苗接种的影响,较少受非结核分枝杆菌感染的影响,IGRAs 可以判断结核分枝杆菌感染,但其缺点是仍然不能区别结核分枝杆菌潜伏感染和活动性结核病[342]。

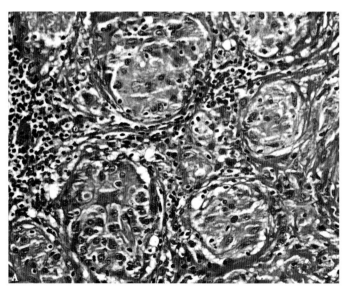
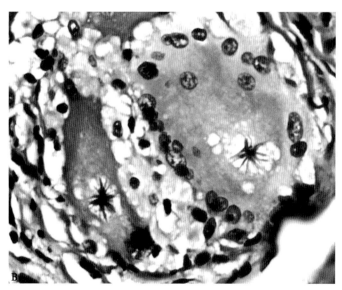

图 1-1-69　肺结节病

显微镜下见结节大小较一致,无坏死(A);在多核巨细胞内可见包涵体,如星形体或绍曼体(B)

（3）真菌病（fungal disease）：是由真菌感染引起的疾病。一般肺部常见的真菌病有曲菌病、隐球菌病、毛霉菌病和酵母菌病等（参见第三节）。病理改变主要为急慢性炎，并可出现坏死或非坏死性肉芽肿病变，易误诊为结核病[343]。在病变区内通过特殊染色找到相应的致病真菌可明确诊断。常用的染色方法为六胺银和 PAS 染色，前者真菌为棕黑色，后者为红色（图 1-1-70）。

（4）肉芽肿性多血管炎（granulomatosis with polyangiitis, GPA）：既往称韦格纳肉芽肿病（wegener's granulomatosis, WG），是一种全身系统性疾病（参见第四节）。GPA 常累及肺、上呼吸道和肾脏。临床多表现为发热、体重下降、咳嗽、胸痛及咯血等。一般为双肺多发结节，界限较清。患者血清 ANCA，特别是 C-ANCA 常阳性。支气管镜活检和细针肺穿刺活检常因组织少而不能明确诊断，多采用开胸或胸腔镜取较大组织活检。GPA（WG）组织学改变是以坏死性肉芽肿性炎伴血管炎为其特征。抗酸染色、PAS 染色阴性可与结核、真菌病等鉴别。

（5）异物性（Foreign bodies）肉芽肿：是由异物引起的肉芽肿。常见的异物如手术缝线、石棉、滑石粉、木刺及其他异物等。吸入性肺炎形成的肉芽肿也是异物性肉芽肿。典型异物反应为巨噬细胞及异物巨细胞包围异物，细胞质内有时可见有吞噬的异物。异物巨细胞的核多在细胞质中心排列，成簇状，与结核肉芽肿中的朗格汉斯巨细胞有所不同。

（6）肺癌：结核病有时需与肺癌鉴别，特别在手术中冷冻切片诊断时更需仔细鉴别。当肉芽肿病变缺少多核巨细胞，且细胞丰富、增生活跃时应与肺癌进行鉴别，寻找是否存在浸润性生长对于鉴别诊断会有所帮助。

（7）淋巴造血组织肿瘤：结核病还需与霍奇金淋巴瘤及淋巴瘤样肉芽肿病鉴别，当肿瘤组织内出现肉芽肿病变和（或）坏死、瘤细胞稀少时，容易误诊为结核病。

（二）非结核分枝杆菌病

【定义】　非结核分枝杆菌（non-*Tuberculous mycobacteria*, NTM）病是由非结核分枝杆菌感染所引发的疾病称为非结核分枝杆菌病（NTM 病）。

非结核分枝杆菌是分枝杆菌属除结核分枝杆菌复合群和麻风分枝杆菌以外的其他分枝杆菌的统称。迄今为止，共发现 154 种 NTM 和 13 个亚种，大部分为腐物寄生菌，仅少部分对人体致病[344]。引起肺部疾病的主要非结核分枝杆菌如表 1-1-8 所示。

【临床特征】　NTM 是一类环境分枝杆菌，其中部分为致病菌或条件致病菌。NTM 病以潮热地带为多见，人和某些动物均可感染。目前尚未发现动物传染给人或人与人之间传播的明确证据。现一般认为，人可从环境中感染 NTM 而患病，空气、水、土壤以及院内感染是重要的传播途径。

NTM 可以侵犯人体肺脏、淋巴结、骨、关节、皮肤、软组织等组织或器官，并可引起全身播散性疾病。在不同国家和地区，非结核分枝杆菌病的流行呈不同趋势。在美国最常见的非结核分枝杆菌病是由鸟-胞内分枝杆菌复合群（*Mycobacterium avium intracellulare complex*, MAC）和堪萨斯分枝杆菌（*Mycobacterium kansasii*）引起的。MAC 肺病又称为"热浴盆肺（hot tub lung）"或过敏样肺病（hypersensitivity-like lung disease）。MAC 肺病的主要症状是气促、咳嗽、低烧和低氧血症。从胸部 X 线检查中可看到弥散的小叶中心结节和（或）磨玻璃样改

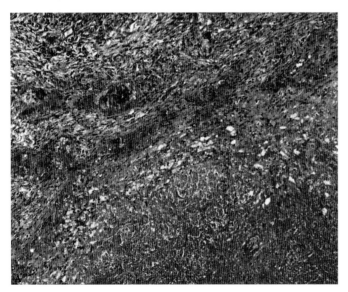
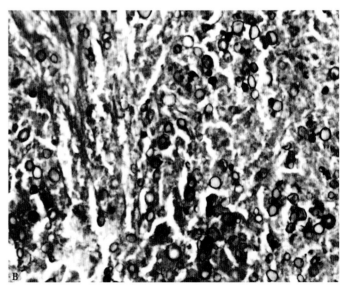

图 1-1-70　肺隐球菌病

HE 染色表现为坏死性肉芽肿性炎，形态似结核改变（A）；经 PAS 染色后发现在坏死组织内见大量厚膜、均质浓染的隐球菌（B）

表 1-1-8 可引起肺部疾病的主要非结核分枝杆菌种类

缓慢生长分枝杆菌		快速生长分枝杆菌	
细菌学名	中文译名	细菌学名	中文译名
M.arupense		*M.abcessus*	脓肿分枝杆菌
M.asiaticum	亚洲分枝杆菌	*M.alvei*	河床分枝杆菌
M.avium	鸟分枝杆菌	*M.boenickei*	
M.branderi	布分枝杆菌	*M.bollettii*	
M.celatum	隐藏分枝杆菌	*M.brumae*	雾分枝杆菌
M.chimaera		*M.chelonea*	龟分枝杆菌
M.florentinum		*M.confluentis*	汇合分枝杆菌
M.gordonae	戈登分枝杆菌	*M.elephantis*	
M.heckeshornense		*M.fortuitum*	偶发分枝杆菌
M.interjectum	插入分枝杆菌	*M.goodii*	戈地分枝杆菌
M.intermedium	中间分枝杆菌	*M.holsaticum*	
M.intracellulare	胞内分枝杆菌	*M.mageritense*	
M.kansasii	堪萨斯分枝杆菌	*M.massiliense*	
M.kubicae		*M.mucogenicum*	黏液分枝杆菌
M.lentiflavum	缓黄分枝杆菌	*M.peregrinum*	外来分枝杆菌
M.malmoense	玛尔摩分枝杆菌	*M.phocaicum*	
M.palustre		*M.septicum*	脓毒性分枝杆菌
M.saskatchewanse		*M.thermoresistible*	耐热分枝杆菌
M.scrofulaceum	瘰疬分枝杆菌		
M.shimodei			
M.simiae	猿分枝杆菌		
M.szulgai	苏尔加分枝杆菌		
M.triplex	三重分枝杆菌		
M.xenopi	蟾蜍分枝杆菌		

注：*M.* 为 *Mycobacterium* 的缩写；引自非结核分枝杆菌病诊断与治疗专家共识. 中华结核和呼吸杂志, 2012, 35（8）: 572-580

变。MAC 肺病究竟是由 MAC 引起的感染性疾病还是过敏性疾病目前还有争论。在英国的英格兰和威尔士堪萨斯分枝杆菌最流行, 而在苏格兰玛尔摩分枝杆菌 (*Mycobacterium malmoense*) 是最常见的致病菌。在中国非结核分枝杆菌病的流行也有地域差异。南方高于北方, 沿海地区高于内陆地区。从我国历次结核病流行病学调查资料显示, NTM 分离率从 1990 年 4.9% 上升至 2010 年 22.9%, 表明我国 NTM 病呈明显上升态势[344]。我国常见的致病性非结核分枝杆菌有龟分枝杆菌 (*Mycobacterium chelonae*)、脓肿分枝杆菌 (*Mycobacterium abscessus*)、MAC 和堪萨斯分枝杆菌[344]。

【病理变化】 NTM 病的病理形态与结核病非常相似, 可为坏死性肉芽肿性炎或非坏死性肉芽肿性炎改变, 有时伴化脓性炎。NTM 肺病可见坏死和空洞形成, 常为多发性或多房性, 侵及双肺, 位于胸膜下, 以薄壁为主, 洞内坏死层较厚, 与肺结核空洞有所不同[345] (图 1-1-71 A)。NTM 肺病组织学可分为 4 型: 纤维空洞或类结核型、支

气管扩张型、结节型和其他类型 (包括肺纤维化、肺气肿和肺不张等)[346]。MAC 肺病的主要病理特点是非坏死性肉芽肿伴机化性肺炎。坏死性肉芽肿病变少见。抗酸染色很难查见到病原菌。

我们经历的胞内分枝杆菌病多以坏死性肉芽肿改变为主, 亦可为非坏死性肉芽肿性炎, 抗酸染色阳性菌多少不等, 形态与结核分枝杆菌相似 (图 1-1-71 B～D), 而龟分枝杆菌和堪萨斯分枝杆菌感染的病例则以坏死、化脓性炎和嗜酸性粒细胞浸润为主要改变 (图 1-1-72 A)。但在一些免疫缺陷患者能看到多种非特异性炎症反应, 包括组织细胞浸润、急性及慢性炎症、纤维化和机化性肺炎。个别病例还表现为嗜酸性肺炎。在艾滋病患者中, 有时分枝杆菌感染可以完全没有炎症反应。

【鉴别诊断】 NTM 病主要应与结核病鉴别。一般认为堪萨斯分枝杆菌较结核分枝杆菌粗大、长且具有特征性的弯曲或 S 状等 (图 1-1-72 B)。但仅从病理学形态及抗酸染色阳性杆菌形态均很难把 NTM 与结核分枝杆菌明确

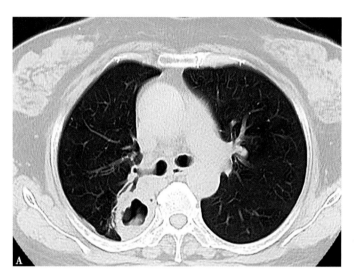
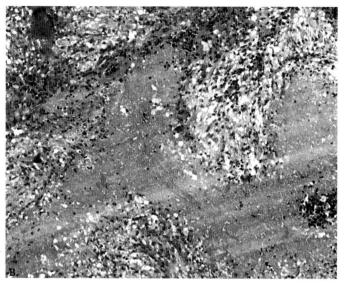
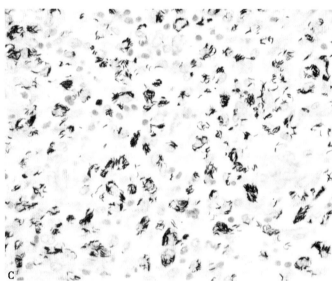
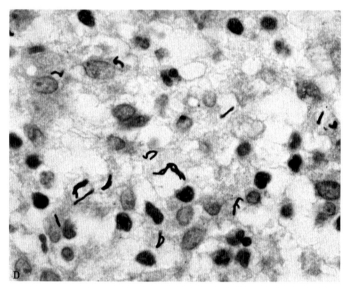

图 1-1-71　非结核分枝杆菌病

CT 可见内壁不光滑的空洞形成，腔内见坏死样物（A）；HE 染色镜下可见坏死性肉芽肿病变，与结核性肉芽肿无法区别（B）；病变内见多少不等抗酸染色阳性菌，呈红色、杆状，形态与结核分枝杆菌无法区别（C、D）

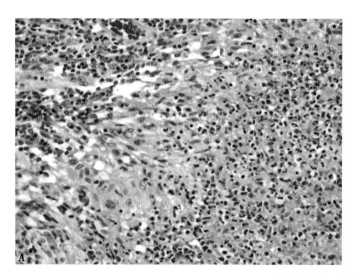
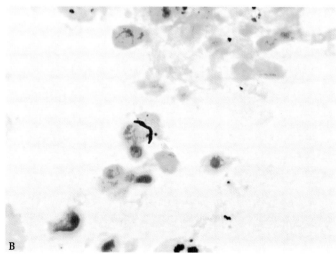

图 1-1-72　非结核分枝杆菌病

NTM 病的脓肿区（A）；抗酸染色见菌体粗大、弯曲的阳性杆菌（B）；基因检测证实为堪萨斯分枝杆菌

区别开。因此，确诊非结核分枝杆菌病需要进行分子病理检测，如检测 *IS6110，16s rDNA、23s rDNA，ITS，rpoB* 等基因可以鉴别诊断结核病与非结核分枝杆菌病[338]。NTM 病还应和其他肉芽肿性疾病鉴别，如真菌病和结节病等。真菌病需经特殊染色找到病原体可确诊。MAC 肺病的主要病理特点是非坏死性肉芽肿伴有机化性肺炎，可见于气腔和间质中，而坏死性肉芽肿病变较少见，需要与过敏性肺炎和结节病鉴别诊断。与过敏性肺炎相比，MAC 肺病肉芽肿结构更为完整，慢性间质性肺炎常与肉芽肿同时出现。MAC 肺病与结节病的不同在于肉芽肿同时出现在气腔和间质中；而结节病病变主要在肺间质，不在肺气腔内，病变沿支气管血管和淋巴道分布，在多核巨细胞内有时可见到包涵体（星形体、schaumann 小体）[328]。

（三）肉芽肿病性多血管炎

肉芽肿病性多血管炎（granulomatosis with polyangiitis，GPA），既往称为韦格纳肉芽肿病（wegener's granulomatosis，WG），是一种全身系统性疾病（见第一章第四节）。

（四）支气管中心性肉芽肿病

【定义】　支气管中心性肉芽肿病（bronchocentric granulomatosis，BCG）是发生在支气管及细支气管的坏死性肉芽肿性炎。

【临床特征】　1973 年 Liebow 首先报道了 BCG[347]。本病可发生于任何年龄，高峰为 20～30 岁。男女比例约为 3:2。患者常有发热、慢性咳嗽、哮喘、血嗜酸性粒细胞增高、呼吸困难和胸痛等。胸部影像学表现为肺孤立的浸润影或肺不张[328]。本病仅限于肺脏，一般很少波及其他肺外组织，与肺肉芽肿性血管炎常伴有肺外表现不

同[348,349]。但也有少数报道伴有类风湿关节炎、类风湿性脊椎炎等。约有一半 BCG 患者会伴有哮喘，有哮喘的患者多伴有过敏性支气管肺曲霉菌病（allergic bronchopulmonary aspergillosis），因此，患 BCG 哮喘患者的临床特征与过敏性支气管肺曲霉菌病患者相似。BCG 一般手术切除可治愈，部分患者则需用皮质类固醇治疗，预后较好[349]。

【病理变化】　该病的主要组织形态学特点是以支气管和细支气管为中心形成的坏死性肉芽肿性炎，破坏支气管、支气管壁和黏膜，可累及周围肺组织（图 1-1-73）。严重的病例可见支气管旁血管炎，但无纤维素样坏死。有时，在坏死区通过特殊染色可见散在真菌菌丝。支气管周肺组织有嗜酸性粒细胞浸润伴浆细胞、淋巴细胞、组织细胞和散在的多核巨细胞，肺泡腔有渗出性炎症改变。累及大支气管管壁会引起软骨炎。伴有哮喘者其组织内可见嗜酸性粒细胞浸润、支气管黏液阻塞、嗜酸性肺炎、渗出性细支气管炎和慢性细支气管炎等病变。非哮喘性 BCG 病例常含许多中性粒细胞和坏死物质，大支气管内不含嗜酸性粒细胞的黏液栓和无嗜酸性肺炎改变。

【鉴别诊断】　支气管中心性肉芽肿病与 Wegener 肉芽肿病的鉴别主要看有无坏死性血管炎。与感染性肉芽肿疾病鉴别，除依据病变组织结构、病变分布外，更为重的是查找病原体。

（五）过敏性肉芽肿病

过敏性肉芽肿病（allergic granulomatosis）又称为 Churg-Strauss 综合征，是 1951 年由 J.Churg 和 L.Strauss 首次报道的。2012 年又改称为嗜酸性肉芽肿多血管炎（eosi-

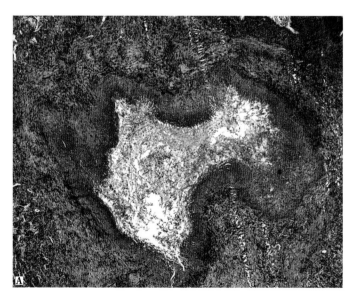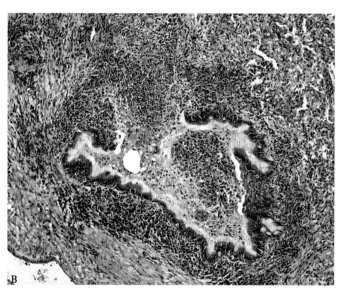

图 1-1-73　支气管中心肉芽肿病

支气管管腔不规则狭窄，黏膜上皮受损，周围肉芽肿病变形成（A）；有时支气管黏膜受损严重，形成溃疡（B）

（图片由南京大学医学院附属鼓楼医院孟凡青教授提供）

nophilic granulomatosis with polyangiitis，EGPA）（参见第一章第四节）。

（六）黏液或黏液样嵌塞

【定义】 黏液或黏液样嵌塞是指近端支气管腔内充满黏稠的浓缩黏液。

【临床特征】 有些疾病如慢性支气管炎、支气管扩张、哮喘等可出现支气管黏液或黏液样嵌塞。如果严重，其在影像学表现可呈鹿角状阴影[350]。

【病理变化】 见黏液样物充填支气管或小支气管管腔内，有时可见支气管管型形成（图1-1-74 A），可使支气管扩张。镜下，病变也可累及小支气管或细支气管，嵌塞物为含有黏液的纤维素样物，其中见多少不等的炎性细胞（图1-1-74 B），有时可见真菌菌丝。

【鉴别诊断】 支气管黏液嵌塞的镜下表现与过敏性支气管肺曲霉菌病和支气管中心肉芽肿病有重合，但本病无肉芽肿性炎改变[351]。

（七）类风湿性肺病

【定义】 类风湿性肺病（rheumatoid lung disease，RLD）又称为类风湿性关节炎相关性间质性肺病（rheumatoid arthritis-associated interstitial lung disease，RA-ILD），是指类风湿关节炎引起的呼吸系统的改变。

【临床特征】 类风湿关节炎患者在确诊类风湿病5年中约10%发生类风湿性肺病，发病年龄为50～60岁，男女比约为2:1，约1/3患者具有明显的临床症状，2/3患者HRCT检查肺部有病变，约1/5患者肺部病变为纤维化。类风湿性肺病临床症状发展缓慢，但一旦症状明显，则进展迅速，预后较差。大多数类风湿性肺病发病隐匿，早期没有明显临床症状，2/3的患者在没有临床症状及肺功能测试正常的情况下，可经HRCT发现。RLD的影像学表现比较多样。有些患者是在关节炎进展到严重程度之后，才开始出现肺部症状。也有部分患者肺部症状发生早于发现关节病变之前。类风湿性肺病的治疗起决定作用的是病理类型，UIP、NSIP伴纤维化的患者预后比NSIP伴淋巴细胞要差。糖皮质激素治疗以控制引起肺损伤和纤维化的炎性反应为主，对于NSIP治疗效果较好。而对于UIP患者糖皮质激素可联合应用免疫抑制剂（环磷酰胺、吗替麦考酚酯）等治疗，可延缓患者肺部纤维化和炎症，改善患者的临床症状、提高生活质量。也有研究表明利妥昔单抗、阿巴西普等新药在RLD治疗中有效，但还需要大样本的研究进一步证实。RLD的发病机制目前尚不完全清楚，可能与遗传因素、免疫因素及感染有关。

【病理变化】 类风湿性肺病的典型肺部改变是出现类风湿结节（rheumatoid nodules）和类风湿的病史。类风湿结节多位于胸膜下，呈圆形，单个或多个结节，镜下中心为纤维维素样坏死，周围有上皮样细胞呈栅栏状或放射状排列（图1-1-75 A），最外层为肉芽组织[327]。部分病例可出现凝固性坏死及血管炎改变（图1-1-75 B）。类风湿性肺病的其他改变是肺间质的纤维化。最常见的病理类型为普通型间质性肺炎（usual interstitial pneumonia，UIP），约占56%，其次为非特异性间质性肺炎（nonspecific interstitial pneumonia，NSIP），约占33%，少数表现为淋巴细胞性间质性肺炎（lymphocytic interstitial pneumonia，LIP）、机化性肺炎（organizing pneumonia，OP）、闭塞性细支气管炎伴机化性肺炎（bronchiolitis obliterans with organzing pneumonia，BOOP），而急性间质性肺炎（acute interstitial pneumonia，AIP）少见，进展迅速，死亡率高。类风湿性肺病还可表现为弥漫性间质纤维化、阻塞性细支气管炎、细支气管周围肉芽肿等[352-354]。

【鉴别诊断】 类风湿性肺病应与其他间质性疾病鉴别，当出现类风湿结节时，要与其他肉芽肿性疾病鉴别。

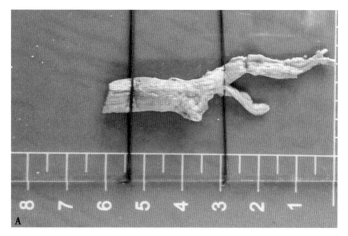
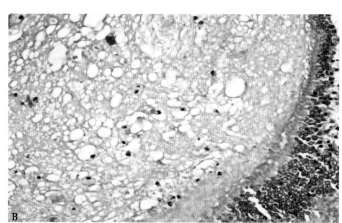

图 1-1-74 支气管黏液嵌塞
支气管内形成支气管管型（A）；支气管管腔内充满胶冻样物，镜下为黏液及纤维素样物（B）

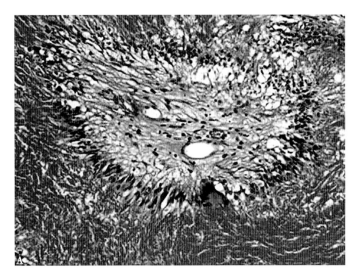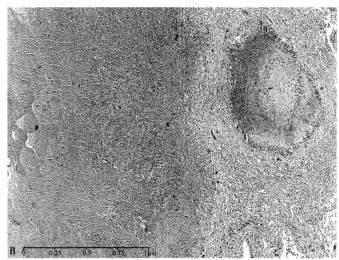

图 1-1-75　类风湿肺病

镜下见大量纤维素样坏死，周围有上皮样细胞呈栅栏状或放射状排列（A）；类风湿结节，凝固性坏死及坏死旁血管炎改变（B）
（图片 A 由广州医科大学第一附属医院顾莹莹教授提供，图片 B 由中国医学科学院北京协和医院冯瑞娥教授提供）

诊断需结合临床、影像及相关实验室检查（如类风湿因子升高等）。

二、瘤样病变

（一）多灶微结节性肺泡上皮增生

【定义】　多灶微结节性肺泡上皮增生（multifocal micronodular pneumocytehyperplasia，MMPH）是指肺泡上皮呈多灶、小结节状增生，伴有结节内肺泡隔弹力纤维增多的瘤样病变[355]。

【临床特征】　本病非常少见，几乎只发生在结节性硬化症（tuberous sclerosis complex，TSC）的患者中，目前认为是一种良性病变[356]。TSC 是以神经和皮肤为常见损害的多系统受累的疾患，1.0%～2.3% 的 TSC 患者有肺受累。胸部 CT 表现为两肺磨玻璃状小结节影，多数患者结节随机分布，大小为 1～10mm，偶有达 20mm 者，多数患者超过 10～30 个结节，甚至达 60～80 个结节[355,356]。

【病理变化】　MMPH 的组织学表现为多个境界清楚的小结节，结节中的肺泡塌陷，有时肺泡腔不易辨认，免疫组织化学可显示肺泡腔内组织细胞沉积。MMPH 的组织学特征是肺泡细胞（Ⅱ型肺泡上皮细胞）沿肺泡壁弥漫增生[357]，细胞增大、胞质丰富，呈扁平、立方和多边形，偶见核内空泡，核也增大，但核浆比正常，没有明显异型性，有时可有明显的核仁，缺乏核分裂象（图 1-1-76）。有时肺间质轻度增厚和淋巴细胞浸润[357]。增生的肺泡上皮弥漫表达 CK、EMA、TTF-1、SP-A、SP-B 等，一般不表达 SMA、HMB45、CEA、p53、CD68，Ki-67 阳性指数小于 2%[355,356]，也不表达 ER 和 PR[358]。

【鉴别诊断】　MMPH 的组织学改变并不复杂，但如果对此病的病理改变不了解，容易诊断为不典型腺瘤性增生（atypical adenomatoid hyperplasia，AAH）和非黏液性原位腺癌（nonmucinous adenocarcinoma in sit，AIS）。MMPH 主要为肺泡上皮增生和肺泡塌陷形成，组织学上和不典型腺瘤样增生（AAH）、非黏液性原位腺癌（AIS）鉴别非常困难。文献表明，AHH 和非黏液性 AIS 中多数没有肺泡塌陷、肺泡隔弹力纤维增多、肺泡腔内组织细胞聚集，肺泡上皮细胞核质比高于 MMPH 等[358]。在硬化性 AHH、非黏液性 AIS 中，肺泡隔因基质明显增多而增宽、僵硬，弹力纤维增多，和 MMPH 鉴别尤为困难。AAH 和非黏液性 AIS 没有明显肺泡塌陷，肺泡上皮细胞垂直于肺泡隔，具有明显的一致性，而 MMPH 中肺泡细胞增生活跃，具有细胞形态的多样性。MMPH 影像学表现为弥漫小结节影，多在 10～30 个以上，而 AAH、非黏液性 AIS 为孤立性或较少数量的毛玻璃影，且常与肺腺癌共存，结合临床 TSC 病史也可帮助诊断[357,358]。

（二）微小肺脑膜上皮样结节

【定义】　微小肺脑膜上皮样结节（minute pulmonary meningothelial-like nodules，MPMN）是一种具有脑膜瘤细胞特征的肺内瘤样病变。

【临床特征】　微小肺脑膜上皮样结节（MPMN）非常少见，一般无症状，因结节较小，偶尔会在手术或尸体解剖标本中发现。近年因 CT 的广泛使用，此类病变相对增多。本病自 Zak 等 1963 年报道，直至现在，其起源一直存在争议。但一般认为 MPMN 的组织形态、超微结构及免疫组化表达与肺脑膜瘤有类似的特征，有共同的遗传学特性[359,360]。

【病理变化】　MPMN 一般为孤立性微小结节，可单

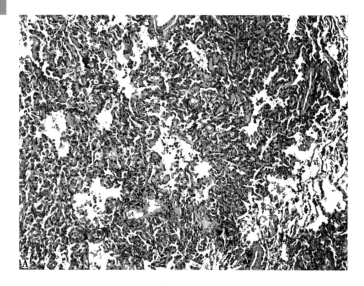

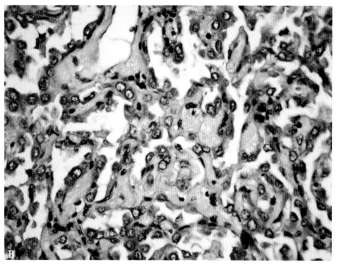

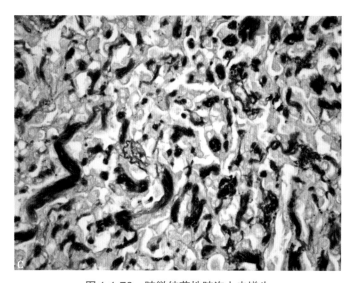

图 1-1-76 肺微结节性肺泡上皮增生

见肺泡壁断裂、塌陷，肺泡细胞增生围绕肺泡壁周围（A）；高倍镜下见增生的肺泡上皮较大，可见核仁，无核分裂象（B）；弹力纤维染色显示肺泡隔内弹力纤维明显增多，呈条索状、团块状（C）

（图片 A、B、C 由南京大学医学院附属鼓楼医院孟凡青教授提供）

发或多发，大小为 100μm～3mm。病变位于肺间质血管周围，细胞呈梭形、杆状核、漩涡样或编织状排列（图 1-1-77），免疫组化 Vim、EMA 和 CD56 可呈阳性，CK、SMA 为阴性[359,360]。

【**鉴别诊断**】 本病需和肺微小瘤、神经内分泌细胞增生、肺脑膜瘤、类癌和孤立性纤维性肿瘤等鉴别。

（三）软斑病

【**定义**】 软斑病（malacoplakia）是一种少见的炎症性疾病，以大量巨噬细胞聚集形成的慢性肉芽肿性炎为特点。

【**临床特征**】 软斑病是 1902 年由 Michaelis 和 Gutmann 首先报道，1903 年 von Hansemann 用希腊文 malaco（柔软）和 plakia（斑块）命名此病为软斑病。软斑病常发生在泌尿系统，肺软斑病十分罕见。肺软斑病常发生于免疫低下的患者，如艾滋病、器官移植等[361]。肺软斑病主要发生于肺，罕见发生于支气管内[362]。

肺软斑病往往表现为肺部空洞及肺炎样改变，影像学显示片状影，患者咳嗽、咳痰、发热。支气管内软斑病临床表现类似肺癌，气管镜下可见病灶隆起，患者咳嗽、呼吸困难。肺软斑病患者常是在免疫抑制的基础上细菌感染，最常见的是马红球菌，这与泌尿系统软斑病多为革兰阴性的大肠埃希菌不同。目前软斑病的病因及发病机制尚不完全明确，可能与机体免疫力低下时常继发致病菌感染，巨噬细胞吞噬细菌后无法将其完全溶解消化，而是蓄积形成软斑小体，即导致了软斑病的发生。

【**病理变化**】 活检或手术标本为单发或多发的棕黄色结节或斑块，质地软且界限不清，切面呈灰白或灰黄色。镜下为慢性肉芽肿性病变，需要与结核等多种肉芽肿性疾病鉴别[363]。淋巴细胞、浆细胞背景中见大量组织细胞、嗜酸性粒细胞浸润，组织细胞胞质嗜酸、颗粒状，在一些组织细胞内可见同心圆状包涵体（Michaelis-Gutmann，MG）或钙化小体（calcospherites）[364]，即软斑小体。软斑小体经硝酸银、普鲁士蓝、阿尔新蓝及 PAS 染色阳性。革兰染色在组织细胞胞质内可见阳性菌。免疫组化，组织细胞 CD68、AACT 阳性，CK、S-100、CD1a、CD21、CD23 阴性，Ki67 指数很低。

【**鉴别诊断**】 肺软斑病应与炎性病变、组织细胞增生性疾病，如朗格汉斯细胞组织细胞增生症及其他肉芽肿病变鉴别。肺软斑病最常见的致病菌是马红球菌[364]，因此可以通过细菌培养或 PCR 的方法进行检测[365]。组织细胞内可见散在软斑小体。免疫组化组织细胞 CD68、AACT 阳性，CK 阴性，S-100、CD1a 阴性可与朗格汉斯细胞组织细胞增生症区别。伴有肉芽肿病变时需和其他肉芽肿病变鉴别，详见结核病章节。

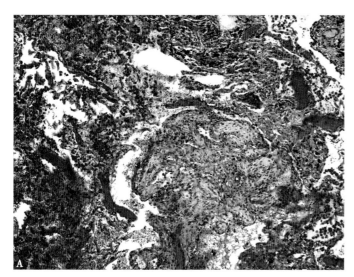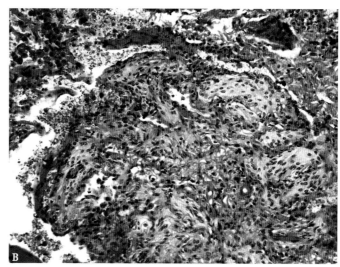

图 1-1-77　微小肺脑膜上皮样结节

肺内单发微小肺脑膜上皮样结节（A）；结节境界清楚，梭形细胞呈漩涡样或编织状排列（B）

（图片 A、B 由南京大学医学院附属鼓楼医院孟凡青教授提供）

（四）子宫内膜异位症

【定义】　子宫内膜异位症（endometriosis）是指子宫内膜组织种植或异位在子宫内膜以外的器官或组织而形成的一种女性常见侵袭性妇科疾病。肺子宫内膜异位症相对少见。

【临床特征】　肺子宫内膜异位症尽管发病率很低，胸腔仍然是盆腔以外较常见异位的脏器。胸腔子宫内膜异位症（thoracic endometriosis syndrome，TES）是指种植于胸部（胸膜、肺实质、气道或横膈）的功能性子宫内膜组织发生周期性变化导致的不同临床表现和放射学征象[366]。因异位子宫内膜的存在和其对性激素的周期性反应，可引起一系列的胸部症状。月经性气胸是最常见的临床表现，其次为月经性血胸、咯血和肺部结节。影像学观察到单个或多个囊性或实性结节，并随月经周期出现不同程度的改变，一般限局性、单发结节手术切除病变可治愈，而多发、广泛性病变需配合内科治疗。TES 的发生机制迄今尚未明确。

【病理变化】　肺内的囊性病变呈多房或单房，内含黏液。实性结节多为褐色。镜下见子宫内膜腺体、间质和出血性改变，被称为 TES 诊断的三联症[367]。病变为囊性改变时，囊腔内壁衬覆子宫内膜上皮，囊内有分泌物，囊壁可见子宫内膜腺体，腺体有内膜间质。实性小结节与周围肺组织分界清楚，可伴假包膜形成，由子宫内膜腺体及内膜间质成分组成，间质细胞圆形或卵圆形，部分病例可见平滑肌样分化，并有螺旋样细动脉形成。出血改变多以观察到含铁血黄素巨噬细胞得到证实。此外，TES 通常伴随有炎症性改变，表现为淋巴细胞、浆细胞和（或）巨噬细胞的出现。发生于胸膜和膈肌的 TES，更多表现

为小巢团状子宫内膜间质细胞。免疫组化：病灶区子宫内膜腺体 ER、PR 和 CK7 阳性表达，子宫内膜间质细胞 CD_{10}、vimentin、ER、PR 呈阳性表达（图 1-1-78）。

【鉴别诊断】　肺子宫内膜异位症需要与肺转移性低级别子宫内膜间质肉瘤进行鉴别。此肿瘤可表现为两肺多发性囊性结节，镜下见囊内壁衬以单层立方或柱状呼吸上皮，夹杂黏液细胞的假复层纤毛上皮；间质内小血管增生，梭形肿瘤细胞疏松分布，部分区域淋巴细胞、浆细胞及少量中性粒细胞浸润，免疫组化肿瘤性间质细胞可表达 CD_{10}、vimentin、ER 和 PR。肺转移性低级别子宫内膜间质肉瘤的诊断较困难，应结合子宫内膜间质肉瘤的病史。

（五）肺尖帽

【定义】　肺尖帽（pulmonary apical cap）为肺尖部的局灶性慢性炎性病变，局部脏层胸膜增厚、纤维组织增生、玻璃样变性，其下方肺组织纤维组织增生。在胸部影像上形成肺尖部边缘锐利，底部不规则或波浪状的帽状影，故称之为肺尖帽。

【临床特征】　肺尖帽形成的原因包括很多种，如慢性肺炎、肿瘤、结核、肺尘埃沉着症等，因此要对原发疾病进行相应的鉴别诊断。肺尖帽患者平均年龄为 65.6 岁，发生率随年龄增大而升高。治疗原发疾病，可保护肺的功能。

【病理变化】　患者常出现双侧的病变，多数肺尖帽胸膜表面呈轻微凹陷的灰白色斑块改变，切面呈锥体状，周边伴肺气肿。脏层胸膜表面不透明、乳白色，边界清楚，胸膜增厚，纤维组织增生，玻璃样变性，形成无细胞的板层结构。部分肺尖帽胸膜可形成厚的纤维斑块，甚至类

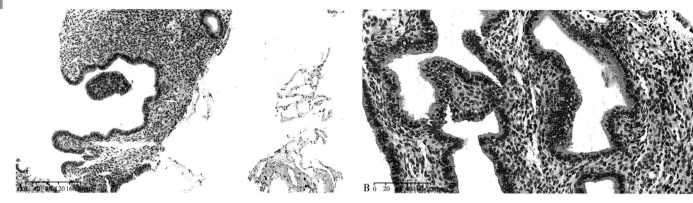

图 1-1-78　肺子宫内膜异位症

肺穿刺活检组织内见子宫内膜组织(A);高倍镜下清楚可见子宫内膜上皮腺体及间质(B)

(图片 A、B 由郑州大学第一附属医院李晟磊教授提供)

似肺肿瘤,因此需要鉴别。局部肺实质呈灰白色或灰褐色(有炭末沉积)颗粒状。其下方肺组织支气管扩张,淋巴组织、纤维组织增生,可见较多的弹力纤维。病变与正常肺组织分界清或不清,交界处肺组织可见慢性炎症,支气管扩张,肺泡腔较多渗出,间质纤维组织增生及肺栓塞,没有明显的肉芽肿病变[368-370]。

【鉴别诊断】　肺尖帽病变为非特异性病变,发病机制可能与局部缺血有关[351]。慢性肺炎、肿瘤、结核、肺尘埃沉着症等可伴发出现,因此要对原发疾病进行相应的鉴别诊断。

第十节　原发性肺动脉高压和肺静脉闭塞

肺部的血管疾病种类较多,除肺部血管源性的肿瘤和血管炎症以外,具有外科病理学意义的是通过肺部的活检,来判定肺部的血管状态,以决定是否可以进行外科手术矫正,在这里叙述原发性肺动脉高压和肺静脉闭塞的目的就在于此。

一、原发性肺动脉高压

【定义】　原发性肺动脉高压(primary pulmonary hypertension, PPH),现已改称特发性肺动脉高压(idiopathic pulmonary arterial hypertension, IPAH),是一种不明原因所导致的肺血管阻力增加引起持续性肺动脉压力升高,静息状态下右心导管检测的平均肺动脉压力大于 25mmHg,运动时超过 30mmHg,并且排除所有引起肺动脉高压的继发性原因的疾病[371]。

【临床特征】　IPAH 可发生于任何年龄,多见于育龄女性,平均患病年龄为 36 岁。IPAH 早期一般无症状。中晚期可出现呼吸困难、胸痛、头晕或晕厥、咯血等。关于发病率和死亡率,目前的统计数据表明 IPAH 的发病率为

15～30/100 万。目前我国尚无发病率的确切统计资料。IPAH 患者常并发右心衰竭、肺部感染、肺栓塞等,一般在出现症状后 2～3 年内死亡,预后较差。治疗多以药物扩张血管治疗为主,近年靶向药物的出现,提高了 IPAH 治疗效果,但晚期亦可采用外科治疗,包括肺移植的治疗[372]。迄今病因不明,目前认为其发病与遗传因素、自身免疫及肺血管内皮、平滑肌功能障碍等因素有关。已发现 *BMPRII* 基因突变可能是 IPAH 的病因,目前只有阳性检查结果才有助诊断,阴性检查结果的诊断价值有限。

【病理变化】　IPAH 病变主要包括肺动脉改变和肺动脉高压所引起的器官性改变。原发性肺动脉高压的早期病理改变主要为肺组织内小动脉硬化,动脉内膜中层不同程度肥厚,表现为小动脉中层肥厚和无平滑肌的细动脉肌型化[371-374],肺实质无明显特异性改变,可见不同程度实变,纤维化及灶性出血;继之肺小动脉肌层肥厚,内膜纤维化,内膜纤维化及偏心性(机化血栓)或向心性非板层状纤维化;晚期出现向心性板层状(洋葱皮样病变)、血管丛状病变和肺小动脉扩张性病变、血管瘤样病变、坏死性动脉炎(图 1-1-79)。血管丛状病变多发生在管腔狭窄的肌型肺小动脉扩张的远端或侧支,由弯曲的薄壁血管形成的小团块[375, 376]。坏死性动脉炎,中膜环形或局部纤维素样坏死,伴中性粒细胞浸润,见于严重的肺动脉高压血管丛样病变的前期改变[375]。可伴发肺小静脉内膜纤维化增厚、静脉壁肌型化(提示进入心力衰竭期)。心脏可见右心肥厚、右心室壁增厚、心室扩张、肉柱及乳头肌增粗。目前肺动脉高压分级采用 Heah 和 Edward 六级分类法,详见表 1-1-9。

【鉴别诊断】　IPAH 属于排除性诊断,必须在除外各种引起肺动脉高压的病因后方可作出诊断,凡能引起肺动脉高压的疾病均应与 IPAH 进行鉴别。

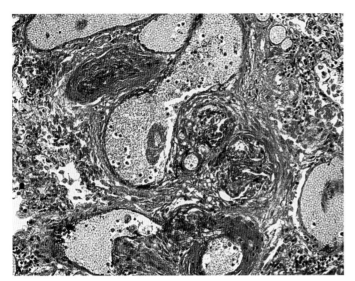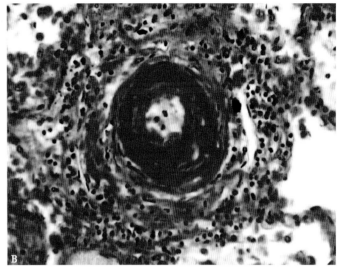

图 1-1-79　原发性肺动脉高压

肺小动脉晚期丛状改变（A）；肺小动脉坏死性血管炎，管腔狭窄（B）

（图片 A 和 B 由中国医学科学院阜外心血管医院阮英卯教授提供）

表 1-1-9　肺动脉高压分级

级别	Heath 和 Edward 分级 *	临床病理联系
I	小动脉中层肥厚和小动脉机化	轻 - 中度肺动脉高压
II	小动脉中层肥厚合并内膜增生	（通常可逆转）
III	中层肥厚，内膜增生加内膜同心层状纤维化	
IV	病变同 I ～ III 级加血管丛状病变	严重肺动脉高压
V	丛状和血管瘤样病变明显；有含铁血黄素沉积	（通常不可逆转）
VI	上述所有病变，加坏死性动脉炎	

　　参考 Katzenstein AA. Katzenstein and Askin's surgical pathology of non-neoplastic lung disease 4ᵗʰed. Philadelphia: WB Sanders，2006：359.

二、肺静脉闭塞症

　　【定义】　肺静脉闭塞症（pulmonary veno-occlusive disease，PVOD）是一种可引起严重肺动脉高压、右心室功能衰竭和心肺衰竭的临床病理综合征，其特点为肺小静脉进行性闭塞导致肺血管阻力增加、右心功能衰竭[377, 378]。

　　【临床特征】　据资料报道，PVOD 的发病率为 0.1/100 万～0.2/100 万，但尚无定论。发病年龄跨度较大，多数在 50 岁以下；儿童中男女发病率相近，成年男性的发病率较高。与 IPAH 相比，PVOD 的预后更差，确诊后 1 年的病死率高达 72%[377]。目前肺移植是治疗 PVOD 唯一有效的方法。PVOD 的病因尚不清楚，可能与遗传因素、化学治疗及免疫介导相关。部分患者存在骨形成发生蛋白受体 II（BMPR2）基因突变。

　　【病理变化】　PVOD 的病理学特征是肺静脉被纤维组织弥漫地阻塞，病变主要累及小叶间隔和小叶间隔前

毛细血管后小静脉和微小静脉，极少累及肺门大静脉[379]。小叶间隔前静脉受累是组织学诊断 PVOD 的必要条件。毛细血管后静脉阻塞常引起静脉扩张、血管内皮增生等。PVOD 的肺泡巨噬细胞和 II 型肺泡细胞内可含有大量含铁血黄素，易被误诊为肺血管炎或特发性肺含铁血黄素沉积症。PVOD 患者肺部淋巴管扩张、充血，肺段和亚肺段淋巴结内淋巴滤泡增生，这极少出现在其他肺动脉高压中。因为 PVOD 常发生在小叶间隔，容易漏诊，所以活检时需要足够多的标本，至少取 5 块肺组织标本进行评价[379]。

　　【鉴别诊断】　PVOD 与 IPAH 及间质性肺病的临床表现相似，极易被误诊，IPAH 中有 5%～25% 可能是 PVOD，因此，治疗前需与 IPAH 及其他肺动脉高压做鉴别诊断[378, 380]。

（首都医科大学附属北京胸科医院　张海青）

参 考 文 献

1. Thakral CL，Maji DC，Sajwani MJ. Congenital lobar emphysema：experience with 21 cases. Pediatr Surg Int，2001，17（2-3）：88-91.

2. Mani H，Suarez E，Stocker JT. The morphologic spectrum of infantile lobar emphysema: a study of 33 cases. Paediatr Respir Rev，2004，5 Suppl A：S313-320.

3. Ozcelik U，Gocmen A，Kiper N，et al. Congenital lobar emphysema: evaluation and long-term follow-up of thirty cases at a single center. Pediatric pulmonology，2003，35（5）：384-391.

4. Tomashefski JR，Cagle PT，Farver CF，et al. Dail and Hammer's pulmonary pathology. 3rd. New York：Springer. 2008.

5. Ortac R，Diniz G，Yildirim HT，et al. Retrospective Evaluation of Children with Congenital Pulmonary Airway Malformation: A

Single Center Experience of 20 Years. Fetal Pediatr Pathol, 2016, 35(3): 143-148.

6. Kocaoğlu M, Frush DP, Uğurel MS, et al. Bronchopulmonary foregut malformations presenting as mass lesions in children: spectrum of imaging findings. Diagn Interv Radiol, 2010, 16(2): 153-161.

7. Stocker JT, Dehner LP, Husain AN. Stocker and Dehner's pedriatric pathology. 3rd ed. Philadelphia: Lippincott Williams and Wilkins, 2001.

8. 舒艳, 朱坤, 汤宏峰, 等. 儿童先天性肺气道畸形 73 例临床病理分析. 临床与病理杂志, 2015, 35(10): 1773-1777.

9. Corbett HJ, Humphrey GM. Pulmonary sequestration. Paediatr Respir Rev, 2004, 5(1): 59-68.

10. Houdael M, Ahmed Z, Amine K, et al. Antenatal diagnosis of extralobar pulmonar sequestration. Pan Afr Med J, 2014, 19: 54.

11. Chun H, Gang Y, Xiaochun Z, et al. Diagnosis and management of intradiaphragmatic extralobar pulmonary sequestration: a report of 11 cases. J Pediatr Surg, 2015, 50(8): 1269-1272.

12. Belchis D, Cowan M, Mortman K, et al. Adenocarcinoma arising in an extralobar sequestration: a case report and review of the literature. Lung cancer, 2014, 84(1): 92-95.

13. Ahmetoglu A, Kosucu P, Imamoglu M, et al. Sclerosing haemangioma arising within extralobar pulmonary sequestration. Pediatr Radiol, 2003, 33(9): 641-643.

14. Tashtoush B, Memarpour R, Gonzalez J, et al. Pulmonary Sequestration: A 29 Patient Case Series and Review. J Clin Diagn Res, 2015, 9(12): AC05-8.

15. Takahashi M, Fukuoka J, Nitta N, et al. Imaging of pulmonary emphysema: a pictorial review. Int J Chron Obstruct Pulmon Dis, 2008, 3(2): 193-204.

16. Kligerman S, Franks TJ, Galvin JR. Clinical-Radiologic-Pathologic Correlation of Smoking-Related Diffuse Parenchymal Lung Disease. Radiol Clin North Am, 2016, 54(6): 1047-1063.

17. Keller CA. Pathophysiology and classification of emphysema. Chest Surg Clin N Am, 2003, 13(4): 589-613.

18. Cosio MG, Majo J. Overview of the pathology of emphysema in humans. Chest Surg Clin N Am, 1995, 5(4): 603-621.

19. Mirra V, Werner C, Santamaria F. Primary Ciliary Dyskinesia: An Update on Clinical Aspects, Genetics, Diagnosis, and Future Treatment Strategies. Front Pediatr, 2017, 5: 135.

20. Suarez-Cuartin G, Chalmers JD, Sibila O. Diagnostic challenges of bronchiectasis. Respir Med, 2016, 116: 70-77.

21. Pizzutto SJ, Hare KM, Upham JW. Bronchiectasis in Children: Current Concepts in Immunology and Microbiology. Front Pediatr, 2017, 5: 123.

22. American Thoracic S, European Respiratory S. American Thoracic Society/European Respiratory Society International Multi-disciplinary Consensus Classification of the Idiopathic Interstitial Pneumonias. Am J Respir Crit Care Med, 2002, 165(2): 277-304.

23. 孟凡青, 章宜芬, 王景美, 等. 间质性肺病的病理诊断. 诊断病理学杂志, 2012, 19(01): 62-64.

24. Simon M, Potchen E, LeMay M. Frontiers of pulmonary radiology: pathophysiologic, roentgenographic and radioisotopic considerations. Orlando: Grune & Stratton, 1969: 109-142

25. Davison AG, Heard BE, McAllister WA, et al. Cryptogenic organizing pneumonitis. Q J Med, 1983, 52(207): 382-394.

26. Epler GR, Colby TV, McLoud TC, et al. Bronchiolitis obliterans organizing pneumonia. N Engl J Med, 1985, 312(3): 152-158.

27. Katzenstein AL, Myers JL, Mazur MT. Acute interstitial pneumonia. A clinicopathologic, ultrastructural and cell kinetic study. Am J Surg Pathol, 1986, 10(4): 256-267.

28. Katzenstein AL, Fiorelli RF. Nonspecific interstitial pneumonia/fibrosis. Histologic features and clinical significance. Am J Surg Pathol, 1994, 18(2): 136-147.

29. 易祥华, 刘鸿瑞. 特发性间质性肺炎的分类及病理诊断. 中华病理学杂志, 2004, 33(2): 171-175.

30. Travis WD, Costabel U, Hansell DM, et al. An official American Thoracic Society/European Respiratory Society statement: Update of the international multidisciplinary classification of the idiopathic interstitial pneumonias. Am J Respir Crit Care Med, 2013, 188(6): 733-748.

31. Raghu G, Weycker D, Edelsberg J, et al. Incidence and prevalence of idiopathic pulmonary fibrosis. Am J Respir Crit Care Med, 2006, 174(7): 810-816.

32. Kusmirek JE, Martin MD, Kanne JP. Imaging of Idiopathic Pulmonary Fibrosis. Radiol Clin North Am, 2016, 54(6): 997-1014.

33. Fleetwood K, McCool R, Glanville J, et al. Systematic Review and Network Meta-analysis of Idiopathic Pulmonary Fibrosis Treatments. J Manag Care Spec Pharm, 2017, 23(3-b Suppl): S5-S16.

34. Elmufdi F, Henke CA, Perlman DM, et al. Novel mechanisms and treatment of idiopathic pulmonary fibrosis. Discov Med, 2015, 20(109): 145-153.

35. Chambers RC, Mercer PF. Mechanisms of alveolar epithelial injury, repair and fibrosis. Ann Am Thorac Soc, 2015, 12 Suppl 1: S16-20.

36. Liptzin DR, Watson AM, Murphy E, et al. MUC5B expression and location in surfactant protein C mutations in children. Pediatr Pulmonol, 2015, 50(12): 1270-1276.

37. Tafti SF, Mokri B, Mohammadi F, et al. Comparison of clinicoradiologic manifestation of nonspecific interstitial pneumonia and usual interstitial pneumonia/idiopathic pulmonary fibrosis: a report from NRITLD. Ann Thorac Med, 2008, 3(4): 140-145.

38. 王振光, 马大庆, 李铁一. 非特异性间质性肺炎的临床、病理和

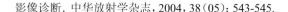

影像诊断. 中华放射学杂志, 2004, 38 (05): 543-545.

39. Sverzellati N, Lynch DA, Hansell DM, et al. American Thoracic Society-European Respiratory Society Classification of the Idiopathic Interstitial Pneumonias: Advances in Knowledge since 2002. Radiographics, 2015, 35 (7): 1849-1871.

40. Vassallo R, Ryu JH. Smoking-related interstitial lung diseases. Clin Chest Med, 2012, 33 (1): 165-178.

41. Madan R, Matalon S, Vivero M. Spectrum of Smoking-related Lung Diseases: Imaging Review and Update. J Thorac Imaging, 2016, 31 (2): 78-91.

42. Cottin V, Nunes H, Brillet PY, et al. Combined pulmonary fibrosis and emphysema: a distinct under recognised entity. Eur Respir J, 2005, 26 (4): 586-593.

43. Otani H, Tanaka T, Murata K, et al. Smoking-related interstitial fibrosis combined with pulmonary emphysema: computed tomography-pathologic correlative study using lobectomy specimens. Int J Chron Obstruct Pulmon Dis, 2016, 11: 1521-1532.

44. Sieminska A, Kuziemski K. Respiratory bronchiolitis-interstitial lung disease. Orphanet J Rare Dis, 2014, 9: 106.

45. Nair A, Hansell DM. High-resolution computed tomography features of smoking-related interstitial lung disease. Semin Ultrasound CT MR, 2014, 35 (1): 59-71.

46. Desai SR, Ryan SM, Colby TV. Smoking-related interstitial lung diseases: histopathological and imaging perspectives. Clin Radiol, 2003, 58 (4): 259-268.

47. Elicker BM, Jones KT, Naeger DM, et al. Imaging of Acute Lung Injury. Radiol Clin North Am, 2016, 54 (6): 1119-1132.

48. Katzenstein AA. Acute lung injury patterns: diffuse alveolar damage and bronchiolitis obliterans-organizing pneumonia//Nonneoplastic lung disease. 4th. Philadelphia: Elsevier Saunders, 2006.

49. Zare Mehrjardi M, Kahkouee S, Pourabdollah M. Radio-pathological correlation of organizing pneumonia (OP): a pictorial review. Br J Radiol, 2017, 90 (1071): 20160723.

50. Beasley MB, Franks TJ, Galvin JR, et al. Acute fibrinous and organizing pneumonia: a histological pattern of lung injury and possible variant of diffuse alveolar damage. Arch Pathol Lab Med, 2002, 126 (9): 1064-1070.

51. 冯安宁, 孟凡青. 急性纤维素性机化性肺炎的研究进展. 临床与实验病理学杂志, 2013, 29 (7): 775-778.

52. Panchabhai TS, Farver C, Highland KB. Lymphocytic Interstitial Pneumonia. Clin Chest Med, 2016, 37 (3): 463-474.

53. Amitani R, Niimi A, Kuse F. Idiopathic pulmonary upper lobe fibrosis (IPUF). Kokyu, 1992, 11: 693-699.

54. Watanabe K. Pleuroparenchymal Fibroelastosis: Its Clinical Characterisitics. Curr Respir Med Rev, 2013, 9: 299-237.

55. 冯瑞娥. 一种新的特发性间质性肺炎类型: 特发性胸膜间质弹

力纤维化. 中华结核和呼吸杂志, 2013, 36 (5): 329-330.

56. von der Thusen JH. Pleuroparenchymal Fibroelastosis: Its Pathological Characteristics. Curr Respir Med Revs, 2013, 9 (4): 238-247.

57. Kurland G, Deterding RR, Hagood JS, et al. An official American Thoracic Society clinical practice guideline: classification, evaluation, and management of childhood interstitial lung disease in infancy. Am J Respir Crit Care Med, 2013, 188 (3): 376-394.

58. 朱琳涵. 儿童特发性间质性肺炎的临床及病理特点. 中国医刊, 2017, 52 (8): 7-9.

59. Nogee LM. Genetic basis of children's interstitial lung disease. Pediatr Allergy Immunol Pulmonol, 2010, 23 (1): 15-24.

60. Popler J, Lesnick B, Dishop MK, et al. New coding in the International Classification of Diseases, Ninth Revision, for children's interstitial lung disease. Chest, 2012, 142 (3): 774-780.

61. Canakis AM, Cutz E, Manson D, et al. Pulmonary interstitial glycogenosis: a new variant of neonatal interstitial lung disease. Am J Respir Crit Care Med, 2002, 165 (11): 1557-1565.

62. Ma Y, Jang MA, Yoo HS, et al. A Novel De Novo Pathogenic Variant in FOXF1 in a Newborn with Alveolar Capillary Dysplasia with Misalignment of Pulmonary Veins. Yonsei Med J, 2017, 58 (3): 672-675.

63. Limper AH. Chemotherapy-induced lung disease. Clin Chest Med, 2004, 25: 53-64.

64. Rossi SE, Erasmus JJ, McAdams HP, et al. Pulmonary drug toxicity: radiologic and pathologic manifestations. Radiographics, 2000, 20: 1245-1259.

65. Prasad R, Gupta P, Singh A, et al. Drug induced pulmonary parenchymal disease. Drug Discov Ther, 2014, 8 (6): 232-237.

66. Babu KS, Marshall BG. Drug-induced airway diseases. Clin Chest Med, 2004, 25: 113-122.

67. Abratt RP, Morgan GW, Silvestri G, et al. Pulmonary complications of radiation therapy. Clin Chest Med, 2004, 25: 167-177.

68. Rosiello RA, Merrill WW. Radiation-induced lung injury. Clin Chest Med, 1990, 11 (1): 65-71.

69. O'Sullivan B, Levin W. Late radiation-related fibrosis: pathogenesis, manifestations, and current management. Semin Radiat Oncol, 2003, 13 (3): 274-289.

70. Travis WD, Colby TV, Koss MN, et al. Drug and radiation reactions. In: Atlas of non-tumor pathology: non-neoplastic disorders of the lower respiratory tract. Washington DC: American Registry of Pathology, 2002.

71. Thaniyan A, Ayman FFA, Mirghani HO, et al. Histopathological Features of Methotrexate Induced Pulmonary Lesions in Rheumatoid Arthritis Patients: A Systematic Review of Case Reports. Open Access Maced J Med Sci, 2017, 5 (2): 266-270.

72. Gerfaud-Valentin M, Cottin V, Jamilloux Y, et al. Parenchymal lung involvement in adult-onset Still disease: A STROBE-compli-

ant case series and literature review. Medicine(Baltimore), 2016, 95(30): e4258.

73. Chansakul T, Dellaripa PF, Doyle TJ, et al. Intra-thoracic rheumatoid arthritis: Imaging spectrum of typical findings and treatment related complications. Eur J Radiol, 2015, 84(10): 1981-1991.

74. Antin-Ozerkis D, Evans J, Rubinowitz A, et al. Pulmonary manifestations of rheumatoid arthritis. Clin Chest Med, 2010, 31(3): 451-478.

75. Vivero M, Padera RF. Histopathology of lung disease in the connective tissue diseases. Rheum Dis Clin North Am, 2015, 41(2): 197-211.

76. Amital A, Shitrit D, Adir Y. The lung in rheumatoid arthritis. Presse Med, 2011, 40(1 Pt 2): e31-48.

77. Walters MN, Ojeda VI. Pleuropulmonary necrobiotic rheumatoid nodules. A review and clinicopathological study of six patients. Med J Aust, 1986, 144: 648-651.

78. 徐鹏慧, 张清, 郭娟, 等. 多关节肿痛和肺内类风湿结节一例. 中华风湿病学杂志, 2016, 20(9): 626-627.

79. Sasaki T, Nakamura W, Inokuma S, et al. Characteristic features of tacrolimus-induced lung disease in rheumatoid arthritis patients. Clin Rheumatol, 2016, 35(2): 541-545.

80. 中华医学会风湿病学分会. 系统性红斑狼疮诊断及治疗指南. 中华风湿病学杂志, 2010, 14(5): 342-346.

81. Borrell H, Narváez J, Alegre JJ, et al. Shrinking lung syndrome in systemic lupus erythematosus: A case series and review of the literature. Medicine(Baltimore), 2016, 95(33): e4626.

82. Schneider F, Gruden J, Tazelaar HD, et al. Pleuropulmonary pathology in patients with rheumatic disease. Arch Pathol Lab Med, 2012, 136(10): 1242-1252.

83. Olson AL, Brown KK, Fischer A. Connective tissue disease-associated lung disease. Immunol Allergy Clin North Am, 2012, 32(4): 513-536.

84. Torre O, Harari S. Pleural and pulmonary involvement in systemic lupus erythematosus. Presse Med, 2011, 40(1 Pt 2): e19-29.

85. Alamoudi OS, Attar SM. Pulmonary manifestations in systemic lupus erythematosus: association with disease activity. Respirology, 2015, 20(3): 474-480.

86. Shahane A. Pulmonary hypertension in rheumatic diseases: epidemiology and pathogenesis. Rheumatol Int, 2013, 33(7): 1655-1667.

87. Swigris JJ, Fischer A, Gillis J, et al. Pulmonary and thrombotic manifestations of systemic lupus erythematosus. Chest, 2008, 133(1): 271-280.

88. Ramírez Sepúlveda JI, Kvarnström M, Brauner S, et al. Difference in clinical presentation between women and men in incident primary Sjögren's syndrome. Biol Sex Differ, 2017, 8: 16.

89. Kreider M, Highland K. Pulmonary involvement in Sjögren syndrome. Semin Respir Crit Care Med, 2014, 35(2): 255-264.

90. Hatron PY, Tillie-Leblond I, Launay D, et al. Pulmonary manifestations of Sjögren's syndrome. Presse Med, 2011, 40(1 Pt 2): e49-64.

91. Nakanishi M, Fukuoka J, Tanaka T, et al. Small airway disease associated with Sjögren's syndrome: clinico-pathological correlations. Respir Med, 2011, 105(12): 1931-1938.

92. Bloch KJ, Buchanan WW, Wohl MJ, et al. Sjogren's syndrome. A clinical, pathological and serological study of sixty-two cases. Medicine(Baltimore), 1992, 71: 386-401.

93. Tansey D, Wells AU, Colby TV, et al. Variations in histological patterns of interstitial pneumonia between connective tissue disorders and their relationship to prognosis. Histopathology, 2004, 44: 585-596.

94. Kitaichi M, Nagai S, Ito I, et al. Pulmonary pathology in association with connective tissue disorders. Curr Diag Pathol, 2004, 10: 291-303.

95. Khan A, Humayun M, Haider I, et al. Primary Sjogren's Syndrome Presenting as Acute Interstitial Pneumonitis/Hamman-Rich Syndrome. Case Rep Med, 2016, 2016: 4136765.

96. Okamoto M, Fujimoto K, Sadohara J, et al. A retrospective cohort study of outcome in systemic sclerosis-associated interstitial lung disease. Respir Investig, 2016, 54(6): 445-453.

97. Gleason JB, Patel KB, Hernandez F, et al. Pulmonary Artery Dimensions as a Prognosticator of Transplant-Free Survival in Scleroderma Interstitial Lung Disease. Lung, 2017, 195(4): 403-409.

98. Kim DS, Yoo B, Lee JS, et al. The major histopathologic pattern of pulmonary fibrosis in cleroderma is nonspecific interstitial pneumonia. Sarcoidosis Vasc Diffuse Lung Dis, 2002, 19: 121-127.

99. Wiedemann HP, Matthay RA. Pulmonary manifestations of the collagen vascular diseases. Clin Chest Med, 1989, 10: 677-722.

100. Athavale A, Iyer A, Sahoo D, et al. Incidence of silicosis in flourmill workers. Indian J Occup Environ Med, 2011, 15(3): 104-108.

101. Bhattacharya S, Dey A, Pal A, et al. Silicosis in the form of progressive massive fibrosis: A diagnostic challenge. Indian J Occup Environ Med, 2016, 20(2): 114-117.

102. 冯美琼, 李庆明. 多层螺旋 CT 在矽肺诊断中的价值及应用. 临床肺科杂志, 2012, 17(7): 1346-1347.

103. Salih M, Aljarod T, Ayan M, et al. Pulmonary Silicosis Presents with Pleural Effusion. Case Rep Med, 2015, 2015: 543070.

104. Poinen-Rughooputh S, Rughooputh MS, Guo Y, et al. Occupational exposure to silica dust and risk of lung cancer: an updated meta-analysis of epidemiological studies. BMC Public Health, 2016, 16(1): 1137.

105. Mirsadraee M. Anthracosis of the lungs: etiology, clinical mani-

festations and diagnosis: a review. Tanaffos, 2014, 13 (4): 1-13.

106. Champlin J, Edwards R, Pipavath S. Imaging of Occupational Lung Disease. Radiol Clin North Am, 2016, 54 (6): 1077-1096.

107. Cohen RA, Petsonk EL, Rose C, et al. Lung Pathology in U.S. Coal Workers with Rapidly Progressive Pneumoconiosis Implicates Silica and Silicates. Am J Respir Crit Care Med, 2016, 193 (6): 673-680.

108. Spalgais S, Gothi D, Jaiswal A, et al. Nonoccupational anthracofibrosis/anthracosilicosis from Ladakh in Jammu and Kashmir, India: A case series. Indian J Occup Environ Med, 2015, 19 (3): 159-166.

109. Roach HD, Davies GJ, Attanoos R, et al. Asbestos: when the dust settles an imaging review of asbestos-related disease. Radiographics, 2002, Spec No: S167-184.

110. Cha YK, Kim JS, Kim Y, et al. Radiologic Diagnosis of Asbestosis in Korea. Korean J Radiol, 2016, 17 (5): 674-683.

111. Sobocińska M, Sobociński B, Jarzemska A, et al. Rounded atelectasis of the lung: A pictorial review. Pol J Radiol, 2014, 79: 203-209.

112. Kishimoto T, Kato K, Arakawa H, et al. Clinical, radiological, and pathological investigation of asbestosis. Int J Environ Res Public Health, 2011, 8 (3): 899-912.

113. Yamamoto S. Histopathological features of pulmonary asbestosis with particular emphasis on the comparison with those of usual interstitial pneumonia. Osaka City Med J, 1997, 43 (2): 225-242.

114. Uguen M, Dewitte JD, Marcorelles P, et al. Asbestos-related lung cancers: A retrospective clinical and pathological study. Mol Clin Oncol, 2017, 7 (1): 135-139.

115. Dai J, Huang M, Cao M, et al. Giant cell interstitial pneumonia: unusual lung disorder and an update. Chin Med J (Engl), 2014, 127 (15): 2819-2823.

116. Tanaka J, Moriyama H, Terada M, et al. An observational study of giant cell interstitial pneumonia and lung fibrosis in hard metal lung disease. BMJ Open, 2014, 4 (3): e004407.

117. 高献争, 孟凡青. 硬金属肺病的临床病理诊断. 中华病理学杂志, 2015, 9: 679-668.

118. Statement on sarcoidosis. Joint Statement of the American Thoracic Society (ATS), the European Respiratory Society (ERS) and the World Association of Sarcoidosis and Other Granulomatous Disorders (WASOG) adopted by the ATS Board of Directors and by the ERS Executive Committee. Am J Respir Crit Care Med, 1999, 160 (2): 736-755.

119. 徐作军. 结节病. 实用诊断与治疗杂志, 2006, 20 (3): 161-164.

120. Newman LS, Rose CS, Maier LA. Sarcoidosis. N Engl J Med, 1997, 336 (17): 1224-1234.

121. Eva Criado, Marcelo Sánchez, José Ramírez, et al. Pulmonary Sarcoidosis: Typical and Atypical Manifestations at High-Resolution CT with Pathologic Correlation. RadioGraphics, 2010, 30: 1567-1586.

122. Clarke D, Mitchell AW, Dick R, et al. The radiology of sarcoidosis. Sarcoidosis, 1994, 11 (2): 90-99.

123. Lynch JP 3rd, Kazerooni EA, Gay SE. Pulmonary sarcoidosis. Clin Chest Med, 1997, 18 (4): 755-785.

124. Kirkpatrick Cl, Curry A, Bisset DL. Light and electron microscopic studies on multinucleated giant cells in sarcoid granuloma: new aspects of asteroid and Schaumann bodies. Ultrastruct Pathol, 1988, 12 (6): 581-597.

125. Reid JD, Andersen ME. Calcium oxalate in sarcoid granulomas. With particular reference to the small ovoid body and a note on the finding of dolomite. Am J Clin Pathol, 1988, 90 (5): 545-558.

126. Jones WW. The nature and origin of Schaumann bodies. J Pathol Bacteriol, 1960, 79: 193-101.

127. Rosen Y, Athanassiades TJ, Moon S, et al. Nongranulomatous interstitial pneumonitis in sarcoidosis. Relationship to development of epithelioid granulomas. Chest, 1978, 74 (2): 122-125.

128. Aiello M, Chetta A, Marangio E, et al. Pleural involvement in systemic disorders. Curr Drug Targets lnflamm Allergy, 2004, 3 (4): 441-447.

129. Takemura T, Matsui Y, Oritsu M, et al. Pulmonary vascular involvement in sarcoidosis: granulomatous angiitis and micro angiopathy in trans bronchial lung biopsies. Virchows Arch A Pathol Anat Histopathol, 1991, 418 (4): 361-368.

130. Smith LJ, Lawrence IB, Katzenstein AA. Vascular sarcoidosis: a rare cause of pulmonary hypertension. Am J Med Sci, 1983, 285 (1): 38-44.

131. Madan K, Dhungana A, Mohan A, et al. Conventional Transbronchial Needle Aspiration Versus Endobronchial Ultrasound-guided Transbronchial Needle Aspiration, With or Without Rapid On-Site Evaluation, for the Diagnosis of Sarcoidosis: A Randomized Controlled Trial. J Bronchology Interv Pulmonol, 2017, 24 (1): 48-58.

132. 吴洁, 辛晓峰. 肺诺卡菌病 4 例报告及文献复习. 临床肺科杂志, 2014, 19 (4): 767-769.

133. Malini Shariff, Jayanthi Gunasekaran. Pulmonary Nocardiosis: Review of Cases and an Update. Canadian Respiratory Journal, 2016, 2016: 7494202.

134. 王争力, 郭盘雄, 李健. 肺放线菌病与肺诺卡菌病的回顾及进展. 当代医学, 2007, 124: 144-147.

135. 刘鸿瑞. 肺非肿瘤性疾病诊断病理学. 北京: 人民卫生出版社, 2010.

136. 黄元平, 赵艳飞, 林杉, 等. 肺诺卡菌病合并皮肤诺卡菌病 1 例并文献复习. 吉林医学, 2016, 37 (6): 1566-1567.

137. 赖志珍, 王良兴, 陈少贤. 肺奴卡菌病. 国际呼吸杂志, 2008, 28 (4): 223.

138. Rivière F, Billhot M, Soler C, et al. Pulmonary nocardiosis in immunocompetent patients: Can COPD be the only risk factor? Eur Respir Rev, 2011, 20: 210-212.

139. 李维华, 纪小龙. 呼吸系统病理学. 北京: 人民军医出版社, 2010.

140. Martinez TR, Menendez VR, Reyes CS, et al. Pulmonary nocardiosis: risk factors and outcomes. Respirology, 2007, 12(3): 394-400.

141. 李秀丽, 李祥翠, 廖万清. 放线菌病的研究进展. 中国真菌学杂志, 2008, 3(3): 189-192.

142. 陈爱凤, 徐俭朴. 肺放线菌病2例及文献复习. 浙江中西医结合杂志, 2012, 22(8): 638-639.

143. Curl MM, Dib LL, Kowalski LP, et al. Opportunistic actinomycosis in osteoradionecrosis of the jaws in patients affected by head and neck cancer: incidence and clinical significance. Oral Oncol, 2000, 36(3): 294-299.

144. 孙军平, 张睢扬. 军团菌病研究进展. 国际呼吸杂志, 2012, 32(8): 435-438.

145. 陈文聪, 胡朝晖, 朱庆义. 军团菌病国内流行概况和预防. 中华临床医师杂志(电子版), 2013, 7(2): 752-754.

146. 康晓明, 汤忠群, 夏锡荣. 嗜肺军团菌感染1例报告. 解放军医学杂志, 1982, 7: 240.

147. Gomez-Valero L, Rusniok C, Buchrieser C. Legionella pneumophila: population genetics, phylogeny and genomies. Infect Genet Evol, 2009, 9: 727-739.

148. 罗莉, 潘惠娟, 张新武, 等. 军团菌肺炎的临床及病理分析探讨. 中国实验诊断学, 2002, 6(3): 185-186.

149. 李雪, 谢海涛, 黎庶. 肺曲霉菌病的临床分类和影像学表现. 中国医学计算机成像杂志, 2010, 16(5): 384-388.

150. 司淑一. 侵袭性肺曲霉菌病诊断进展. 中国临床医生杂志, 2016, 44(7): 20-23.

151. 钟南山. 呼吸病学. 第2版. 北京: 人民卫生出版社, 2012.

152. 周敏, 胡伟国, 高蓓莉, 等. 侵袭性肺曲霉病1例并文献复习. 临床肺科杂志, 2008, 13(5): 580-581.

153. 钟南山, 叶枫. 深部真菌感染: 新的挑战与展望. 中华结核和呼吸杂志, 2006, 29: 289-290.

154. 徐礼裕, 包宇旺, 王世彪, 等. 病理确诊肺毛霉病八例临床分析. 中华内科杂志, 2014, 53(3): 206-209.

155. 应琳, 周建英. 肺毛霉菌病的再认识. 国际呼吸杂志, 2013, 18: 1422-1424.

156. 于洪艳, 刘冬梅, 吴永芝. 临床诊断肺毛霉菌病15例报告并文献复习. 国际检验医学杂志, 2008, 9(28): 847-849.

157. 卫琰, 沈策. 肺毛霉菌病的诊治进展. 临床肺科杂志, 2007, 12(7): 726-727.

158. 牟向东, 王广发, 刁小燕, 等. 肺毛霉病三例临床分析. 中华结核和呼吸杂志, 2007, 30: 835-838.

159. 魏月霞, 相巧丽, 姚彦芬, 等. 肺孢子菌肺炎的临床诊治进展.

160. 卢思奇. 肺孢子菌肺炎的病原检查和基因检测. 诊断学理论与实践, 2010, 9(6): 552-554.

161. 鲍文韬, 孙建玲, 左莉娟, 等. 卡氏肺孢子菌感染二例报道并文献复习. 中华实验和临床感染病杂志(电子版), 2014, 8(2): 273-275.

162. 刘博, 付萍. 马尔尼菲青霉菌病的研究进展. 皮肤病与性病, 2010, 32(1): 26-28.

163. Vanittanakom N, Cooper CR Jr, Fisher MC. Thira Sirisanthana. Penieillium mameffei Infection and Recent Advances in the Epidemiology and Molecular biology Aspects. Clinical Microbiology Reviews, 2006, 19(1): 95-110.

164. 林雪华. 艾滋病患者合并马尔尼菲青霉病的研究进展. 世界最新医学信息文摘, 2015, 15(6): 38-39.

165. 叶枫, 罗群, 周滢, 等. 非HIV感染的马尔尼菲青霉病2例报道并文献复习. 中国真菌学杂志, 2013, 8(6): 342-347.

166. 卢朝辉, 刘鸿瑞, 谢秀丽. 马尔尼菲青霉菌感染. 中华病理学杂志, 2004, 33(6): 536-540.

167. 社蓉, 赖仕蓉. 艾滋病合并马尔尼菲青霉菌病临床病理观察. 中国社区医师医学专业, 2012, 14(21): 114-115.

168. 施毅. 肺隐球菌病的诊断与治疗. 中华结核与呼吸杂志, 2007, 30(11): 806-809.

169. Pappas PG, Perfect JR, Cloud GA, et al. Cryptococcosis in human immunodenciency virus-negative patients in the era of effective azole therapy. Clin Infect Dis, 2001, 33: 690.

170. Franquet T, Muller NL, Gimenez A, et al. Spectrum of Pulmonary Aspergillosisi: Histologic clinical, and Radiologic Findings. Radio Graphics, 2001, 21: 825.

171. Schreiber EG, Erasmus JJ, McAdamsHP. A patient with newly diagnosed melanoma and pulmonary nodules. Chest, 1998, 113: 826.

172. Aberg JA, Mundy LM, Powderly WG. Pulmonary crytococcosis in patients without HIV infection. Chest, 1999, 115: 734.

173. 赵蒋蕾, 施毅, 桑红. 现代肺部真菌病学. 北京: 人民军医出版社, 2004.

174. 徐作军. 肺隐球菌感染的诊断和治疗. 中华结核和呼吸杂志, 2006, 29: 295-296.

175. 易祥华, 孔洁, 朱美芳, 等. 原发性肺隐球菌病的病理诊断和超微结构观察. 中华病理学杂志, 2004, 33(5): 424-428.

176. 吕雪莲, 刘泽虎, 张晓利, 等. 赛多孢子菌病. 中华皮肤科杂志, 2009, 42(3): 218-222.

177. Guano J, Kantarcioglu AS, Horre R, et al. Scedosporium: Changing clinical spectrum of a therapy-refractory opportunist. Med Mycol, 2006, 44(4): 295-327.

178. Husain SP, Munoz G, Forrest BD, et al. Infecfions due to Scedosporium apiospermum and Scedosporium prolificans in transplant recipients: clinical characteristics and impact of antilfungal

临床合理用药, 2016, 9(2A): 175-176.

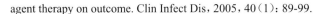

agent therapy on outcome. Clin Infect Dis, 2005, 40（1）: 89-99.

179. Lamaris GA, Chamilos G, Lewis RE, et al. Scedospodum infection in a tertiary care cancer center: a review of 25 cases from 1989-2006. Clin Infect Dis, 2006, 43（12）: 1580-1584.

180. Riddell JT, Chenoweth CE, Kauffman CA. Disseminated Scedosporium apiospermum infection in a previously healthy woman with HELLP Syndrome. Mycoses, 2004, 47（9）: 442-446.

181. Symoens F, Knoop C, Schrooyen M, et al. Disseminated Scedosporium apiospermum infection in a cystic fibrosis patient after double-lung transplantation. J Heart Lung Transplant, 2006, 25（5）: 603-607.

182. 朱伦, 何燕, 余波, 等. 肠道荚膜组织胞浆菌病 2 例临床病理观察. 诊断病理学杂志, 2013, 20（9）: 549-552.

183. 贾杰. 组织胞浆菌病. 中华传染病杂志, 2008, 18（3）: 211-213.

184. 孟莹, 蔡绍曦, 李旭. 病理确诊的组织胞浆菌病: 附 14 例分析. J South Med Univ, 2013, 33（2）: 296-298.

185. 崔宜庆. 组织胞浆菌病近况概述. 预防医学论坛, 2006, 12（1）: 71-73.

186. 李云, 王惠萱. 马尔尼菲青霉菌与荚膜组织胞浆菌的鉴别诊断. 现代检验医学杂志, 2004, 19（5）: 12-13.

187. 卢慎. 弓形虫病的病理诊断. 诊断病理学杂志, 1995, 12（1）: 117.

188. Sauboue MA, McKellar PP, Sussland D. Epidemiologic, clinical, and diagnostic aspects of eoccidioidomycosis. J Clin Microbiol, 2007, 45: 26-30.

189. 宗峰, 解卫平, 黄茂, 等. 肺球孢子菌感染一例并文献复习. 中华结核和呼吸杂志, 2010, 33（3）: 193-196.

190. Gildardo JM, Loobardo VA, Nora MO, et al. Primary cutaneous oocidiodomycasis: case report and review of the literature. Int J Dermatol, 2006, 45: 121-123.

191. 王春宝, 赵荧, 南鹏飞, 等. 肺球孢子菌病 1 例报道. 诊断病理学杂志, 2016, 23（12）: 968-971.

192. Muller GA, Mullar CA, Einsole H, et al. Cytomegalovims infection: how to manage it in the immunoeumpromisod transplant recipient. Nephrol Dial Transplant, 1994, 9: 3-4.

193. 孙文英, 李志辉, 李桦. 小儿巨细胞病毒全身性感染 19 例临床分析. 实用医学杂志, 2000, 16（10）: 854-855.

194. 吴迪. 肺孢子虫肺炎与巨细胞病毒肺炎影像学特点. 肾脏病与透析肾移植杂志, 2010, 19（1）: 66-70.

195. 叶贝. 儿童巨细胞病毒感染的研究进展. 中国营养保健, 2016, 26（3）: 119-120.

196. 谢立, 杨旭辉. 腺病毒感染研究进展. 浙江预防医学, 2015, 27（3）: 262-265.

197. 陈娜娜, 向东喜, 郑丛龙. 腺病毒及其研究进展. 大连医科大学学报, 2011, 32（5）: 586-590.

198. 曹玉书, 钱萍萍, 马戈, 等. 成人腺病毒肺炎胸部 CT 特征和症状相关性分析. 临床肺科杂志, 2015, 20（8）: 1452-1455.

199. 贾鑫磊, 钱素云. 儿童重症腺病毒肺炎. 中国小儿急救医学, 2015, 22（12）: 814-817.

200. 李宏军, 李莉, 吕付东. 麻疹合并肺炎尸检病理与影像对照一例. 放射学实践, 2011, 26（9）: 1018-1019.

201. 贾翠宇, 赵大伟, 张彤, 等. 成人麻疹病毒肺炎的影像表现. 中华放射学杂志, 2011, 45（6）: 524-526.

202. 任增志. 麻疹病毒病原学最新研究进展及其变异对疫苗保护性的影响. 国际检验医学杂志, 2011, 32（8）: 809-811.

203. 王小群, 杨惠, 李小平, 等. 成人麻疹肺炎及麻疹合并肺炎 X 线表现及临床分析. 井冈山学院学报, 2009, 30（8）: 78-91.

204. 刘春峰. 儿童重症麻疹肺炎. 中国小儿急救医学, 2015, 22（12）: 811-813.

205. 刘光华, 叶红, 王子敬. 呼吸道合胞病毒肺炎治疗与预防喘息再发的研究. 海峡预防医学杂志, 2006, 12（5）: 67-68.

206. Hall CB, Walsh EE, Schnabel KC, et al. Occurrence of groups A and B RSV over 15 years: associated epidemiologic and clinical characteristics in hospitalized and ambulatory children. J Infect Dis, 1990, 162（6）: 1283-1290.

207. 刘霞, 刘晓红, 张忠浩, 等. 小儿呼吸道合胞病毒性肺炎的临床特点. 中国医刊, 2015, 50（11）: 92-94.

208. 刘晓红. 呼吸道合胞病毒感染发病机制和药物治疗进展. 中国临床医生, 2011, 39（3）: 8-12.

209. 刘恩梅, 彭才静. 呼吸道合胞病毒感染防治进展. 临床儿科杂志, 2011, 29（8）: 705-707.

210. 李雪. 严重急性呼吸综合征的研究现状. 临床与实验病理学杂志, 2004, 20（2）: 222-226.

211. 陈杰, 张宏图, 谢永强, 等. 严重急性呼吸综合征的病理改变. 中华病理学杂志, 2003, 32（6）: 516-520.

212. 顾莹莹, 刘芳, 陈国勤, 等. 严重急性呼吸综合征临床病理分析. 临床与实验病理杂志, 2003, 19（2）: 115-117.

213. Ferguson NM, Fraser C, Donelly CA, et al. Public health risk from the avian H5N1 influenza epidemic. Science, 2004, 304: 968-969.

214. Nandy A, Basak SC, Gute BD. Graphical representation and numerical characterization of H5N1 avian flu neuraminidase gene sequence. J Chem Inf Model, 2007, 47: 945-951.

215. Liu D, Shi W, Shi Y, et a1. Origin and diversity of novel avian influenza A H7N9 viruses causing human infection: phylogenetic, structural, and coalescent analyses. Lancet, 2013, 381: 1926-1932.

216. 赵殿江, 马大庆. 人禽流行性感冒肺炎的影像学表现. 中华放射学杂志, 2006, 40（3）: 319-321.

217. 陆敏, 谢志刚, 高占成, 等. 人感染高致病性禽流感病毒 H5N1 的病理学观察. 中华病理学杂志, 2008, 37（3）: 145-149.

218. 刘相波. 人感染高致病性禽流感病毒 H5N1 的病理学和病原学特点. 中国医学创新, 2015, 12（23）: 111-112.

219. 宋蕊, 成军. 认识甲型 H7N9 禽流感. 首都医科大学学报, 2013, 34（3）: 475-478.

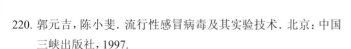

220. 郭元吉，陈小斐. 流行性感冒病毒及其实验技术. 北京：中国三峡出版社，1997.

221. 董丽花. 抗禽流感病毒药物的现状及研究趋势. 泰山医学院学报，2015，36（6）：707-710.

222. 潘秋丽. 浅谈20例小儿蛔虫病的治疗. 中国继续医学教育，2015，7（7）：109-110.

223. 中华医学会风湿病学分会. 韦格纳肉芽肿病诊治指南（草案）. 中华风湿病杂志，2004，8（9）：562-564.

224. 乔琳，王迁，冷晓梅. "韦格纳肉芽肿"重新命名. 中华临床免疫和变态反应杂志，2013，7（2）：99-102.

225. Woywodt A，Haubitz M，HallerH，et al. Wegener's anulomatosis. Lancet，2006，367：1362-1366.

226. 李亚平，王世礼. 我国韦格纳肉芽肿病的诊断与治疗现状. 临床肺科杂志，2007，12（3）：250-251.

227. 张佳甚. 韦格纳肉芽肿的研究进展. 航空航天医药，2010，21（3）：369-370.

228. 孟凡青，孙琦，张德平，等. 肺Wegener肉芽肿病/肺肉芽肿病伴多血管炎的病理诊断. 诊断病理学杂志，2013，20（7）：434-437.

229. 蔡柏蔷. 结缔组织疾病肺部表现. 北京：人民卫生出版社，2014.

230. 包海荣，刘晓菊，张艺. 变应性肉芽肿性血管炎研究新进展. 中华结核和呼吸杂志，2009，32（10）：762-764.

231. 冯瑞娥，刘鸿瑞，梁智勇，等. Churg-Strauss综合征的肺部病理形态学观察. 中华病理学杂志，2008，37（2）：114-117.

232. 中华医学会风湿病学分会. 显微镜下多血管炎诊断及治疗指南. 中华风湿病杂志，2011，15（4）：259-261.

233. 尹培达，彭晖. 显微镜下多血管炎. 新医学，2004，35（5）：269-270.

234. 祝峙，林万和，李强，等. 肺坏死性结节病样肉芽肿病临床病理分析. J Diag Pathol，2005，12：205-253.

235. 黄海东，郑唯强，李强，等. 坏死性结节病样肉芽肿病的临床与病理分析. 第四军医大学学报，2009，30（24）：3096-3099.

236. 李萍，何春年，赵焕芬. 肺坏死性结节病样肉芽肿1例. 临床与实验病理学杂志，2008，24（2）：256-257.

237. 孙永昌. Goodpasture综合征. 中华结核和呼吸杂志，2008，31（2）：144.

238. 苗姝，孙延，翁文采. 肺出血-肾炎综合征1例报告并文献复习. 临床荟萃，2004，4（8）：976-978.

239. 徐作军. 肺出血肾炎综合征. 北京：人民卫生出版社，2003.

240. Phelps RG，Turner AN. Antiglomerular basement membrane disease and goodpasture's synderome. Comprehensive clinical nephrology. St. Louis：Moshy，2000.

241. Hudson BG，Tryggvason K，Sundaramonrthy M，et al. Alport's syndrome，goodpastur's synderome，and type Ⅳ collagen. N Eng J Med，2003，8：2543-2556.

242. Cronfton J，Douglas A. Some rare pulmonary diseases. Respiratory diseases. Oxford：Black Well Scientific Publication，1969.

243. Nienhuis DM，Prakach UB，Edell ES，et al. Tracheobrochopathia osteochondroplastica. Ann Otol Rhinol Laryngnl，1990，99：689-694.

244. 敖敏，郭述良. 骨化性气管支气管病一例报道及文献复习. 中华肺部疾病杂志，2011，4（1）：43-48.

245. 吴汉刚，梁克诚，梁新梅. 骨化性气管支气管病. 临床肺科杂志，2008，13（7）：864-865.

246. 朱旭友，易祥华，梁军，等. 骨化性气管支气管病临床病理特点并文献复习. 外科研究与新技术，2016，5（4）：267-270.

247. 孟芝兰，刘鸿瑞，梁智勇，等. 肺泡蛋白沉积症的病理学特点与诊断. 中华病理学杂志，2005，34（9）：575-578.

248. 彭刚. 肺泡蛋白自沉症的研究现状. 医学综述，2012，18（8）：1146-1148.

249. 杨利红，张特，崔恩海，等. 肺泡蛋白沉积症八例临床病理分析. Chinese General Practice，2010，13（29）：3304-3306.

250. 凤婧，罗凤鸣. 肺泡微结石症的研究进展. 中华结核和呼吸杂志，2013，36（10）：775-777.

251. 刘秀美，何乐健. 肺泡微石症临床病理观察. 诊断病理学杂志，2010，17（5）：332-335.

252. 叶枫，谢佳星，张挪富，等. 肺泡微石症3例并文献复习. 国际呼吸杂志，2011，31（18）：1394-1398.

253. Mariotta S，Ricci A，Papale M，et al. Pulmonary alveolar microlithiasis：report on 576 cases published in the literature. Sarcoidesis Vase Diffuse Lung Dis，2004，21：173-181.

254. 王素霞，邹万忠. 轻链沉积病的病理诊断及研究进展. 中华病理学杂志，2003，32（6）：573-575.

255. 王英. 轻链沉积病诊断及治疗的研究进展. 医师进修杂志，2003，26（12）：43-44

256. 蒋次鹏. 我国包虫病流行近况. 地方病通报，2002，17（3）：77-79.

257. Kurland G，Michelson P. Bronchiolitis obliterans in children. Pediatr Pulmonol，2005，39（3）：193-208.

258. Colby TV，Epler GR，Gruden JF. Bronchiolar disorders. Atlas of pulmonary medicine 4th ed. Philadelphia：Current Medicine Group/Springer，2008.

259. Reichenspurner H，Girgis RE，Robbins RC，et al. Stanford experience with obliterative bronchiolitis after lung and heart-lung transplantation. Ann Thorac Surg，1996，62：1467-1472.

260. 樊晓红，许文兵. 闭塞性细支气管炎. 中国呼吸与危重监护杂志，2007，6（1）：70-73.

261. Reichenspurner H，Girgis RE，Robbins RC，et al. Obliterative bronchiolitis after lung and heart-lung transplantation. Ann Thorac Surg，1995，60：1845-1853.

262. Yousem SA，Berry GJ，Cagle PT，et al. Revision of the 1990 working formulation for the classification of pulmonary allograft rejection：Lung Rejection Study. J Heart Lung Transplant，1996，15：1-15.

263. 马坤，姚慧，王凯. 闭塞性细支气管炎再认识. Chinese Journal of Practical Pediatrics，2015，30（8）：634-637.

264. Palmer SM，Flake GP，Kelly FL，et al. Severe airway epithelial injury，aberrant repair and bronchiolitis obliterans develops after diacetyl instillation in rats. PLoS One，2011，25（6）：e17644.

265. Hachem RR，Tiriveedhi V，Patterson GA，et al. Antibodies to K-α1 tubulin and collagen V are associated with chronic rejection after lung transplantation. Am J Transplant，2012，12：2164-2171.

266. 李惠萍. 弥漫性泛细支气管炎研究进展. 国外医学呼吸系统分册，2004，24（2）：100-102.

267. Yamanaka A，Saiki S，Tamura S，et al. Problems in chronic obstructivc bronchial dieases，with special reference to diffuse panbronchiolit. Najka，1969，23（3）：442-451.

268. Tsang K. Diffuse panbronchiolltls：diagnosis and treatment. Clin Pulm Med，2000，7（5）：245-252.

269. Matsuno O，Ueno K，Hayama Y，et al. Deterioration of asthma in a patient with diffuse panbronchio1itis（DPB）after macrolide therapy. J Asthma，2010，47（4）：486-488.

270. 李慧萍. 弥漫性泛细支气管炎. 北京：人民卫生出版社，2015.

271. 马洪明. 嗜酸性粒细胞性支气管炎自然史的观察性研究. 中华医学杂志，2005，85（29）：2075.

272. Brightling CE，Ward R，Goh KL，et al. Eosinophilic bronchitis is an important cause of chronic cough. Am J Respir Crit Care Med，1999，160（2）：406-410.

273. 李秋，林红，姜大勇，等. 浅谈嗜酸性粒细胞性支气管炎的治疗. 世界最新医学信息文摘，2014，14（1）：118.

274. 许国斌，王焰兵. 嗜酸性粒细胞性支气管炎患者免疫球蛋白、炎症因子水平及干预. 药物研究，2009，18（7）：11-12.

275. 李莉，陈强. 嗜酸性粒细胞性支气管炎的诊断与治疗. 实用儿科临床杂志，2011，26（10）：810-812.

276. Ryu JH，Myers JL，Swensen SJ，et al. Swensen Bronchiolar Disorders. Am J Res Criti Care Med，2003，168（11）：1277-1290.

277. 陈石，张德平. 滤泡性细支气管炎研究进展. 国际呼吸杂志，2009，29（19）：1208-1211.

278. 戴建，蔡后荣，李燕，等. 滤泡性细支气管炎三例并文献复习. 中华结核和呼吸杂志，2017，40（6）：457-462.

279. 方立武，贺海珍，汤宏峰，等. 儿童滤泡性细支气管炎1例临床分析. 浙江医学，2010，32（2）：247-249.

280. Ryu JH. Classification and approach to bronchiolar diseases. Curr Opin Pulm Med. 2006，12（2）：145-51.

281. Dentsch GH，Young LR，Deterding RR，et al. Diffuse lung disease in young children：application of a hovel classification scheme. Am J Respir Crit Care Med，2007，176：1120-1128.

282. Brody AS，Guillernaan RP，Hay TC，et al. Neuroendocrine cell hyperplasia of infancy：diagnosis with high-resolution CT. AJR Am J Roentgenol，2010，194：238-244.

283. 吕丽媛，刘秀云，江载芳. 婴儿神经内分泌细胞增生症一例. 中华儿科杂志，2014，52（4）：317-318.

284. Pler J，Gower WA，Mogayzel PJ Jr，et al. Familial neuroendocrine cell hyperplasia of infancy. Pediatr Pulmonol，2010，45：749-755.

285. 尚云晓，冯雍. 不明原因婴幼儿肺间质疾病. 中国实用儿科杂志，2014，29（12）：892-897.

286. 方芳，林凤如，李惠章. 老年尸解机化性肺炎临床病理分析. 中华病理学杂志，2004，33（2）：113-116.

287. 徐凌，沈策. 机化性肺炎的研究进展. 国际呼吸杂志，2007，27（24）：1903-1904.

288. Schlesinger C，Koss MN. The organizing pneumonias an update and review. Curr Opin Pulm Med，2005，11：422-430.

289. 赵方. 脂质性肺炎8例临床病例分析. 中国现代药物应用，2015，9（13）：185-186.

290. Laughlen GF. Studies of pneumonia following nasopharyngeal injectionsof oil. Am J Pathol，1925，1（4）：407.

291. 王玉霞，方芳，郭岩斐，等. 经病理确诊的外源性脂质性肺炎12例分析. 中华结核和呼吸杂志，2017，40（6）：445-449.

292. 李志尚，周展骥. 内源性脂性肺炎. 中华结核和呼吸疾病杂志，1981，4（3）：147-148.

293. 周作人，李园园，杨华平. 外源性脂质性肺炎一例. 中华结核和呼吸杂志，2014，37（8）：619-620.

294. Franquet T，Gimenez A，Roson N，et al. Aspiration diseases：findings，pitfalls，and differential diagnosis. Radio Graphies，2000，20（3）：673-685.

295. Szabo-Gay O，Benoit N，Doutrellot-Philippon C，et al. Occupational lipid pneumonia induced by cutting fluids exposition. Presse Med，2011，40（6）：656-659.

296. 张国昌，胡文浩，于明信，等. 内源性脂性肺炎的病理学探讨. 石河子医学院学报，1994，16（1）：369.

297. 张军，谢灿茂，黄鑫炎. 脂质性肺炎19例临床病例分析. 中国呼吸与危重监护杂志，2009，8（5）：465-468.

298. 范志强，瞿介明，朱惠莉. 吸入性肺炎的研究进展. 中国呼吸与危重监护杂志，2010，9（2）：209-212.

299. 杨国栋，康定鑫，姚新民. 关于吸入性肺炎的治疗研究现状. 中国危重病急救医学，2003，15（9）：519-520.

300. 刘玉艳. 老年吸入性肺炎的临床相关因素分析. 现代诊断与治疗，2016，2：301-302.

301. 魏凤芹，刘学东. 急性嗜酸粒细胞性肺炎1例并文献复习. 国际呼吸杂志，2011，31（14）：1048-1060.

302. Cottin V，Corder JF. Eosinophilie pneumonias，Allergy，2005，60（7）：841-857.

303. Allen JN. Drug-induced eosinophilic lung disease. Clin Chest Med，2004，25（1）：77-88.

304. 邝俊健，路玫. 达托霉素相关急性嗜酸性粒细胞性肺炎. 中国药物应用与监测，2015，12（5）：292-295.

305. Rose DM，Hrncir DE. Primary eosinophilic lung diseases. Allergy Asthma Proc，2013，34（1）：19-25.

306. Alam M，Burki NK. Chronic eosinophilic pneumonia：a review. South Med J，2007，100（1）：49-53.

307. Tassinari D，Di Silverio Carulli C，Visciotti F，et al. Chronic eosinophilic pneumonia：a paediatric case. BMJ Case Rep，[2013-4-25]. http://casereports.bmj.com/content/2013/bcr-2013-008888.long. doi：10.1136/bcr-2013-008888.

308. Cakir E，Aksoy F，Cakir FB，et al. Chronic eosinophilic pneumonia with mucous plugs in a child. Pediatr Pulmonol，2010，45（10）：1040-1042.

309. Rao M，Steiner P，Rose JS，et al. Chronic eosinophilic pneumonia in a one-year-old child. Chest，1975，68（1）：118-120.

310. 阳苑，李宝兰. 特发性慢性嗜酸粒细胞肺炎研究进展. 中华临床医师杂志，2015，9（1）：126-129.

311. Cottin V，Cordier JF. Eosinophilic lung diseases. Immunol Allergy Clin North Am，2012，32（4）：557-586.

312. Walsh ER，August A. Eosinophils and allergic airway disease：there is more to the story. Trends Immunol，2010，31（1）：39-44.

313. Emanuel DA，Wenzel FJ，Bowennan C. Farmer's lung：clinical，pathologic and immunologic study of twenty-four patients. Am J Med，1964，37：392-401.

314. Senman KD. Asthma，hypersensitivity pneumonitis and other respiratory diseases caused by metalworking fluids. Curt Opin Allergy Clin Immunol，2009，9（2）：97-102.

315. 孟凡青，Eugene J Mark，蔡后荣，等. 过敏性肺炎临床病理观察. 诊断病理学杂志，2010，17（3）：176-181.

316. 孟凡青，樊祥山，章宜芬，等. 过敏性肺炎的临床病理学诊断. 临床与实验病理学杂志，2011，27（3）：301-302.

317. Takemura T，Akashi，Ohtani Y，et al. Pathology of hypersensitivity pneummitis. Curr Opin Pulm Med，2008，14（5）：440-454.

318. Rosai J，回允中. ROSAI&ACKERMAN 外科病理学. 第 9 版. 北京：北京大学医学出版社，2006.

319. 刘彤华. 诊断病理学. 第 2 版. 北京：人民卫生出版社，2006.

320. Gal AA，Klatt EC，Koss MN，et al. The effectiveness of bronchoscopy in the diagnosis of pneumocystis carinii and cytomegalovirus pulmonary infections in acquired immunodeficiency syndrome. Arch Pathol Lab Med，1987，111：238-241.

321. Travis W，Fox C，Devaney K，et al. Lymphoid pneumonitis in 50 adult patients infected with the human immunodeficiency virus. Lymphocytic interstitial pneumonitis versus nonspecific interstitial pneumonitis. Hum Pathol，1992，23：529-541.

322. Stewart S，Fishbein MC，Snell GI，et al. Revision of the 1996 Working Formulation for the Standardization of Nomenclature in the Diagnosis of Lung Rejection. J Heart Lung Transplant，2007，26：1229-1242.

323. Afonso Júnior JE，Werebe EC，Carraro RM，et al. Lung trans-plantation. Einstein，2015，13（2）：297-304.

324. 唐神结，高文. 临床结核病学. 北京：人民卫生出版社，2011.

325. World Health Organization. Global tuberculosis report 2016. Geneva，Switzerland：WHO Press，2016.

326. 唐神结，许绍发，李亮. 耐药结核病学. 北京：人民卫生出版社，2014.

327. 陈杰，周桥. 病理学. 第 3 版. 北京：人民卫生出版社，2015.

328. 刘彤华. 诊断病理学. 第 3 版. 北京：人民卫生出版社，2013.

329. Rawat V，Umesh，Thapliyal N，et al. Primary pulmonary infection caused by 20% acid fast Nocardiabrasiliensis. Indian J Med Microbiol，2011，29（4）：446-447.

330. Waldron PR，Martin BA，Ho DY. Mistaken identity：Legionella micdadei appearing as acid-fast bacilli on lung biopsy of a hematopoietic stem cell transplant patient. Transpl Infect Dis，2015，17（1）：89-93.

331. Purohit MR，Mustafa T，Wiker HG，et al. Immunohistochemical diagnosis of abdominal and lymph node tuberculosis by detecting Mycobacterium tuberculosis complex specific antigen MPT64. Diagn Pathol，2007，2：36.

332. Ihama Y，Hokama A，Hibiya K，et al. Diagnosis of intestinal tuberculosis using a monoclonal antibody to Mycobacterium tuberculosis. World J Gastroenterol，2012，18（47）：6974-6980.

333. 车南颖，曲杨，张晨，等. 结核分枝杆菌 Ag85B 蛋白表达特点及其病理学诊断价值. 中华病理学杂志，2014，43（9）：600-603.

334. Che N，Qu Y，Zhang C，et al. Double staining of bacilli and antigen Ag85B improves the accuracy of the pathological diagnosis of pulmonary tuberculosis. J Clin Pathol，2016，69（7）：600-606.

335. Surat G，Wallace WA，Laurenson IF，et al. Rapid real-time PCR for detection of Mycobacterium tuberculosis complex DNA in formalin-fixed paraffin embedded tissues：16% of histological 'sarcoid' may contain such DNA. J Clin Pathol，2014，67（12）：1084-1087.

336. Hsiao CH，Lin YT，Lai CC，et al. Identification of nontuberculous mycobacterial infection by IS6110 and hsp65 gene analysis on lung tissues. Diagn Microbiol Infect Dis，2010，68（3）：241-246.

337. Munkhdelger J，Wang HY，Choi Y，et al. Identification of Mycobacterium species in FFPE granulomatous lymphadenitis tissue using REBA Myco-ID®. Int J Tuberc Lung Dis，2013，17（7）：898-902.

338. 谭景尹，韦世录，李翠萍，等. PCR- 膜芯片检测石蜡包埋组织中结核杆菌耐药基因突变. 临床与实验病理学杂志，2012，28（8）：895-899.

339. 中华医学会结核病学分会. 中国结核病病理学诊断专家共识. 中华结核和呼吸杂志，2017，40（6）：419-425.

340. 姚琴，徐作军，黄慧，等. 单项和联合指标在结节病诊断中的预测价值评价. 中华结核和呼吸杂志，2008，31（7）：488-497.

341. El-Zammar OA，Katzenstein AL. Pathological diagnosis of gran-

ulomatous lung disease: a review. Histopathology, 2007, 50: 289-310.

342. 中华医学会结核病学分会. γ- 干扰素释放试验在中国应用的专家建议. 中华结核和呼吸杂志, 2014, 37（10）: 1-4.

343. H.Simon Schaaf, Alimuddin Zumla. Tuberculosis: a comprehensive clinical reference. Philadelphia: Elsevier Saunders, 2009.

344. 中华医学会结核病学分会. 非结核分枝杆菌病诊断与治疗专家共识. 中华结核和呼吸杂志, 2012, 35（8）: 572-580.

345. Griffith DE, Aksamit T, Brown-Elliott BA, et al. An official ATS/IDSA statement: diagnosis, treatment and prevention of nontuberculous mycobacterial diseases. American Journal of Respiratory and Critical Care Medicine, 2007, 175: 367-416.

346. Hsiao CH, Lin YT, Lai CC, et al. Clinicopathologic characteristics of nontuberculous mycobacterial lung disease in Taiwan. Diagn Microbiol Infect Dis, 2010, 68: 228-235.

347. Liebow AA. The J Burns Amberson Lecture-Pulmonary angiitis and granulomatosis. AM Rev Respir Dis, 1973, 108: 1-18.

348. Saldana MJ. Bronchocentric granulomatosis. Clinicopathologic observations in 17 patients. Lab Invest, 1979, 40: 281-282.

349. Clee MD, Lamb D, Clark RA. Bronchocentric granulomatosis: a review and thoughts on pathogenesis. Br J Dis Chest, 1983, 77: 227-234.

350. Jelihovsky T. The structure of bronchial plugs in mucoid impaction, bronchocenric granulomatosis and asthma. Histopathology, 1983, 7: 153-167.

351. Juan Rosai. Rosai Ackerman. 外科病理学. 第 10 版. 郑杰, 译. 北京: 北京大学医学出版社, 2014.

352. Lee HK, Kim DS, Yoo B, et al. Histopathologicpattern and clinicalfeatures of rheumatoidarthritis-associated interstitial lung disease, 2005, 127: 2019-2027.

353. Kim EJ, Collard HR, King TE Jr. Rheumatoidarthritis-Associated Interstitial Lung Disease The Relevance of Histopathologic and Radiographic Pattern, 2009, 136: 1397-1405.

354. Hallowell RW, Horton MR. Interstitial lung disease in patients with rheumatoid arthritis: spontaneous and drug induced. Drugs, 2014, 74: 443-450.

355. 孟凡青, 陈骏, 蔡后荣. 多灶微结节性肺泡上皮增生. 中华病理学杂志, 2012, 41（10）: 706-708.

356. Pannua BS, Apalaa DR, Kotehaa A, et al. Multifocal micronodular pneumocyte hyperplasia（MMPH）in apatient with tuberous sclerosis-evidence for long term stability. Respiratory Medicine Case Reports, 2017, 13: 115.

357. Maruyama H, Ohbayashi C, Hino O, et al. Pathogenesis of multifocal micronodular pneumocyte hyperplasia and lymphangioleiomyomatosis in tuberous sclerosis and association with tuberous sclerosis genes TSC1 and TSC2. Pathol Int, 2001, 51（8）: 585-594.

358. Yoshihiro Kobashi, Tadaaki Sugiu, Keiji Mouri, et al. Multifocal Micronodular Pneumocyte Hyperplasia Associated with Tuberous Sclerosis: Differentiation from Multiple Atypical Adenomatous Hyperplasia. Jpn J Clin Oncol, 2008, 38（6）: 451-454.

359. Ionescu DN, Sasatomi E, Aldeeb D, et al. Pulmonary Meningothelial-like Nodules A Genotypic Comparison With Meningiomas. Am J Surg Pathol, 2004, 28: 207-214.

360. Katsuhiro Masago, Waki Hosada, Eiichi Sasaki, et al. Is Primary Pulmonary Meningioma a Giant Form of a Meningothelial-Like Nodule? A Case Report and Review of the Literature. Case Rep Oncol, 2012, 5: 471-478.

361. Köksal Deniz, Ozcan Ayşenaz, Demirağ Funda, et al. Pulmonary malakoplakia: a case report and review of the literature. Tuberk Toraks, 2014, 62（3）: 248-252.

362. Akilesh Shreeram, Cross Sara, Kimmelshue Katherine, et al. Pseudotumor of the tracheal-laryngeal junction with unusual morphologic features caused by Rhodococcusequi infection. Head Neck Pathol, 2011, 5（4）: 395-400.

363. Gupta Kumud, Thakur Sapna. Pulmonary malakoplakia: a report of two cases. Indian J Pathol Microbiol, 2011, 54（1）: 133-135.

364. Stacey EM, Joel KG, Jason L, 等. 斯滕伯格外科病理学. 第 6 版. 回允中, 译. 北京: 北京大学医学出版社, 2017.

365. Muller A, Petrone G, Santoro A, et al. Pulmonary malacoplakia at early stage: use of polymerase chain reaction for detection of Rhodococcusequi. Int J Immunopathol Pharmacol, 2012, 25（3）: 703-712.

366. Giudice LC, Kao LC. Endometriosis. Lancet, 2004, 364（9447）: 1789-1799.

367. Ghigna MR, Mercier O, Mussot S, et al. Thoracic endometriosis: clinicopathologic updates and issues about 18 cases from a tertiary referring center. Ann Diagn Pathol, 2015, 19（5）: 320-325.

368. Kimberly Mugler. Pathologic Quiz Case-Bilateral Apical Lung Masses in an Autopsy Patient. Arch Pathol Lab Med, 2004, 128: e35-e36.

369. Yousem SA. Pulmonary apical cap: a distinctive but poorly recognized lesion in pulmonary surgical pathology. Am J Surg Pathol, 2015, （5）: 679-683.

370. Hirami Y, Nakata M, Maeda A, et al. Pulmonary Apical Mass, the So-Called Pulmonary Apical Cap, in a 43-Year-Old Woman. Ann Thorac Cardiovasc Surg, 2010, 16（2）: 122-124.

371. Simonneau G, Robbins IM, Beghetti M, et al. Updated clinical classification of pulmonary hypertension. J Am Coll Cardiol, 2009, 54: S43-S54.

372. 陈静瑜, 朱艳红, 郑明峰, 等. 双肺移植治疗特发性肺动脉高压二例. 中华器官移植杂志, 2010, 31（9）: 541-544.

373. Bjornsson J, Edwards WD, Kay JM, et al. Primary pulmonary hypertension: a histopathologic study of 80 cases. Mayo Clin

Proc，1985，60：16-25.

374. Pietra GG，Edwards WD，Kay JM，et al. Histopathology of pulmonary hypertension：a qualitative and quantitative study of pulmonary blood vessels from 58 patients in National Heart，Lung，and Blood Institute，Primary Pulmonary Hypertension Registry. Circulation，1989，80：1198-1206.

375. Kay MJ，Heath D. Pathologic study of unexplained pulmonary hypertension. Human Pathol，1985，7：180-192.

376. 阮英卯. 肺动脉高压病理学及从病理资料看当前临床对肺血管病诊疗的困惑（述评）. 岭南心血管病杂志，2013，19（3）：251-254.

377. Montani D，Price LC，Doffmuller P，et al. Pulmonary venooc-

clusive disease. Eur Respir J，2009，33：189.

378. Golzy N，Fernandes S，Sharim J，et al. Pulmonary hypertension secondary to pulmonary veno-occlusive disease complicated by right heart failure，hypotension and acute kidney injury. Respiratory Medicine Case Reports，2017，20：10-13.

379. Lourenco AP，Fontoura D，Henriques-Coelho T，et al. Current pathophysiologieal concepts and management of pulmonary hypertension. Int J Cardiol，2012，155：350-361.

380. McLaughlin VV，Presberg KW，Doyle RL，et al. Prognosis of pulmonaryarterial hypertension：ACCP evidence-based clinical practice guidelines. Chest，2004，126 suppl：S78-S92.

第二章

气管、肺肿瘤

第一节　上皮性肿瘤

　　肺的上皮性肿瘤在所有肺脏原发性肿瘤中占有绝对的优势，以支气管上皮细胞（含神经内分泌细胞）和肺泡细胞发生的各型肺癌和腺瘤为主，而发生于支气管黏膜内弥散分布的小涎腺来源的各型唾液腺肿瘤则仅占少数。肺癌是影响人类健康最为重要的恶性肿瘤之一。近 30 年来，全球的肺癌发生率已增加了 51%，并且正在持续攀升，由肺癌引起的死亡率已跃居人类所有恶性肿瘤之首 [1]。吸烟与肺癌的关系是毋容置疑的，尽管仅有 10% 的吸烟者最终会发展为肺癌，但就总体来看，85% 的男性和 47% 的女性肺癌患者均与吸烟有关。吸烟作为肺癌发生的重要危险因素与吸烟者的烟龄、吸烟量和烟草的种类有关外，也与吸烟者的个体差异等因素有关。从第一次吸烟到被诊断为肺癌的潜伏期为 20～40 年，戒烟不仅可以降低肺癌的发病率，也可延长患癌的潜伏期。另有约 15% 的男性和 53% 的女性肺癌患者为非吸烟者 [2]，表明吸烟并非是肺癌的唯一危险因素。在中国非吸烟女性的肺癌患者多为腺癌且死亡率非常高 [3]。导致非吸烟者肺癌发生的主要因素有：吸二手烟、烹调油烟，以及职业性或环境因素接触石棉、砷、镉、氡气、电离辐射和环境激素等。另外，感染人类乳头瘤病毒和人类免疫缺陷病毒等也引起了一定的关注。个体因素包括遗传基因易感性、既往肺部疾病史等。

　　长期以来，肺癌患者的 5 年生存率一直很低，维持在 10%～15%。但令人高兴的是，在过去的数年中，无论从肺癌的诊断还是治疗等方面均取得了令人可喜的进步。尤其是对肺癌的浸润前病变和微浸润病变在影像学、胸外科学和病理诊断中所形成的共识和实际应用之后，我们惊喜地发现，在送检的手术切除标本中，已由原来的以进展期肺癌标本为主转变为现在的以早期肺癌标本为主。这一重大的进步预示着其中的部分患者将得到彻底的治愈，并将对肺癌患者的术后 5 年生存率产生巨大的

影响；第二个明显的进步是，基于靶向治疗为目的的分子病理诊断的广泛开展，为延长中晚期肺癌患者的生存期起到了重要的作用；另外一个进步是，紧紧围绕临床治疗和疗效而重新制定和出台了新的肺癌组织学分型和诊断标准。这些成绩的取得均得益于国际肺癌研究协会/美国胸科学会/欧洲呼吸学会共同推荐的国际多学科肺腺癌分类 [4]，2015 年 WHO 出版的肺肿瘤的分类又对其进行了完善和补充 [5]。这些成绩的取得使我们有理由相信，假以时日，肺癌的 5 年生存率将会得到大大的提高。

　　基于上述在肺癌的诊断和治疗等方面取得的成绩，促使肺肿瘤新分类的原则发生了重大的改变。新分类的病理诊断标准是结合了组织形态学改变和肿瘤细胞的免疫表型、并结合临床及影像学而做出的，对于缺少组织形态学特征的肿瘤则主要依靠其免疫表型作为重要的诊断依据，而以出现独特的基因表型作为提出新病种的依据。因此，无论是病理诊断过程的需要，还是靶向治疗上的需求，免疫组化技术的应用比起以往都尤为重要。判定免疫组化染色为弥漫强阳性的标准为：≥10% 的瘤细胞，阳性信号定位准确且被染成黄色或褐色颗粒（以 DAB 显色为例）。局灶或弱阳性的标准为：虽阳性信号定位准确，但仅有 <10% 的瘤细胞被染成黄色或淡黄色颗粒。阴性：肿瘤细胞不着色。

一、肺腺癌

（一）浸润性肺腺癌

【定义】　浸润性肺腺癌（invasive adenocarcinoma of the lung）是指具有腺样分化、产生黏液或表达肺泡细胞标记的恶性上皮细胞性肿瘤，以腺泡状、乳头状、微乳头状和（或）实性型等生长方式浸润到含有肌成纤维细胞的间质内达 5mm 以上者；或瘤细胞进入淋巴管/血管/侵及胸膜/出现肿瘤性坏死及经气腔内扩散时，无论肿瘤体积多大和原发灶内浸润直径多大，都被定义为浸润性肺腺癌。

【临床特点】　肺腺癌的发生比率占所有肺癌的 40%

以上，男女性别比为 1.1：1，均为男女性别肺癌中最常见的类型。肺腺癌的症状和体征可因肿瘤大小、发生部位、是否有转移等各不相同。使用高分辨的薄层 CT 是发现早期肺癌的最好方法。虽然周围型的肺癌常为腺癌，但是中央型的肺腺癌并不少见。

吸烟与腺癌的关系虽然不如鳞癌和小细胞癌那样密切，但吸烟仍然是肺腺癌最为重要的危险因素。虽然卷烟生产商改进了卷烟的设计（如加上过滤嘴、透气孔等）以减少焦油和尼古丁的吸入量，其结果使得那些原本易沉积于中央气道（鳞癌和小细胞癌易于发生的部位）的有害物质变为易沉积于末梢气道（腺癌易于发生的部位），增加了腺癌发生的危险。另外，在新型的卷烟中（往往为了降低焦油含量）亚硝胺类物质的含量有了明显的增加，动物实验表明使用这些亚硝胺物质能特异性引起腺癌的发生而不是鳞癌[6]。另外，腺癌在非吸烟者中的发生率也是第一位的，这与吸二手烟、氡和电离辐射、石棉、室内空气污染、患有慢性肺病（肺纤维化、COPD、alpha-1 抗胰蛋白酶缺乏、肺结核）和遗传易感性（*EGFR* 和 *ERBB2* 突变）等有关。

【病理变化】 大多数肺腺癌为周围型，部分也可为中央型。肿瘤中心常伴有纤维化而呈灰白色的结节，但这个颜色可随着碳末沉着的多少和胸膜皱褶的程度而发生变化。肿瘤的中心部位可有坏死但空洞形成比较少见。腺癌容易累及胸膜，甚至沿胸膜表面扩散，是否存在胸膜的扩散（M1a）对预后影响很大，取材时应特别注意。在新鲜未固定的标本中，很难辨认出肿瘤周围沿着肺泡壁生长成分的界限，甚至无法找到那些纯的 lepidic 生长方式肿瘤的确切位置，常常给冷冻取材带来困难。术者善意地给出肿瘤部位的特意性标记，将为小病灶的术中冷冻准确取材带来极大的方便。

依据肺腺癌主要的组织学生长模式，可将手术切除的肺腺癌分为腺泡型、乳头状型、微乳头型、沿肺泡壁生长型和伴有黏液产生或表达肺泡细胞标记的实性（体）生长型。变异型腺癌包括了浸润性黏液腺癌、胶样腺癌、胎儿型腺癌和肠型腺癌。目前的组织学分型，虽然在每个亚型的前面没有加上"predominant"一词，但一个亚型的确立仍然是依靠了其主要的组织学成分而确定的。新的分类中也不再使用"mixed subtype adenocarcinoma"，但要求在诊断时以 5% 为增量标准，从高至低依次标出一个具体的肿瘤中各亚型的组织学成分。以 5%（而不是10%）作为标准来区分各亚型成分间所占比例的不同，则有利于将 2 种比例相近的亚型成分区分开来。由于微乳头和实性生长成分对预后的影响很大，即使其低于 5% 时，也要标出其具体的比率。

（1）沿（贴或附）肺泡壁生长型腺癌（lepidic adenocarcinoma）：由形态一致且温和的Ⅱ型肺泡细胞或 Clara 细胞沿肺泡壁表面生长而构成的非黏液性腺癌，其内浸润灶直径 >5mm 或多个浸润灶经换算后 >5mm 或出现肿瘤细胞侵犯淋巴管和（或）血管、侵犯胸膜、肿瘤性坏死或气腔内扩散（spread through air spaces，STAS）（图 1-2-1 A～C）。沿肺泡壁生长型腺癌与非黏液型微浸润性腺癌的区别在于，后者的直径≤3cm，最大浸润深度（或直径）

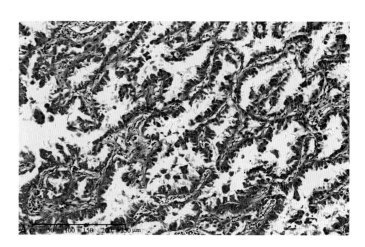

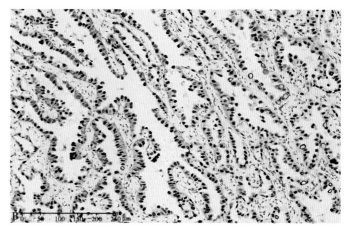

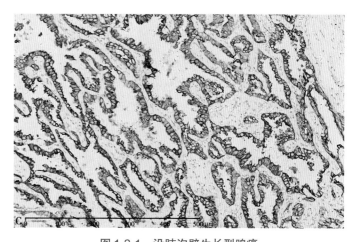

图 1-2-1 沿肺泡壁生长型腺癌
癌细胞具有明显的异型性，密集排列，紧贴着肺泡壁生长，局部多层或形成微乳头（A）；TTF-1（B）和 NapsinA（C）为弥漫强阳性

<5mm。因此，正确的判定什么是浸润成分和浸润成分的大小是非常重要的。浸润成分的判定是：出现 lepidic 以外的生长方式[腺泡、乳头、微乳头和（或）实性生长]成分；肺泡腔内出现肿瘤细胞或肿瘤性坏死；肿瘤细胞侵入到具有肌成纤维细胞瘤的间质内；肿瘤侵犯到血管 / 淋巴管或侵破胸膜；或出现气腔内扩散 STAS（肿瘤周围的肺泡腔内出现微乳头、环状瘤细胞团或实性瘤细胞簇）。当肿瘤侵犯到淋巴管、血管或胸膜，出现肿瘤性坏死，或肿瘤周围出现 STAS，即使原发灶内的浸润灶最大直径小于 5mm，也不要诊断为微浸润性腺癌，而要诊断为浸润性腺癌。当有多个相互分离的浸润病灶存在，且每个浸润灶内的最大浸润直径均小于 5mm 时，可将每个浸润灶占肿瘤总体面积的百分比相加，再乘以肿瘤的最大径[7]，如结果 >5mm 时则诊断为浸润性腺癌（图 1-2-2），否则诊断为微浸润性腺癌。有时沿肺泡壁生长型腺癌的肺泡壁（弹性纤维胶原化等）增厚，使肺泡壁相互连成封闭的腺腔样结构（图 1-2-3），而误认为是腺泡型腺癌。但相对均匀一致的肺泡间隔和腔内缺少分泌物等可与腺泡型腺癌相鉴别。

（2）腺泡型腺癌（acinar adenocarcinoma）：主要成分是由恶性上皮细胞围成的圆形、椭圆形的腺泡或管腔状结构（图 1-2-4），肿瘤细胞胞质内或由其构成的腺腔内可含有黏液，有时瘤细胞聚集成圆形结构，其核位于基底部。应注意的是，有时沿着肺泡壁生长（lepidic）方式会出现折叠，形成内陷的腺样细胞巢，很难与腺泡生长方式（浸润性生长）相鉴别。只有当肺泡样结构消失、腺泡周围出现宽窄不一的含有肌成纤维细胞的间质时，才认为是出现了腺泡生长方式（浸润性生长）或腺泡型腺癌。

大的腺泡内由多个背靠背的小腺腔构成的癌称之为筛状腺癌（cribriform adenocarcinoma）（图 1-2-5）。最初提

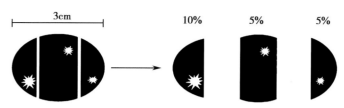

$$（0.1+0.05+0.05）\times 3= 0.6（cm）$$

图 1-2-2 单病灶内多处微浸润判定方法

直径为 3cm 的肿瘤内出现了 3 个相互分离的直径 <5mm 的微浸润病灶，按上述计算方法最终结果等于 0.6cm，故为浸润性腺癌

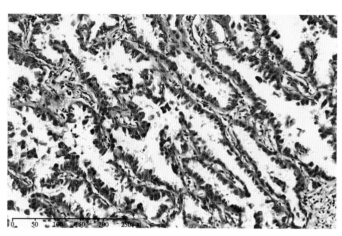

图 1-2-3 沿肺泡壁生长型腺癌

其局部虽形成闭合的假腺泡状结构，"腺泡"周围没有明显的间质反应，腔内缺少分泌物

出筛状癌的诊断标准是要求其筛状结构 >70%，按新的分类原则是要以筛状结构为主即可，但绝不是指仅仅含有筛状结构的腺癌。因为筛状结构作为腺癌当中的一种生长方式是比较常见的，但达到诊断筛状癌标准的病例却比较少见。筛状癌的预后比较差。筛状癌的诊断有时需要与腺样囊性癌相鉴别，可以依据癌巢周围的间质内

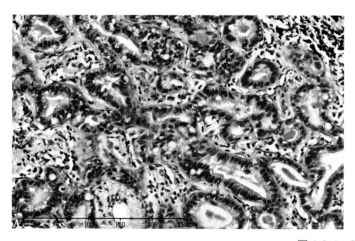

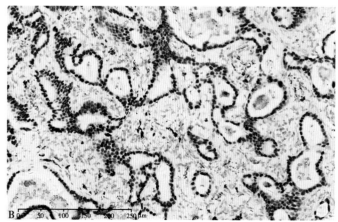

图 1-2-4 腺泡型腺癌

癌细胞排列成大小不等的腺泡样结构，分布疏密不等的间质当中，有的腔内含有粉染的分泌物（A）；癌细胞具有明显的异型性，TTF-1 呈弥漫强阳性（B）

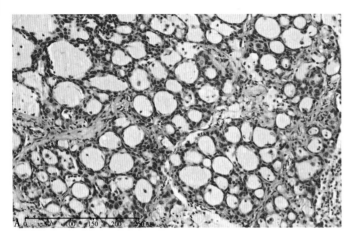

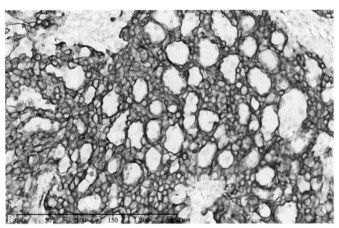

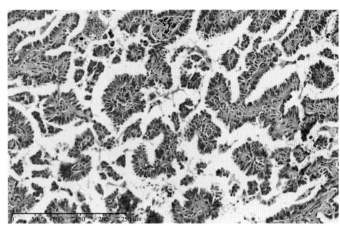

图 1-2-6　乳头型腺癌

异型性明显的癌细胞围绕纤维血管轴心构成乳头状结构

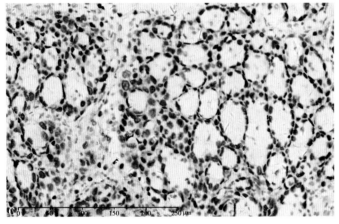

图 1-2-5　筛状腺癌

结节状分布的多个大的癌巢内见多数大小不等的、背靠背的小腺腔，似筛状或甲状腺滤泡样结构（A）；癌细胞弥漫表达 CK（B）和 TTF-1（C）

缺少基底膜样物质、筛状结构是由一种细胞构成的真性"囊腔"，以及发生的部位（是否发生于支气管壁）等与腺样囊性癌进行鉴别。

（3）乳头型腺癌（papillary adenocarcinoma）：主要成分是由癌细胞围绕纤维血管轴心构成的乳头状结构（图 1-2-6），诊断时要与 lepidic 型腺癌的肺泡壁断面造成的"乳头"假象相鉴别。当腺腔或肺泡腔内充满乳头或微乳头结构时则应分别诊断为乳头型腺癌或微乳头型腺癌，此时的乳头型腺癌或微乳头型腺癌的诊断则不需要具备侵入到含有肌成纤维细胞的间质中。

（4）微乳头型腺癌（micropapillary adenocacinoma）：主要成分由缺乏纤维血管轴心的瘤细胞簇（或花瓣样）构成，微乳头结构可以与肺泡壁相连，也可以呈环状结构漂浮在肺泡腔中（图 1-2-7）。瘤细胞小、立方状，核具有不同程度的异型性。微乳头腺癌常出现间质和血管的浸润，有时也可见到砂粒体的存在。微乳头型腺癌的预后很差，很容易出现术后的复发和转移。微乳头型腺癌相对少见，但是微乳头成分却相对多见。由于微乳头成分预示着预后不良，因此，即使微乳头成分达不到诊断微乳头型腺癌的程度，只要出现微乳头成分就要标出其所占肿瘤的比率。

另外，微乳头成分还常常作为肺内播散的一种形式而出现，即气腔内扩散（spread through air spaces，STAS），肿瘤细胞以微乳头、实性细胞簇、环状结构或单个癌细胞的形式离开原发灶，漂浮在肿瘤周围的正常肺泡腔内。出现了 STAS 的病例则有较高的复发率，预后差。因此，在术中病理诊断中如发现局限性切除的小腺癌中出现了 STAS，则有必要提示术者其切除的范围是否足够大，以防术后复发。

（5）实性型腺癌（solid adenocarcinoma）：主要成分由多角形的恶性上皮性瘤细胞构成的实性片状的癌巢，其内没有腺泡、乳头、微乳头和沿肺泡壁生长的方式存在（图 1-2-8）。当肿瘤 100% 是实性时，要与非角化型鳞癌和大细胞癌（包括大细胞神经内分泌癌）等相鉴别。免疫组化 TTF-1 和（或）Napsin A 为阴性时也不能完全排除实性型腺癌的可能，如用组织化学染色证实：每 2 个高倍视野内≥5 个瘤细胞内含有黏液，则仍然要诊断为实性型腺

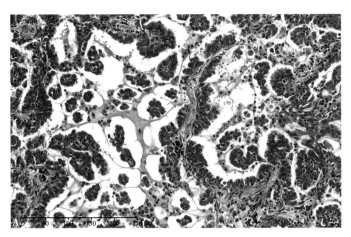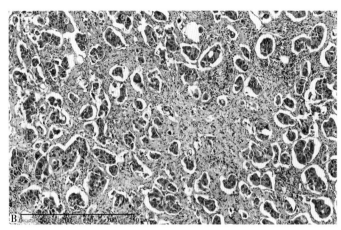

图 1-2-7　微乳头型腺癌

缺少纤维血管轴心的，大小不等的瘤细胞簇贴壁或悬浮于肺泡腔内（A）；大量的微乳头癌细胞簇浸润到间质当中（B），微乳头结构的周围出现明显的空晕

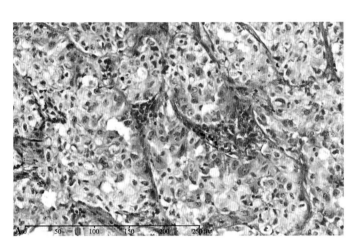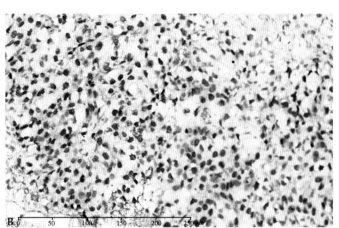

图 1-2-8　实性型腺癌

实性片状癌巢，缺少腺样分化，类似非角化鳞癌（A），但 TTF-1 为强阳性（B）

癌（图 1-2-9）。而非角化型鳞癌和大细胞癌是不存在（或达不到）细胞内黏液（标准）的。当局部的癌细胞内多数均含有黏液并将细胞核推挤向一侧时，以往诊断为"印戒细胞腺癌"，现认为是实性腺癌局部细胞形态的一种改变，不再列为一个独立的亚型。但印戒样腺癌细胞预示着预后不良，因此，在诊断时要标出该成分所占的比例。另外，实性型腺癌也要与高级别的黏液表皮样癌相鉴别，黏液表皮样癌的发生常与支气管关系密切，并可能有低级别黏液表皮样癌的区域，缺少 TTF-1 和 NapsinA 的表达，但存在 *MECT1-MAML2* 的基因重排。

（6）浸润性黏液型腺癌（invasive mucinous adenocarcinoma）：该型腺癌具有强烈的多中心发生、累及多肺叶和双侧肺的特点，考虑为气腔内播散的结果。影像学上表现出实性或接近实性的改变，但其中常见支气管充气征。大体上，病灶界限不清，质软，胶状，中心缺少促结缔组织增生的纤维化区，无碳末沉积和胸膜牵拉皱褶。

有些肿瘤表现出广泛扩散的瘤结节或弥漫的大叶性肺炎样改变。

浸润性黏液腺癌的组织学特点是：含有大量黏液的杯状细胞和（或）高柱状细胞、以 lepidic 生长方式为主。瘤细胞核小，位于基底部，不典型性不明显或缺少，肺泡腔内常充满黏液。肺泡间隔一般不增宽或较为一致性的不明显的增宽，缺少炎症性反应。可以见到镜下完全分离的岛状病灶存在（图 1-2-10 A、B）。应该注意的是，少数情况下浸润性黏液型腺癌也可仅由含有黏液的高柱状细胞构成（图 1-2-10 B、C），其同样不表达 TTF-1 和表面活性蛋白（SP-A/B）。

同非黏液性腺癌一样，浸润性黏液型腺癌可以混有腺泡型、乳头型和微乳头型的生长方式，但必须要与产生黏液却缺少杯状细胞或高柱状细胞形态特征的其他类型的腺癌相区别。尽管浸润型黏液腺癌是以 lepidic 生长为主，但广泛取材就会发现具有浸润灶和促结缔组织生成

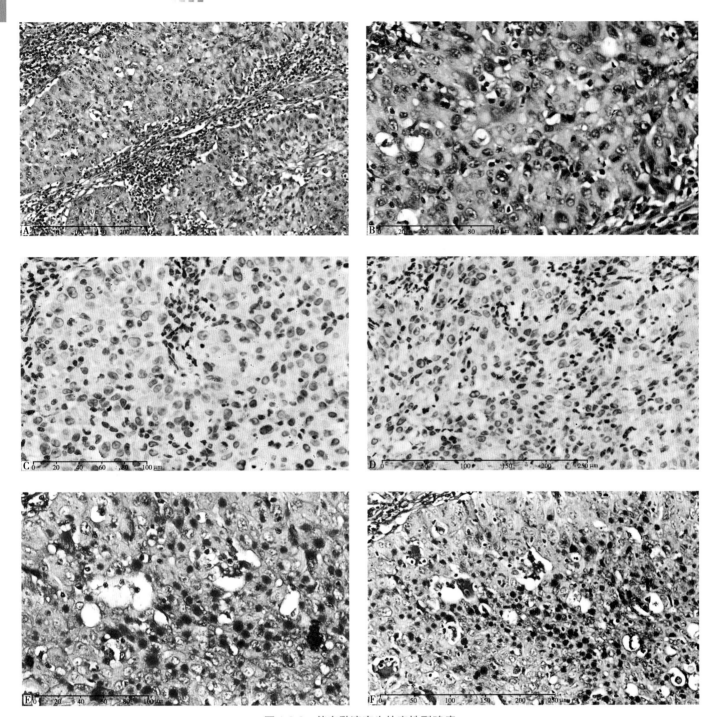

图 1-2-9 伴有黏液产生的实性型腺癌

癌细胞呈实性片状排列,缺少特征性的分化(A),高倍镜下细胞异型性明显,胞质丰富,似有空泡(B),瘤细胞 TTF-1(C)和 P40(D)均为阴性,PAS 特染(E)见胞质含有较多的粉染小滴,PAS-AB 特染(F)证实胞质含有蓝染的小滴(≥5 个/2 个高倍视野)

的间质。因此,对于一个手术切除的标本经充分取材后,如没有发现其存在浸润或仅仅符合微浸润的标准时,才能诊断为原位或微浸润黏液型腺癌,但我们要始终牢记:后两者是非常罕见的。浸润型黏液腺癌与胶样癌的区别在于后者形成明显的黏液湖并破坏肺泡结构,杯状或高柱状的瘤细胞常常呈簇状漂浮在黏液中,或不连续的附着在囊壁或被破坏的肺泡壁上。如果在浸润型黏液腺癌中存在一种或多种非黏液性腺癌成分且其成分≥10% 时,则要诊断混合性浸润型黏液腺癌,并标出各非黏液性成分和比率。

浸润性黏液型腺癌的免疫表型不同于其他类型的腺癌,肿瘤细胞表达 CK7 和 CK20,而对 TTF-1 和 Napsin A 常为阴性,但可以表达 HNF4a[8]。90% 以上的浸润性黏液型腺癌存在 KRAS 的突变,最近报道的 NRG1 基因融合也可能代表了该型腺癌的特点,作为将来该型腺癌分型的可能的标记[9]。

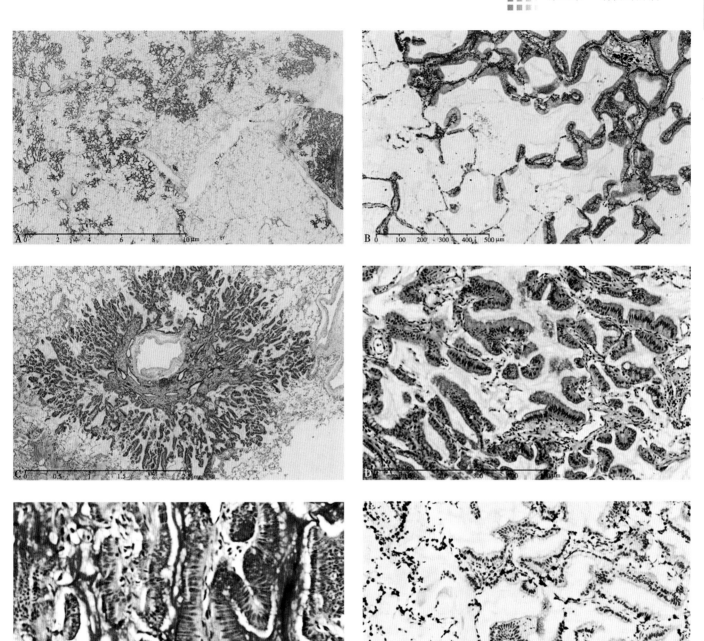

图 1-2-10 浸润性黏液型腺癌

瘤细胞沿着肺泡壁生长，形成大小不等甚至完全分离的岛屿状（A）；瘤细胞呈杯状且极性良好，核小位于基底部，间质内炎症反应轻微，肺泡间隔几乎不增宽（B）；密集的瘤细胞沿肺泡壁生长（C）；瘤细胞呈高柱状，形成较多的微乳头（D）；浆内含有黏液（E，PAS 染色）；不表达 TTF-1（F）

浸润性黏液型腺癌不仅需要与黏液型的原位腺癌和微浸润性腺癌进行鉴别，也需要与形态相同的来源于胰腺和卵巢的肺内转移癌相鉴别，临床和影像学资料是非常重要的，胰腺的黏液性腺癌表达 CK20 和 MUC2，转移性结直肠癌表达 CDX2 和 CK20 而不表达 CK7，少见表达 TTF-1。

（7）胶样癌（colloid adenocarcinoma）：一种形成大量黏液池并取代了气腔的腺癌。胶样癌在 CT 上表现出独特的低衰减密度和平滑的囊壁边缘。大体所见为质软、胶状、界限清楚的单一或多个结节，可伴有囊的形成，因此，胶样癌实际上也包括了黏液型囊腺癌。组织学改变最为突出的是存在大量的细胞外黏液，使肺泡腔扩张、肺泡壁破坏，黏液的蓄积使肺组织分割和扩大，形成富于黏液基质的黏液池。具有杯状细胞特征的高柱状的瘤细胞呈灶状和 lepidic 状生长或贴附于囊壁上，伴有明显的浸润（图 1-2-11）。肿瘤性腺体可以漂浮在黏液样物质中。可以观察到具有不典型性的假复层上皮细胞，但核分裂数极少且没有坏死。可以见到炎症细胞的浸润、组织细胞和巨细胞的反应。当肿瘤性黏液细胞没有完全形成典型的沿着肺泡壁生长，并且分化极好时，则会给小活检和术中病理诊断带来极大的挑战。

虽然胶样癌一般来说表达肠上皮标记（CDX2、MUC2 和 CK20），TTF-1 和 CK7 只是弱表达，但是可以表达 Napsin A。胶样癌与浸润性黏液型腺癌的鉴别点在于，黏液池代替了肺泡结构，但肺泡壁上尚附有分散的黏液性肿瘤细胞簇。该型腺癌需要与消化道、胰腺、卵巢和乳腺转移来的癌相鉴别。因此，了解相关的临床资料是必要的。

（8）胎儿型腺癌（fetal adenocarcinoma）：一种组织学形态类似于胎儿肺的腺癌。纯的胎儿肺形态的腺癌为低级别的胎儿型腺癌，而诊断高级别的胎儿型腺癌时，至少要含有 50% 的肿瘤组织类似于胎儿肺形态，由于高级别的胎儿型腺癌与其他类型腺癌很难区分，因此非常少见。低级别的胎儿型腺癌好发于年轻的吸烟者，高峰为 40 岁，而高级别的胎儿型腺癌好发于年长的男性吸烟者。组织学改变为：由富于糖原、无纤毛细胞构成类似于假腺样期的胎儿肺，细胞核具有轻微的不典型性，核底部含有较多的空泡，并有桑葚小体（morule）形成，复杂的腺样结构被黏液样的间质所包围。低倍镜下非常类似于子宫内膜的图像（图 1-2-12 A）。高级别的胎儿型腺癌突出的改变是其细胞核的异型性更加明显，并缺少桑葚样小体，转化成普通的腺癌形态且出现坏死。因此，诊断高级别的

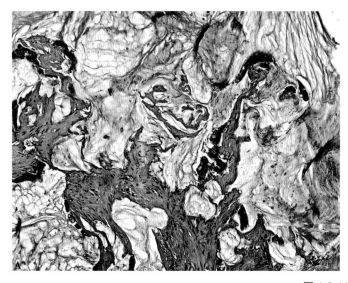
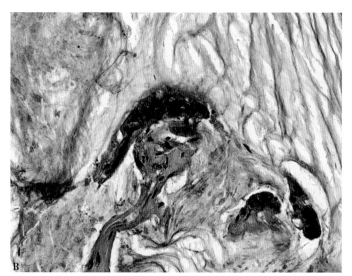

图 1-2-11　胶样癌

大量的细胞外黏液充满已被破坏的肺泡腔内，癌细胞贴附在已被破坏的残存肺泡壁上或漂浮在黏液池中（A）；癌细胞呈单层柱状或假复层样，细胞的异型性较小（B）

（上海交通大学上海胸科医院张杰教授提供）

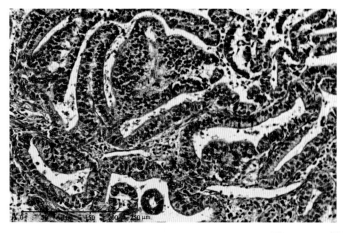
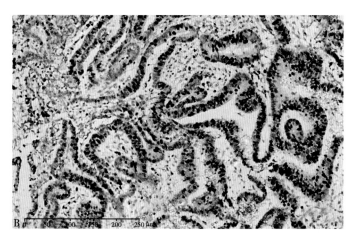

图 1-2-12　低级别胎儿型腺癌

轻度异型的癌细胞构成复杂的腺样结构，并有桑葚样小体形成（A）；癌细胞核内表达 β-catenin（B）

胎儿型腺癌时其主要成分一定是类似于假腺样期的胎儿肺，而仅有部分胎儿型腺癌成分（不占主导地位）时则不要诊断高级别的胎儿型腺癌，应诊断为其他类型（依主要成分而定）腺癌含有胎儿型腺癌成分。低级别的胎儿型腺癌表达 TTF-1 并存在 β-catenin（图 1-2-12 B）和 ERβ 核定位表达。90% 以上的低级别胎儿型腺癌中隐藏着神经内分泌细胞（表达 CgA、Syn），而在高级别的胎儿型腺癌中仅有 50% 的病例含有这些细胞。高级别的胎儿型腺癌常常表达甲胎蛋白（AFP）、磷脂酰肌醇蛋白聚糖-3（PC-3）和 SALL4（一种干细胞基因）。β-catenin 不定位在核而表达于膜上。

（9）肠型腺癌（enteric adenocarcinoma）：一种组织学形态和免疫表型均类似于结直肠癌的肺原发性腺癌。因为肺的肠型腺癌与结直肠癌在组织学改变和免疫表型上几乎是相同的，因此，在诊断肠型肺腺癌时，一定要仔细了解临床资料，以除外结直肠癌发生肺转移的可能。肠型腺癌是以腺泡和（或）筛状结构以及乳头状（或花环样）结构排列，高柱状的瘤细胞带有泡状核，胞质嗜酸性、游离面带有刷状缘（图 1-2-13）。地图样的或呈点状坏死，偶尔其中心部会出现瘢痕及胸膜的凹陷。由于肺腺癌具有高度的异质性，因此，诊断肠型肺腺癌的组织学标准是要求其肠型结构≥50% 才能做出该型腺癌诊断。与结直肠癌相似的组织学改变是肠型肺腺癌的标志，一些肿瘤具有肠的分化（CDX2 和 CK20 阳性，CK7 阴性），但另一些肿瘤则缺乏肠型标记而仅仅具有肠癌的形态学和其他的免疫组化特征，如表达 Villin[10]。应该注意的是，并不是所有的肺肠型腺癌均表达 TTF-1，而肺内转移性的结直肠癌少数也可表达 TTF-1[11]，致使两者的鉴别出现了困难，此时，转移瘤的多发和肿瘤周边缺少 lepidic 生长以及结直肠癌的病史等会给予我们最终诊断以提示。

关于以往的印戒样和透明细胞型腺癌，目前认为这些改变只是细胞学上的特征，现在不作为组织学上的一种亚型。它们最常发生在实性型腺癌中（图 1-2-14），也可在腺泡型、乳头型和微乳头型腺癌中见到。虽然它们不构成肿瘤的主要成分而作为一种亚型出现，但对预后却有着较大的影响，当它们出现时，一定在诊断中标出"伴有透明细胞"或"印戒细胞"特征，并具体标出它们所占的百分比。

（二）微浸润型腺癌

【定义】 微浸润型腺癌（minimally invasive adenocarcinoma, MIA）是指孤立而离散的小（≤3cm）腺癌，以 lepidic 生长为主，任何切面的浸润最大径始终都≤5mm，常为非黏液型的，而黏液型罕见。

【临床特点】 微浸润型腺癌常常是在健康体检或由

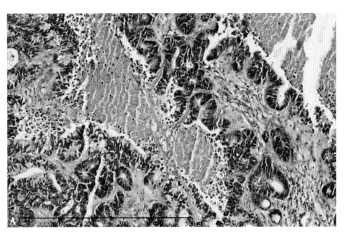
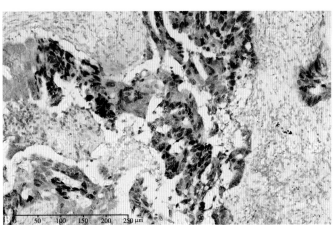
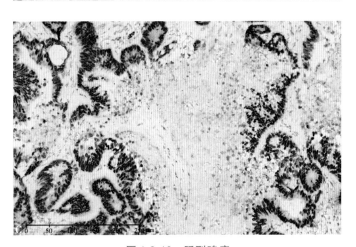

图 1-2-13 肠型腺癌

高柱状的癌细胞排列成腺泡状，胞质嗜酸性、游离面带有刷状缘，伴有地图样坏死（A）；癌细胞表达 TTF-1（B）和 CDX-2（C）

于其他原因进行胸部 CT 检查时而被发现的小而不纯的毛玻璃结节，由于微浸润型腺癌是处于发展和变化中的一种状态，因此，影像学的随访观察是十分必要的。黏液性的微浸润型腺癌在影像上可能被描述为"逐渐增大的毛玻璃影"，如果肿瘤是非黏液型的，可能被描述为"毛玻璃样、部分实性的结节，实性成分≤5mm"。微浸润型腺癌属于 T1a（mi），如果完整切除则可望彻底治愈。

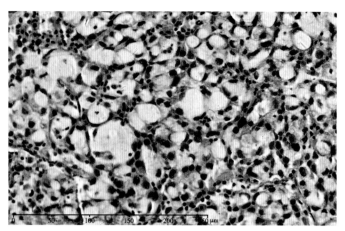

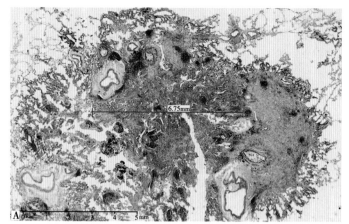

图 1-2-14 含有印戒样细胞成分的实性型腺癌
癌细胞呈实性排列，部分细胞内含有黏液将细胞核推向一侧，呈印戒细胞样

【病理变化】 与其他所有类型的腺癌一样，大多数微浸润型腺癌也都多发生在周边部，可见中央部分的纤维化和周围带有肺泡腔隙的肿瘤性成分，肿瘤的最大径≤3cm。绝大多数的微浸润型腺癌为非黏液型的，由Ⅱ型肺泡细胞或 Clara 细胞沿肺泡壁贴壁生长方式为主。浸润成分最容易出现在实变或纤维化区域，但无论怎样取材，其浸润成分的最大直径始终为≤5mm。判定浸润成分的标准为：出现 lepidic 以外的任何生长方式（图 1-2-15）的成分（腺泡、乳头、微乳头、实性、胶样、胎儿型或浸润性黏液腺癌），或肿瘤细胞浸润到含有肌成纤维细胞的间质中，或沿肺泡壁生长腺癌腔内出现肿瘤细胞等均可视为浸润成分。而当肿瘤浸润到淋巴管、血管、胸膜或出现肿瘤性坏死和 STAS 时，即便是肿瘤≤3cm、原发灶内的浸润成分的最大直径≤5mm，也不再诊断为微浸润型腺癌，而要诊断为浸润性腺癌。

在实际工作中，常常会遇到在一个肿瘤内出现多处微浸润灶的情况。当肿瘤较小（<1cm）时，只要原位腺癌占据主要成分且单个浸润灶最大径不超过 5mm，那么一定仍然是个微浸润性腺癌。而在相对较大（1～3cm）肿瘤中出现多处的浸润灶，但每一处的浸润最大径均小于 5mm 时（图 1-2-16），可分别计量每一处的浸润成分占肿瘤总体的百分比，然后相加，再乘以肿瘤的最大径，如结果仍然≤5mm，则仍然诊断为微浸润性腺癌，如结果＞5mm 时则诊断为浸润性腺癌[12]。如果肺内存在多个独立和分散的病灶，则要对每个病灶分别独立地做出其浸润情况的病理报告。

微浸润型腺癌也可以是黏液 - 非黏液混合型的，纯的黏液性的微浸润型腺癌是极其罕见的，诊断黏液性微浸润型腺癌时应特别的小心和谨慎。尤其是对那些直径较大（虽然肿瘤的最大直径≤3cm，但却无法在一张切片

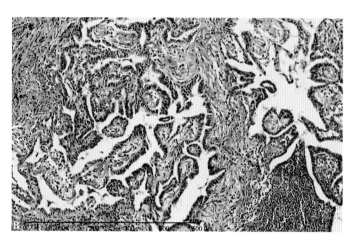

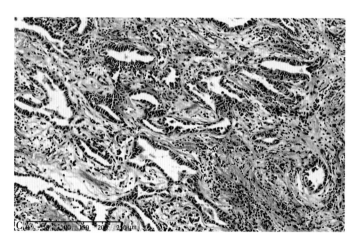

图 1-2-15 小的浸润性腺癌
肿瘤最大直径约为 1.5cm，没有包膜但瘤组织与周围肺组织界限清楚，周围呈贴壁生长，中心部位出现实变其最大径＞5mm（A）；实性区内可见具有异型性的瘤细胞呈乳头状生长（B）和腺泡样生长（C），并有明显的肿瘤性间质形成

上体现出肿瘤的整体情况），就要更加注意，不要将浸润型黏液腺癌的一部分（多中心发生的可能）当做微浸润型腺癌来诊断。我们注意到：新分类中非黏液型的 MIA 的 ICD-O 编码为 2，而黏液型的微浸润型腺癌却为 3，这是否与后者偶发种植性转移有关，还是部分黏液型的微浸润型腺癌实则为浸润型黏液腺癌有关？耐人深思。

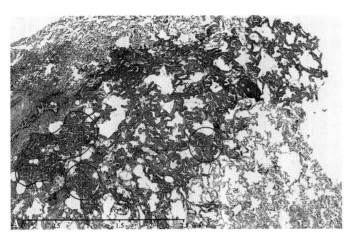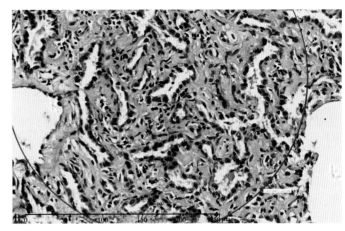

图 1-2-16 微浸润型腺癌

肿瘤的最大径约为 7mm，沿增宽的肺泡壁生长，瘤细胞与周围肺组织界清，无延续，其中可见多处可疑实变区域（A）；高倍镜下见瘤细胞排列拥挤，轻度异型，局部纤维组织增生破坏肺泡壁，使瘤细胞呈腺样生长（B），但 3 处所占百分比相加再乘以 0.7cm 仍然小于 0.5mm

非黏液性微浸润型腺癌对 TTF-1 和 Napsin A 是阳性的，而黏液性的微浸润型腺癌对肺泡细胞标记倾向于阴性，但对 CK20 和 HNF4A 却阳性，混合性的微浸润型腺癌的不同成分则对相应的标记阳性。

【鉴别诊断】

（1）浸润性腺癌：诊断微浸润性腺癌时必须要与浸润性腺癌进行鉴别，因为两者在术式（包括切除范围和清扫淋巴结）、术后治疗和预后等方面均存在很大的不同。微浸润型腺癌病变具有清楚的界限，当粟粒性的肿瘤小病灶扩散到邻近的肺实质内或具有大叶性实变时，则一定是浸润性腺癌而不是微浸润型腺癌，更不是原位腺癌。对于直径 >3cm 的微浸润型腺癌实际上是一个可疑的微浸润性腺癌，应该归为 lepidic 为主型腺癌中，因为 >3cm 的微浸润性腺癌并没有 100% 的无病生存率。也不要将 <3cm 小的浸润性腺癌看作是微浸润型腺癌（图 1-2-17）。

（2）原位腺癌：需要与微浸润性腺癌进行鉴别诊断的另一个病变是原位腺癌。事实上，微浸润型腺癌和原位腺癌的诊断都是在充分取材和仔细观察的前提下，依据各自的诊断标准才能作出病理诊断。因此，理论上两者的鉴别应不成问题，但在实际工作中两者的鉴别问题常常困扰着我们。造成两者鉴别困难的重要原因：一是对判断是否为浸润成分上出现偏差。浸润成分最容易出现的部位是位于中心或趋于中心部位的纤维化区域内，在实变区域内出现的任何 lepidic 以外的生长模式都被视为浸润成分。而缺少实变区又没有腔内微乳头细胞簇的病例是不存在浸润成分的（图 1-2-18 A）。应该注意的是，不要将原位腺癌 lepidic 生长的肺泡壁折叠而形成的内陷当做腺泡样生长模式，把 lepidic 生长的肺泡壁断面当做乳头或微乳头（图 1-2-18 B）。要认清这些改变均为偶发现象，在低倍镜下观察这些改变与其周围的组织学结构

是协调的，并且其周围缺少肿瘤性的间质反应。另外，也不要将出现在肺泡腔内的巨噬细胞错认为是肿瘤细胞，特别是在冷冻切片中更加容易将其误认为是浸润成分（图 1-2-18 C）。

二是有些外科医生强烈要求术中冷冻病理做出明确的微浸润型腺癌还是原位腺癌的诊断，这种要求不仅多数情况下是存在着局限性的，而且也不符合微浸润型腺癌和原位腺癌的诊断前提。因为冷冻诊断既做不到充分取材，也无法做到仔细观察，加之冷冻制片和染色质量都无法与术后石蜡材料相比。因此，有时带有倾向性的冷冻病理诊断是完全可以理解的，比如诊断为"lepidic 生长为主型肿瘤性病变，倾向原位腺癌"或"倾向微浸润型腺癌，待术后石蜡及免疫组化确定"等。关键的问题是，病理医生的这种表述如何能让术者"心领神会"，因为多数胸外科的医生们认为：微浸润型腺癌与原位腺癌的手术原则是不同的，前者需要切除局部淋巴结。因此，病理医生与术者在日常工作中的磨合、沟通和默契是非常重要的。

【分子遗传学】 肺腺癌的发生被假定为从不典型腺瘤性增生 - 原位腺癌 - 微浸润性腺癌 - 浸润腺癌的多步骤的发展过程，由于微浸润性腺癌是早期的浸润癌，因此，它的遗传学改变可以揭示与浸润相关的早期分子事件，即除 TGFBR2 抑制之外，还出现 PDCD6 和 TERT 的扩增，与 EGFR 突变相关的 EGFR 的扩增也在原位腺癌发展到微浸润性腺癌的过程中发挥作用。

【预后及相关因素】 对于符合微浸润性腺癌诊断标准的患者，如果肿瘤被完整切除，则会获得 100% 的无病存活和无复发。但目前尚不知道如果微浸润的成分是低分化的（如实性型或微乳头型）或符合多形性癌的巨细胞癌或梭形细胞癌时，是否仍然会有 100% 的无病生存，这一点尚需要我们进一步地观察和研究证实。

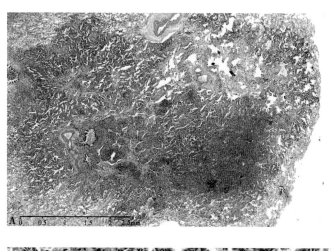

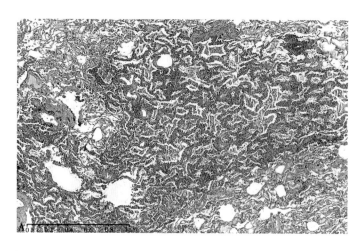

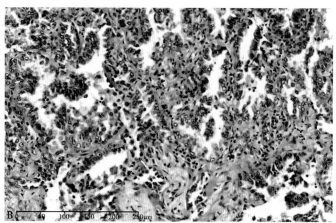

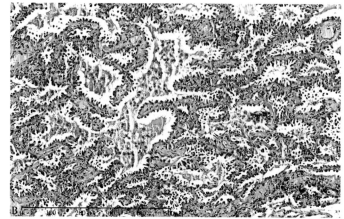

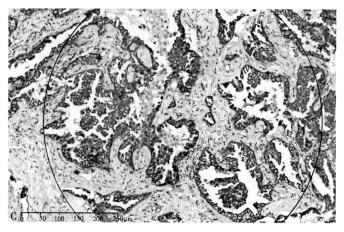

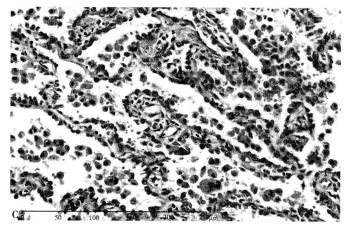

图 1-2-17 小的浸润性腺癌

肿瘤的最大直径约为 1.5cm，无包膜但与周围肺组织分界清楚，周围呈 lepidic 样生长，中心部有不规则的纤维化（A）；瘤细胞虽然沿着肺泡壁生长，但细胞排列密集，核浆比例高（B）；局部形成微乳头，CK 染色见腔内存在瘤细胞簇（C）

图 1-2-18 原位腺癌

瘤细胞呈纯的 lepidic 生长，缺少实变区和腔内瘤细胞簇（A）；局部肺泡壁的断面和肺泡壁的折叠后可形成假的"乳头样"和内陷的腺样结构（B）；原位腺癌的肺泡腔内出现成团的巨噬细胞易被误认为是肿瘤细胞（C）

（三）浸润前病变

肺腺癌的浸润前病变（preinvasive lesion）：包括了具有癌变潜能的非典型腺瘤性增生和原位腺癌。

1. 非典型腺瘤性增生

【定义】 非典型腺瘤性增生（atypical adenomatous hyperplasia，AAH）是由Ⅱ型肺泡细胞或 Clara 细胞贴附于肺泡壁（有时贴附于呼吸性细支气管）生长的一种异型增生性病变，病灶常常≤5mm。AAH 是与鳞状上皮不典型增生相对应的一种癌前病变，CYP19A1 的多态性分析证明肺腺癌与非典型腺瘤性增生有关[13]。

【临床特点】 AAH 常常是在影像学检查时被发现，偶尔也会在切除的肺癌标本中发现。尸体解剖研究表明

2%～4%的无癌患者存在这种癌前病变，而在因肺癌切除的男性和女性的外科标本中却高达9.3%和19%，在切除的肺腺癌标本中达18.8%和30.2%。因此，学者们认为AAH和腺癌具有相同的发病机制，腺癌是AAH区域癌变的结果。AAH在CT上常表现出不明显的、一个模糊的、非实性的局灶结节，常靠近胸膜，直径≤0.5cm，但有时可达1.2cm。因AAH是一个癌前的病变，故不包括在TNM分期当中。

【病理变化】 AAH是个毫米级的微结节（≤5mm），肉眼观其色泽、质地接近正常肺组织，很难辨认。发生在靠近呼吸性细支气管的腺泡中央区域，具有轻-中度异型的Ⅱ型细胞或Clara细胞沿肺泡壁生长，可以形成不明显的假乳头[14]，Clara细胞呈高柱状带有短的微绒毛突起，Ⅱ型细胞呈立方状其核内可见嗜伊红的包涵物。应该特别强调的是：AAH病灶周围的肺组织中是没有明显的炎症和纤维化形成的。AAH的细胞为单行排列，细胞间存有间隙（图1-2-19），可见钉状细胞和双核细胞，但核分裂象极其罕见。AAH的另外一个特点是其增生的细胞与其周围的正常肺泡壁相延续，并不像原位癌那样戛然终止。临床病理诊断上不建议将AAH分为低级别和高级别，因为区分两者并不存在临床上的实际意义。单纯观察细胞的形态改变几乎不能区分AAH和原位腺癌，以0.5cm为界也不是绝对的标准，应综合考虑组织结构和细胞学特征加以区分。AAH表达TTF-1。

【鉴别诊断】

（1）反应性的肺泡细胞增生：在诊断AAH时必须要与肺的炎症性病变和纤维化所引起的继发性（或反应性）的肺泡细胞增生相鉴别，后者出现的lepidic生长模式不是病变的主要特征且分布较为分散，而炎症或纤维化等改变才是病变的主体。此时，应诊断为机化性肺炎/肺纤维化或炎性假瘤等伴有AAH样的肺泡细胞增生（图1-2-20）。

（2）肺泡壁塌陷：有时肺泡壁塌陷伴或不伴有纤维化，使得局部肺组织密度增加的同时，出现一定程度的肺泡细胞的增生，类似于AAH（图1-2-21）。但肺泡壁塌陷后其结构尚存、肺泡腔变小而扭曲，以及增生的肺泡细胞分布不均等可以与AAH鉴别。

（3）非黏液型原位腺癌：区分AAH与非黏液型原位腺癌是非常困难的，可作为参考的指标有：原位腺癌常常>5mm，细胞排列密集而拥挤，缺少细胞间的间隙，呈均匀的立方状或柱状，突然过渡到邻近的正常肺泡内衬细胞状态（即界限非常清楚）。

（4）细支气管周上皮化生（peribronchiolar metaplasia，PBM）：也称之为"肺泡的细支气管化（Lambertosis）"。细支气管周的上皮化生可能与小气道损伤有关，常为多灶性，病灶内除见到扭曲的终末细支气管外，邻近的肺泡壁也被呼吸上皮所衬覆（图1-2-22），间质内可有纤维化和炎症，低倍镜下与AAH、小腺瘤或高分化小腺癌几乎无法鉴别[15]。但仔细观察后会发现：衬覆的细胞（或部分细胞）带有明显纤毛的柱状细胞，偶尔可见黏液细胞和基底细胞。而AAH是不会出现纤毛细胞和黏液细胞的。

（5）微结节性肺泡细胞增生（micronodular pneumocyte hyperplasia，MNPH）：微结节性肺泡细胞增生是一种肺泡细胞的良性增生，常发生在肺结核或淋巴管肌瘤病中。镜下为一个数毫米的相对实性结构的微结节，肺泡壁因含有较多的弹力纤维而稍增宽，间质内可见巨噬细胞，肺泡腔小而扭曲，增生的肺泡细胞呈圆形且大小一致[16]。

AAH之所以不同于反应性的肺泡细胞增生，是因为AAH属于肿瘤性的病变，存在着克隆性增生的特点，同浸润性肺腺癌一样存在着KRAS（33%）和EGFR（35%）等驱动基因的突变，支持其是肺腺癌直接的癌前病变的

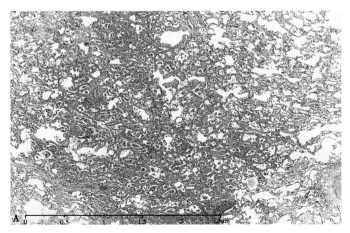
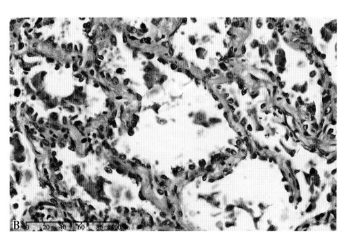

图1-2-19 AAH

肿瘤小于5mm，其内没有纤维化并缺少明显的炎症背景，由于瘤细胞与周围肺泡有延续，故界限稍模糊（A）；高倍镜下见细胞呈纯的lepidic生长，单行排列，相互间存有空隙（B）肺泡壁宽窄一致并缺少炎症反应

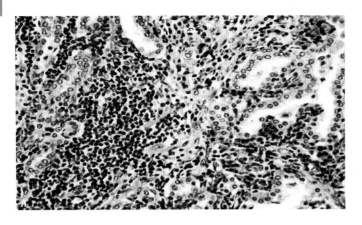

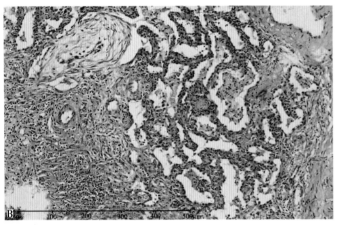

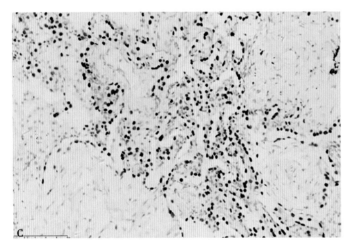

图 1-2-20 机化性肺炎伴有肺泡细胞 AAH 样增生
明显的纤维化和炎症背景内见肺泡细胞呈腺泡样增生（A）；明显的纤维化伴有巨细胞反应的各种炎细胞的浸润，其中见灶状 AAH 样改变（B）；TTF-1 染色发现增生的肺泡细胞疏密不均（C）

说法，认为 AAH 是周围型肺腺癌的早期事件。手术切除可以完全治愈。

2. 原位腺癌

【定义】 原位腺癌（adenocarcinoma in situ，AIS）是指肿瘤细胞严格地沿着预先存在的肺泡壁呈现纯的 lepidic 生长，小（≤3cm）而局灶性的非浸润性腺癌。最常见的是非黏液型的原位腺癌，黏液型的原位腺癌极其罕见。按

着上述定义，原位腺癌缺乏间质、脉管和胸膜的浸润，缺少 STAS，也缺少浸润性生长模式（腺泡、乳头、微乳头、实性和肺泡腔内存在肿瘤细胞）。原位腺癌的 ICD-O 编码与非黏液型微浸润腺癌一样，均为 ICD-O2。

【临床特点】 AIS 常在体检或其他原因而作 CT 检查时而被发现，位于肺的周边部靠近胸膜，呈现小的非实性的毛玻璃影（GGO），而黏液型的 AIS 可以表现出部分实性甚至为实性，称之为泡沫状的改变。AIS 为浸润前病变，完整切除可获得 100% 的无病存活率。在最新版的 TNM 分期（第八版）中，AIS 列在 Tis 中，相当于其他部位的 Tis。只是在肺内有 2 种 Tis，一是腺癌 Tis，另一个是鳞癌 Tis。

【病理变化】 如果不熟悉影像学的相关知识或送检标本未作出特意标记的话，肉眼是很难确定 AIS 的具体位置和界限的。AIS 的切面呈棕褐色或苍白色，需要完全取材才能确定是否存在浸润成分的可能。组织学上 AIS 非常类似于 AAH，均缺少纤维化区和明显的炎症背景，呈现严格的 lepidic 生长方式。与 AAH 不同的是，除其直径 >5mm 外，瘤细胞密集而拥挤，缺少细胞间的间隙，细胞一致性或高柱状。由于密集的瘤细胞呈 lepidic 生长，突然过渡到邻近的正常肺泡，故使得镜下所见肿瘤的界限非常清楚（图 1-2-23）。区分非黏液型的 AIS 的细胞分化类型（Ⅱ型细胞或 Clara 细胞）并没有实际的临床意义。

黏液型的 AIS 常为实性的结节，高柱状的瘤细胞呈 lepidic 生长，细胞核位于基底部，浆内含有大量的黏液，有时类似于杯状细胞（图 1-2-24）。非黏液型的 AIS 的细胞核可以是轻微的或是低级别的异型性，而在黏液型的 AIS 可以完全没有核的异型性。肺泡间隔因硬化或弹力纤维变而增宽比较常见，特别是在非黏液型 AIS 中更加常见。

诊断 AIS 时必须要与 MIA 进行鉴别，同样黏液型的 AIS 也要与黏液型的 MIA 鉴别。确定浸润灶的存在和大小是最为重要的。一般来说，AIS 内不存在明显的实性区，而实性区是寻找浸润性生长方式（腺泡、乳头、微乳头、实性型）的重点区域。乳头尤其是微乳头也可以作为浸润性生长方式而存在于肺泡腔内（与肺泡壁相连或脱落于腔内）。应注意的是，不要将附有细胞的肺泡壁的断面（呈游离状态）看成是乳头或微乳头。更不要将增宽的肺泡壁内偶尔出现的肺泡结构（切面的关系）、肺泡壁的折叠或塌陷，看成是腺泡型生长（不存在间质反应）。在低倍镜观察时可以发现，该处的改变基本上与其周围的结构相协调。上述这些情况，在总体观察切片并综合分析之后，基本可以作出判断：是真正的存在浸润，还是其他因素造成的假象。TTF-1 的免疫组化染色也可

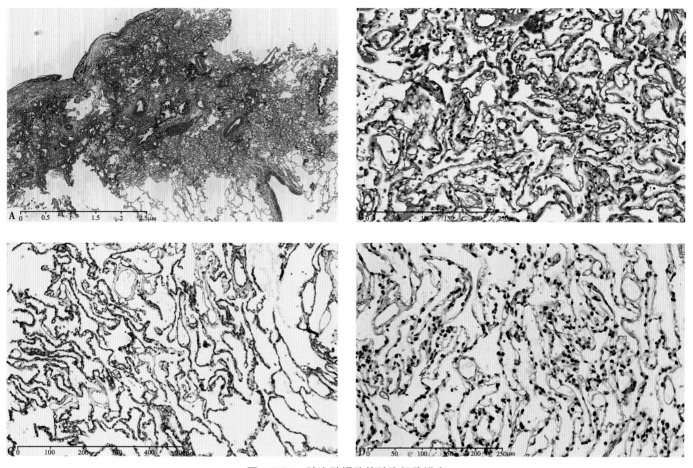

图 1-2-21　肺泡壁塌陷伴肺泡细胞增生

胸膜下肺组织密度增加（A）；沿肺泡壁生长的肺泡细胞（B）；CD34 显示肺泡壁上的毛细血管网（C）；提示肺泡壁的完整，TTF-1 染色显示增生的肺泡细胞稀疏而不连续（D）

以帮助我们对上述疑点进行判定。其实，最难判定的当属冷冻切片中的肺泡腔内是否存在瘤细胞，因为肺泡腔内存在瘤细胞被认为是浸润性生长的一种方式。在肿瘤的周边部（正常肺泡腔中）出现的单个肿瘤细胞或细胞簇（STAS）是比较容易判定的，但是要判定肿瘤内部的肺泡腔中出现的细胞是否为肿瘤细胞有时是相当困难的。首先有巨噬细胞的干扰，另外也要排除是否由于制片原因造成的假象，冷冻切片中肺泡腔内出现散在的单个细胞往往是制片原因造成的，贴壁的瘤细胞完全脱落于腔内也是常见的现象，只有当贴壁的细胞完整存在而同时腔内出现上皮性细胞簇或微乳头细胞时，才能肯定地判定为肺泡腔内存在瘤细胞（浸润性生长成分）。腺泡型生长是微浸润成分的最主要的生长方式，其他生长方式都可以与其混合存在，单纯的肺泡腔内存在瘤细胞的生长方式是很难见到的，但肺泡腔内微乳头型是可以见到的。

在肿瘤进展的模型中，AIS 是介于 AAH 与 MIA 之间的中间步骤，在肺癌发展的早期和微浸润性腺癌中都存在着驱动基因的突变，在 AIS 中分别存在 40%～86% 的 *EGFR* 突变和 0～4% 的 *KRAS* 基因突变。AIS 完整切除可以获得 100% 的无病生存率和无复发率，因此，对于 CT 检查时发现的 <1cm 的纯的模糊的 GGO 影，要仔细观察和随访，如果增大或密度增加应考虑亚肺叶切除，可以达到治愈的目的。

【免疫组化】　用于诊断肺腺癌最为常用的抗体有 TTF-1、Napsin A 和 CK7。接近 75% 的浸润性腺癌 TTF-1 是阳性的，绝大多数 lepidic 和乳头型腺癌对 TTF-1 是阳性的，实性型腺癌的阳性率较低，而浸润性黏液腺癌是阴性的，但后者却表达 CK7 和 CK20。虽然 TTF-1 阳性的肺腺癌与 EGFR 的突变密切相关，但 TTF-1 在小细胞肺癌、大细胞神经内分泌癌、部分类癌和甲状腺癌中也可阳性。而 Napsin A 在标记肺泡细胞方面要比 TTF-1 的特异性要高，但 Napsin A 在肾细胞癌等其他肿瘤中有时也有表达。p40 在非角化型鳞癌中的特异性要优于 p63，因为 p63 在大约 30% 的腺癌中同样会出现阳性。

【肺腺癌的鉴别诊断】　肺腺癌的鉴别诊断包括：①其他类型的肺癌；②多处肺原发与肺内转移；③肺原发腺癌与肺外转移到肺的腺癌鉴别等。

在实际工作中，实性型肺腺癌的诊断最需要与非角

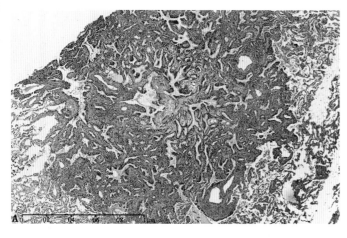
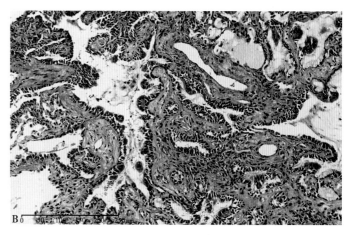
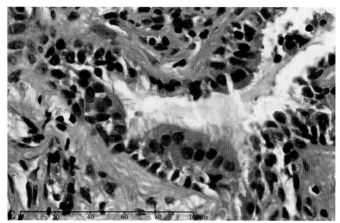
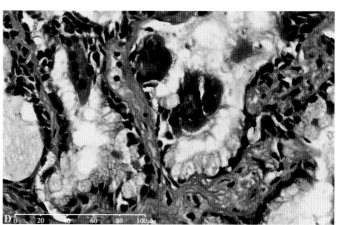

图 1-2-22　细支气管周上皮化生

病灶仅约 2mm，与正常肺之间界限清楚（A）；中心部见一细小支气管，肺泡间隔内纤维量增加，上皮细胞沿肺泡壁生长（B）；高倍镜下见表面上皮细胞呈连续或簇状的纤毛柱状，其下有基底细胞（C）；可见化生的簇状纤毛细胞和黏液细胞（D）

化鳞状细胞癌和大细胞神经内分泌癌相鉴别。一些实性型腺癌具有致密的嗜酸性胞质，非常类似于缺乏角化、癌角化株和细胞间桥的非角化型鳞状细胞癌，使用免疫组化进行 TTF-1、p40 或 p63 染色可以达到鉴别的目的。实性型腺癌的诊断也必须要与大细胞神经内分泌癌相鉴别，尽管大细胞神经内分泌癌有时也会出现 TTF-1 的阳性表达，但同时也会出现神经内分泌标记（CD56、CgA、Syn）的阳性。另外，对于多发的肺腺癌，综合考虑其组织学亚型后可以帮助区分是肺内转移还是同时或不同时多中心原发。细胞质的特点（透明变、不典型性程度）和肿瘤间质（促结缔组织增生、炎症）对于这一问题的解释也会有所帮助。分子检测可能会发挥更好的作用，但是需要进一步的研究。

【肺腺癌的分子遗传学】　肺腺癌中存在一些驱动基因的改变已成为共识，如 EGFR、KRAS、BRAF、ERBB2/HER2、ALK、ROS1、RET、NTRK1 和 NRG1 等，但其中最具有临床意义的当属 EGFR 和 ALK 的突变，那是因为已经具有了针对 EGFR 和 ALK 基因改变的、已被批准上市且可实际应用的靶向治疗药物。而 HER2、ROS1 和 NTRK1 基因改变的肺癌与 EGFR 和 ALK 基因突变的肺腺癌具有相近的临床病理特征，它们在 TTF-1 阳性的非吸烟女性腺癌中的发生频率最高。非吸烟者肺腺癌与吸烟者肺腺癌其临床特点是不同的，通过基因表达谱分层分析也证实了这一点，伴有 EGFR 突变的腺癌集中在同一基因谱分支中，具有相同的末梢肺组织的基因表达谱系。为了解释不同肺腺癌的组群，提出了终末呼吸单位这一名称，因为发生于不同解剖部位的癌有着独特的形态学、免疫表型和对相应基因改变的易感性[17]。利用鼠模型试验证实：存在于终末呼吸单位当中的具有干性潜能的细胞群，通过转化发展为肺腺癌[18]。TTF-1 的扩增与肺癌进展有关。另外，从大规模的基因分析中发现在浸润癌中也具有类似的基因谱的改变。

但与肉瘤、淋巴瘤和白血病不同的是，多数肺腺癌中并不存在着明显的组织学亚型与特异分子的相关性，存在这一相关性最强的是浸润性黏液腺癌——具有高比率的 KRAS 突变同时缺少 EGFR 的突变。EGFR 和 KRAS 突变及 ALK 的基因重排被认为是浸润性肺腺癌各亚型中最为常见的基因改变，EGFR 的突变最常发生在非黏液型

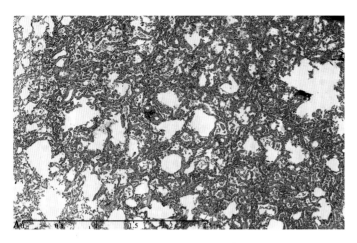

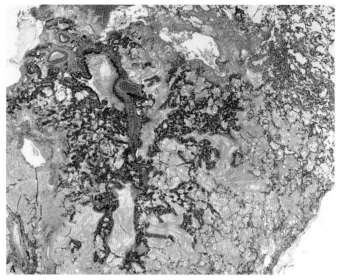

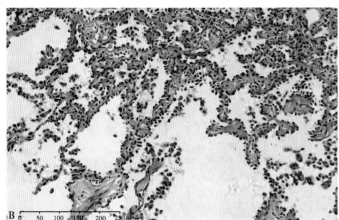

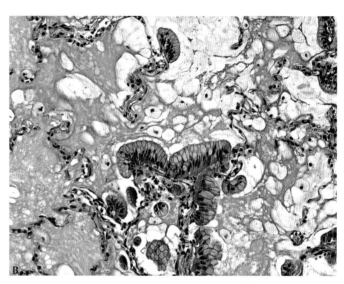

图 1-2-24　黏液型原位腺癌

肿瘤 <1cm（×200），癌细胞沿着肺泡壁连续或不连续生长，肺泡腔内大量的细胞外黏液（A）；癌细胞呈高柱状或杯状，核小位于基底部（B）

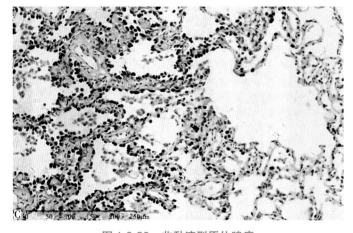

图 1-2-23　非黏液型原位腺癌

细胞严格沿着肺泡壁生长，肺泡间隔均匀一致增宽，缺少纤维化和明显的炎症反应（A）；瘤细胞密集单层排列，突然终止于正常肺泡壁，界限清楚（B）；瘤细胞中度异型，缺少细胞间隙，TTF-1 阳性（C）

腺癌（lepidic、乳头和微乳头型）中。*KRAS* 的突变最常发生在实性型和产生细胞外黏液的腺癌中。*ALK* 的重排最常发生在腺泡型（包括筛状癌）和伴有印戒细胞特征的腺癌中。癌症基因组图谱表明：终末呼吸单位的表达基因型与 Lepidic 亚型相关；而实性型腺癌的表达基因型近乎于炎症的改变。

【肺腺癌的预后及预后因素】　肺腺癌的预后与其他非小细胞肺癌亚型一样，TNM 分期和体力状态影响着治疗方案的选择并预示着存活的时间，非吸烟和女性患者是独立于疾病分期以外的预后较好的因素。肿瘤≥2.5cm 的实性型、微乳头型及最大径≥7cm 的腺癌是无病存活差的预后因素，微乳头的出现预示着总体生存差和有限的切除后的复发。I 期的 lepidic 型腺癌预后很好。影响肺腺癌治愈的高危险因素有：肿瘤离切缘太近、出现微乳头成分、侵及血管和（或）胸膜。同样进展期的肺癌当然预后较差。CT 等健康检查发现的早期肺腺癌具有好的预后，这与早期肺腺癌中含有分化较好的组织学成分有关。

尽管有许多关于肺癌组织或患者在临床学、生物学、放射学和分子遗传学等方面的研究，仍不能证明与治疗反应具有相关性。但应用 *EGFR-TKI* 或 *ALK-* 抑制剂对存在 *EGFR* 敏感位点突变或对 *ALK* 基因重排的肺癌患者的治疗反应存在强烈的相关性，这种治疗反应最常出现在非吸烟的女性肺腺癌患者中。而 *EGFR* 的突变最常出现在亚裔女性患者中。相反，*KRAS* 的突变常与 *EGFR-TKI* 治疗耐药相关。一般来说，一个驱动基因的突变常会对其他的驱动基因的突变产生排斥，比如具有相同临床特征的 *EGFR* 和 *ALK* 基因的突变，一般不会发生在同一个肿瘤中（但并不绝对）。因此，只检测 *EGFR* 突变阴性的肺癌组织中 *ALK* 的基因重排，将会收到事半功倍的效果。实性型和微乳头型腺癌可预示对顺铂治疗有效。

二、肺鳞癌

（一）浸润性肺鳞癌

【定义】 浸润性肺鳞癌（invasive squamous cell carcinoma of the lung）是一种表现为角化和（或）存在细胞间桥，或形态上缺少分化但免疫组化证实具有鳞状细胞分化标记的原发性非小细胞肺癌。

【临床特点】 鳞癌的症状、体征和影像学改变与其他非小细胞癌相同，同样具有侵袭性并常发生远处转移。鳞癌偶尔可以表现出沿支气管表面扩散的特点，但只要浸润成分限制在支气管壁内，不管病灶大小也不考虑是否已经扩散到主支气管，都归为 T1a。另外，鳞状细胞癌可通过直接扩散侵及邻近的组织和器官。鳞癌常发生于主支气管或叶支气管，因此，2/3 的鳞癌为中央型，1/3 为周围型。中央型鳞癌是否接近隆突的部位，是制定治疗方案的重要考量元素。

【发病机制】 流行病学资料表明：鳞癌与吸烟的关系程度要比腺癌高得多。Meta 分析也表明肺鳞癌的发生与吸烟的量、持续时间、开始吸烟的年龄和焦油含量等，即吸烟分数有关。尽管有许多职业和暴露因素（重金属和放射物质）与肺癌发生有关，但与肺鳞癌关系较为密切的是砷暴露[19]。也有一些报道指出肺鳞癌的发生与HPV 感染有关[20]，但其是否为事实上的致病因素的问题仍然存在争议。

【病理变化】 肺鳞癌为实性浸润性生长的灰白色肿块，质地软、脆，伴有明显纤维化时可变得坚硬和回缩，偶尔中心部位出现坏死和空洞，肿瘤可以很大，也可突向支气管腔内生长。镜下见癌细胞呈巢状分布，细胞的异型性、核分裂数及角化程度等依据其分化程度和不同亚型的不同而不同。鳞癌与邻近的支气管上皮的原位鳞癌有接续，这一点是中央型鳞癌与周围型鳞癌鉴别的重要组织学参考。按照鳞癌的组织学形态和免疫表型，分为角化型、非角化型和基底细胞样 3 种亚型。

（1）角化型鳞癌（keratinizing squamous cell carcinoma）：角化型鳞癌的癌巢内可见角化珠、角化不全的细胞或细胞间桥的存在。这些改变可随着肿瘤的分化程度的不同而变化，高分化的角化型鳞癌除具有明显的角化珠外，还可见细胞间桥的存在（图 1-2-25A、B）。而分化差的角化型鳞癌则仅能见到个别细胞的角化现象（图 1-2-25C）。

（2）非角化型鳞癌（non-keratinizing squamous cell carcinoma）：非角化型鳞癌的癌巢中缺少角化珠、单个细

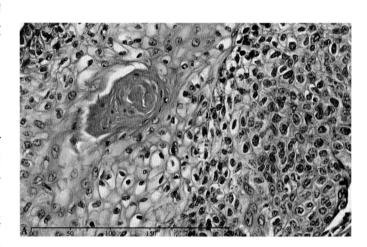

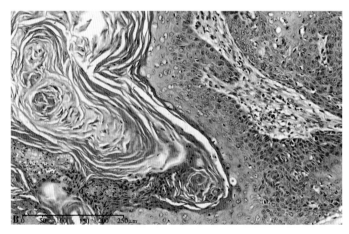

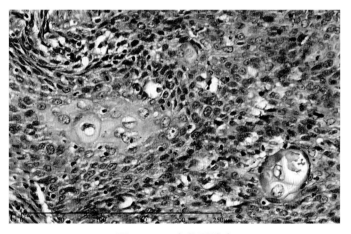

图 1-2-25 角化型鳞癌
高分化鳞癌具有角化珠和细胞间桥（A）或出现明显的层状角化（B），而低分化的鳞癌仅可见到个别细胞的角化现象，缺少细胞间桥（C）

胞角化和细胞间桥，诊断时需要与实性型腺癌和大细胞癌等鉴别。非角化鳞癌的P63或P40为弥漫强阳性，而TTF-1或黏液染色为阴性，非角化型鳞癌属于低分化的鳞癌（图1-2-26）。

（3）基底细胞样鳞癌（basaloid squamous cell carcinoma）：基底细胞样鳞癌是由分化差的基底细胞样的小细胞、周围呈栅栏状排列所构成的分叶状的上皮性肿瘤。尽管基底细胞样鳞癌偶尔也可以出现个别的角化现象，但它

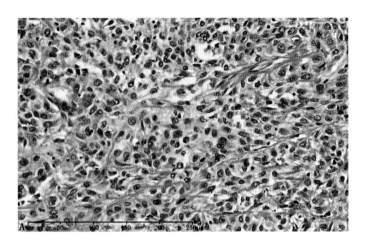

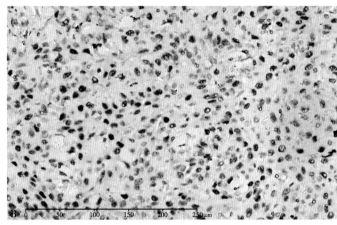

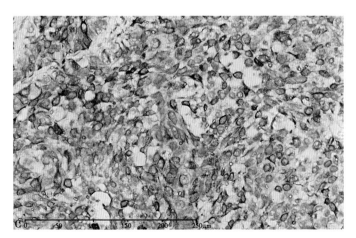

图1-2-26 非角化型鳞癌
癌细胞呈实性排列缺少角化和间桥、胞质淡粉染，异型性明显（A）；P40为核定位阳性表达（B），CK5/6为强阳性（C）

却不同于角化型也不同于非角化型的鳞癌，而是具有特殊的组织学形态和基因表型的一个独立亚型。首先，诊断基底细胞样鳞癌时其基底样的细胞要占>50%。另外，癌巢周围的癌细胞呈栅栏状排列，癌巢的中心常见粉刺样的凝固性坏死。具有明显的黏液或透明变间质（图1-2-27）。1/3的病例可见类似于神经内分泌肿瘤中的菊型团结构。核分裂 $15\sim50/2mm^2$，ki-67指数达50%～80%，TTF-1（-），偶尔表达 CD_{56}，10%的病例CgA和Syn呈灶状阳性。因此，与小细胞癌极难鉴别。基底细胞样鳞癌具有特殊的基因表型：*Oct4*、*Sox2* 和 *myc* 表达升高，故与其他鳞癌不同。

【免疫组化】 肺鳞癌对p63或p40为弥漫强阳性，几乎所有鳞癌都表达CK5/6，但不表达TTF-1，CD56和Syn常为阴性，仅有10%的病例为灶状阳性表达。

【鉴别诊断】 非角化型鳞癌的部分癌细胞有时胞质空亮，尤其是癌巢周边出现栅栏状排列或出现粉刺样坏死结构时，与实性腺癌和大细胞神经内分泌癌在HE切片上几乎难以区分，必要的免疫组化选项是不可缺少的。一些基底细胞样鳞癌的癌细胞很小，尤其是当标本出现挤压的假象时，与小细胞癌则很难在HE切片上区别开来。将低分化的鳞癌与基底细胞样鳞癌鉴别开，尤其是在小标本的HE切片上也是相当困难的，因为此时的局灶性鳞状分化并不能说明什么。标本保存不好或破碎时，用于帮助鉴别基底细胞样鳞癌与低分化鳞癌的癌巢周围栅栏状结构则会被破坏掉或模糊不清。同样，用于帮助鉴别的小细胞癌特有的核型（如细小颗粒状的染色质和缺少核仁）和基底细胞样鳞癌的核型（小泡状的染色质和明显的核仁）也不复存在。在细胞形态特征上，基底细胞样鳞癌具有强的细胞间黏附、缺少核碎屑、具有局灶鳞状分化、缺少细沙样的染色质核型和明显的菊型团结构。而细胞小、高的核浆比和缺少核仁等在排除小细胞癌后更倾向是基底细胞样鳞癌而不是大细胞神经内分泌癌。免疫组化在鉴别诊断中是非常有帮助的，基底细胞样鳞癌表现出对CK、p63和p40为弥漫强阳性，而在LCNEC和SCLC是缺乏的。相反，多个神经内分泌标记和TTF-1弥漫强阳性为LCNEC和SCLC的特点，而基底细胞样鳞癌为阴性，尽管偶尔 CD_{56} 在基底细胞样鳞癌中也出现阳性[21]，但TTF-1（阴性）和p40（阳性）有助于诊断。应用 CD_{117} 和肌上皮标记（SMA），或用Fish方法证实 *MYB* 基因发生了易位，可以帮助诊断为腺样囊腺癌而不是基底细胞样鳞癌。由于NUT癌同样具有鳞状分化和鳞癌的免疫表型，因此，它们的鉴别诊断具有挑战性，只有使用高度特异性的NUT抗体才能进行鉴别。当然，基底细胞样鳞癌也要区分转移性的可能，细心整合临床

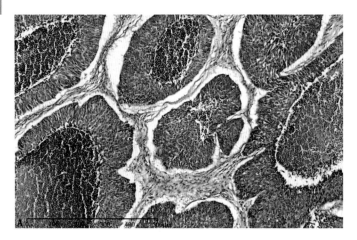

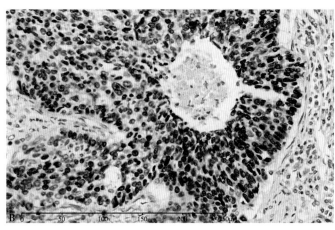

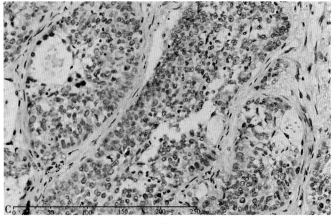

图 1-2-27 基底细胞样鳞癌

癌细胞小似基底细胞样，癌巢周围的细胞呈栅栏状排列，癌细胞异型性明显，中心可见粉刺样坏死，间质水肿黏液样（A）；癌细胞表达 p40（B），但不表达 TTF-1，仅见到内陷的增生性的肺泡细胞 TTF-1 核阳性（C）

和影像学资料是必要的，尤其是要鉴别来源于头颈部的转移性鳞癌的可能。

【分子遗传学】 基底细胞样鳞癌同样具有其他鳞癌亚型所具有的 TP53 突变的频率（＞90%），然而，最近的分子遗传学表达谱研究揭示了基底细胞样鳞癌特异的分子遗传学特征[22]，转录组学分析表明其 TP53 突变特征、

转录因子的目标基因（SOX、E2F 家族和 MYB）、胚胎发育（FGF3 和 FGF19）DNA 甲基化调控（TET1、DNMT1 和 DNMT3A）、细胞周期（MK167 和 BUB1）、剪接和细胞周期（BCL2）相关因子等表达上调。而上皮和角质形成细胞分化基因表达下调。异位男性生殖细胞 / 胎盘特异基因表达特征与基底细胞样鳞癌的生物学进展有关。睾丸、胚胎干细胞和分化差的肿瘤标记物（NANOG、OCT4、SOX2 和 MYC 靶基因）的上调，多硫基因沉默系统的下调与基底细胞样鳞癌的侵袭性和分化差有关。

【预后及预后因素】 尽管病例数和资料都是有限的，但还是认为基底细胞样鳞癌的预后不如其他类型的非小细胞肺癌，但尚缺少有意义的标记物能够用于预测基底细胞样鳞癌对治疗的反应。

附：周围型鳞癌

周围型肺鳞癌（peripheral squamous cell carcinoma）的发病机制、临床病理特征等是否与中央型鳞癌不同尚存争议。周围型肺鳞癌发生在终末气道（不含软骨和纤毛细胞），观察不到鳞状细胞的异型增生到原位癌的组织学特点，有研究表明其 CK7 的阳性率明显高于中央型鳞癌，但 NapsinA 和 TTF-1 的阳性率与中央型鳞癌没有统计学差异，目前尚不知晓周围型鳞癌中的 EGFR 突变是否高于中央型鳞癌。组织学上将周围型鳞癌分为：肺泡填充型、进展型和混合型。肺泡填充型的组织学特点是癌细胞生长于肺泡腔内，似乎从一个肺泡腔通过 cohn 孔扩散到另外一个肺泡腔内，肿瘤细胞被原先存在的肺泡隔相隔，肺泡间隔弹性纤维是完整的，故被认为是一种原位癌。而进展型和混合型都有组织破坏、淋巴结转移和淋巴管侵犯，与中央型鳞癌的预后大致相同。

（二）浸润前病变

【定义】 鳞癌的浸润前病变（preinvasive lesion）包括发生在支气管上皮的癌前病变——鳞状细胞异型增生（squamous dysplasia）和在组织学改变上相互延续的鳞状细胞原位癌（squamous cell carcinoma in situ）。发生在气管支气管树中的鳞状细胞异型增生可以是单一的病灶也可是多发的病损。

【临床特点】 鳞状细胞异型增生几乎没有任何症状，但发生在重度吸烟和气道阻塞性疾病患者时会出现一些相应的症状。浸润前病变多见于男性，异型增生性病变可以存在许多年，进展为恶性则非常少见。

（1）白光纤维支气管镜：接近 40% 的原位鳞癌在白光纤支镜下就可被发现，其中 75% 左右表现出表浅或扁平的病灶，25% 表现为结节或息肉样。由于结节或息肉样

的病损高出周围正常的黏膜，所以病灶在 1～2mm 时就能被发现。扁平或沿表面扩展的病损 >1～2cm 时，由于局部增厚、血管密度增加或明显的黏膜走形不规律等而被发现。扁平的病灶 5～10mm 时常可出现非特异性的增厚、发红、变粗糙、失去光泽或轻微的颗粒感，但这些与炎症和鳞状化生是很难区分的。

（2）自动荧光纤维支气管镜：可以发现那些在白光纤支镜下不可见的病变，从正常支气管上皮 - 鳞状上皮异型增生 - 原位癌 - 浸润癌，绿色荧光表现为信号的逐渐衰减，而用蓝紫色荧光时，则红色荧光强度成比例的下降。因此，联合使用绿色 / 蓝紫色荧光纤支镜可以区分 0.5mm 的浸润前和浸润性病变，表现为棕红色、红色、紫红色或品红色。而正常黏膜为绿色或亮绿色荧光。

（3）窄带成像技术（图像增强内窥镜技术）：根据对血红蛋白的最大吸收峰值来凸显血管成像和走行。鳞状细胞的异型增生，其血管密度增加呈点状、网状或扭曲。原位癌时其血管密度增加呈小的螺旋或螺旋开瓶器样的肿瘤性血管生长。而明显的螺旋或螺旋开瓶器样的肿瘤性血管生长见于浸润性肺癌。

【病理变化】　原位癌时其黏膜厚度可以增加也可以不增加，细胞明显的增大、大小不等和多形性。细胞排列紊乱，具有异型性的细胞占据上皮的全层，可见核分裂象等。原位鳞癌可以沿气管黏膜表面扩散，甚至扩散至肺泡腔内而不破坏肺泡壁（即所谓的肺泡充填式鳞癌）（图 1-2-28），向下也可扩延至黏膜下腺体导管。此时，需要与浸润癌相鉴别。而重度异型增生时这些异型细胞虽超过了上皮的 2/3 以上，但未达全层，中度异型增生时达 1/2 以上，轻度时只占 1/2 以下。

【鉴别诊断】　轻度异型增生的鉴别包括慢性刺激和损伤所引起的基底细胞（储备细胞）增生和鳞状化生。原位鳞癌沿腺体导管扩展时则酷似浸润癌。小活检标本中同时存在原位鳞癌和浸润癌时其鉴别是相当的困难。内镜下见到坏死和肿块则更倾向于浸润癌。有时小细胞癌可以佩吉特病样（pagetoid）在异型增生和原位鳞癌中存在。鳞状细胞的异型增生和原位癌是一种独立的病变，必须与浸润癌扩展到支气管表面相鉴别，因为它们有着不同的分期和拟切除的范围。

【分子遗传学】　鳞状细胞异型增生被认为是由于吸烟所导致的后天性的继发性改变（epigenetic changes），采用精准的微切割技术获取这些病损部位的细胞并进行分子遗传学分析，发现其一系列的分子发生了变化[23]。这些研究同时也表明了中央型肺癌与周围型肺癌的基因改变序列的相同和不同。首先在鳞状上皮异型增生、尤其是高级别异型增生当中最为常见的改变是 DNA 异倍

体，等位基因丢失在多个部位的病灶中经常出现，即使是在戒烟之后的长时间内也存在[24]。在肿瘤性发展的早期，即使表现为正常的支气管上皮细胞的形态，但已经出现了 3q 和 9q21 杂合性丢失，之后出现的分子改变包括 8q21-23、13q14（RB）和 17p13（TP53）都可以被检测到。现已发现原位鳞癌中存在 5q21（APC 区域）等位基因的丢失，并且随着时间的推移会出现 TP53 的突变[25]。在基底细胞增生和鳞状化生时，会出现染色体臂中央区域（3p21）小而多灶的 3q 染色体丢失，而在之后的原位鳞癌时几乎所有的染色体短臂 3q 等位基因都丢失了。P16INK4a 甲基化频率和端粒酶活性可随着病变程度的增加而加强。检测患者痰液中异常基因的甲基化和细胞中端粒酶 RNA 的表达，可以用来评价患癌的危险度和判定细胞异型增生程度。位于 3q26.3 的癌基因 SOX2 的扩增出现在高级别的鳞状细胞异型增生和浸润性鳞癌中，提示这一特异性的基因在鳞癌的发病机制方面发挥重要作用[26]。

【预后及预后因素】　原位鳞癌是一个浸润前病变，病灶切除可获得 100% 的治愈率。尽管孤立地分析异型增生的预后意义是不肯定的，但一般来说，高级别的异型增生与同步发生的浸润癌是密切相关的。染色体 3p 杂合性丢失或异倍体影响癌前病变的进展或回归。高级别的鳞状细胞异型增生和原位癌是中央型和周围性鳞癌的危险信号，应该采用纤支镜或影像学密切随访观察。

三、大细胞癌

【定义】　大细胞癌（large cell carcinoma）是一型未分化的非小细胞肺癌，缺少小细胞癌、腺癌、鳞癌和神经内分泌癌的组织学结构特点、细胞形态和免疫表型特征。大细胞癌的诊断名称只能用于手术切除且充分取材的标本，而不能用于非切除和细胞学标本的诊断。

【临床特点】　大细胞癌的发生与吸烟有关，绝大多数患者是男性。由于新的 WHO 肺癌分类标准的问世，以及病理诊断者对肺腺癌和鳞癌免疫标记的熟练掌握和广泛应用，使以往被分类为大细胞癌当中的某些实性腺癌、非角化鳞癌和大细胞神经内分泌癌被有效的分到相应的亚型当中。另外，新分类还将淋巴上皮瘤样癌放到了其他类型当中。因此，大细胞癌的诊断将从原来的 10% 左右，会出现一个陡然的下降。

【病理变化】　大细胞癌常表现为一个典型的周围型的大肿块，实性、界清、常见坏死而少有空洞形成。镜下由片状或巢状的多角形大细胞所构成，核呈空泡状，具有突出的核仁及中等量的细胞质（图 1-2-29）。以往的透明细胞大细胞癌和横纹肌样表型的大细胞癌，不再作为大

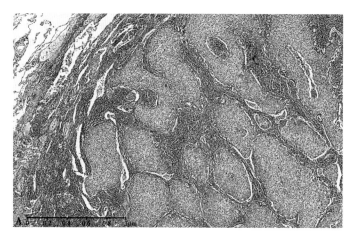

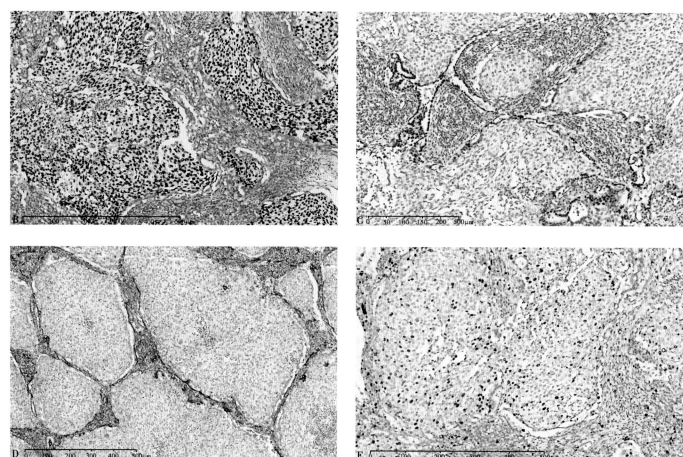

图 1-2-28　周围型肺泡充填式鳞癌

癌细胞沿肺泡间孔扩散并充满肺泡腔,肺泡壁不破坏(A),癌细胞 p40 弥漫强阳性(B),肺泡壁内衬反应性增生的肺泡细胞 TTF-1 阳性
(C),Vimentin 显示肺泡壁内纤维组织(D),癌细胞的 Ki-67 增殖指数较高(E)

细胞癌的亚型存在,因为这些细胞学特征可以发生在多种非小细胞肺癌亚型当中。但应强调的是,当出现这些具有特征性的细胞时,要在诊断时标出它们所占肿瘤的百分比,因为它们的多少具有预后的意义。

大细胞癌是一种缺少分化的非小细胞肺癌。因此,大细胞癌的诊断是一种排除性的诊断,不仅形态上要排除鳞癌、腺癌和小细胞癌,而且免疫组化和黏液染色也要排除没有任何腺癌或鳞癌分化的证据。也需要结合形态学改变和神经内分泌标记的免疫组化对大细胞神经内分泌癌进行排除。因为不同的分型其手术原则和辅助治疗类型是不同的。所以,大细胞癌的诊断不仅只适用于手术切除标本,而且必须充分应用免疫组化和黏液染色后才能做出诊断。而对于小活检标本和细胞学标本,即使应用免疫组化和黏液染色排除了其他类型癌的可能之

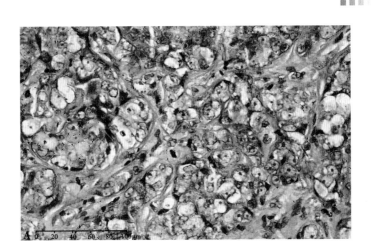

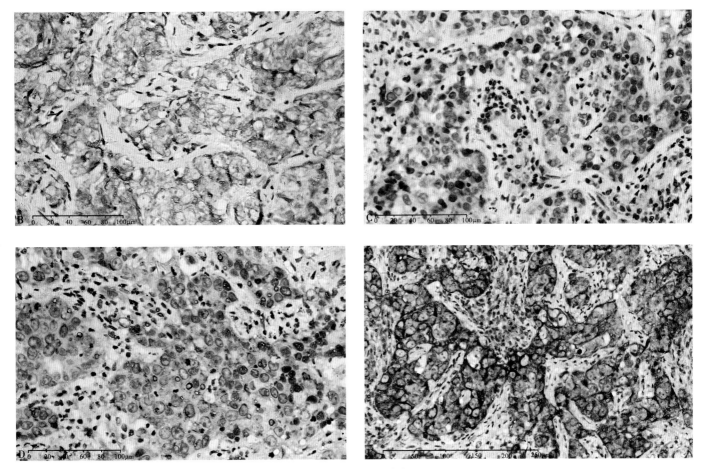

图 1-2-29 大细胞癌

由大的多角形细胞构成的实性癌细胞巢，癌细胞缺少分化，核呈空泡状，核仁明显（A）；癌细胞的 TTF-1（B）、P40（C）和 CD56（D）均为阴性，但 CK 为强阳性（E）

后，也不能直接诊断为大细胞癌，这是因为小活检的标本具有较大的局限性，此时，应诊断为非小细胞肺癌 -NOS（non-small cell lung cancer not otherwise specified, NSCLC-NOS）。

【免疫组化】 对于形态学上呈现未分化的肺癌，则必须进行免疫组化标记才能作出正确的诊断。只有当所使用的免疫组化标记（鳞癌、腺癌和神经内分泌肿瘤）和

黏液染色都阴性或者表达模式不明确时才能作出大细胞癌的诊断。按着免疫组化和黏液染色结果，大细胞癌可以分为：零表型大细胞癌 -null（CK 阳性，而 TTF-1、p63、p40、CK5/6 和黏液染色均为阴性）和表型不确切大细胞癌 - unclear（CK 阳性，黏液染色为阴性，而 p63、p40 或CK5/6 当中之一可为局灶阳性）。而由于某种原因没有进行免疫组化染色或没有进一步进行检测是不能诊断大细

胞癌的。TTF-1 和 napsin A 用于作为腺癌标记,p40、p63(4A4)和 CK5/6 用于作为鳞癌标记。当然,TTF-1 和 p40 被认为是最好用的标记物。对于形态学上呈现未分化癌的手术切除标本,只要 TTF-1 为强阳性或局灶阳性而 p40 为阴性,就可诊断为腺癌;TTF-1 阴性而鳞癌标记任何一个为强阳性即可诊断为鳞癌。应该注意的是:在形态学上也要排除小细胞肺癌(SCLC)和大细胞神经内分泌癌(LCNEC)(必要时结合 CD56 和 Syn 等)的可能,因为 TTF-1 在 SCLC 和 LCNEC 中同样具有阳性表达。少数大细胞癌具有神经内分泌肿瘤的形态,但又缺少神经内分泌癌的免疫标记,对于这部分肿瘤的讨论见"大细胞神经内分泌癌"。形态学上表现为缺少神经内分泌分化的 NSCCs 通常不必进行神经内分泌的标记的检测。

【鉴别诊断】 大细胞癌的鉴别诊断主要包括实性型腺癌(依靠免疫组化或黏液染色——至少 2 个高倍视野内具有 5 个或以上细胞内存有黏液);非角化鳞癌(缺少细胞间桥,依靠免疫组化)、腺鳞癌(腺癌和鳞癌标记分别表达于不同的细胞群体)和多形性癌[≥10% 细胞为梭形和(或)巨细胞]。

【分子遗传学】 零表型或称无标记(marker-null)的大细胞癌中,具有基因突变的病例尽管较少,但它们的基因改变与肺腺癌相关(*KRAS*、*EGFR* 和 *TP53* 突变,*CDKN2A* 缺失,*MYC* 和 *CCNE1* 扩增)[27]。因此,推荐这部分患者进行分子检测和靶向治疗。另外,基因表达谱同样揭示了大细胞癌容易发生上皮间质转化(epithelial mesenchymal transition,EMT),反映了大细胞癌较差的分化能力。

【预后及预后因素】 大细胞癌的预后判定指标同其他 NSCLC 一样,主要取决于患者的一般状态和诊断时的 TNM 分期。大细胞癌的无病生存率要比实性型腺癌和非角化鳞癌要差。横纹肌样大细胞癌则预后更差。预测其靶向治疗的效果同腺癌或鳞癌。

四、腺鳞癌

【定义】 腺鳞癌(adenosquamous carcinoma)是由腺癌和鳞癌两种成分构成的癌,每种成分至少要占肿瘤的 10% 以上,腺鳞癌的诊断只适用于手术切除的标本。

【临床特点】 腺鳞癌以男性多见,一半以上的患者无症状,少数患者有咳嗽、咯血、肩部疼痛和杵状指。胸部影像学检查为周围型的肿瘤,中央瘢痕形成、周围有毛刺和胸膜凹陷。一些病灶周围出现毛玻璃影(ground glass opacity,GGO)和支气管充气征。

【病理变化】 腺鳞癌与其他类型的 NSCLC 的大体改变没有区别,主要发生在周围肺实质中,在切除的标本中发现常有较高的 T 分期的癌。组织学上由腺癌和鳞癌 2

种成分且每种成分至少占 10% 以上(图 1-2-30)构成。由于腺癌与鳞癌成分之间会有个延续的区域存在,因此,判定腺癌或鳞癌成分至少要占 10% 以上有时会有主观性。因此,即使不足 10% 的不同的组织学亚型成分也应该在诊断报告中标记出来,因为最近的研究表明,不同的组织成分都能反映出各自的遗传状态,而不是它们所占的比例多少。明显的腺癌或鳞癌成分在光镜下很好辨认,它们可以是相互分开的、融合的或混合的。它们的分化程

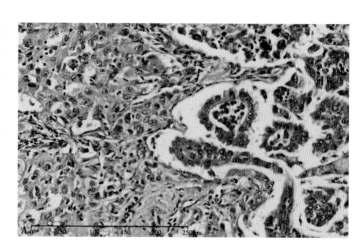

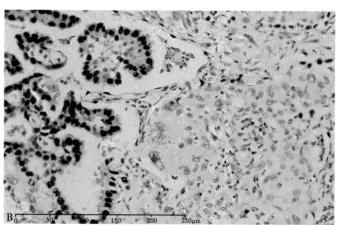

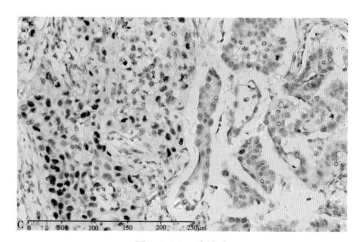

图 1-2-30 腺鳞癌

可见非角化鳞癌和高分化的腺癌成分(A);腺癌成分表达 TTF-1(B);鳞癌成分表达 p40(C)

度也会各自变化的。但如果部分肿瘤成分为实性腺癌或非角化鳞癌时，则诊断会变得很困难。

根据定义，腺鳞癌的诊断只限于手术切除的标本，而采用其他方法获取的标本中，即使在光镜下和免疫组化标记方面，存在着明显的腺癌和鳞癌成分，此时也不要直接诊断为腺鳞癌，而要诊断为"提示腺鳞癌"。

【免疫组化】 腺癌标记（TTF-1）和鳞癌标记（p40/p63）分别表达于不同的细胞群体是腺鳞癌重要的免疫组化特征，尤其对于实性腺癌和非角化鳞癌成分更为重要。

【鉴别诊断】 首先，不要将非肿瘤性成分误认为是腺鳞癌中的成分之一。如陷入鳞癌组织中的反应性增生的肺泡Ⅱ型细胞，不仅呈腺样结构，且呈明确的 TTF-1 阳性（图 1-2-31）。同样，偶尔陷入到支气管结构中的鳞状化生也类似于鳞癌成分。其次，要与肺泡充填式生长的鳞癌（周围型鳞癌）相鉴别，因为它也伴有明显的肺泡细胞的腺样增生。另外，需要鉴别的还有高级别的黏液表皮样癌。高级别的黏表癌与腺鳞癌的鉴别是相当困难的，高级别黏表癌的下列改变有助于与腺鳞癌鉴别：①具有黏液性和鳞样细胞的混合特征；②近端支气管内外生性生长；③存在典型的低级别黏表癌区域；④缺乏角化或角化珠形成；⑤没有鳞状细胞原位癌的存在；⑥缺少管状、腺泡状和乳头状生长模式；⑦缺少 TTF-1 表达；⑧具有特异性的 MAML2 基因重排。尽管如此，仍有人认为尚不能将这两种肺肿瘤完全的鉴别开。

【分子遗传学】 腺鳞癌的基因表达谱同时具有腺癌和鳞癌的特征。与腺癌一样，EGFR 突变易在女性非吸烟者中发生，而 Kras 突变易在吸烟者中被发现[28]。腺鳞癌也会出现 ALK 基因重排、Her-2 和 LKB1 的突变、ROS1 和 RET 重排和 FGFR1 扩增。

【预后及预后因素】 腺鳞癌与其他 NSCLC 相比其预后较差，并受多种因素的影响，没有一个明确的预后指标。

五、肉瘤样癌

【定义】 肉瘤样癌（sarcomatoid carcinoma）是多形性癌（梭形细胞癌和巨细胞癌）、癌肉瘤和肺母细胞瘤的一

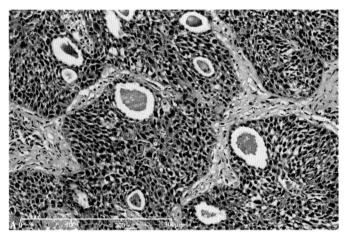
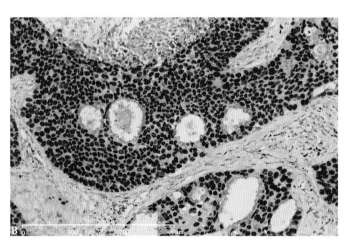
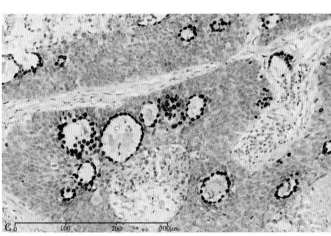
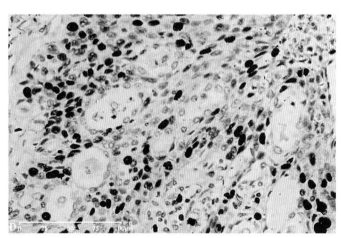

图 1-2-31 非角化型鳞癌伴有内陷的肺泡细胞增生

癌巢内见内陷的大小不等的腺腔样结构，酷似腺鳞癌（A），癌细胞表达 p40 而反应性增生的腺样肺泡细胞为阴性（B），但矮立方状腺样增生细胞表达 TTF-1（C），Ki-67 为阴性（D）

个总称。肉瘤样癌的诊断只适用于手术切除的标本，并要求在诊断报告中标出不同组织类型及所占的比例。肉瘤样癌的发生率很少，仅占全部肺癌的 0.1%～0.4%。

1. 多形性癌

【定义】 多形性癌（pleomorphic carcinoma）是指在腺癌、鳞癌或未分化的非小细胞肺癌中至少含有 10% 以上的梭形细胞或巨细胞成分的癌。而将几乎全部由梭形细胞或巨细胞（包括多核细胞）构成的未分化癌则分别定义为梭形细胞癌（spindle cell carcinoma）或巨细胞癌（giant cell carcinoma）。

【临床特点】 多形性癌占所有外科手术切除肺癌标本的 2%～3%，但流行病学研究结果认为该型肺癌只占不到 1%。而梭形细胞癌和巨细胞癌则更加少见。其病因除与吸烟有关外，还与接触石棉和化学物质，以及免疫抑制等有关。虽然没有发现其癌前病变，但却发现原位癌中与多形性癌相关的一些元素[29]。多形性癌在影像学上常显示位于肺上叶的周围性大肿块。可发生包括胃肠和后腹膜间隙等少见部位的远处转移。

【病理变化】 多形性癌为界限较为清楚的灰褐色肿

块，常大于 5cm，有坏死或空洞形成，可累及胸壁和纵隔。多形性癌是一个混有梭形细胞和（或）巨细胞的癌，按着定义，梭形细胞和（或）巨细胞至少要占 10% 以上，它们可以混有鳞癌成分（可以报告为多形性癌伴有鳞癌）、腺癌成分（可以报告为多形性癌伴有腺癌）或未分化非小细胞肺癌成分（图 1-2-32）。肿瘤性巨细胞常很丰富，其胞质嗜酸性，或嗜酸性颗粒性胞质，有时含有嗜酸性小体，核大而不规则，分叶核或多个核，染色质粗糙或呈泡状，核仁明显。间质可以很少，或为纤维及黏液样。中性粒细胞的伸入现象、坏死、出血及血管浸润很常见。几乎都由多形性的巨细胞构成的癌称为巨细胞癌，嗜酸性胞质，怪异的形状，低黏附性（松散）生长，中性粒细胞浸润和伸入现象明显（图 1-2-33）。而将几乎由梭形细胞构成的癌称为梭形细胞癌（图 1-2-34）。

按着定义，该型癌的小活检标本可能被描述为含有肉瘤成分，但小标本的"多形性癌"的诊断是不可以的，应诊断为非小细胞肺癌 -NOS。

【免疫组化】 免疫组化可能会使多形性癌中的某种成分变得更加突出，分化的上皮性成分也会表现出所期

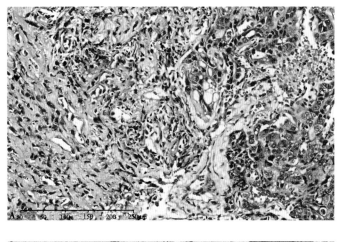
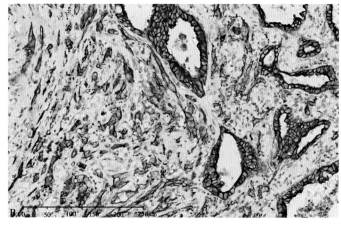
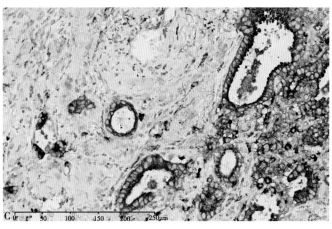
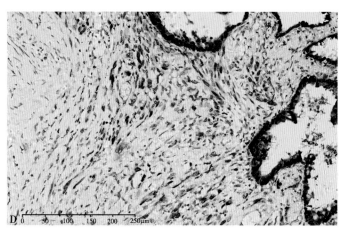

图 1-2-32 多形性癌

具有异型性的梭形细胞中混有腺癌成分（A），两者均表达广谱 CK（B），梭形细胞不表达 Napsin A（C），TTF-1 为弱阳性（D），而腺癌成分表达 Napsin A 和 TTF-1

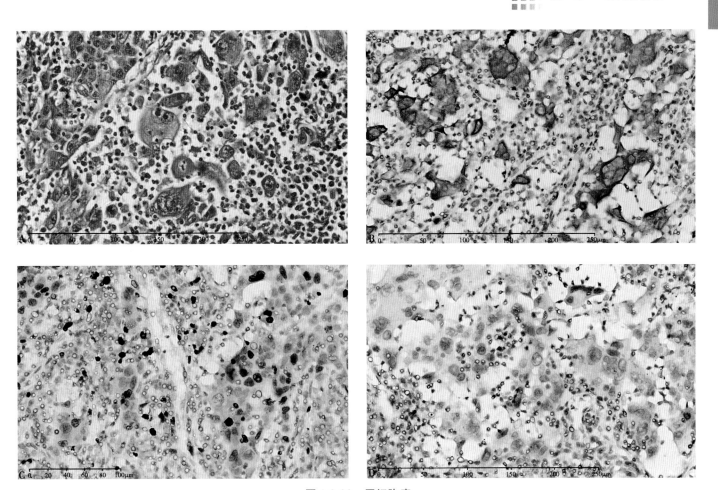

图 1-2-33 巨细胞癌

肿瘤有单一的巨细胞构成,巨细胞癌黏附性差,细胞大甚至多核,有明显的中性粒细胞的伸入现象(A),巨细胞表达 CK(B)和高的 Ki-67 增殖指数(C),但不表达 TTF-1(D)

待的免疫表型。如果非多形性癌成分很明显,则梭形细胞或巨细胞不表达 CK 也可作出诊断。多形性的(梭形细胞或巨细胞)成分除表达 CK 外还表达 Vimentin 和肌动蛋白交联蛋白(fascin),还不同程度地表达分化相关的标记(napsin A、TTF-1、p63、CK5/6 和桥粒糖蛋白)。

【鉴别诊断】 多形性癌的鉴别诊断包括转移性的肉瘤样癌、原发或转移性的肉瘤、恶性黑色素瘤及某些恶性间皮瘤。一般来说,在取材充分的基础上,仔细分析和解读免疫组化结果,是可以作出正确诊断的。CK、TTF-1 和 P63 等可以帮助区别多形性成分中的肉瘤或间质,但区分滑膜肉瘤是困难的,可借助检测 SS18-SSX 基因融合或 X:18 易位帮助诊断。血管形成的形态加上 CD31 和 CD34 阳性可以帮助鉴别上皮样血管内皮瘤和血管肉瘤。炎症性肌成纤维细胞瘤或局灶机化性肺炎时其细胞很温和。通过临床和影像学资料并结合适当的免疫组化可以鉴别双向或肉瘤样间皮瘤、梭形细胞恶黑、反应性纤维化和炎症。巨细胞癌也要与横纹肌肉瘤(desmin 和 MyoD1 阳性)鉴别。转移性肾上腺皮质癌(inhibin-a 和 melan-A 阳性)、转移性绒毛膜上皮癌和其他多形性的恶性肿瘤可

以根据其形态、免疫组化以及临床病理关系进行鉴别。

【分子遗传学】 研究表明,肉瘤样癌的染色体(8q,7,1q,3q,和 19),多形性癌和梭形细胞癌的染色体(5p,11q,12p,9q,17q,和 13q)和巨细胞癌的染色体(13p 和 15p)都发生了变化。梭形细胞癌和多形性癌存在 TP53、KRAS 和 EGFR 的突变,MET 和 FGFR2 扩增,EML4-ALK 基因重排等。如果组织内含有腺癌成分,推荐进行 EGFR 和 ALK 检测,以指导治疗。

【预后及预后因素】 多形性癌的预后很差,即使被诊断时为疾病的早期其预后也很差。

2. 癌肉瘤

【定义】 癌肉瘤(carcinosarcoma)是指在典型的肺鳞癌或腺癌中混有异源性肉瘤成分(如横纹肌肉瘤、骨肉瘤、软骨肉瘤等)的癌。

【临床特点】 癌肉瘤的发生率很少,仅占肉瘤样癌的 4%,男性是女性的 7~8 倍,大多数患者具有重度吸烟史,少数报道与石棉有关。与其他肉瘤样癌不同的是,癌肉瘤多数是中央型的。

【病理变化】 癌肉瘤常表现为灰白色、伴有出血和坏

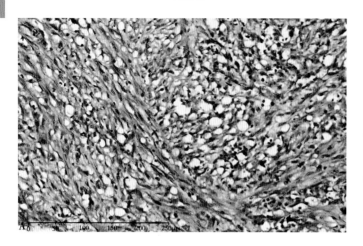

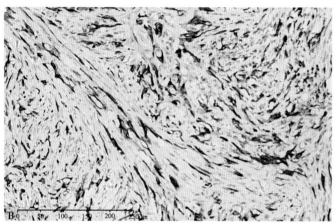

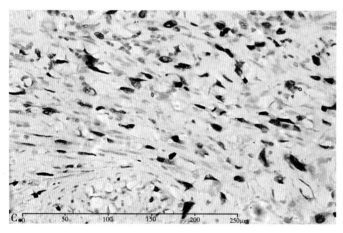

图 1-2-34　梭形细胞癌

肿瘤几乎全部由梭形细胞构成，排列成束状或旋涡状，酷似软组织肉瘤（A），但免疫组化显示肿瘤细胞 CK 强阳性（B），部分细胞 TTF-1 阳性（C）

死的肿块。癌肉瘤最大的组织学特点是非小细胞肺癌与肉瘤成分的混合。因此，要求在病理诊断时必须列出所有的癌成分和肉瘤成分的类型。最常出现的癌成分是鳞癌，其次是腺癌，再依次为腺鳞癌和大细胞癌。在癌肉瘤中出现鳞癌、腺癌的频率要远远高于在多形性癌中的频率。当小细胞癌或大细胞神经内分泌癌中出现癌肉瘤成分时，则诊断为复合型小细胞癌或复合型大细胞神经内

分泌癌伴肉瘤成分。含有鳞癌成分的癌肉瘤常为中央型、支气管内生长，含有腺癌成分的癌肉瘤常为周围型。

癌肉瘤中的肉瘤成分依次为横纹肌肉瘤、软骨肉瘤和骨肉瘤，而它们的混合成分则最为常见。而脂肪肉瘤和血管肉瘤成分极为罕见。缺少分化的区域由恶性的梭形细胞排列成束状、席纹状或血管周细胞方式生长（图 1-2-35）。

癌肉瘤的诊断通常需要较大的标本，而对于小标本和细胞学标本诊断癌肉瘤是困难的。尽管绝大多数的癌肉瘤所含的是普通的非小细胞肺癌成分，但含有高级别的胎儿型腺癌和透明细胞腺癌成分的病例也占 18%，前者被称为"癌肉瘤的母细胞瘤样变"。为了避免与肺母细胞瘤（含有低级别的胎儿型腺癌成分）混淆，此时，仍然称为癌肉瘤，但需要标明含有高级别胎儿型腺癌成分。

【**免疫组化**】　免疫组化染色可以凸显非小细胞肺癌和肉瘤成分。TTF-1、napsin A 和 CK7 标记腺癌成分，而 p63、p40 和 CK5/6 可以标记鳞癌成分。S-100、desmin 和 myogenin（肌细胞生成素）可以凸显软骨肉瘤和横纹肌肉瘤成分。含有高级别胎儿型腺癌的癌肉瘤，其 β-catenin 表达于细胞膜上，这与肺母细胞瘤表达于核是完全不同的。

【**鉴别诊断**】　癌肉瘤的鉴别诊断包括多形性癌、肺母细胞瘤、肉瘤和间皮瘤。多形性癌需要每隔 1cm 取材，但缺少异源性分化。肺母细胞瘤具有低级别的胎儿型腺癌成分和原始的间质。各种肉瘤（原发或转移）中缺少癌的成分，但要注意排除陷入肉瘤内的反应性增生的肺泡细胞（有时很像癌成分）。双向型滑膜肉瘤具有腺样结构，但缺少 TTF-1 着色，且 CK 染色也不均一，但存在 *SS18-SSX* 基因融合。恶性间皮瘤是胸膜增厚，而不是肺内包块，其上皮成分表达间皮标记。

【**分子遗传学**】　癌肉瘤是一个单克隆性肿瘤，是在癌的基础上发生的肉瘤样变的结果[30]。癌肉瘤最为常见的是 *TP53* 的突变，而 *KRAS* 和 *GEFR* 的突变较为少见。

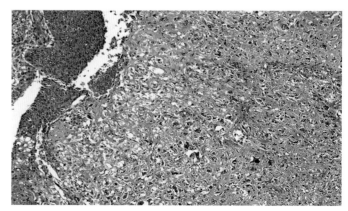

图 1-2-35　癌肉瘤

鳞状细胞癌混有大量的骨肉瘤成分

【预后及预后因素】 癌肉瘤的预后很差,主要取决于TNM分期。

3. 肺母细胞瘤

【定义】 肺母细胞瘤(pulmonary blastoma)是由低级别的胎儿型腺癌和原始间充质成分构成的双向性恶性肿瘤。特异性的间质分化灶(骨肉瘤、软骨肉瘤或横纹肌肉瘤)也可以存在,但对于诊断不是必须的。

【临床特点】 肺母细胞瘤十分罕见,不到切除全部肺癌的0.1%。肺母细胞瘤完全不同于胸膜肺母细胞瘤,多发生在50岁左右,且没有性别上的差异。其临床症状、影像学改变、进展与扩散同其他非小细胞肺癌相同。

【病理改变】 肺母细胞瘤常为大而实性的周围性肿块,界清但无包膜。分叶状,伴有出血和坏死。肺母细胞瘤的组织学特点是,同时具有上皮性和间质分化成分,两者的比例变化不定。其中,上皮性成分基本上是由低级别或分化良好的胎儿型腺癌构成,由含有小而单个核仁、胞质透明或弱嗜酸的假复层柱状细胞围成的分支状小管(图1-2-36)。柱状细胞富含糖原,类似于胎儿肺的假腺样期,约有一半的病例可以见到桑葚小体。局灶可以出现多形性、类似于普通型腺癌的改变。2/3的病例可以出现零散的神经内分泌细胞,罕见有复合型小细胞癌的报道。典型的间质成分为致密的原始卵圆型细胞,具有高的核/浆比,散布在纤维或黏液样背景之中,细胞朝向更加成熟的成纤维细胞样分化。偶尔可见奇异性的巨细胞。高达25%的病例可以见到异源性的成分(软骨肉瘤、骨肉瘤和横纹肌肉瘤),但其他少见的分化成分(卵黄囊瘤、畸胎瘤、精原细胞瘤、胚胎癌和黑色素瘤)的肺母细胞瘤罕见报道。

【免疫组化】 包括桑葚小体在内的上皮性成分对CK、CK7、CEA、EMA和TTF-1为弥漫强阳性表达,β-catenin为核表达阳性。对嗜铬素A、Syn、Vimentin和多肽类激素(降钙素等)为局灶阳性。间充质胚胎性细胞表达Vimentin和特异肌动蛋白。Desmin、肌细胞生成素和S-100分别表达于异源性的横纹肌肉瘤和软骨肉瘤。

【鉴别诊断】 鉴别诊断主要包括胎儿型腺癌、胸膜肺母细胞瘤、双向型滑膜肉瘤和转移性肿瘤(特别是妇科来源的恶性混合型米勒氏肿瘤)。胎儿型腺癌缺少间充质胚胎性细胞成分;胸膜肺母细胞瘤常发生在儿童、周围型并形成囊腔,内衬或陷入正常的呼吸性上皮;双向型滑膜肉瘤缺少胎儿型腺癌成分。癌肉瘤可能含有胎儿型腺癌成分,但一定是高级别的,且β-catenin为膜/浆阳性而不是核阳性。

【分子遗传学】 肺母细胞瘤和低级别的胎儿型肺腺癌都与*CTNNB1*基因第3外显子的错义突变有关,使

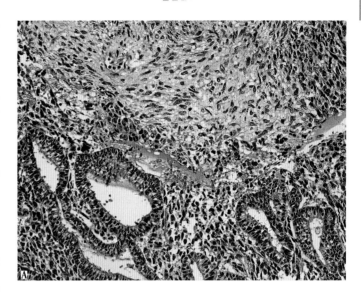

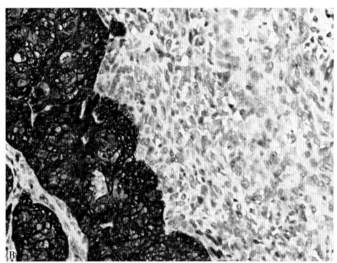

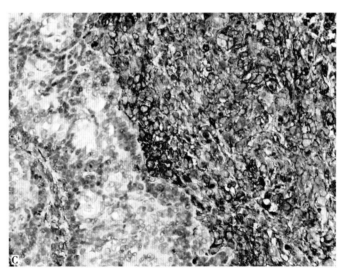

图1-2-36 肺母细胞瘤

假复层柱状上皮细胞构成的分支状小管,类似于低级别的胎儿型腺癌,小管之间为小圆形或短梭形的具有异型性的间质细胞(A),上皮成分表达CK(B),而间质成分表达Vimentin(C)

胞质内的 β-catenin 蛋白大量入核而激活 Wnt 信号通路活性[31]。

【预后及预后因素】 肺母细胞瘤的预后很差，与 TNM 分期、双向的组织学类型和是否复发等有关。

六、其他未分类的癌

1. 淋巴上皮瘤样癌

【定义】 淋巴上皮瘤样癌（lymphoepithelioma-like carcinoma）是一型分化差、混有明显的淋巴细胞浸润、癌细胞核内存在 Epstein-Barr virus（EBV）的独特类型的癌，与未分化的鼻咽癌类似。

【临床特点】 肺的淋巴上皮瘤样癌比较少见，仅占所有肺癌的 0.92%，较常见于非吸烟的东南亚人群中的较为年轻的患者中。高达 1/3 的患者是在做影像学检查时被发现的。

【病理改变】 典型的淋巴上皮瘤样癌的细胞界限不清，呈融合状，核大且为空泡状，大而嗜酸性核仁非常突出，核分裂象平均 10 个 /2mm²，伴有明显的淋巴细胞浸润。偶尔也可发生局灶的鳞状和梭形分化。癌巢呈不规则的岛屿状或片状，推挤性模式长生，以平滑的轮廓与邻近的肺实质相互交错或吻合（图 1-2-37）。间质可以有非坏死性颗粒反应或淀粉样物质沉积。

【免疫组化】 癌细胞表达 CK、CK5/6、p40 和 p63。原位杂交显示癌细胞核内 *EBER1* 阳性。伴随浸润的淋巴细胞为 CD₃⁺ 和 CD₂₀⁺ 的混合性的 T 和 B 淋巴细胞，其内 *EBER1* 为阴性。

【鉴别诊断】 淋巴上皮瘤样癌的主要鉴别诊断是非霍奇金淋巴瘤和转移性的鼻咽癌。

【分子遗传学】 癌细胞核内存在 *EBER1*、表达 *LMP1* 和 *BCL-2* 以及存在 CD₈⁺ 的淋巴细胞提示了 EBV 在淋巴上皮瘤样癌的发病机制中的作用。*KRAS* 和 *EGFR* 基因突变十分罕见。

【预后及预后因素】 与其他类型的非小细胞肺癌相比，淋巴上皮瘤样癌的预后较好，其 5 年生存率超过 62%[32]。肿瘤的复发和坏死是预后差的因素，而出现大量的 CD₈⁺ 的淋巴细胞是以后较好的标志。

2. NUT 癌

【定义】 NUT 癌（nuclear protein in testis，NUT carcinoma）是一种存在 NUT（睾丸核蛋白）基因重排、分化差的侵袭性非小细胞癌。也称中线癌或 t（15；19）易位癌。

【临床特点】 发生在肺内的 NUT 癌是十分罕见的，具体的发生率不详。虽然其病因尚不清楚，但与吸烟、HPV 和 EBV 感染等无关。NUT 癌是一个高度恶性的癌，临床进展很快。

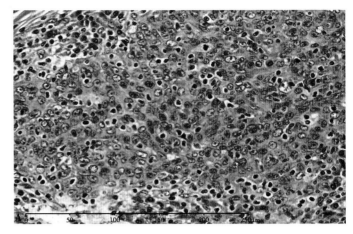
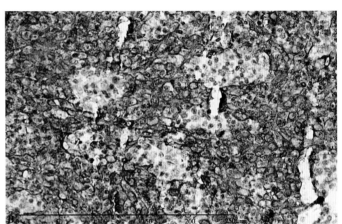
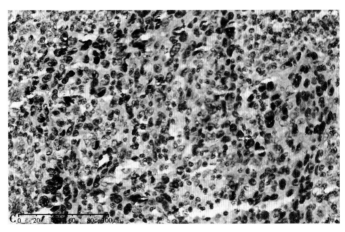

图 1-2-37 淋巴上皮瘤样癌
上皮样癌细胞呈融合状，核大空泡状，核仁非常突出，核分裂象多见，癌巢呈岛屿状推挤性生长，癌巢内及周围伴有明显的淋巴细胞浸润（A），癌巢内可见 CK 阴性的淋巴细胞（B），癌细胞核呈 *EBER1* 阳性（C）

【病理改变】 典型的 NUT 癌是由小 - 中等大小的、未分化的、单一形态的细胞构成片状或巢状，细胞核轮廓不规则，具有粗颗粒状的染色质。组织学上最大的特点是，常可出现突然角化灶（图 1-2-38）。确诊需要进行免疫组化证实存在 NUT 阳性或用分子检测方法证实存在 *NUTM1* 基因重排才能作出。

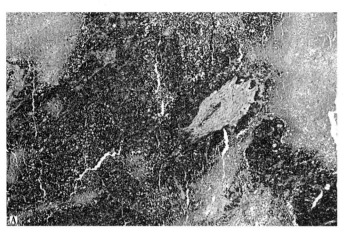
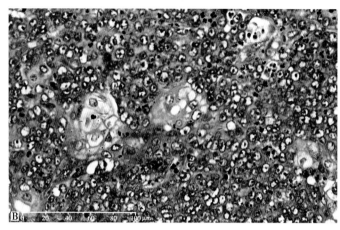
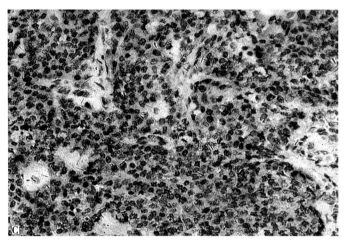
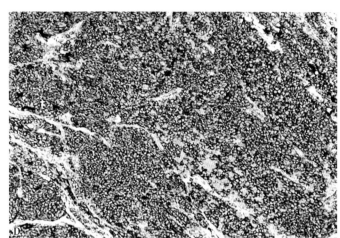

图 1-2-38 NUT 癌

分化差的小圆细胞性肿瘤伴有明显的凝固性坏死（A）；其中可见点灶状的突然角化现象（B）；NUT 单抗染色＞50% 细胞核阳性（C）；癌细胞可表达 CD34（D）

（上海同济大学附属肺科医院武春燕教授提供）

【免疫组化】 多数病例表达广谱 CK、p63、p40 和 CD34，确诊需要使用特异性的 NUT 单抗，标准是要求免疫组化结果＞50% 的癌细胞出现核阳性[33]。偶尔表达 CgA、Syn 和 TTF-1。

【鉴别诊断】 需要与所有分化差的癌进行鉴别。尤其是基底细胞样鳞癌、小细胞癌和 Ewing 肉瘤等。也需要与转移性的精原细胞瘤进行鉴别，因为后者可以有弱的或局灶性的 NUT 表达。因为 NUT 癌多数病例表达 CD34，故也需要与淋巴造血性肿瘤鉴别。

【分子遗传学】 NUT 癌 100% 存在 15q14 的染色体易位。

【预后及预后因素】 NUT 癌极具侵袭性，平均生存时间仅为 7 个月，缺少有效的治疗药物。

（中国医科大学 王恩华）

七、肺神经内分泌肿瘤

肺神经内分泌肿瘤（neuroendocrine tumors，NETs）是指原发于肺内的具有神经内分泌肿瘤特征的一类恶性上皮性肿瘤，它们具有共同的神经内分泌肿瘤的组织形态学、超微结构和免疫组化特征。肺 NETs 分为 3 个级别含有 4 种主要类型：高级别神经内分泌肿瘤包括小细胞癌和大细胞神经内分泌癌；典型类癌和不典型类癌则分别是低级别和中级别的神经内分泌肿瘤。典型类癌与不典型类癌在形态学上关系密切，其程度远超过与大细胞神经内分泌癌和小细胞癌之间的关系。临床上 40% 的典型类癌和不典型类癌是非吸烟者，而几乎所有的小细胞癌和大细胞神经内分泌癌都与重度吸烟有关。与小细胞癌和大细胞神经内分泌癌不同的是，典型类癌和不典型类癌可见于多发性内分泌瘤 I 型（8%），及散发病例中（40%）包含 MEN1 突变者。此外，弥漫性特发性肺神经内分泌细胞增生（DIPNCH），伴或不伴微小瘤，可见于典型和不典型类癌当中，被认为是其癌前病变，但不能确立这些改变是小细胞癌和大细胞神经内分泌癌的浸润前病变。另外，目前尚未发现小细胞癌和大细胞神经内分泌癌的癌前病变,也未发现低级别神经内分泌肿瘤向高级别神经内分泌肿瘤转化的相关证据[34-39]。

（一）小细胞癌

【定义】　小细胞肺癌(small cell lung carrcinoma, SCLC)是由小细胞组成的恶性上皮性肿瘤,细胞胞质稀少、胞界不清,核染色质呈散在细颗粒状,核仁不明显或无。细胞呈圆形、卵圆形或梭形。核的构(塑)型(molding)是小细胞癌最为突出的形态学特点。典型病变坏死广泛,并且核分裂计数高。大部分小细胞癌表达神经内分泌标记[34, 35]。

复合型小细胞癌(combined small cell carcinoma)是指包含有任一类型非小细胞癌的组织学成分,通常是腺癌、鳞状细胞癌、大细胞癌,或大细胞神经内分泌癌(large cell neuroendocrine carcinoma, LCNEC),而梭形细胞癌或巨细胞癌较为少见[34]。

【临床特点】　小细胞癌占原发性肺肿瘤的20%,新确诊肺癌的13%[34, 37]。所有SCLC患者实际上都是重度吸烟者,高级别神经内分泌肿瘤含有烟草致癌相关的分子标记(即,大量突变与G-T移位的高分数,多环芳香族碳氢化合物,并常发生CpG双核酸肽的甲基化)。SCLC存活人群继续吸烟则发生第二种癌的风险增加4倍。与烟草吸入相一致,最具潜能导致SCLC发生的致癌物是多环芳香族碳氢化合物,例如苯并芘和烟草特异性的亚硝胺,也称为尼古丁源性亚硝胺酮[34-37, 39-42]。

小细胞癌的癌细胞产生广泛的神经内分泌和非神经内分泌产物,占肿瘤相关副瘤综合征的大多数。除神经内分泌肽之外,小细胞癌可能表达许多存在于正常呼吸道神经内分泌细胞的特异性神经内分泌产物(包括胃泌素相关肽和降钙素),以及异位激素如抗利尿激素和肾上腺皮质激素。但这些并不意味着SCLC起源于支气管的

Kulstschitsky细胞,小细胞癌可能起源于支气管黏膜的干细胞,在肿瘤发生过程中向神经内分泌细胞方向分化,这解释了同一肿瘤中小细胞癌与腺癌、鳞状细胞癌或未分化大细胞癌混合存在的现象[34, 39-42]。

SCLC多为中央型,位于主气道。约5%的病例可能发生于肺外周,呈钱币样,能够切除[40]。SCLC的症状与其他肺癌相似,但副瘤综合征的表现较其他组织学类型多见。SCLC影像学特征性的表现是肺门巨大肿块伴纵隔淋巴结肿大(图1-2-39 A)。肿块常呈分叶状,偶见于支气管内。SCLC囊性变(腔隙化)极为罕见。肺门血管和上腔静脉的浸润较常见。CT筛查能够使SCLC的早期诊断前移率达30%,并降低死亡率[34, 39-40]。

SCLC可以播散至人体的任何部位,转移是临床常见的表现。局部播散最常见的部位是胸腔内淋巴结(导致上腔静脉综合征的重要因素)和锁骨上淋巴结。远处播散常见的部位包括:肝、骨、脑、同侧与对侧肺及肾上腺。胸膜和心包膜恶性渗出液也是常见症状,根据WHO第8版恶性肿瘤TNM分类,其预后界于局部进展(ⅢB)和转移性(M_{1a}期-胸腔外)病变之间[34, 38]。

【病理变化】　典型的小细胞癌是肺门周围肿块,可伴有支气管周的压迫和阻塞。肿瘤主要发生于大支气管,并环绕大支气管和(或)沿支气管黏膜上皮下呈放射状播散,也可累及淋巴管。约5% SCLC表现为周围孤立性结节。肿瘤通常与周围肺组织界限清楚,2～4cm,切面灰白至棕褐色,易碎,常伴广泛坏死(图1-2-39 B)。

镜下,小细胞癌的癌细胞小,排列紧密,呈弥漫片状生长,神经内分泌肿瘤分化的组织学形态特征(巢状、梁索状、栅栏状和菊形团等)较为少见,也发现有沿肺泡间隔生长扩散的现象。有时除核的特征外无明显神经内分

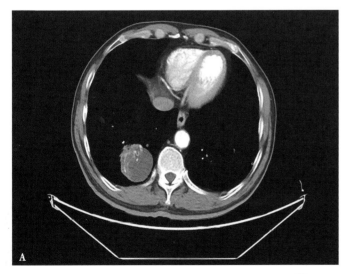
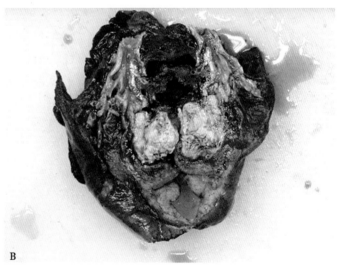

图1-2-39　小细胞癌

CT显示肿块位于右肺门处,同时纵隔淋巴结肿大(A),手术切除后显示肿瘤呈分叶状,位于支气管旁并压迫支气管(B)

泌分化的形态学特征（图 1-2-40）。肿瘤细胞一般≤3 个静止淋巴细胞的直径，胞质稀疏，细胞边界模糊不清。核呈圆形、卵圆形及梭形，细胞核的染色质为纤细颗粒状，核仁无或不明显。核的构（塑）型（moulding）常见，核分裂象多（至少 >10 个 /2mm²，平均超过 60 个 /2mm²）。免疫组化 Ki67 阳性的增殖指数评估一般 >50%，平均 80%（图 1-2-41）。广泛坏死，凋亡活跃。在电镜下大部分病例可以找到神经分泌颗粒，具有致密核心及膜包绕，直径为 50～240nm（图 1-2-42）。

应当引起注意的是：有些大标本中的瘤细胞可能会较大，胞质较丰富，散在多形性瘤巨细胞，甚至出现明显的核仁。此时应多处取材，全面综合观察和分析肿瘤整体的组织结构和总体核型的趋势，并结合免疫组化的表型进行诊断，而不能单凭局部（或少数）的细胞大、浆丰富及核仁明显而诊断其他类型的癌。另外，小细胞癌常可见到人工挤压引起的组织变形（尤其是支气管镜的小活检材料）和伴围绕血管的强嗜碱性核的 DNA 碎屑，即 Azzopardi 效应（图 1-2-43）。

复合型小细胞癌

复合型小细胞癌是指小细胞癌与非小细胞癌成分的混合，包括鳞状细胞癌、腺癌（图 1-2-44、图 1-2-45）、大细胞癌、大细胞神经内分泌癌，以及（少见的）梭形细胞癌和（或）巨细胞癌。因在 SCLC 和 LCNEC 之间形态学的连续性，复合型 SCLC 和大细胞癌（或 LCNEC）中至少有 10% 的大细胞癌成分（图 1-2-46）。由于腺癌、鳞状细胞癌、或肉瘤样癌易于识别，因此无百分比要求 [34, 38]。

【免疫组化】 SCLC 依靠常规组织学或典型的细胞学可以作出诊断，但肿瘤细胞的神经内分泌标记和上皮性质可能需要免疫组化来确定，因此免疫组化的目的主要用于鉴别诊断。几乎所有的 SCLC 均表达上皮性分化标记物，CK 系列抗体，包括 AE1/AE3 套餐、CAM5.2 和 MNF116，其表达的模式可以是点状、核周或弥漫胞质阳性。高分子量 CK 套餐（CK1、CK5、CK10 和 CK14）在单纯 SCLC 中是阴性的。神经内分泌标记物套餐，包括 CD$_{56}$（又称 NCAM，大部分位于细胞膜）、致密核心颗粒 - 相关蛋白嗜铬颗粒蛋白 A（CgA）及突触小泡蛋白突触素

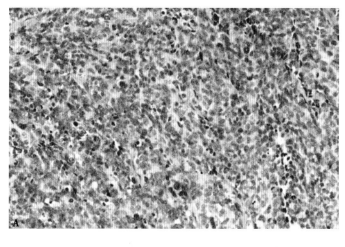
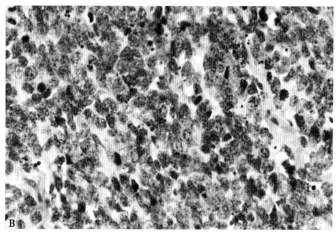
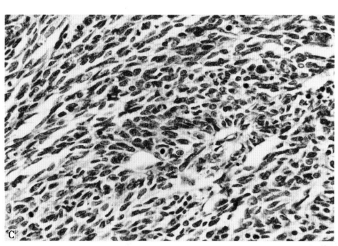
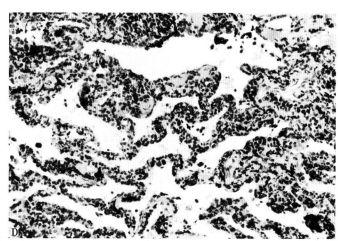

图 1-2-40　小细胞癌

肿瘤细胞紧密排列呈片状（A），核圆形或卵圆形，纤细颗粒状染色质，无明显核仁，胞质稀少，细胞界限不清，可见大量核分裂象（B），瘤细胞可呈梭形（C），也可沿肺泡间隔生长（D）

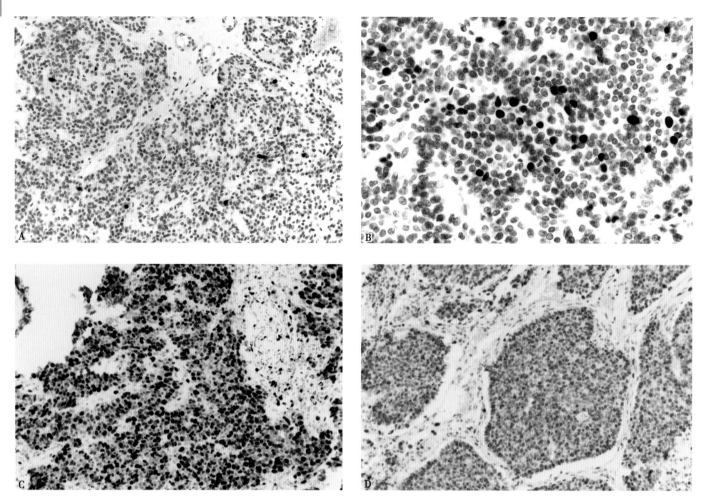

图 1-2-41　Ki67 在不同神经内分泌肿瘤中的表达

典型类癌的 Ki67 指数＜2%（A），不典型类癌 Ki67＜10%（B），小细胞癌 Ki67＞50%（C），大细胞神经内分泌癌 Ki67＞40%（D）。建议计数热点区域 2 个高倍视野增值指数的平均数

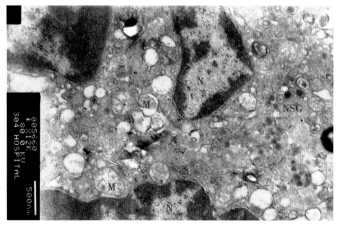

图 1-2-42　电镜下小细胞的神经分泌颗粒

其颗粒较小、有膜包绕，电子密度较低等不成熟现象。NSG- 神经分泌颗粒，N- 核，M- 线粒体

（图片由解放军总医院第一附属医院陆江阳教授提供）

（SYN，位于胞质）在 SCLC 规律性地表达，非常有意义。CD$_{56}$ 是最敏感的标记物，特异性低，应在适当的形态学范围内加以解释。在 SCLC，突触素与 CD$_{56}$ 强和弥漫着色，而 CgA 可能是局灶或弱的反应（图 1-2-47）。

神经元特异性烯醇化酶（NSE）、神经纤维蛋白、组氨酸脱羧酶和 PAX5 可以不同程度的阳性。"SCLC 是分化差的肿瘤（基于形态学和缺乏神经分泌颗粒而言），而多数神经内分泌的特征主要表达于神经分泌颗粒丰富的细胞中"。因而＜10% 的 SCLC 对神经内分泌标记物可以完全无反应或非常局限的反应，可能是因缺乏明显的神经内分泌分化所致。SCLC 高达 85%～95%TTF-1 阳性（图 1-2-48），而 Napsin A（腺癌分化标志物）从无反应。多于 60% 的 SCLC 以磷酸化的形式表达 CD117（KIT），但与生存期和靶向治疗的意义不详。

SCLC 与类癌不同，细胞周期 G1 停滞路径被改变，视网膜母细胞蛋白和周期蛋白 D1 缺失，这些标志物可用于相关的鉴别诊断。在小活检，只要可能，均应染 Ki67 评估

SCLC 增殖活性以避免在挤压标本中误诊为类癌。SCLC 的 Ki67 指数从 64.5%～77.5%，甚至达到 100%[34, 38, 39, 43-48]（图 1-2-49）。

【鉴别诊断】 小细胞癌的鉴别诊断包括 LCNEC、典型和不典型类癌，特别是挤压的小活检标本更为重要（表 1-2-1、表 1-2-2）。也需要与淋巴细胞样浸润、尤文家族的肿瘤（EFT）、原发性非小细胞肺癌，尤其是基底细胞样鳞状细胞癌及转移癌进行鉴别。SCLC 和 LCNEC 之间的区别是基于 HE 染色细胞学标准，有时 SCLC 的诊断在细胞学标本比活检标本更为明确。两者之间鉴别的要点

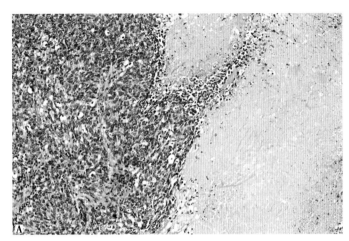
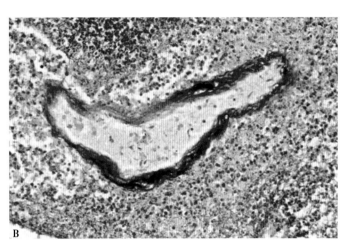

图 1-2-43 小细胞癌
小细胞癌伴大片坏死（A），血管壁强嗜碱性核的 DNA 壳 -Azzopardi 效应（B）

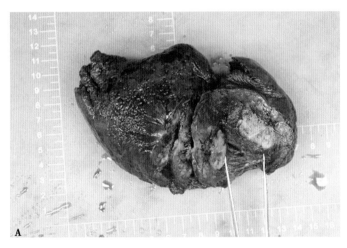
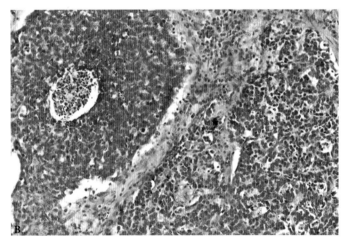
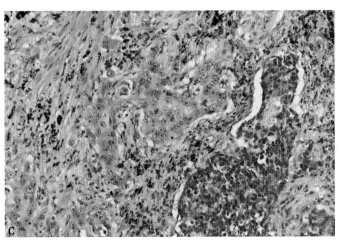
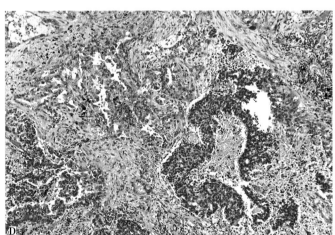

图 1-2-44 复合型 SCLC 与腺鳞癌
大体可见癌累及胸膜（A）；镜下见小细胞癌部分（B）；小细胞癌与鳞癌（C）和小细胞癌与腺癌（D）

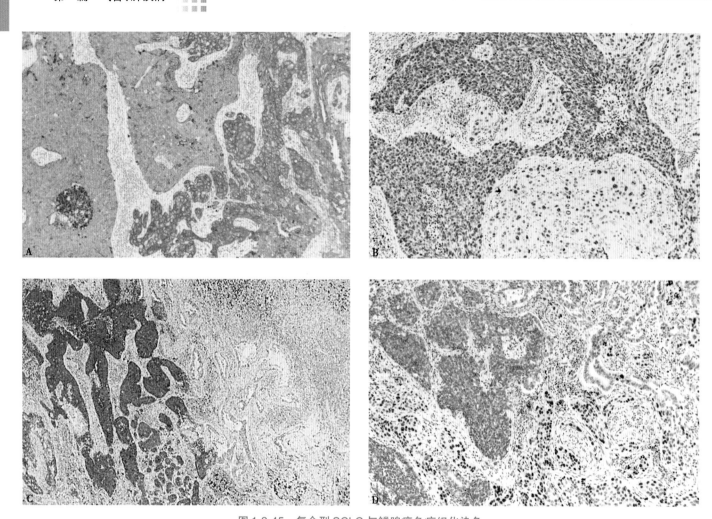

图 1-2-45　复合型 SCLC 与鳞腺癌免疫组化染色

CK-pan 鳞癌部分弥漫强阳性，小细胞癌点状阳性（A）；Ki67 小细胞癌密集阳性与鳞癌较稀疏（B）；Syn 小细胞癌部分阳性，非小细胞癌阴性（C）；p40 显示鳞癌部分阳性，小细胞癌和腺癌阴性（D）

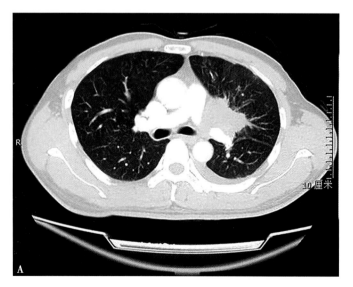

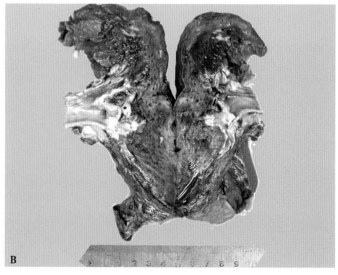

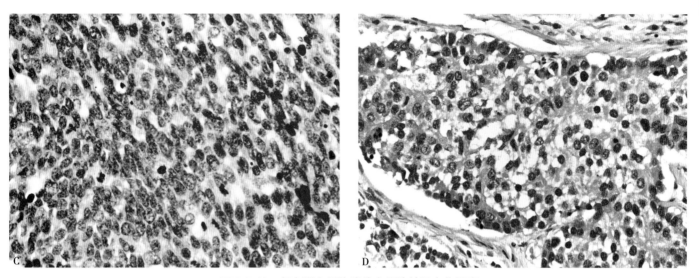

图 1-2-46　复合型小细胞癌伴大细胞神经内分泌癌

肿瘤的影像学变化（A）；手术切除标本肿瘤位于大支气管周围（B）；镜下显示小细胞癌（C）和大细胞神经内分泌癌（D），器官样排列，胞质丰富，核仁突出

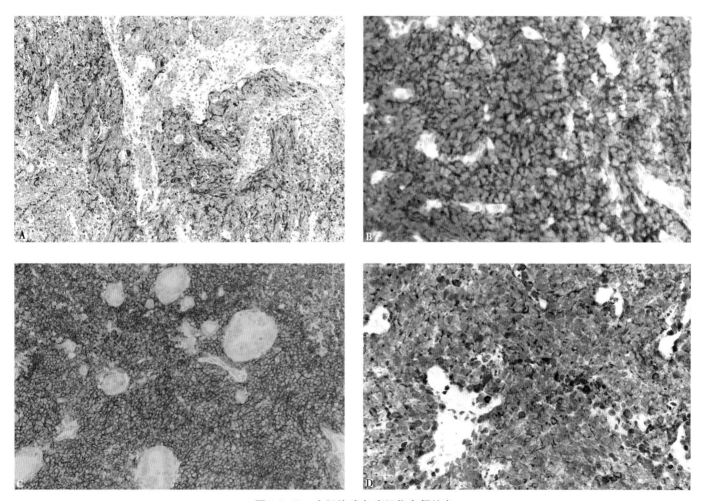

图 1-2-47　小细胞癌免疫组化套餐特点

CgA 呈局灶颗粒状阳性（A）；Syn 弥漫阳性（B）；CD_{56} 弥漫阳性膜阳（C）；CK-p 呈点状、颗粒状阳性（D）

是核浆比与核仁，还有细胞界限、核塑型及核模糊不清（表 1-2-1）。在挤压的小活检标本或术中诊断时，SCLC 应与类癌特别是非典型类癌，反应性或肿瘤性淋巴细胞增生和 EFTs 鉴别。CK、神经内分泌套餐（SYN、CgA、CD56）、LCA 和 CD99 此刻是非常有用的标记物。SCLCs

具有特殊的核染色质与构型、坏死、大量凋亡小体和核分裂，Ki67 增殖指数一般 > 50%，以至 100%。典型类癌核分裂 < 2/mm²，没有坏死；而不典型类癌 2～10/mm²，伴有点 / 灶状坏死。TTF-1 在中心型典型类癌不表达，在周围型类癌，特别是在 SCLC 和 LCNEC 中表达。EFTs 核分

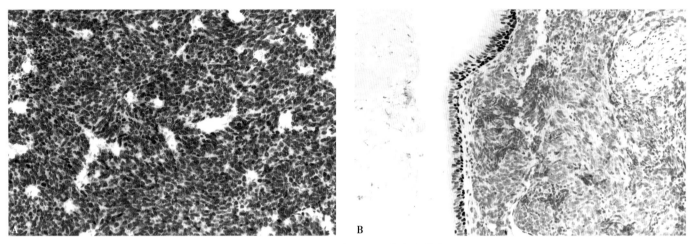

图 1-2-48 TTF-1 在 SCLC 中表达模式
几乎所有的癌细胞核 TTF-1 为阳性（A），也可全部为阴性（B）

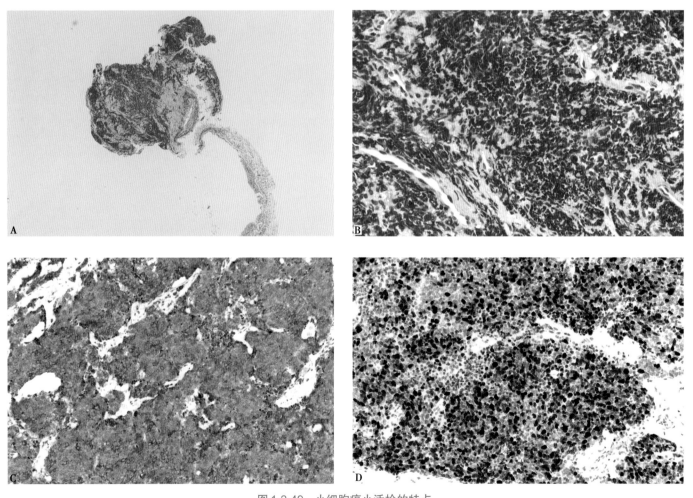

图 1-2-49 小细胞癌小活检的特点
挤压是小标本形态学的特点（A），细胞变形致使诊断困难（B），组化显示 Syn 阳性（C）Ki67 指数 > 70%，符合 SCLC 的诊断（D）

表 1-2-1　SCLC 与 LCNEC 组织学特征的鉴别 [36]

组织学特征		SCLC	LCNEC
细胞学特征	大小	<3 个静止淋巴细胞	具有神经内分泌形态学特点的大细胞
	N/C 比例	高，胞质稀少	低（红染丰富的胞质）
	核染色质	纤细颗粒状	泡状或粗或细染色质
	核仁	无或不明显	有（可无）
	核塑型	有	不常见
	核模糊	常见	不常见
	细胞界限	不清	清
核分裂象		≥11/2mm²	≥50/2mm²
坏死		大片坏死	大片坏死
IHC 神经内分泌标记		可以阴性	≥1 种阳性

裂较 SCLC 少，Ki67 增殖指数低，大部分 EFTs CD99 的膜弥漫表达，通常无 CK 表达，FISH-EWSR1 基因检测可确诊。Merkel 细胞癌 CK20 及神经纤维染色阳性，CK7 或 TTF-1 阴性可与 SCLC 区别。SCLC 必须与基底样鳞状细胞癌相鉴别，尤其是小活检标本。P40、p63 和高分子量 CK、CK1、CK5、CK10、CK14（CK34βE12）强的弥漫性表达是基底样鳞状细胞癌的特征，SCLC 缺乏。相反，弥漫性多种神经内分泌标记物和 TTF-1 阳性是大部分 SCLC 的特征，而基底样鳞状细胞癌阴性，基底样鳞状细胞癌 CD56 可能阳性，但不常见 [34-40, 43-48]。

【分子遗传学】 典型类癌和不典型类癌（低 - 中级别）由 MEN1 和相关染色体突变修饰基因驱动，LCNEC 和 SCLC（高级别）由失活突变的 RB 和 TP53 基因驱动，并包

含烟草致癌相关的分子印迹。TP53 早期失活引起基因组的不稳定，导致染色体 3p、4q、5q、13q 和 15q 丢失等多位点等位基因的失衡。染色体 3p 上的位点包含一些已知或可疑的抑癌基因的失活，如 FHIT、RASSF1、FUS1、VHL、DUTT1 以及 FRA3B 值得注意。7p22.3 的拷贝数增加则常导致 MYC 基因家族（尤其是治疗后）和 MAD1L1 基因的扩增。研究显示，所有肺癌中常能检测到一些共有的分子改变，特别是 TP53 突变和大量的所谓吸烟印迹基因突变，但对于 SCLC 而言 RB1 失活突变是其最显著的标志。SCLC 亚群中存在 SOX2 扩增、SLIT2，EPHA7 及多个组蛋白基因（CREBBP、EP300、MLL）突变，但最重要的是 PTEN 突变和 FGFR1 扩增（突变频率分别为 10% 和 6%）。

目前已认识到 SCLC 和 LCNEC 中存在许多基因组及表观基因组的异常，如 KIT 过表达、端粒酶活化、RASS1 超甲基化失活，以及 TTF1、BAI3 和 BRN2 表达；细胞周期调节因子（E2F1、p14ARF、cyclinE、SKP2 等）、凋亡相关因子（BCL2 表达上调和 RB 表达缺失）表达异常 [34, 39-49]。

【预后和预测因素】 SCLC 预后不良，已转移的病例 2 年生存率 10%，未转移的病例 5 年生存率近 25%，中位生存时间仅 12.7 个月。SCLC 与 LCNEC 之间生存期无差别。最近发表的第八版 TNM 分期系统对确定预后是有意义的。年轻、女性、局限性病变可手术切除是预后的有益指征，而继续吸烟是强烈的预后差的因素。多发转移灶，尤其是中枢神经系统和骨转移预后更差，高乳酸脱氢酶低血红蛋白，以及内分泌性副肿瘤症状亦是如此 [34, 39-40]。

（二）大细胞神经内分泌癌

【定义】 大细胞神经内分泌癌（large cell neuroendoc-

表 1-2-2　不同神经内分泌肿瘤的临床病理鉴别诊断的要点 [34]

特点	典型类癌	不典型类癌	大细胞神经内分泌癌	小细胞肺癌
平均年龄（岁）	60	60	70	70
多发性别	女性	女性	男性	男性
抽烟相关性	不相关	可能相关 *	相关	相关
诊断标准				
核分裂相 /2mm²	0~1	2~10	>10（中位数 =70）	>10（中位数 =80）
是否有坏死	无	可有局灶坏死	有	有
是否有神经内分泌形态学特征	是	是	是	是
Ki67 增殖指数	<5%	<20%	40%~80%	50%~100%
TFF1	大部分为阴性	大部分为阴性	50% 阳性	85% 阳性
Syn/CGA	阳性	阳性	80%~90% 阳性	80%~90% 阳性
CD56	阳性	阳性	80%~90% 阳性	80%~90% 阳性
是否混有非小细胞肺癌成分	否	否	偶有	偶有

不典型类癌患者比典型类癌与吸烟史更加相关，但是大部分类癌患者均是从不吸烟或少量吸烟

rine carcinoma，LCNEC）是一类具有神经内分泌形态特征（菊形团与周围栅栏状结构）并表达神经内分泌免疫组化标志物的非小细胞肺癌[34-39]。

在WHO第二、第三版分类中，将大细胞神经内分泌癌作为大细胞癌的亚型，曾被称为大细胞神经内分泌肿瘤或肺不典型神经内分泌肿瘤。伴有神经内分泌分化的大细胞癌缺乏神经内分泌形态学特征和临床特点[34, 35, 49-51]。

【临床特点】 LCNEC与吸烟高度相关，超过90%的LCNEC发生于重度吸烟者。LCNEC多为周围型，常无临床症状。约16%的LCNEC为中央型，肿瘤压迫导致肺不张、肺炎及气道阻塞。临床表现为咳嗽、咯血及胸痛等症状。如有纵隔转移，可出现声带麻痹导致的声音嘶哑及上腔静脉综合征。如有远处转移，初期表现体重下降、疲劳等症状或体征。与小细胞癌不同的是，大细胞神经内分泌肿瘤很少出现副肿瘤综合征。影像学LCNEC的肿瘤大小和分期差异非常大，很少出现胸腔内淋巴结明显肿大。肿瘤多为周围型，边缘不规则，可见瘤内钙化灶。肿瘤较大时增强CT显示肿瘤中心不均匀增强[34, 39-40]。

大细胞神经内分泌癌的侵袭性生物学特征与小细胞癌不完全相同。LCNEC潜在的转移部位（较小细胞肺癌少）主要是区域内外淋巴结转移，同侧或对侧肺实质，以及肝与骨的转移。LCNEC的分期与非小细胞肺癌相似（参见第八版TNM分期）。

【病理变化】 肺大细胞神经内分泌癌通常表现为巨大肿块，84%为周围型，63%发生在上叶，可累及亚段支气管或大支气管，平均大小为3～4cm（范围0.9～12cm）。肿瘤边界清楚，切面棕红色伴有坏死。肿瘤常浸润胸膜、胸壁及邻近组织，偶见出血，囊腔形成罕见。

LCNEC表现神经内分泌的组织形态学特征，如器官样、梁索状、菊形团样结构及外周栅栏状排列。多个菊形团构成的筛状实性肿瘤细胞巢在LCNEC常见。肿瘤细胞一般较大，中等至丰富的胞质、核仁常见且明显（图1-2-50）。上述特征有助于区别LCNEC和小细胞癌。在活性程度较高的肿瘤中核分裂象一般＞10个/2mm²（平均75个），＜30个/2mm²非常少见。肿瘤细胞Ki-67增殖指数一般为40%～80%（图1-2-49），常见大片坏死，坏死

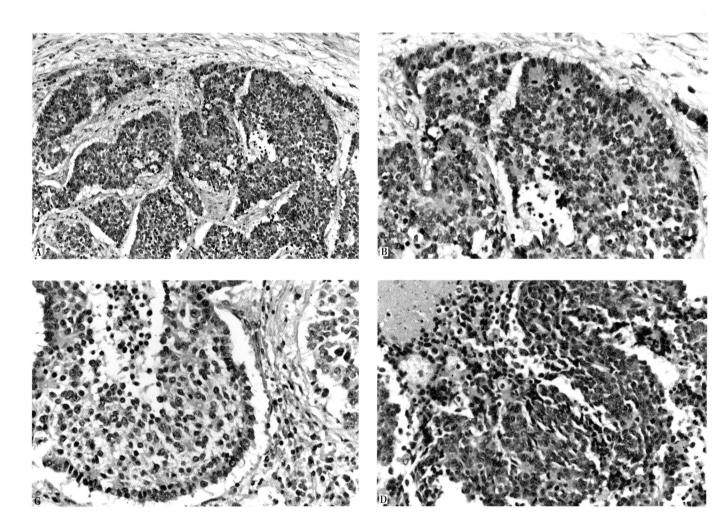

图 1-2-50 大细胞神经内分泌癌

肿瘤呈巢状（A）；多个菊形团构成筛状结构（B）；细胞巢周围细胞排列呈栅栏状（C）；肿瘤内坏死（D）

区域可以是不连续的。少数情况下，肿瘤看起来非常像不典型类癌，但如果核分裂象超过 10 个 /2mm² 的标准，则应将其归为 LCNEC（表 1-2-2）。嗜铬粒蛋白（chromogranin）、突触素（synaptophysin）、CD56 等免疫组化标记物均可用于确定肿瘤的神经内分泌分化，只要有其中一种标记物在 10% 的细胞中是明确阳性，即可诊断（图 1-2-51）。对小活检标本作出 LCNEC 的诊断是困难的，需要符合所有的形态学和免疫组化标准。近年来使用空芯针活检越来越多，对小标本的 LCNEC 诊断越发可行。在某些情况下，诊断非小细胞肺癌、可疑大细胞神经内分泌癌是最佳选择[34-35, 38-40, 49-50]。

【免疫组织化学】　免疫组化是明确肿瘤神经内分泌分化必不可少的方法。对于 LCNEC，92%～100% 的病例 CD_{56} 为阳性，80%～85% 的 CgA 为阳性，而仅有 50%～60% 的病例 Syn 为阳性（图 1-2-51）。需要注意的是，虽然 CD56 对于形态学符合诊断标准的神经内分泌肿瘤是最敏感的肿瘤标志物，但是对于具有神经内分泌分化的肺癌的诊断特异性较低。CgA 和 Syn 是鉴别大细胞神经内

分泌肿瘤和非神经内分泌肿瘤最可信的免疫组化染色标记物，其中任一抗体明确染色阳性就足以诊断 LCNEC。LCNEC 也产生胺类 / 多肽类激素，其分泌量较类癌少。约 50% 的 LCNEC 表达 TTF-1，较小细胞癌低。几乎所有的 LCNEC 广谱 CK、低分子量 CK 或 CK7 胞质呈斑点状或弥漫阳性。如发现 CK5/6、CK1、CK5、CK10、CK14 以及 p40 等鳞状细胞相关表标志物表达，提示 LCNEC 中混合其他类型的细胞。LCNEC 很少检测到 Napsin A 阳性，在没有明显鳞状分化的 LCNEC 也可检测到 p63 表达阳性。70% 以上的 LCNEC 显示 CD_{117} 阳性，而 CD_{117} 阳性与 LCNEC 的生存期短和复发增多相关[34-40, 43-48]。

复合型大细胞神经内分泌癌

大细胞神经内分泌癌中混合有腺癌、鳞状细胞癌、巨细胞癌或梭形细胞癌成分即为复合性大细胞神经内分泌癌，只要混合的细胞可明确辨识，不论细胞数量多少均诊断为复合性大细胞神经内分泌癌，且所有混合的细胞成分均应在诊断中注明（图 1-2-52）。由于大细胞神经内分泌癌和小细胞癌在临床症状、流行病学特征、肿瘤生存时

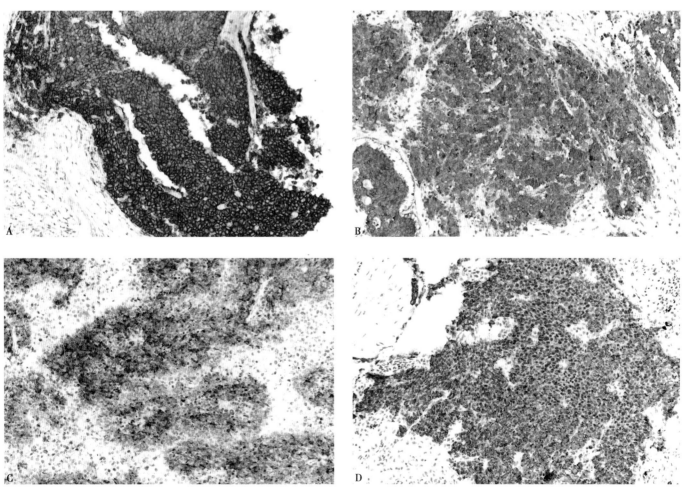

图 1-2-51　大细胞神经内分泌癌的免疫组化
癌细胞 CD_{56} 阳性（A）；Syn 阳性（B）；CgA 阳性（C）；CKAE1/AE3 阳性（D）

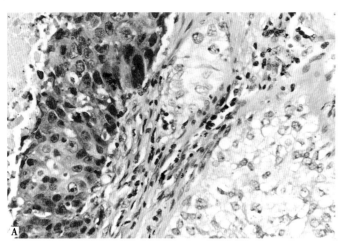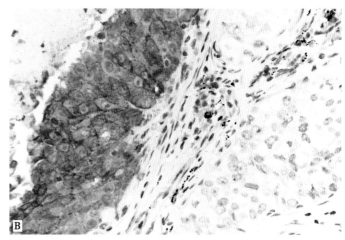

图 1-2-52　复合型大细胞神经内分泌癌

左侧为 LCNEC，右侧为实性黏液腺癌（A）；免疫组化 Syn 染色左侧 LCNEC 阳性，右侧腺癌阴性（B）

间及神经内分泌性质等方面多有相似之处，所以带有腺癌、鳞状细胞癌、巨细胞癌或梭形细胞癌等亚型细胞的 LCNEC 被划分为复合性大细胞神经内分泌癌，而 LCNEC 中如混有小细胞肺癌则被归为复合性小细胞癌[34]。

【鉴别诊断】　LCNEC 首先需要鉴别诊断的是 SCLC、不典型类癌、基底细胞样鳞癌、腺癌以及其他有神经内分泌形态或免疫组化阳性表达的大细胞癌[34]。LCNEC 细胞有明显的核仁，泡状核或块状染色质，细胞大于 3 个静止状态的淋巴细胞以及丰富的胞质等系列特征明显不同于 SCLC 的核仁不清，纤细颗粒状染色质，胞质稀少，细胞界限不清。基于核分裂象多少（> 10 个 /2mm²）、组织坏死范围及一些细胞学特征可以区别 LCNEC 与不典型类癌[34, 38, 41, 43]。基底细胞样鳞癌 TTF-1 和神经内分泌标记物表达阴性，p40 和 CK5/6 阳性。腺癌虽有实性或筛状结构，但是缺乏神经内分泌标记物。来自子宫内膜癌、卵巢癌、乳腺癌、前列腺癌、胰腺癌、大肠癌的转移癌，凡有神经内分泌分化的特点也需列入 LCNEC 鉴别诊断范围。与大细胞神经内分泌癌相比，子宫内膜癌和卵巢癌 PAX8 阳性，乳腺癌 ER/PR 阳性。有 10%～20% 的肺鳞癌、腺癌和大细胞癌在光镜下无神经内分泌的形态学特征，但是免疫组化和（或）电镜证实有神经内分泌分化，此类肿瘤统称为伴神经内分泌分化的非小细胞肺癌，而且应分别归类为鳞癌、腺癌、大细胞癌，并注释其伴神经内分泌标记物阳性。临床上尚未明确此类肿瘤的生存期和化疗反应，未将此类肿瘤单独分类。对于无神经内分泌形态学特征的肿瘤不推荐做神经内分泌标记物染色，有神经内分泌形态学特征但神经内分泌标记物表达阴性的大细胞癌可称为伴有神经内分泌形态学的大细胞癌，这类肿瘤视为免疫表型不明确的大细胞癌[34-36, 38-40, 43-46]。

【分子遗传学】　LCNEC 发生所涉及的病因学、癌变过程、抑癌基因失活、癌基因驱动等分子机制与小细胞肺癌极为相似（参阅小细胞肺癌），但与类癌不同（参见类癌）。*TP53* 和 *RB* 基因突变失活是 LCNEC 最常见的分子改变，基因组 DNA 突变率非常高（每百万个碱基有义突变超过 7.4 个），可能与抽烟相关（参见小细胞癌）。与 SCLC 不同的是 RB1 蛋白在 LCNEC 中 70% 表达缺失，而在小细胞癌中缺失表达率高达 95%。复合型 LCNEC/SCLC 的基因特征是编码组蛋白修饰子 CREBBP/EP300 和 MLL 的反复突变。大样本全外显子组、基因组、转录组测序发现 LCNEC 的一些突变与腺癌的基因型相似，如 TTF-1 扩增和 CDKN2A 缺失，以及 STK11 与 KEAP1 的高频突变，在腺癌、鳞癌的基因谱都有所体现。在高级别神经内分泌肿瘤中凋亡相关蛋白 Bcl2/Bax 比值特征型地增高（Bcl2/Bax > 1）。复合型 LCNEC 和小细胞癌的发生频率、酪氨酸激酶抑制剂耐药后的腺癌复发后成为小细胞癌、以及化疗后的小细胞癌复发时表现为非小细胞癌等现象，似乎提示了不同类型的肿瘤之间可以相互转化。但不能除外的是，其本来就是一种复合型的癌，经治疗后其中一种成分因敏感被抑制，而另外一种成分增生活跃所致复发。事实的真相是什么需要进一步来证明。因为所有观察到的所谓酪氨酸激酶抑制剂耐药后的腺癌复发后成为小细胞癌的病例，均是经小活检的诊断而不是手术切除标本的诊断，而小活检的诊断是不适合诊断各类复合型癌的[34, 43, 46]。

【预后和预测因子】　相对于其他非小细胞肺癌，LCNEC 患者更易复发，生存期短，Ⅰ期肿瘤亦是如此。有两组报道，LCNEC 的 5 年生存率分别低至 32.1% 和 33%。LCNEC 的发病率低，目前尚无明确预后和预测相关标志物的数据。不可手术的 LCNEC 患者使用广泛扩散性小细胞肺癌化疗方案可从中获益[34]。

（三）肺类癌

【定义】 肺类癌（carcinoid）是指原发于肺内的中低级别的上皮性神经内分泌恶性肿瘤，低级别的类癌（典型类癌 typical carcinoid，TC）是指核分裂象 <2 个 /2mm² （0~1）没有坏死，直径大于 0.5cm 的类癌。而将核分裂象 2~10 个 /mm²，伴有局灶坏死的中级别类癌称之为不典型类癌（atypical carcinoid，AC）[34, 38]。

【临床特征】 肺类癌是典型和不典型类癌的总称，据 WHO 估计，按年龄标化类癌的发病率在 <（0.1~1.5）/10 万人，其中 70%~90% 是 TC，占所有肺癌的 <1%。TC 与吸烟无关，AC 吸烟者多发。类癌的细胞起源不清，历史上曾认为其起源于肺的神经内分泌（kulchitsky）细胞[34, 39]。

肺类癌常见于中心气道，约 40% 发生在周围，发生在周围者多为不典型类癌[34]。从气管到细支气管均可发生类癌，大部分中央型类癌见于主支气管或叶支气管，发生在气管者非常罕见。类癌在临床上可无症状，常在影像学检查中偶然发现。由肽类产物所产生的临床综合征，包括类癌综合征、库欣综合征和肢端肥大症等并不多见。

增强 CT 显示类癌为支气管受累的分叶状肿块，中心可发生钙化。支气管受累时可继发远端肺不张、支气管扩张和高密度影。支气管肺类癌与其他 NSCLC 一样，可以通过淋巴和血源播散转移。转移性病变可累及同侧和对侧的肺门与纵隔淋巴结，以及肝和骨。远处转移 AC 多于 TC。

【病理变化】 中心性类癌是界限清楚的圆形或卵圆形息肉状的有 / 无蒂肿物，常充满支气管腔。肿瘤也可在软骨板之间生长，侵入邻近组织甚至到心肌。肿物切面灰黄色，有时见纤维分割，血管丰富。周围型类癌观察不到与气道的解剖学关系，无包膜，呈灰褐色。结节性神经内分泌增生 <0.5cm 时称为微小瘤。类癌大小从 0.5~9.5cm，不典型类癌常较类癌大，但体积大小不能区分 TC 与 AC。

（1）典型类癌：TC 以神经内分泌分化的组织形态为其特征，其中器官样和小梁状结构最为常见，也可见菊形团、乳头状、假腺及滤泡状等生长方式（图 1-2-53）。肿瘤细胞是均匀一致的小细胞，多角形，纤细颗粒状的核染色质，核仁不明显，中等至丰富的嗜伊红胞质。肿瘤内血管

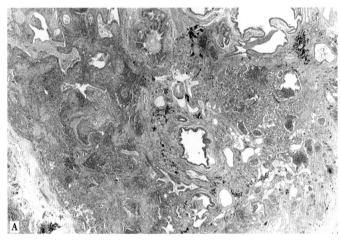
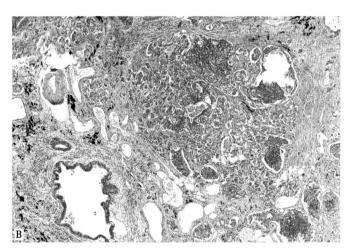
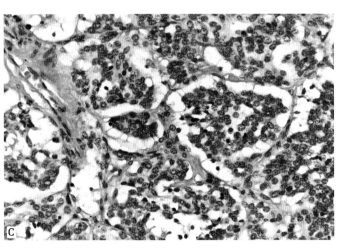
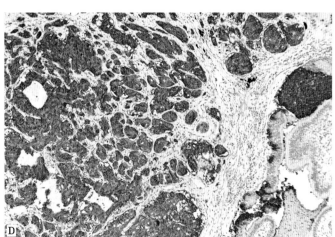

图 1-2-53 典型类癌伴支气管扩张

低倍镜下见扩张的支气管之间有小片状的肿瘤细胞巢（A）；高倍镜下见散在癌巢更为突出，其直径 >5mm（B）；瘤细胞呈团巢状，团巢间血管丰富，但瘤细胞形态温和（C）；CgA 染色强阳性（D）

丰富，间质可以出现广泛玻璃样变，以及淀粉样变和黏液变，可有软骨或骨形成。周围型肺类癌可能与多发微小瘤有关，伴或不伴 DIPNECH。中心性类癌可以穿过支气管软骨板。典型类癌可能出现细胞多形性或显著的核仁，但这不是诊断不典型类癌的标准[34, 48, 52]。

典型类癌有时会出现嗜酸性细胞、透明细胞及含有黑色素的细胞。另外，也可出现梭形细胞形态的类癌，多见于周围型，甚至可能被误诊为平滑肌瘤，应当引起足够的认识（详见后述）。

（2）不典型类癌：具有与典型类癌同样的组织学特征。诊断性特征是核分裂象 2～10/2mm² 和（或）存在坏死。尽管有时可见较大区域的坏死，但坏死一般只是点灶状的（图 1-2-54），仔细检查切除肿瘤是准确诊断所必须的。

核分裂象计数应尽可能在充满活细胞的核分裂象最高的区域进行。分裂象计数是每 2mm² 而不是 ×10 高倍视野（图 1-2-54）。由于显微镜型号的不同，×10 高倍视野所反映的实际范围也是不同的，需调整高倍视野数再评估 2mm² 范围的肿瘤细胞。在评估接近 CUTOFF 值 2

或 10 个分裂象 /2mm² 的病例时，至少要计数 3 组 2mm² 内平均核分裂象数来确定。病理报告应包括核分裂象数和坏死状况。

（3）微小类癌（carcinoid tumorlet）：亦称微小瘤（tumorlet），由小支气管神经内分泌细胞局灶性异型增生形成的直径大于 2mm，小于 5mm 的结节。

肺微小瘤一词于 1955 年由 Whit-well 首次所采用[53]，但微小瘤是一种增生性病变还是一种真性的肿瘤，直到目前仍存有争议。新版 WHO 在谈到神经内分泌肿瘤的浸润前病变（DIPNECH）时，涉及了微小瘤，并给出了 DIPNECH 与微小瘤的严格界定，即微小瘤为≥2mm、≤5mm 的病变。遗憾的是，似乎有意规避了微小瘤的归属这一敏感而有争议的话题，进行了模糊处理。从近来的报道来看，多数学者认为肺微小瘤是一个真实的肿瘤——典型类癌的早期改变，而非浸润前病变[34, 38, 52]。

微小瘤的发生常与慢性肺疾病，尤其是支气管扩张、肺间质纤维化和叶内型隔离肺有关。好发于胸膜下的肺周边、支气管旁。

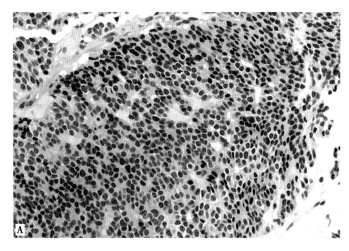
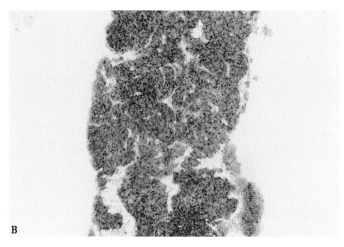
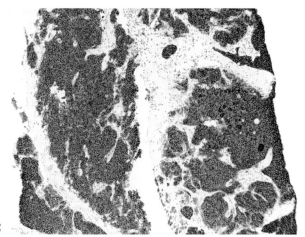
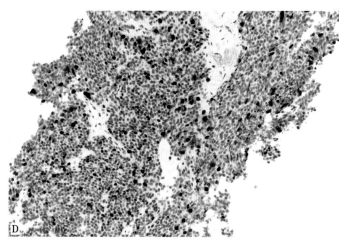

图 1-2-54 不典型类癌
癌细胞呈索状排列，细胞轻度异型（A），表达 CgA（B）和 CD₅₆（C），Ki67 指数约 5%（D）

大体呈褐色,可呈乳头状突入支气管腔内,直径<0.5cm。镜下特征性结构是浸润性的边缘和明显的纤维间质,肿瘤细胞巢由纤维组织包绕,细胞形态与周围型类癌相似(图1-2-55)。一般认为微小瘤的生物学行为是良性的。

微小瘤应与微小肺脑膜上皮样结节(minute pulmonary meningothelial-like nodules,MPMN)相鉴别,后者由圆形的血管周样细胞在肺纤维间质中聚集成巢,病变常围绕血管生长,但衬覆的肺泡细胞不增生。有时也要与缺乏硬化、乳头状和血管瘤样区域的小的硬化性肺细胞瘤相鉴别。

【免疫组化】 确定肿瘤是否具有神经内分泌分化,应用免疫组化标记是必要的,尤其是那些小活检和细胞学标本。WHO推荐一组抗体CgA、Syn(胞质标记)和CD56(胞膜)作为神经内分泌分化的标记,但这些标记物不能区分典型和不典型类癌。大部分类癌广谱CK阳性,少数周围型类癌可阴性。高分子量角蛋白在类癌、正常或增生的支气管上皮的内分泌细胞是阴性的。类癌TTF-1是阴性的。肺的类癌可以表达多种类型的多肽,如降钙素、胃泌素相关肽/蛙皮素、肾上腺皮质激素,可能与内分泌综合征相关,类似于胃肠胰腺神经内分泌肿瘤。Ki67阳性指数在活检、细胞学标本是很有价值的,特别是对挤压标本核分裂指数评估困难的病例中是有帮助的,可以避免将类癌误诊为高级别神经的内分泌癌。然而,在类癌分类中Ki67区分典型类癌与不典型类癌或预测预后(2.2%～5.8%的阈值)的价值并未确定[34,36,38-40,49-52]。

【鉴别诊断】 类癌的鉴别诊断包括转移性类癌,尤其是胃肠道发生的类癌。腺样结构在肺类癌中不常见,而在胃肠道多见。挤压活检标本可能被误诊为SCLC,Ki67在此情况下起重要作用,SCLC阳性指数高(>50%),类癌阳性指数低(<10%～20%)。罕见地,具有类癌样形态学,核分裂象>10个/2mm²很可能是侵袭性肿瘤,应归类为LCNEC[34,38,45,46,49-52]。

类癌所表现出的细胞核的一致性也可见于唾液腺型肿瘤、小叶型乳腺癌、副节瘤、血管球瘤和硬化性肺细

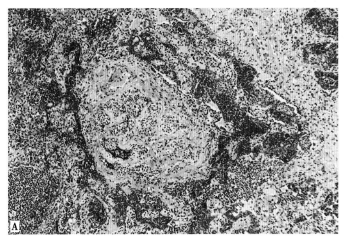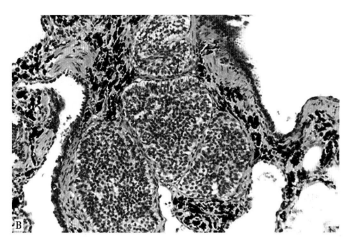
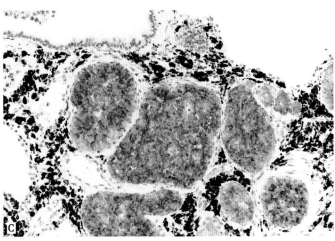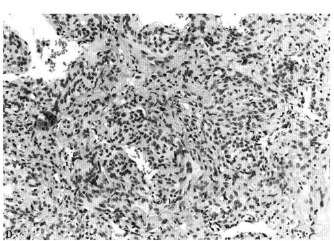

图1-2-55 微小类癌

显示肺胀肿壁的病灶中见有小片状蓝染的细胞团(A);另在慢性间质性肺疾病支气管旁见有微小实性的神经内分泌细胞增生(微小类癌),其直径小于5mm但大于2mm(B);微小类癌的CgA染色阳性(C);微小肺脑膜上皮样结节(D)

胞瘤中。副节瘤通常显示神经内分泌染色，但 CK 阴性。血管球瘤表达 Desmin，没有神经内分泌标记。转移性乳腺癌可能 ER/PR 阳性，神经内分泌阴性，然而有类癌 ER/PR 阳性的报告。转移性甲状腺癌 TTF-1 和甲状腺球蛋白（TG）可同时阳性。黏液表皮样癌含有多种细胞类型（如杯状细胞和鳞状细胞），常表达 p63、CK、CK4/14 和（或）黏液，神经内分泌标记阴性。硬化性肺细胞瘤中的实性区细胞即可表达 TTF-1、CK，也可局灶表达神经内分泌标记，应仔细寻找组织结构的多样性，尤其是那些小活检的病例，哪怕出现一点点的结构多样性，对鉴别诊断也是有帮助的。

认识和掌握类癌的特殊类型对诊断和鉴别诊断也是有帮助的。嗜酸细胞性类癌（oncocytic carcinoid）其肿瘤细胞较大，胞质丰富，呈嗜酸性颗粒状，核同典型类癌一致（图 1-2-56）。电镜下，胞质内除神经内分泌颗粒外，含有大量线粒体。透明细胞类癌（clear cell carcinoid）：其特征性改变是胞质透亮，核圆形，居中。注意与转移性透明细胞癌等鉴别，透明细胞类癌 CgA、Syn、CD56 等阳性。

（1）梭形细胞类癌（spindle cell carcinoid）：多见于外周型类癌，细胞梭形，大小一致（图 1-2-57），须与平滑肌瘤鉴别。平滑肌瘤呈束状交织排列，类癌无此规律，但可见间质玻璃样变及淀粉样变，肿瘤与间质界限清。当肿瘤内出现黑色素时应排除转移性黑色素瘤，色素性类癌（pigmented carcinoid）是排除性诊断，免疫组化和电镜均对诊断均有帮助（图 1-2-58）。

（2）印戒细胞类癌（signet ring cell carcinoid）：常呈实片状，细胞较一致，核偏位，胞质淡染似印戒细胞。与印戒细胞癌鉴别，虽然两者 PAS 均阳性，但类癌神经内分泌标记阳性，印戒细胞癌阴性。

（3）乳头状类癌（papillary carcinoid）：肿瘤细胞呈立

方或矮柱状被覆于乳头表面，内为纤维血管轴心。乳头状结构见于许多肿瘤，需要免疫组化染色进行鉴别。黏液型类癌是指细胞外结缔组织中大量黏液，间质黏液不是由肿瘤细胞产生。肺伴淀粉样间质的类癌又称甲状腺外髓样癌（extrathyroidal medullary carcinoid）非常罕见，免疫组化降钙素阳性。血管瘤样类癌是以出现充满血液的囊腔为特征，囊腔被覆内皮细胞，而非肿瘤细胞[38-40, 53]。

【分子遗传学】 在人类肿瘤中类癌的体细胞突变率很低（0.4/ 百万碱基对），SCLC 和 LCNEC 突变率（＞7/ 百万碱基对）则较高。在 TC 中 TP53、RB1 突变及 RB1 蛋白表达缺失非常罕见（＜5%），在 AC 相对常见（20%）。在 20% 的 AC 中存在 P16/RB 信号通路阻断，但在 TC 则没有。类癌中唯一有意义的突变是影响染色质重塑基因家族 MEN1（13%），该基因突变与 PSP1 互斥。MEN1 是与 H3K4 甲基转移酶互相作用的肿瘤抑制基因，据报道，40% 散发性类癌（除外多发性神经内分泌肿瘤 I 型家族性疾病）病例存在 MEN1 体细胞突变，AC 中 MEN1 突变则更多，而在 SCLC 和 LCNEC 中从未见报道。甲基化相关基因（CBX6、EZH2）及影响染色质重塑基因 SWI/SNF 信号通路相关基因（ARID1A、SMARCC1、SMAECC2、SMARCA4）等在类癌发生发展过程中起作用。总的来说，72.7% 类癌的驱动基因都已经得到了明确和验证，但 TC 和 AC 之间并没有基因上的明显差异，两者似乎是起源于同一克隆的增生。这些资料强力支持此发病模型，即类癌不是高级别神经内分泌肿瘤（SCLC 和 LCNEC）的早期病变，而是在基因型和细胞表型上分别是独立的一类肿瘤。染色质塑型基因的突变是类癌早期阶段发生驱动因素。细胞周期停滞和 DNA 修复基因（如 E2F1、p14ARF 和 Cyclin E）的分子基因异常见于 5% 的类癌和 20%～30% 的不典型类癌[34, 38-40, 46]。

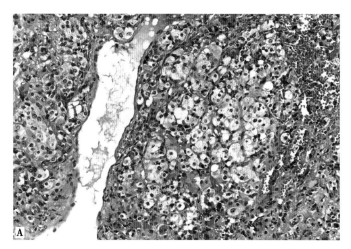
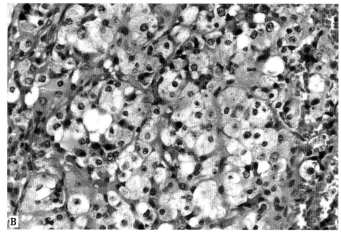

图 1-2-56 透明细胞类癌
癌细胞呈小泡状排列，血管丰富（A），高倍镜下见细胞的胞质空亮透明（B）

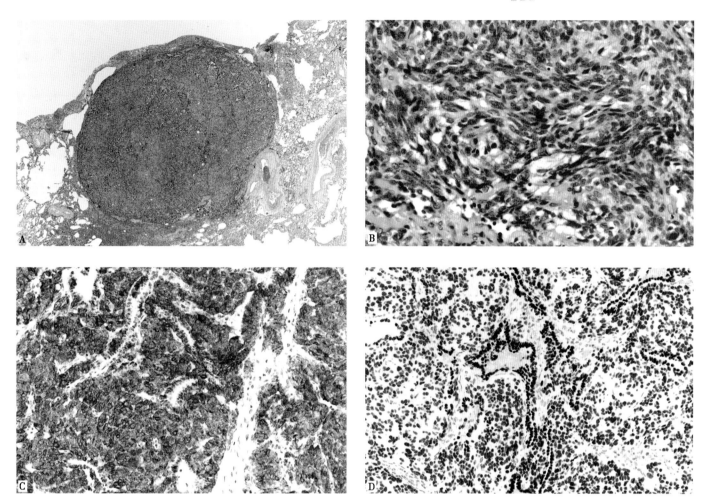

图 1-2-57　梭形细胞类癌
肿瘤界限清楚（A），肿瘤细胞呈梭形（B），CgA 染色阳性（C），TTF-1 染色阳性（D）

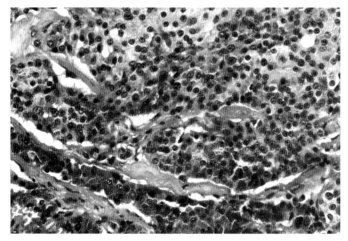

图 1-2-58　色素型类癌
显示部分肿瘤细胞胞质内含有黑色素

【预后和预测因素】　不典型类癌比典型类癌预后差，更可能发生转移。5 年生存率 TC 和 AC 分别是 90% 与 60%，肿瘤可切除的患者可能预后更好。预后主要取决于临床或病理 TNM 分期，分期越高预后越差。AC 的核分裂指数有预后意义，年龄、吸烟、淋巴结受累也是影响预后的因素。对可切除的病例而言，预后取决于完全切除与否。推荐 TC/AC 手术患者进行系统的淋巴结清扫，以便做出准确的病理分期。

（四）浸润前病变

【定义】　肺的神经内分泌肿瘤的浸润前病变主要是指弥漫性特发性肺神经内分泌细胞增生（diffuse idiopathic pulmonary neuroendocrine cell hyperplasia，DIPNECH），是指缺少肺内基础性疾病的肺神经内分泌细胞的增生（PNCs），局限于气道黏膜（突入或不突入管腔），可以局部浸润形成小瘤，或发展成为类癌。DIPNECH 常常伴有轻度慢性淋巴细胞性炎症和受累气道的纤维化（尤其是狭窄性细支气管炎）[34,38,43,52,54]。

DIPNECH 好发年龄为 50～60 岁，女性多于男性。可能是原因不明肺损伤的结果，病变常伴随气道轻微炎症和纤维化性。这些变化可引起神经内分泌细胞增生（PNCs），但更可能是这些变化继发于增生的 PNCs 所释放的胺和肽导致的局部效应。

【病理变化】 DIPNECH 是小支气管黏膜内的病变，巨检不易被发现。有时微小瘤呈现灰白色结节可以辨别，直径≤2 毫米与小气道密切相关[34]。

DIPNECH 是早期的神经内分泌细胞增生（PNCs）在支气管黏膜内形成的连续单层或分离的细胞小簇（HE 切片不易发现），细胞小簇周围缺少包膜，增生的细胞可以聚集突向支气管腔或穿过基底膜（图 1-2-59）。PNCs 呈圆形、卵圆形或梭形，胞质中等量、嗜酸性，核圆形至卵圆形，椒盐样染色质。表达神经内分泌标记物，免疫组化显现的病变范围较 HE 切片更广泛。最近有学者提出[38, 54] DIPNECH 诊断的基本标准，即病变累及至少 3 个细支气管，以及存在 3 个或以上的微小增生性病灶。

在慢性肺炎和其他肺损伤中出现的 PNCs 增生称之为反应性神经内分泌细胞增生（图 1-2-60），反应性神经内分泌细胞增生与 DIPNECH 是不同的。DIPNECH 和紧邻肺类癌旁所见到的 PNCs 增生之间的关系不清楚。但如果类癌周围的非肿瘤肺内广泛存在 PNCs 增生，而且形态学又不能肯定是否诊断 DIPNECH 时，借助高分辨 CT 可能有利于发现特征性改变。

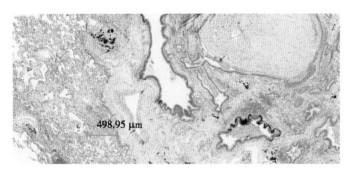

图 1-2-59 弥漫性特发性肺神经内分泌细胞增生
显示 0.45mm 神经内分泌细胞增生及支气管黏膜神经内分泌细胞的线性增生

【分子遗传学】 DIPNECH 与 1 型多发性内分泌瘤有关，对其分子与基因病理学改变仍知之甚少。与肺损伤出现的反应性神经内分泌细胞增生不同的是，在 DIPNECH 中增生的 PNCs 所有阶段都表达 Ki67，并早期表达 p16[34, 43]。

【预后和预测因素】 DIPNECH 是慢性的、进展缓慢的疾病，通常使用激素治疗。DIPNECH 可能发展成为类癌，但也是惰性的典型类癌。偶然由于肺移植治疗发生闭塞性细支气管炎，病变会出现进展。

（中日友好医院 笪冀平）

附：肺癌 TNM 分期（第八版）

最近，国际肺癌研究学会（International Association for the Study of Lung Cancer, IASLC）对肺癌分期系统进行了更新[55-57]，并于 2017 年 1 月正式颁布和实施。第八版 IASLC 肺癌 TNM 分期与 UICC 第七版 TNM 分期的主要变化见表 1-2-3 和表 1-2-4。其中最明显的改变是关于 T 分期，改变的理由是基于肿瘤大小对患者预后所产生的影响，即肿瘤越大其预后越差。研究表明，对于那些肿瘤直径≤5cm 的患者，肿瘤大小每增加 1cm，其预后会明显的不同，故以 1cm 作为每个分期的间隔。由于肿瘤最大径≤3cm 及 >3cm 的生存差异很大，因此仍将 3cm 作为 T_1、T_2 的分界点。而对于肿瘤最大径 >5cm 而≤7cm 的肿瘤仍统称为 T_3。肿瘤最大径 >7cm 者仍归为 T_4。

另外，主支气管受累距隆突的距离不再作为 T 分期的依据，只要未侵犯隆突，无论距离隆突多远均归为 T_2。肺不张 / 阻塞性肺炎的范围不再作为 T 分期依据，无论肺不张或阻塞性肺炎范围大小、累及全肺与否均归为 T_2。删除了纵隔胸膜受累的 T 分期因素（难以界定），但侵犯膈肌归为 T_4。

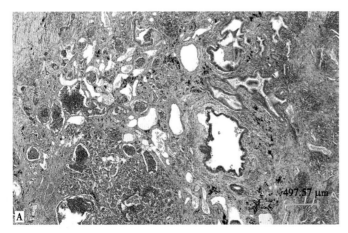
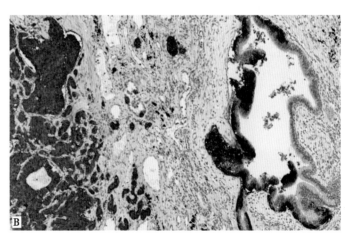

图 1-2-60 反应性神经内分泌细胞增生
明显炎症和纤维化的背景中，见有多灶状神经内分泌细胞增生（A），免疫组化 CD56 染色呈强阳性（B）

表 1-2-3　IASLC 第八版国际肺癌 TNM 分期及对应的 UICC 第七版比较

第八版分期	第八版分期定义	对应的第七版分期
T 分期		
T_x	未发现原发肿瘤，或者通过痰细胞学或支气管灌洗发现癌细胞，但影像学及支气管镜无法发现	T_x
T_0	无原发肿瘤的证据	T_0
Tis	原位癌	Tis
T_1	肿瘤最大径≤3cm，周围包绕肺组织及脏层胸膜支管镜见肿瘤侵及叶支气管，未侵及主支气管	T_1
$T_{1(mi)}$	微浸润腺癌	T_{1a}（肿瘤最大径≤2cm）
T_{1a}	肿瘤最大径≤1cm	
T_{1b}	1cm＜肿瘤最大径≤2cm	
T_{1c}	2cm＜肿瘤最大径≤3cm	T_{1b}
T_2	3cm＜肿瘤最大径≤5cm；侵犯主支气管（不常见的表浅扩散型肿瘤，不论体积大小，侵犯限于支气管壁时，虽可能侵及主支气管，仍为 T_1），但未侵及隆突；侵及脏层胸膜；有阻塞性肺炎或者部分或全肺肺不张。符合以上任何一个条件即归为 T_2	T_{2a}（3cm＜肿瘤最大径≤5cm）、T_3（支气管受累距隆突＜2cm，但不侵犯隆突，和伴有肺不张/肺炎）
T_{2a}	3cm＜肿瘤最大径≤4cm	T_{2a}（3cm＜肿瘤最大径≤5cm）
T_{2b}	4cm＜肿瘤最大径≤5cm	
T_3	5cm＜肿瘤最大径≤7cm。直接侵犯以下任何一个器官，包括：胸壁（包含肺上沟瘤）、膈神经、心包；同一肺叶出现孤立性癌结节。符合以上任何一个条件即归为 T_3	T_{2b}（5cm＜肿瘤最大径≤7cm）、T_3
T_4	肿瘤最大径＞7cm；无论大小，侵及以下任何一个器官，包括：纵隔、心脏、大血管、隆突、喉返神经、主气管、食管、椎体、膈肌；同侧不同肺叶内孤立癌结节	T_3（肿瘤最大径＞7cm）、T_4
N 分期		
N_x	区域淋巴结无法评估	N_x
N_0	无区域淋巴结转移	N_0
N_1	同侧支气管周围和（或）同侧肺门淋巴结以及肺内淋巴结有转移，包括直接侵犯而累及的。	N_1
N_2	同侧纵隔内和（或）隆突下淋巴结转移	N_2
N_3	对侧纵隔、对侧肺门、同侧或对侧前斜角肌及锁骨上淋巴结转移	N_3
M 分期		
M_0	无远处转移	M_0
M_1	有远处转移	M_1
M_{1a}	局限于胸腔内，包括胸膜播散（恶性胸腔积液、心包积液或胸膜结节）以及对侧肺叶出现癌结节（许多肺癌胸腔积液是由肿瘤引起的，少数患者胸胸腔积液多次细胞学检查阴性，既不是血性也不是渗液，如果各种因素和临床判断认为渗液和肿瘤无关，那么不应该把胸腔积液纳入分期因素）	M1a
M_{1b}	远处器官单发转移灶	M1b
M_{1c}	多个或单个器官多处转移	

　　N 分期的变化不大，但强调了淋巴结转移站数及是否存在跳跃性转移对预后的影响，因此推荐将原来的 N_1 细分为 N_{1a}（单站转移）和 N_{1b}（多站转移）；N_2 分为 N_{2a1}（无 N_1 转移，直接跳跃到 N_2 的淋巴结）、N_{2a2}（有 N_1 淋巴结转移，同时发生单站 N_2 淋巴结转移）和 N_{2b}（多站 N_2 淋巴结转移）。

　　M 分期有了新的变化，将转移器官及转移灶数目纳入分期系统，M_{1b}（单个远处器官的单发转移，即寡转移）和 M_{1c}（单个器官多发转移或多个器官多发转移）。对于 M_{1a}（胸腔内单发转移与多发转移）。

　　总之，新版的 TNM 分期较之以前更加细化了，将原来的 Ⅰa 期进一步细分为 $Ⅰ_{a1}$、$Ⅰ_{a2}$ 及 $Ⅰ_{a3}$ 期，$T_{1a,b}N_1$ 由 Ⅱa 期改为 Ⅱb 期；T_3N_1 由 Ⅱb 期改为 Ⅲa 期；T_3N_2 由 Ⅲa 期改为 Ⅲb 期；$T_{3-4}N_3$ 更新为 Ⅲc。

表 1-2-4　IASLC 第八版国际肺癌 TNM 分期与
UICC 第七版国际肺癌 TNM 分期的比较

分期	IASLC 第八版分期			UICC 第七版分期		
	T	N	M	T	N	M
隐匿性癌	T_x	N_0	M_0	T_x	N_0	M_0
0 期	Tis	N_0	M_0	Tis	N_0	M_0
ⅠA						
ⅠA1	T_{1a}	N_0	M_0	T_{1a}	N_0	M_0
ⅠA2	T_{1b}	N_0	M_0	T_{1b}	N_0	M_0
ⅠA3	T_{1c}	N_0	M_0			
ⅠB	T_{2a}	N_0	M_0	T_{2a}	N_0	M_0
ⅡA	T_{2b}	N_0	M_0	T_{2b}	N_0	M_0
				T_{1a-2a}	N_1	
ⅡB	T_3	N_0	M_0	T_3	N_0	M_0
	T_{1a-2b}	N_1	M_0	T_{2b}	N_1	M_0
ⅢA	T_4	N_0	M_0	T_4	N_0	M_0
	T_{3-4}	N_1	M_0	T_{3-4}	N1	M_0
	T_{1a-2b}	N_2	M_0	T_{1a-3}	N_2	M_0
ⅢB	T_{3-4}	N_2	M_0	T_4	N_2	M_0
	T_{1a-2b}	N_3	M_0	T_{1a-4}	N_3	M_0
ⅢC	T_{3-4}	N_3	M_0			
ⅣA	任何 T	任何 N	M_{1a-1b}	任何 T	任何 N	M_{1a-1b}
ⅣB	任何 T	任何 N	M_{1c}			

八、唾液腺型肿瘤

肺原发的唾液腺型肿瘤均为少见肿瘤，主要包括多形性腺瘤、黏液表皮样癌、腺样囊性癌、上皮-肌上皮癌和腺泡细胞癌等，其中，多形性腺瘤为良性，其他为恶性。唾液腺型肿瘤与支气管关系密切，其发生与气管、支气管黏膜下的唾液腺体有关，故通常表现为肺中央型的肿物，患者常因气道阻塞而出现呼吸困难、咯血、发热等症状。发生在外周肺组织内的肿瘤少见，可不引起明显的临床症状。PET-CT 检查均可出现 FDG 摄取增高。它们的组织学形态与发生于头颈部唾液腺的相应肿瘤类似。

在第 4 版的 WHO 分类中，将发生在肺部的肌上皮肿瘤/肌上皮癌放到了肺部软组织肿瘤中，认为该种肿瘤主要是肌上皮分化，其与肺部唾液腺型肿瘤的区别在于不形成任何的导管分化，并且在部分病例（2/4）中发现存在着 *EWSR1* 的基因重排。

（一）多形性腺瘤

【定义】　多形性腺瘤（pleomorphic adenoma），以往也称之为混合瘤（mixed tumor），是由上皮细胞和变异的肌上皮细胞组成的一种良性肿瘤，常常混有黏液样或软骨样间质成分。

【临床特点】　发生在肺部的多形性腺瘤较为少见，仅有散发的病例报道。患者多为成年人，一般在 35～75 岁，也有发生于儿童的报道，发病率无性别上差异 [58, 59]。多数的多形性腺瘤为气管内肿物，可阻塞气道，表现为呼吸困难、咯血、发热等症状。位于外周肺组织内的肿瘤更加少见，通常无症状，只是偶然发现 [60]。该肿瘤在影像学上显示为界限清楚的实性肿物，不同区域在 CT 和 MRI 检查中可表现出异质性，与多形性腺瘤含有多种组织成分有关。PET-CT 检查可出现 FDG 摄取聚集 [61]。手术切除是治疗肺原发多形性腺瘤的主要手段 [60]。

【病理变化】　多形性腺瘤为肺中央或周边的肿物，直径可从 1cm 到 16cm。位于支气管内的肿物通常为息肉样，可阻塞气道，位于周边肺组织内的肿物通常为边界清晰的实性结节 [58]。

多形性腺瘤的组织学形态与头颈部唾液腺的多形性腺瘤相似。上皮细胞和肌上皮细胞形成腺样、管状或实性巢状结构，肌上皮细胞包埋或"融入"黏液样或软骨黏液样间质中（图 1-2-61）。肿瘤中常常能够见到梭形、透明细胞样或浆细胞样的肌上皮细胞排列成实性片状结构，有时这一点则是肿瘤最突出的特征。但与颈部唾液腺发生的多形性腺瘤不同的是，软骨样间质在肺部多形性腺瘤中并不常见 [58, 62]。

【免疫组化】　上皮细胞和肌上皮细胞虽都可表现 CK 和 S100，但肌上皮细胞还可表达 Calponin、P63 和 SMA 阳性，Vimentin 和 GFAP 也常可阳性（图 1-2-62）。

【鉴别诊断】

（1）转移性唾液腺肿瘤：最重要的鉴别诊断是要除外从头颈部唾液腺组织来源的转移性的唾液腺肿瘤，因为两者有时在形态上是无法区分的，需要通过临床病史和相应的检查来协助鉴别。

（2）癌在多形性腺瘤中：（carcinoma ex pleomorphic adenoma，Ca ex PA）与头颈部的 Ca ex PA 类似，肺内的 Ca ex PA 发生于多形性腺瘤中或继发于多形性腺瘤，通常为支气管内肿物，直径为 2.3～5cm。与多形性腺瘤相比，Ca ex PA 中的上皮和（或）肌上皮成分会表现出恶性的特征，包括核分裂象增加、细胞出现异型性和多形性、可见坏死区域和血管及周围组织侵犯等。肿瘤中可以看到残留的良性多形性腺瘤成分，但良性和恶性成分的比例在不同病例差异很大 [58]，当恶性成分较少时，需要仔细的阅片才能被发现。

（3）肺错构瘤：通常含有分化成熟的软骨样成分。

（4）肺母细胞瘤和癌肉瘤：两者均可表现为上皮组织成分和间叶组织成分混杂的组织形态，但瘤细胞具有明显的异型性和恶性行为。

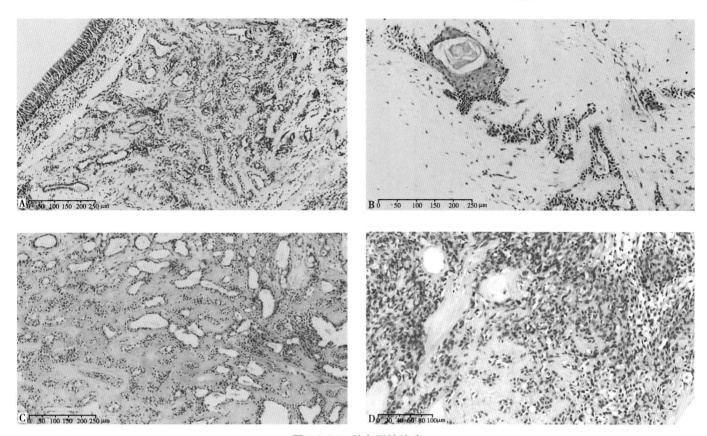

图 1-2-61 肺多形性腺瘤

肿瘤位于支气管黏膜下,上皮细胞和肌上皮细胞形成腺样、管状结构(A),局部可见鳞状上皮化生和黏液软骨样间质(B),间质内有粉染基底膜样物质形成(C),肌上皮细胞散布在基质当中(D)

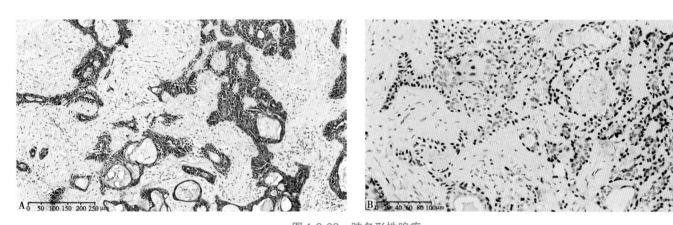

图 1-2-62 肺多形性腺瘤

上皮细胞和肌上皮细胞均为 CK 浆表达阳性(A),位于腺体周边部和基质内的肌上皮细胞 P63 核表达阳性(B)

(5)肺原发的其他唾液腺肿瘤:包括腺样囊性癌、黏液表皮样癌、上皮肌上皮癌等,在局部形态上可与多形性腺瘤相似,但通常会见到肿瘤组织向周围组织浸润及神经、血管侵犯。

【分子遗传学】 *PLAG1* 和 *HMGA2* 基因融合是头颈部多形性腺瘤的诊断标准,具有肿瘤特异性,但有关肺原发的多形性腺瘤基因检测的研究很少,目前尚无 *PLAG1* 和 *HMGA2* 基因融合的报道。

【预后及预后因素】 肺原发多形性腺瘤为良性肿瘤,体积小且边界清楚,通过手术切除可治愈。伴有浸润性边界的肿瘤可能会复发和转移,但多表现为低度恶性[63]。

(二)黏液表皮样癌

【定义】 黏液表皮样癌(mucoepidermoid carcinoma,MEC)是一种由黏液分泌细胞、表皮样细胞和中间型细胞构成的恶性唾液腺型肿瘤。

【临床特点】 MEC 在肺上皮性肿瘤中的发生率<1%,

虽在各个年龄段均可发生，但大约50%的MEC患者年龄<30岁，平均年龄为30～40岁，发病率无性别差异[64]。

患者可出现喘息、咳嗽、咯血和阻塞性肺炎等支气管阻塞症状，位于周边肺组织的肿瘤可不引起明显症状。CT检查表现为气管、支气管腔内的软组织肿块，多呈圆形、椭圆形，界限清楚，并伴有不同程度的支气管堵塞改变，少部分周围型表现为肺周边肿块，边缘光滑或分叶状。PET-CT检查常常出现FDG摄取聚集[65]。手术完整切除是目前治疗肺MEC的首要手段。低级别的MEC即使姑息切除，患者仍能带瘤存活较长时间。MEC对放化疗并不敏感，所以，放化疗一般仅作为高级别MEC的术后辅助治疗[66]。

【病理变化】 肺原发MEC可发生于气管、支气管或周边肺组织，向支气管腔内生长，支气管腔内部分呈无蒂或有蒂的息肉状，平均直径约为3cm，最大直径可超过6cm。MEC通常界限清楚，高级别肿瘤可出现周围组织侵犯。肿瘤切面灰白、灰黄色，实性或伴有大小不等的囊腔，或呈黏液样外观[58]。

组织学上，MEC的特点是由数量不等的黏液分泌细胞、表皮样细胞和中间型细胞三种细胞构成，细胞排列成腺腔样、管状、巢状或实性片状。黏液分泌细胞常为柱状、立方状或呈透明细胞样。表皮样细胞可见细胞间桥，但不会出现明显的角化现象。中间型细胞为椭圆形或多角形，核圆形，居中或偏位，胞质嗜酸性或嗜双性，有时也表现为透明胞质（图1-2-63）。间质可见纤维组织条索，有些病例纤维硬化非常明显，被称为硬化性MEC[58]。

根据肿瘤的组织构成和细胞特征，MEC分为高级别和低级别。在低级别MEC中，三种细胞均能看到，而且具有显著的黏液细胞或杯状细胞成分，常形成囊腔结构，由囊性和实性的细胞岛构成。囊性结构可见温和的黏液细胞或杯状细胞，异型性小，核分裂象少。实性结构由数量不等的表皮样细胞和（或）中间型细胞构成，细胞温和，核分裂象少，无坏死。瘤细胞被纤维性间质包绕，常常能看到黏液溢出并伴有肉芽肿形成，偶尔在间质内可见钙化。高级别MEC相对少见，以实性生长为主，由分化较差的表皮样细胞或中间型细胞组成。通常会表现为灶状坏死、核分裂象增加（>4/10HPF）、出现核异型性、血管淋巴管或神经周围侵犯。高级别MEC中，常常会在局部找到低级别MEC的成分，这一点有助于高级别MEC的诊断[58, 64]。

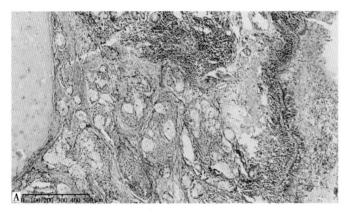
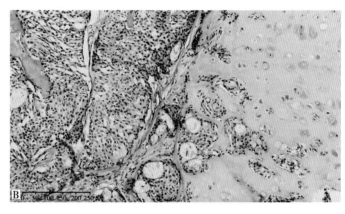
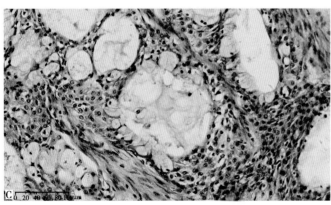
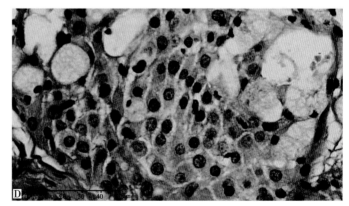

图1-2-63 低级别黏液表皮样癌

支气管黏膜（右侧）和软骨（左侧）之间可见黏液表皮样癌组织，实性的表皮样细胞和中间型细胞巢团内间杂着呈腺样排列的黏液样细胞（A）；黏液表皮样癌组织侵犯支气管软骨（B）；实性巢团排列的中间型细胞其间可见呈腺腔样排列或单个的黏液样细胞（C）；表皮样细胞呈实性排列，可见细胞间桥，但无明显的角化（D）

【免疫组化】 肺 MEC 表达 P63、P40、CK7 和 CK5/6（图 1-2-64），不表达 CK20、TTF-1 和 Napsin A[67]。黏液分泌细胞 PAS 染色和黏液卡红染色阳性。对于具有 MEC 特征的实性肿瘤，PAS 染色和黏液卡红染色有助于寻找不明显的黏液分泌细胞。

【鉴别诊断】

（1）腺鳞癌：低级别 MEC 通常为中央型，与支气管关系密切，含有特征性的三种细胞成分，异型性小，边界清楚，较易与腺鳞癌区分。而高级别 MEC 有时与腺鳞癌鉴别十分困难。提示为高级别 MEC 的特征主要包括：①黏液细胞和表皮样细胞相互混杂，而不能截然分开；②近端支气管内的外生性肿瘤；③仔细寻找，通常能在局部找到低级别 MEC 的成分；④缺乏细胞角化，也没有角化珠形成；⑤肿瘤表面被覆的支气管上皮无原位癌；⑥可伴有管状、腺腔样和乳头状生长模式。此外，MEC 通常为 TTF-1、Napsin A 表达阴性，有助于与腺鳞癌、腺癌鉴别。采用 FISH 技术检测 *MAML2* 基因的重排也有助于 MEC 的诊断[64]。

（2）实性腺癌：实性腺癌可呈实性片状生长并伴有细胞内外黏液，有时需要与高级别 MEC 鉴别。实性腺癌通常为 TTF-1、Napsin A 表达阳性，有助于与高级别 MEC 鉴别。

（3）鳞状细胞癌：MEC 可见细胞间桥，但无明显的细胞角化，也没有角化珠形成。此外，MEC 与支气管黏膜下腺体关系密切，而与支气管表面上皮无联系，更无支气管上皮的原位鳞癌表现，可与鳞癌鉴别。PAS 染色和黏液卡红染色有助于寻找高级别 MEC 中不明显的黏液分泌细胞。

【分子遗传学】 在肺原发低级别和高级别 MEC 中，均发现了 *MECT1-MAML2* 融合基因（mucoepidermoid carcinoma translocated 1-mammalian mastermind like 2）。利用 FISH 技术检测 *MAML2* 基因的重排有望对 MEC 的

诊断提供有力证据。但基因检测的阳性率为 50% 左右，所以即使 *MAML2* 基因检测阴性也不能完全排除 MEC 的可能[67, 68]。

【预后及预后因素】 肺 MEC 的预后与多种因素有关。肿瘤分期为预后的独立影响因素。另外，低级别的 MEC 预后较好，而高级别的 MEC 预后与其他非小细胞肺癌类似[69]。

（三）腺样囊性癌

【定义】 腺样囊性癌（adenoid cystic carcinoma, ACC）是由上皮和肌上皮细胞构成的恶性唾液腺型肿瘤，可表现为管状、筛状、实性等多种组织学结构。

【临床特点】 肺原发 ACC 的发病率在所有肺肿瘤中占比小于 1%，患者为成年人，平均年龄约为 50 岁，无性别差异。常见的临床症状由于气道阻塞所造成的气短、喘息、咳嗽、胸痛以及咯血等。影像学表现为中央型肿物并伴有支气管内占位。ACC 通常比 MEC 体积更大，更常累及中央气道，在 PET-CT 上也表现为更高的 FDG 摄取值。手术切除是治疗 ACC 的主要手段。

【病理变化】 ACC 通常为累及支气管的中央型肿物，界限相对清楚，但肿瘤浸润范围往往大大超过其大体所见，所以有必要扩大对肿瘤周围组织的取材范围。ACC 也可发生于周边肺组织。ACC 直径为 1～4cm，切面均质实性，灰白色[64, 70]。

ACC 的组织学特点是由上皮细胞和变异的肌上皮细胞所形成的筛状、管状或实性组织结构。上皮细胞和变异的肌上皮细胞在各种结构中的比例不等，往往是肌上皮细胞占优势。上皮细胞呈立方形，有少量的嗜酸性胞质，核小，在筛状和实性结构中，数量较少，可围成小的或不清楚的腺腔，不易被识别，但在管状结构的内层，可明显地看到胞质嗜酸性的上皮细胞。肌上皮细胞是构成筛状和实性结构的主要细胞成分，也是管状结构的外层细胞，细胞边界不清、胞质常稀疏、呈双嗜性或透明状，

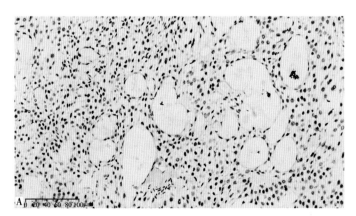
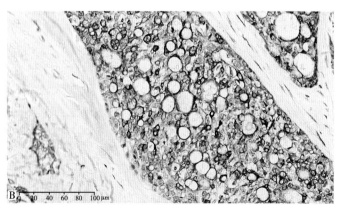

图 1-2-64 黏液表皮样癌

中间型细胞和表皮样细胞均表达 P63，而黏液分泌细胞为 P63 阴性（A）；上皮细胞表达 CK7（B）

核大小不一、圆形或角形（钉状）、浓染，常伴基底膜物质，透明蛋白物质或间质黏液。变异的肌上皮细胞产生黏液或嗜酸性透明物质并围成多个假囊腔，从而形成了典型的筛状结构（图 1-2-65）。肿瘤间质内通常可见玻璃样变性或基底膜样物质。实性结构由密集排列的细胞巢构成，缺少腺样或囊腔结构，间质少，上皮细胞和肌上皮细胞难以区分，需要通过特殊染色和免疫组化帮助识别。管状和筛状结构中，细胞的异型性小，核分裂象少见，而实性结构中，细胞的异型性和核分裂象均明显增加，并且细胞巢中央可出现粉刺样的坏死。无论组织结构如何，神经侵犯都是 ACC 的常见表现，支气管壁和软骨侵犯也很常见（图 1-2-65 B、C），也可出现跳跃性的转移[58, 64]。

【免疫组化】 ACC 中的上皮细胞表达 CK、CK（L）、EMA、CEA；肌上皮细胞表达 SMA、S-100、P63、P40 和 Calponin（图 1-2-66）。ACC 也常常表达 CD117，但 TTF-1 和 Napsin A 通常阴性，可用于 ACC 的鉴别[58, 64]。

【鉴别诊断】

（1）类癌：细胞温和，异型性小，核分裂象少，呈巢状或岛状等排列方式，免疫组化 Syn、CgA、CD56 等神经内分泌标记阳性。

（2）基底细胞样鳞癌：虽然癌巢周围也有基底膜样物

质或黏液样间质，但癌巢缺少筛状结构，并有粉刺样坏死。基底细胞样鳞癌的细胞虽小，但细胞的异型性大，增殖指数远高于 ACC，仔细观察会发现其缺少两种形态的细胞成分。

（3）伴有筛状生长方式的腺癌：有些肺腺癌可伴有筛状生长方式，与 ACC 结构类似，但一般筛状肺腺癌总会有腺泡状结构的生长区域，并且其细胞异型性大，增殖指数高，侵袭力也要大于 ACC，通常表达 TTF-1 和 Napsin A。

（4）多形性腺瘤：肺原发多形性腺瘤可伴有局部的筛状结构和黏液或软骨样间质，需要与 ACC 鉴别。多形性腺瘤界限清楚，无浸润性生长和神经、血管及支气管壁的侵犯，可见肌上皮细胞"融入"间质的现象。

（5）转移性腺样囊性癌：头颈部的 ACC 可发生肺转移，需要结合病史和临床检查加以鉴别。

【分子遗传学】 在头颈部和乳腺的 ACC 中，有30%～100%的病例发现 MYB 和 NFIB 基因的融合。最近，有报道表明肺原发的 ACC 有41%（12/29）检测到了 MYB 基因的重排，所以检测 MYB 的表达和重排有助于肺原发 ACC 的诊断和鉴别诊断[71]。

【预后及预后因素】 ACC 通常表现为惰性的临床经过。在肿瘤切除后 10～15 年可能会发生局部的复发。肿

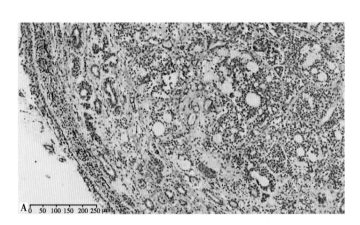

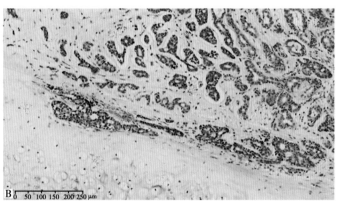

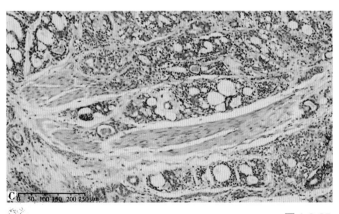

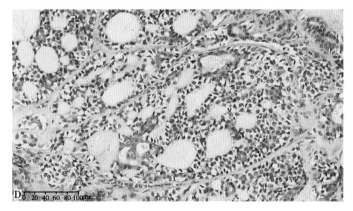

图 1-2-65 腺样囊性癌

支气管黏膜下见呈筛状、管状排列的癌组织（A）；腺样囊性癌侵犯支气管软骨（B）和神经（C）；筛状排列的癌组织，肌上皮细胞占优势，胞质空亮、边界不清，核大小不一、圆形或角形、浓染，腔内侧可见胞质嗜酸性的上皮细胞（D）

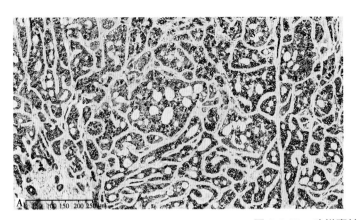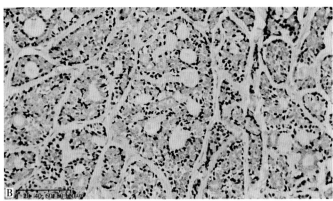

图 1-2-66　腺样囊性癌的免疫组化特征

腺样囊性癌 CK7 阳性表达（A），变异的肌上皮细胞表达 P63（B）

瘤晚期可出现远处转移。ACC 的不良预后与肿瘤的分期、手术切缘阳性和实性生长方式有关[64]。

（四）上皮 - 肌上皮癌

【定义】　上皮 - 肌上皮癌（epithelial-myoepithelial carcinoma，EMC）是一种具有双向形态学特点的低度恶性肿瘤，典型形态为双层细胞形成导管样结构，内层衬覆导管上皮细胞，外层为呈梭形、透明或浆细胞样形态的肌上皮细胞。

【临床特点】　肺原发 EMC 为罕见肿瘤，患者年龄为 30～70 岁，平均年龄为 50 岁，无明显性别差异。常见症状为呼吸道阻塞所引起的咳嗽、咳痰、发热、声音改变和呼吸困难等。影像学表现为中央型支气管内占位，伴有支气管阻塞。手术切除是治疗 EMC 的首选。

【病理变化】　典型的肺原发 EMC 为界限清楚的支气管内息肉样肿物，无包膜，表面常常被覆完整的支气管上皮，切面均质实性，灰白或灰褐色。

EMC 含有不等量的上皮细胞和肌上皮细胞，典型结构为双层管状结构。上皮细胞围成管状结构的内层，细胞形态可为扁平、立方或柱状，有嗜酸性的胞质和温和、圆形或卵圆形的核，通常无明显的细胞异型性和核分裂象。肌上皮细胞围成管状结构的外层，可为单层或多层，细胞常为多角形，伴有偏位的细胞核和特征性的透明胞质，细胞界限不清（图 1-2-67）。有时，肌上皮细胞可呈梭形，不与上皮细胞围成管腔结构，而形成以肌上皮细胞为主的实性细胞巢。有些病例可出现比例较大的实性区域，也有出现鳞状上皮化生的报道[72]。EMC 细胞异型性小，核分裂象少见，通常无坏死，但肿瘤可累及肺实质内，或出现淋巴结转移，甚至胸壁转移[73]。

【免疫组化】　EMC 中的上皮细胞为 CK 阳性，而 Vimentin、SMA、HMB45、S-100、CD117、GFAP 和 TTF-1 阴性。肌上皮细胞为 SMA 和 S-100 阳性，另外，CK、CD117 及 GFAP 可部分阳性，而 CEA、HMB45 和 TTF-1 为阴性。有个例报道表明，上皮细胞成分可向肺泡上皮分化，并表达 TTF-1 和 Napsin A[64]。

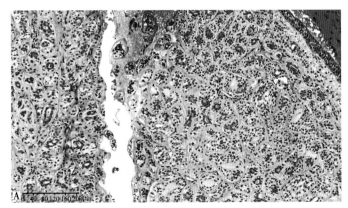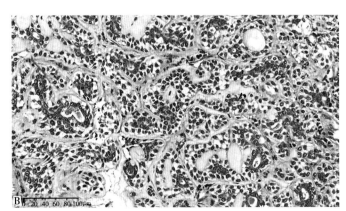

图 1-2-67　上皮 - 肌上皮癌

支气管黏膜上皮下（右上角），可见癌组织呈双层管状结构。上皮细胞围成管状结构的内层，立方或柱状，胞质嗜酸性（A）；肌上皮细胞围成管状结构的外层，单层或多层，多角形，细胞界限不清，胞质透明变。两种细胞均无明显的细胞异型性和核分裂象（B）

（由郑州大学附属第一医院李晟磊教授提供）

【鉴别诊断】

（1）肺原发或转移性的唾液腺型肿瘤：肺原发的 EMC 需要与其他肺原发的唾液腺型肿瘤鉴别，包括黏液表皮样癌、腺样囊性癌、多形性腺瘤和腺泡细胞癌等，同时也要与转移性的唾液腺型肿瘤鉴别。

（2）血管周上皮细胞肿瘤（PEComa）：糖瘤的免疫组化染色为 S-100 和 HMB45 阳性，而其他类型血管周上皮细胞肿瘤为 HMB45 和 MSA 阳性，可以帮助与 EMC 鉴别。

（3）透明细胞类癌：一种罕见的具有透明细胞特征的类癌，神经内分泌标记 Syn、CgA 和 CD_{56} 阳性可帮助鉴别。

（4）转移性肾细胞癌：需要结合病史和临床检查资料帮助鉴别，免疫组化 RCC 和 Pax8 表达阳性则提示为透明细胞肾细胞癌肺转移。

【预后及预后因素】　EMC 为低级别恶性肿瘤，极少数可发生转移。手术治疗后，通常是可以治愈的，但也有多年后出现复发的病例报道。

（五）腺泡细胞癌

【定义】　腺泡细胞癌（acinic cell carcinoma）是一种惰性的唾液腺源性恶性肿瘤。肺内原发的腺泡细胞癌由 Fechner 首先报道，所以也称为 Fechner 瘤，组织形态与头颈部的腺泡细胞癌类似，细胞伴有浆液性腺泡细胞的分化及特征性的胞质内酶原分泌颗粒[74]。

【临床特点】　肺原发腺泡细胞癌为罕见肿瘤，仅有散发病例的报道。成年患者相对多见，无性别差异，患者年龄为 30～75 岁，但也有 2 例分别发生于 4 岁和 12 岁儿童的报道[74-76]。患者可出现呼吸道阻塞症状，也可无症状。影像学上，位于肺中央部的肿物，通常为支气管内息肉样占位，而位于肺周边部的肿物为结节状或分叶状占位。手术切除是目前治疗腺泡细胞癌的主要手段。

【病理变化】　肺的腺泡细胞癌可表现为中央型支气管内息肉样占位，可也为周边肺内肿物，结节状或分叶状，界限清楚，无包膜，切面均质、灰褐色。肿瘤直径为 1.2～5.2cm，平均 2.8cm[77]。

与头颈部的腺泡细胞癌类似，肿瘤细胞具有浆液性腺泡细胞的特征。肿瘤细胞胞质丰富，圆形或多角形，具有颗粒状嗜碱性或透明的胞质，核小、圆形椭圆形，偏位或居中，可出现一个或多个小核仁，有些细胞可呈印戒样。肿瘤细胞呈实性片状生长，局部可出现腺泡、微囊和囊性乳头状结构，或类似神经内分泌肿瘤的器官样结构。纤维性间隔可将肿瘤细胞巢分割呈模糊的小叶结构。核分裂象少见，也通常看不到细胞的异型性和坏死。中央实性区可见丰富薄壁血管，周边可浸润小支气管[78]。有文献表明，肺的腺泡细胞癌可形成大量的玻璃样小体和砂粒体，需要与肺内异位脑膜瘤鉴别（图 1-2-68）[76]。电镜下，在胞质内可见特征性的丰富的胞质内酶原颗粒，直径约 600nm～800nm[58]。

【免疫组化和特殊染色】　腺泡细胞癌没有特异的免疫组化标记，可表达 CK（L）、a-1- 抗糜蛋白酶（AACT）和淀粉酶。PAS 染色阳性，而黏液卡红染色阴性（图 1-2-69）[58]。

【鉴别诊断】

（1）转移性腺泡细胞癌：需要结合病史和临床检查资料排除头颈部唾液腺来源的转移性腺泡细胞癌的可能。

（2）血管周上皮细胞肿瘤（PEComa）：免疫组化 HMB45 和 S-100 等阳性可帮助鉴别。

（3）透明细胞类癌：一种罕见的具有透明细胞特征的类癌，神经内分泌标记 Syn、CgA 和 CD_{56} 阳性可帮助鉴别。

（4）转移性肾细胞癌：需要结合病史和临床检查资料并结合 RCC 和 Pax8 等标记帮助鉴别。

【预后及预后因素】　肺原发腺泡细胞癌为罕见肿瘤，有报道腺泡细胞癌术后复发和出现淋巴结转移，但尚无死亡病例的报道。

九、乳头状瘤

肺的乳头状瘤包括鳞状细胞乳头状瘤、腺性乳头状瘤和腺鳞混合性乳头状瘤，均为肺的少见肿瘤。其中，鳞状细胞乳头状瘤在所有肺肿瘤中占比 <1%，但同时也是肺内最多见的良性肿瘤[79]。腺性乳头状瘤和腺鳞混合性乳头状瘤更加罕见，只有个例报道。乳头状瘤的患者多数为中老年人，也有发生于青年人的报道[80]。鳞状细胞乳头状瘤和腺鳞混合性乳头状瘤多见于男性（男女比例为 3:1）[81]。乳头状瘤发生于各级支气管内，通常为中央型支气管内息肉样肿瘤，少数可发生在外周肺组织。患者可表现为支气管阻塞的相应症状，如阵发性的咳嗽、咳痰、喘鸣、轻度的咯血等，有些乳头状瘤，特别是周边型乳头状瘤常无症状而偶然发现[82]。CT 表现为支气管壁的突起、结节样肿物或气道增厚，以及由其所导致的空气潴留、肺不张、肺实变和支气管扩张等。多发性的乳头状瘤病表现为位于小叶中心的肺实质内的非钙化结节，界限不清、不透明，可有厚壁的空洞[83]。PET-CT 检查可出现 FDG 摄取增高[84, 85]。乳头状瘤均可通过手术切除治疗。

（一）鳞状细胞乳头状瘤

【定义】　鳞状细胞乳头状瘤（squamous cell papilloma）是表面被覆鳞状上皮细胞构成的乳头状肿瘤，轴心由纤细的纤维血管构成，可以单发也可以多发，可以为外生性也可以为内翻性生长。患者可出现支气管阻塞的相应症状，周边型病变常无症状而偶然发现。

【病理变化】　鳞状上皮乳头状瘤发生于各级支气管壁，呈息肉样向管腔内生长，灰白质软，直径为 0.7～9cm

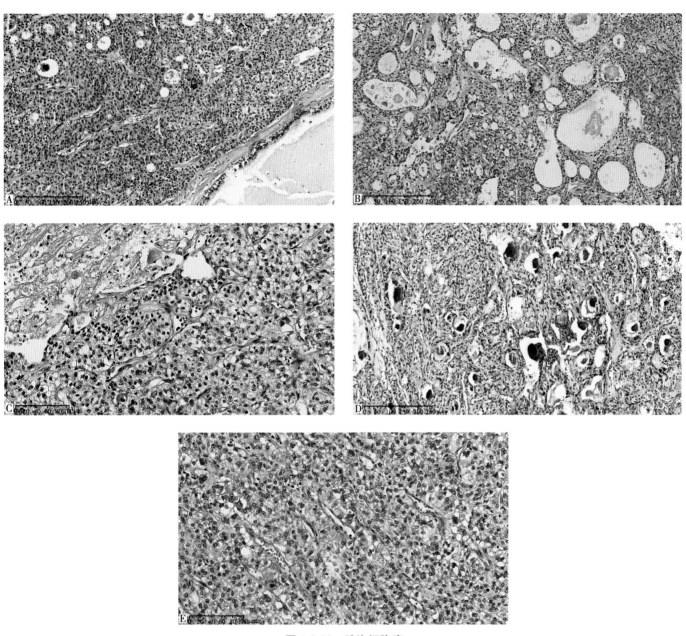

图 1-2-68　腺泡细胞癌

支气管黏膜下（右下角），腺泡细胞癌组织呈实性条索状排列，间质少，血管纤细，局部有少量微腺体结构形成，内有粉染分泌物（A）；腺泡细胞癌也可呈腺样和微囊结构（B）及实性结构，并可见坏死（C）；某些病例中局部微囊结构内可见粉染分泌物和大量砂粒体形成（D）；肿瘤细胞圆形或多角形，胞质丰富，嗜碱性或透明，核小、圆形椭圆形（E）

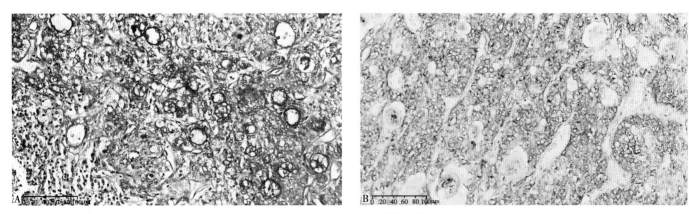

图 1-2-69　腺泡细胞癌的特殊染色

腺泡细胞癌经消化酶消化后 PAS 染色为阳性（A）；AACT 染色阳性（B）

不等，平均直径为 1.5cm。周围或远端肺组织可出现支气管扩张，或支气管阻塞导致的继发表现，如肺不张、实变，或呈蜂窝状改变等。

鳞状细胞乳头状瘤具有分枝状疏松的纤维血管轴心，表面被覆复层鳞状上皮（图 1-2-70）。组织学上可分为外生性和内翻性。

（1）外生性乳头状瘤的鳞状上皮层次清楚，从基底层到表层极性良好，通常有表面细胞的角化。有些乳头状瘤病例（不超过 25%）可具有 HPV 感染的细胞学特征，如出现双核、核皱褶和核周空晕。有时可出现不同程度的细胞异型性，如中上层细胞核增大、出现核分裂象、角化不良等。

（2）内翻性乳头状瘤在大体上同样也是外生性的，只是被覆的鳞状上皮伴有内陷。瘤细胞通常是非角化的，同样具有从基底层到表层良好的极性和成熟现象。瘤细胞有时可能会延伸到邻近的浆液性腺泡中，但基底膜是连续完整的。

鳞状细胞乳头状瘤可累及肺实质，表现为温和的非角化细胞在肺泡腔内形成实性细胞巢，或者衬覆在大囊腔的表面。同时可以看到明显增生的Ⅱ型肺泡上皮细胞和周围肺组织的炎症反应和纤维组织增生。在某些累及肺实质的喉气管乳头状瘤病（多发的乳头状瘤）时可见到病毒感染的特征[64]。

【免疫组化】　CK、CK5/6、P63 和 P40 等标记阳性，TTF-1 阴性。免疫组化和 DNA 原位杂交可以证实感染 HPV 病毒的挖空细胞，但对诊断并无帮助。

【鉴别诊断】

（1）炎性息肉：支气管内的炎性息肉局部可有鳞状上皮化生，但缺乏真正的乳头状结构和纤维血管轴心，也没有连续的增生的鳞状上皮。

（2）鳞状细胞癌：鳞癌可呈支气管内息肉样的外生性生长，特别是分化好的鳞癌（以往分类的乳头状鳞癌和疣

状癌）可完全呈支气管内生长，有时，甚至浸润和促纤维增生的反应都不明显，但不论浸润癌还是原位癌，都会有显著的细胞异型性。内翻性乳头状瘤内陷的细胞巢有时与浸润性鳞癌不易区分，特别是瘤细胞有异型性时就更加难以鉴别。肺实质的侵犯、破坏；出现明显的不良角化、异位角化；细胞的异型性和多形性等支持鳞癌的诊断。基底膜染色和网状纤维有助于勾勒出内陷细胞巢的基底膜和浸润的癌细胞巢，可用于鳞癌和乳头状瘤的鉴别。

【预后及预后因素】　通过手术切除方法治疗的孤立性鳞状细胞乳头状瘤未见复发，但通过支气管镜治疗的病例有近 20% 发生局部复发。鳞状细胞乳头状瘤能否进展为鳞癌并不明确，但伴有 HPV 感染的病例，特别是 HPV 的 16、18 或 31、33、35 亚型的感染，具有恶性的潜能。多发性的喉气管乳头状瘤病可以蔓延到周边支气管和肺实质内，难以治愈，但恶变的概率不超过 2%。抗病毒治疗可能对治疗乳头状瘤病有积极的意义[79,83,86]。

（二）腺性乳头状瘤

【定义】　腺性乳头状瘤（glandular papilloma）是一种良性的乳头状肿瘤，其特征是纤维血管轴心表面被覆纤毛或无纤毛的柱状上皮，同时伴有不等量的立方细胞和杯状细胞。发生在周边肺组织内的单发肿瘤，称为孤立性周围型纤毛腺性乳头状瘤（solitary peripheral ciliated glandular papilloma，SPCGP）。

【病理变化】　腺性乳头状瘤为支气管或细支气管内肿物，白色或灰白色，直径为 0.7～4cm，可呈现明显的乳头状结构，有些肿瘤可延伸到周围肺组织内。发生在周边肺组织的肿瘤可表现为实性结节，而无明显的乳头状突起。

典型的腺性乳头状瘤具有宽大的纤维血管轴心，或玻璃样变性的轴心，表面被覆复层或假复层纤毛柱状上皮，可见不等量的黏液细胞和杯状细胞，有时可形成微头样的细胞簇。肿瘤被覆上皮通常以柱状上皮为主，细胞均匀一致，胞质嗜酸性，核小，圆形。上皮内夹杂着纤

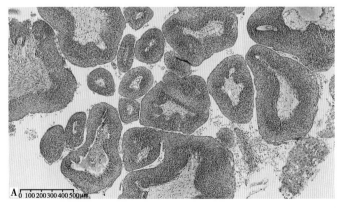
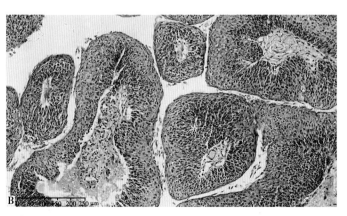

图 1-2-70　鳞状细胞乳头状瘤
在支气管腔内生长的鳞状细胞乳头状瘤（A）；乳头结构中央为纤维血管轴心，表面被覆极性良好的复层鳞状上皮（B）

毛细胞、黏液细胞及杯状细胞，有时可见胞质透明的细胞，但所有细胞均无异型性，或仅有轻度的异型性，无核分裂象，也无坏死。肿瘤的分枝状间质轴心内可呈炎症改变，伴大量浆细胞浸润，周围可见黏液脓性组织细胞碎屑（图 1-2-71）[82, 87]。

应给予高度重视的是周围型纤毛腺性乳头状瘤，其乳头状结构在肿瘤的周边部常不明显，表现为向周围肺泡内延伸，形成类似于沿肺泡壁生长或肺泡内微乳头的结构，肺泡壁有时被破坏形成"黏液湖"样（图 1-2-71 E、F），

在快速冷冻切片上与浸润性黏液腺癌极其相似。但不论是中央型还是周围型的腺性乳头状瘤，往往都能找到肿瘤被覆的上皮与支气管黏膜上皮的连接和延续，以及具有特征性的纤毛细胞。

【免疫组化】 肿瘤中的所有上皮细胞，包括复层或假复层柱状细胞、纤毛细胞、黏液细胞、杯状细胞及基底细胞，均显示 CK、CK7 和 TTF-1 阳性。局部纤毛细胞 Napsin A 和 CEA 阳性。基底细胞 P63 和 CK5/6 阳性（图 1-2-72）[80]。

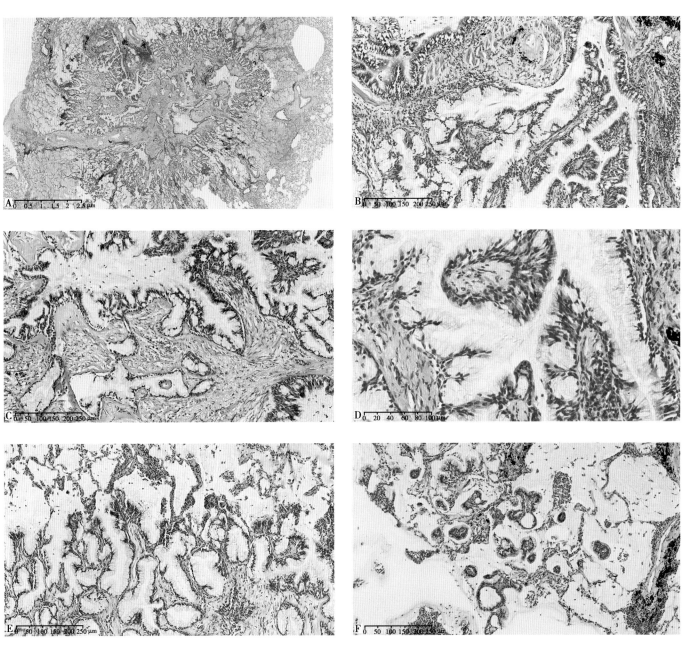

图 1-2-71 腺性乳头状瘤

发生在周边肺组织内的周围型孤立性纤毛腺性乳头状瘤，呈结节状，界限相对清楚，中央可见扩增的腺囊样结构和纤维化玻璃样变性的间质，周边瘤组织向肺泡内延伸（A），局部可见肿瘤被覆上皮与支气管黏膜上皮相连续（B），乳头结构通常具有宽大的纤维血管轴心，可伴有玻璃样变性（C），表面被覆假复层或复层纤毛柱状上皮及黏液上皮细胞，上皮基底层可见基底细胞（D），肿瘤边缘可见类似于沿肺泡壁生长的结构（E），以及形成黏液池和肺泡内微乳头样的结构（F）

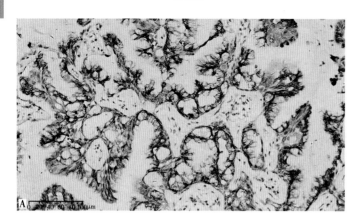

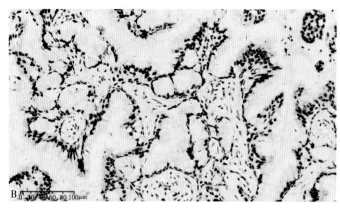

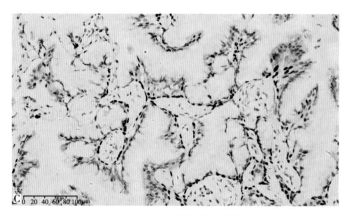

图 1-2-72 腺性乳头状瘤

ABC 为同一视野的免疫组化染色，表面被覆上皮表达 CK7（A）和 TTF-1（B），表面被覆上皮下的基底细胞也表达 TTF-1（B），同时还表达 P63（C）

有关纤毛黏液结节性乳头状肿瘤（ciliated muconodular papillary tumor，CMPT）与周围型纤毛腺性乳头状瘤的关系，着实耐人思考。前者也同样是发生在肺周边部的罕见肿瘤，目前报道不到 20 例，其组织形态和免疫组化表型与周围型纤毛腺性乳头状瘤极其相似[80，82]，两者是同一种肿瘤，还是发生于周围肺内乳头状肿瘤家族中的不同类型，尚有待明确。我们认为两者很可能为同一种肿瘤[88]。有人认为纤毛黏液结节性乳头状肿瘤存在着某些特殊基因的改变，但确实需要与已经诊断为周围型纤毛

腺性乳头状瘤的病例标本进行比对研究才能得出令人信服的结论。

【鉴别诊断】

（1）原发或转移性腺癌（黏液腺癌、乳头状腺癌）：腺癌除有明确的浸润生长外，腺癌细胞缺乏极性，聚集成巢、异型性明显，无基底细胞、纤毛细胞、黏液细胞等多种细胞成分的分化。特别是腺性乳头状瘤同时有表达 P63 和 TTF-1 的基底细胞层，可与各型腺癌鉴别。

困难的是术中冷冻诊断涉及术式和切除范围，往往给诊断者带来极大的挑战。由于纤毛性乳头状瘤无包膜，肿瘤周围沿着肺泡壁向肺实质内生长并出现微乳头样结构和黏液湖，与缺乏异型性的浸润性黏液腺癌非常相似。因此，在充分取材的基础上，发现肿瘤与支气管的关系、带有纤维血管轴心的乳头状结构、乳头被覆上皮和沿着肺泡壁生长的细胞中出现纤毛细胞等，有助于本病的诊断。

（2）黏液腺腺瘤：以形成富含黏液的囊腔或管状结构为主，可在局部有少量乳头状结构，但不是肿瘤的主要成分。

（3）乳头状腺瘤：与支气管无关的实性肿瘤，乳头结构表面被覆的是单层立方上皮细胞，并伴有肺泡上皮分化。

【预后及预后因素】 通过手术切除可治愈，如果切除不彻底，可能会复发，但目前尚无恶变的报道。

（三）腺鳞混合性乳头状瘤

【定义】 腺鳞混合性乳头状瘤（mixed squamous cell and glandular papilloma）是良性的支气管内乳头状肿瘤，同时被覆鳞状上皮和腺上皮，其中腺上皮成分至少要占 1/3 以上。

【病理变化】 腺鳞混合性乳头状瘤多数位于中央支气管内，也有少数位于周边细支气管内，直径为 0.2～2.5cm，灰褐色或灰红色。

腺鳞混合性乳头状瘤同样具有纤维血管轴心，表面被覆上皮主要为腺上皮，在腺上皮间夹杂着鳞状细胞岛，并伴有细胞的角化（图 1-2-73）。腺上皮成分与腺性乳头状瘤类似，为复层或假复层纤毛或无纤毛的立方或柱状上皮，并散在黏液细胞。腺上皮无异型性，核分裂象罕见，也无坏死，但鳞状细胞可出现轻度到重度的异型性。与鳞状上皮乳头状瘤不同，腺鳞混合性乳头状瘤的鳞状上皮无病毒感染的细胞学特征，HPV 检查也为阴性。

【免疫组化】 腺上皮和鳞状上皮均表达 CK7、CK19、CAM5.2、CK5/6 和 CK34βE12，不表达 CK20，另外，全部的腺上皮和鳞状上皮的基底层细胞均表达 TTF-1[89]。

【鉴别诊断】

（1）单纯的鳞状上皮乳头状瘤或腺性乳头状瘤：均为良性肿瘤，被覆上皮为单一的鳞状上皮或腺上皮。

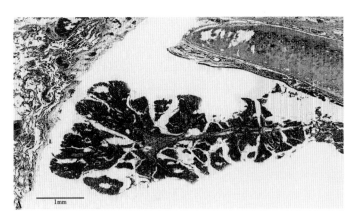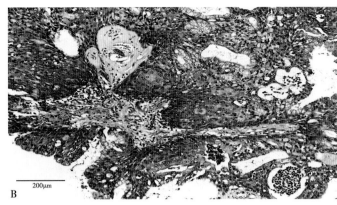

图 1-2-73 腺鳞混合性乳头状瘤

肿瘤位于支气管内，呈乳头状生长（A），乳头中央为纤维血管轴心，表面被覆腺上皮，局部形成鳞状上皮细胞岛（B）

（由同济大学附属上海肺科医院武春燕教授提供）

（2）黏液表皮样癌：通常容易鉴别，黏液表皮样癌无乳头状结构，表皮样细胞成分无明显角化，可见肿瘤侵犯支气管壁、软骨或周围肺组织，肿瘤细胞 TTF-1 表达阴性。

【预后及预后因素】 手术切除能够治愈，但有一例恶变为多形性癌的报道[90]。

十、腺瘤

肺的腺瘤均为少见肿瘤，其中硬化性肺细胞瘤相对多见，特别是东亚地区，而肺泡腺瘤、乳头状腺瘤、黏液性囊腺瘤、黏液腺腺瘤均很罕见。硬化性肺细胞瘤、肺泡腺瘤、乳头状腺瘤和黏液性囊腺瘤为肺泡上皮来源，表现为肺实质内肿物，表达肺泡上皮标记，其发生与支气管无关。而黏液腺腺瘤为支气管腺体来源，表现为中央型或周边型支气管内肿物。

（一）硬化性肺细胞瘤

【定义】 硬化性肺细胞瘤（sclerosing pneumocytoma），以往称之为硬化性血管瘤（sclerosing haemangioma），是一种起源于原始肺上皮细胞，临床经过良好的肺实质内肿瘤。肿瘤中可同时包含多种组织学结构（如实性区、乳头区、硬化区、血管瘤样区等）和两种分化不同的主要细胞（表面的立方形细胞和间质内的圆形或多角形细胞）成分[91]。

【临床特点】 硬化性肺细胞瘤为少见肿瘤，东亚地区相对好发。患者年龄为 11～80 岁，但多数患者集中在 40～49 岁年龄段。女性患者多见，超过 80% 的病例发生在女性[92]。70% 以上的患者无明显症状，只是偶然发现。如出现临床症状，通常表现为咳嗽、咳痰、咯血和胸痛等[92]。在 X 线和 CT 检查中，硬化性肺细胞瘤通常表现为周边型实性结节，伴有清晰的边界，钙化罕见，有时可见囊腔结构。MRI 可以显示硬化性肺细胞瘤的出血区

域。有报道表明，体积较大的硬化性肺细胞瘤在 PET-CT 检查时，可出现 FDG 摄取增高[92, 93]。手术切除是治疗硬化性肺细胞瘤的主要手段。

【病理变化】 典型的硬化性肺细胞瘤为周边肺组织内的实性病变，有些病例可以累及脏层胸膜或纵隔，少数病例可以多发，甚至累及双肺，也可以呈支气管内息肉样生长。肿瘤界限清楚，结节状、实性、切面灰黄灰褐色，局部可见出血区域，偶尔可见囊腔形成和钙化灶。

硬化性肺细胞瘤有两种瘤细胞成分：被覆在表面的立方形细胞和间质内的圆形或多角形细胞。表面立方细胞衬覆在乳头、腺体、管状和囊腔结构的表面，为立方形，胞质丰富嗜酸或略嗜碱性，可见核内包涵体，其形态与Ⅱ型肺泡上皮细胞非常相似。间质内的多角形细胞埋在多种结构的间质内，是构成实性区和乳头内细胞的主要成分。间质细胞较小，圆形或多角形，有一个中位温和的细胞核，染色质细，可有小核仁，胞质嗜酸性或空亮。

硬化性肺细胞瘤的组织结构多样，主要包括实性区、乳头区、硬化区、血管瘤样区（出血区）等结构。乳头结构的表面被覆的是立方细胞，而乳头内由多角形细胞所构成（即细胞性乳头），并不是通常乳头结构的纤维血管轴心。实性结构主要由片状排列的多角形细胞构成，在实性区域内可见由表面立方细胞围成的完整或不完整的管状或腺样结构，散落在其中。在血管瘤样结构或出血区内，往往形成大小不等的囊腔，腔内可见红血球，酷似血管瘤。值得注意的是，该囊腔内衬的是"表面立方细胞"，而不是血管内皮细胞。在乳头结构的间质轴心、血管瘤样结构的周边和实性结构内均可以形成富含致密胶原的硬化区（图 1-2-74）[64, 91]，其内可见含铁血黄素沉积、胆固醇结晶、泡沫细胞以及其他多种炎性细胞。另外一个特点是在这些结构中散在着一些数量不等的肥大细胞。

多数肿瘤同时含有2种或2种以上的结构，只是不同结构所占的比例不同而已，因此，常可见到以某种结构为主的肿瘤。另外，这4种结构并不是完全孤立的，它们之间往往存在着相互移行的状态。有时，细胞和结构会出现一些变异的情况，应引起足够的注意，如表面立方细胞相互融合而形成多核巨细胞，细胞性乳头内被胶原纤维所代替形成硬化性乳头，实性区的间质细胞梭形变呈束状或漩涡状排列等（图1-2-74 E、F）[94]，尤其是给小活检的诊断带来困难和挑战。

【免疫组化】 表面立方细胞CK、EMA、CAM5.2、CK7、TTF-1、Napsin A、SPA和SPB阳性，而Vimentin、CK20、CK5/6、S-100、SMA、Ⅷ因子、calretinin、ER、PR和神经内分泌标记阴性[96]。

间质多角细胞EMA、TTF-1、Vimentin阳性，CAM5.2和CK7局部可阳性，ER、PR可出现局部阳性，CK通常阴性，SPA和SPB阴性，Napsin A可出现微弱阳性[64]。因此，CK、TTF-1、Vimentin和Ki-67（一般<2%）是硬化性肺细胞瘤诊断和鉴别诊断的最佳组合（图1-2-75）。

【鉴别诊断】

（1）肺内转移性肿瘤：硬化性肺细胞瘤有时可以在一侧肺或双肺内多发，数量和大小不等（图1-2-74 G、H），此时需要与肺内转移性肿瘤相鉴别。充分了解病史和必要的检查资料对鉴别诊断是有帮助的。

（2）乳头状腺癌：硬化性乳头表面伴有多核瘤细胞形成时，在术中快速病理切片中很容易误诊为乳头状腺癌。此时，除仔细观察细胞是否真正具有明显的异型性、是否

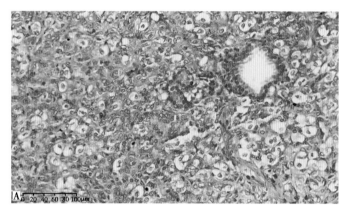

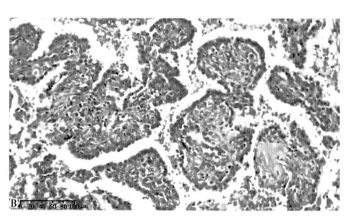

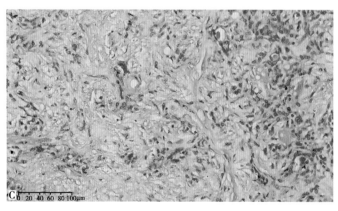

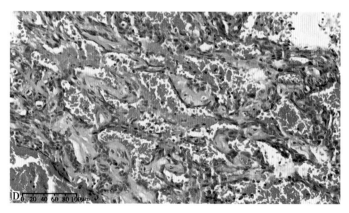

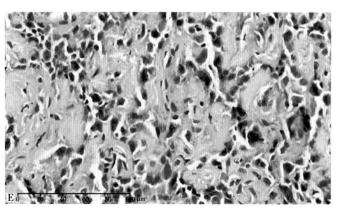

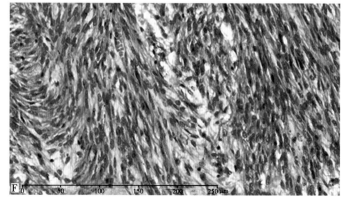

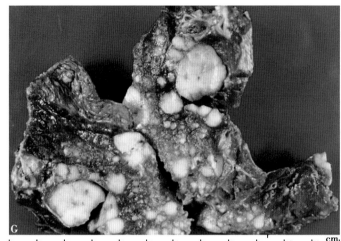

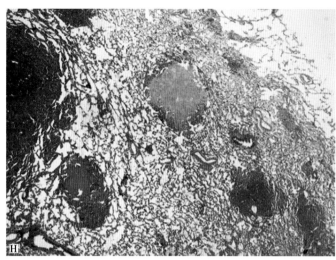

图 1-2-74 硬化性肺细胞瘤

硬化性肺细胞瘤的实性结构主要由片状排列的多角形细胞构成,可见由表面立方细胞围成的完整或不完整的管状或腺样结构,散落在其中(A);乳头结构的表面被覆的是立方细胞,而乳头内由多角形细胞所构成(B);硬化区富含致密胶原的,其间可见少量围成腺样的立方细胞和散在分布的多角形细胞(C);血管瘤样结构或出血区内,往往形成大小不等的囊腔,腔内可见红血球,酷似血管,但囊腔内衬的是"表面立方细胞",而不是血管内皮细胞(D);有的病例可见细胞性乳头内被胶原纤维所代替形成硬化性乳头,而表面立方细胞相互融合而形成多核巨细胞(E);实性区的间质细胞也可发生梭形变,并呈束状排列(F);硬化性肺细胞瘤有时可以多发,形成数量和大小不等的结节(G、H)

呈浸润性生长以外,发现是否具有两种主要的细胞成分和硬化性肺细胞瘤中特有的多种结构,对正确的诊断具有重要的提示作用。

(3)类癌:以实性区为主的硬化性肺细胞瘤,由于其细胞大小相对一致而温和,在冷冻病理诊断和材料有限的小活检病理诊断中,需要与类癌相鉴别。尽管冷冻和小活检取材有限,但认真观察同样会发现多种组织结构和两种形态不一的细胞,神经内分泌标记仅为灶状弱阳性。

(4)乳头状腺瘤:与硬化性肺细胞瘤一样,乳头状腺瘤也是发生在肺实质内的一种良性肿瘤,它们虽然表现为界限清楚,但是常常缺少包膜,当硬化性肺细胞瘤以乳头结构为主时,两者需要进行鉴别。乳头状腺瘤的镜下最大特点是结构相对单一,无实性、硬化和血管瘤样区域,所有的乳头均为纤维血管轴心的乳头,无细胞性乳头、硬化性乳头以及两者过渡性乳头,乳头间质中的细胞为 TTF-1 阴性。

(5)上皮样血管内皮瘤:当硬化性肺细胞瘤中的硬化性乳头非常明显、并出现透明变时,与血管瘤样区混杂在一起,即使是术后切除标本,仍然需要与上皮样血管内皮瘤形成的细胞稀疏区和透明变进行鉴别。但上皮样血管内皮瘤出现坏死、细胞具有一定的异型性、表达 CD_{31} 和 CD_{34},以及 TTF-1 为阴性等特点能够帮助鉴别。

(6)梭形细胞软组织肿瘤:实性区的间质细胞有时会发生梭形变,呈束状或旋涡状排列,与梭形细胞的软组织肿瘤极为类似。但这种梭形变往往只是局部的或只发生在实性区,多处充分取材总会发现肿瘤还存在着其他的结构。这些梭形细胞表达 TTF-1 可以与其他软组织肿瘤进行鉴别。

【预后及预后因素】 有些硬化性肺细胞瘤可以多发或累及双肺,少数也可出现复发和淋巴结转移,但这些行为对患者的预后一般并无大的影响,所以目前的观点认为硬化性肺细胞瘤在临床上是良性[92]。有研究表明,利用激光捕获显微切割捕获 2 种细胞后,分别提取其 DNA 进行性染色体连锁的 PGK 和 AR 基因克隆性分析,证明这两种细胞为同一起源。进一步的研究发现,表面立方细胞具有完整的 E-cadherin/β-catenin 复合体,而间质中的多角形细胞缺如,但突变型 P53 表达高于表面立方细胞,测序结果表明:多角形细胞更易发生错义突变,而表面立方细胞 P53 突变较低且多为同义突变。我们检测了 2 种细胞中 Wnt 信号相关因子后发现:表面立方细胞表达 Axin,而 β-catenin 定位于细胞膜,表明 Wnt 通路被抑制,但间质多角形细胞的浆/核中表达 β-catenin,表明 Wnt 通路激活。干细胞相关标记检测(ABCG2、Notch1 和 Notch3、Jagged1 等)也表明间质内的多角形细胞表达明显强于表面立方细胞。因此,我们认为某些存在 P53 突变、Ki-67 指数>2%,浸润性生长或已发生淋巴结转移的病例,至少应属于恶性潜能未定性肿瘤,但这些尚需要随访来证实[91, 94-98]。

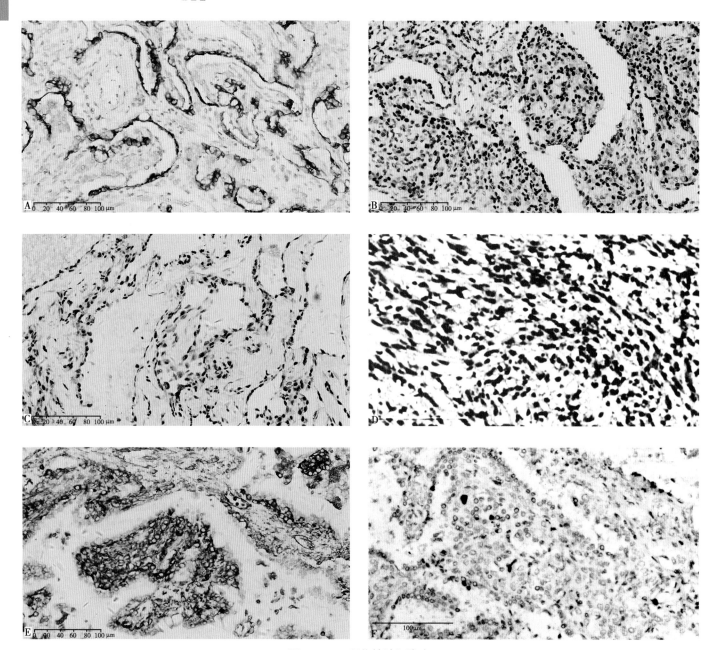

图 1-2-75　硬化性肺细胞瘤

表面立方细胞 CK 阳性，而间质多角细胞为阴性（A）；乳头结构区，表面立方细胞和间质多角形细胞均为 TTF-1 阳性（B）；血管瘤样区，内衬上皮细胞和间质细胞 TTF-1 阳性（C）；实性区的梭形细胞成分 TTF-1 阳性（D）；间质多角形细胞 Vimentin 阳性表达，而表面立方细胞 Vimentin 表达阴性（E）；虽然硬化性肺细胞瘤细胞丰富，排列密集，但 Ki-67 指数却很低（F）

（二）肺泡腺瘤

【定义】　肺泡腺瘤（alveolar adenoma）是周边型的孤立性肺良性肿瘤，其组织特征是网格样囊状结构，内衬单层的Ⅱ型肺泡上皮细胞，囊壁间隔粗细不等，由富于梭形细胞的间质构成。

【临床特点】　肺泡腺瘤为罕见肿瘤，至今报道仅 40 例左右，患者年龄为 34～83 岁，平均年龄约为 55 岁[99, 100]。女性略多于男性。患者可能出现的症状有咳嗽、胸痛、呼吸困难等，但多数患者无明显症状，只是偶然发现。肺泡腺瘤在 X 线检查时显示为非钙化的孤立性结节，界限清

楚，密度均匀。增强 CT 和 MRI 能更好地显示含液体的囊性结构和间隔[99]。肺泡腺瘤主要通过手术切除治疗。

【病理变化】　肺泡腺瘤直径为 0.2～9.1cm，平均 2.4cm，界限清楚、切面分叶状或多囊性，灰黄色或褐色，质地从软到硬不等[99]。

肺泡腺瘤的瘤组织界限清楚，无包膜，伴有多量囊腔形成，与扩张的肺泡腔相似，越靠近肿瘤中心，形成的囊腔越大。囊腔内空亮或充满嗜酸性物质，囊壁内衬温和的、扁平至立方形的Ⅱ型肺泡上皮细胞，有时可见鳞状上皮化生。囊壁的间质内可呈黏液样或明显的胶原化，并

可见数量不等的形态温和的梭形细胞（图1-2-76）[101]。也有学者报道称，在一例肺泡腺瘤的间质内出现成熟的脂肪细胞[102]。

【免疫组化】 囊壁内衬上皮细胞表达 CK、TTF-1、CEA、SP-B 和 SP-C。间质梭形细胞表达 SMA 和 MSA，也可表达 CD$_{34}$（图1-2-76），但不表达 CK、TTF-1、CEA、SP-B 和 SP-C。两种细胞的增殖指数都很低[99, 101, 103]。

【鉴别诊断】

（1）淋巴管瘤：淋巴管瘤也可形成许多大小不等的囊腔，其形态学有相似之处，但肺泡腺瘤的囊腔内衬细胞表达 CK 和 TTF-1，可以将两者区分开。

（2）硬化性肺细胞瘤：结构多样，含有乳头区、实性区、硬化区和出血区多种结构，缺乏广泛的囊腔形成。除了表面立方细胞，间质内的多角细胞也表达 TTF-1。

（3）沿肺泡壁生长的腺癌：细胞异型性大，结构复杂多样，可见复层或脱离到腔内的癌细胞，可表现出恶性的生物学行为。

（4）原发性或转移性梭形细胞肿瘤：也可形成囊性结构，有时与肺泡腺瘤相似，但无囊壁内衬的 TTF-1 阳性上皮细胞。

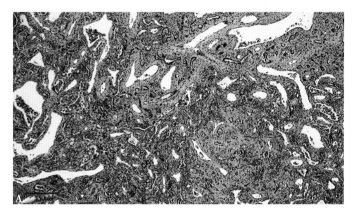

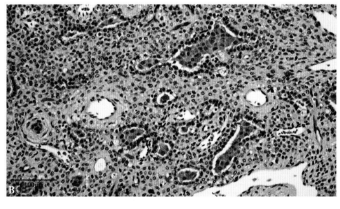

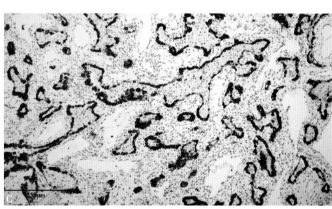

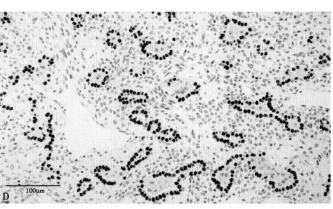

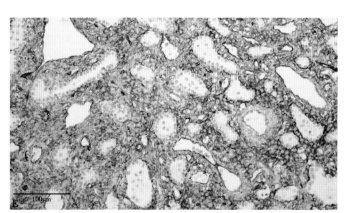

图 1-2-76 肺泡腺瘤

肺泡腺瘤由大量囊腔结构构成，囊壁内衬温和的，扁平至立方形的Ⅱ型肺泡上皮细胞（A）；间质内可见丰富的形态温和的卵圆形至梭形细胞（B）；酷似硬化性肺细胞瘤。囊壁内衬上皮细胞表达 CK（C）和 TTF-1（D）；而囊壁内的间质细胞表达 CD34（E）

（由浙江大学附属第一医院任国平教授提供）

【预后及预后因素】 肺泡腺瘤为良性肿瘤，手术切除可以治愈，但最近有学者报道发现一例肺泡腺瘤伴乳头状腺癌，并认为肺泡腺瘤可能有恶变的潜能[100]。

（三）乳头状腺瘤

【定义】 乳头状腺瘤（papillary adenoma）是发生在肺实质内的界限清楚的良性肿瘤，其特征是在纤维血管间质轴心的表面被覆单层温和的立方或柱状上皮细胞。

【临床特点】 乳头状腺瘤为罕见肿瘤，至今报道不足30例[104]。发病年龄范围较宽，从2个月到70岁都有发生，平均年龄为34岁，男性多见[105, 106]。患者通常无症状，在偶然中发现。影像学检查表现为界限清楚的实性结节，通常位于周边肺组织内，也可以发生在肺中央区域[100]。治疗方式为手术切除。

【病理变化】 乳头状腺瘤通常位于肺周边部，界限清楚，无包膜，直径为0.2～6cm，切面灰白灰黄，有时可见出血[104, 105]。

乳头状腺瘤以形成明显的乳头状结构为主，乳头由纤维血管构成轴心，有时局部乳头轴心可伴有硬化。乳头结构表面被覆单层立方上皮，细胞温和，通常无异型性，也无核分裂象，有时，局部上皮细胞可出现明显增生，形成簇状或假筛状，细胞核内可见包涵体（图1-2-77）[104]。

【免疫组化】 肿瘤表面的立方细胞为CK、EMA、CK7、TTF-1、SP-A和Napsin A强阳性，而Vimentin、Syn和CD56为阴性。乳头轴心间质的细胞不表达CK、EMA、CK7、TTF-1、SP-A和Napsin A（图1-2-78）[104]。

【鉴别诊断】

（1）硬化性肺细胞瘤：结构多样，除了含有乳头样结构，往往同时伴有实性区、硬化区和出血区多种结构。除了表面立方细胞，乳头间质内的多角细胞也表达TTF-1和EMA。

（2）肺泡腺瘤：以形成多量大小不等的囊腔为主要结构，乳头状结构不是其主要成分，囊壁间质内为丰富的梭形细胞并表达SMA和MSA，同时伴有炎细胞浸润。

（3）乳头状腺癌：乳头结构更复杂，细胞异型性更大，增殖指数和核分裂象更多，浸润性生长。

（4）腺性乳头状瘤：与支气管或细支气管关系密切，乳头结构表面被覆上皮成分多样，包括柱状细胞、黏液细胞和纤毛细胞等。

【预后及预后因素】 虽然有些乳头状腺瘤可以浸润性生长，但到目前为止，尚没有复发和转移的报道，所以，目前认为乳头状腺瘤是良性的，通过手术切除可以治愈。

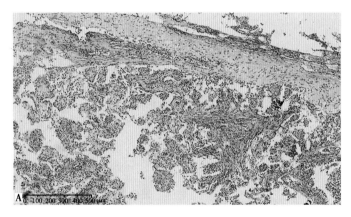
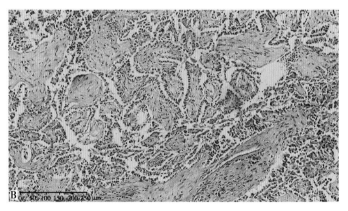
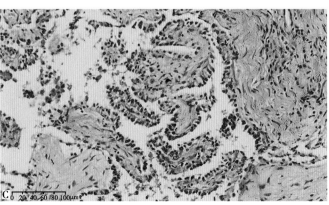
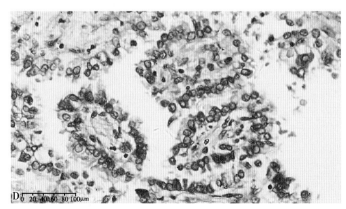

图1-2-77 乳头状腺瘤

乳头状腺瘤边界清楚（A）；肿瘤内形成大量的明显的乳头状结构，轴心由纤维血管构成（B）；有时乳头轴心伴有玻璃样变（C）；乳头表面被覆单层立方或柱状上皮，细胞温和，胞质淡染，细胞核圆形或椭圆形，无明显异型性，核内可见包涵体（D）

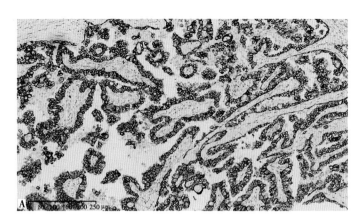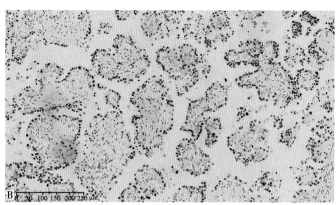

图 1-2-78 乳头状腺瘤

乳头状结构表面被覆的上皮细胞表达 CK（A）和 TTF-1（B），而乳头间质细胞均为阴性可与硬化性肺细胞瘤相鉴别

（四）黏液性囊腺瘤

【定义】 黏液性囊腺瘤（mucinous cystadenoma）为局灶性纤维囊性肿瘤，囊内充满黏液，囊壁内衬分化良好的黏液性上皮。

【临床特征】 黏液性囊腺瘤为罕见肿瘤，仅有个例报道[107,108]。患者通常为老年人，年龄为 60～70 岁，无明显性别差异。患者无明显症状，偶然发现。影像学通常表现为圆形界限清楚的囊性占位，PET-CT 检查可出现 FDG 的摄取增高[107,109]。黏液性囊腺瘤需通过手术切除治疗。

【病理变化】 黏液性囊腺瘤为富含黏液的多囊性病变，1～5cm 大，囊壁薄，无结节样增厚，与支气管无关系[64]。

肿瘤为囊性结构，内含大量黏液，纤维性囊壁，内衬不连续的立方状或高柱状黏液上皮，细胞分化好，核位于细胞基底部，有时可呈假复层排列，无明显的细胞异型性，也无微乳头结构和坏死[64]。

【免疫组化】 囊壁内衬上皮细胞表达 CK、CK7，而 TTF-1、CEA 和 SP-A 表达情况不一，通常为阴性[108,110]。

【鉴别诊断】

（1）胶样腺癌：胶样腺癌可表现为囊腺癌样结构，形成富含黏液的囊腔，内衬的细胞异型性常常不明显，鉴别有一定的困难。但胶样腺癌的肿瘤成分可播散到囊腔结构以外，除囊腔结构外，可见沿肺泡壁播散和其他方式的浸润性生长，可见肿瘤性坏死等。

（2）浸润性黏液腺癌：无包膜，其细胞的异型性也常常不明显，但存在明显的浸润性生长。

（3）黏液性原位腺癌：无包膜，也不形成大的囊腔。细胞的异型性不明显，严格地沿肺泡壁生长。

（4）黏液腺腺瘤：通常为中央型肿物，与支气管关系密切，以外生性为主。除富含黏液的囊腔外，还形成管状、腺样和乳头状结构，覆以高柱状、扁平、立方、杯状、嗜酸性或透明细胞。

（5）先天性及后天性囊性腺瘤样畸形：虽也呈多囊腔结构，但黏液成分不显著，上皮成分多样，从单层立方状至假复层纤毛柱状上皮都可出现，囊壁中可见平滑肌成分。

【预后及预后因素】 黏液性囊腺瘤为良性肿瘤，手术切除可以治愈。

（五）黏液腺腺瘤

【定义】 黏液腺腺瘤（mucous gland adenoma）是起源于支气管腺体和导管的良性肿瘤，以外生性为主。其特征是形成富含黏液的囊性、管状、腺样和乳头状结构，覆以高柱状、扁平、立方、杯状、嗜酸性或透明细胞。

【临床特征】 黏液腺腺瘤为罕见肿瘤，仅有个例报道，儿童和老年人均可发生，无性别差异[111,112]。患者可出现支气管阻塞症状。X 线检查表现为硬币样病变，CT 检查可见界限清楚的支气管内肿物伴有含气新月征。黏液腺腺瘤可通过保守的支气管镜或袖套式切除，而不伤及肺组织。

【病理变化】 多数黏液腺腺瘤为中央型，也有少数为周边型。肿瘤为单发，圆形至卵圆形，息肉状，表面光滑，灰白至灰褐色，切面可呈凝胶状、黏液样、实性或囊性，多数为外生性支气管内病变，极个别病例与支气管无关。肿瘤直径为 0.7～7.5cm，平均直径为 2.3cm[58,111]。

黏液腺腺瘤界限清楚，局限于支气管壁内，并位于支气管软骨以上，富含黏液的大小不等的多囊性结构是其特点，囊液为中性或嗜酸性。除了囊性结构外，腺腔样、管状、微腺样和乳头状结构也常见到。被覆上皮为温和的黏液细胞，可呈高柱状、立方状或扁平，嗜酸细胞、透明细胞、纤毛细胞和假复层细胞也能看到。细胞的异型性、多形性及核分裂象均罕见。肿瘤表面被覆的支气管上皮可发生鳞状化生。间质可发生硬化，形成粗细不等的分隔，常可见于乳头囊性区域。淋巴细胞、组织细胞、浆细胞等炎症细胞可有不同程度的浸润（图 1-2-79）[111]。

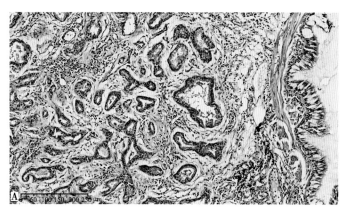
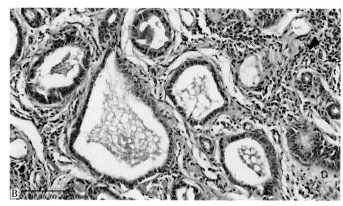

图 1-2-79 黏液腺腺瘤

黏液腺腺瘤位于支气管黏膜肌层下,形成囊性、腺腔样、管状结构(A),内衬高柱状、立方状或扁平上皮,胞质嗜酸性,囊液也为嗜酸性,间质富含纤维细胞成分,可见淋巴细胞、浆细胞浸润(B)

【免疫组化】 与正常支气管腺体的免疫组化染色相似。上皮细胞表达 CK、EMA 和 CEA(图 1-2-80)。局部间质细胞也可表达 CK 和 S-100,提示其可能为肌上皮细胞来源[111, 112]。

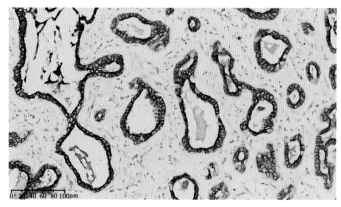

图 1-2-80 黏液腺腺瘤
黏液腺腺瘤的上皮细胞表达 CK

【鉴别诊断】

(1)低级别黏液表皮样癌:含有表皮样细胞和中间型细胞成分,细胞有轻度异型性。

(2)黏液性囊腺瘤:通常位于肺周边部,与支气管无关,肿瘤为富含黏液的多囊性结构,内衬不连续的立方状或高柱状黏液上皮,结构和细胞成分都相对单一。

(3)腺癌:浸润性生长,破坏支气管壁和周围肺组织,组织和细胞异型性大,可见病理性核分裂象及坏死。

【预后及预后因素】 黏液腺腺瘤为良性肿瘤,切除可治愈。

(中国医科大学 徐洪涛)

第二节 间叶性肿瘤

原发于肺脏的间叶源性肿瘤远远少于上皮性肿瘤,仅占所有肺肿瘤的不到 0.5%。但尽管少见却种类繁多,其形态特征类似于身体其他部位发生的间叶源性肿瘤。诊断时除要与某些分化差的上皮性肺肿瘤相鉴别以外,也要与炎症等引起的纤维组织增生性病变进行鉴别,同时还要注意与转移性的间叶源性肿瘤进行鉴别。

一、良性间叶源性肺肿瘤

(一)肺错构瘤

【定义】 肺错构瘤(pulmonary hamartoma)是由至少两种间叶成分构成的良性间叶源性肿瘤,其间叶成分包括软骨、脂肪、纤维及平滑肌等组织,并可见陷入其内的呼吸性上皮。

【临床特征】 错构瘤是肺内原发的最常见的良性间叶性肿瘤,一般发生在成人,发病高峰年龄为 60 岁,儿童罕见。男性多于女性。肿瘤大多(约占 90%)位于肺的周边部,称肺内型错构瘤,无明显症状,常是由影像学检查偶然被发现。少数位于肺的中心部分或支气管内,称为支气管内型错构瘤,该型患者常出现支气管腔机械性堵塞引起的症状,如反复肺部感染、咳嗽、咳痰、咯血、呼吸困难等。X 线及 CT 检查可见圆形、类圆形、球形阴影,边界清楚,密度不均匀,有的可见分叶状。少数肺错构瘤在影像学可发现特征性的"爆米花"样钙化。肺错构瘤的治疗方法是以手术为主,大多采用肿瘤剜出和肺组织楔形切除,预后良好。

【病理变化】 肿瘤呈孤立性球形或分叶状,位于肺实质内或呈广基息肉状突入支气管腔内。大小为 1～7cm,

大部分直径小于4cm,灰白色或灰色,质地坚实,有些有沙砾感,境界清楚,往往可从肺实质中剥脱出来。支气管内型错构瘤表现为黄色至灰色。组织学特征:①镜下主要表现为呈分叶状结构的成熟的软骨组织,被不同比例的其他间叶成分所围绕,包括疏松黏液样纤维组织以及脂肪、平滑肌、骨或血管纤维组织等(图1-2-81 A)。在小叶间的间叶成分内见纤毛上皮、无纤毛上皮或分泌黏液的上皮等呼吸型上皮呈不规则的裂隙状排列(图1-2-81 B)。软骨组织可呈岛状分布,可发生钙化和骨化。②有些病例缺乏软骨、骨组织成分,主要成分为脂肪、黏液纤维或平滑肌组织。故肺错构瘤可以根据其主要成分分为软骨瘤型、平滑肌瘤型、腺纤维瘤型、纤维平滑肌瘤型等[113]。③支气管内型错构瘤其脂肪组织更丰富,上皮成分少或缺乏,表面可见支气管壁浆液腺。

【免疫组化】 不同间叶成分显示各自的免疫表型,Vimetin均阳性,梭形细胞平滑肌SMA、calponin阳性,雌、孕激素受体可阳性;夹杂的裂隙状腺上皮TTF1阳性,肿瘤细胞的增殖标记(Ki-67)指数均<3%。

【分子遗传学】 错构瘤发生高频的t(3;12)(q27-28;q14-15)易位,而导致高迁移率族蛋白基因HMGA2和LPP基因的融合,HMGA2-LPP融合基因由HMGA2的外显子1-3和LPP的外显子9-11组成,几乎所有肿瘤都会发生这种易位[114]。

【鉴别诊断】 根据肺错构瘤中出现两种或以上间叶成分,可借此与良性单相性软组织肿瘤相鉴别;与肺软骨瘤的区别是:肺软骨瘤型错构瘤的软骨小叶间有被覆呼吸型上皮的裂隙,而软骨瘤仅含肿瘤性软骨小叶,且大多伴随Carney三联症(肺软骨瘤、胃间质肉瘤和肾上腺外副节瘤);还需与支气管涎腺型肿瘤和胸膜肺母细胞瘤等鉴别。

(二)软骨瘤

【定义】 软骨瘤(chondroma)是由透明软骨或黏液样透明软骨构成的良性间叶源性肿瘤。常见于Carney三联症(肺软骨瘤、胃间质肉瘤和肾上腺外副节瘤)的患者。

【临床特征】 此瘤较少见,主要见于年龄<30岁的年轻女性,偶尔发生于男性,年龄平均为53岁。通常无明显症状,可出现咳嗽、胸痛和呼吸困难等。影像学表现为支气管内或周围肺实质内界限清楚的圆形或类圆形结节,常伴有"爆米花"样钙化。Carney三联症患者可呈多结节(平均3个)。手术切除软骨瘤可治愈。未见转移和因肿瘤死亡的报道。伴有Carney三联症的患者其胃间质肉瘤和肾上腺外副节瘤是决定临床治疗和预后的主要因素[115]。

【病理变化】 肿块大小不等,界限清楚或呈分叶状,直径为1~2cm,表面光滑,灰白色半透明状,质地较硬,可有钙化。组织学特征:肿瘤呈分叶状结构,由分化成熟的软骨组织构成,可为透明软骨或黏液样透明软骨,亦可为多种软骨混合构成,软骨细胞中等大小,无非典型性(图1-2-82)。肿瘤周围可见假包膜。常见钙化、骨化。

【免疫组化】 显示S-100阳性。

【分子遗传学】 有学者报道软骨瘤可发生6号染色体扩增和1q缺失[116]。

【鉴别诊断】

(1)软骨瘤型错构瘤:肺软骨瘤型错构瘤在软骨小叶间可见被覆呼吸型上皮的裂隙,并常含有其他间叶性成分。

(2)软骨肉瘤:首先应排除转移性,临床病史很重要,且其细胞的丰富程度更大,伴有非典型性。

(三)脂肪瘤

【定义】 脂肪瘤(lipoma)由成熟脂肪细胞构成的良性肿瘤。

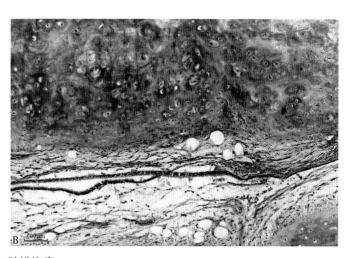

图 1-2-81 肺错构瘤

呈分叶状的成熟软骨组织被疏松黏液样纤维组织以及脂肪组织包绕(A),小叶间的间叶成分中见不规则裂隙状排列的呼吸型纤毛上皮(B)

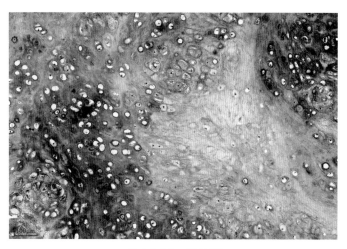

图 1-2-82 软骨瘤

肿瘤由分化成熟的透明软骨和黏液样透明软骨组织构成,细胞无非典型性

【临床特征】 少见,可见于任何年龄,好发于中老年人,男性多见。常发生在大支气管,呈息肉状突入支气管腔,引起阻塞性症状,出现咳嗽、咳痰、咯血、呼吸困难等。发生于周围肺者罕见。治疗主要是局部切除。

【病理变化】 肿瘤在大支气管腔内呈带蒂息肉状肿块突入。肿瘤通常较小,呈黄色,质软。组织学特征:肿瘤表面被覆支气管黏膜上皮,上皮下为分化成熟的脂肪组织,肿瘤与支气管壁界限不清,有时混有残留散在分布的支气管腺体,周围及间质可以出现纤维化和炎症反应,可表现为间质的非典型性。肿瘤与肺组织界限清楚(图 1-2-83)。

【免疫组化】 与其他部位发生的脂肪瘤相同,呈 S-100 阳性。

【分子遗传学】 与软组织脂肪瘤相同。

【鉴别诊断】 脂肪瘤与肺错构瘤的区别在于无被覆

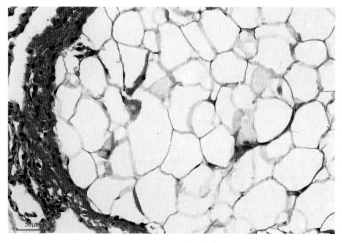

图 1-2-83 脂肪瘤

周围肺脂肪瘤由成熟脂肪细胞构成,与肺组织界限清楚

呼吸型上皮的裂隙以及其他间叶性成分和黏液样基质。

(四)血管瘤

【定义】 血管瘤(hemangioma)主要由扩张的毛细血管型血管组成的良性肿瘤。

【临床特征】 罕见,可见于任何年龄,好发于儿童,男女均可发生。常发生于支气管,可呈息肉状突入支气管腔,引起阻塞性症状。周围肺发生更少见。影像学常表现为界限清楚的不透明的毛玻璃阴影。

【病理变化】 肿瘤可在支气管腔内隆起于黏膜表面,呈鲜红色,直径较小。组织学特征:肿瘤大多表现为海绵状血管瘤,主要由增生的囊状扩张的薄壁血管组成,相互吻合成网,管壁内衬扁平内皮细胞,腔内充有血液,部分可见血栓。间质为纤维结缔组织。有些肿瘤内可见毛细血管瘤样区。肿瘤表面被覆支气管黏膜上皮。与肺组织分界清楚。

【免疫组化】 肿瘤细胞表达 CD_{31}、Factor Ⅷ、ERG、UEA-1、GLUT1 等。

【鉴别诊断】 需与肺血管瘤病区别,两者形态相似,但肺血管瘤是一实体性结节,而非双侧性,无肺血管瘤病其他相关临床指征。

(五)平滑肌瘤及平滑肌瘤病

【定义】 平滑肌瘤(leiomyoma)由分化良好的平滑肌构成的良性肿瘤。肺内多发性平滑肌瘤亦称平滑肌瘤病(leiomyomatosis),表现为多发结节。

【临床特征】 此瘤少见,一般发生在中年人,高峰年龄为 40～50 岁,男女比例为 1:1.5。平滑肌瘤病几乎均为女性。发生在支气管内者有阻塞性症状,发生在肺实质内者多无明显症状。平滑肌瘤病的患者大多有子宫平滑肌瘤病史。治疗方法是以手术为主,大多采用肿瘤剜出和肺组织楔形切除。平滑肌瘤病的预后依据组织学分级及患者个体对激素的反应程度,大多肿瘤进展缓慢,预后良好。

【病理变化】 近一半发生在主支气管,向腔内突出。肺实质内的肿瘤呈孤立结节,直径约为 1.5cm,与周围肺组织界限清楚。平滑肌瘤病多为双侧肺弥漫受累,肿瘤呈粟粒状结节,也可大到 10cm。组织学特征:①肿瘤与其他部位平滑肌瘤相似,由成束的平滑肌细胞纵横交错排列,位于支气管内者,肿瘤表面被覆支气管上皮(图 1-2-84 A)。②平滑肌瘤病主要改变为在肺实质内见大小不等,圆形,境界清楚的平滑肌组织构成的瘤结节,平滑肌细胞分化良好。肿瘤无包膜。有些瘤结节内可见残留的肺泡结构。

【免疫组化】 具有平滑肌细胞的免疫表型,Vimetin 均阳性,SMA、calponin、SMA、MSA 及 Desmin 阳性(图 1-2-84 B),残留肺泡上皮 TTF1 阳性。

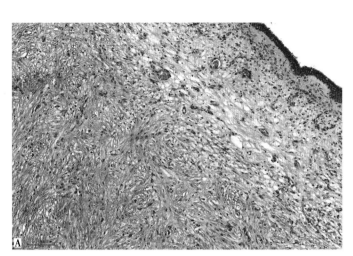
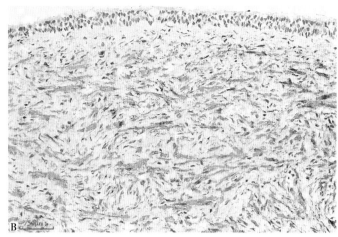

图 1-2-84　支气管平滑肌瘤

肿瘤由成熟的平滑肌细胞构成，成束纵横交错排列，表面被覆支气管上皮（A），梭形瘤细胞表达 SMA（B）

【鉴别诊断】　需与伴有显著平滑肌成分的肺错构瘤（平滑肌型错构瘤）、转移性良性平滑肌瘤和平滑肌肉瘤等鉴别。其中鉴别最为困难的是平滑肌瘤病与转移性良性平滑肌瘤的鉴别，因为两者均可多发，且无包膜，转移性良性平滑肌瘤有时也会内陷入数量不等的支气管或肺泡上皮。此时，详细的了解病史（子宫肌瘤或子宫肌瘤手术病史）可能对于鉴别诊断会有一定的帮助。进行两处（肺和子宫）病变组织的克隆性分析也可能会解决这一难题。

（六）周围神经鞘肿瘤

【定义】　周围神经鞘肿瘤（peripheral nerve sheath tumours）是来源于外周神经鞘细胞的一类良性肿瘤，包括施万细胞瘤（schwannoma）、神经纤维瘤、节细胞神经瘤和神经束膜瘤。

【临床特征】　肿瘤可发生于任何年龄，最多见于20～50岁的中青年。无性别差异。大多位于支气管内，或偶被发现，可导致支气管堵塞症状。发生于肺内者则表现

为实质性包块。治疗主要是局部切除。

【病理变化】　肿瘤在大支气管腔内呈广基息肉状突入腔内。肿瘤通常较小，呈灰白色，质软。肺实质内的肿块常与肺膜或大支气管血管束相连。组织学特征：①形态与肺外其他部位的肿瘤相同。若位于支气管内，表面被覆支气管黏膜上皮（图 1-2-85 A），并可发生溃疡或上皮的鳞化。肿瘤周边可见较多淋巴细胞聚集，有时形成淋巴滤泡。②神经束膜瘤的瘤细胞呈纤细的梭形，可见伸长的细的胞质突起，呈漩涡状排列。

【免疫组化】　施万细胞瘤、神经纤维瘤和节细胞神经瘤均显示强的 S-100 表达（图 1-2-85 B），典型的神经束膜瘤表现为 EMA 阳性，而 S-100 阴性。

（七）胎儿肺间质肿瘤

【定义】　胎儿肺间质肿瘤（fetal lung interstitial tumour）是由不成熟的间充质构成的类似于发育不全的肺泡腔样结构的先天性肺良性肿瘤。

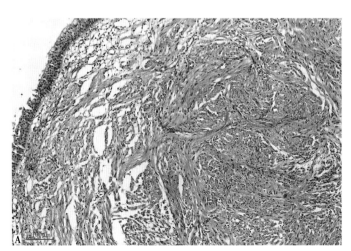
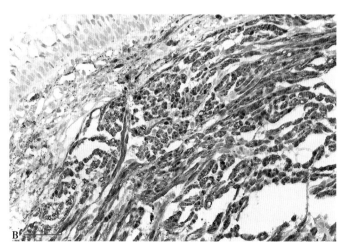

图 1-2-85　支气管神经鞘瘤

瘤细胞呈纤细的梭形，呈漩涡状排列，表面被覆支气管上皮（A），瘤细胞胞质和胞核 S-100 染色均阳性（B）

胎儿肺间质肿瘤常由于肺部症状（呼吸困难等）而被发现。肿瘤为单一孤立性，有厚的完整包膜，其内由黏液背景的短梭形间充质细胞构成不规则的肺泡腔样结构，腔内衬正常的肺泡细胞，与妊娠20～24周龄的胚胎肺结构类似。由于镜下为微囊网状结构，囊内衬上皮细胞，壁的间质内为单一未成熟的间叶细胞，需要与Ⅲ型先天性腺瘤样畸形和胸膜肺母细胞瘤相鉴别。也需要与肺泡细胞腺瘤相鉴别，但后者发生在成人，肿瘤没有包膜，不形成相对均匀的网状结构，囊壁内可有胶原产生。该肿瘤发生在幼小婴儿，切除后不复发，是否与胸膜肺母有关尚未肯定。

二、血管周上皮样细胞肿瘤

血管周上皮样细胞肿瘤（perivascular epithelioid cell tumors，PEComa）是起源于血管周上皮样细胞的一类肿瘤，在组织学和免疫表型上具有血管周上皮细胞特征的间叶性肿瘤。包括肺淋巴管平滑肌瘤病、透明细胞"糖"瘤（良性PEComa）及恶性PEComa。

（一）淋巴管平滑肌瘤病

【定义】　肺淋巴管平滑肌瘤病（pulmonary lymphangioleiomyomatosis，PLAM）是一种由淋巴管及其周围增生的短梭形平滑肌样细胞所组成的肿瘤，常与囊性变有关。

【临床特征】　淋巴管平滑肌瘤病几乎均发生在生育期女性，男性罕见，目前认为发生在绝经后的女性则表现出疾病进展缓慢。PLAM分为散发性和结节硬化症（tuberous sclerosis complex，TSC）相关的2种，TSC相关者可伴发淋巴管畸形、肾血管平滑肌脂肪瘤等。50%的散发性患者也可伴肾血管平滑肌脂肪瘤及腹膜后、腹腔淋巴结肿大，其发病可能与雌激素水平升高有关。临床大多表现为慢性进行性呼吸困难、复发性气胸、咳嗽、乳糜胸和血痰。高分辨胸片或CT可清晰显示肺部的囊性病变，大小相近，均匀分布于双肺，呈特征性的蜂窝状，囊壁间可见结节状阴影。

肺淋巴管平滑肌瘤病生长缓慢，预后差异较大，大多预后较好，中位生存期为8～10年，部分进展病例可死于肺功能不全，死亡率为10%～20%。最近研究显示，血清VEGF-D被证明与疾病的严重程度有关[117]。患者可以进行肺移植，罕见有复发报道。西罗莫司（sirolimus）治疗在双盲随机临床试验显示，可以提高女性患者的生活质量和降低肺功能下降率[118]。

【病理变化】　病变呈薄壁囊性均匀分布于双肺，囊性病变为2～20cm，大部分直径较小。组织学特征：①表现为肺间质内多灶状分布的肥胖梭形肌样细胞增生，胞质丰富嗜酸性，常分布于囊腔的壁。梭形平滑肌样细胞增

生程度不同，可呈结节状或轻微斑块状（图1-2-86 A、B）。②有些瘤细胞可浸润血管和淋巴管，引起肺出血。瘤组织内可见淋巴细胞浸润。③病变一般沿支气管、血管束或胸膜下分布。伴有结节硬化症的患者可出现微结节性Ⅱ型肺泡上皮增生。

【免疫组化】　增生的梭形平滑肌样细胞呈HMB45（图1-2-86 D）、Melan-A以及小眼畸形转录因子（micropthalmia transcription factor，MiTF）、SMA（图1-2-86 C）、actin阳性，有些病例雌、孕激素受体可阳性，β-catenin阳性，而S-100阴性。

【鉴别诊断】　与平滑肌瘤和伴有显著平滑肌成分的肺错构瘤区别是淋巴管平滑肌瘤病伴有囊腔，增生平滑肌样细胞分布于囊壁，很少有大结节形成。虽然平滑肌瘤可出现囊性变，但无肺实质囊性间隙结节。

【分子遗传学】　目前认为淋巴管平滑肌瘤病与TSC1/TSC2基因突变有关，TSC1/TSC2蛋白缺失，复合物功能受到抑制，从而减弱对Rheb的抑制，mTOR活性增强，细胞生长失控，导致肿瘤发生[119]。TSC1/TSC2基因编码的蛋白作为肿瘤抑制因子，在TSC中多表现为2次打击突变和杂合性缺失。

（二）良性血管周上皮样细胞肿瘤

【定义】　肺良性血管周上皮样细胞肿瘤（pulmonaryn benign perivascular epithelioid cell tumors，PEComa）也称透明细胞肿瘤（过去称透明细胞"糖"瘤），是一种由含大量糖原、丰富透明或嗜酸性胞质的细胞弥漫分布构成的肿瘤。

【临床特征】　少见，男女发病相当，男性稍多，发病年龄为8～73岁，好发于40～60岁。多无临床症状，常为偶然发现。部分患者可有胸痛、咳嗽、咯血或因肺炎就诊。影像学上无特异性，大多为孤立性圆形或类圆形结节影，位于肺外周，结节一般密度均匀，边缘清晰、锐利，呈钱币样病变，周围无卫星钙化灶，无毛刺。绝大多数PEComas生物学行为良性，手术切除可治愈。弥漫性PEComa可用西罗莫司治疗。

【病理变化】　肿瘤通常直径为2～3cm（范围为0.1～6.5cm），呈孤立性，界限清楚的结节，无包膜。切面红色或棕褐色，一般无出血坏死。部分病例在手术时，可见肿块从肺实质内"蹦跳出来"。组织学特征：①瘤组织与肺组织分界清楚，由圆形或卵圆形上皮样和梭形透明细胞构成，细胞质丰富，透明或嗜酸性颗粒状，PAS染色阳性。细胞界限清楚。核圆或椭圆形，居中，核仁可突出，核分裂象罕见，瘤细胞在血管周围或血管间成片、成巢或器官样排列（图1-2-87 A、B）。有些瘤细胞类似组织细胞或蜕膜样细胞，胞质丰富，核仁明显。②间质有纤细纤

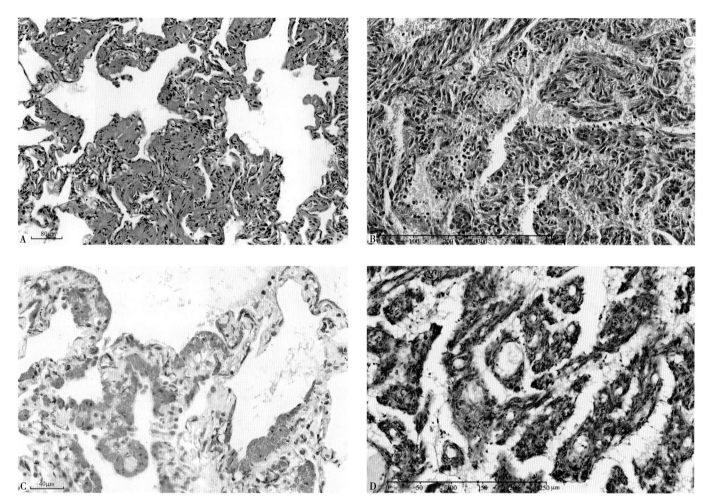

图 1-2-86　淋巴管平滑肌瘤病

肺间质囊腔壁内肥胖梭形肌样细胞呈斑片状增生（A），肥胖梭形肌样细胞形成的结节其表面有肺泡细胞的增生（B），瘤细胞 SMA 阳性（C），瘤细胞 HMB45 阳性（D）

维和丰富薄壁窦状血管交织成网，网状纤维染色或 CD34 标记可清楚显示。③部分血管壁胶原变性增厚和钙化，无坏死。

电镜下见瘤细胞含大量膜约束性糖原颗粒（直径为 510～1850nm）、发达高尔基复合体、线粒体和指状胞质突，还含有一些脂质样或黏蛋白样物质、非膜约束性糖蛋白、胞饮小体以及被外板包绕的胞质内分泌颗粒。少数瘤细胞内可见不同发育阶段的黑色素小体。

【免疫组化】　肿瘤细胞同时表达黑色素细胞和肌源性标记，HMB45（图 1-2-87 C）、Melan-A 以及 MiTF、SMA、actin 阳性，S-100 也可阳性，上皮性标记阴性，Ki-67 指数极低（图 1-2-87 D）。

【分子遗传学】　部分 PEComas 与 *TSC1/TSC2* 基因突变有关，有 2/3 的结节硬化症（TSC）合并 PEComas 有 *TSC1/TSC2* 基因杂合性缺失。因此，*TSC1/TSC2* 2 次打击突变和杂合性缺失被证明是 TSC PEComas 发病的一个阶段。

PEComas 也可发生 *TFE3* 基因重排或扩增，表现为 TFE3 蛋白的异常表达，其发病年龄轻（平均为 23.6 岁），组织学细胞均为上皮样，排列成巢状、腺泡样，瘤细胞无围绕血管呈放射状分布，瘤细胞无明显间变。免疫组化瘤细胞不表达肌源性标记（SMA 或 Desmin），也不表达 MiTF，可表达 Cathepsin-K[120]。

【鉴别诊断】

（1）肺原发性或转移性透明细胞癌：是一种向鳞癌、腺癌和神经内分泌分化的大细胞癌。细胞大，异型性明显，核分裂象多见，癌细胞间无血窦样血管。多处取材，可找到腺癌或鳞状细胞癌成分。免疫组化示 CK 和 EMA 阳性，HMB45 和 S-100 阴性。电镜下有丰富的酶原颗粒。

（2）转移性肾透明细胞癌：癌细胞大小较一致，异型性不明显，核小圆，位于细胞中央，呈腺样，乳头状或实性巢索状排列。免疫组化 CK 与 Vimentin 同时表达，CD_{10} 亦阳性，而 HMB45 和 S-100 阴性。超微结构除含糖原外，尚含多量脂滴。结合肾脏原发灶病史。

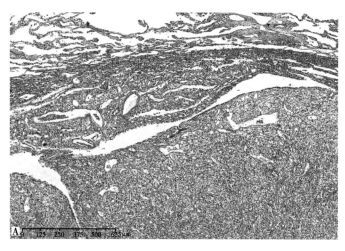
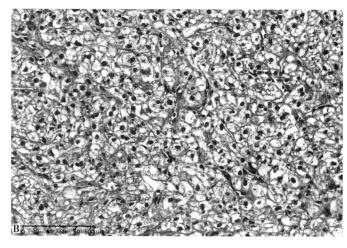
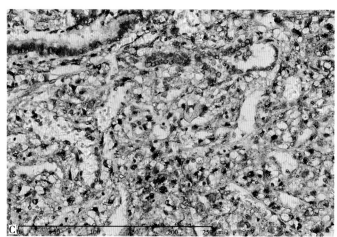
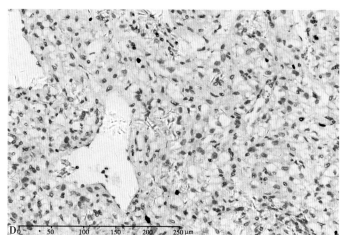

图 1-2-87 良性血管周上皮样细胞肿瘤

肿瘤与肺组织分界清楚,围绕薄壁血管成片、成巢或器官样排列(A);瘤细胞呈圆形或卵圆形透明状上皮样,界限清楚,间质为纤细纤维和丰富薄壁血管(B);瘤细胞表达 HMB45 而内陷上皮和血管为阴性(C),Ki67 指数极低(D)

(由郑州大学第一附属医院李晟磊教授提供)

(3)颗粒细胞瘤:瘤细胞体积较大,呈多角形或梭形,胞质丰富嗜酸性颗粒状或泡沫状,胞质不含丰富糖原,有时可见嗜伊红色小球,PAS 阳性。瘤细胞表达 S-100,而 HMB45 阴性。

(4)转移性恶性黑色素瘤与软组织透明细胞肉瘤:具有相似的免疫表型和超微结构表现。瘤细胞形态多样,胞质透明,核染色质粗糙,核仁清楚,细胞内可见多少不等黑色素。肿瘤细胞不显示明显的异型性。常有肿瘤病史。

(三)恶性血管周上皮样细胞肿瘤

恶性血管周上皮样细胞肿瘤(恶性 PEComa)与良性 PEComa 相比,发病更罕见,临床特征及影像学表现还不清楚。其诊断主要靠病理组织学检查,肺恶性 PEComa 形态学特点:瘤细胞围绕血管周围排列。瘤细胞呈上皮样,有 3 种形态:①透明细胞胞质透亮,呈空泡状;②嗜酸细胞胞质嗜酸性,可有核不典型性;③梭形细胞胞质及核均呈梭形,近似于平滑肌细胞。每个肿瘤可由上述 3 种细胞以不同比例组成。间质富于血管,血管多为薄壁,

偶可为厚壁或玻璃样变性。提示为恶性 PEComa 的指标包括肿瘤大小、瘤细胞密度、核异型性、核分裂象、凝固性坏死和生物学行为等(图 1-2-88 A、B)。Folpe 等提出恶性 PEComa 的 7 个诊断要点,包括肿瘤直径大于 5cm、呈浸润性生长、高级别核、富于细胞、有坏死,核分裂象 >1/50HPF 以及脉管侵犯。恶性潜能未定,仅有核的多形性及多核巨细胞;或仅肿瘤直径 >5cm。具有两个或更多相关指标为恶性 [121]。

免疫表型和超微结构表现与良性 PEComas 相同,PEComa 新的标志物 CD$_{117}$、CD$_{1a}$ 及 P53。手术完整切除是主要的治疗手段。目前尚无明确判断预后的指标。

三、潜在恶性及恶性间叶源性肿瘤

(一)先天性支气管周肌成纤维细胞肿瘤

【定义】 先天性支气管周肌成纤维细胞肿瘤(congenital peribronchial myofibroblastic tumor,CPMT)是一种间质和支气管周围从肥胖到梭形细胞的均匀增生,排列

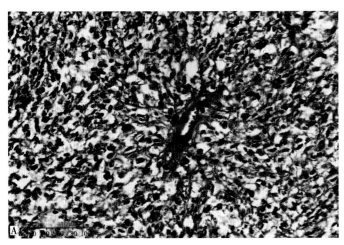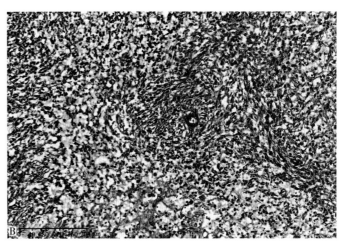

图 1-2-88 恶性血管周上皮样细胞肿瘤

瘤细胞密度高,核异型性明显,核分裂象易见(A);肿瘤间质黏液变,可见灶状坏死(B)

(由郑州大学第一附属医院李晟磊教授提供)

成宽的交错的束,表现为富于细胞和明显的核分裂活性。这种先天性的梭形细胞肿瘤与先天性婴儿纤维肉瘤相似。

【临床特征】 肿瘤罕见,目前仅为个案报道。发生在子宫内的胎儿和围产期婴儿的肺内。肿瘤是偶发性,无相关综合征和母亲病史,属先天性肿瘤,在产前超声检查和出生后短期内即被发现[122]。胸部 X 线平片显示部分或完全浑浊的肿块影。CT 表现为界限清楚,密度不均匀的肿块影。虽然 CPMT 是一种良性肿瘤,但排除终止妊娠的患儿,生存率仅为 36%。临床表现多样,胎儿期 CPMT 往往与心脏衰竭、羊水过多、非免疫性胎儿水肿以及宫内胎儿死亡相关。出生后,可引起新生儿呼吸窒迫。治疗的主要手段是手术切除受累的一叶或一侧肺。

【病理变化】 肿瘤界限清楚,无包膜,表面呈光滑或多结节状,有或无纤细的小梁结构。切面棕灰色到黄褐色,似肉样,可见出血和坏死。肿瘤最大径为 5~10cm。支气管常扭曲和完全阻塞。组织学特征:①肺实质被均匀一致排列成交叉束状的梭形细胞所取代,有或无人字形结构。细胞核拉长,染色质细,散在分布,无异型性和间变,核分裂象多少不等,但无病理性核分裂象。可见欠成熟的软骨组织。②肿瘤常侵犯支气管,呈支气管周分布。肿瘤弥漫性生长可使肺实质消失,或形成梭形细胞岛和结节散在分布于未受累的肺实质[123]。肿瘤可在间隔和肺表面生长。③在肿瘤细胞少的血管周围区,肿瘤细胞不像肉瘤,而具有较明显的纤维黏液样或肌成纤维细胞增生。肿瘤可出现囊性出血灶。

【免疫组化】 梭形肿瘤细胞一致性表达 Vimentin,不是所有病例都显示肌成纤维细胞的免疫表型,Desmin 和 SMA 染色缺乏或仅限于个别细胞阳性,MSA 在不到 5% 的瘤细胞中表达。其没有特异性免疫表达谱,已报道

可表达 α-SMA、HHF35、MSA、S-100、CD_{34}、CD_{57}、CD_{68}、Factor Ⅷ,CAM5.2 也偶有表达。此瘤被认为与先天性平滑肌肉瘤、纤维肉瘤和纤维平滑肌肉瘤相同或至少相关。

【分子遗传学】 仅有一例伴有复杂核型的报道[124],包括 t(8;10)(p11.2;p15)易位。虽然此肿瘤在肉眼和镜下表现与先天性婴儿纤维肉瘤和先天性中胚叶肾瘤相似,但未见在先天性支气管周肌成纤维细胞瘤中检测到 t(12;15)(p13.2;p25-26)易位的报道。

(二)弥漫性肺淋巴管瘤病

【定义】 弥漫性肺淋巴管瘤病(diffuse pulmonary lymphangiomatosis,DPL)是一种沿肺、胸膜及纵隔的正常淋巴管分布的淋巴管腔隙和平滑肌的弥漫性增生。

【临床特征】 罕见,男女发病相当,以幼儿和青少年多见,亦有发生于成人的报道(出生至 80 岁)。起病隐匿,发病缓慢,临床表现无特异性,主要临床表现呼吸困难、乳糜胸、原因不明的咳嗽、咯血等。婴幼儿患者表现为进行性呼吸衰竭及死亡。X 线胸片可见纵隔增宽、双侧肺门和肺门周围浸润及双肺弥漫网状结节样高密度影。CT呈弥漫性肺间实质改变,以弥漫性纵隔和气管旁软组织浸润为主,表现为密度低,近似水的密度;肺窗支气管血管束周围、小叶间隔和胸膜弥漫增厚[125]。

临床上以对症为主。有些患者采用甲基泼尼松龙、环磷酰胺等免疫抑制治疗,但效果不明显。DPL 病变广泛,可累及多个器官,常呈进行性发展,整体预后不良。婴幼儿患者预后更差,成人病程进展相对缓慢。

【病理变化】 支气管血管束及胸膜、小叶间隔和纵隔明显增厚,无囊肿和肿块形成。组织学特征:肺实质及胸膜特别是肺间隔、支气管和血管周围间质内见大小不等相互吻合被衬扁平内皮细胞的淋巴管弥漫增生(图 1-2-89 A),

管腔内含无细胞的嗜酸性物质[126]。腔隙间可见多少不等的胶原或梭形平滑肌样细胞,无淋巴滤泡形成(图1-2-89 B)。邻近肺实质可见吞噬含铁血黄素巨噬细胞。

【免疫组化】 被衬内皮细胞表达D2-40(图1-2-89 C)、Factor Ⅷ、CD₃₁及荆豆凝集素;梭形细胞表达Vimentin、Desmin、SMA(图1-2-89 D)、actin和PR,不表达ER、CK和HMB45。

【鉴别诊断】

(1)淋巴管平滑肌瘤病:常与囊肿有关,病变分布无规律性,增生梭形平滑肌样细胞HMB45、Melan-A阳性。

(2)淋巴管扩张症:包括原发性和继发性,原发性为先天性肺间质结缔组织发育异常,一般在胚胎发育的第15周即发生,表现肺毛细淋巴管扩张,预后差。继发性主要是因手术、射线、感染、肿瘤和外伤等因素致淋巴循环障碍引起。

(3)肺血管瘤病:与DPL的临床及影像学表现相似,组织学改变为肺动静脉外膜、胸膜下、肺泡间隔和支气管壁等部位毛细血管异常增生,而不是淋巴管增生,血管腔内充有红细胞,免疫组化内皮细胞D2-40表达为阴性。

(4)Kaposi肉瘤:不显示复杂的相互吻合的淋巴管。

(三)炎症性肌成纤维细胞瘤

【定义】 炎症性肌成纤维细胞瘤(inflammatory myofibroblastic tumour,IMT)由分化的肌成纤维细胞/成纤维细胞组成伴丰富浆细胞和(或)淋巴细胞的肿瘤。曾用名有炎性假瘤、浆细胞肉芽肿、纤维黄色瘤、纤维组织细胞瘤及假肉瘤性肌成纤维细胞肿瘤和气管支气管树的侵袭性纤维性肿瘤。

【临床特征】 可发生于任何年龄,大多发生于儿童和

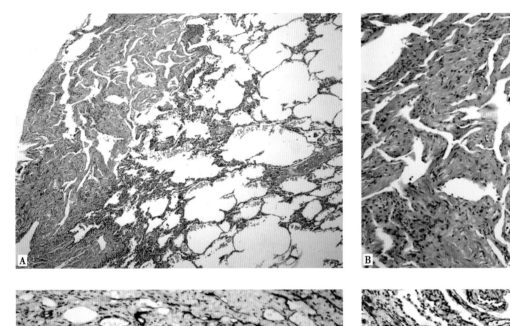
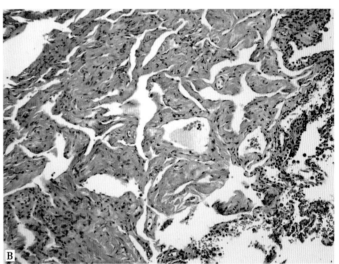
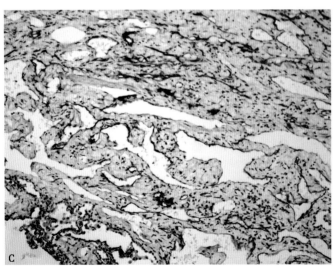
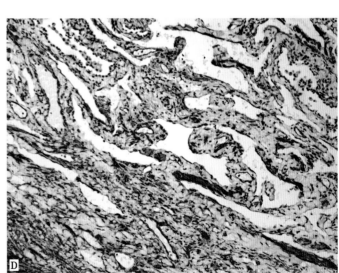

图1-2-89 弥漫性肺淋巴管瘤病

胸膜及肺实质内见大小不等相互吻合被衬扁平内皮细胞的腔隙,腔隙间为梭形平滑肌样细胞(A、B),D2-40腔隙被衬扁平内皮细胞阳性(C),腔隙间为梭形平滑肌样细胞SMA阳性(D)

(由上海同济大学附属同济医院易祥华教授提供)

年轻成人，发生于儿童，平均年龄为 8 岁，成人平均为 44 岁，是儿童最常见的支气管内间叶性病变。男女发病相当，比例为 1∶1[127]。约一半患者无临床症状。局部症状包括咳嗽、咯血、呼吸困难或因肺炎就诊，也可有全身性症状包括发热、体重减轻、贫血等。化验检查可见红细胞沉降率升高、血小板增多和高丙种球蛋白血症。影像学上多数 IMT 表现为密度较低而均匀的孤立性肿块，边缘无短毛刺或深分叶征，边缘较为清晰，或可见粗长毛刺及棘状突起。部分肿瘤有分叶及侵及胸膜及胸壁、纵隔等。10%～15% 病例可出现坏死或钙化。

　　IMT 的临床生物学行为难以预测，大部分病例手术切除可治愈，部分（约 25%）可呈局部侵袭和复发，也有远处转移的报道。肿瘤大小、未完全切除及非手术治疗是与复发和预后差有关的因素。ALK 蛋白阴性更易发生转移，如肿瘤有 ALK 基因重排可能对克里唑蒂尼治疗有效，在手术前可使肿瘤缩小[128]。

　　【病理变化】　圆形或类圆形实性肿物，切面灰白或棕褐色，可有黏液样外观。有些会出现坏死、钙化及骨化。

大小为 1～15cm，平均为 4cm。发生于支气管内呈息肉样。组织学特征：①肿瘤呈分叶状，与肺组织分界清（图 1-2-90 A），由肥胖梭形肌纤维母 / 成纤维细胞及慢性炎细胞组成（图 1-2-90 B）。梭形细胞胞质呈淡嗜酸性，核呈卵圆形，染色质细，核仁不清楚，核分裂象不常见，梭形细胞呈束状排列或席纹状结构。炎细胞包括浆细胞、淋巴细胞和泡沫状组织细胞和 Touton 多核巨细胞、嗜酸性细胞等（图 1-2-90 C）。②肿瘤内常含相似于神经节细胞特征的大肌成纤维细胞，细胞核呈泡状，核仁突出。③组织形态因梭形细胞和炎性成分的比例及胶原沉积、黏液变性、水肿程度而变化，分为黏液型、梭形细胞型、纤维型。④部分可出现坏死，钙化和骨化。少数病例可出现上皮样细胞形态，预示预后不良。

　　【免疫组化】　梭形细胞表达间叶细胞标记 Vimentin 及不同程度表达肌源性标记，SMA、actin、Desmin 阳性。有 30% 病例 CK 阳性。大约 50% 病例特别是儿童和年轻人 ALK1 蛋白表达阳性（图 1-2-90 D），与 ALK 基因重排有关。

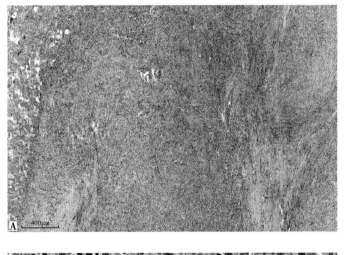
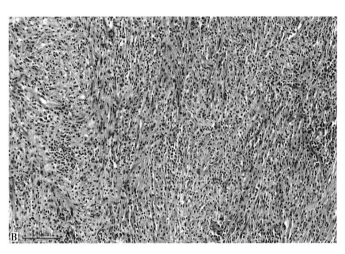
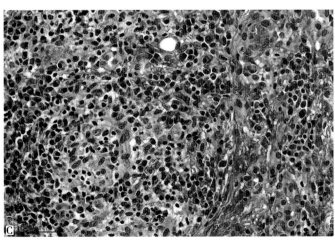
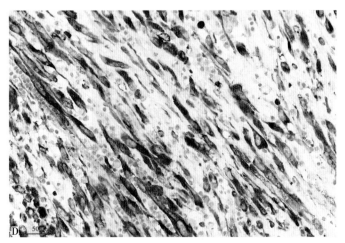

图 1-2-90　炎症性肌成纤维细胞瘤

肿瘤呈分叶状，与肺组织分界清（A）；肿瘤由肥胖梭形肌纤维母 / 成纤维细胞及慢性炎细胞组成（B）；炎细胞包括浆细胞、淋巴细胞和组织细胞等（C）；瘤细胞 ALK 阳性表达（D）

【鉴别诊断】

（1）肺梭形细胞癌或肉瘤样癌：患者年龄较大，肿瘤与肺组织界限不清，出血坏死明显，细胞异型性大，可间杂少量鳞癌、腺癌等结构，免疫组化 CK、EMA 阳性。

（2）肺恶性纤维组织细胞瘤：多发生于老年人，瘤细胞呈车辐状或席纹状，多形性明显，核分裂象多见，常有出血坏死，免疫组化 Vimentin、α-AT、α-ACT 阳性，肌源性标记阴性。

（3）肺孤立性纤维性肿瘤：肿瘤多附于肺脏层胸膜下，为杂乱排列的梭形成纤维细胞，间质常透明变性，炎细胞少。免疫组化 CD$_{34}$、CD$_{117}$ 阳性。

（4）机化性肺炎：临床上一般有发热、咳嗽及肺炎病史，多累及肺上叶，增生的肉芽组织及其增生的纤维组织呈息肉样充满呼吸性细支气管及肺泡，有慢性炎细胞浸润，伴有较多中性粒细胞浸润时，病灶新旧不一，提示可能为机化性肺炎。

【分子遗传学】　发生于儿童和年轻人的 IMT 常显示 2p23 位点的 *ALK* 基因发生克隆性重排[129]。ALK 的 3′ 酪氨酸激酶受体可以和许多基因发生融合，包括 *TPM3*、*TPM4*、*CLTC* 和 *RANBP2* 等[130, 131]，同样的基因融合也可见于间变性大细胞淋巴瘤和 ALK 阳性的 B 细胞淋巴瘤，可用 FISH ALK 分离探针检测。*ALK* 重排很少见于老年患者。

（四）上皮样血管内皮瘤

【定义】　肺上皮样血管内皮瘤（pulmonary epithelioid haemangioendothelioma, PEHE）是一种不常见的低至中度恶性肿瘤，由短索状和实性巢状上皮样内皮细胞伴有黏液透明基质构成。在肺内曾称为血管内支气管肺泡肿瘤。

【临床特征】　可见于任何年龄，范围为 7～81 岁，平均年龄为 38 岁。60%～80% 发生于女性。通常可发生于四肢软组织、骨、肝脏和肺。约有 12% 的病例是单独肺发生，肺和肝同时受累占 18%。病因不清，可能与血管发育不良、外伤、口服避孕药、雌激素水平异常等有关。大部分患者症状表现为疼痛，少数可出现咳嗽、咯血、呼吸困难和胸腔积液及全身症状。大多数病例 CT 表现为双侧肺膜下多发高密度结节样影，沿支气管血管束分布，以两下肺为重，大小为 1～2cm，边界清楚或不清，影像学提示转移性癌或肉芽肿。少数病例可表现为孤立性肺结节，直径可达 5cm。部分结节内可出现空洞和钙化以及弥漫性胸膜肥厚。

上皮样血管内皮瘤属低度至中度恶性肿瘤，具有转移潜能，有 20%～30% 病例可发生远处转移[132, 133]，转移部位主要包括肝脏以及皮肤、浆膜、脾、扁桃体、腹膜后、肾、骨和软组织。5 年存活率为 60%，中级别比低级别

肿瘤预后差，5 年存活率为 20%。与不良预后有关的指标包括广泛细支气管受累、血管结构、胸膜受累、体重减轻、贫血及血性胸腔积液等[134]。治疗主要以外科手术和化疗为主。

【病理变化】　均表现为双肺多发、边界清楚的小肿瘤结节，直径为 0.1～1.5cm。切面灰红，灰白，质硬，软骨样外观。肿瘤扩散至胸膜可显示弥漫性胸膜增厚，似恶性间皮瘤的外观。组织学特征：①肿瘤呈境界清楚的结节状，瘤细胞多以血管为中心呈离心性增生，向周围组织扩展，中心细胞稀疏，常有玻璃变或坏死、钙化，周围细胞密集（图 1-2-91 A）。②瘤细胞呈大小不一的巢团状、条索、腺样结构或不规则状排列。瘤细胞圆形、多角形、不规则短梭形，具有上皮样或组织细胞样形态，胞质丰富嗜酸性，颗粒状或有大小不一的空泡，核偏位呈印戒状，有时空泡内可见红细胞或其碎片，代表单细胞原始血管腔的形成，是血管内皮细胞瘤的特征（图 1-2-91 B）。瘤细胞核大、圆形或卵圆形，泡状且偶尔呈锯齿状，核仁小，大多数肿瘤具有温和的低级别细胞学表现，核分裂象少见，1～2/10HPF。部分瘤细胞可有轻 - 中度异型性，细胞密度高，核多形性及核分裂象易见。③肿瘤间质为丰富的透明变性、黏液或黏液软骨样基质，可见钙化、骨化、凝固性坏死。肿瘤组织常以微息肉样充满肺泡腔（图 1-2-91 C），肺泡间隔相对正常，周边瘤细胞呈现乳头状或肾小球样增生。④肿瘤呈浸润性生长，可累及血管及支气管，使管腔变狭窄，但血管的轮廓仍保存。50% 的病例累及胸膜。

【免疫组化】　肿瘤细胞表达血管内皮标记 CD$_{31}$（图 1-2-91 D）、CD$_{34}$、Fli-1、Factor Ⅷ、ERG，部分表达低分子 CK 或 EMA。50% 病例 CK7 阳性[135]。

【电镜】　肿瘤细胞周围见发育好的基底膜、胞饮囊泡或内含红细胞的原始血管腔，胞质内见丰富的微丝、Weibel-Palade 小体及空泡，这些结构见于血管和淋巴管的内皮细胞。

【鉴别诊断】

（1）肺腺癌：患者年龄较大，细胞异型性更明显，核分裂多见，可见典型腺腔结构，一般 TTF-1 标记阳性。

（2）肺上皮样血管瘤：上皮样血管瘤又称血管淋巴组织增生伴嗜酸细胞增多症，两种病变虽然都有内皮细胞增生的特点，但上皮样血管瘤的血管分化成熟，增生的内皮细胞无异型性，间质内有明显的嗜酸细胞、淋巴细胞浸润，有时可形成淋巴滤泡，无黏液软骨样的间质，且病变部位多位于头面部。

（3）肺上皮样血管肉瘤：有明显的恶性肿瘤细胞特征，如瘤细胞明显异型，核仁突出，核分裂象多见，出血、坏死明显及血管分化更原始，可见不规则的互相吻合的窦

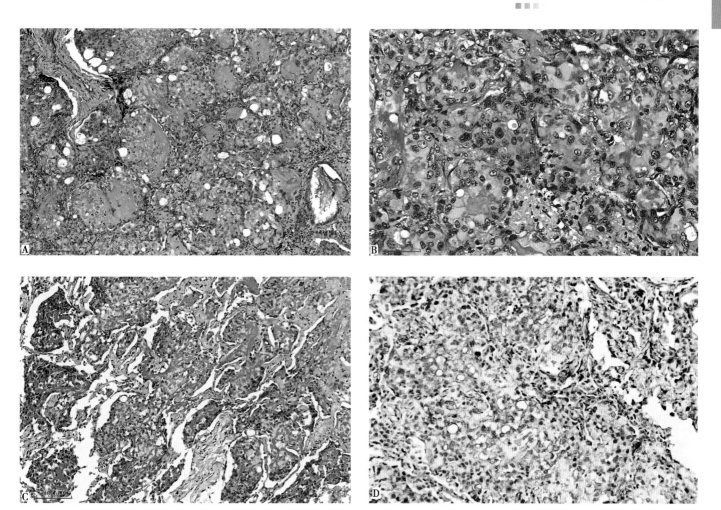

图 1-2-91　上皮样血管内皮瘤

肿瘤呈结节状,中心细胞稀疏,有玻璃样变,周围细胞密集(A);瘤细胞具有上皮样或组织细胞样形态,胞质丰富嗜酸性,有大小不一空泡,有的核偏位,空泡内可见红细胞或其碎片,代表单细胞原始血管腔的形成(B);肿瘤组织以微息肉样充满肺泡腔(C);瘤细胞表达 CD_{31}(D)

样血管网等。无 *WWTR1-CAMTA1* 基因融合。

（4）肺淋巴管肌瘤病：肿瘤为异常增生的平滑肌样细胞，围绕细支气管、血管及淋巴管生长，免疫组化表达肌源性标记及 HMB45。

（5）转移性癌及肉瘤：如平滑肌肉瘤、软骨肉瘤、骨肉瘤等易首先累及肺，但与肺上皮样血管内皮瘤不同，这些病变从一开始就破坏肺泡壁结构，并具有相应肿瘤的病理形态特点，核分裂易见，常已有原发肿瘤的病史。

【分子遗传学】　经常性发生 t(1; 3)(p36; q23-25)易位，导致 *WWTR1-CAMTA1* 基因融合[20, 21]。年轻成人可发生 *YAP1-TFE3* 基因融合[136]。

（五）胸膜肺母细胞瘤

【定义】　胸膜肺母细胞瘤(pleuropulmonary blastoma, PPB)一种发生于婴儿及幼儿的罕见恶性肿瘤，呈囊性和（或）实性、缺乏恶性上皮成分的软组织肉瘤，好发于肺或少见于壁层胸膜及纵隔。根据肿瘤有无囊腔将胸膜肺母细胞瘤分 3 种组织学类型，即Ⅰ型囊性型、Ⅱ型囊实混合型和Ⅲ型实性型。

【临床特征】　PPB 发病率为 0.35～0.65/10 万新生儿，占儿童原发性肺肿瘤的 15%。25% 的患儿的父母或年轻亲属中患有 PPB 或其他发育不良、瘤样病变或恶性病。94% 的患儿小于 6 岁，大于 12 岁儿童十分罕见。男女无明显差异。Ⅰ型常因大的囊泡或气胸可引起呼吸窘迫症状就诊或影像学检查时偶然发现，Ⅱ～Ⅲ型患儿常表现为反复咳嗽、呼吸困难、发热、气促、疲乏、胸或腹痛及全身不适等，少见有气胸或胸腔积液。Ⅰ型 PPB 的 X 线及 CT 检查体征是充满空气的局限性囊肿，Ⅱ型及Ⅲ型 PPB 的 X 线及 CT 检查体征是囊实性混杂或完全实性密度占位，伴同侧胸膜增厚，压迫同侧肺不张。

PPB 的主要治疗方法是以手术为主的综合治疗，化疗常用于术前准备和术后预防肿瘤复发，放疗则多用于术后有瘤灶残留的患儿。Ⅰ型预后较好，5 年生存率为 80%～90%，Ⅱ型及Ⅲ型 5 年生存率低于 50%，可以发生远处转移。

【病理变化】　Ⅰ型PPB呈多房囊性结构,囊壁较薄,仅凭影像学及手术所见常诊断为先天性肺气道畸形(CPAM),切除后出现塌陷,肉眼未见实性结节或斑块状结构;Ⅱ型PPB为囊实性肿物,囊性区为节段性斑块样增厚的囊壁或内附多量息肉样结节的囊壁,囊内含暗红色血液,实性区类似于Ⅲ型;Ⅲ型PPB呈完全实性肿物,可占据整个肺叶或全肺,常表现为质地细腻、鱼肉样,瘤组织常有出血坏死,部分病例可见区域性质硬软骨或富含黏液的半透明成分。组织学特征:①Ⅰ型PPB(完全囊肿型):为内衬成熟呼吸道上皮细胞的多囊结构,上皮下可见原始恶性小细胞聚集,细胞小而圆,排列密集,可呈单灶性、多灶性或弥漫性分布,也可见不同分化阶段的横纹肌母细胞(图1-2-92 A)。瘤细胞主要呈连续或不连续的间隔带或呈岛状,伴或不伴软骨岛或一种透明变性的间质。②Ⅱ型PPB(多囊伴实性结节型):在Ⅰ型基础上出现了灶性的实性区,为兼具有囊性和实性成分的肿瘤。肿瘤间隔的间质部分由成片或无明显分化的原始小细胞、胚

胎性横纹肌肉瘤,或有结节形成的索状梭形细胞肉瘤(图1-2-92 B)。③Ⅲ型PPB(实体型):实性,具有混合性母细胞瘤性和肉瘤性的特点,以及疏松排列的短梭形细胞分隔的密集胚基样岛(图1-2-92 C);恶性软骨的结节、间变的和呈多形性细胞的小聚集、纤维肉瘤区、横纹肌肉瘤灶都可单独或混合出现,且细胞异型性明显(图1-2-92 D);有不同程度的坏死灶、出血和纤维化。呼吸道上皮或间皮细胞陷入肿瘤组织,无肿瘤性上皮样成分。

【免疫组化】　肿瘤细胞尚无特异性分子标记物,大多数肿瘤细胞弥漫表达Vimetin,随着原始间叶细胞出现分化而相应标记物阳性,常见肌源性标记如Desmin、Myogenin、Myo-D1、SMA等和软骨标记物S-100等表达阳性,残存良性上皮成分常常表达CK(AE1/AE3)、EMA及TTF-1。

【电镜】　部分瘤细胞有横纹肌分化,部分瘤细胞显示纤维组织细胞或肌成纤维细胞的超微结构特点,部分瘤细胞呈原始间叶细胞的特点,表现为胞质少,细胞器贫乏。

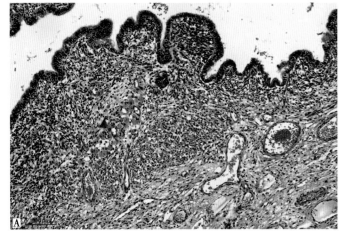
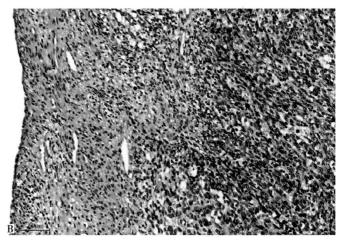
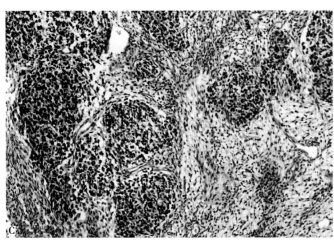
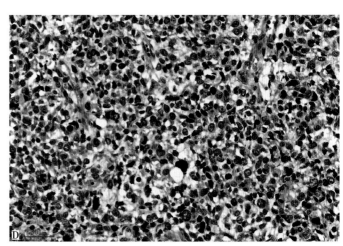

图1-2-92　胸膜肺母细胞瘤

被覆呼吸道上皮的薄纤维囊壁,上皮细胞无异型性,囊壁内原始间叶细胞弥漫排列,其内混有细胞体积稍大,胞质红染、核偏位的肌母细胞(A);具有囊性和实性成分的肿瘤,实性部分由成片或无明显分化的原始小梭形原始间叶肿瘤细胞和不同肉瘤成分的混合(B);肿瘤实性区见疏松排列的短梭形细胞分隔的胚基样岛(C);间变和多形性肉瘤细胞弥漫排列,细胞异型性明显,核分裂象多见(D)

【鉴别诊断】

（1）经典型肺母细胞瘤：好发于 30～50 岁的成人，小于 10 岁的儿童患者仅占肺母细胞瘤的 4%，镜下见肿瘤有双向分化即肉瘤样间质成分及像肺发育时期假腺管期的胚胎样小管成分。

（2）Ⅰ型及Ⅱ型 PPB 中囊性区与Ⅲ型 PPB 的囊性变区：PPB 内常见继发的囊性变区，此类囊性变区域镜下无上皮被覆，与Ⅰ型和Ⅱ型中囊壁一侧均被覆呼吸道上皮不同。

（3）Ⅰ型 PPB 与Ⅳ型先天性肺气道畸形（CPAM）：文献表明两者影像学改变略有不同，CPAM 为一叶肺内孤立性含气囊肿，早期可见液性平面；Ⅰ型 PPB 为孤立性、多发性或双侧肺内含气性占位，罕见气液平面，但仅凭影像学及手术所见很难将两者鉴别，只有通过充分取材并镜下观察，发现Ⅰ型 PPB 局灶或多处囊壁上皮下存在原始间叶细胞伴或不伴肌母细胞成分或软骨成分，而Ⅳ型 CPAM 囊壁被覆上皮和上皮下间叶成分均为成熟组织。

（4）原发于肺的横纹肌肉瘤（RMS）：原发于肺的横纹肌肉瘤十分罕见，PPB 中除有横纹肌肉瘤成分的区域之外，还可见原始胚芽和其他多种肉瘤成分。

（5）原发于肺的滑膜肉瘤（SS）：单向型 SS 为肺内常见亚型，完全由梭形成分组成，梭形细胞成分由相互交织密集呈束的伸长细胞组成，无 PPB 中胚芽及其他肉瘤成分，且 SS 肿瘤细胞呈 AE1/AE3、EMA 及 Vimentin 同时阳性表达，此外 SS 有特征性分子标志：*SYT-SSX* 融合基因。

（6）原发于胸膜的间皮瘤：胸膜间皮瘤主要见于 60 岁以上患者，但偶尔可见于儿童。影像学的胸腔镜或手术所见及大体检查肿瘤是否呈环状浸润性生长方式，对正确诊断有帮助。肉瘤样间皮瘤亚型主要或全部由梭形细胞构成，瘤细胞呈 AE1/AE3、EMA 及 Vimentin 同时阳性表达。电镜下间皮瘤顶部有紧密连接，含有桥粒和细长的表面微绒毛以及胞质内张力原纤维束。

【分子遗传学】 有学者报道用核型分析和 FISH 方法可检测到 8 号染色体扩增，并伴 9p21-24 和 11p14 缺失[137]。也可发生位于 14q 的 *DICER1* 基因突变和 X；18 易位[138]。PPB 与 Wilms 瘤、髓母细胞瘤、胚胎性横纹肌肉瘤、原始神经外胚叶肿瘤、幼年性结肠息肉、畸胎瘤、卵巢 Sertoli-Leydig 细胞瘤等肿瘤一样均与 *DICER1* 突变相关[139]。

（六）滑膜肉瘤

【定义】 滑膜肉瘤（synovial sarcoma，SS）是一种具有间叶性和上皮性分化的独特的软组织肉瘤，且伴有特征性的 t（x；18）（p11.2；q11.2）易位。

【临床特征】 滑膜肉瘤是肺原发性肉瘤中最常见的

肿瘤[140]，主要发生在青年至中年成人，但肺 SS 的发病年龄范围较广，平均为 42 岁。男女发病相当。患者通常表现为局部症状，包括呼吸困难、胸痛、咳嗽、咯血。影像学表现为肺内均匀或不均匀强化的肿块影，实质性，直径一般为 5cm 以上，边缘清楚，明显强化，分叶不明显，多为切迹样或铸形改变。肿块内多有钙化。病灶通常侵犯胸膜引起胸腔积液。

滑膜肉瘤的主要治疗方法是以手术为主的综合治疗，根据临床分期可采用手术前后放、化疗。原发性肺 SS 比软组织预后更差，属高侵袭风险和远处转移的高级别肉瘤[141]。5 年生存率为 30%～50%，术后 2 年复发率为 27%～75%。差预后与以下因素有关：发现晚、肿瘤较大（>5cm）、患者年龄大、肿瘤分化低、广泛肿瘤坏死、肿瘤细胞核分裂象高（>10/10HPF）、浸润邻近器管等[140]。肿瘤转移以血道为主，局部淋巴结转移极少，约有 25% 患者发生全身转移，主要转移到肝、骨、皮肤、脑、大网膜、脾和肺等。

【病理变化】 典型表现是实性或与胸膜相连的大小不等包块，界限较清楚。大小为 0.6～17cm，平均为 7.5cm。肉眼观呈灰白色、灰褐色，边界清楚，大部分有包膜或假包膜，可见局灶性出血、坏死、囊变。发生在支气管内罕见。组织学特征：①与相应的软组织 SS 的组织学特征相同，以单相性更常见。表现为密集的单相性卵圆至细长梭形细胞，胞质少，边界不清，呈弥漫或小束状排列（图 1-2-93 A）。核的单一性是其特征，一般无明显的多形性。常见陷入被衬纤毛上皮的细支气管及肺泡。②双相性 SS 由梭形细胞和上皮细胞以不同比例构成。上皮细胞可呈实性巢或条索状，也可含黏液的腺样或裂隙样结构或被覆单层或多层均匀一致细胞的乳头状结构，细胞呈立方状，胞质中等量，嗜酸性，核圆形，偶见核仁（图 1-2-93 B）。③常有"低分化"趋势，表现为小圆形细胞、大的/上皮样细胞、明显梭形细胞形态，但总可见局灶核的单一性（图 1-2-93 C）。④肿瘤常有血管外皮瘤样血管构象（图 1-2-93 D），有不同程度的坏死灶、出血和纤维化。间质可见嗜酸性玻变或局灶黏液变。

【免疫组化】 肿瘤细胞至少表达一种上皮标记，如 EMA、广谱 CK、CK7、CK19 和 CK5/6，且共同表达 Vimentin。CD99、bcl-2、S-100、SMA、CD56 以及 Calretinin 等也可阳性。TLE1 是另一个特异性高的标记[142]。

【电镜】 肿瘤细胞胞质含有丰富的核糖体，偶有线粒体扩张，粗面内质网大量成节分布，并有发育良好的桥粒型细胞相连接。

【鉴别诊断】 首先应排除转移性软组织 SS，肺原发性 SS 临床上无软组织肿瘤发现，亦无软组织肿瘤的既往

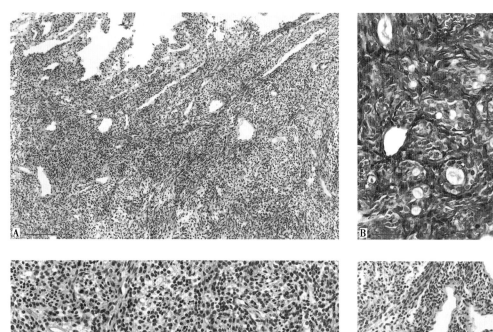

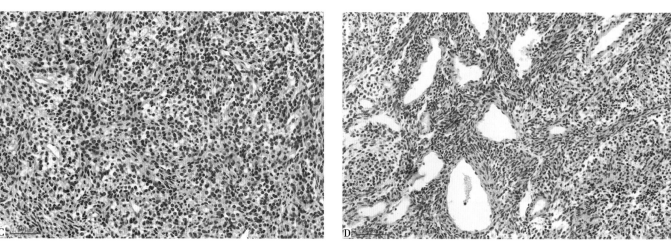

图 1-2-93　滑膜肉瘤

密集的单相性卵圆至细长梭形瘤细胞,呈弥漫或小束状排列,可见陷入的肺泡(A),双相性由梭形细胞和上皮细胞构成,上皮细胞呈实性巢或含黏液的腺样结构(B),肿瘤常有"低分化"趋势,表现为小圆形细胞和小梭形细胞形态,核呈单一性(C),血管外皮瘤样结构(D)

病史。其他需要鉴别的上皮和间叶性肿瘤包括梭形细胞癌、恶性间皮瘤、胸膜肺母细胞瘤、孤立性纤维瘤、小细胞癌、平滑肌肉瘤、恶性周围神经鞘瘤和 Ewing 肉瘤等。通常结合临床、组织学特征、免疫组织化学染色以及细胞遗传学检测结果,容易与 SS 区别开来。t(x; 18)(p11.2; q11.2)易位及 SYT-SSX 融合基因检测在 SS 的鉴别诊断中有价值。

【分子遗传学】　95% 的 SS 有 t(x; 18)(p11.2; q11.2)易位[143],导致 18 号染色体上的 SYT 基因与 X 染色体上的 SSX 家族某个成员基因(SSX1、SSX2)发生融合,即 SYT-SSX1(双相性)或 SYT-SSX2(单相性)基因融合。

(七)肺动脉内膜肉瘤

【定义】　肺动脉内膜肉瘤(pulmonary artery intimal sarcoma, PAIS)起源于弹性肺动脉的内膜,可能是由完全未分化或显示异源成分如骨肉瘤和软骨肉瘤构成。主要根据组织学亚型和可能的起源命名(如内膜起源的多形性未分化肉瘤)。肺动脉肉瘤绝大多数是肺动脉内膜肉瘤,

而管壁肉瘤极罕见(有明显分化的肉瘤如平滑肌肉瘤等)。

【临床特征】　罕见,发病率不详。平均年龄为 56 岁(范围为 26～78 年)。男女发病相当。症状隐匿和非特异性,诊断常困难。大多数病例最初诊断为慢性栓塞性疾病。临床常误诊为肺动脉血栓栓塞(53%),其次为肺动脉肿瘤(32%)、纵隔肿块(6%)、肺动脉狭窄(6%)和肺癌(3%)。X 线胸片显示肺门影扩大、肺内结节影、心影扩大及肺血减少的"三叶草"征。CT 显示肺动脉不均匀性扩张和管腔内完全性、低密度的充盈缺损,密度常不均匀,可分叶或分隔状,病变浸润性生长可累及动脉瓣和心室流出道。超声可查见血管内低回声反射。MRI 可显示血管腔内异常信号。

肺动脉内膜肉瘤的预后很差,位于主动脉者平均存活期仅为 5～8 个月,位于肺动脉者平均存活期为 13～18 个月,术后可发生全身转移,如肾、脑、肝、脾、肾上腺、骨、心、胰腺、肺等多个脏器的栓塞梗死。治疗的关键是手术彻底切除肿瘤。术后积极行放疗和化疗可提高疗

效。最近研究提示手术后 3 年存活率可达 70%。低级别肿瘤如平滑肌肉瘤、低级别炎症性肌成纤维细胞肿瘤则预后较好[144]。

【病理变化】　肿瘤常见于左、右肺动脉和肺动脉干的内膜层，可形成一个结节状的腔内生长的肿物，或沿着内膜表面扩散。少见累及肺动脉瓣和右心室。也可有双侧肺动脉累及。肿瘤直径为 1~10cm，切面多为灰白、灰黄色，质地中等，如肿瘤有骨肉瘤或软骨肉瘤成分时呈质硬或透明状或有沙砾感。出血、坏死和囊性变少见。少数可累及周围血管外膜及软组织。组织学特征：①根据细胞的不同起源分为两型：内膜型和管壁型（起源于中层或外膜）[145]。②内膜型，起源于内膜的多潜能间叶细胞，伴不同的细胞分化。主要是多形性未分化肉瘤，少数为伴黏液样背景的低级别梭形细胞肉瘤（黏液纤维肉瘤）（图 1-2-94 A）。瘤细胞为小圆至梭形，构成不同的组织学构象，并见不同比例的多核或巨核瘤细胞、上皮样或组织细胞样瘤细胞或星芒状瘤细胞，细胞核明显异型伴较多病理性核分裂象（图 1-2-94 C）。间质有不同程度的黏

液样变、纤维化或淋巴细胞浸润。③可见多种分化的肿瘤成分，如血管肉瘤、上皮样血管内皮瘤、横纹肌肉瘤、平滑肌肉瘤、纤维肉瘤（图 1-2-94 B）、恶性纤维组织细胞瘤、骨肉瘤、软骨肉瘤以及少见的低级别炎症型肌成纤维细胞肿瘤等。④肿瘤延伸的远端可以混杂再通的血栓。

【免疫组化】　肿瘤的免疫表型缺乏特异性，主要表现在于其肿瘤的分化。大多数肿瘤细胞显示成纤维细胞或肌成纤维细胞分化，一般弥漫表达 vimentin 和局灶状 actin 及 osteopontin 阳性（图 1-2-94 D）。有平滑肌肉瘤和横纹肌肉瘤分化时均表达 Desmin、Myogenin，横纹肌肉瘤分化表达 Myogenin。血管肉瘤分化血管内皮标记阳性。有学者报道瘤细胞有血管周上皮样细胞分化，可表达 HMB45 及 ER、PR[146]。有些肿瘤可异常表达 CK。

【电镜】　肿瘤细胞内含有丰富的粗面内质网和线粒体等膜性超微结构，部分梭形细胞的胞质内可见密体、微肌丝；部分细胞内可见多少不等的溶酶体和脂滴，无向特殊细胞分化的特征，提示瘤细胞起源可能为内皮源性、肌成纤维细胞源性、脂肪源性或平滑肌源性。

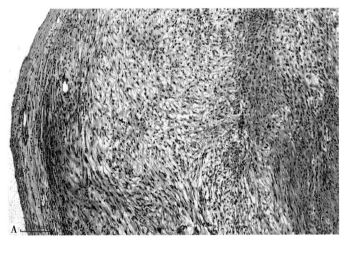
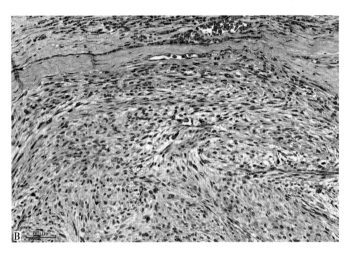
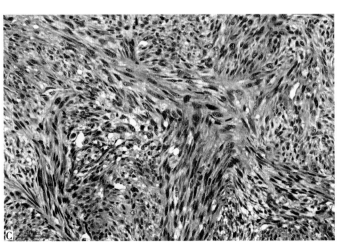
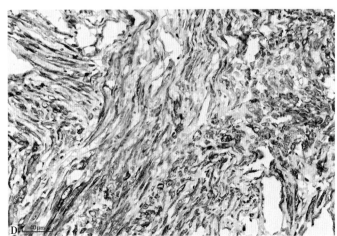

图 1-2-94　肺动脉内膜肉瘤

肿瘤呈黏液样背景的低级别梭形细胞肉瘤（黏液纤维肉瘤）（A），瘤细胞为小圆至梭形，构成纤维肉瘤样组织学构象（B），瘤细胞核明显异型伴较多病理性核分裂象（C），瘤细胞表达 actin（D）

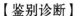

【鉴别诊断】

（1）血管肉瘤：由肥胖的梭形或上皮样内皮细胞组成，形成大小和形状不规则的血管腔、裂隙或窦状，内含红细胞。有些区域肿瘤性内皮细胞形成出芽、突起或乳头状结构。免疫组化显示肿瘤细胞 CD_{31}、CD_{34}、Fli-1、FactorⅧ等内皮标记阳性。

（2）平滑肌肉瘤：肺动脉平滑肌肉瘤大多发生于心脏根部，末梢长入左、右肺主动脉。表现为息肉样或结节状肿块。肿瘤细胞细长，胞质丰富、红染，细胞核中位，末端钝圆或为"雪茄烟形"。细胞可呈编织状、栅栏状排列，核分裂象易见，通常无明显的出血或坏死。免疫组化染色 Desmin 和 actin 阳性。

（3）横纹肌肉瘤：发生在心血管内罕见，尤其是胚胎性横纹肌肉瘤，常见于青少年，肿瘤细胞疏密相间，呈梭形、圆形、蝌蚪状、带状以及网球拍状，细胞胞质红染、丰富，核浓染。可见黏液样间质，其内细胞有时稀疏相间。免疫组化肿瘤细胞 MSA、Desmin、Myo-D1 阳性。

（4）黏液瘤：是一种原始间充质细胞来源具有多向分化的良性肿瘤，组织学表现为丰富、疏松的黏液间质内见纤细的网状纤维和稀疏的细胞，可见星形或双极细胞，一般无瘤巨细胞和核分裂象等恶性特征。黏液染色阳性。

从临床和影像学上肺动脉内膜肉瘤还需与血栓、栓塞或肺动脉瘤栓等进行鉴别。

【分子遗传学】　大多数肿瘤常有 12q13～q15 区基因增加或扩增，并有 *MDM2* 基因扩增，同时伴 *PDGFRA* 扩增[147]。

（八）原发性肺黏液肉瘤伴 EWSR1-CREB1 易位

【定义】　原发性肺黏液肉瘤（primary pulmonary myxoid sarcoma，PPMS）是起源于气道的恶性肿瘤。主要呈分叶状结构，瘤细胞轻度非典型性，圆形或短梭形，在明显的黏液样间质中排列成网状和条索状。肿瘤具有 *EWSR1-CREB1* 融合基因。

【临床特征】　罕见，好发于成人，年龄为 24～68 岁。女性发病多于男性。大多数患者有吸烟史[148]。患者常有咳嗽、咯血、体重减轻或阻塞性肺炎和支气管扩张症的症状，也有临床上表现为局部缓慢性生长的软组织肿块。胸片或 CT 大多显示肺门肿块影，边界较清楚，其内密度欠均匀，可见稍高密度条状影，边缘见粗大血管影。可见阻塞性肺炎改变。

原发性肺黏液肉瘤的生物行为难以预测，目前认为是一种低度恶性或具有恶性潜能的肺软组织肿瘤[148]。治疗主要采用手术切除。虽然有转移扩散到大脑和肾脏的报道，但大多数患者手术后可长期无瘤存活。恶性组织学形态指标（如多形性和坏死）可能与预后无明显相关性。

【病理变化】　肿瘤均与支气管有关，常常突向支气管腔，也可蔓延至周围肺泡内。肿瘤一般直径 <4cm，平均为 2.7cm，呈边界清楚的结节状，切面灰白至灰黄色，有光泽或粘滑感。组织学特征：①低倍镜下纤维间隔将肿瘤分隔成模糊的多结节状结构，可有纤维性假包膜。②典型的改变是圆形、短梭形、星状或多角形的瘤细胞相互连接成网状或条索状分布于大量黏液样间质中。大多瘤细胞异型性为轻到中度，少数可见局灶重度异型和多核瘤细胞。一般缺乏弥漫性瘤细胞间变。核分裂象从 0～32 个 /10HPF，大多数肿瘤核分裂象 <5 个 /10HPF。③有些区域瘤细胞丰富，呈小簇状或实性片状分布于黏液样基质和纤维间隔中。实性分布的肿瘤中可见血管外皮瘤样结构。④约有一半病例可见灶性坏死，并可有局灶胶原化，无软骨样分化。⑤多数病例可见斑驳状慢性炎细胞浸润，以淋巴细胞、浆细胞为主，也可见少数嗜酸细胞和泡沫状组织细胞，并可见生发中心结构，主要分布于肿瘤周围。

【免疫组化】　所有肿瘤细胞表达 Vimentin，60% 病例弱和局灶状 EMA 阳性。其他标记阴性如 CK、TTF-1、S-100、SMA、Desmin、CD_{34} 和神经内分泌标记等。黏液样物质阿辛蓝染色阳性，用透明质酸酶处理后仍阳性。

【分子遗传学】　FISH 检测大部分 PPMS 具有相对特异性的 *EWSR1* 基因相关易位，即 t（22q12），断裂点在 *EWSR1* 外显子 7，CREB1 外显子 7 和 8。RT-PCR 和直接测序显示肿瘤特殊的染色体易位为 t（2；22）（q33；q12），产生 *EWSR1-CREB1* 融合基因[148]。曾有学者报道 75% 具有 t（9；22）（q22；q12），产生 *EWSR1-NR4A3* 融合基因，约 15% 具有 t（9；17）（q22；q11），产生 *NR4A3-TAF15* 融合基因，但后来没被检测到。

【电镜】　肿瘤细胞胞质内有大量的网状结构，细胞表面可见扇形胞质突起，细胞膜上存在致密斑结构，并可见外板及粘着小带，提示肿瘤细胞可能有肌成纤维细胞或成纤维细胞分化。

【鉴别诊断】

（1）骨外黏液样软骨肉瘤：男性更常见，多累及肢体近端和躯干软组织，极少数情况下发生在肺和胸膜。细胞质疏松、强嗜伊红色或含有大小不等的空泡，似软骨母细胞。间质出血或纤维化常见。其黏液间质黏液染色阳性，且耐透明质酸酶消化。免疫组化 20%～50% 患者 S-100 阳性。分子检测有染色体 9q22 易位而产生 *EWSR1-NR4A3*（也称 *CHN* 或 *TEC*）融合基因。

（2）肌上皮肿瘤：包括混合瘤、肌上皮瘤和相应的恶性肌上皮癌，该类肿瘤多累及肢体的深部软组织（下肢更多见），也可发生于躯干和头颈部。不同肿瘤可由不同比例的上皮样和（或）肌上皮样细胞构成，组织结构、细胞形态和间质反应均具有多样性，可有管状结构。免疫组化表达 CK、S-100、SMA、Desmin、calponin、EMA。有 *EWSR1* 基因重排，但不会产生与 *CREB1* 融合。

（3）其他存在 *EWSR1-CREB1* 融合基因的软组织肿瘤：胃肠道透明细胞肉瘤样肿瘤、软组织透明细胞肉瘤、涎腺玻璃样变透明细胞癌、血管瘤样纤维组织细胞瘤及硬化性小圆细胞肿瘤和黏液样/圆形细胞脂肪肉瘤等，虽均属于转录因子 TET 家族，但其各具有相应的组织学改变和临床特征。

四、肌上皮肿瘤（肌上皮瘤／肌上皮癌）

【定义】 肌上皮肿瘤（myoepithelial tumours）是主要或全部由显示肌上皮分化的瘤细胞构成的肿瘤，无任何导管上皮分化成分，故不同于混合瘤。良性的肌上皮肿瘤称之为肌上皮瘤（myoepithelioma），恶性者称之为肌上皮癌（myoepithelial carcinoma）。

【临床特征】 非常罕见，好发于成人，良性女性多见，恶性男性多见。肿瘤大都位于支气管内，常表现为气道阻塞症状，患者可有咳嗽、呼吸困难等。若发生在周围肺可能无明显症状。CT 显示局限性肺周或中央型支气管内肿块。良性肌上皮瘤可通过手术切除治愈，恶性肌上皮癌可转移至软组织、肝、脑及对侧肺。低核分裂象可能是恶性肿瘤预后好的因素。

【病理变化】 肿瘤位于支气管内常突向支气管腔，或位于周围肺呈界限清楚的结节状。切面黄褐色。肿瘤大小为 1.5～13cm，恶性肿瘤较大，有局部浸润，且常见出血坏死。组织学特征：①肿瘤呈小梁或网状结构，伴有丰富的黏液样间质（图 1-2-95 A）；②肿瘤细胞呈上皮样或梭形，细胞质嗜酸性或透明状，细胞核均匀，有的瘤细胞似浆细胞样和胞质内有玻璃样小体；③肌上皮癌显示明显的恶性特征[149, 150]，如分裂象多见、细胞核异型性明显，并见坏死等（图 1-2-95 B）。

【免疫组化】 大多数肿瘤细胞呈 CK、S-100 和 calponin 及 GFAP、SMA、P63 阳性（图 1-2-95 C）。而 Desmin 和 CD$_{34}$ 标记为阴性。

【分子遗传学】 肺肌上皮肿瘤具有 *EWSR1* 基因重排[151]。有学者报道在两例表现为透明细胞和梭形细胞形态的恶性肌上皮肿瘤中发现 *EWSR1-ZNF444* 和 *FUS* 基因重排。

【鉴别诊断】 主要与其他唾液腺肿瘤如混合瘤和上皮-肌上皮癌以及肺大细胞癌和基底细胞样癌等鉴别。混合瘤有导管上皮分化成分。上皮-肌上皮癌具有特殊的形态和免疫组化特征，无 *EWSR1* 基因重排。大细胞癌通

常缺乏黏液样基质和明显的小梁或网状结构以及 S-100、calponin 表达。基底细胞样癌可见玻璃样变基质，表达 CK、P63 和 P40，但其无肌上皮的形态特征，且一般 S-100、calponin 和 SMA 阴性。

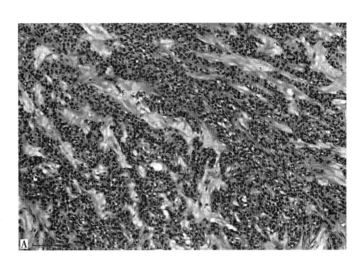

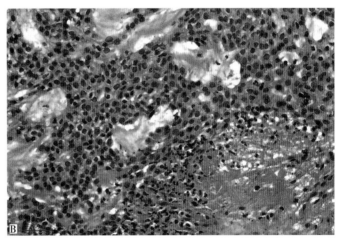

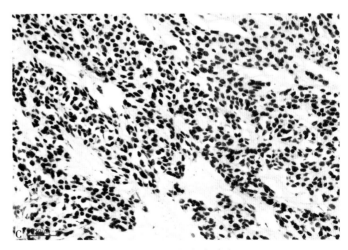

图 1-2-95 肌上皮肿瘤

肌上皮瘤呈梁索或网状结构，间质为纤维黏液样，细胞均匀且异型性小（A）；肌上皮癌则显示瘤细胞恶性特征，细胞核异型性明显，并见坏死（B）；肌上皮肿瘤弥漫表达 P63（C）

五、其他间叶性肿瘤

支气管、肺原发的其他罕见的间叶性肿瘤还包括 Kaposi 肉瘤、纤维肉瘤、平滑肌肉瘤和未分化多形性肉瘤、血管瘤样纤维组织细胞瘤、Ewing 肉瘤、黏液样脂肪肉瘤、横纹肌肉瘤、软骨肉瘤、骨肉瘤、腺泡状软组织肉瘤以及节细胞神经母细胞瘤、巨细胞肿瘤、血管球瘤、副神经节瘤、颗粒细胞瘤和脑膜瘤等。

六、淋巴细胞组织细胞肿瘤

原发性肺淋巴瘤（primary pulmonary lymphoma，PPL）是一类少见的肺部肿瘤，占肺部恶性肿瘤的 0.5%～1%。由于肺部也是其他部位淋巴造血组织肿瘤最易侵犯的器官之一。因此，除肺血管内大 B 细胞淋巴瘤外，诊断原发性肺淋巴瘤时需要在发病或诊断后 3 个月内没有肺外淋巴造血疾病的证据。几乎所有类型的淋巴细胞组织细胞肿均可在肺部发生，其中最为常见的类型是结外边缘区黏膜相关淋巴组织淋巴瘤。由于肺部的淋巴细胞组织细胞肿瘤的诊断常常是利用穿刺活检材料完成的，受取材的大小和部位的限制，尤其是需要特征性的结构（血管内大 B 细胞淋巴瘤）和异型细胞的形态和数量（肺淋巴瘤样肉芽肿病的诊断和分级）进行诊断时，往往会给诊断带来困惑和挑战。因此，取材方式、材料的大小及免疫组化的正确应用，对于正确的诊断至关重要。

（一）结外边缘区黏膜相关淋巴组织淋巴瘤（MALT 淋巴瘤）

【定义】 肺结外边缘区黏膜相关淋巴组织淋巴瘤（pulmonary extranodal marginal zone lymphoma of mucosa-associated lymphoid tissue，MALT lymphoma）是一种结外淋巴瘤，由形态学上异质性的小 B 细胞、单核样 B 细胞及散在的免疫母细胞和中心母细胞构成。一些病例有浆细胞分化。肿瘤性 B 细胞主要分布于反应性滤泡边缘区并可延伸至滤泡间区。肿瘤细胞常浸润至支气管黏膜上皮，形成淋巴上皮病变。

【临床特征】 肺 MALT 淋巴瘤占所有原发性肺淋巴瘤的 70%～90%，但仅占原发性肺肿瘤 0.5% 以下。大多发生于 41～79 岁。女性发病稍多于男性[152]。最常见的表现是无症状患者胸片上发现肿块。如出现症状可表现为咳嗽、呼吸困难、胸痛、咯血。一般无先前或同时其他结外部位发生 MALT 淋巴瘤的病史。单克隆 γ- 球蛋白病很少见，如出现则提示淋巴浆细胞性淋巴瘤伴 Waldenstrom 巨球蛋白血症。患者很少有系统性症状或"B"症状。胸片与高分辨率 CT 显示多个孤立的肿块或空气支气管征的肺泡不透光区，也可显示气道扩张、阳性血管造影症和病变边

缘的毛玻璃状阴影晕。很少见到弥漫性间质改变。大多数病变证明 FDG PET 摄取均匀增加。

对可手术切除的患者，手术后可长期缓解，对是双侧或不能切除的单侧病变，其治疗按结内淋巴瘤的原则进行。MALT 淋巴瘤 5 年生存率为 84%～94%，10 年生存率为 70%[153]。肺外和淋巴结受累是预后差的因素。

【病理变化】 肿瘤大多位于肺外周，从孤立结节到弥漫性病变，切面黄色至奶油色，与淋巴结内淋巴瘤相似，质地细腻，软。罕见局灶囊性变，常伴有淀粉样变。组织学特征：①肺 MALT 淋巴瘤表现为小淋巴样细胞围绕反应性滤泡弥漫性浸润，用 CD21 染色可显示滤泡内肿瘤细胞侵入（滤泡植入）。②肿瘤由小淋巴细胞、浆细胞样淋巴细胞、所谓的中心细胞样细胞、单核样 B 细胞组成，这些细胞被认为是相同肿瘤细胞的变异（图 1-2-96 A）。支气管、细支气管和肺泡上皮的浸润（淋巴上皮病变）是特征性改变（图 1-2-96 B），但不是特异性的，此现象也可见于非肿瘤性的肺淋巴细胞浸润。肿瘤内可见少数散在分布的转化性大细胞（中心母细胞和免疫母细胞）。③淋巴样细胞常沿支气管、血管束和肿块周围的小叶间隔分布，有的形成滤泡样结节（图 1-2-96 C），但接近其中心的肺泡实质被破坏，与高分辨率 CT 显示的空气支气管征的图像一致。④中心性硬化也是一特征，约有 20% 病例可见巨大的板层小体，反映了肿瘤的惰性性质。⑤常见血管浸润、胸膜累及和肉芽肿形成，但无预后意义。坏死少见。可见淀粉样变性。

【免疫组化】 肿瘤细胞为单克隆性 B 细胞，CD20 和 CD79a 阳性，背景为多少不等的反应性 T 细胞。流式细胞计数证明其存在轻链限制性，但因存在反应性生发中心，所以可见明显的多克隆背景。瘤细胞有浆细胞分化，可见 IgM 型免疫球蛋白。罕见情况下 CD5 阳性。CD10、CD23、Bcl-6 肿瘤 B 细胞阴性，CD43 在有些病例表达。肿瘤细胞表达 Bcl-2。CD21、CD23、CD35 滤泡树突状细胞阳性，可清楚显示反应性滤泡及破坏滤泡的网状结构。Ki67 指数通常较低（<20%）。CK 染色显示淋巴上皮病变（图 1-2-96 D）。

【分子遗传学】 免疫球蛋白基因呈克隆性重排。肺 MALT 淋巴瘤最常见的遗传学改变是 t(11：18)(q21：q21)，其次是 t(14：18)(q32；q21)，两者均涉及 MALT1 基因的 18q21 位点，发生频率为 14%～57%。t(11：18)(q21：q21) 易位导致含 N 末端的 API2 蛋白的功能融合[154]。t(14：18)(q32；q21) 易位在 MALT 淋巴瘤中发生率近 5%，可使受 14 号染色体上的 IgH 增强子控制的 MALT1 基因表达失控，导致表达的差异。这些易位导致 NF-κB 信号通路激活，促使肿瘤生长。3、7、12、18 号染色体三联体也可发生。

【鉴别诊断】 根据临床和影像方面，鉴别诊断包括结

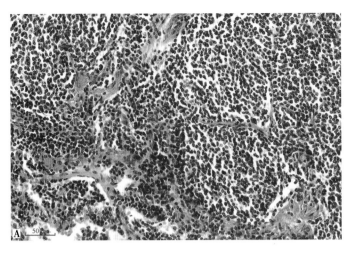
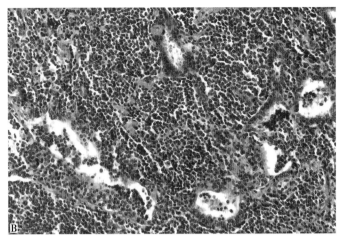
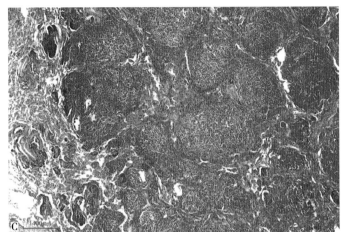
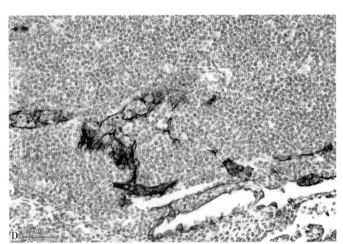

图 1-2-96 肺黏膜相关 B 细胞淋巴瘤

肿瘤由小淋巴细胞、浆细胞样淋巴细胞、单核样 B 细胞组成（A）；肺泡上皮的淋巴细胞浸润（淋巴上皮病变）（B）；淋巴样细胞沿支气管血管束及肿块周围小叶间隔分布，形成滤泡样结节（C）；CK 染色显示淋巴上皮病变（D）

节病、浸润性黏液腺癌、机化性肺炎、感染和罕见的肺泡填充性疾病。组织学鉴别诊断包括非肿瘤性病变和肿瘤，非肿瘤性病变有淋巴细胞性间质性肺炎，结节性淋巴组织增生，IgG4 相关疾病和过敏性肺炎。

（1）淋巴细胞间质性肺炎：淋巴细胞沿支气管和小叶间隔浸润，也可形成反应性滤泡，但不侵犯破坏肺泡结构，仅在肺泡间隔淋巴细胞浸润，淋巴上皮病变不显著。而 MALT 淋巴瘤免疫组化显示滤泡外 B 细胞浸润扩大，且表现为免疫球蛋白轻链限制性，PCR 免疫球蛋白重链基因重排阳性。

（2）结节性淋巴组织增生：也可能是 IgG4 相关疾病的一部分。主要由具有完整套区的反应性生发中心和滤泡间片状分布的成熟浆细胞组成，可见 Russell 小体，但无 Dutcher 小体，可伴有滤泡间不同程度纤维化。免疫组化显示是反应性 B 细胞和 T 细胞，Bcl-2 滤泡阴性。免疫球蛋白轻链显示浆细胞的多克隆性，无 PCR 免疫球蛋白重链基因重排。

（3）其他小 B 细胞淋巴瘤：如滤泡性淋巴瘤、套细胞淋巴瘤、小淋巴细胞性淋巴瘤和淋巴浆细胞性淋巴瘤。缺乏 cyclinD1、CD$_{10}$ 和 Bcl-6 有助于排除套细胞淋巴瘤和滤泡性淋巴瘤。淋巴浆细胞性淋巴瘤常与巨球蛋白血症有关，IgH 基因重排阳性。

（二）弥漫性大 B 细胞淋巴瘤

【定义】 肺弥漫性大 B 细胞淋巴瘤（pulmonary diffuse large B-cell lymphoma, DLBCL）是肿瘤性大 B 淋巴样细胞弥漫性增生，瘤细胞核大小等于和（或）大于正常巨噬细胞的核，或超过正常淋巴细胞的两倍。肺原发性 DLBCL 也包含有其他不同的形态和病因的侵袭性 B 细胞淋巴瘤，中老年人 EBV 阳性大 B 细胞淋巴瘤也可发生在肺内。

【临床特征】 占所有原发性肺淋巴瘤的 5%～20%，发病年龄为 51～70 岁，与 MALT 淋巴瘤相似。男女发病相当[155]。EBV 阳性大 B 细胞淋巴瘤主要见于老年患者，平均年龄＞70 岁。患者几乎总是有症状，表现为咳嗽、咯血、呼吸困难，有些患者出现"B"症状。影像学显示实性和多发性肿块，也可累及肺门和纵隔淋巴结。治疗与其他部位一样采用联合化疗。肺弥漫性大 B 细胞淋巴瘤属于结外弥漫性大 B 细胞淋巴瘤，故一般预后较差。

【病理变化】　主要位于肺外周，单个或多个结节或融合状。结节通常呈实性，淡黄色，也可呈灰白色及与坏死有关的软化灶。组织学特征：①形态与其他部位 DLBCL 相似。②肿瘤由弥漫成片的大中心母细胞或免疫母细胞构成，瘤细胞大小是正常淋巴细胞的 2～4 倍，浸润破坏肺实质（图 1-2-97 A）。血管浸润和胸膜受累常见，淋巴上皮病变罕见。坏死常见。

【免疫组化】　肿瘤细胞表达 B 细胞抗原 CD_{20} 和 CD_{79a}（图 1-2-97 B），背景上有数量不等反应性 T 细胞。利妥昔单抗治疗后可使 CD_{20} 表型丢失。免疫组化不能检测到轻链限制性。通过基因表达谱或免疫组化可分为生发中心 B 细胞和活化的 B 细胞亚型。原位杂交可检测到 EBV。

【分子遗传学】　免疫球蛋白基因呈克隆性重排。对原发性肺 DLBCL 的遗传学目前还知之甚少。

【鉴别诊断】　包括大细胞或小细胞未分化癌、各型霍奇金淋巴瘤、间变性大细胞淋巴瘤及少见的生殖细胞肿瘤等。可用一组免疫组化染色包括 CK、胎盘碱性磷酸酶、CD_{20}、CD_3、CD_{30}、ALK1、CD_{15}、CD_{45} 和 EMA 进行诊断和鉴别诊断。原发性肺 DLBCL 须与浸润肺的原发性纵隔大 B 细胞淋巴瘤鉴别，临床年龄、性别以及纵隔肿块等特征对诊断很重要。还需区别肺淋巴瘤样肉芽肿病，其 T 细胞浸润通常比 DLBCL 更显著，且伴 EBV 阳性细胞大小差异比 EBV 阳性大 B 细胞淋巴瘤大。

（三）淋巴瘤样肉芽肿病

【定义】　肺淋巴瘤样肉芽肿病（pulmonary Lymphomatoid granulomatosis，LYG）是一种以血管中心性和血管破坏性 EBV 相关性 B 细胞淋巴组织增生性疾病，由 EBV 阳性的 B 细胞和大量反应性 T 细胞组成。EBV 阳性 B 细胞的数量和细胞异型性决定其组织学分级和预后。

【临床特征】　可发生于任何年龄，大多发生于 60 岁左右。男女比例为 2:1。更常见于免疫功能低下患者如 AIDS、先天性免疫缺陷病如 X-连锁淋巴组织增生病、Wiskott-Aldrich 综合征、器官移植后等[156]。淋巴瘤样肉芽肿病在西方国家比在亚洲更常见。也可累及多种器官，最常见的是肺、中枢神经系统及皮肤。常见的症状包括咳嗽、呼吸困难、胸痛。肺外的症状与累及部位有关，30% 患者可出现中枢神经系统症状，如精神错乱、痴呆、共济失调、颅神经麻痹等。皮肤症状包括红斑性丘疹、结节和斑块。X 线胸片显示双肺下叶外周散在结节或满布整个肺，结节可表现为弥漫性网状或肺泡浸润性或局限浸润性。肺门淋巴结不大。高分辨率 CT 显示，结节位于支气管血管束或小叶间隔，有时结节伴有薄壁囊性病变。少数可见间质浸润和磨玻璃影与间质性肺疾病相似。

肺淋巴瘤样肉芽肿病的预后变化不定。63% 的患者中位总生存期是 14 个月。死亡常是因肺广泛破坏及其他器官受累所致。当病变局限在肺或皮肤时，有 14%～27% 可未经治疗而自行消退。治疗与分级有关，干扰素 α2b 用于治疗 1 级及 2 级病变，3 级病变与弥漫性大 B 细胞淋巴瘤相同，化疗联合利妥昔单抗。

【病理变化】　肿瘤大多呈大小不等的单一或多结节状，多为双侧性，中心无坏死。结节也可见于其他器官，如肾和脑。组织学特征：①肺实质内多形性淋巴细胞常以血管（中型动脉）中心性浸润分布，并破坏血管壁，使管壁增厚，管腔狭窄或闭锁。②肿瘤以小淋巴细胞为主，夹杂数量不等浆细胞、组织细胞及免疫母细胞（图 1-2-98），中央区可见明显坏死。③数量不等的大 B 细胞，EBV 原

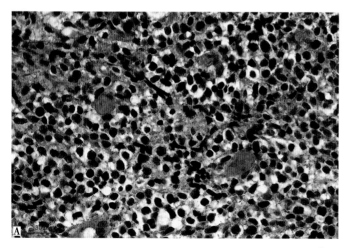
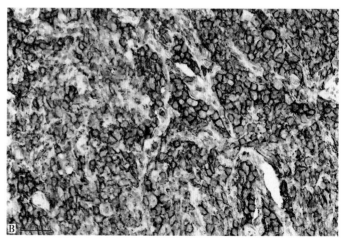

图 1-2-97　肺弥漫性大 B 细胞淋巴瘤
肿瘤由弥漫成片大的中心母细胞或免疫母细胞组成，浸润破坏肺实质（A），瘤细胞弥漫表达 CD_{20}（B）

位杂交阳性，且伴有不同程度的细胞异型性。其形态类似免疫母细胞或多核的 R-S 细胞，但无典型的 R-S 细胞。④虽然称"肉芽肿病"，但在肺或其他部位几乎无上皮样肉芽肿和巨细胞。肉芽肿反应可能存在于皮肤病变的皮下组织中。

组织学分级：1 级病变是由多形性淋巴细胞浸润，无显著性异型性，缺乏大转化淋巴细胞和 EBV 阳性 B 细胞，缺乏坏死或仅为灶状；2 级病变偶尔见大淋巴细胞，EBV 阳性 B 细胞 5～50 个 /HPF，坏死常见；3 级病变典型改变是见大量非典型大 B 淋巴细胞，表现出显著的多形性，与霍奇金细胞相似，EBV 阳性 B 细胞 >50 个 /HPF，并弥漫成片，坏死常见且广泛，与 EBV 阳性大 B 细胞淋巴瘤难区别。

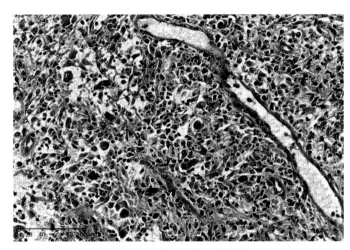

图 1-2-98　肺淋巴瘤样肉芽肿病

在小淋巴细胞背景中见多形性淋巴细胞以血管中心性浸润分布，夹杂数量不等浆细胞、组织细胞及免疫母细胞

（由郑州大学第一附属医院李晟磊教授提供）

【免疫组化】　散在分布的非典型大淋巴细胞 CD_{20} 和 CD_{79a} 阳性，EBV 原位杂交阳性。LMP1 标记阳性，CD_{30} 阳性表达不等，CD_{15} 阴性，Kappa 和 Lamda 染色的作用是有限的。反应性 T 细胞广谱 T 细胞抗原 CD_3 阳性。CD_4^+ 细胞超过 CD_8^+ 细胞。

【分子遗传学】　2 级和 3 级病变免疫球蛋白重链基因克隆性重排阳性。通常无 T 细胞受体基因的克隆重排。EBV 的克隆性可通过 Southern blot 印迹分析确认。1 级病变因 EBV 阳性细胞少，其克隆性常是难以确定。

【鉴别诊断】　肺淋巴瘤样肉芽肿病的鉴别诊断包括外周 T 细胞淋巴瘤累及肺、移植后淋巴增殖性疾病（PTLD）、鼻型结外 T/NK 细胞淋巴瘤、霍奇金淋巴瘤、Wegener 肉芽肿等。与外周 T 细胞淋巴瘤累及肺的区别是大的非典型细胞为 B 细胞标记阴性，T 细胞标记 CD_3 等阳性，且

EBV 原位杂交阴性。PTLD 临床病史很关键，移植接受者肺病变类似淋巴瘤样肉芽肿时最好考虑 PTLD。鼻型结外 T/NK 细胞淋巴瘤原位杂交 EBV 阳性，但其大的非典型细胞表达 CD_3 和 NK 细胞相关抗原 CD_{56}，无散在分布的非典型 B 细胞。霍奇金淋巴瘤可见典型的 R-S 细胞，R-S 细胞 CD_{15} 和 CD_{30} 阳性，CD_3 和 CD_{45} 阴性，CD_{20} 局灶阳性。Wegener 肉芽肿根据临床和组织学特征容易鉴别，淋巴瘤样肉芽肿病缺乏典型的肉芽肿性炎症，而 Wegener 肉芽肿无 EBV 阳性 B 细胞。另外肺组织胞浆菌病、IgG4 相关疾病等也需与淋巴瘤样肉芽肿病去鉴别。

（四）血管内大 B 细胞淋巴瘤

【定义】　血管内大 B 细胞淋巴瘤（intravascular large B-cell lymphoma, IVLBCL）是罕见的结外侵袭性大 B 细胞淋巴瘤，淋巴瘤细胞生长在局部小血管内，特别是毛细血管[156]。

【临床特征】　血管内大 B 细胞淋巴瘤是以系统性病变，需与间质性肺疾病鉴别，可引起肺动脉高压、低氧血症和肺栓塞，有学者报道在日本人与嗜血细胞综合征有关。可出现"B"症状。CT 显示弥漫性磨玻璃和小叶结构不清。肿瘤可累及全身其他部位包括中枢神经系统、皮肤、肾脏等处。一般预后较差。化疗联合利妥昔单抗可延长患者生存时间。

【病理变化】　常表现为大片组织出血、血栓和坏死，无肿瘤实体。镜下肿瘤细胞仅位于小血管腔内，小动脉、小静脉和毛细血管腔内充有异型中心母细胞或免疫母细胞（图 1-2-99 A），黏附血管内壁或游离状态，少数情况有血管周浸润。瘤细胞体积大，核泡状，核仁明显，核分裂象常见。极少数病例有间变细胞特征。部分可发生纤维素性栓塞。

【免疫组化】　肿瘤细胞通常表达 B 细胞抗原 CD_{20} 和 CD_{79a}（图 1-2-99 B），CD_5 也可阳性，少数病例 CD_{10} 阳性。侵袭性 T 细胞淋巴瘤累及血管内罕见。

【分子遗传学】　显示大多数病例免疫球蛋白基因呈克隆性重排。1 号、6 号和 18 号，特别是 1P 和三体 18 染色体结构畸变[158]。有学者报道有 t（14；19）（q32；q13）[159]。

【鉴别诊断】　需与血管内皮肉瘤和血管内淋巴细胞白血病鉴别。

（五）肺朗格罕细胞组织细胞增生症

【定义】　肺朗格罕细胞组织细胞增生症（pulmonary langerhans cell histiocytosis，PLCH）是由朗格罕细胞增生及相关性肺间质病变引起的疾病。可有 *BRAF* 基因的突变，认为是肿瘤性病变。

【临床特征】　大多发生于成年人，诊断时平均年龄约为 40 岁（范围 18～70 岁）。男女发病率可大致相等。超

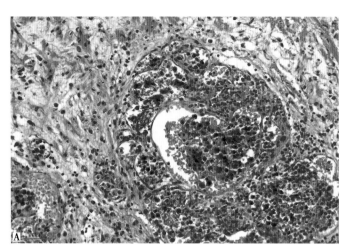
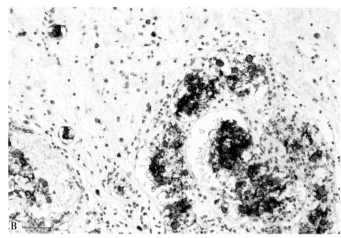

图 1-2-99 血管内大 B 细胞淋巴瘤

小血管腔内充有异型中心母细胞或免疫母细胞（A），血管内瘤细胞表达 CD$_{20}$（B）

过 95% 患者吸烟或有吸烟史[160, 161]。15%～25% 患者无症状，肺部常见的症状包括咳嗽、呼吸困难，或胸痛或系统性症状如：身体不适、体重减轻或发热。大约有 15% 的成人患者有肺外受累，表现为尿崩症，是诊断的线索[162]。85% 以上患者肺功能异常，包括限制性通气不足、阻塞性通气不足、单独的弥散能力降低和混合性限制性 / 阻塞性通气不足。影像学多表现为双肺内广泛分布于细支气管周围的小斑片影、磨玻璃影和小结节影，部分病灶融合成大片状斑片影，多为双肺对称性分布，以中上肺野为主。结节可伴囊变，并可向囊肿转化[161]。

疾病进展缓慢，表现为阻塞性肺疾病的临床特点。约 15% 的患者进展为致命的呼吸道疾病或导致肺移植。类固醇是治疗的主要方法。难治病例可能对免疫抑制剂有反应。戒烟也是一个重要因素。

【病理变化】 常表现为双侧肺多发结节灶，病灶一般大小 0.2～0.5cm（少数达 2cm），可伴有囊腔，结节的界限常欠清晰，呈星芒状。组织学特征：①朗格罕组织细胞胞质呈淡的嗜酸性，胞质界限欠清晰，呈融合状，核膜有皱褶，染色质细，可见明显核沟，部分可见嗜酸粒细胞（图 1-2-100 A）。结节周围和结节内可见含铁血黄素的巨噬细胞。②根据病情进展可表现为富细胞期、增生期和纤维化期。早期常表现为富细胞性，晚期出现纤维化，增生期介于两者之间，三者可以并存。富细胞期主要表现为大量朗格罕组织细胞构成的肉芽肿，并可见嗜酸粒细胞、浆细胞、淋巴细胞和少许中性粒细胞浸润；增生期可出现肺间质纤维化伴有慢性炎细胞浸润，肺泡上皮增生，肺泡内大量巨噬细胞浸润，朗格罕组织细胞数量减少；纤维化期则表现为较多瘢痕，无朗格罕组织细胞，间质可有纤维化及肺气肿、大泡甚至形成蜂窝肺。电镜下可见细胞质内 Birbeck 颗粒。

【免疫组化】 朗格罕细胞表达 S-100、CD1a 和 Langerin（图 1-2-100 B）。

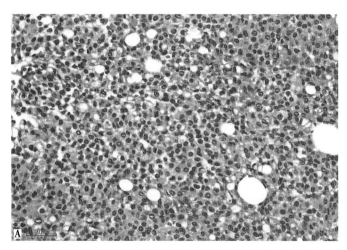
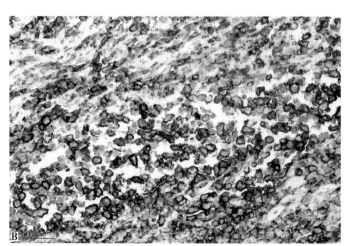

图 1-2-100 肺朗格罕细胞组织细胞增生症

朗格罕组织细胞胞质呈淡嗜酸性，胞界不清融合状，核膜有皱褶，染色质细，可见核沟（A），朗格罕细胞表达 CD$_{1a}$（B）

【分子遗传学】　38%～57% 病例有 *BRAF* 基因 *V600E* 突变[163, 164]。

【鉴别诊断】　肺朗格罕细胞组织细胞增生症鉴别诊断包括淋巴瘤、白血病累及肺等。

（六）Erdheim-Chester 病

【定义】　Erdheim-Chester 病（Erdheim-Chester disease, ECD）是一种罕见的黄色肉芽肿性组织细胞增生症，是一种多系统侵犯的疾病。病变常累及骨和富含脂质的脏器，也可发生于肺，常可引起肺间质纤维化，是一种具有恶性潜能的肿瘤。

【临床特征】　Erdheim-Chester 病有 20%～30% 累及肺且同时有骨受累[165]。发病年龄为 4～87 岁，高峰在 51～70 岁之间，平均 53 岁。男性比女性发病稍占优势。常见咳嗽和呼吸困难等症状。20% 患者可有胸腔积液。一般症状包括轻微骨痛（偶尔伴有软组织肿胀）、发热、体重减低和虚弱。其他表现眼球突出、尿崩症、肾功衰和心脏或神经系统症状。血脂水平正常。CT 表现为对称性的间质网格影，小叶间隔和胸膜均匀增厚，弥漫分布多灶性的磨玻璃影和小叶中心小结节。也可表现为弥漫的肺外带间质均匀增厚而无磨玻璃密度影和小叶中心结节等。

病变常呈进行恶化，肺受累预后差，常 3 年内死亡。目前无最佳治疗方案。手术切除、皮质激素、IFN-α、细胞毒素药物、双磷酸盐类药物、放疗、干细胞移植等方法都被用于该病治疗，但疗效不一。vemurafenib 靶向治疗和 IFN-α 被认为可延长患者生存时间。

【病理变化】　肺质地实，胸膜和小叶间隔膜增厚明显。组织细胞浸润和纤维化沿肺淋巴管（脏层胸膜、支气管血管束和小叶间隔）分布（图 1-2-101 A）。组织细胞呈泡沫状，可见杜顿巨细胞及淋巴细胞、浆细胞和嗜酸粒细胞（图 1-2-101 B）。电镜下显示明显的组织细胞特征，细胞核锯齿状，胞质内有丰富脂质空泡、稀疏的线粒体、溶酶体、内质网，缺乏 Birbeck 颗粒。

【免疫组化】　组织细胞 CD$_{68}$（KP1）（图 1-2-101 C）、CD$_{163}$、FactorXIIIa、溶菌酶、MAC387、CD$_4$、α-1 抗糜蛋白酶、α-1 抗胰蛋白酶标记染色阳性，S-100 阳性不一，标记树突状细胞的 CD$_{1a}$ 常为阴性。

【分子遗传学】　54% 患者有 *BRAF V600E* 突变。有学者报道个别出现 *NRAS Q61R* 突变[166]。

【鉴别诊断】　由于 Erdheim-Chester 病常有骨和其他脏器的损害，临床与恶性肿瘤相似，特别是其他淋巴组织增生性疾病、癌性淋巴管炎及间皮瘤。另外沿淋巴管分布的间质性肺疾病也需鉴别。根据浸润细胞还需区别朗格罕细胞组织细胞增生症。

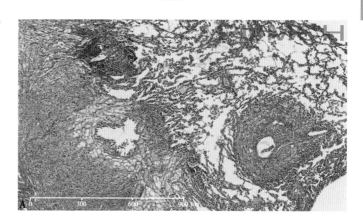
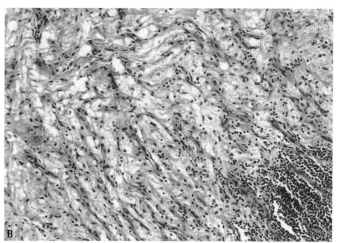
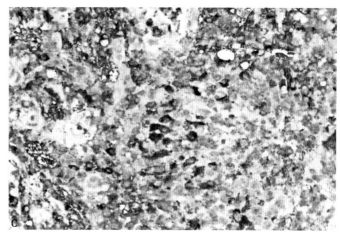

图 1-2-101　Erdheim-Chester 病
肺支气管及血管周组织细胞浸润和纤维化（A），组织细胞呈泡沫状并见淋巴细胞、浆细胞浸润（B），组织细胞 CD$_{68}$ 阳性（C）
（由北京协和医院冯瑞娥教授提供）

（七）Rosai-Dorfman 病

【定义】　Rosai-Dorfman 病（Rosai-Dorfman disease, RDD）是一种良性非朗格罕细胞组织细胞增生性疾病，主要特征是窦组织细胞增生伴淋巴结肿大以及组织细胞质内可见吞噬淋巴细胞。多发生于淋巴结，也可结外累及或单独发生于淋巴结外包括肺。

【临床特征】 有 25%～40% 的 Rosai-Dorfman 病可发生于淋巴结外的许多器官。可发生于任何年龄，以儿童和年轻成人为主。男女发病相当。常见慢性咳嗽和呼吸困难等症状。CT 表现为囊肿性改变和多发小结节，可见肺门、纵隔淋巴结肿大，可有胸腔积液以及间质性肺疾病、肺气肿、支气管扩张改变。大多数病例呈良性自限性病程，患者预后较好。可仅行外科手术治疗即可，不需要放疗和化疗[167]。如为系统性 RDD 预后较差，特别是累及肾、肝脏及呼吸道等器官。

【病理变化】 肺质地实，可见多发小结节及小囊腔。组织学特征：①在肺泡内及支气管血管周围特征性 Rosai-Dorfman 细胞呈簇状分布，胞体巨大（>6～10 个淋巴细胞，是淋巴细胞 10～30 倍），胞质丰富，淡嗜酸性，细胞内吞噬数量不一、形态完整的淋巴细胞（图 1-2-102 A、B），称为淋巴细胞吞噬作用或伸入运动，胞核圆形，核仁明显。②病灶内并见成熟浆细胞、淋巴细胞及中性粒细胞，偶见红细胞。局部有反应性淋巴滤泡形成。③ Rosai-Dorfman 细胞与浆细胞、淋巴细胞形成淡染区与深染区相间特点[168]。④间质有明显的纤维化，并见广泛性闭塞性血管炎。

【免疫组化】 组织细胞 S-100 强阳性，CD_{68} 阳性（图 1-2-102 C），CD_{1a}、CD_{21} 和 CD_{56} 阴性，淋巴细胞 CD_{79a}、浆细胞 CD_{38} 和 CD_{138} 阳性。有学者报道免疫组化 EBV 和 HHV-6 可阳性。

【鉴别诊断】

（1）朗格汉细胞组织细胞增生症：该病具有特征性嗜酸性粒细胞背景，组织细胞体积小，可见明显咖啡豆样细胞核，伴有多核巨细胞，无淋巴细胞吞噬作用，S-100 及 CD_{1a} 均阳性，电镜下组织细胞中可见特征性 Birbeck 颗粒。

（2）慢性炎症：肉芽肿性炎时可见较多组织细胞增生伴慢性炎细胞浸润，也可形成低倍镜下类似 RDD 的深浅相间分布，但慢性炎症增生组织细胞体积小，无伸入运动，组织细胞 S-100 阴性。

第三节 异位性肿瘤

肺内的异位性肿瘤（tumours of ectopic origin）是更为罕见的肺原发性肿瘤，其诊断需要排除肺外相同肿瘤的肺内转移的可能之后才能做出。

（一）生殖细胞肿瘤

【定义】 肺内发生的生殖细胞肿瘤（germ cell tumours）是一组起源于生殖细胞的异质性肿瘤。最为常见的是肺畸胎瘤，起源于两个或三个胚层。肺原发的生殖细胞肿瘤的诊断标准是排除性腺和其他性腺外部位的生殖细胞肿瘤转移。

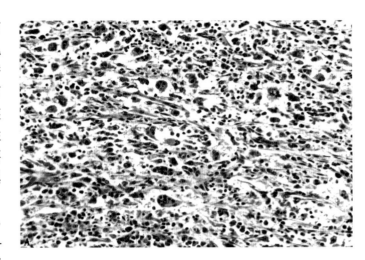

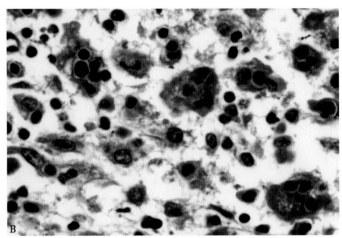

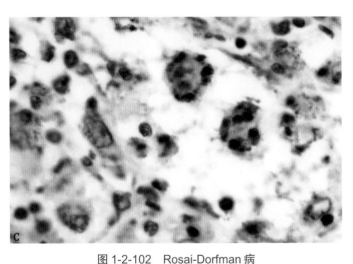

图 1-2-102 Rosai-Dorfman 病
细胞呈簇状分布，背景有淋巴细胞，浆细胞（A），Rosai-Dorfman 细胞体积大，胞质丰富，吞噬有淋巴细胞（B），组织细胞 CD68 阳性（C）（由北京胸科医院张海青教授提供）

【临床特征】 大多数发生在 21～50 岁（范围 10 月龄～68 岁），女性稍占优势。患者可出现胸痛、咯血、咳嗽或脓胸。咳含毛发的痰是最特异的症状[169]。影像学表现为边界清楚的囊性包块，常伴有钙化。成熟性畸胎瘤呈局限性，但可以破裂。恶性生殖细胞肿瘤可有局部浸润或远处转移。

约80%的肺畸胎瘤是成熟性的，呈良性病程，手术切除可治愈[169]。而肺内不成熟畸胎瘤的ICD-O编码为1，常含有不成熟的神经组织。但恶性畸胎瘤可含有肉瘤成分或癌成分，发生于成人，具有较强的侵袭性，预后差，大多数不能手术切除，患者在诊断后6个月内死亡。

【病理变化】　肿瘤直径为2.8～30cm，一般为多房囊性，少数为实性，提示是未成熟性。囊腔常与支气管连续，并可见支气管内的成分。组织学特征：①畸胎瘤中有不同比例的中胚层、外胚层和内胚层成分，除骨、软骨外，常见胸腺和胰腺成分，囊壁可见含毛发的鳞状上皮内衬（图1-2-103）。囊肿破裂可导致支气管胸膜瘘和明显的炎症和纤维化反应。②恶性成分由肉瘤和癌组成。未成熟神经组织成分不常见。少数肺内畸胎瘤有其他生殖细胞肿瘤成分，包括精原细胞瘤和卵黄囊瘤。③除未成熟及恶性畸胎瘤外，肺内的恶性生殖细胞肿瘤非常罕见，诊断时需排除肺外原发而转移所致。④免疫组化染色可帮助辨认非肺起源和非畸胎瘤生殖细胞肿瘤成分。

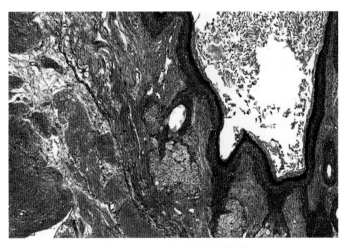

图1-2-103　肺成熟性畸胎瘤
囊壁可见含毛发及皮脂的鳞状上皮内衬，并见发育的神经胶质成分

【鉴别诊断】　转移性畸胎瘤需要根据临床详细的检查和病史。经过化疗的畸胎瘤在其转移灶中可由完全成熟的成分组成。癌肉瘤、胸膜和肺的肺母细胞瘤无特殊的器官结构。另外畸胎瘤需与错构瘤、婴儿神经管缺陷的肺内神经胶质异位鉴别。

非畸胎瘤的生殖细胞肿瘤应与肺多形性癌和巨细胞癌区别，后者也可产生AFP、HCG或胎盘催乳素。大部分报道的肺绒毛膜癌是肺多形性癌伴异位分泌β-hCG，无绒毛膜癌典型的细胞滋养细胞和合体滋养细胞成分，而是从大到多形性肿瘤细胞的连续形态学谱。

（二）肺内胸腺瘤

【定义】　肺内胸腺瘤（intrapulmonary thymoma）是上皮性肿瘤，组织学上与纵隔胸腺瘤相同，起源于肺内异位的胸腺组织[170]。

【临床特征】　性别分布各组有差异，有些显示女性占优势，其他显示男女比例大致相当。发病年龄为14～77岁，平均50岁。患者可出现咳嗽、体重减轻、胸痛、发热、呼吸困难，也可无症状。可有相关的副瘤综合征包括重症肌无力和伴有低丙种球蛋白血症综合征。大多数表现为孤立性包块，少数在同侧肺呈多灶状。肿瘤可显示FDG PET阳性。肿瘤可位于肺门或肺外周，极少数可侵犯胸膜外。

治疗手段是手术切除，对于局限在肺内的大部分患者可获长期无病生存。有学者报道继发重症肌无力的呼吸衰竭可导致早期死亡。

【病理变化】　肿瘤大小为0.5～12cm，常为界限清楚、有包膜的孤立性肿块。偶尔可呈多灶状。切面呈分叶状，局部可为囊性，颜色多样。组织学特征：组织表现和免疫组化染色与纵隔胸腺瘤相同（图1-2-104 A～D）。详见胸腺瘤章节。影像学检查和（或）手术探查必须排除原发性纵隔胸腺瘤浸润肺。

【鉴别诊断】　上皮性胸腺瘤可误诊为癌或梭形细胞类癌，富于淋巴细胞性胸腺瘤易误为淋巴瘤或小细胞癌。胸腺瘤常缺乏细胞学的异型性和存在明显的分叶状结构有别于小细胞和非小细胞癌。

（三）黑色素瘤

【定义】　黑色素瘤（melanoma）是起源于黑色素细胞的恶性肿瘤。确定是肺原发性的黑色素瘤是基于临床的标准，即包括排除以前和同期的皮肤、眼或其他黏膜起源，排除隐匿性的转移后才能做出肺原发的诊断。

【临床特征】　肺转移性黑色素瘤常见，而原发性肺黑色素瘤极罕见。不同组间性别分布有差异，有些显示性别分布相当，有些显示男性占优势。发病中位年龄为51～59岁，范围为29～80岁。临床常表现为阻塞性症状。据报道，发生在下叶和左上叶部位多见。可转移到不同器官包括肺、淋巴结、肝、肠、脑、肾上腺和骨等处。肿瘤大多数是位于支气管内，肺外周孤立性黑色素瘤通常是转移的。

治疗上，推荐手术切除。预后在不同组间各不相同，一般预后较差，但有患者无病生存达11年。

【病理变化】　大多数肿瘤是孤立性和息肉，伴有不等量的色素沉着。肿瘤中位大小为3.75cm。有些肿瘤在气管内呈扁平状。组织学特征：肿瘤常呈分叶状，其细胞形态和结构特征均与其他部位的黑色素瘤相同。肿瘤在相

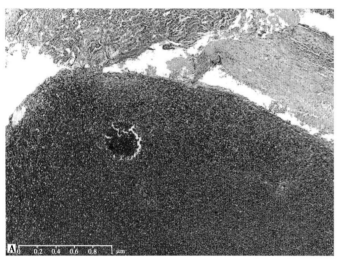
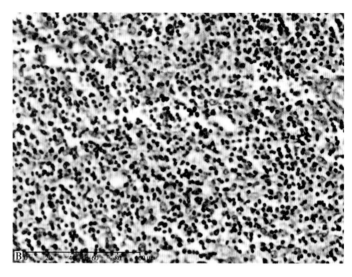
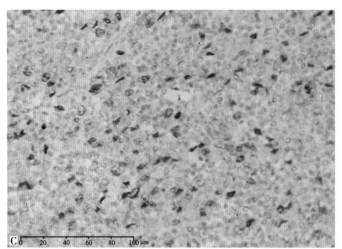
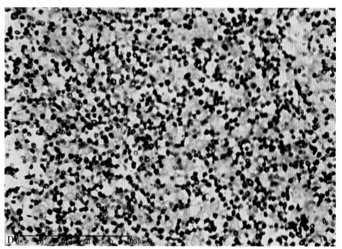

图 1-2-104　肺异位胸腺瘤（B1 型）

肺组织内可见淋巴样组织，界限清楚并有包膜（A），高倍镜下见均匀一致的小淋巴细胞间少量散在的上皮样细胞（B），上皮样细胞核表达 P63（C），小淋巴细胞核表达 TdT（D）

（由中国医科大学王恩华教授提供）

邻支气管黏膜内以 paget 病样形式传播，这一点对于判定为肺原发非常重要。很少见良性痣样病变。

【免疫组化】　显示 S-100、Melan-A、HMB45 和 SOX10 阳性。

【鉴别诊断】　最为重要的鉴别诊断是需排除肺转移性黑色素瘤，要绝对肯定原发性肺起源的黑色素瘤或许是不可能的。支气管类癌可含有黑色素，但细胞角蛋白和神经内分泌标记阳性。

（四）脑膜瘤

【定义】　脑膜瘤（meningioma）与附于颅内硬脑膜内表面的脑膜（蛛网膜）细胞肿瘤相同，原发于肺而中枢神经系统无肿瘤。

【临床特征】　肺转移性脑膜瘤是非常罕见，而原发性肺脑膜瘤更罕见。性别分布各组有差异，女性稍占优势，年龄范围为 18～108 岁，中位年龄 57 岁。大多数是偶尔发现，有些患者可出现咳嗽、咯血症状。大多数脑膜瘤位于肺外周，胸片及 CT 检查显示肺部肿块，肿瘤境界清楚，密度均匀。

肿瘤一般呈良性表现，生长缓慢，预后很好，但也有肺原发性非典型脑膜瘤、间变性脑膜瘤（WHO Ⅱ～Ⅲ级）的报道，表现为多形性、核分裂象和增殖指数增多，并出现侵犯邻近组织及远处（肝、淋巴结等）转移，因此目前认为其至少是具有低度恶性潜能的肿瘤。手术切除是首选的治疗方式。

【病理变化】　肿瘤大多数呈孤立性界限清楚的肿块，切面实性，质地中等，灰白、灰黄、灰红色。大小为 0.4～60cm，平均 1.8cm。组织学特征：肿瘤与周围肺组织界限清楚。瘤组织由梭形细胞和上皮样细胞构成（图 1-2-105 A）。梭形细胞纤细，核细长，呈束状、编织状排列，并见围绕中心血管的旋涡状结构（图 1-2-105 B）；上皮样细胞胞质丰富,界限不清,似合体状,细胞核圆形或卵圆形,呈巢状分布,部分位于梭形细胞旋涡中央,与梭形细胞共同形成蛛网膜颗粒样结构。可见砂粒体。极少数间变性脑膜瘤和脊索样脑膜瘤特征性表现为瘤细胞呈索条状、梁索状,背景是含丰富黏液样基质[171、172]。

【免疫组化】 肿瘤细胞 Vimentin、EMA 阳性(图 1-2-105 C、D),PR 58.3% 阳性(图 1-2-105 E),S-100 偶尔或局灶阳性,CK 和其他黑色素、神经内分泌标记阴性。一般 Ki-67 指数低(图 1-2-105 F),间变性脑膜瘤 Ki-67 指数升高。

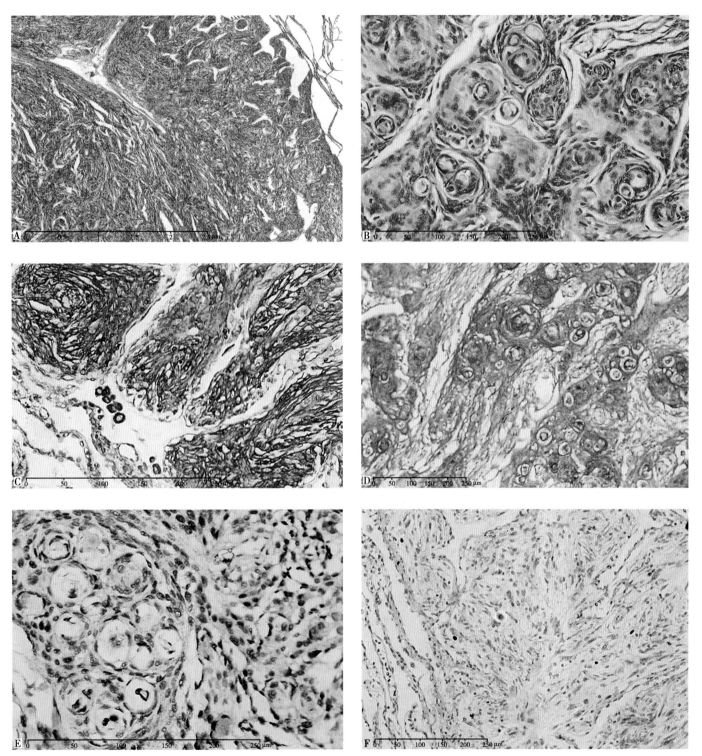

图 1-2-105 肺异位脑膜瘤

肿瘤与周围肺组织界限清楚,由梭形细胞和上皮样细胞构成(A),瘤细胞细胞围绕血管呈旋涡状结构(B),瘤细胞表达 Vimentin(C)、EMA(D)和 PR(E),Ki-67 指数很低(F)

(由中国医科大学王恩华教授提供)

【鉴别诊断】 首先需要排除转移性脑膜瘤,另外还需与梭形细胞胸腺瘤、孤立性纤维性肿瘤、单相性滑膜肉瘤等鉴别。

第四节 转移性肿瘤

【定义】 肺转移性肿瘤(metastasis to the lung)是指肿瘤细胞由肺外部位(经血道或淋巴道)向肺播散,在肺内形成的肿瘤。肺转移性肿瘤可以表现为临床上明显的肿块,也可以是在支气管镜检、手术切除肺标本或尸检时偶然发现。

【临床特征】 肺是转移性肿瘤最常见的部位[173]。癌是转移的主要来源,特别是胃肠道、生殖道、妇科、乳腺、尿路上皮、头颈部、前列腺等部位,其次为肉瘤、黑色素瘤和生殖细胞肿瘤。性别和年龄分布在不同的患者人群中不同。例如,大肠癌主要是老年男女性,11%患者同时性发生,5.8%是异时性转移。乳腺癌、黑色素瘤在年轻成年人中占优势。生殖细胞瘤和肉瘤通常见于年轻人或儿童。

大多数转移性肺部肿瘤患者无明显肺部症状,其症状与肿瘤在肺的位置有关。支气管内转移者可引起咳嗽、咯血、喘息、呼吸困难、发热和阻塞性肺炎。胸膜扩散常导致胸痛和呼吸困难等症状。

影像学特点:肺转移可以是单个或多个,可见于肺的任何部位,但常见于肺下叶。乳腺癌、肾癌、结肠癌、子宫内膜癌和其他肿瘤可以在支气管内呈孤立性肿块。典型影像学表现为多发性、界限清楚、位于肺外周、圆形大小不等的结节。因癌结周出血可形成毛玻璃样不透明晕圈(CT晕征)或边界模糊的边缘。有时肺间质呈串珠或结节样增厚(癌性淋巴管炎)。少数转移性惰性肿瘤如子宫内膜间质肉瘤、良性转移性平滑肌瘤和富细胞纤维组织细胞瘤,可伴有明显的囊腔形成。

肺转移性肿瘤通常预后较差,但有些孤立性转移或转移病灶少且仅局限于肺的患者在原发病灶和转移灶切除后可长期存活。无病间隔≤36个月和转移病灶多是预后不利的因素。一般生殖细胞肿瘤在转移灶切除后预后最佳,而癌(包括结肠、肾等)、肉瘤(骨肉瘤、平滑肌肉瘤等)和黑色素瘤转移预后较差。术前分期和肺转移的同时排除同步肺外转移是决定是否手术的基础。局部淋巴结受累不影响长期生存。预测治疗反应的因子取决于转移肿瘤的类型、基因突变(如 EGFR、KRAS、BRAF 和 c-kit 等)、基因拷贝数(ALK、ROS1、HER2 等)和免疫组化特征(如 ER、PR)的评估。

【病理变化】 转移性肿瘤结节常为圆形,界限清楚,大小不等,从粟粒样到融合大的肿块。转移性腺癌呈坚实灰褐色,有出血坏死,分泌黏液时有粘滑感。鳞状细胞癌灰色,干燥有斑点状坏死。肾细胞癌表现为金黄色结节。黑色素瘤呈棕褐到黑色。转移性肉瘤为灰白,鱼肉样。组织学特征:肺转移灶的组织病理学特征与原发灶相似,常沿血管或淋巴管生长。肿瘤细胞的生长模式可以是在间质浸润、贴壁生长、浸润破坏或肺泡腔内填充。转移性结肠腺癌常表现被覆高柱状细胞和杆状核的腺样结构,伴坏死。转移性乳腺癌可表现为小梁状、单行状或实体状特征,有粉刺型坏死和沿胸膜生长。肾细胞癌显示透明细胞,肿瘤间质富于血管。胰腺癌表现为以贴壁生长为主的形式,与肺原发性黏液腺癌相似。转移性子宫平滑肌肉瘤在支气管周的间质浸润性生长。黑色素瘤和生殖细胞肿瘤在肺实质生长。

【免疫组化】 免疫组化的应用在鉴别诊断上具有重要的价值,并可帮助判断转移的原发部位。大多数肺原发腺癌(除黏液性癌)TTF1、Napsin A 和 CK7 阳性,而非原发性的肿瘤其 TTF1、Napsin A 一般为阴性,CK7 是变化的。结肠腺癌表达 CK20 和 CDX2。乳腺癌表现为 ER、PR、GCDFP15、GATA3 和(或)乳腺球蛋白阳性。卵巢癌常表达 CA125、N-cadherin、Vimentin、ER 和 inhibin-α。前列腺癌 PSMA、PSA 和 AR 阳性。Merkel 细胞癌 CK20、NF 和 polyomavirus 阳性。黑色素瘤是 S-100、HMB45 和 Melan-A。胸腺癌 CD5、PAX8 和 CD117 阳性。但没有免疫组化标记可帮助区别是转移性或原发性鳞状细胞癌。膀胱尿路上皮癌 CK7 和 P40 呈阳性,但肺癌也可有表达,而尿路上皮癌 GATA3 和(或)uroplakin2 和 uroplakin3 阳性。生殖细胞肿瘤 AFP、CK、SALL4、Oct3/4、PLAP、HCG 及 CD$_{30}$ 阳性。转移肉瘤显示不同的细胞分化谱系。

【鉴别诊断】 多发性转移性结节需要与同时性肺原发性肿瘤、血管炎、弥漫性特发性肺神经内分泌细胞增生、肉芽肿性疾病等鉴别。癌性淋巴管炎必须区分结节病、肺纤维化、恶性淋巴瘤。可出现毛玻璃样不透明晕圈的疾病有曲霉病、念珠菌病、Wegener 肉芽肿、结核瘤、淋巴瘤。出血性转移最常见于血管肉瘤和绒毛膜癌。

(西安交通大学医学院附属一院 张冠军)

第五节 支气管、肺小活检标本处理及诊断

随着呼吸系统疾病的日渐增多和获取标本新技术的进步,绝大多数的肺部疾病是依靠肺小活检标本明确其病理诊断的。而肺小活检标本数量的显著增多,小活检所能获取的组织标本量又较少,加之呼吸系统疾病大多由多元化和异质化成分所构成,不仅给病理诊断带来

了困难，各种诊断陷阱也层出不穷。尽管经各类肺支气管镜、CT 引导下穿刺、E-BUS 等方法所获得的标本量很少，但这些标本却来之不易，正确的前期处理对于作出正确的病理诊断非常重要。合理地使用这些珍贵的标本，避免组织浪费也是非常重要的一个环节。对于肺部小活检的病理诊断，要密切结合临床实验室检查和影像学检查结果是十分必要的。首先要明确的是疾病的性质，如感染性疾病（尤其是否为特殊感染性疾病）、纤维化类疾病和肿瘤。如为肿瘤，则要进一步回答是上皮性的还是间叶性的，是良性的还是恶性的，必要时结合免疫组化，尽可能地作出明确的分型诊断，以指导临床的进一步治疗[174, 175]。有关肺内非肿瘤性疾病在第一章已有详述，这里主要对肿瘤性疾病的肺小活检的标本处理和诊断做以描述。

一、小标本取材原则

肺活检小标本应严格查对组织块数，并记录每块组织的体积，体积的大小采用国际标准计量单位（cm³）来表示，不能用不规范的"米粒大"、"针尖大"来描述。建议包埋采取每一块（条）组织一个蜡块的原则，便于分别采取免疫组织化学、组织化学、原位杂交、PCR 及 NGS 等进行各类（EGFR、ALK、PDL-1）分子检测。如果全部组织包埋为一个蜡块，很容易浪费标本（标本形状、大小不一，要显示全部块数势必削掉部分组织），且无法完成 HE 染色、免疫组化及分子检测等同步进行的需求[176, 177]。

二、切片制作原则

对于多块（条）小组织，应分别包埋成一个独立的蜡块，既可以避免漏切而造成事故，又可以节省标本。这样可以将小标本充分应用于包括免疫组化和分子在内的各种检测。

多数单位目前都常用青霉素小瓶装小活检标本，应特别注意两点：一是固定液的量是否充足，二是要防止组织贴在小瓶的上方而没有接触到固定液的现象，固定液不能充分地将组织浸没而造成固定不良。有些组织虽然小，但却含有大量的淋巴细胞，不仅需要充足的固定液，也需要充分的固定时间。组织固定不好，核的染色甚至后续的免疫组化、原位杂交等检测都会受到影响。

小活检组织的包埋对石蜡的硬度和纯度要求较高。石蜡是一种碳氢化合物，由矿物油分裂产生，它的性质是相当的不同，熔点为 45°～62°，熔点越高，硬度越硬，如果含有杂质或纯度不高，就很难切出佳片。小组织常常由于较硬，应用的石蜡也要相应较硬（即熔点较高的蜡），否则组织硬则石蜡软是切不出好片的，切片时也较难展

平，容易产生皱折。另者，包埋组织块的石蜡纯度一定要纯，不能含有二甲苯，如果含有二甲苯，将会降低石蜡的硬度，烤片时，石蜡将熔解于水并向四边扩散。常规应用的石蜡熔点为 60° 左右，它能支撑起 3～5μm 的切片，如果要求厚度在 1～2μm，就适当添加一些蜂蜡，以增加石蜡的硬度。蜡块要在切片前存放在冰格内冷冻起来，以保证组织和蜡在同一温度，这样有利于切片。如果蜡和组织不在同一温度，就很难保证切片质量。切片时通常不要取出太多冷冻好的蜡块，否则室温可使蜡软下来，尤其在夏天，另外切片时，切片刀和蜡块的摩擦产热，也会导致蜡块软化，切片时切片积压在一起，不容易展开，不利于切片[178]。

建议小活检组织在一张载玻片上捞 2～4 张切片。即可增加看点、增加不同层次组织变化的场面，以利于对疾病作出判断，也可避免活检标本浪费，不利于免疫组化或者分子检测。

三、肺小活检标本的病理诊断及原则

2015 年新版 WHO 首次为小活检及细胞学标本制定了诊断标准，给出了诊断流程图（algorithm）并分步介绍。病理诊断是个连续的过程，基于传统 HE 并借助于免疫组织化学及黏蛋白等特殊染色，流程可简可繁，可根据具体情况进一步优化。为此，新版建议选用胞核和胞质分别阳性的"鸡尾酒（cocktails）"抗体，将 TTF-1/CK5/6、p40/naspin-A 或 p63/CK7 等分别进行搭配，可减少用于鉴别诊断的抗体[176, 179]。

新版推荐若镜下腺样或鳞状分化清晰可见，则此肿瘤分别诊断为腺癌或鳞状细胞癌；若存在一定程度的不确定性，应描述为低分化非小细胞癌，倾向腺癌或鳞状细胞癌，并做注释，此诊断仅凭光镜做出；如果常规病理和免疫组织化学对腺癌和鳞状细胞癌的诊断都不支持，可以酌情使用"非小细胞肺癌，非特殊类型（non small cell lung carcinoma, not otherwise specified, NSCLC-NOS）"这一术语，但不可滥用，估计所占比例不足活检小标本的 5%，更不建议使用非鳞状细胞癌（nonSQC）的病理诊断。由于多达 1/3 的腺癌可以表达 p63，如果肿瘤细胞 TTF-1 阳性，即使同时表达任一鳞状细胞癌的标记（如 p63），该肿瘤仍然要归类为"NSCLC，倾向于腺癌"。实际上那些表达 p63 和 TTF-1，其形态学缺乏鳞状细胞癌特征的肿瘤可能都是腺癌。但如果 p63 和 TTF-1 分别表达于不同的肿瘤细胞群体，且各自比例均大于 10% 时，则支持腺鳞癌的诊断。但是依据腺鳞癌的定义（只适合手术切除之标本），对于这部分小标本最好诊断为"提示腺鳞癌"，因为小标本中 10% 的比例很有可能是不准确的。另外，

需要注意的是，p40作为p63的异构酶，比p63更具有特异性，因此对于鳞癌的诊断，尽可能首先选用的鳞癌标记物是p40[176]。

表1-2-5列举了新版WHO分类（切除标本）与2011年IASLC/ATS/ERS活检小标本/细胞学分类诊断术语的异同点[180]。活检小标本/细胞学毕竟局限，可能只是冰山一角，如AIS、MIA、大细胞癌、腺鳞癌及肉瘤样癌等的诊断必须基于完全切除的手术标本而非穿刺活检小标本。对于这些原则不可缺位，更不可错位或越位。细胞学检查，也称液体活检，有条件的可制成细胞蜡块并辅以免疫组织化学或DNA检查，提高癌细胞检出率。

四、肺小活检标本的常见病例及诊断思考

1. 上皮样细胞病变/肿瘤诊断思路 上皮样细胞肿瘤/病变是肺穿刺活检病例中比例最高的。对于此类病变，应该有明确的诊断思路和开具免疫组织化学标记物的原则。首先，应该明确临床资料和影像特征，是否有占位，是实性占位还是云翳状阴影，多发或者是单发，界限清楚与否，对于初判都至关重要。

肺内原发上皮源性恶性肿瘤即各种类型的癌，通常是单发大的结节影，也可伴随多发肺内转移灶。与肺内多发转移性结节不同的是，其结节绝大多数都无明显界限，可伴毛刺征。肺癌作为异质化最明显的恶性肿瘤之一，其穿刺活检标本变化多端，表现形式多元化。穿刺标本的处理，穿刺部位的选取，穿刺组织的量，后期切片的制作，这些都会影响到活检标本的诊断。具有明显巢团结构且细胞具有异型性者，首先考虑是肺癌。肺癌的类型复杂，但常见的腺癌、鳞状细胞癌、小细胞癌占据绝大多数；此外可以有类癌、不典型类癌、复合性小细胞癌、淋巴上皮癌、NUT癌、涎腺源性癌等。根据不同的形态特征，我们可以选取不同的免疫组织化学抗体进行搭配组合，用以鉴别和分型。

病例1：患者男性，50岁，支气管活检。活检组织特点：黏膜下可见明显的异型实性上皮细胞巢团（图1-2-106），形态学首先考虑鳞癌或者实性腺癌的可能，黏液表皮样癌待除外。为明确组织学类型，我们选取了TTF-1+NapsinA双染、p40标记。

病例2：患者女，32岁，左下肺结节穿刺活检：镜下

表1-2-5 2015版WHO与2011年IASLC/ATS/ERS活检小标本/细胞学分类诊断术语的异同

活检小标本/细胞学2011 IASLC/ATS/ERS分类	2015年WHO分类
小细胞癌（small cell carcinoma, SCC）	小细胞癌（SCC）
具有神经内分泌（neuroendocrine, NE）形态及标记物的非小细胞癌（non-small cell carcinoma, NSCC），可能为大细胞神经内分泌癌（large cell neuroendocrine carcinoma, LCNEC）[a] 注解：a：一种疑似LCNEC的非小细胞癌，但常规染色不能证实存在神经内分泌分化	大细胞神经内分泌癌（LCNEC）
呈现腺癌、鳞状细胞癌两种形态，诊断为"非小细胞癌，非特殊类型（NSCC, NOS）"[b] 注解：b：出现腺癌、鳞状细胞癌两种成分，可代表腺鳞癌	腺鳞癌（如果两者成分大于或等于10%）
既无腺癌，也无鳞状细胞癌形态，但免疫组织化学呈现两者成分，诊断为NSCC, NOS。（详述免疫组织化学染色的结果和解释）[c] 注解：c：可代表腺鳞癌	腺癌、鳞癌或大细胞癌伴组化染色特征不明确
非小细胞癌（NSCC）伴梭形细胞和（或）巨细胞癌，并提及是否出现腺癌或鳞状细胞癌	多形性和（或）梭形细胞、巨细胞癌

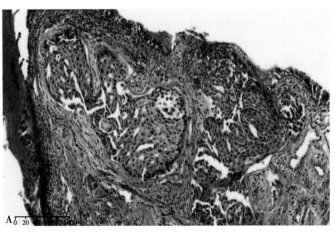
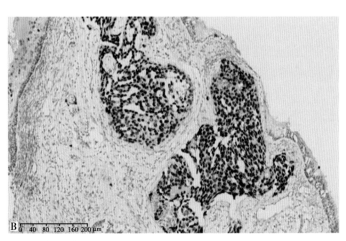

图1-2-106 肺腺癌（支气管活检）

瘤细胞巢团状排列，缺少明确的腺样结构，似非角化鳞状细胞癌（A）；免疫组化染色显示TTF-1强阳性（B）

改变如图 1-2-107 A～C。见多元化结构和细胞特点，有实性片状温和的上皮样细胞区域，其内有明显胶原化玻璃样变的条索穿插在其间，部分片状细胞间存在较多的"血管"样腔隙，另有细胞性乳头状结构区域，病理诊断：硬化性肺细胞瘤。

硬化性肺细胞瘤是肺穿刺活检病例的一个难点，也是最容易误诊的具有明显"陷阱"的病例。切除标本的诊断时，其 4 种结构和 2 种细胞的特点，尚比较明确（见第四节）。但因为活检穿刺标本组织有限，穿刺标本往往只能表现出局部组织及细胞学特点为主，甚至有些标本可

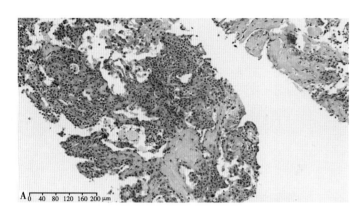

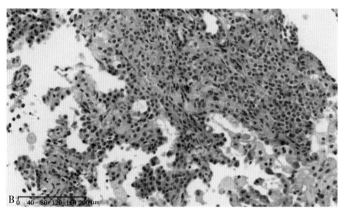

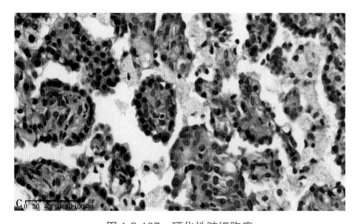

图 1-2-107 硬化性肺细胞瘤
温和的上皮样细胞呈片状排列，其间见粉染的似透明变物质，类似类癌（A）；密集排列的上皮样细胞团之间可见较多的血管样裂隙（B）；细胞性乳头状结构，其表面可见立方样细胞（C）

能只有 1 种结构特点，因此，从活检标本中查见细节性病变就非常重要。穿刺组织需注意：①如果硬化区域明显，细胞温和则需考虑硬化性肺细胞瘤的可能。②若只是乳头区域，则需注意乳头的间质，如果乳头是纤维血管轴心，则考虑乳头状腺瘤或腺癌，如为细胞性乳头，则需考虑硬化性肺细胞瘤或类癌。③细胞多元化，若细胞一致性好，考虑癌的可能（如类癌），若细胞表现为大小不一、形态各异，但异型性小，则需考虑硬化性肺细胞瘤。④小活检标本硬化性肺细胞瘤容易成巢、成团分布，而硬化性肺癌则组织较碎，容易弥散分布，若穿刺组织由很多碎的小的腺样或单个细胞，则更倾向是腺癌的可能。但需要警惕的是，E-BUS 标本，硬化性肺细胞瘤往往可以表现为碎的、小腺样的组织结构特点。⑤如果穿刺组织能见到"裂隙"样结构，也是硬化性肺细胞瘤容易出现的特点，并且裂隙周围的细胞如同乳头表面的细胞一样，细胞的本质是上皮细胞而非内皮细胞。

免疫组化是对硬化性肺细胞瘤诊断的有利支持：①两种细胞共同表达的抗体有 TTF1、EMA；②上皮细胞（乳头表面、裂隙周围）表达 CK、NapsinA 和 SPA 等，不表达 vimentin；③间质多角形细胞除了表达共同表达的抗体之外，一般只表达 vimentin，部分病例可以少量表达 CK，极少表达 CK7 等低分子量角蛋白；④极低的 Ki-67 增殖指数。

病例 3：对于好的 SCLC 的穿刺活检标本，根据其镜下瘤细胞的特点、尤其是细胞核的特点和核分裂象多、坏死明显等，其诊断并不算难。困难的是穿刺小活检组织受到挤压或牵拉，致使其组织和细胞发生明显的变形，特别是经气管镜的取材更是如此（图 1-2-108），严重影响准确的诊断。由于治疗原则上的不同，诊断需谨慎。此时应认真寻找组织周围可辨认的细胞形态来帮助诊断。幸运的是，即使发生了牵拉和变形，一般小细胞癌的免疫组化（CK、CD56、Syn、TTF1、Ki-67）仍然具有很大的帮助。

肺和肝脏一样，是人体各系统来源的转移癌最容易侵犯和累及的器官。如果没有大的肺部占位结节，而影像又表现为"多发、散在、近肺脏边缘、界限清楚"这样的特征的病例，必须首先要考虑转移的可能性。了解患者病史（包括性别、年龄）的同时，关注组织结构和细胞特点，方能作出比较明确的判断。消化道来源是常见的部位，女性应重点关注乳腺、生殖系统；男性患者应多注意前列腺、肾脏等部位。肺内转移癌的诊断难点在于有些病例其病史不清和部分病例很难找到其原发病灶。

2. 梭形细胞肿瘤 肺的梭形细胞肿瘤发病率不高，但形态多变，需要注意其临床特征及病变的组织学形态特点，例如肿瘤是否界限清楚、肿瘤大小，以及患者血中

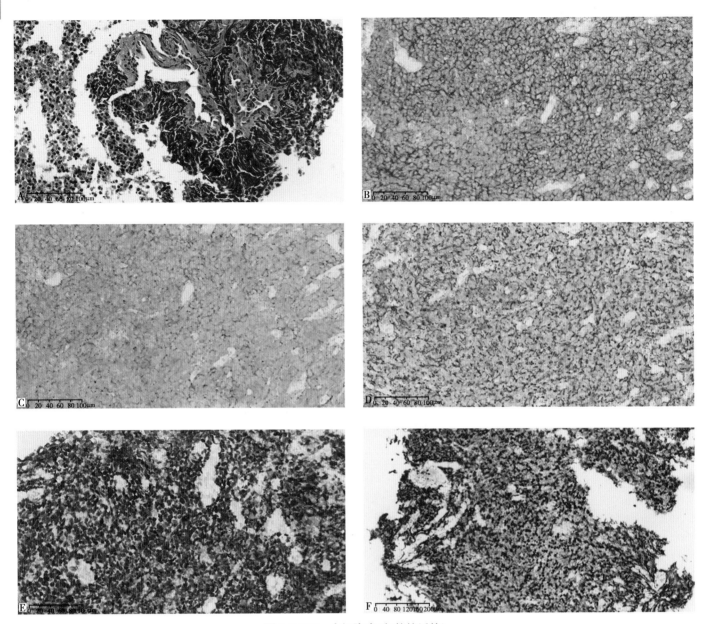

图 1-2-108 小细胞癌（气管镜活检）

见组织明显变形呈浓染的丝状，边缘可见凝固性肿瘤性坏死，高倍镜下部分细胞可见小细胞癌的特点（A）；免疫组化 CD$_{56}$ 强阳性（B）；免疫组化 Syn 强阳性（C）；免疫组化 CK 核旁点灶阳性（D）；免疫组化 TTF-1 强阳性（E）；免疫组化 Ki-67 高增殖活性（F）

的肿瘤标志物是否升高等。若肿瘤具有明显异型性，需注意首先考虑最常见的梭形细胞癌，依据形态学特点，依次排除常见的孤立性纤维性肿瘤（SFT）、滑膜肉瘤等肿瘤。需关注的是，间叶源性肿瘤几乎不出现肿瘤标志物升高。

病例 4：胸腔内实质性孤立性肿块 9cm，肿块向胸腔内突起，与胸膜呈宽基底相连，胸壁相应部位肋骨未见异常改变；浅分叶、密度均匀或伴有坏死；增强后一般中等度强化，肿瘤内扭曲血管影及"假包膜征"等较具特征性。穿刺活检标本，镜下所见如图 1-2-109 所示。肿瘤以梭形成纤维细胞样的细胞和胶原纤维组成，无病理性核分裂

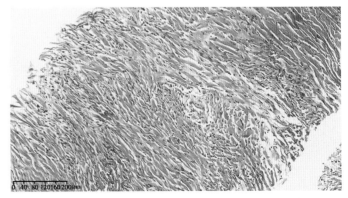

图 1-2-109 肺孤立性纤维性肿瘤（穿刺活检）

见稀疏的瘤细胞间富含粗细不等、形状不一的胶原纤维

及异形细胞，肿块边缘整齐，肿瘤中央可有明显的玻璃样变，诊断：孤立性纤维性肿瘤。

穿刺组织常因只穿刺出少量明显伴有玻璃样变的组织而漏诊，其实肺的 SFT 相比于肺外其他部位的 SFT 而言，玻璃样变更容易见到，也可以说是肺的 SFT 的一种标志性病变特点。免疫组化 STAT6、CD$_{34}$、bcl2、CD$_{99}$ 呈阳性表达，Ki-67 低增殖指数。注意如果 CD$_{34}$ 阴性、Ki-67 增殖指数较高或者肿瘤细胞密集，则需考虑恶性孤立性纤维性肿瘤的可能。

3. 感染性病变 肺的炎性病变占据肺穿刺活检标本的一定比例。常见的炎症感染性病变可以有各种原因引起的肉芽肿性炎、真菌性病变、各种间质性肺炎以及其他原因引起的肺部疾病所表现出来的合并症等。此外，某些炎性反应的病变，可能会刺激肺泡上皮细胞的增生或化生，甚至出现与早期肺癌难以区别的重度反应性增生。

常见的肉芽肿性炎包括肺结核、结节病、多血管炎（Wegener 肉芽肿，图 1-2-110）等。坏死的形状、坏死的特点、肉芽肿的结构、血管炎、血管壁的病变等，都将是区别肉芽肿性病变的主要鉴别点。临床资料将是对肉芽肿性病变鉴别的有效补充手段，例如血清 ANCA 水平、影像表现等。

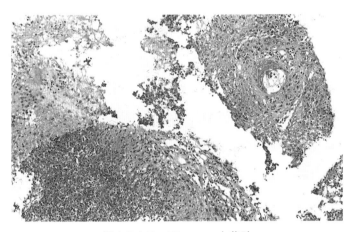

图 1-2-110 Wegener 肉芽肿
肉芽肿性炎伴地图状坏死，周围尚可见伴血管壁纤维素样坏死的血管炎

病例 5： 肺内占位性病变，穿刺活检标本。镜下所见：组织呈嗜碱性不规则的地图状坏死，其内中性粒细胞较多，可见明显的血管壁炎症和特征性的血管壁纤维素样坏死。本例临床血清检查，ANCA，尤其是 C-ANCA 阳性。诊断：Wegener 肉芽肿

真菌、寄生虫感染引起的病变也呈逐年上升的趋势，有些病变具有显著地域性，例如寄生虫感染感染等。最常见的病变有曲霉菌、毛霉菌、诺卡菌、隐球菌、组织胞浆菌、卡氏肺孢子囊虫等，不同菌种具有不同形态特点

（见第一章）。活检标本诊断间质性肺炎具有一定的局限性，需结合影像和临床特点等综合判断，具体诊断标准见第一章。

4. 其他病变类型

病例 6： 肺穿刺活检标本，镜下见坏死组织背景上有少量不规则、有轻度异型的淋巴细胞样细胞，较之小淋巴细胞略大。因背景坏死并不像传统上皮性肿瘤的肿瘤性坏死，因此本例极易漏诊或者误诊为炎性渗出性病变，甚至诊断为肉芽肿性炎（图 1-2-111）。本例提示：肺穿刺，非上皮样肿瘤性坏死，若有较多的淋巴细胞样细胞，需除外淋巴造血系统肿瘤，尤其是 NK/T 细胞淋巴瘤，重要的是要加做原位杂交 EBER 协助诊断。本例诊断：结外 NK/T 细胞淋巴瘤，鼻型。

结外 NK/T 细胞淋巴瘤，鼻型（extranodal NK/T-cell lymphoma, nasal type）属于非霍奇金淋巴瘤（NHL）的一种少见类型，占 NHL 的 2%～10%，其恶性细胞大部分来源于成熟的 NK 细胞，少部分来源于 NK 样 T 细胞，因此称之为 NK/T 细胞淋巴瘤。多数病例原发于鼻腔和咽喉部以上部位，少数病例原发于鼻外，如皮肤、胃肠道、肺等，极少数病例发病初期即表现为全身播散，而无明显鼻腔受累。其病理表现独特，具有以血管为中心的多形性淋巴细胞浸润，瘤细胞浸润破坏血管继而引起坏死等特点，多数病例存在 EB 病毒感染证据。

免疫组化一般 CD$_3$、GRB、TIA-1、CD$_{56}$ 表达阳性，高 Ki-67 增殖指数，此外，EBER 阳性是最有力的佐证。

病例 7： 年轻女性肺占位患者，穿刺组织镜下见均为短梭形 / 卵圆形细胞，局部有成巢趋势，间质内有较丰富的血管（图 1-2-112），病理诊断：梭形细胞类癌。

肺神经内分泌肿瘤占原发性肺肿瘤的 25%，其中 SCLC 占 20%，LCNEC 占 3%，TC 占 2%（占全身分化好的 NET 的 30%，发病率仅次于胃肠道 NET，而高于胰 NET），AC 占 0.2%。类癌（TC 和 AC）的病理学特征：多为器官样、小梁状、菊形团、假腺样、梭形细胞样结构；AC 除以上特点之外，还可见到中央小灶性坏死、核分裂象易见，细胞学非典型性不是区别 TC 和 AC 可靠的形态学特征。TC 是核分裂数＜2/10PHF，无坏死，最大直径≥0.5cm 的类癌，若＜0.5cm，在黏膜下，一般诊断微小类癌或者微瘤型类癌；AC 核分裂数 2～10/10PHF 或有坏死的类癌。

免疫组化特点：①表达角蛋白 AE1/AE3 和 CAM5.2，通常不表达 CK7 和 CK20；②约 50% 病例表达 TTF1，阳性反应弱、局灶性，大多表达于周围型类癌；③强表达 NE 标记物（CgA、Syn、CD$_{56}$）；④50% 以上病例局灶性或弥漫性表达 ER；⑤不表达或弱表达 p53、CD$_{117}$、bcl2、PAX5、CDX-2；⑥TTF-1 在胃肠胰 NET 中不表达，而大

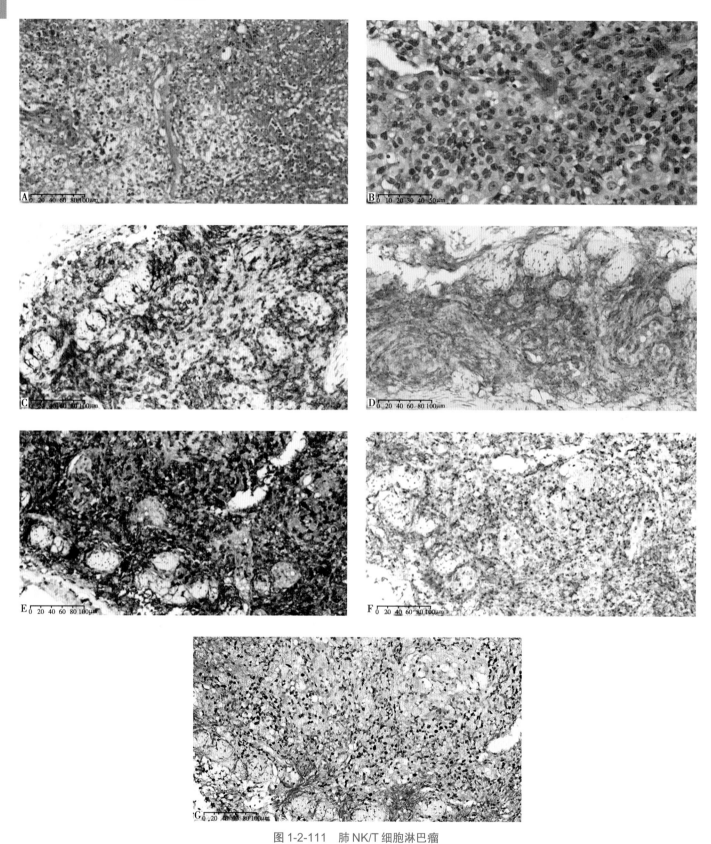

图 1-2-111　肺 NK/T 细胞淋巴瘤

显示异型的淋巴细胞样细胞伴有坏死（A），高倍镜下见细胞核不规则有折叠，可见凋亡小体（B），CD_3、CD_{56}、GranzymeB、TIA-1 强阳性（C-F）及 EBER 阳性（G）

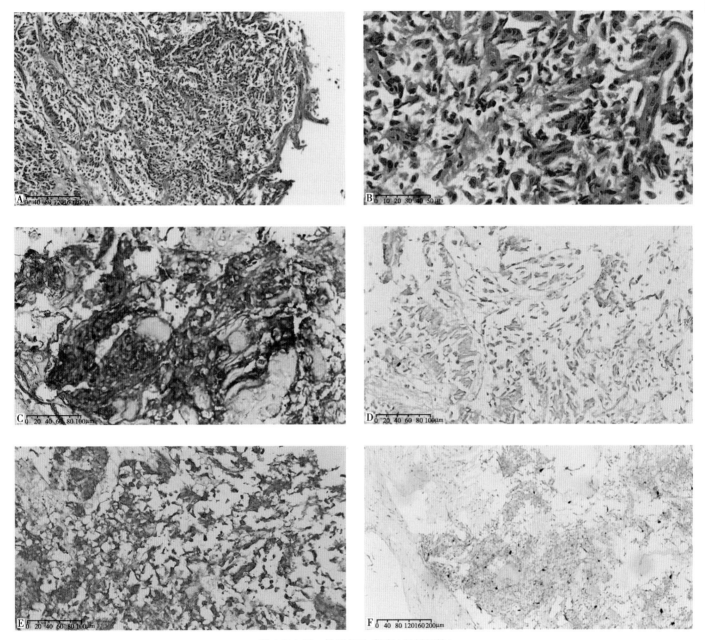

图 1-2-112 梭形细胞类癌（穿刺活检）

穿刺组织见短梭形 - 梭形细胞伴有间质较明显的血窦（A）；高倍显示细胞形态为梭形（B）；显示免疫标记 CD$_{56}$ 阳性（C）；显示免疫标记 CgA 阳性（D）；显示免疫标记 Syn 阳性（E）；显示免疫标记 Ki-67 低增殖指数（F）

多数肠道 NET 表达 CDX-2；⑦ TTF1 和 CDX-2 能用于帮助确定原发部位不明转移性、分化好的 NET 起源部位；⑧ 50% 以上肺类癌（TC 和 AC）表达 ER，需注意与转移性乳腺癌鉴别，尤其分化好的乳腺导管癌可以具有类癌样形态学特点。

病例 8：穿刺活检组织镜下见肿瘤细胞弥漫分布，细胞缺乏黏附性，相对一致，肺正常组织结构完全消失，肿瘤细胞占据肺组织，仅残余肺组织框架结构，肿瘤细胞不规则，部分细胞似有核偏位特点。病理诊断：浆细胞瘤（图 1-2-113）。

浆细胞瘤是起源于骨髓的一种原发性的和全身性的恶性肿瘤，来源于 B 淋巴细胞，具有向浆细胞分化的性质。发病率较高，好发于男性，男女比例为 1.5∶1。好发于成年人或老年人，通常在 40～50 岁以后发病，少见于30 岁以前，不见青春期以前。浆细胞瘤是起源于骨髓的全身性肿瘤，迟早要累及全身的大多数骨骼，特别是于成人期有红骨髓的部位。原发性浆细胞瘤（PPP）是髓外型浆细胞瘤（EMP）的一种，极为罕见。PPP 在本质上属于恶性。好发年龄为 40～70 岁，男女发病无明显差异，临床一般无症状。肿瘤初期局限，生长缓慢，多年后可发生

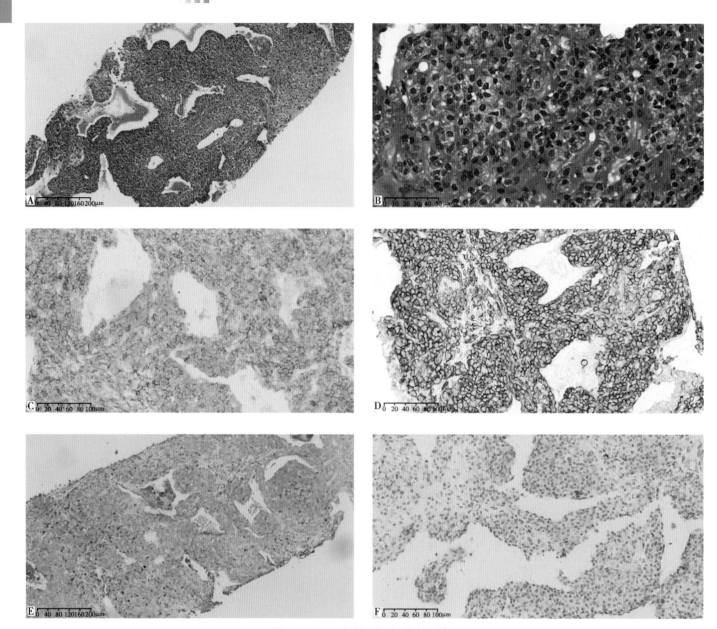

图 1-2-113　肺浆细胞瘤（穿刺活检）

肿瘤细胞弥漫分布，细胞缺乏黏附性，相对一致（A）；肿瘤细胞不规则，部分细胞似有核偏位特点（B）；免疫组化显示 CD_{38}/CD_{138} 强阳性（C、D）；免疫组化显示 Kappa/Lamda 单链阳性（E、F）

广泛转移。由于原发性肺浆细胞瘤属极为罕见的肺内恶性肿瘤，在影像学上缺乏特征性。

浆细胞瘤镜下肿瘤组织由密集的细胞簇组成，几乎没有细胞间基质。肿瘤细胞可以辨认为是浆细胞，至少部分肿瘤细胞可以辨认为是浆细胞。这些细胞的胞质丰富，色深染，嗜碱性，界限清晰。细胞核为圆形，偏心性，有清晰的核周晕（为非常发达的高尔基体）。染色质呈块状，明显朝向核膜（车轮状或豹皮样核）。有时在电镜下于胞质内或胞质外可见到方形或三角形的结晶。在这些或多或少的典型浆细胞周围有些体积大的细胞，可有双核。可见有丝分裂象。

免疫组化稳定表达 EMA、CD_{38}、CD_{138}，而 Kappa/Lamda 呈单一轻链表达，即 Kappa（−）、Lamda（＋）或者 Kappa（＋）、Lamda（−），多数不表达 CD_{20} 而稳定表达 $CD_{79\alpha}$。

5. 肺小活检标本的优缺点　应用肺的小活检标本可以对许多种疾病作出明确的病理诊断，除上述以外，如常见的机化性肺炎、少见的 NK/T 细胞淋巴瘤、梭形细胞类癌、上皮样血管内皮细胞瘤、浆细胞瘤等也能作出正确的病理诊断。即使一次小活检的诊断未成功，还存在继续进行小活检的可能。关键的问题，是要充分认识到小活检标本的局限性和影响小活检标本病理诊断的诸多因素。正确的掌握和应用与临床密切沟通和结合的原则；小活检标本与整体病变乃至全身系统关系的原则；相同组织或细胞学形态可以在不同疾病或不同性质的疾病中出现的原则等。总之，避免小活检病理诊断出现错误的关键是：不可一孔之见，自我为大。不能明确诊断的病例不可违反诊断原则而勉强作出所谓的明确诊断。

（郑州大学医学院附属第一医院　李晟磊）

第六节　以靶向治疗为目的肺癌分子检测

起初曾有研究者利用肿瘤细胞膜上的"特异性"抗原制备对应的"特异性"抗体，或将特异性抗体带上具有治疗作用的药物，利用抗原-抗体的特异性识别作用以期达到（靶向）治疗的目的，并将其称之为"导弹疗法"[181]。也有研究者利用抗原-抗体特异性结合的原理来阻断信号转导通路或利用化学试剂来破坏特异性受体来达到（靶向）治疗的目的[182]。但在实际应用中，或由于给药途径受到限制、或由于肿瘤细胞的抗原特异性不强、或由于二次抗体的产生（体内产生抗-抗体）及毒性太大等原因，除少数抗体目前尚在使用外，上述方案均没有得到普遍应用。也有研究者试图利用改变肿瘤细胞的基因或基因表型（上调抑癌基因、下调或沉默癌基因等）即转基因的办法来控制肿瘤[183]，这虽然属于真正意义上的"靶向治疗"，但到目前为止，该方法仍然没有达到可以临床应用的程度。

"靶向治疗"的研究已经探索了很久，近十几年来人们通过总结和分析了大量已经报道的肿瘤细胞基因和相关信号转导分子调控机制，发现某些基因的突变在肿瘤细胞的生长、侵袭和转移等恶性演进中发挥着关键作用，这些基因被称之为肿瘤的"驱动基因（driver gene）"，抑制这些突变基因的活性将引起肿瘤细胞的死亡[184]。令人兴奋的是，针对这些驱动基因的治疗产品在不断的问世并在临床实践中得到了很好的应用，人们现在将这种治疗方法称为靶向治疗，而将针对驱动基因的药物称为靶向药物。靶向治疗在一定程度上延长了肿瘤患者的生存期，抑制了肿瘤的复发和转移，其成功应用为许多晚期恶性肿瘤患者带来了希望，可以称之为肿瘤研究和治疗方面的革命性进步。

目前已经发现肺癌驱动基因的改变和分布如表1-2-6所示。从中可以看出，TP53基因在肺癌中的异常是最为明显的，其次为表皮生长因子受体（epidermal growth factor receptor，EGFR）基因的突变和扩增，位于第三位的则是KRAS基因突变。高发的基因异常改变率对于驱动基因检测和靶向治疗都是非常重要的。然而，直到目前为止，尚没有针对TP53基因改变的靶向药物出现，目前能够使用的各类酪氨酸激酶抑制剂（tyrosine kinase inhibitor，TKI）主要是针对EGFR、HER2、PIK3CA、BRAF、MET

基因突变和ALK、ROS1及RET基因重排的。其中除了EGFR之外，其他驱动基因的改变率均小于10%，因此，检测EGFR的改变就成为了重中之重。另外，目前虽缺少针对KRAS基因突变的靶向药物，但KRAS的突变可以加剧患者对TKI类药物的耐药性，所以检测KRAS是否存在突变与检测EGFR的异常具有相同的重要意义[185]。

表1-2-6　肺癌中的异常基因及分布

基因异常		小细胞癌（%）	腺癌（%）	鳞癌（%）
基因突变				
BRAF		0	<5	0
EGFR	白种人	<1	10～20	<1
	亚裔人	<5	35～45	<1
HER2		0	<5	0
KRAS	白种人	<1	15～35	<5
	亚裔人	<1	5～10	<5
PI3KCA		<5	<5	5～15
TP53		<90	30～40	50～80
基因扩增				
EGFR		<1	5～10	10
HER2		<1	<5	<1
MET		<1	<5	<5
MYC		20～30	5～10	5～10
FGFR1		<1	<5	15～20
基因重排				
ALK		0	5	<1
RET		0	1～2	0
ROS1		0	1～2	0
NTRK1		0	<1	0
NGR1		0	<1	0

一、肺癌驱动基因检测及意义

1. EGFR基因突变　研究显示，EGFR基因的改变集中在18～21号外显子，其中最常见的是19号外显子的缺失和21号外显子上的L858R位点突变，分别约占EGFR总突变率的45%和40%。18号外显子的突变和20号外显子的插入突变占总突变情况的5%～10%[186]。尽管突变概率不高，但20号外显子的插入突变会引起TKI耐药现象，这对于指导靶向治疗同样具有重要意义[187]。

检测EGFR基因突变和应用相应靶向药物进行临床治疗已有十余年的时间，一些最初的困惑已经在实践中开始逐渐的清晰，例如：EGFR突变是否与其他驱动基因改变存在绝对的互斥；转移灶的组织（如淋巴结转移性肺癌）是否适合EGFR突变的检测等。但有些问题仍需要更进一步的深入研究，例如：肺鳞癌的EGFR突变率是否也具有人种的差异,应用 TKI 治疗是否能够获得与肺腺癌同样的疗效;应用 TKI 治疗后的肺腺癌是否真的能够转化为小细胞癌;具有相同 *EGFR* 突变的患者,其 *EGFR* 表达于细胞膜与表达于细胞质的区别是否可以作为预测耐药的标志等(图 1-2-114)。

尽管应用针对 *EGFR* 的 TKI 治疗收到了令人振奋的治疗效果,但所有接受这类治疗的患者最终都会出现耐药。通过对 *EGFR-TKI* 治疗后出现耐药的机制研究表明,50% 的获得性耐药患者身上出现了用药后 20 号外显子点突变(T790M)[188],针对这一变异的第三代 TKI 药物的应用将是靶向治疗的又一个新的进展。在出现获得性 TKI 耐药时,可以通过再次活检或血液标本来获知和监控靶向治疗过程中 T790M 的变化情况。第三代 EGFR-TKI(CO-1686 和 AZD9291)对 T790M 的选择性更高,临床效果更佳且毒性更小。早期的研究表明,CO-1686

和 AZD9291 对经一代 EGFR-TKI 治疗并出现 T790M 变异的晚期非小细胞肺癌(non-small cell lung cancer,NSCLC)患者,客观缓解率(objective response rate,ORR)分别达到 58% 和 64%[189, 190]。这些结果进一步证明了在疾病治疗和进展阶段及时进行分子分析来协助制订最佳治疗方案的重要性。

2. *KRAS* 基因突变 *KRAS* 是 RAS 家族中的一员,*KRAS* 的突变会持续刺激细胞生长并阻止细胞死亡,从而导致肿瘤的发生[191]。伴有 *KRAS* 基因突变的 NSCLC 患者会有更高的复发和转移概率[192]。虽然目前并没有治疗 *KRAS* 基因突变的晚期 NSCLC 靶向药物,但 *KRAS* 基因突变的存在是 TKI 治疗原发性耐药的重要原因之一[185]。因此,检测 *EGFR* 突变的同时检测是否存在 *KRAS* 的突变,对于指导 TKI 治疗具有重要的实际意义。

3. *ALK* 基因重排 棘皮动物微管相关蛋白样 4(echi-

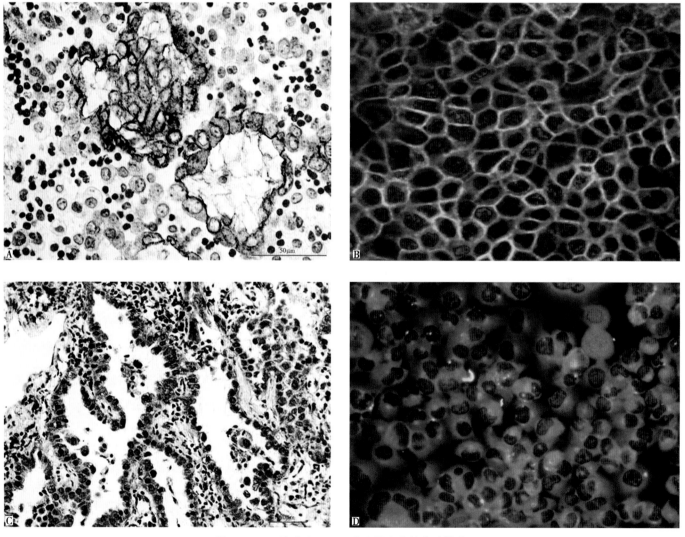

图 1-2-114 肺腺癌 EGFR 突变蛋白定位表达模式

19 外显子位点缺失 EGFR 抗体显示在肺腺癌细胞膜表达(A)和 19 外显子缺失人源肺腺癌细胞系 HCC827 的细胞膜表达(B);19 外显子位点缺失 EGFR 抗体显示肺腺癌细胞质表达(C)和 19 外显子缺失人源肺腺癌细胞系 PC-9 细胞系的细胞质表达(D)

noderm microtubule-associated protein-like4，EML4）和间变淋巴瘤激酶（anaplastic lymphoma kinase，ALK）融合基因，两个基因分别位于人类 2 号染色体的 p21 和 p23 上，*EML4* 和 *ALK* 两个基因片段的倒位融合能够编码表达新的融合蛋白 EML4-ALK，并通过 PI3K-AKT、MAPK 和 JAK-STAT 信号转导通路导致肿瘤的发生[191]。EML4-ALK 在肺癌中的基因融合并不多见，仅占肺腺癌的 4%～7%，组织类型以腺泡型腺癌和印戒细胞癌为主[193]。在约 33% 的非 *EGFR* 和 *KRAS* 突变的 NSCLC 患者中会出现 *EML4-ALK* 融合[194]。而且，EML4-ALK 重排有很强的排他性，即当该融合存在时，其他驱动基因往往不会发生变异[195]。临床研究证明克唑替尼（crizotinib）等对 *ALK* 具有抑制作用的 TKI 药物对 *ALK* 基因重排患者治疗有效[196]。

4. *ROS1* 和 *RET* 基因重排　在约 1% 的肺腺癌患者中可出现 *ROS1* 基因或 *RET* 基因与其他基因的融合，进而激活激酶活性[191]。虽然针对 *ROS1* 和 *RET* 的靶向治疗药物的研究目前尚处于起步阶段，但 *ROS1* 或 *RET* 基因重排的患者临床特征与 *ALK* 基因重排患者十分相近，即多为年轻、女性、无吸烟史。而且，临床研究显示 ALK-TKI 抑制剂克唑替尼对具有 *ROS1* 基因融合的肺腺癌患者有效，该治疗已经通过美国食品与药物管理局（food and drug administration，FDA）认证[197]，而另一种获 FDA 认证的 ALK-TKI 艾乐替尼（Alectinib）同样对 *RET* 基因融合患者有效[198]。

5. *HER2* 基因改变　乳腺癌中 *HER2*（又名 *ERBB2*）抑制剂（如曲妥珠单抗、帕托珠单抗和拉帕替尼等）对于 *HER2* 扩增的患者疗效显著，使得该基因成为肿瘤靶向治疗领域的"明星基因"[199]。尽管在肺癌中也存在一定概率的 *HER2* 扩增改变，但应用上述药物的疗效并不明确[200]。近期研究表明，*HER2* 在 NSCLC 中的异常改变不仅以扩增的形式出现，还可以是 20 号外显子的插入突变[201]。*HER2* 究竟是通过哪种形式的基因改变参与驱动肺癌发生仍需进一步深入研究。

6. 其他靶向治疗相关基因改变　包括：① *BRAF* 基因突变的发生率较低（1%～3%），其中的一半是 *BRAF V600E* 位点的突变[202]；② *MET* 过表达（5%～7%），克唑替尼治疗对于 MET 过表达的 NSCLC 可有较好的疗效[196]；③ *PI3KCA* 基因突变不仅在 TKI 治疗耐药方面发挥作用，也是肺鳞状细胞癌的不良预后因素[203]，但针对 *PI3KCA* 突变的抑制剂目前尚未问世；④ *FGFR1*（成纤维生长因子受体 1）基因扩增可通过 *MAPK* 和 *PI3K* 通路发挥作用，13%～25% 的肺鳞癌可以检测出该种扩增[203]，而肺腺癌中罕见，用 FGFR1 抑制剂来治疗肺鳞癌的研究刚刚起步；⑤ *NTRK1*（神经营养酪氨酸激酶 1 型受体）基因可

以与 *MRRIP* 或 *CD74* 基因融合（约 3%），导致结构性的神经生长因子受体 TrkA 激酶活性改变[204]，但 *NTRK1* 抑制剂仍处在临床试验阶段。

二、肺癌免疫治疗靶点检测

随着人们对肿瘤免疫生物学理论的认知不断加深，新的免疫疗法正在飞速发展。肿瘤免疫治疗的核心是通过激活人体自身被肿瘤抑制的免疫细胞，系统性地增强患者全身的抗肿瘤免疫反应[205]。目前已经有多种相关药物获得 FDA 认证上市并应用于临床治疗，其中最具有代表性的是 PD-1/PD-L1 的抗体。多项大型临床研究均显示在 NSCLC 中，PD-1/PD-L1 抑制剂治疗的获益程度与 PD-L1 表达存在相关性[206]。美国国家综合癌症网络（National Comprehensive Cancer Network，NCCN）2017 年发布的 NSCLC 临床实践指南正式提出对于无明确驱动基因突变的初诊晚期 NSCLC 患者可进行 PD-L1 的检测，如果 PD-L1 表达≥50%，初始治疗可以选择 PD-1 单抗类药物[198]。PD-1/PD-L1 抑制剂用于治疗晚期 NSCLC 在国外的一些国家相继获批，并在临床实践中得到了应用，中国虽然免疫治疗相关药物尚未获批，但 PD-1/PD-L1 抑制剂的临床研究也在积极的探索当中，标志着 NSCLC 的治疗已进入免疫治疗的新时代。

然而，目前可用于检测 PD-L1 的 4 种不同克隆的抗体（克隆号分别为 28-8、22C3、SP142、SP263）各自判定阳性的标准之间相差甚远，且缺乏详实可信的横向比对。直到目前为止我国尚无针对 PD-1/PD-L1 检测的专家共识和指南，这不仅仅是由于上述 4 种抗体均未得到中国国家食品药品监督管理总局（China Food and Drug Administration，CFDA）的认证，更是由于拥有抗体的公司都在试图开发出自己独有的完整配套试剂盒产品。这使得我国的病理学界很难进行各种 PD-L1 抗体敏感性和特异性的差异研究、阳性判定标准的设定、操作流程的优化、以及对各种 PD-L1 抗体的优缺点进行客观的评价。

三、用于靶向治疗分子检测的标本及质控

可用于肺癌靶向治疗分子检测的标本包括手术切除（新鲜和石蜡包埋组织）和各种小活检（支气管镜、肺或淋巴结穿刺）的组织标本，含有足量肿瘤细胞的胸水、痰液和肺泡灌洗液等制成的细胞包埋块同样可以进行靶向治疗的分子检测，在一些具备条件（设备、人员和技术）的实验室也可以利于血液标本进行靶向治疗的分子检测或监控靶向治疗疗效。最理想的标本是手术切除的组织，其次是经皮穿刺活检组织，而液体活检标本尤其是血液标本虽然其阳性率较低，但可以多次取材且创伤小，对于

难以获得组织学标本的患者来说则是一个很好的材料补充，可用于 TKI 治疗过程中出现的继发基因突变的监控。应当引起高度重视的是，不管使用何种标本进行靶向治疗的分子检测，都应严格地遵循质量控制，因为只有在严格的质量控制下得到的分子检测结果才是可信的结果。各种标本的分子检测及不同方法的质量控制请参考相关专家共识[198, 207-209]。一般的原则是：对于组织学标本最重要的是要去除坏死成分，对于含有较多纤维成分的标本要保证肿瘤细胞的比例，必要时需要进行肿瘤细胞的富集。对于各种小活检标本，在能够作出最基本的病理诊断基础上，要尽可能地节省材料（使用最基本的免疫组织化学套餐）使之可用于分子检测。对于细胞包埋蜡块，不仅要求具有一定的肿瘤细胞数量，同时也要求肿瘤细胞所占的比例。对于血液标本中的循环肿瘤细胞和血浆 DNA 的分子检测，由于所使用的技术往往更加敏感，因而更加容易受到干扰，需要更加严格的质量控制。

四、分子检测方法及评价

目前，用于检测 NSCLC 靶向药物治疗相关基因改变的方法主要有：①测序法（包括二代测序法）；②荧光原位杂交（FISH）法；③PCR 法（扩增阻遏突变系统 ARMS 法和数字 PCR 法等）和免疫组织化学法等。利用较为敏感的方法（ARMS 法和数字 PCR 法）也可对血液中的游离 DNA 进行相关基因的突变检测。在有条件的实验室，还可利用特殊设备对循环血中瘤细胞进行富集和相关基因的突变检测。进行基因检测时应根据组织标本的类型和实验室条件选择合适的检测技术，标本的质量控制应由有经验的病理医师负责[210]。当对一种方法的检测结果产生质疑时，可以采用另一种技术加以验证。任何一种方法都有其优点和局限性，没有绝对的金标准。无论采取哪种检测方法，所使用的检测试剂（须包含所有公认的敏感位点及耐药位点）和设备均应为经 CFDA 批准的产品。

1. **免疫组织化学法**　一般来说，病理医生最习惯、最为得心应手的方法是免疫组织化学方法。该法虽简单、快速，但其可靠性（特异性）有限，目前常用作筛查。经其他方法验证表明：无可争议的阳性或阴性染色结果可作为最终的判定结果以指导治疗，而对于结果为中间状态的病例常常需要进一步验证。检测 EGFR 时可使用 E19E（del E746-A750）、E21（L858R）两种抗体，并以 EGFR 野生型抗体作为对照（图 1-2-115），单独使用前 2 种抗体染色为阴性时可能为假阴性，因为只有野生型的抗体染色为阳

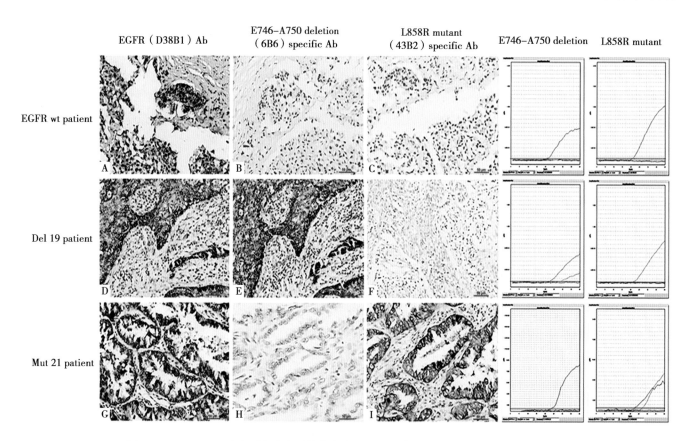

图 1-2-115　*EGFR* 突变型和野生型抗体免疫组织化学检测并辅以 Taqman PCR 法验证

EGFR（D38B1）野生型抗体检测手术切除标本中总 EGFR 表达均为阳性（A、D、G），没有突变的标本无法被缺失型和突变型抗体染色（B 和 C），E746-A750 缺失型抗体（6B6）和 L858R 突变型抗体（43B2）可检测到对应的基因改变（E 和 I）

性而突变抗体染色为阴性时才是真正意义上的阴性[211]。

用于检测 ALK 的抗体也有很多种，但只有罗氏公司的 D5F3 及其整套试剂盒被 CFDA 所认证（图 1-2-116），其优点在于阳性结果的判定方法十分容易（只要肿瘤细胞质内出现阳性信号即可）[212]。也可以使用抗体对 ROS1、MET、RET 等其他驱动基因的相应蛋白进行免疫组织化学检测，但其抗体尚无通过 CFDA 认证的产品。

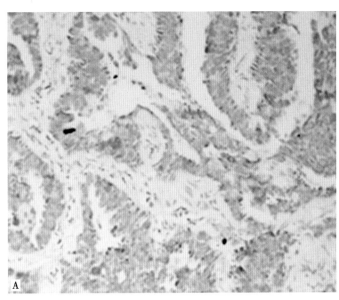

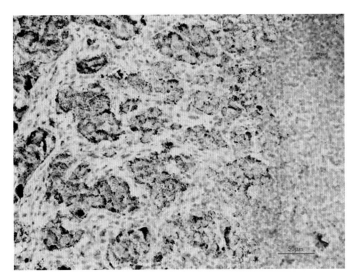

图 1-2-116　ALK（D5F3）抗体检测肺癌细胞中 ALK 基因重排产物 EML4-ALK

2. PCR 法　在我国应用最为广泛的 PCR 方法是 ARMS 法，其优点是灵敏度高（可检测肿瘤细胞中 1% 甚至更低的突变）且检测操作简单，免除了产物转移、添加试剂等开管操作，大幅减少了潜在的操作污染[213]。另外，现在所开发应用的 ARMS 法已经不再是只能检测单个基因的方法了，也可对 EGFR/ALK/ROS1（EAR）进行同步检测[209]，不仅节省时间和样品，且更符合临床医生对患者基因突变谱深度了解的需求，但其仍然无法做到将所有驱动基因改变一次性全部检出。

数字 PCR 是新近发展并应用的第三代 PCR 技术，微滴式数字 PCR（droplet digital PCR，ddPCR）可检测低至 1 个拷贝的突变。其超高的灵敏度非常适合科学研究以及检测外周血标本，对肺癌复发的患者通过外周血监控基因改变很有帮助，但此法通量较低且没有公认的检测截点值，即检测到的极其微量的改变是否标志着用药有效，这一标准的设定需要临床治疗效果观察资料的支持。因此该方法距离临床广泛应用和指导治疗尚需时日[214]。

3. 荧光原位杂交法（FISH）　适合检测大分子改变尤其是基因重排，但该方法对于操作和结果判读要求较高，判读医生需要有扎实的组织学基础和丰富的临床病理诊断经验，所得到的判定结果才是可靠的（图 1-2-117）。一

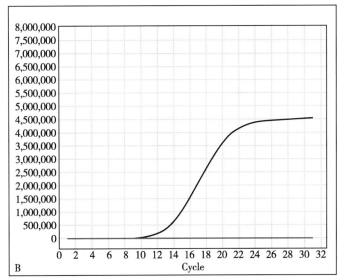

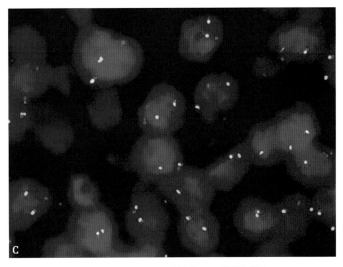

图 1-2-117　FISH 检测 ALK 基因重排
同一病例使用 ALK（D5F3）免疫组织化学染色呈弱阳性（A），ARMS 法 PCR 检测结果为阴性（B），FISH 再次验证证实存在基因重排（C）

般认为,FISH 可作为基因重排检测的"金标准",但实际上任何一种方法都存在假阴性和假阳性的情况[212]。例如:*ALK* 的基因融合判定截点值为分离信号≥15%,但遇到十分接近的结果时常常难以明确指导治疗方案,需要重复试验或用其他方法验证[209]。

4. DNA 测序法 测序法尤其是二代测序法(next generation sequencing, NGS)能同时对数十种乃至上百种基因改变通过一次检测得到结果,大幅减少了样本的浪费,因此备受关注和推崇。传统的 DNA 测序法(Sanger 法)对于肿瘤细胞占样本比率要求较高且灵敏度不高[215],NGS 虽然通量较高,但由于其依然是基于 PCR 技术,当引物数量增加时会随之导致误差率的增高,从而降低其准确性和可重复性[216]。更重要的是 NGS 应用于肿瘤细胞突变检测的标准化和质量控制尚未形成共识。目前有学者尝试建立用于指导靶向治疗的单病种检测套餐(如肺癌套餐)来提高检测效率,这不失为一种好的方案。但到目前为止,NGS 方法尚未得到 CFDA 的认证。

总之,上述每一种方法都是有应用价值的,但每一种方法都不是绝对的,所以应当根据样本、所在实验室技术、设备和人员的不同选择适当的方法。尽管在肺癌基因检测的各种指南中已经明确指出:应同时检测 *EGFR*、*ALK* 和 *KRAS*,但考虑到每种基因的突变率不同(*ALK* 的突变率很低)、驱动基因之间存在相对排斥的特点,从节省资源和患者费用的角度出发,建议按照以下流程进行检测(图 1-2-118)。手术或经各种活检获取的组织及细胞学标本应首先对其进行 *EGFR*、*KRAS* 基因检测,*EGFR* 检测阴性可达到 *ALK* 阳性富集的作用,这样可节省直接应用 FISH 检测 *ALK* 的费用并避免 *ALK* 检出率低的问题;或者是通过费用较低的免疫组织化学法筛查阳性率

较低的 *ALK* 表达,对于判读结果不明确的病例,仍需经其他方法再确认;无法获得组织或细胞学标本时,可采集外周血标本作为补充,建议选择较为敏感的方法检测血中游离 DNA 中相关基因的改变。

NSCLC 的基因检测已经完全改变了它原来的分型原则和治疗方式。不久以前,肿瘤的活检目的还仅仅是为了明确诊断和进行分期。但现在这种情况已经发生了根本性的改变,对 NSCLC 患者进行组织活检的分子病理分型,已经是一个重要的诊疗步骤。针对性的靶向治疗改善了无数患者的临床疗效。在肺腺癌领域,*EGFR* 基因突变和 *ALK* 基因重组相关靶向药物在临床上的广泛应用意味着传统的化疗不再是首选方案[198, 208]。

我们也应该清醒的认识到:肿瘤发生、增殖、侵袭和转移的每一阶段都是多基因参与的复杂过程,它们相互调控和影响的机制尚有待阐明。因此,尽管有效地抑制了某种驱动基因的活性,但尚达不到完全消除肿瘤细胞的目的。另一方面,目前使用的靶向药物(抗体和各种激酶抑制剂)所针对的细胞并不仅仅是肿瘤细胞,只是肿瘤细胞表达的激酶多或活性强,受到药物处理后能够收到显现的治疗作用,其实所谓的靶向药物对正常的细胞也是有作用的,这恰好部分解释了为什么"靶向药物"治疗仍然存在毒副作用[217]。肿瘤细胞的驱动基因有很多,如 TP53、WNT 信号通路和 Hippo 通路中的 β-catenin 和 YAP 等,它们在肿瘤生长、侵袭转移以及维持干性和放化疗耐药等重要方面都发挥作用,但苦于目前没有可以实际使用的制剂来用于临床治疗。因此,目前的"靶向治疗"距离真正意义上的精准治疗还有相当长的路要走,我们也期待会有更多更加有效的基因靶点和相应的靶向制剂的问世。

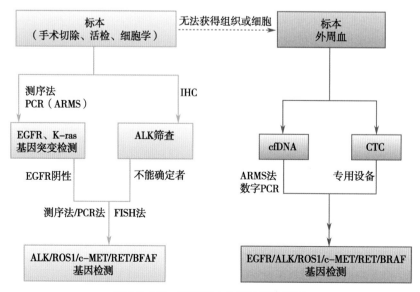

图 1-2-118 肺癌标本分子检测流程图

临床上"靶向治疗"的需求给病理工作者提出了新的工作内容，即在常规病理诊断的同时给出分子病理诊断（或分子检测报告），指出哪些患者适合进行"靶向治疗"并为预测疗效和制订治疗方案提供分子证据。这项工作不仅凸显了病理科在整体医疗工作中的作用和地位，也是病理科能够更好地融入临床工作实践、参与疾病多学科诊治的良好契机。

（中国医科大学　王　亮）

参 考 文 献

1. Youlden DR, Cramb SM, Baade PD. The International Epidemiology of Lung Cancer: geographical distribution and secular trends. J Thorac Oncol, 2008, 3(8): 819-831.

2. Parkin DM, Bray F, Ferlay J, et al. Global cancer statistics, 2002. CA Cancer J Cli, 2005, 55(2): 74-108.

3. Samet JM, Avila-Tang E, Boffetta P, et al. Lung cancer in never smokers: clinical epidemiology and enviromental risk factors. Clin Cancer Res, 2009, 15(18): 5626-5645.

4. Travis WD, Brambilla E, Noguchi M, et al. International association for the study (IASLC) of lung cancer/American thoracic society (ATS)/European respiratory society (ERS) international multidisciplinary classification of lung adenocarcinoma. J Thorac Oncol, 2011, 6: 244-285.

5. Travis WD, Brambilla E, Burke AP, et al. Introduction to The 2015 World Health Organization Classification of Tumuors of the Lung, Pleura, Thymus and Heart. J Thorac Oncol, 2015, 10(9): 1240-1242.

6. United States Public Health Service Office of the Surgeon General and National Center for Chronic Disease Prevention and Health Promotion (US) Office on Smoking and Health. The health consequences of smoking -50 years of progress a report of the Surgeon General U.S. Department of Health and Human Servicesers for Disease Control and Prevention and Health Promotion National Center for Chronic Disease Prevention and Health Promotion. Office on Smoking and Health 2014.

7. Kadota K, Villena-Vargas J, Yoshizawa A, et al. Prognostic significance of adenocarcinoma in situ, minimally invasive adenocarcinoma and nonmucinous lepidic predominent invasive adenocarcinoma of the lung in patients with stage I lung disease. Am J Surg Pathol, 2014, 38: 448-460.

8. Sugano M, Nagasaka T, Sasaki E, et al. NHF4alpha as a marker for invasive mucinous adenocarcinoma of the lung. Am J Surg Pathol, 2013, 37: 211-218.

9. Femandez-Cuesta L, Plenker D, Osata H, et al. CD74-NRG1 Fusion in Lung Adenocarcinoma. Cancer Discov, 2014, 4: 415-422.

10. Lin D, Zhao Y, Li H, et al. Pulmonary enteric adenocarcinoma with villin brush border immunoreactivity: a case report and literature review. J Thorac Dis, 2013, 5: E17-20.

11. Tan TJ, Scott SC. Concomitant early avascular necrosis of the femoral head and acute bacterial arthritis by enteric Gram-negative bacilli in four oncologic patients. Singapore Med J, 2013, 54: e108-112.

12. Kadota K, Villena-Vargas J, Yoshizawa A, et al. Prognostic significance of adenocarcinoma in situ, minimally invasive adenocarcinoma, and nomucinous lepidic predominant invasive adenocarcinoma of the lung in patients with stage I disease. Am J Surg Pathol, 2014, 38: 448-460.

13. Kohno T, Kakinuma R, Lwasaki M, et al. Association of CYP19A1 polymorohisms with risks for atypical adenomatous hyperplasia and bronchioloalvealar carcinoma in the lungs. Carcinogenesis, 2010, 31: 1794-1799.

14. Minami Y, Matsuno Y, Lijima T, et al. Prognostication of small-size primary pulmonary adenocarcinoma by histopathological and karyometric analysis. Lung Cancer, 2005, 48: 243-248.

15. Fukuoka J, Franks TJ, Colby TV, et al. Peribronchiolar metaplasia: a common histologic lesion in diffuse lung disease and a rare cause of interstitial lung disease: clinicopathologic features of 15 cases. Am J Surg Pathol, 2005, 29(7): 948-954.

16. Kobashi Y, Sugiu T, Mouri K, et al. Multifocal micronodular pneumocyte hyperplasia associated with tuberous sclerosis: differentiation from multiple atypical adenomatous hyperplasia. Japanese Journal of Clinical Oncology, 2008, 38(6): 451.

17. Yatabe Y, Takahashi T. EGFR mutation and the terminal respiratory unit. Cancer Metastasis Rev, 2010, 29: 23-36.

18. Giangreco A, Reynolds SD, Stripp BR. Terminal bronchioles harbor a uinique airway stem cell population that localizes to the bronchoalvealar duct junction. Am J Pathol, 2002, 161: 173-182.

19. Martinez VD, Buys TP, Adonis M, et al. Arsenic-related DNA copy-number alteratlons in lung squamous cell carcinomas. Br J Cancer, 2010, 103: 1277-1283.

20. Klein F, Amin Kotb WF, Petersen I. Incidence of human papilloma virus in lung cancer. Lung Cancer, 2009, 65: 13-18.

21. Butnor KL, Burchette JL. p40 (DeltaNp63) and keratin 34betaE12 provide greater diagnostic accuracy than p63 in the evaluation of small cell lung carcinoma in small biopsy samples. Hum Pathol, 2013, 44: 1479-1786.

22. Brambilla CG, Laffaire J, Lantuejoul S, et al. Lung squamous cell carcinomas with basaloid histology represent a specific molecular entity. Clin Cancer Res, 2014, 20: 5777-5786.

23. Hirsch FR, Franklin WA, Gazdar AF, et al. Early detection of lung cancer: clinical perspectives of recent advances in biology and radiology. Clin Cancer Res, 2002, 7: 5-22.

24. Park IW, Wistuba ll, Mailtra A, et al. Multiple clonal abnormali-

ties in the bronchial epithelium of patients with lung cancer. J Natl Cancer Inst, 1999, 91: 1863-1868.

25. Wistuba ll, Behrens C, Milchgrub S, et al. Sequential molecular abnormalities are involved in the multistage development of squamous cell lung carcinoma. Oncogene, 1999, 18: 643-650.

26. McCaughan F, Pole JC, Bankier AT, et al. Progressive 3q amplification consistently targets SOX2 in preinvasive squamous lung cancer. Am J Respir Crit Care Med, 2010, 182: 83-91.

27. Seidel D, Zander T, Heukamp LG, et al. Clinical Lung Cancer Genome Project（CLCGP）. A genomics-based classification of human lung tumours. Sci Transl Med, 2013, 5: 209.

28. Kang SM, Kang HJ, Shin JH, et al. Identical epidermal growth factor receptor mutations in adenocarcinomas and squamous cell carcinomatous components of adenosquamous carcinoma of the lung. Cancer, 2007, 109: 581-587.

29. Pelosi G, Fraggeta F, Nappi O, et al. Pleomorphic carcinomas of the lung show a selective distribution of gene products involved in cell diffentiation, cell cycle control, tumor growth and tumor cell motility: a clinicopathologic and immunohistochemical stugy of 31 cases. Am Surg Pathol, 2003, 27: 1203-1215.

30. Pardo J, Aisa G, Alava E, et al. Primary mixed squamous carcinoma and osteosarcoma（carcinosarcomas）of the lung have a CGH mapping similar to primitive squamous carcinomas and osteosarcomas. Diagn Mol Pathol, 2008, 17: 151-158.

31. Macher-Goeppinger S, Penzel R, Rpth W, et al. Expression and mutation analysis of EGFR, c-KIT and beta-catenin in pulmonary blastoma. J Clin Pathol, 2011, 64: 349-353.

32. Liang Y, Wang L, Zhu Y, et al. Primary pulmonary lymphoepithelioma-like carcinoma fifty-two patients with long-term follow-up. Cancer, 2012, 118: 4748-4758.

33. Haack H, Johnson LA, Fry CJ, et al. Diagnosis of NUT midline carcinoma using a NUT-specific monoclonal antibody. Am J Surg Pathol, 2009, 33: 984-991.

34. Travis WD, Brambilla E, Burke AP. Neuroendocrine tumours, WHO Classification of tumours of the lung, pleura, thymus and heart. International Agency for Research on Cancer 4th Edition Lyon, 2015, 63-79.

35. Kristine E, Konopka. Diagnostic Pathology of Lung Cancer. Semin Respir Crit Care Med, 2016, 37: 681-688.

36. Davidson RM, Gazdar AF, Clarke BE. The pivotal role of pathology in the management of lung cancer. J Thorac Dis, 2013, 5（S5）: S463-S478.

37. Ferlay J, Soerjomataram I, Rajesh Dikshit R, et al. Cancer incidence and mortality worldwide: Sources, methods and major patterns in GLOBOCAN 2012. Int J Cancer, 2015, 136: E359-E386.

38. Hendifar AE, Marchevsky AM, Tuli R. Neuroendocrine Tumors of the Lung: Current Challenges and Advances in the Diagnosis and Management of Well-Differentiated Disease. J Thorac Oncol, 2017, 12（3）: 425-436.

39. Juan Rosai. Rosai Ackerman. 外科病理学. 第10版. 郑杰, 译. 北京: 北京大学医学出版社, 2014.

40. 刘彤华. 诊断病理学. 第3版. 北京: 人民卫生出版社, 2012.

41. Karachaliou N, Pilotto S, Lazzari C, et al. Cellular and molecular biology of small cell lung cancer: an overview. Transl Lung Cancer Res, 2016, 5（1）: 2-15.

42. Dorantes-Heredia R, Ruiz-Morales JM, Cano-Garcí F. Histopathological transformation to small-cell lung carcinoma in non-small cell lung carcinoma tumors. Transl Lung Cancer Res, 2016, 5（4）: 401-412.

43. Fisseler-Eckhoff A, Demes M. Neuroendocrine Tumors of the Lung. Cancers, 2012, 4: 777-798.

44. Yeh YC, Chou TY. Pulmonary Neuroendocrine Tumors: Study of 90 Cases Focusing on Clinicopathological Characteristics, Immunophenotype, Preoperative Biopsy, and Frozen Section Diagnoses. J Surg Oncol, 2014, 109: 280-286.

45. Pelosi G, Rindi G, Travis WD, et al. Ki-67 Antigen in Lung Neuroendocrine Tumors. Unraveling a Role in Clinical Practice. J Thorac Oncol, 2014, 9: 273-284.

46. Travis WD, Brambilla E, Nicholson AG. The 2015 World Health Organization Classification of Lung Tumors Impact of Genetic, Clinical and Radiologic Advances Since the 2004 Classification. J Thorac Oncol, 2015, 10: 1243-1260.

47. Bari MF, Brown H, Nicholson AG, et al. BAI3, CDX2 and VIL1: a panel of three antibodies to distinguish small cell from large cell neuroendocrine lung carcinomas. Histopathology, 2014, 64: 547-556.

48. Byers LA, Rudin CM. Small Cell Lung Cancer: Where Do We Go From Here? Cancer, 2015, 121: 664-672.

49. Filossoa PL, Renab O, Guerreraa F, et al. Clinical management of atypical carcinoid and large-cell neuroendocrine carcinoma: a multicentre study on behalf of the European Society of Thoracic Surgeons（ESTS）Neuroendocrine Tumours of the Lung Working Group. European Journal of Cardio-Thoracic Surgery, 2014, 48（1）: 55-64.

50. Travis WD, Brambilla E, Muller-Hermelink HK, et al. Neuroendocrine tumours, WHO Classification of tumours of the lung, pleura, thymus and heart. International Agency for Research on Cancer 3 Edition 2004.

51. 孟宇宏, 张建中, 译. 肺、胸膜、胸腺及心脏肿瘤病理学及遗传学. 北京: 人民卫生出版社, 2006.

52. Rekhtman N. Neuroendocrine Tumors of the Lung. An Update. Arch Pathol Lab Med, 2010, 134: 1628-1638.

53. Gorshtein A, Gross DJ, Barak D, et al. Diffuse Idiopathic Pulmonary Neuroendocrine Cell Hyperplasia and the Associated Lung Neuroendocrine Tumors. Clinical Experience With a Rare Entity.

Cancer，2012，118：612-619.

54. Yukio Shimosato，Kiyoshi Mukai，Yoshihiro Matsuno. AFIP atlas of tumor pathology. Series 4. Thymic neuroendocrine carcinomas. p157-191. Tumors of the mediastinum. New York：Springer，2010.

55. Marchevsky AM，Walts AE. Diffuse idiopathic pulmonary neuroendocrine cell hyperplasia（DIPNECH）. Semin Diagn. Pathol，2015，32：438-444.

56. Asamura H，Chansky K，Crowley J，et al. International Association for the Study of Lung Cancer Staging and Prognostic Factors Committee，Advisory Board Members，and Participating Institutions. The International Association for the Study of Lung Cancer Lung Cancer Staging Project：Proposals for the Revision of the N Descriptors in the Forthcoming 8th Edition of the TNM Classification for Lung Cancer J Thorac Oncol，2015，10（12）：1675-1684.

57. Eberhardt WE，Mitchell A，Crowley J，et al. International Association for Study of Lung Cancer Staging and Prognostic Factors Committee，Advisory Board Members，and Participating Institutions. The IASLC Lung Cancer Staging Project：Proposals for the Revision of the M Descriptors in the Forthcoming Eighth Edition of the TNM Classification of Lung Cancer. J Thorac Oncol，2015，10（11）：1515-1522.

58. Rami-Porta R，Bolejack V，Crowley J，et al. IASLC Staging and Prognostic Factors Committee，Advisory Boards and Participating Institutions. The IASLC Lung Cancer Staging Project：Proposals for the Revisions of the T Descriptors in the Forthcoming Eighth Edition of the TNM Classification for Lung Cancer. J Thorac Oncol，2015，10（7）：990-1003.

59. Falk N，Weissferdt A，Kalhor N，et al. Primary Pulmonary Salivary Gland-type Tumors：A Review and Update. Adv Anat Pathol，2016，23（1）：13-23.

60. Baghai-Wadji M，Sianati M，Nikpour H，et al. Pleomorphic adenoma of the trachea in an 8-year-old boy：a case report. J Pediatr Surg，2006，41（8）：e23-26.

61. Požgain Z，Dulić G，Kristek J，et al. Giant primary pleomorphic adenoma of the lung presenting as a post-traumatic pulmonary hematoma：a case report. J Cardiothorac Surg，2016，11：18.

62. Hara M，Sato Y，Kitase M，et al. CT and MR findings of a pleomorphic adenoma in the peripheral lung. Radiat Med，2001，19（2）：111-114.

63. Moran CA，Suster S，Askin FB，et al. Benign and malignant salivary gland-type mixed tumors of the lung. Clinicopathologic and immunohistochemical study of eight cases. Cancer，1994，73（10）：2481-2490.

64. Weissferdt A，Moran CA. Pulmonary salivary gland-type tumors with features of malignant mixed tumor（carcinoma ex pleomorphic adenoma）：a clinicopathologic study of five cases. Am J Clin Pathol，2011，136（5）：793-798.

65. Travis WD，Brambilla E，Burke AP，et al. WHO Classification of Tumours：Pathology and Genetics of Tumours of the Lung，Pleura，Thymus and Heart. Lyon：IARC Press，2015.

66. Li X，Zhang W，Wu X，et al. Mucoepidermoid carcinoma of the lung：common findings and unusual appearances on CT. Clin Imaging，2012，36（1）：8-13.

67. Yamamoto T，Nakajima T，Suzuki H，et al. Surgical treatment of mucoepidermoid carcinoma of the lung：20 years' experience. Asian Cardiovasc Thorac Ann，2016，24（3）：257-261.

68. Roden AC，García JJ，Wehrs RN，et al. Histopathologic，immunophenotypic and cytogenetic features of pulmonary mucoepidermoid carcinoma. Mod Pathol，2014，27（11）：1479-1488.

69. Achcar Rde O，Nikiforova MN，Dacic S，et al. Mammalian mastermind like 2 11q21 gene rearrangement in bronchopulmonary mucoepidermoid carcinoma. Hum Pathol，2009，40（6）：854-860.

70. Wang M，Ouyang S，Sun P，et al. Pulmonary mucoepidermoid carcinoma in Chinese population：a clinicopathological and radiological analysis. Int J Clin Exp Pathol，2015，8（3）：3001-3007.

71. Bennett AK，Mills SE，Wick MR. Salivary-type neoplasms of the breast and lung. Semin Diagn Pathol，2003，20（4）：279-304.

72. Roden AC，Greipp PT，Knutson DL，et al. Histopathologic and Cytogenetic Features of Pulmonary Adenoid Cystic Carcinoma. J Thorac Oncol，2015，10（11）：1570-1575.

73. Nguyen CV，Suster S，Moran CA. Pulmonary epithelial-myoepithelial carcinoma：aclinicopathologic and immunohistochemical study of 5 cases. Hum Pathol，2009，40（3）：366-373.

74. Song DH，Choi IH，Ha SY，et al. Epithelial-myoepthelial carcinoma of the tracheobronchial tree：the prognostic role of myoepithelial cells. Lung Cancer，2014，83（3）：416-419.

75. Fechner RE，Bentinck BR，Askew JB Jr. Acinic cell tumor of the lung. A histologic and ultrastructural study. Cancer，1972，29（2）：501-508.

76. Sabaratnam RM，Anunathan R，Govender D. Acinic cell carcinoma：an unusual cause of bronchial obstruction in a child. Pediatr Dev Pathol，2004，7（5）：521-526.

77. Zhang XP，Jiang GY，Zhang QF，et al. Primary acinic cell carcinoma of the lung with psammoma bodies：A case report and review of literature. Pathol Res Pract，2017，213：405-409.

78. Papla B，Czajkowski W，Kocoń P，et al. Pulmonary acinic cell carcinoma（Fechner tumour）with carcinoid component，A case report. Pol J Pathol，2011，62（2）：105-107.

79. Moran CA，Suster S，Koss MN. Acinic cell carcinoma of the lung（"Fechner tumor"）. A clinicopathologic，immunohistochemical，and ultrastructural study of five cases. Am J Surg Pathol，1992，16（11）：1039-1050.

80. Tryfon S，Dramba V，Zoglopitis F，et al. Solitary papillomas of the lower airways：epidemiological，clinical，and therapeutic

data during a 22-year period and review of the literature. J Thorac Oncol, 2012, 7 (4): 643-648.

81. Lau KW, Aubry MC, Tan GS, et al. Ciliated muconodular papillary tumor: a solitary peripheral lung nodule in a teenage girl. Hum Pathol, 2016, 49: 22-26.

82. Flieder DB, Koss MN, Nicholson A, et al. Solitary pulmonary papillomas in adults: a clinicopathologic and in situ hybridization study of 14 cases combined with 27 cases in the literature. Am J Surg Pathol, 1998, 22 (11): 1328-1342.

83. Aida S, Ohara I, Shimazaki H, et al. Solitary peripheral ciliated glandular papillomas of the lung: a report of 3 cases. Am J Surg Pathol, 2008, 32 (10): 1489-1494.

84. Ruan SY, Chen KY, Yang PC. Recurrent respiratory papillomatosis with pulmonary involvement: a case report and review of the literature. Respirology, 2009, 14 (1): 137-140.

85. Tanaka R, Emerson LL, Karwande SV, et al. Growing pulmonary nodule with increased 18-fluorodeoxyglucose uptake in a former smoker. Chest, 2005, 127 (5): 1848-1851.

86. Kozu Y, Maniwa T, Ohde Y, et al. A solitary mixed squamous cell and glandular papilloma of the lung. Ann Thorac Cardiovasc Surg, 2014, 20 Suppl: 625-628.

87. Fusconi M, Grasso M, Greco A, et al. Recurrent respiratory papillomatosis by HPV: review of the literature and update on the use of cidofovir. Acta Otorhinolaryngol Ital, 2014, 34 (6): 375-381.

88. Emerson LL, Layfield LJ. Solitary peripheral pulmonary papilloma evaluation on frozen section: a potential pitfall for the pathologist. Pathol Res Pract, 2012, 208 (12): 726-729.

89. 王征, 王恩华, 刘东戈. 肺原发性黏液性上皮源性肿瘤的病理诊断与鉴别诊断. 中华肿瘤杂志, 2017, 39 (1): 1-6.

90. Lin D, Jiang Y, Wang J, et al. Pulmonary mixed squamous cell and glandular papilloma mimicking adenocarcinoma: a case study and literature review. J Thorac Dis, 2013, 5 (4): E129-132.

91. Lagana SM, Hanna RF, Borczuk AC. Pleomorphic (spindle and squamous cell) carcinoma arising in a peripheral mixed squamous and glandular papilloma in a 70-year-old man. Arch Pathol Lab Med, 2011, 135 (10): 1353-1356.

92. Wang EH, Dai SD, Qi FJ, et al. Gene expression and clonality analysis of the androgen receptor and phosphoglycerate kinase genes in polygonal cells and cuboidal cells in so-called pulmonary sclerosing hemangioma. Mod Pathol, 2007, 20 (11): 1208-1215.

93. Lei Y, Yong D, Jun-Zhong R, et al. Treatment of 28 patients with sclerosing hemangioma (SH) of the lung. J Cardiothorac Surg, 2012, 7: 34.

94. Patrini D, Shukla R, Lawrence D, et al. Sclerosing hemangioma of the lung showing strong FDG avidity on PET scan: Case report and review of the current literature. Respir Med Case Rep, 2015, 17: 20-23.

95. Lin XY, Wang Y, Fan CF, et al. Pulmonary sclerosing hemangioma presenting with dense spindle stroma cells: a potential diagnostic pitfall. Diagn Pathol, 2012, 7: 174.

96. Wang E, Lin D, Wang Y, et al. Immunohistochemical and ultrastructural markers suggest different origins for cuboidal and polygonal cells in pulmonary sclerosing hemangioma. Hum Pathol, 2004, 35 (4): 503-508.

97. Dai SD, Zhang XW, Qi FJ, et al. Expression of E-cadherin, beta-catenin and p120ctn in the pulmonary sclerosing hemangioma. Lung cancer, 2007, 57 (1): 54-59.

98. Wang Y, Dai SD, Qi FJ, et al. p53 protein expression and genetic mutation in two primary cell types in pulmonary sclerosing haemangioma. Journal of clinical pathology, 2008, 61 (2): 192-196.

99. Lin XY, Fan CF, Dong XJ, et al. Expression and significance of stem cell markers in pulmonary sclerosing haemangioma. Histopathology, 2012, 61 (2): 178-185.

100. Wang X, Li WQ, Yan HZ, et al. Alveolar adenoma combined with multifocal cysts: case report and literature review. J Int Med Res, 2013, 41 (3): 895-906.

101. Okada S, Ohbayashi C, Nishimura M, et al. Malignant transformation of alveolar adenoma to papillary adenocarcinoma: a case report. J Thorac Dis, 2016, 8 (5): E358-361.

102. Burke LM, Rush WI, Khoor A, et al. Alveolar adenoma: a histochemical, immunohistochemical, and ultrastructural analysis of 17 cases. Hum Pathol, 1999, 30 (2): 158-167.

103. Cavazza A, Paci M, De Marco L, et al. Alveolar adenoma of the lung: a clinicopathologic, immunohistochemical, and molecular study of an unusual case. Int J Surg Pathol, 2004, 12 (2): 155-159.

104. De Rosa N, Maiorino A, De Rosa I, et al. CD34 Expression in the Stromal Cells of Alveolar Adenoma. Case Rep Med, 2012, 2012: 913517.

105. Lin XY, Han Q, Wang EH, et al. Pulmonary papillary adenoma presenting in central portion: a case report. Diagn Pathol, 2015, 10: 190.

106. Cornejo KM, Shi M, Akalin A, et al. Pulmonary papillary adenoma: a case report and review of the literature. J Bronchology Interv Pulmonol, 2013, 20 (1): 52-57.

107. Spencer H, Dail DH, Arneaud J. Non-invasive bronchial epithelial papillary tumors. Cancer, 1980, 45 (6): 1486-197.

108. Haruki T, Nakamura H, Taniguchi Y, et al. Pulmonary mucinous cystadenoma: a rare benign tumor of the lung. Gen Thorac Cardiovasc Surg, 2010, 58 (6): 287-290.

109. Gao ZH, Urbanski SJ. The spectrum of pulmonary mucinous cystic neoplasia: a clinicopathologic and immunohistochemical study of ten cases and review of literature. Am J Clin Pathol, 2005, 124 (1): 62-70.

110. Cafarotti S, Treglia G, Bongiovanni M, et al. A rare case of

mucinous cystadenoma of the lung mimicking malignancy at 18F-FDG PET/CT. Clin Nucl Med，2014，39（6）：e331-333.

111. Roux FJ，Lantuéjoul S，Brambilla E，et al. Mucinous cystadenoma of the lung. Cancer，1995，76（9）：1540-1544.

112. England DM，Hochholzer L. Truly benign "bronchial adenoma". Report of 10 cases of mucous gland adenoma with immunohistochemical and ultrastructural findings. Am J Surg Pathol，1995，19（8）：887-899.

113. Heard BE，Corrin B，Dewar A. Pathology of seven mucous cell adenomas of the bronchial glands with particular reference to ultrastructure. Histopathology，1985，9（7）：687-701.

114. 李伟华，陈健，夏康，等. 肺错构瘤的临床病理学分析. 温州医学院学报，2013，43（6）：391-393.

115. Von Ahsen I，Rogalla P，Bullerdiek J. Expression patterns of the LPP-HMGA2 fusion transcript in pulmonary chondroid hamartomas with t（3；12）（q27 approximately 28；q14 approximately 15）. Cancer Genet Cytogenet，2005，163：68-70.

116. Rodriguez FJ，Aubry MC，Tazelaar HD，et al. Pulmonary chondroma：a tumor associated with Carney triad and different from pulmonary hamartoma. Am J Surg Pathol，2007，31：1844-1853.

117. Stratakis CA，Kirschner LS，Carney JA. Clinical and molecular features of the Carney complex：diagnostic criteria and recommendations for patient evaluation. J Clin Endocrinol Metab，2001，86：4041-4046.

118. Yekeler E，Dursun M，Yildirim A，et al. Diffuse pulmonary lymphangiomatosis：imaging findings. Diagn Interv Radiol，2005，11：31-34.

119. Lawson K，Maher TM，Hansell DM，et al. Successful treatment of progressive diffuse PEComatosis. Eur Respir J，2012，40：1578-1580.

120. Martignoni G，Pea M，Reghellin D，et al. Molecular Pathology of Lymphangioleiomyomatosis and Other Perivascular Epithelioid Cell Tumors. Arch Pathol Lab Med，2010，134：33-40.

121. Argani P，Aulmann S，Illei PB，et al. A distinctive subset of PEComas harbors TFE3 gene fusions. Am J Surg Pathol，2010，34：1395-1406.

122. Folpe AL，Mentzel T，Lehr HA，et al. Perivascular epithelioid cell neoplasms of soft tissue and gynecologic origin：a clinicopathologic study of 26 cases and review of the literature. Am J Surg Pathol，2005，29：1558-1575.

123. 夏波，俞钢，洪淳，等. 先天性支气管周围肌纤维母细胞瘤一例. 中华儿科杂志，2015，53（11）：864-865.

124. Kim Y，Park HY，Cho J，et al. Congenital peribronchial myofibroblastic tumor：a case study and literature review. Korean J Pathol，2013，47：172-176.

125. Alobeid B，Beneck D，Sreekantaiah C，et al. Congenital pulmonary myofibroblastic tumor：a case report with cytogenetic analy-sis and review of the literature. Am J Surg Pathol，1997，21：610-614.

126. 杜明华，高占成. 弥漫性肺淋巴管瘤病研究进展. 中华结核和呼吸杂志，2009，32（9）：698-700.

127. Tazelaar HD，Kerr D，Yousem SA，et al. Diffuse pulmonary lymphangiomatosis. Hum Pathol，1993，24：1313-1322.

128. Travis WD，Brambilla E，Burke AP，et al. WHO Classification of Tumours of the Lung，Pleura，Thymus and Heart. Lyon：IARC Press，2015.

129. Butrynski JE，D'Adamo DR，Hornick JL，et al. Crizotinib in ALK-rearranged inflammatory myofibroblastic tumor. N Engl J Med，2010，363：1727-1733.

130. Griffin CA，Hawkins AL，Dvorak C，et al. Recurrent involvement of 2p23 in inflammatory myofibroblastic tumors. Cancer Res，1999，59：2776-2780.

131. Lawrence B，Perez-Atayde A，Hibbard MK，et al. TPM3-ALK and TPM4-ALK oncogenes in inflammatory myofibroblastic tumors. Am J Pathol，2000，157：377-384.

132. Patel AS，Murphy KM，Hawkins AL，et al. RANBP2 and CLTC are involved in ALK rearrangements in inflammatory myofibroblastic tumors. Cancer Genet Cytogenet，2007，176：107-114.

133. Anderson T，Zhang L，Hameed M，et al. Thoracic Epithelioid Malignant Vascular Tumors：A Clinicopathologic Study of 52 Cases With Emphasis on Pathologic Grading and Molecular Studies of WWTR1-CAMTA1 Fusions. Am J Surg Pathol，2015，39：132-139.

134. Bosman FT，Jaffe ES，Lakhani SR，et al. WHO classification of Tumors of soft tissue and bone. Lyon：IARC Press，2013.

135. Bagan P，Hassan M，Le Pimpec-Barthes F，et al. Prognostic factors and surgical indications of pulmonary epithelioid hemangioendothelioma：a review of the literature. Ann Thorac Surg，2006，82：2010-2013.

136. Weissferdt A，Moran CA. Primary vascular tumors of the lungs：a review. Ann Diagn Pathol，2010，14：296-308.

137. Antonescu CR，Le Loarer F，Mosquera JM，et al. Novel YAP1-TFE3 fusion defines a distinct subset of epithelioid hemangioendothelioma. Genes Chromosomes Cancer，2013，52：77-84.

138. De Krijger RR，Claessen SM，van der Ham F，et al. Gain of chromosome 8q is a frequent finding in pleuropulmonary blastoma. Mod Pathol，2007，20：1191-1199.

139. Hill DA，Ivanovich J，Priest JR，et al. DICER1 mutations in familial pleuropulmonary blastoma. Science，2009，325：965.

140. Slade I，Bacchelli C，Davies H，et al. DICER1 syndrome：clarifying the diagnosis，clinical features and management implications of apleiotropic tumour predisposition syndrome. J Med Genet，2011，48：273-278.

141. Hartel PH，Fanburg-Smith JC，Frazier AA，et al. Primary pulmo-

nary and mediastinal synovial sarcoma: a clinicopathologic study of 60 cases and comparison with five prior series. Mod Pathol, 2007, 20: 760-769.

142. Essary LR, Vargas SO, Fletcher CD. Primary pleuropulmonary synovial sarcoma: reappraisal of a recently described anatomic subset. Cancer, 2002, 94: 459-469.

143. Lino-Silva LS, Flores-Gutierrez JP, Vilches-Cisneros N, et al. TLE1 is expressed in the majority of primary pleuropulmonary synovial sarcomas. Virchows Arch, 2011, 459: 615-621.

144. Begueret H, Galateau-Salle F, Guillou L, et al. Primary intrathoracic synovial sarcoma: a clinicopathologic study of 40 t (X; 18) -positive cases from the French sarcoma group and the mesopath group. Am J Surg Pathol, 2005, 29: 339-346.

145. Tavora F, Miettinen M, Fanburg-Smith J, et al. Pulmonary artery sarcoma: a histologic and follow-up study with emphasis on a subset of low-grade myofibroblastic sarcomas with a good long-term follow-up. Am J Surg Pathol, 2008, 32: 1751-1761.

146. Travis WD, Brambilla E, Burke AP, et al. WHO Classification of Tumours of the Lung, Pleura, Thymus and Heart. Lyon: IARC Press, 2015.

147. 侯君, 侯英勇, 谭云山, 等. 肺动脉内膜肉瘤 1 例并文献复习. 临床与实验病理学杂志, 2007, 23 (3): 337-341.

148. Bode-Lesniewska B, Zhao J, Speel EJ, et al. Gains of 12q13-14 and overexpression of mdm2 are frequent findings in intimal sarcomas of the pulmonary artery. Virchows Arch, 2001, 438 (1): 57-65.

149. Thway K, Nicholson AG, Lawson K, et al. Primary pulmonary myxoid sarcoma with EWSR1-CREB1 fusion: a new tumor entity. Am J Surg Pathol, 2011, 35: 1722-1732.

150. Hysi I, Wattez H, Benhamed L, et al. Primary pulmonary myoepithelial carcinoma. Interact Cardiovasc Thorac Surg, 2011, 13: 226-228.

151. Sarkaria IS, DeLair D, Travis WD, et al. Primary myoepithelial carcinoma of the lung: a rare entity treated with parenchymal sparing resection. J Cardiothorac Surg, 2011, 6: 27.

152. Antonescu CR, Zhang L, Chang NE, et al. EWSR1-POU5F1 fusion in soft tissue myoepithelial tumors. A molecular analysis of sixty-six cases, including soft tissue, bone, and visceral lesions, showing common involvement of the EWSR1 gene. Genes Chromosomes Cancer, 2010, 49: 1114-1124.

153. Kurtin PJ, Myers JL, Adlakha H, et al. Pathologic and clinical features of primary pulmonary extranodal marginal zone B-cell lymphoma of MALT type. Am J Surg Pathol, 2001, 25: 997-1008.

154. Borie R, Wislez M, Thabut G, et al. Clinical characteristics and prognostic factors of pulmonary MALT lymphoma. Eur Respir J, 2009, 34: 1408-1416.

155. Remstein ED, Kurtin PJ, Einerson RR, et al. Primary pulmonary MALT lymphomas show frequent and heterogeneous cytogenetic abnormalities, including aneuploidy and translocations involving API2 and MALT1 and IGH and MALT1. Leukemia, 2004, 18: 156-160.

156. Kim JH, Lee SH, Park J, et al. Primary pulmonary non-Hodgkin's lymphoma. Jpn J Clin Oncol, 2004, 34: 510-514.

157. Haque AK, Myers JL, Hudnall SD, et al. Pulmonary lymphomatoid granulomatosis in acquired immunodeficiency syndrome: lesions with Epstein-Barr virus infection. Mod Pathol, 1998, 11: 347-356.

158. Ponzoni M, Ferreri AJ, Campo E, et al. Definition, diagnosis, and management of intravascular large B-cell lymphoma: proposals and perspectives from an international consensus meeting. J Clin Oncol, 2007, 25: 3168-3173.

159. Tsukadaira A, Okubo Y, Ogasawara H, et al. Chromosomal aberrations in intravascular lymphomatosis. Am J Clin Oncol, 2002, 25: 178-181.

160. Kobayashi T, Ohno H. Intravascular large B-cell lymphoma associated with t (14; 19) (q32; q13) translocation. Intern Med, 2011, 50: 2007-2010.

161. Vassallo R, Ryu JH, Colby TV, et al. Pulmonary Langerhans'-cell histiocytosis. N Engl J Med, 2000, 342: 1969-1978.

162. Vassallo R, Ryu JH, Schroeder DR, et al. Clinical outcomes of pulmonary Langerhans'-cell histiocytosis in adults. N Engl J Med, 2002, 346: 484-490.

163. Fuks L, Kramer MR, Shitrit D, et al. Pulmonary Langerhans cell histiocytosis and diabetes insipidus in pregnant women: our experience. Lung, 2014, 192: 285-287.

164. Badalian-Very G, Vergilio JA, Degar BA, et al. Recurrent BRAF mutations in Langerhans cell histiocytosis. Blood, 2010, 116: 1919-1923.

165. Sahm F, Capper D, Preusser M, et al. BRAFV600E mutant protein is expressed in cells of variable maturation in Langerhans cell histiocytosis. Blood, 2012, 120: e28-34.

166. Cavalli G, Guglielmi B, Berti A, et al. The multifaceted clinical presentations and manifestations of Erdheim-Chester disease: comprehensive review of the literature and of 10 new cases. Ann Rheum Dis, 2013, 72: 1691-1695.

167. Haroche J, Charlotte F, Arnaud L, et al. High prevalence of BRAF V600E mutaions in Erdheim-Chester disease but not in other non-Langerhans cell histiocytoses. Blood, 2012, 120: 2700-2703.

168. Jose GM, Anna Shmukler, Wang Y. Rosai-Dorfman disease of the lung with features of obliterative arteritis. J Hematopathol, 2016, 9: 135-138.

169. 王建, 刘勇, 张功亮, 等. 结外 Rosai-dorfman 病 8 例临床病理分析. 诊断病理学杂志, 2016, 23（12）: 905-908.

170. Morgan DE, Sanders C, McElvein RB, et al. Intrapulmonary teratoma: a case report and review of the literature. J Thorac Imaging, 1992, 7: 70-77.

171. Myers PO, Kritikos N, Bongiovanni M, et al. Primary intrapulmonary thymoma: a systematic review. Eur J Surg Oncol, 2007, 33: 1137-1141.

172. Weber C, Pautex S, Zulian GB, et al. Primary pulmonary malignant meningioma with lymph node and liver metastasis in a centenary woman, an autopsy case. Virchows Arch, 2013, 462: 481-485.

173. Petscavage JM, Richardson ML, Nett M, et al. Primary chordoid meningioma of the lung. J Thorac Imaging, 2011, 26: W14-16.

174. Disibio G, French SW. Metastatic patterns of cancers: results from a large autopsy study. Arch Pathol Lab Med, 2008, 132: 931-939.

175. Vaidya PJ, Saha A, Kate AH, et al. Diagnostic value of core biopsy histology and cytology sampling of mediastinal lymph nodes using 21-gauge EBUS-TBNA needle. J Cancer Res Ther, 2016, 12（3）: 1172-1177.

176. Yasuo M, Kobayashi T, Hama M, et al. Combination of virtual bronchoscopic navigation with conventional transbronchial needle aspiration in the diagnosis of peribronchial pulmonary lesions located in the middle third of the lungs. Respir Investig, 2016, 54（5）: 355-363.

177. Travis WD, Brambilla E, Burke, AP, et al. WHO classification of tumours of the lung, pleura, thymus and heart. 4th ed. Lyon: IARC Press, 2015.

178. 吴献忠, 焦南林, 汪露详, 等. 初探提高肺活检标本利用率的方法. 诊断病理学杂志, 2016, 23（10）: 798-799.

179. 李维前, 刘霞, 周莉, 等. 活检小标本的制片技巧. 临床医药文献杂志, 2016, 3（52）: 10279-10280.

180. Tacha D, Yu C, Bremer R, et al. A 6-antibody panel for the classification of lung adenocarcinoma versus squamous cell carcinoma. Appl Immunohistochem Mol Morphol, 2012, 20（3）: 201-207.

181. Travis WD, Brambilla E, Van Schil P, et al. Paradigm shifts in lung cancer as defined in the new IASLC/ATS/ERS lung adenocarcinoma classification. Eur Respir J, 2011, 38（2）: 239-243.

182. Zafir-Lavie I, Michaeli Y, Reiter Y. Novel antibodies as anticancer agents. Oncogene, 2007, 26: 3714-3733.

183. Ferguson KM. Active and inactive conformations of the epidermal growth factor receptor. Biochem Soc Trans, 2004, 32: 742-745.

184. Arteaga CL. EGF receptor mutations in lung cancer: from humans to mice and maybe back to humans. Cancer Cell, 2006, 9: 421-423.

185. Weinstein IB, Joe AK. Mechanisms of disease: Oncogene addiction-a rationale for molecular targeting in cancer therapy. Nat Clin Pract Oncol, 2006, 3: 448-457.

186. Roberts PJ, Stinchcombe TE. KRAS mutation: should we test for it, and does it matter? J Clin Oncol, 2013, 31: 1112-1121.

187. Jackman DM, Miller VA, Cioffredi LA, et al. Impact of epidermal growth factor receptor and KRAS mutations on clinical outcomes in previously untreated non-small cell lung cancer patients: results of an online tumor registry of clinical trials. Clin Cancer Res, 2009, 15: 5267-5273.

188. Yasuda H, Kobayashi S, Costa DB. EGFR exon 20 insertion mutations in non-small-cell lung cancer: preclinical data and clinical implications. Lancet Oncol, 2012, 13: e23-31.

189. Yasuda H, Park E, Yun CH, et al. Structural, biochemical, and clinical characterization of epidermal growth factor receptor （EGFR）exon 20 insertion mutations in lung cancer. Sci Transl Med, 2013, 5（216）: 216ra177.

190. Zhou W, Ercan D, Chen L, et al. Novel mutant-selective EGFR kinase inhibitors against EGFR T790M. Nature, 2009, 462: 1070-1074.

191. Villadolid J, Ersek JL, Fong MK, et al. Story. Management of hyperglycemia from epidermal growth factor receptor（EGFR）tyrosine kinase inhibitors（TKIs）targeting T790M-mediated resistance. Transl Lung Cancer Res, 2015, 4: 576-583.

192. Rikova K, Guo A, Zeng Q, et al. Global survey of phosphotyrosine signaling identifies oncogenic kinases in lung cancer. Cell, 2007, 131: 1190-1203.

193. Tsao MS, Aviel-Ronen S, Ding K, et al. Prognostic and predictive importance of p53 and RAS for adjuvant chemotherapy in non small-cell lung cancer. J Clin Oncol, 2007, 25: 5240-5247.

194. Kwak EL, Bang YJ, Camidge DR, et al. Anaplastic lymphoma kinase inhibition in non-small-cell lung cancer. N Engl J Med, 2010, 363: 1693-1703.

195. Sun JM, Lira M, Pandya K, et al. Clinical characteristics associated with ALK rearrangements in never-smokers with pulmonary adenocarcinoma. Lung Cancer, 2014, 83: 259-264.

196. Shaw AT, Yeap BY, Mino-Kenudson M, et al. Clinical features and outcome of patients with non-small-cell lung cancer who harbor EML4-ALK. J Clin Oncol, 2009, 27: 4247-4253.

197. Nishio M, Kim DW, Wu YL, et al. Crizotinib Versus Chemotherapy in Asian Patients with Advanced ALK-positive Non-small Cell Lung Cancer Cancer Res Treat, 2017, doi: 10.4143/crt.2017.280 [Epub ahead of print].

198. Kazandjian D, Blumenthal GM, Luo L, et al. Pazdur. Benefit-Risk Summary of Crizotinib for the Treatment of Patients With ROS1 Alteration-Positive, Metastatic Non-Small Cell Lung Cancer. Oncologist, 2016, 21: 974-980.

199. Ettinger DS, Wood DE, Aisner DL, et al. Non-Small Cell Lung

Cancer, Version 5. 2017, NCCN Clinical Practice Guidelines in Oncology. J Natl Compr Canc Netw, 2017, 15: 504-535.

200. Rimawi MF, Schiff R, Osborne CK. Targeting HER2 for the treatment of breast cancer. Annu Rev Med, 2015, 66: 111-128.

201. Hirsch FR, Varella-Garcia M, Franklin WA, et al. Evaluation of HER-2/neu gene amplification and protein expression in non-small cell lung carcinomas. Br J Cancer, 2002, 86: 1449-1456.

202. Stephens P, Hunter C, Bignell G, et al. Lung cancer: intragenic ERBB2 kinase mutations in tumours. Nature, 2004, 431: 525-526.

203. Paik PK, Arcila ME, Fara M, et al. Clinical characteristics of patients with lung adenocarcinomas harboring BRAF mutations. J Clin Oncol, 2011, 29: 2046-2051.

204. Kim HS, Mitsudomi T, Soo RA, et al. Personalized therapy on the horizon for squamous cell carcinoma of the lung. Lung Cancer, 2013, 80: 249-255.

205. Kohno T, Nakaoku T, Tsuta K, et al. Beyond ALK-RET, ROS1 and other oncogene fusions in lung cancer. Transl Lung Cancer Res, 2015, 4: 156-164.

206. Meng X, Liu Y, Zhang J, et al. PD-1/PD-L1 checkpoint blockades in non-small cell lung cancer: New development and challenges. Cancer Lett, 2017, 405: 29-37.

207. Weber JS, Hodi FS, Wolchok JD, et al. Safety Profile of Nivolumab Monotherapy: A Pooled Analysis of Patients With Advanced Melanoma. J Clin Oncol, 2017, 35: 785-792.

208. 中华医学会病理学分会胸部疾病学组, 国家卫生和计划生育委员会临床病理质控与评价中心分子病理学组, 中国医师协会病理医师分会分子病理学组, 等. 非小细胞肺癌靶向药物治疗相关基因检测的规范建议. 中华病理学杂志, 2016, 45: 73-76.

209. Shi Y, Sun Y, Yu J, et al. China Experts Consensus on the Diagnosis and Treatment of Advanced Stage Primary Lung Cancer (2016 Version). Zhongguo Fei Ai Za Zhi, 2016, 19: 1-15.

210. 张绪超, 陆舜, 张力, 等. 中国间变性淋巴瘤激酶（ALK）阳性非小细胞肺癌诊疗指南. 中华病理学杂志, 2015, 44: 696-703.

211. Lindeman NI, Cagle PT, Beasley MB, et al. Molecular testing guideline for selection of lung cancer patients for EGFR and ALK tyrosine kinase inhibitors: guideline from the College of American Pathologists, International Association for the Study of Lung Cancer, and Association for Molecular Pathology. Arch Pathol Lab Med, 2013, 137: 828-860.

212. Jiang G, Fan C, Zhang X Q, et al. Ascertaining an appropriate diagnostic algorithm using EGFR mutation-specific antibodies to detect EGFR status in non-small-cell lung cancer. PLoS One, 2013, 8: e59183.

213. Ding S, Liu N, Zhao H, et al. Significance and evaluation of anaplastic lymphoma kinase by immunohistochemistry in non-small cell lung cancer. Tumour Biol, 2016, 37: 10917-10922.

214. Jiang J, Wang C, Yu X, et al. PCR-sequencing is a complementary method to amplification refractory mutation system for EGFR gene mutation analysis in FFPE samples. Exp Mol Pathol, 2015, 99: 581-589.

215. Xu T, Kang X, You X, et al. Cross-Platform Comparison of Four Leading Technologies for Detecting EGFR Mutations in Circulating Tumor DNA from Non-Small Cell Lung Carcinoma Patient Plasma. Theranostics, 2017, 7: 1437-1446.

216. Daniels MG, Bowman RV, Yang IA, et al. An emerging place for lung cancer genomics in 2013. J Thorac Dis, 2013, 5 Suppl 5: S491-497.

217. Falk AT, Heeke S, Hofman V, et al. NGS analysis on tumor tissue and cfDNA for genotype-directed therapy in metastatic NSCLC patients. Between hope and hype? Expert Rev Anticancer Ther, 2017, 17: 681-685.

218. Coate LE, Shepherd FA. Maintenance therapy in advanced non-small cell lung cancer. J Thorac Oncol, 2010, 5: 723-734.

第二篇

胸膜疾病

胸膜由衬覆肺实质表面的脏层胸膜和覆盖于纵隔、横隔和胸壁表面的壁层胸膜组成，两者在肺门处的肺根部相移行，围成密闭的腔隙称为胸膜腔，左右侧胸腔由纵隔分隔。胸膜在肺根部后方双重折叠形成肺韧带，因此胸膜的疾病与肺的疾病密切相关。胸膜腔内的薄层胸膜分泌液润滑胸膜的脏层和壁层表面，使得在呼吸期间脏层胸膜和壁层胸膜容易自由滑动。

组织学上脏层胸膜由 5 层组成：单层间皮细胞、间皮细胞下结缔组织层、薄的内弹力纤维层、外层间充质结缔组织和厚的弹力纤维层。正常的胸膜很薄，难以区别每一层次，而壁层胸膜的层次不明显。间皮细胞正常时仅 1pm 厚，电镜下可见有大量长的表面微绒毛。壁层胸膜间皮细胞间的气孔，或开孔被认为是与其下的淋巴管相联系的。胸膜富于血管，包括动脉、静脉和毛细血管，以及丰富的淋巴管。壁层胸膜主要由来自脊神经的躯体感觉神经分布，对机械性刺激敏感；而脏层胸膜由肺丛的内脏感觉神经分布，对牵拉刺激敏感。胸膜对损伤敏感，常表现出反应性的间皮细胞增生[1]。

在胸膜相关的疾病当中其最常见的症状是呼吸困难和胸痛，最常见的体征则是胸腔积液，最常见的疾病是各类炎症，最常见的恶性肿瘤是转移癌。在胸膜原发性肿瘤当中，最常见的是恶性间皮瘤，其中上皮型最多见，常需要与转移性肺腺癌相鉴别。检查胸膜疾病最常使用的方法是影像学、脱落细胞学和经皮穿刺活检，最为推荐的方法是视频胸腔镜检查的同时胸膜活检。由于胸膜活检材料往往较小和局限，因此，在外科病理诊断方面最具有挑战性的当属反应性的间皮细胞增生与间皮瘤的鉴别诊断，而间皮瘤与转移癌的鉴别虽然有时也很困难，但可以借助多种免疫组化标记及特异性的基因改变协助其诊断。

第一章

胸膜炎和其他非肿瘤性病变

一、胸膜炎

胸膜炎（pleuritis）是胸膜（腔）最为常见的疾病类型，大多数的胸膜炎是由肺部感染而波及到胸膜所致，因此许多具有与肺部相同的病变特点。除结核分枝杆菌以外，几乎所有类型的感染性病原微生物（包括细菌、病毒、真菌、以及原虫等）均可引起胸膜的感染。另外，作为其他疾病的并发症，许多感染或非感染性疾病均可累及胸膜，引起胸膜炎症性的病变。各类因素引起的胸膜炎除其炎症本身的特点外，都会不同程度地引起间皮细胞和纤维结缔组织的增生，尤其是在小活检标本中，这些疾病的诊断需要结合临床资料与肿瘤性的疾病进行鉴别。

（一）结核性胸膜炎

【定义】 结核性胸膜炎（tuberculous pleurisy）是由结核分枝杆菌及其自溶产物、代谢产物进入超敏机体的胸膜腔所引起的最常见的胸膜炎症性疾病，包括干性、渗出性和脓胸结核性胸膜炎。

【临床特点】 2016 年 WHO 年报公布全球共有 1040 万例结核病新患者，发病率为 142/10 万，男性 590 万例，女性 350 万例，儿童 100 万例，其中我国 92 万例。2015 年全球约有 180 万人死于结核病，死亡率为 19/10 万。中国的发病率为 67/10 万，死亡率为 2.6/10 万[2]。结核性胸膜炎与淋巴结结核并列为最常见的肺外结核病。结核性胸膜炎可发生于任何年龄，但多见于儿童、青少年或成年人。结核性胸膜炎患者通常会表现出结核中毒的症状，包括发热、消瘦、盗汗、失眠、疲乏、无力、气短、食欲不振等，其中午后发热最常见。胸腔积液多呈草黄色微浑浊，胸水检查腺苷脱氢酶（ADA）、溶菌酶（LZM）及乳酸脱氢酶（LDH）等升高有助于结核性胸膜炎的诊断。不同类型的胸膜炎表现出不同的 X 线征象。干性胸膜炎多无明显的 X 线征象，在肺上叶结核导致局限性胸膜炎时表现出"肺尖带帽"的胸膜增厚表现有助于诊断。渗出性胸膜炎可见多少不等的胸腔积液征象，例如少量积液时肋膈角变钝或变平，积液较多时表现为均匀一致的密度增高影，而大量积液时广泛性的密度增高影。早期正规抗结核治疗，控制结核病的发展，促进胸腔积液的吸收以及解除临床症状，以减轻胸膜增厚的后遗症。

【病理变化】 结核性胸膜炎主要通过胸膜活检来确诊，组织病理学表现依据不同人的免疫状况和感染的结核分枝杆菌菌株毒力不同而不同。主要病理变化为结核性肉芽肿形成伴干酪样坏死，肉芽肿由上皮样细胞和朗汉斯巨细胞组成（图 2-1-1）。早期结核性胸膜炎可见渗出性炎症，进展期多数患者可见肉芽肿性炎症改变伴干酪样坏死形成，抗酸染色常阳性。治疗一段时间后的胸膜活检抗酸染色常阴性，应结合病史、实验室检查、影像学表现等综合判断[3]。

【鉴别诊断】

（1）结节病累及胸膜：结节病的组织学表现为孤立不融合、大小较一致的非干酪样坏死的上皮样细胞肉芽肿结节，浸润胸膜组织，多核巨细胞胞质中可找到包涵体，如星状小体，结节周围可见淋巴细胞环套带及增生的纤维组织。抗酸染色阴性，晚期纤维组织增生可导致结节界限不清或融合伴胶原纤维玻璃样变形成。

（2）肉芽肿病性多血管炎（Wegener 肉芽肿病）：坏死性肉芽肿伴坏死性血管炎，表现为地图样坏死，呈中性粒细胞浸润性纤维素样坏死性血管炎。

（3）非结核分枝杆菌感染：结节性肉芽肿类似于结节病，无干酪样坏死，抗酸染色阳性，可借助 PCR 方法进行鉴别病原菌。

（4）真菌感染：多可表现出肉芽肿性炎症，采用 PAS 和六胺银染色可在组织细胞或多核巨细胞的胞质内查见病原菌。

（5）其他细菌感染：多表现为脓肿形成，也可表现为肉芽肿性炎，如努卡菌感染等显示为弱抗酸染色阳性。

【分子遗传学】 聚合酶链反应（PCR）检测对于结核性胸膜炎的诊断有较高的价值，甚至可以预测耐药性菌株。

【预后及预后因素】 结核性胸膜炎的预后一般较好，早期正规抗结核治疗可使渗液完全吸收，不发生并发症。未治疗或治疗不当者可形成胸膜肥厚、粘连，或形成结核性脓胸等肺外结核病。

（二）其他病原体引起的胸膜炎

除结核分枝杆菌以外，包括细菌、病毒、真菌以及原虫等几乎所有类型的感染性病原微生物均可引起胸膜的感染。开放性的胸腔贯通伤有可能造成各类病原体的胸膜感染，肺部的各类感染也有可能波及到胸膜引起胸膜炎，少见的情况下也有真菌或原虫性胸膜炎（图2-1-2）。

（三）反应性嗜酸细胞性胸膜炎

【定义】 反应性嗜酸细胞性胸膜炎（reactive eosinophilic pleuritis）是一种对损伤的非特异性的反应，表现为伴有明显嗜酸性粒细胞渗出的纤维性胸膜炎。发生反应性嗜酸细胞性胸膜炎的患者常常是年轻人的自发性气胸后的胸膜改变。肺与胸膜活检组织通常显示与蜂巢状的大泡形成有关。发生反应性嗜酸细胞性胸膜炎的其他原因还有对药物的反应、感染和淋巴管平滑肌瘤病时的乳糜胸，各种病因的血胸和气胸也能引起反应性嗜酸细胞性胸膜炎[4]。

【临床特点】 原发性自发性气胸的病因尚不清楚，发病男性比女性常见（7.4∶1.2/10万人口）。高峰年龄是30岁之前，罕见40岁以上。临床表现通常是在休息时突然出现急性局部胸痛伴气短。小气胸体检正常，大的气胸通常呼吸音和触觉震颤感降低或消失，叩诊鼓音。快速进展的低血压、呼吸急促和心动过速、紫绀提示张力性气胸，这在原发性自发性气胸罕见。大多数患者通过直立前后位胸片证实诊断，并能精确估计气胸的大小。对于小气胸的诊断，必须进行CT的检查。推测病因多种，普遍认为肺顶胸膜下大泡破裂所致。研究表明80%的患者有肺气肿和肺大泡形成，包括局部不规则的肺气肿、末端肺泡肺气肿、混合性肺气肿以及孤立性肺大泡。原发性自发性气胸患者往往比同年龄对照组身高且瘦，一项研究结果显示自发性气胸的年轻人平均BMI为18.39±4.5kg/m，其他的危险因素包括男性和吸烟。10%的气胸有家族史。推测从胸膜顶到底间的大压力梯度在肺大泡破裂后产生更大的胸膜下肺泡。原有气道疾病者（通常是与吸烟有关的气道疾病）气胸更常见。异常的气道也与原发

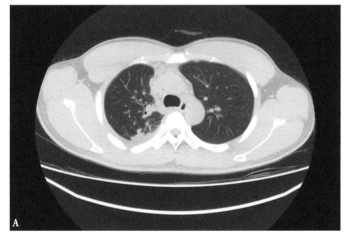
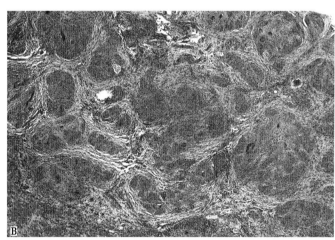
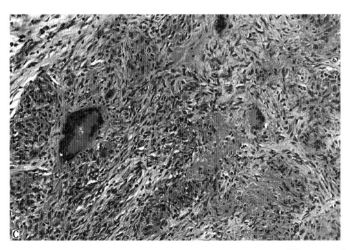
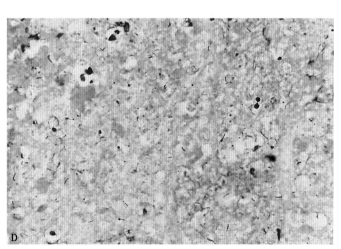

图 2-1-1　结核性胸膜炎

影像学检查可见渗出性胸膜炎的胸腔积液征象和右侧胸膜增厚（A），低倍镜下见伴干酪样坏死的结核性肉芽肿形成（B），高倍镜下见由上皮样细胞和朗汉斯巨细胞组成的肉芽肿（C），抗酸染色可见阳性的杆菌（D）

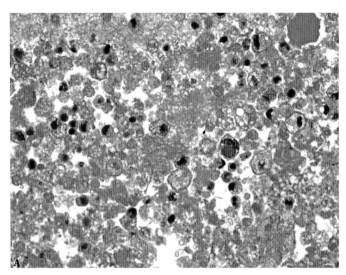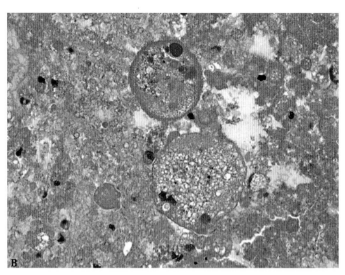

图 2-1-2　阿米巴性胸膜炎

血性胸水涂片，在血性背景上可见阿米巴滋养体（A、B）

（该病例由同济大学附属同济医院病理科易祥华主任惠赠）

性自发性气胸有关。气胸修复时活检的病理标本可能会给病理医生带来相当大的问题。可能发生反应性嗜酸细胞性胸膜炎，以及在肺切除标本中各种非特异性的胸膜下纤维化[5]。

【病理变化】　反应性嗜酸细胞性胸膜炎的组织学表现为纤维素性或纤维性的胸膜炎，具有与间皮细胞增生和炎症浸润有关的胸膜纤维性增厚的特征，其特征是具有嗜酸性粒细胞的明显浸润（图 2-1-3）。浸润的炎细胞包含组织细胞、嗜酸性粒细胞和淋巴细胞以及混合不同程度的间皮细胞增生。偶尔有多核组织细胞，少数具有核沟，类似于朗格罕组织细胞增生症。没有坏死。在急性期，可见一些中性粒细胞。间皮细胞的增生会带来诊断上的困难，但通常增生的间皮细胞是局限于胸膜的表面，但偶尔也会形成腺样结构深入到其下的组织中。

【组织化学染色】　浸润的多核巨细胞不表达 CD_{1a}，KP1（CD_{68}）阳性，提示为组织细胞。

【鉴别诊断】

（1）朗格罕组织细胞增生症：与郎格罕组织细胞增生症明显不同的是，反应性嗜酸细胞性胸膜炎的病变仅仅局限于胸膜。但在胸膜活检时见到较多的组织细胞和嗜酸性粒细胞，仅混有少量的间皮细胞，在没有病史的情况下则难以排除朗格罕组织细胞增生症的诊断。朗格罕组织细胞 S-100 和 $CD_{1\alpha}$ 阳性可帮助进行鉴别诊断。

（2）囊性纤维化的胸膜活检：囊性纤维化患者有小的肺大泡，可以引起气胸。胸膜下"气囊"可表现为 3 个解剖学形式：支气管扩张的囊、间质的囊和肺气肿的泡。囊性纤维化的脏层胸膜通常正常，但有血管增生和黏液样

变。化生性壁层胸膜柱状细胞质内空泡形成，阿新兰染色显示细胞外周深染，而刷状缘浅染。

嗜酸性血管炎：任何原因引起的嗜酸性血管炎均可能与气胸混淆，但嗜酸性血管炎与反应性嗜酸细胞性胸膜炎没有延续，表现为局限于胸膜下区域，并且朝向肺内部而逐渐消退。

【分子遗传学】　一个自发性气胸家族的遗传学分析显示外显子 10 独特的缺失突变（c.1537 del-C）。Birt-Hogg-Dube 综合征（BHD）是一种常染色体显性遗传病，具有毛囊肿瘤（纤维毛囊瘤或毛盘瘤）和肺囊肿的特征，以及发生肾肿瘤的风险增加。原发性气胸是 BHDS 的常见表现，由卵泡素基因（*FLCN*）突变引起。也见于独立的、家族性的、原发性自发性气胸中。*BHDS* 的基因改变已定位在染色体 17p12q11。其他的突变仍在研究中。

（四）类风湿性胸膜炎

【定义】　类风湿性胸膜炎（rheumatoid pleuritis）是类风湿性关节炎时出现的渗出性胸膜炎。类风湿性关节炎是一种与免疫调节失常有关的自身免疫性疾病，以关节滑膜组织慢性炎症病变为主要表现，常累及肺和胸膜。

【临床特点】　50% 的类风湿性关节炎患者会发生渗出性胸膜炎，其中男性患者渗出性胸膜的发生率显著高于女性。临床和影像学检查常表现为小叶间隔、叶间胸膜、壁层胸膜增厚、胸腔积液和胸膜粘连等胸膜炎相关的症状。胸腔积液通常为浆液性，细胞学以中性粒细胞和单核细胞为主，蛋白质含量增加而葡萄糖成分降低，甚至无糖，胸水中类风湿因子滴度高于血清浓度。目前尚无特异疗法，以全身治疗为主，胸部病变局部治疗为辅。类

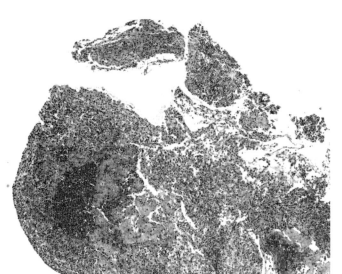
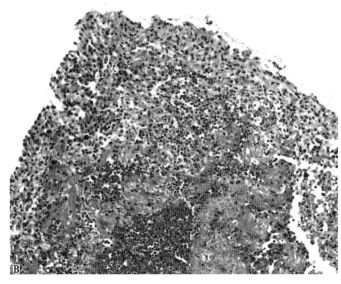
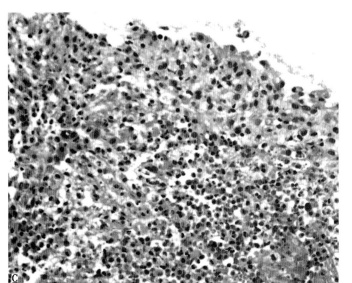
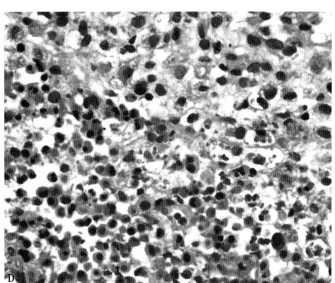

图 2-1-3　反应性嗜酸细胞性胸膜炎

反应性嗜酸细胞性胸膜炎的组织学表现为纤维素性胸膜炎（A），可见明显的纤维素性渗出性炎症（B），其特征是具有嗜酸性粒细胞的明显浸润（C），浸润的炎细胞包含组织细胞，嗜酸性粒细胞和淋巴细胞以及混合不同程度的间皮细胞增生（D）

（本例病例由北京胸科医院病理科张海青主任惠赠）

风湿性胸膜炎自然病程可变，部分胸膜炎患者对糖皮质激素有效。当胸膜增厚时可行胸膜剥脱术治疗。

【病理变化】　胸膜活检对诊断类风湿性胸膜炎作用有限。类风湿性胸膜炎的损害范围因人而异，部分患者出现广泛的纤维化，部分为小的纤维斑块[6]。由于风湿小结主要累及脏层胸膜，因此常规的胸膜活检形态学为非特异性表现，可见淋巴浆细胞浸润，伴滤泡形成。血管内膜增生，管腔狭窄，部分区域可见纤维素样坏死等的血管炎表现。类风湿小结表现为中央呈坏死组织、纤维素以及含免疫复合物沉积的无结构物质，成纤维细胞位于边缘呈栅栏状排列，外围含单核细胞的纤维肉芽组织

（图 2-1-4）。胸水中可见上皮样细胞、多核巨细胞、胆固醇结晶和间皮细胞[7]。

【组织化学染色】　类风湿小结中央的无结构物质 IgG 染色阳性。

【鉴别诊断】

（1）结核性胸膜炎：结核病史，低热、盗汗、消瘦等症状，结核菌素试验强阳性，胸水结核抗体阳性，胸膜活检查见干酪样坏死，抗酸染色查见抗酸杆菌。

（2）系统性红斑狼疮累及胸膜：系统性红斑狼疮病史，胸膜活检表现为慢性炎症改变，如查见苏木素小体有助于诊断。

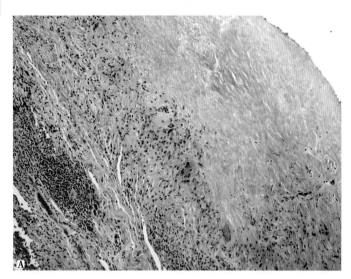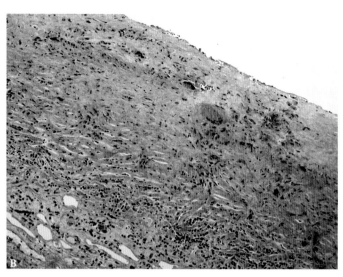

图 2-1-4　类风湿性胸膜炎

类风湿性胸膜炎胸膜活检形态学为非特异性表现，可出现明显的纤维化，可见淋巴浆细胞浸润，伴滤泡形成（A），可见纤维肉芽组织中上皮样细胞和多核巨细胞（B）

（本例病例由南京鼓楼医院病理科孟凡青主任惠赠）

二、胸膜其他非肿瘤性病变

（一）类风湿肺尘埃沉着症

【定义】 类风湿肺尘埃沉着症（rheumatoid pneumoconiosis，RP）也称 Caplan 综合征，是指类风湿性关节炎患者的外周肺内有多个境界清楚的肺结节，同时患者有无机粉尘暴露史。尽管影像学证实硅肺或煤矿工作者的肺尘埃沉着症不是 Caplan 综合征诊断的先决条件，但在诊断时大多数 RP 患者至少显示轻度的肺尘埃沉着症。Caplan 综合征的诊断需具有典型的影像学或组织学表现，结合有无机粉尘暴露的历史[8]。

【临床特点】 1953 年在 14 000 名患有类风湿性关节炎的威尔士煤矿工人的肺部 X 线检查上，Caplan 医生发现 51 名患者有多个外周肺结节。表现为除了典型的小矽结节之外，呈境界清楚的肺结节。最初推测外周肺结节是传染性病因（例如结核）。在 Caplan 文章发表两年后，其他作者也报道许多例患有结核病的"类风湿性肺尘埃沉着症"（RP）。随后，Caplan 综合征的概念扩大，包括对其他无机粉尘的暴露的调查，发现多数患者均有粉尘暴露的历史。流行病学研究提示患 Caplan 综合征的高危职业包括井下和地表的煤矿工人、其他矿的矿工，例如，金矿、喷砂装置的工人、采石工、炭电极职业、锅炉工、石棉工人、烧瓷砖工人、粉笔工人、陶瓷工人、研磨机铸造工人、暴露于橡胶粉尘的工人、生产铝的工人等。

大多数患者无症状，对肺功能检测没有不良影响。实验室检查可能会提示炎症表现。α2 球蛋白和 γ 球蛋白升高，白蛋白降低。约 70% 的患者类风湿因子阳性。

目前报道的大多数文献发表于 CT 临床广泛应用之前，因此影像学资料多数为传统胸部 X 线。可见全肺多结节影，直径为 0.5 厘米到数厘米，多位于肺周围。结节常成组表现，可能融合形成大结节。结节常常囊性变和钙化。可见轻度肺尘埃沉着症背景，但不是先决条件。结节可能局限于肺的某一部分，或者可能浸润双肺呈"飘雪样"外观。很少伴有胸水和气胸，以及肺纤维化[9]。

【病理变化】 Caplan 结节的组织病理学类似于其他部位的渐进性坏死性类风湿性结节，含有粉尘颗粒。RP 分 2 个亚型：①经典型（Caplan）结节大，一致的坏死，与轻度肺尘埃沉着症有关；②硅肺型，结节小，坏死区保持一些矽结节的特征。结节中央为一个坏死区，周围是黑色煤尘和坏死组织的交替层。尘环外是一个细胞浸润带，含有多形核粒细胞、巨噬细胞和偶尔还有巨细胞。巨噬细胞可能含有粉尘颗粒。这些细胞破坏周围的胶原纤维。活跃的炎症区域可将风湿结节与肺尘埃沉着症病变区分开来，结节周围可见栅栏状排列的细胞，但比皮下类风湿结节少的多。当活跃的炎症消退后，"燃尽"的纤维坏死性结节难以与矽结节区分开来，但煤尘的多个同心圆可能表明是类风湿结节。偏光显微镜可用来检测病变内的无机粉尘颗粒。

【鉴别诊断】 鉴别诊断主要包括恶性肿瘤和肺结核。组织病理学鉴别较易，影像学诊断较难。

【预后及预后因素】 约 10% 的结节可以渐进性囊性变或钙化，伴有胸水或罕见的气胸。其他并发症包括咯血或曲霉菌感染。结节可迅速发展，数周或数月内达到最终的大小，然后常保持数年不变。结节会愈合，遗留下小行星瘢痕。Caplan 综合征的肺结节没有症状，不需要治疗，除非发生并发症，例如，发生囊性变破裂入胸腔。主要的治疗是根据风湿病进行的。

（二）胸膜子宫内膜异位症

【定义】　胸膜子宫内膜异位症（pleural endometriosis）是指胸膜存在功能性子宫内膜组织所引起的相应病变。

胸部子宫内膜异位症综合征是一种罕见的疾病，特点是胸膜、肺实质、气道中存在功能性子宫内膜组织，和（或）出现四种临床表现：月经性气胸、月经性血胸、月经性咯血和肺结节。其中月经性气胸是最常见的临床表现。月经性气胸是肺萎陷（气胸）与月经同时发生，目前认为主要是由胸膜子宫内膜异位所致。胸部是盆腔外子宫内膜异位症最常见的部位，50%～85% 的胸部子宫内膜异位症患者同时患有盆腔子宫内膜异位症，而有盆腔子宫内膜异位症患者有多少患有胸部子宫内膜异位症尚不知道。胸膜活检查见异位的子宫内膜腺体细胞、子宫内膜基质细胞，以及吞噬含铁血黄素的巨噬细胞，呈良性腺样增生状态。查见上述三种成分中的两种即可诊断。

【临床特点】　胸部子宫内膜异位症患者主要发生于育龄期女性，也可见于绝经期后，平均年龄为 35 岁，年龄范围为 19～54 岁。主要症状表现为咳嗽、胸痛、气短和咯血。影像学表现为胸膜、肺结节，或者基底位于胸膜的结节以及肺内结节。典型者症状出现在月经开始后 24～48 小时之内。胸部疼痛是最常见的症状，依次为呼吸困难、咯血和咳嗽（罕见）以及月经性气胸、月经性血胸、月经性咯血和肺结节。右侧气胸多见，小到中等大小。血胸也常见右侧，大小不定[10]。

【病理变化】　胸部子宫内膜异位症的诊断较难，文献中仅 1/3 的患者获得组织学的证实。多数患者需要开胸或行胸腔镜辅助活检，活检时间应在月经开始之前进行。胸腔积液细胞学检查没有帮助，多数报告为查见异形细胞。组织学检查查见吞噬含铁血黄素的巨噬细胞提示子宫内膜异位症。典型的病理表现由不等量的间质和腺体组成，腺体形态与子宫内膜增生期腺体相似，可见核分裂象，间质中可见浆细胞浸润以及中等大小扩张的血管，间质黏液变或水肿样变，以及囊性变。可继发出血、坏死[11-12]（图 2-1-5）。

【鉴别诊断】

（1）胸膜肺母细胞瘤：多见于小于 20 岁的年轻人，常表现为肺内囊性肿瘤。子宫内膜异位症和胸膜肺母细胞瘤中的上皮成分均为良性。肺母细胞瘤中的梭形细胞成分是间叶源性的，常表现出肌源性分化。子宫内膜异位症常见浆细胞散在浸润。子宫内膜异位症中 ER 和 PR 阳性，而胸膜肺母细胞瘤阴性。

（2）腺癌：子宫内膜异位症中增生的腺体限于富于细胞的间质中，呈增生期形态。子宫内膜异位症中的腺体成分为良性。

（3）双相型肺母细胞瘤：双相型肺母细胞瘤中两种成分均为恶性，间叶源性呈肉瘤表现。通常肺母细胞瘤不是囊性肿瘤。

（4）双相型间皮瘤：间皮瘤的两种成分（上皮样和肉瘤样）均为恶性，肉瘤样成分更加异型，可能表现出多形性特征，免疫组化染色有助于鉴别诊断。

【预后及预后因素】　主要治疗方式为完整外科切除，预后良好。

（三）胸膜淀粉样变

【定义】　胸膜淀粉样变（pleural amyloidosis）是指胸膜处以细胞外淀粉样蛋白沉积为特征的一种异质性疾病，临床多表现为胸腔积液，易误诊为结核或肿瘤。

淀粉样变可导致组织器官结构紊乱与功能障碍，其病因及发病机制不明。淀粉样变可累及机体任何器官，常见受累部位为胃肠道、肝脏、肾脏、皮肤和神经系统，胸膜也是其累犯的一个部位。

【临床特点】　临床上将淀粉样变性分为 5 型：AL 型（Ⅰ型，轻链蛋白，蛋白 N 端序列和免疫球蛋白轻链部分区域同源，主要见于原发性淀粉样变性以及多发性骨髓瘤的淀粉样变性）、AA 型（Ⅱ型，炎症性，主要见于继发性淀粉样变性）、ATTR 型（Ⅲ型，家族性，甲状腺激素转运蛋白（前清蛋白）的单个氨基酸置换产物，见于家族性淀粉样多发神经病）、$β_2$ 微球蛋白型（Ⅳ型，慢性血液透析相关的淀粉样变性）和老年性淀粉样变性（Ⅴ型，老年痴呆症，β- 蛋白）[13]。

【病理变化】　淀粉样物在 HE 切片中呈均质的、致密的淡红色物质（图 2-1-6），刚果红染色阳性，偏振光显微镜呈苹果绿双折光性，免疫组化染色显示多克隆性，超微结构显示淀粉样物呈纤细的丝状，相互交织成海绵状结构。周围间质中可见少量淋巴细胞和浆细胞浸润，也可见异物巨细胞、钙化、骨化或软骨化。

全身性淀粉样变可累及肺实质和胸膜。肺淀粉样变可能是系统性淀粉样变的反映，包括骨髓瘤、慢性感染、结缔组织病、慢性透析或单克隆丙种球蛋白病。肺内最常见的表现是肺小动脉分支的淀粉样沉积。但主要累及胸膜的淀粉样病变不常见，目前仅有数十例报道，估计仅是系统性淀粉样变者的 1%～2%，主要是因反复胸膜积液通过胸腔镜行胸膜活检而确诊。有学者报道一例胸膜淀粉样变伴局限性胸膜浆细胞浸润的 IgD 骨髓瘤病例[14]。淀粉样物局限于胸膜，壁层胸膜呈弥漫性炎症，可见浅灰色，直径约 5mm 的硬结，伴有局灶的钙化。其他一些病例,表现为胸水、乳糜胸和胸膜增厚。胸膜增厚很少呈弥漫性的。胸水通常是漏出液,尽管也有报道为渗出液。如果胸水是漏出液,可以推测原发病是胸膜外,不建议行胸膜活检。淀粉样病变的确诊需组织学检查。

【组织化学染色】 刚果红染色阳性,偏振光下呈苹果绿双折射。免疫组化染色 Kappa 和 Lamda 呈多克隆表现。

【鉴别诊断】 胸膜淀粉样变表现为瘤块型胸膜增厚通过影像学检测非常少见,目前仅有 4 篇文献报道,主要是与间皮瘤及转移性胸膜恶性肿瘤的鉴别诊断。瘤块型增厚的胸膜淀粉样变,CT 检查难以与间皮瘤或其他胸膜恶性肿瘤区分,影像学上通常优先考虑间皮瘤。但间皮瘤通常为单侧性,淀粉样变由于是系统性疾病,通常表现

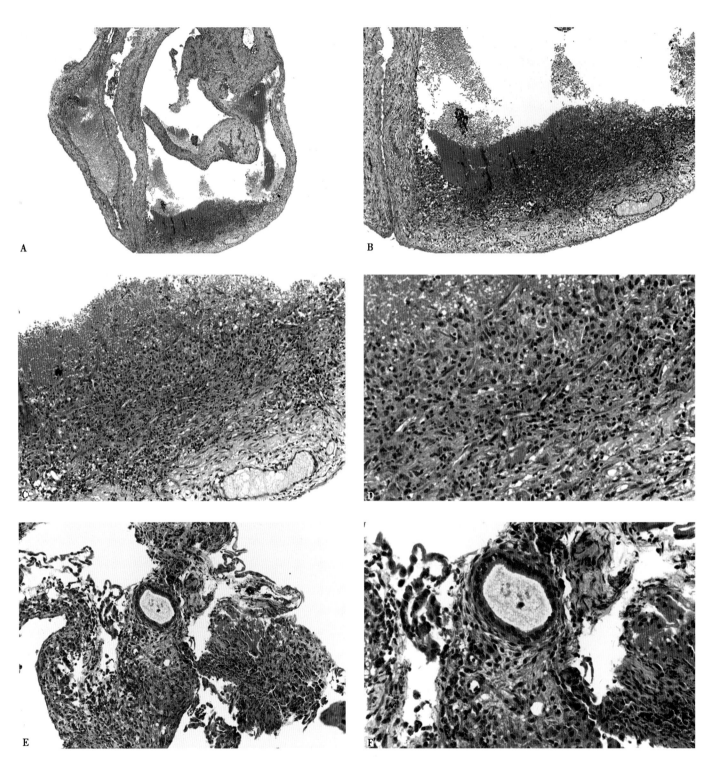

图 2-1-5 胸膜子宫内膜异位症

见胸膜活检组织内一侧局部出血,囊性变(A),继发出血和坏死(B),吞噬含铁血黄素的巨噬细胞提示子宫内膜异位症的可能 C 和 D),典型的病理表现由不等量的间质和腺体组成,腺体形态与子宫内膜增生期腺体相似(E),间质中可见浆细胞浸润,黏液变或水肿样变(F)

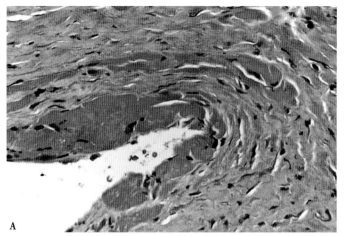
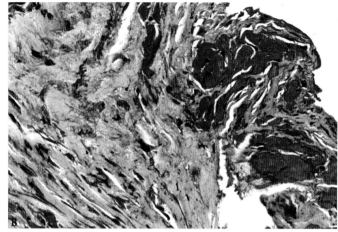

图 2-1-6 胸膜淀粉样变

淀粉样物在 HE 切片中呈均质的、致密的淡红色物质（A），Masson 染色呈鲜艳的红色（B）

为双侧受累。但已有文献报道存在双侧间皮瘤的可能，或者是晚期间皮瘤扩散所致。胸膜转移性恶性肿瘤常为双侧性，因此在影像学诊断时需要进行鉴别诊断。胸膜活检组织病理学检查可确定诊断[15]。

【分子遗传学】 涉及遗传性淀粉样变的突变基因包括 *ATTR*、*AApoAI*、*AApoAII*、*ALys*、*Agel*、*AFib* 和 *Acys* 等，其中 ATTR 最常见。

【预后及预后因素】 目前尚无有效的治疗方法，治疗原则包括：减少和抑制淀粉样蛋白的合成及细胞外的沉积，促进降解和对症治疗。淀粉样变类型不同预后也各异，但总体预后不佳，主要死于心肾功能衰竭或恶液质。

（四）胸膜结节性组织细胞 / 间皮增生

【定义】 胸膜的结节性组织细胞 / 间皮细胞增生（pleura nodular histiocytic/mesothelial hyperplasia, NHMH）是一种良性的增生性病变，主要由组织细胞组成，其中散在间皮细胞。

【临床特点】 本病最早由 Rosai 和 Dehner 在疝囊修补术时发现，因当时没有免疫组化染色或电子显微镜研究，则认为是结节性间皮增生。以腹腔和盆腔多见，发生在心包者称为 MICE（mesothelial/monocytic incidental cardiac excrescences, 偶发性间皮细胞 / 单核细胞心脏赘生物），胸膜较少见。也可发生于心腔内和夹层动脉瘤内，原因不明。

【病理变化】 结节性组织细胞 / 间皮细胞增生由两群细胞组成：组织细胞和间皮细胞，以前者为主。所有的病例基本上均呈相同的组织学模式。可见许多致密的结节，成片黏附的多边形到卵圆形细胞，不明显的细胞边界和中等量的胞质。核呈卵圆形到多角形，核仁不明显，大多数有核沟。细胞轻到中度多形性，可见少量的核分裂

象，但没有非典型性核分裂象。HE 不易区分两型细胞，需要借助于免疫组化染色显示[16]。

【组织化学染色】 CK 和 calretinin 染色显示陷入其中的间皮细胞。组织细胞显示 HAM56 和 CD_{68} 强阳性染色。也即可见 CD_{45} 阳性染色的大部分单核细胞中混有少量 calretinin 阳性的间皮细胞，TTF-1 和 CD_{1a} 阴性。电子显微镜显示病变主要由巨噬细胞组成，胞质内可见初级和次级溶酶体，散在的间皮细胞表面有微绒毛。

【鉴别诊断】 当 NHMH 表现为细胞性结节和实性增生，同时有不同程度的异型性时，可能会误诊为间皮瘤。应用一组的免疫组化指标，有助于识别其中的两群细胞成分。CEA、CD_{15}、B72.3 和 TTF-1（甲状腺转录因子 -1，上皮性质）和钙网素（间皮细胞性质）可以区别间皮细胞病变与上皮细胞病变，CD_{68} 可显示组织细胞性质。

（五）胸膜石棉沉着症

【定义】 胸膜石棉沉着症（pleura asbestosis）是由于石棉纤维沉着于胸膜所引起的胸膜纤维组织增生和炎症性的病变。

石棉纤维有一种自然的、无法解释的对胸膜的嗜好，结果导致各种各样良性和恶性疾病。良性石棉胸膜疾病包括胸膜斑块、良性石棉胸膜炎、弥漫性胸膜增厚和圆形肺不张[17]。

胸膜斑块： 胸膜斑块（pleural plaques）通常发生在石棉暴露后的 20～30 年时间内，发生率随暴露时间的增加而增加。多达 50% 的接触石棉的工人会发生胸膜斑，但也可发生在低剂量暴露之后。局限性胸膜斑块是石棉暴露的最常见形式，在壁层胸膜上由白色或黄色增厚的不连续区域构成。常表现为双侧、对称，特别常见于后外侧胸壁的第五与第八肋骨之间，纵隔胸膜的上方和横膈膜

的圆顶上。组织学检查显示斑块是无细胞的，呈板层状的透明胶原束（图 2-1-7），其胸膜表面覆盖一层正常的间皮细胞。

良性石棉性胸腔积液：良性石棉性胸腔积液（benign asbestosis-associated pleural effusion）是石棉相关性胸膜疾病的很早期表现，可在石棉暴露的 10 年之内。通常少量、单侧，可能无症状，或有疼痛、发热和呼吸困难等。常在几个月内自行消退，有些会复发。良性石棉性胸腔积液是排除性诊断。表现为渗出性胸水，通常血性，胸水分析无特征性。由于部分间皮瘤患者的胸水未见瘤细胞，常导致鉴别诊断困难。良性石棉性胸腔积液的诊断有赖于石棉暴露史，以及排除其他造成胸水的疾病。良性石棉性胸膜炎可发生于弥漫性胸膜增厚发生之前。

弥漫性胸膜增厚：弥漫性胸膜增厚（diffuse pleural thickening）包括脏层胸膜的广泛纤维化，与壁层胸膜的粘连，以及胸膜腔的闭塞。与胸膜斑不同，弥漫性胸膜增厚的边界不清，常累及肋膈角、胸膜顶和叶间隙。弥漫性胸膜增厚是在良性石棉性胸腔积液之后发生，提示良性石棉性胸腔积液是弥漫性胸膜增厚的必要前提。弥漫性胸膜增厚有多种影像学定义。传统胸部放射学定义为一种光滑的、连续的、不透光的胸膜至少延伸超过胸壁的四分之一，常有肋膈角的闭塞。CT 上弥漫性胸膜增厚被武断地定义为一种超过 8 厘米长、5 厘米宽和 3 毫米厚的胸膜密度影。弥漫性胸膜增厚最常发生在广泛的石棉暴露之后，通常是渐进性的，可能会导致明显的限制性肺功能损伤，特别是当肋膈角闭塞时。劳累性呼吸困难和胸痛是较常见的症状，很少会出现呼吸衰竭。手术切除通常没有效果。

圆形肺不张：圆形肺不张（rounded atelectasis）也称为折叠肺，Blesovsky 综合征，或是伴有肺不张的萎缩性胸膜炎，常发展为挛缩性脏层胸膜纤维化，并累及其下的肺脏。结果产生独特的影像学表现，呈圆形或卵圆形，直径为 2.5～5 厘米的以胸膜为基础的肿块，伴有挛缩的、不张的肺，以一种旋涡状的方式向外辐射。CT 通常是诊断性的，证实有血管和支气管呈"彗星尾状"与病灶相连，邻近增厚的胸膜，以及受累肺叶的容积丧失。不典型的表现可能需要活检以排除恶性病变。圆形肺不张通常无症状，尽管有些患者会呼吸困难或干咳。严重的并发症（例如，阻塞性肺炎和局部肺动脉血栓形成）可能很少关联。多数情况下，圆形肺不全是稳定的或是缓慢渐进的，没有必要进行特殊的治疗。为改善症状而进行的外科剥除术通常会导致肺容积的降低，通常不推荐。

【鉴别诊断】 局限性间皮瘤、转移性疾病、淋巴瘤等也可表现为散在的、局部的和没有钙化的胸膜增厚，需要进行鉴别诊断。这些病变通常为单侧，而胸膜斑多为双侧性，胸廓对称不变形。良性石棉性胸腔积液须与胸膜间皮瘤、转移性恶性胸腔积液、结核性胸膜炎等鉴别。弥漫性胸膜增厚应与胸膜间皮瘤、结核性胸膜增厚鉴别。

【预后及预后因素】 单纯的胸膜斑无需治疗，主要是对症处理。良性石棉性胸腔积液多是自限性过程，目前尚无特殊有效的治疗方法，主要是减轻炎症，阻止纤维化的发生。弥漫性胸膜增厚尚无特殊治疗方法。部分患者会渐进性进展为双侧性胸膜弥漫性纤维化，导致呼吸衰竭死亡。

（六）结节病胸膜病变

【定义】 结节病胸膜病变（sarcoidosis pleural lesions）是一种病因未明的多系统非干酪样坏死性肉芽肿性病变，可以累及包括胸膜在内的全身任何一个器官。

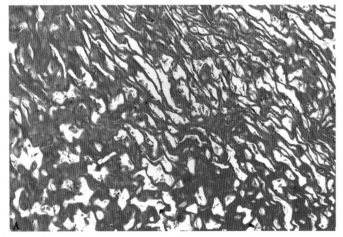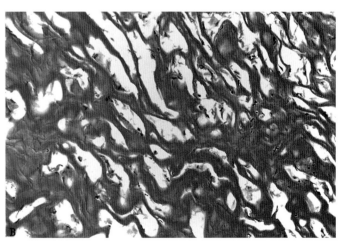

图 2-1-7 胸膜斑
组织学显示斑块是无细胞的，呈板层状的透明胶原束（A/B）
（本例病例由福州市肺科医院病理科刘加夫主任惠赠）

结节病主要累及肺和淋巴系统，以及皮肤、眼、肝、骨髓、心脏、脾和肌肉等器官。1933 年 Schaumann 在尸检报告中首次报道了结节病胸膜受累。既往认为结节病累及胸膜罕见，甚至有学者认为如果出现胸膜受累提示是其他疾病的可能。近年来随着检查技术的进步，尤其是胸腔镜的应用，发现结节病胸膜受累不少见，一些系列研究的结果提示可能高达 3%～20%。结节病胸膜受累的形式包括胸腔积液、气胸、胸膜肥厚、胸膜结节、液气胸、血胸或乳糜胸等，胸腔积液和气胸常引起症状，称为结节病胸膜病变。

【临床特点】　结节病是一种慢性全身性疾病，病因不明，预后不确定，最常影响年轻人，经常出现双侧肺门淋巴结肿大、肺浸润以及眼部和皮肤病变。诊断主要根据特征性的临床 - 影像特点，加上上皮样细胞肉芽肿的组织病理学的支持，并排除已知引起肉芽肿性炎症的原因。事实上，结节病属于一个以肉芽肿形成为基础的大的疾病家族。1869 年 Jonathan Hutchinson 首次报道后对该病产生巨大的兴趣和相当大的争议。在 Hutchinson 时代，学者们认为该病是一种皮肤病，以后逐渐认为是一种多系统的疾病，多数情况下与呼吸异常有关。随着时间的推移，人们也清楚地认识到结节病在世界各地都有发生，不论性别和种族，尽管不同种族间还存在明显的患病率差异。近年来，不同学科的进步，尤其是生物化学、遗传学、免疫学和分子生物学，大大提高了对该病的认识。然而，关于结节病的患病情况以及是否有传染性的关键问题仍未得到解答[18]。

结节病可累及全身各个器官，临床表现多样，无特殊性，主要取决于受累的器官，易误诊为结核、淋巴瘤、肺癌等。女性稍多于男性。就诊时可无症状，肺部受累表现为气促、胸痛、咳嗽等，皮肤受累表现为色素沉着、结节性红斑、斑丘疹等；眼睛受累出现葡萄膜炎、结膜炎、视力受损等受累器官的病变与症状。实验室检查可见贫血或白细胞减少，血沉升高。结节病可以表现急性发病，典型的急性发病表现为 Lofgrens 综合征，出现发热、疼痛性红斑结节性皮肤病变和（或）踝关节关节炎，胸部影像可见双侧肺门淋巴结肿大。也可以是潜伏性亚急性发病。结节病肉芽肿性炎症可自行消退或经治疗消退，少数情况下，可导致受累器官纤维化，与预后及严重并发症相关[19]。

结节病胸膜病变发病年龄为 30～50 岁，平均 40 岁，男性稍多于女性。胸膜受累时，可出现胸腔积液，可有呼吸困难、呼吸急促、干咳、胸痛以及其他非特异性的症状，如发热、疲劳和体重减轻。胸腔积液为渗出性，需要与结核性或其他恶性胸水鉴别。胸水中腺苷脱氨酶的检测有助于鉴别诊断。影像学可见胸膜增厚、胸膜小结节、胸腔积液以及气胸 4 种表征。

【病理变化】　结节病胸膜病变的诊断标准是有典型的临床和影像学特征，胸膜非干酪样坏死性肉芽肿，同时抗酸杆菌染色阴性并除外恶性肿瘤。胸膜活检是金标准，以往胸膜活检较少。随着内科胸腔镜技术的普及，直观下进行胸膜活检成为可能，极大地提高了结节病胸膜病变的诊断率。结节病胸膜病变表现为胸膜增厚、胸膜小结节、胸腔积液及气胸，以及少见的乳糜胸和血胸，可单独存在，也可同时出现。其中胸膜增厚最常见，以局限性胸膜增厚为最多，由结节性肉芽肿对胸膜的浸润所致，主要发生在疾病的进展期；胸膜小结节也常见，常与胸膜增厚共存；胸腔积液少见，与胸膜增厚有关，但胸膜增厚可以没有胸腔积液；胸膜结节合并气胸常发生于结节病的晚期。

胸膜结节病的组织病理学形态与其他部位的结节病形态类似（图 2-1-8）。典型的结节病是由境界清楚的、紧密包裹的、非坏死性肉芽肿组成，外围板层状玻璃样变的胶原纤维。有时，肉芽肿由明显水肿的、富于肌纤维母细胞的组织形成。胞质内包涵体（Schaumann 小体，双折射草酸钙晶体，胆固醇晶体和星状小体）常见于结节性肉芽肿中的巨细胞。尽管 Schaumann 小体在结节病比在其他肉芽肿疾病中更常见，但这些包涵体没有特异性，可见于任何原因引起的肉芽肿。它们是巨噬细胞代谢的内源性副产品，不应导致病理医生对外来物质和异物肉芽肿的错误诊断。结节性肉芽肿可能会融合成大的纤维性肉芽肿肿块，即所谓的结节性结节，影像学上类似于肿瘤。在结节性结节，肉芽肿的淋巴管分布可能不明显，需要注意结节的周边，有时还可确定淋巴管的位置。结节可能会广泛纤维化，重要的是不要将这种玻璃样变的、无细胞的纤维化误认为是坏死。有时，纤维化具有板层状结构、混有粉尘，类似于硅肺结节。

虽然经典性描述是非坏死性，但在结节性肉芽肿实际上一些坏死还是相当常见的。通常由小灶性纤维素样（类风湿样）坏死加上偶尔的肉芽肿组成，但大面积的纤维素样、梗死、或化脓性（Wegener 样）坏死罕见。有争议的坏死性结节病性肉芽肿病可能只是一个不常见的结节病亚型，其中坏死特别明显。一般而言，肉芽肿中坏死的存在更倾向于感染的可能性，而且在感染没有严格排除之前，甚至不应考虑坏死性结节病性肉芽肿病的诊断。

结节病中，炎症通常不明显，且局限于肉芽肿周围的少量淋巴细胞，显著的炎细胞浸润应提出其他的诊断。然而，罕见的结节病例子有明显的炎症，尤其是在疾病的早期阶段。

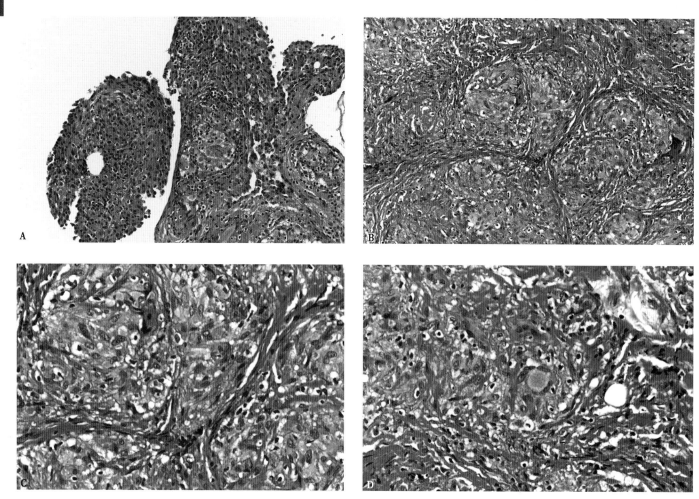

图 2-1-8 结节病胸膜病变

胸膜活检中见表面间皮细胞增生，其内境界清楚的、紧密包裹的、非坏死性肉芽肿（A），外围板层状玻璃样变的胶原纤维（B），结节可融合成大的纤维性肉芽肿肿块，即所谓的结节性结节（C），视野中央可见不典型的星状小体（D）

随着时间的推移，玻璃样变胶原纤维侵入肉芽肿内，可能使得结节性肉芽肿结构难以辨认。有时，散在的巨细胞（甚至单独的 Schaumann 小体）陷入在致密的纤维化之中，可能是陈旧性结节病的唯一标志。在这些病例中，分布于纤维化中的淋巴细胞仍然可以辨认，是有用的诊断线索。结节病通常会导致瘢痕的形成，偶尔有明显的纤维化。结节病也可能在其他疾病的活检中偶然发现[20]。

【鉴别诊断】 由于存在类似结节病的其他肉芽肿性疾病，尤其是感染，因此病理医生不应贸然作出结节病的诊断（尸检除外），应结合临床、实验室和影像学检查。

（1）分枝杆菌性肉芽肿：结核性肉芽肿常见坏死以及多核巨细胞分布于肉芽肿周围。非结核分枝杆菌感染（例如，鸟型分枝杆菌）更像结节病，形成非坏死性肉芽肿。

（2）真菌感染性肉芽肿：许多真菌（例如曲霉病、球孢子菌病、芽生菌病、组织胞浆菌病，以及其他真菌）可能形成肉芽肿，但通常存在化脓性坏死，甲胺银染色阳性。

（3）肺孢子菌感染：艾滋病或骨髓移植患者可能会发生肺孢子菌感染，可能表现为非坏死性肉芽肿。

【分子遗传学】 结节病有明显的遗传易感性，与由许多变异基因构成的遗传风险预测有关，没有单一的结节病基因。MHC-2 等位基因可能决定疾病的进程，例如斯堪的纳维亚人 HLA-DRB1*3 具有遗传易感性。德国的研究表明嗜乳脂蛋白样 2 基因多态性与结节病的发展密切相关。全基因组外周血基因表达分析提出一种非靶向20 基因的结节病生物标志物信号能将结节病与健康对照者区分（精确度为 86%），同时也作为复杂的结节病的分子特征（精确度 81%）。然而，目前基因检测还没有被引入到临床常规诊断或治疗决策中[21]。

【预后及预后因素】 与结节病的治疗相同，主要使用糖皮质激素和免疫抑制剂。多数患者预后良好，不良因素包括黑色人种、狼疮、肺部和鼻咽部受累等。主要死因为肺纤维化及肺动脉高压所致的呼吸衰竭与肺心病。

（福建医科大学附属第一医院 张 声）

参 考 文 献

1. Charalampidis C，Youroukou A，Lazaridis G，et al. Pleura space anatomy. J Thorac Dis，2015，7：S27-S32.

2. 王巧智，龚德华. 结核病疫情现状和控制策略. 实用预防医学，2017，351（24）：257-259.

3. Jeon D. Tuberculous Pleurisy：An Update. Tuberc Respir Dis（Seoul），2014，76：153-159.

4. Cagle PT，Allen TC. Pathology of the pleura：What the pulmonologists need to know. Respirology，2011，16：430-438.

5. English JC，Leslie KO. Pathology of the Pleura. Clin Chest Med，2006，27：157-180.

6. Huggins JT，Sahn SA. Causes and management of pleural fibrosis. Respirology，2004，9（4）：441-447.

7. Ghozzi A，Ben Rejeb S，Ben Ghachem D，et al. Cytology of rheumatoid pleuritis. Cytopathology，2017，28：349-350.

8. Schreiber J，Koschel D，Kekow J，et al. Rheumatoid pneumoconiosis（Caplan's syndrome）. Eur J Intern Med，2010，21：168-172.

9. Rozenberg D，Shapera S. What to do with all of these lung nodules? Can Respir J，2014，21：e52-e54.

10. Marchiori E，Zanetti G，Rodrigues RS，et al. Pleural endometriosis：findings on magnetic resonance imaging. J Bras Pneumol，2012，38：797-802.

11. Ding Y，Gibbs J，Xiong G，et al. Endometriosis Mimicking Soft-Tissue Neoplasms：A Potential Diagnostic Pitfall. Cancer Control，2017，24：83-88.

12. Ghigna MR，Mercier O，Mussot S，et al. Thoracic endometriosis：clinicopathologic updates and issues about 18 cases from a tertiary referring center. Ann Diagn Pathol，2015，19：320-325.

13. Khoor A，Colby TV. Amyloidosis of the Lung. Arch Pathol Lab Med，2017，141：247-254.

14. Roux CH，Breuil V，Brocq O，et al. Pleural amyloidosis as the first sign of IgD multiple myeloma. Clin Rheumatol，2005，24：294-295.

15. Coolbear F，Bilawich AM，Tongson J，et al. Pleural amyloidosis imitating pleural malignancy. Respir Med Case Rep，2017，20：195-197.

16. Chikkamuniyappa S，Herrick J，Jagirdar JS. Nodular Histiocytic/Mesothelial Hyperplasia：A Potential Pitfall. Ann Diagn Pathol，2004，8：115-120.

17. Chapman SJ，Cookson WO，Musk AW，et al. Benign asbestos pleural diseases. Curr Opin Pulm Med，2003，9：266-271.

18. Spagnolo P. Sarcoidosis：a Critical Review of History and Milestones. Clinic Rev Allerg Immunol，2015，49：1-5.

19. Judson MA. The Clinical Features of Sarcoidosis：A Comprehensive Review. Clinic Rev Allerg Immunol，2015，49：63-78.

20. Rossi G，Cavazza A，Colby TV. Pathology of Sarcoidosis. Clinic Rev Allerg Immunol，2015，49：36-44.

21. Wessendorf TE，Bonella F，Costabel U. Diagnosis of Sarcoidosis. Clinic Rev Allerg Immunol，2015，49：54-62.

第二章

胸膜肿瘤性疾病

间皮瘤（mesothelioma）是胸膜最常见的原发性肿瘤，而上皮样（型）间皮瘤是间皮瘤中最为常见的亚型。由于胸膜转移性的癌更为常见，尤其是"假间皮瘤样的转移癌"则极难与上皮型间皮瘤鉴别。在有些情况下，通过了解病史，特别是结合影像学的特点，可以做出胸膜原发肿瘤的诊断。但在有些情况下，由于疾病并非早期，病变已经累及肺或纵隔（反之亦然），仅依靠胸膜小活检的材料要明确做出是否为胸膜原发性肿瘤是极为困难的，多数情况下需要通过应用辅助技术，例如免疫组化和电子显微镜等才可以帮助明确诊断。在肿块不明显或有大量胸水状态下的"有效成分"极少，或炎症和纤维化较重的小活检标本中，与炎症和纤维化病变的鉴别也是非常困难的，此时，*P16* 基因的纯合性缺失对间皮瘤的诊断具有重要的帮助。

第一节 间皮肿瘤

新的 WHO 胸膜肿瘤分类已于 2015 年出版，与 2004 版相比，胸膜恶性间皮瘤（pleural malignant mesothelioma）的组织学分类没有明显变化，依然分为上皮样、肉瘤样、促纤维增生性和双向性间皮瘤。但有许多新的认识，包括上皮样间皮瘤的组织学亚型的详细研究；免疫组织化学在鉴别诊断中的作用；恶性间皮瘤与反应性间皮增生的区分标准；肉瘤样间皮瘤各种组织学成分，尤其是异源性成分的定义；以及高分化乳头状间皮瘤的定义和局部侵袭性病例的认识。对过去 10 年间遗传学研究的总结与未来的研究方向，散发性和遗传性间皮瘤中 brca1 相关蛋白 1 基因失活突变的意义、联合 p16 FISH 检测区分间皮瘤与反应性间皮细胞增生的作用都有了一定的介绍[1-2]。

一、弥漫性恶性间皮瘤

（一）上皮样间皮瘤

【定义】 上皮样间皮瘤（epithelioid mesothelioma）是一种起源于胸膜表面间皮细胞，表现出上皮样形态和弥漫性生长模式的恶性肿瘤。

【临床特点】 弥漫性上皮样间皮瘤最常见的病因是石棉暴露，其他的因素还包括放疗，通常在放疗后数年发生；遗传易感性，包括胚系突变；猴病毒40（SV40）的作用。60%～80% 的恶性间皮瘤是上皮样型的。患者年龄主要见于≥60 岁以上的成人，常表现为钝性胸痛、气短、胸壁肿块和消瘦，以及颈部淋巴结肿大、咯血、副肿瘤综合征等。低烧、盗汗、消瘦、疲劳是常见的主诉。影像学最经典的表现是弥漫性生长的胸膜结节、胸水及胸膜斑块。按 AJCC（美国癌症联合委员会）和 UICC（国际抗癌联盟）指南进行临床分期和病理分期。

【病理改变】 早期间皮瘤常为小结节状，壁层比脏层胸膜多见。后期胸膜增厚可达数公分，右侧胸膜受累比左侧常见，比例约为 3:2。肿瘤质地软，灰白色，可见囊性变，或黏液样背景。多数上皮样间皮瘤细胞形态温和，胞质呈嗜酸性，泡状核，核分裂象不常见，部分病例也可呈间变样。形态学亚型包括管状乳头状、乳头状、微乳头状（图 2-2-1）、小梁状、实性、腺瘤样以及多形性。管状乳头状即为管状和乳头状不同比例的组合，最为常见，乳头轴心为纤维血管性；乳头状是从胸膜表面向胸腔内突起，而在间质部分多呈管状浸润；微乳头状模式为缺乏纤维血管轴心的乳头状结构组成；小梁状模式中可见砂粒体；实性生长模式表现为肿瘤细胞呈实性巢状、片状或条带状排列（图 2-2-2），实性生长模式的间皮瘤常表现出明显的异型性，可见较多的核分裂象；腺瘤样模式表现为微囊样结构或网格状排列。多形性的定义是指具有间变特征或显著的巨细胞形态，常多核，核分裂象易见。由于与肉瘤样和双相型具有相似的预后，有文献建议将多形性亚型归入肉瘤样或双相型，但未获 WHO 分类委员会采纳。同一肿瘤可见不同的组织学模式，但以其中一种为主。上皮样间皮瘤的细胞学形态包括透明细胞、移行细胞、蜕膜样细胞和小细胞。纤维间质背景细胞密度多变，可以是无细胞的黏液样背景，也可以是富于细胞的纤维肉瘤样背景，此时易与双相型间皮瘤混淆。5%～10% 的病例

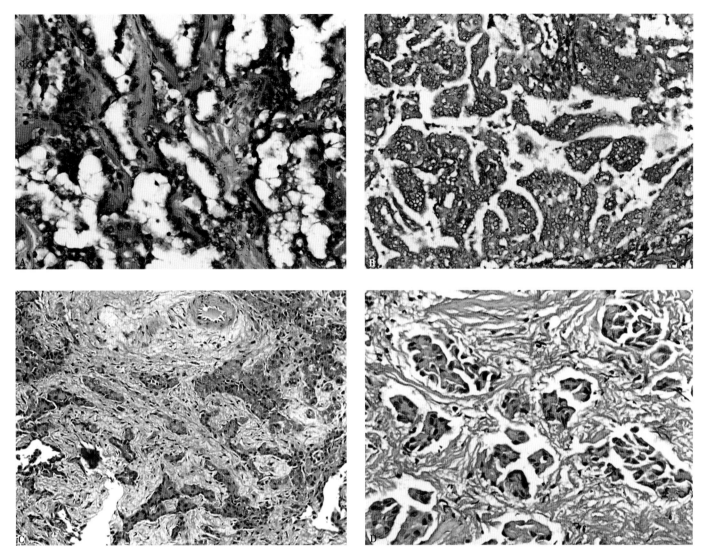

图 2-2-1　胸膜弥漫性上皮样间皮瘤

细胞较温和，可构成管状结构（A），乳头状（B），腺泡状（C）和微乳头状（D）等结构

黏液样变很显著，阿新兰染色阳性[1-3]。

【免疫组化】　建议使用一组抗体进行上皮样恶性间皮瘤与转移性癌进行鉴别。Calretinin、CK5/6、WT1 和D2-40 染色阳性支持间皮瘤的诊断，而 CEA、B72.3、BG8、BerEP4 或 MOC31 染色阳性支持转移癌的诊断。在日常临床工作中，建议使用 2 种间皮标志和 2 种癌的标志，加上 TTF-1。一些特异性器官标志性抗体在考虑转移癌原发灶鉴别诊断时也有帮助，如肺腺癌时 TTF1 和 napsin A，乳腺癌时 ERα、PR、GCDFP15 和 mammaglobin，肾细胞癌和甲状腺癌时 PAX8，卵巢和腹膜乳头状浆细胞癌时PAX8、PAX2 和 ER，胃肠道腺癌时 CDX2 和 CK20，前列腺癌时 PSA 和 PSMA，鳞状细胞癌时 p40（或 p63）而不使用 CK5/6。

胸膜上皮样细胞形态广谱 CK 染色阴性时，需要考虑其他非间皮源性肿瘤，如大细胞淋巴瘤、恶性黑色素瘤、上皮样血管内皮细胞瘤和上皮样血管肉瘤，增加其他

相应的标志物有助于鉴别诊断，如 CD20 和 CD45 针对造血细胞，HMB45、Melan-A 和 SOX10 针对黑色素瘤，内皮细胞标志 CD31、CD34、ERG 和 FLI-1 针对血管肉瘤和上皮样血管内皮细胞瘤，后两者广谱 CK 有时会出现阳性染色，至少是局部的。超过一半的间皮瘤 GATA3 阳性，但由于乳腺癌和膀胱癌也能表达，因此在与此两者鉴别诊断时不建议使用[4]。

【鉴别诊断】　弥漫性上皮样恶性间皮瘤的鉴别诊断包括良性间皮细胞增生、转移性腺癌以及表现出上皮样形态的间叶性肿瘤。

（1）良性间皮细胞增生：良性间皮细胞增生与弥漫性恶性间皮瘤的鉴别标准已确定，包括 6 项主要标准和 3 项次要标准。6 项主要标准为：间质浸润、细胞的丰富度、乳头状情况、生长模式、带状生长情况和血管增生情况。3 项次要标准为：细胞异型性、坏死和核分裂象。良性间皮增生表现为缺乏间质浸润，增生的间皮细胞局限于胸

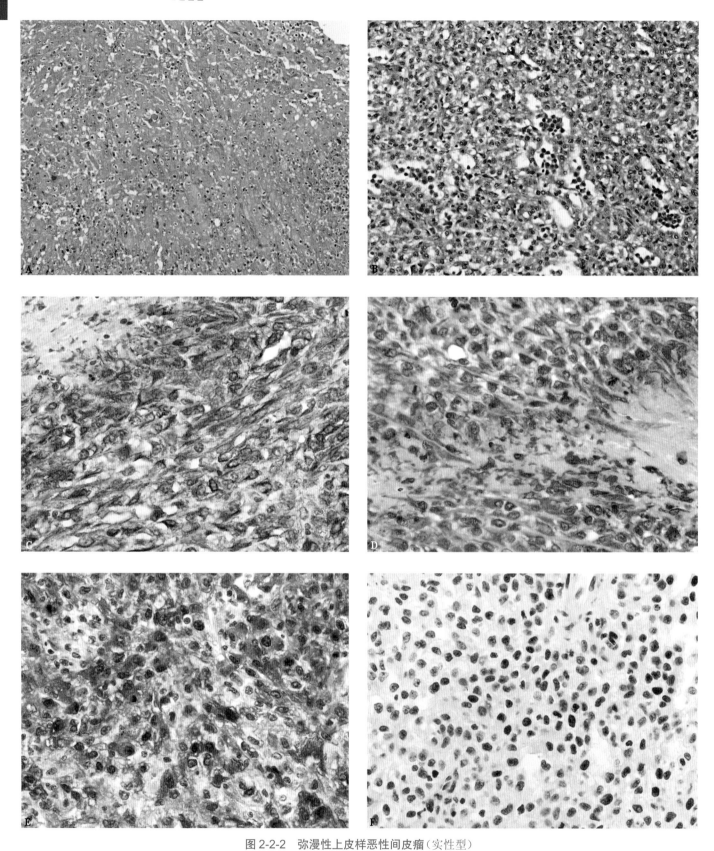

图 2-2-2 弥漫性上皮样恶性间皮瘤（实性型）

肿瘤细胞呈实性片状生长（A），瘤细胞呈圆形、卵圆形或多形性，胞质丰富嗜酸性，泡状核，核仁明显（B），瘤细胞表达 AE1/AE3（C）、Vimentin（D）、Calretinin（E）和 WT-1（F）

膜表面,衬覆单层细胞的乳头状结构,表面生长模式,远离胸膜区细胞变少的带状生长模式,毛细血管垂直于胸膜的生长方式,以及仅在机化区域存在细胞异型性,坏死罕见,核分裂象有时比较丰富(图2-2-3)。弥漫性恶性间皮瘤表现出明确的间质浸润,伴有间质反应的密集生长的细胞,衬覆多层细胞和复杂的乳头状结构,复杂混乱的膨胀性结节,无分带结构,不规则随意生长的血管,以及相对温和和单形性的细胞,可见坏死,核分裂象较少但存在异常核分裂象。其中浸润是诊断恶性间皮瘤的最佳标准。广谱 CK 染色可观察到脂肪组织中浸润的间皮细胞的分布。胸膜下方细胞数量增加,远离胸膜朝向胸壁深层时细胞数量减少是判断良性间皮增生有用的指标,而间皮瘤细胞数量在整个增厚的胸膜均增加。在胸膜下

方间皮细胞与胶原纤维相互重叠的分层现象是良性间皮增生的征象,分层现象提示胸水形成、机化、留下一层间皮细胞、纤维化,又再一次重复过程。P16 FISH 检测和 BAP1 免疫组化染色有助于鉴别良性间皮增生与恶性弥漫性间皮瘤。

(2)转移性肺腺癌:部分周围型肺腺癌浸润胸膜时,可导致胸膜弥漫性增厚,与间皮瘤的结构相似,称为假间皮瘤样腺癌,形态学上极难与上皮样间皮瘤鉴别。患者通常表现出有肺内肿块,免疫组化有助于鉴别诊断。

(3)上皮样形态的间叶性肿瘤:上皮样血管内皮细胞瘤常呈簇状生长模式,周围有致密的纤维和黏液样的间质,常导致与弥漫性上皮样间皮瘤混淆。仔细观察是否存在胞质内原始血管腔的形成,选择性加用内皮细胞标志,

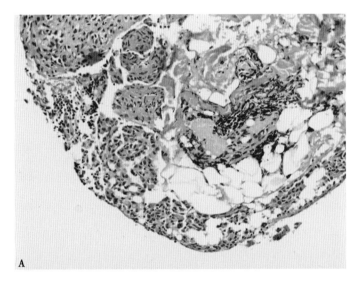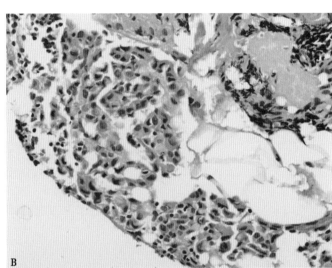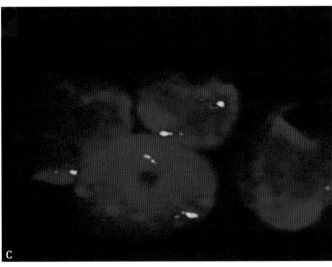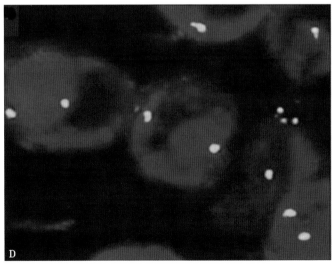

图2-2-3　良性间皮细胞增生

胸膜表面片状间皮细胞灶性增厚,形成小的乳头状赘生物突入胸膜腔,病变局限于胸膜表面而不侵犯深部结构(A),细胞大小较为一致,无核分裂及坏死(B)。P16 FISH 检测显示良性增生的间皮细胞存在红和绿信号(C),而具有 9p21 纯合子丢失的恶性间皮瘤细胞仅显示着丝粒 9p(绿色信号),缺乏 p16 基因(红色信号)(D)

(该例FISH图片由广州医科大学附属第一医院病理科顾莹莹主任惠赠)

可作出鉴别诊断。单相型的滑膜肉瘤也时常易误诊为上皮样间皮瘤，TLE1 核免疫组化染色没有帮助，但 FISH 检测 t（X；18）易位阴性可排除滑膜肉瘤。近端型上皮样肉瘤可累及胸膜及胸壁，易误为上皮样间皮瘤。但 CK 染色呈斑片状，其他间皮瘤标志（calretinin，D2-40，WT1）常阴性，而上皮样肉瘤 fascin 和 Vimentin 强阳性。FISH 检测 SMARCB1 纯合子丢失常阳性，可确定诊断[5]。

（二）肉瘤样间皮瘤

【定义】 肉瘤样间皮瘤（sarcomatoid mesothelioma）是一种起源于胸膜表面间皮细胞，表现出间叶细胞或梭形细胞形态，呈弥漫性增生生长模式的恶性肿瘤。

【临床特点】 肉瘤样间皮瘤约占所有间皮瘤的 10%。体征、症状、部位和分期与上皮样间皮瘤相似，但远处转移频繁，几乎没有胸水，常表现出弥漫性胸膜增厚或以胸膜为基底的肿块。

【病理改变】 肉瘤样间皮瘤的组织学模式表现为束状增生的梭形细胞或随意性排列的特征，细胞形态谱系较广，多数表现为纤维母细胞样，可从丰满到细长，核异型性和核分裂活性变化较大，表现出明显的多形性，可见瘤巨细胞。坏死、异型性程度及核分裂象与肿瘤进展相平行。肿瘤常伴异质性成分，如局部横纹肌肉瘤样、骨肉瘤样或软骨肉瘤样成分（图 2-2-4），须与良性的骨和软骨化生鉴别。一项 326 例病例的研究显示 44% 为普通型，34% 有局部促纤维增生性，21% 分类为促纤维增生性间皮瘤，2% 有骨肉瘤或软骨肉瘤分化，<1% 有淋巴样模式（图 2-2-5）。异源性成分常表现为骨肉瘤样、骨肉瘤与软骨肉瘤混合样、横纹肌肉瘤样和软骨肉瘤样。横纹肌肉瘤分化需行 Myogenin 或 MyoD1 染色，以及特异性 PAX3/7-FOXO1 融合基因 FISH 检测确认。淋巴样模式的病例呈淋巴组织细胞样间质，可见浆细胞和嗜酸性粒细

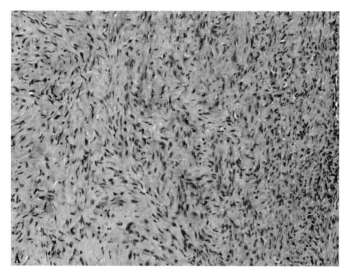
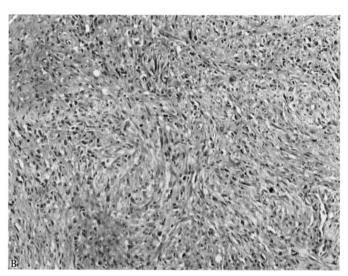
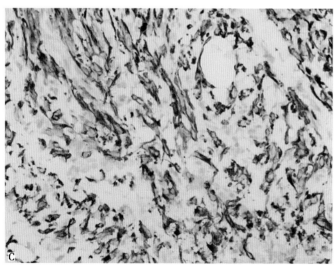
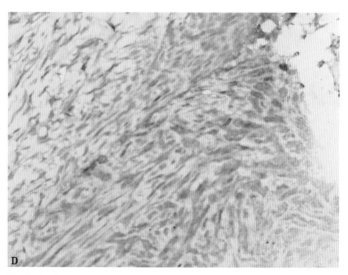

图 2-2-4 肉瘤样间皮瘤

瘤细胞为梭形，呈束状或杂乱的排列方式（A），间质出现横纹肌肉瘤样异源性成分（B），瘤细胞表达 AE1/AE3（C）和 Calretinin（D）

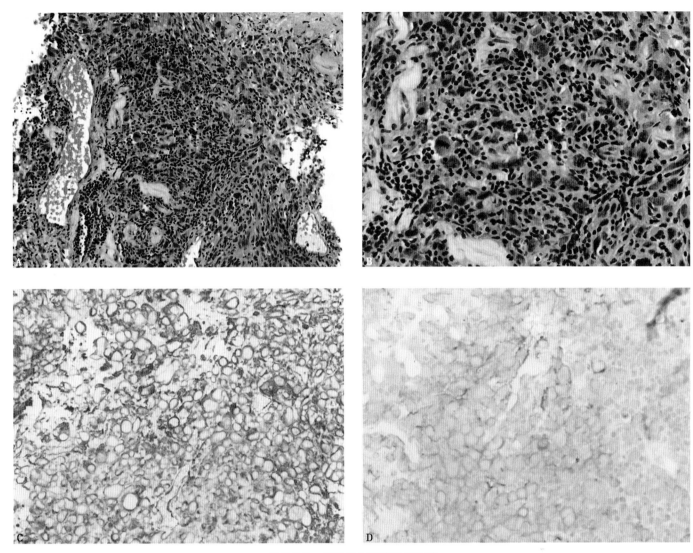

图 2-2-5　淋巴组织细胞样间皮瘤

淋巴样背景中见多边形的肿瘤细胞（A），类似淋巴瘤或淋巴上皮瘤样癌（B），瘤细胞表达 Vimentin（C）和 AE1/AE3（D）

胞浸润，间皮瘤细胞多呈片状分布，细胞较大卵圆形，可见明显的核仁，其中的组织细胞多呈 KP-1 表型，而淋巴细胞多为 CD_8 阳性的 T 淋巴细胞。

【免疫组化】　免疫组化染色在鉴别肉瘤样间皮瘤与其他肉瘤或肉瘤样恶性肿瘤累及胸膜的作用有限。绝大多数肉瘤样间皮瘤广谱 CK、OSCAR、KL1 及 CAM5.2 染色阳性，5% 的病例和 10% 有异源性成分的病例可能染色阴性。广谱 CK 染色能显示肉瘤样间皮瘤对胸膜的受累程度。仅约 30% 的病例 calretinin 染色阳性，多数肉瘤样间皮瘤对 CK5/6 和 WT1 不敏感，而 D2-40 常阳性。Vimentin、actin、desmin 或 S100 常阳性但无特异性。TTF-1、napsin A 和 p63/p40 表达支持肉瘤样癌的诊断，而 Myogenin 和 MyoD1 核染色可识别横纹肌肉瘤样成分。

【鉴别诊断】　弥漫性肉瘤样恶性间皮瘤的鉴别诊断主要包括胸膜原发性肉瘤和转移性软组织肉瘤。具有骨肉瘤样或软骨肉瘤样表现，并能引起弥漫性胸膜增厚的原发性胸膜肿瘤可能都是间皮瘤，但须与原发性和继发性胸膜肉瘤区别，包括肺的骨肉瘤、软骨肉瘤以及癌肉瘤累及胸膜。如果肿瘤显示胸膜弥漫性增厚，伴有异源性成分，即使 CK 阴性，常规通常诊断为恶性间皮瘤，而不是骨肉瘤、软骨肉瘤或横纹肌肉瘤。大多数肉瘤样间皮瘤病例，广谱 CK 染色阳性，但 CK 表达有时难以确认。已有学者报道胸膜腔弥漫性生长的骨肉瘤和软骨肉瘤在大体分布上会混淆为恶性间皮瘤。IDH1/2 突变能鉴别软骨肉瘤与软骨母细胞型的骨肉瘤或伴有异源性成分的间皮瘤。在一些伴有横纹肌肉瘤分化的肿瘤，诊断需要进行 myogenin 或 MyoD1 染色，或 FISH 检测特异性的 *PAX3/FOXO1* 融合基因证实。对于转移性肉瘤来说，大多数 CK 阴性，但上皮样血管肉瘤和单相型滑膜肉瘤可能阳性，常会导致诊断问题。FISH 检测 *SYT-SSX* 融合基因有助于鉴别单相型滑膜肉瘤。孤立性纤维性肿瘤 CD₃₄、bcl-2 和 STAT6 阳性而 CK 阴性，通常鉴别不难，但与 CD₃₄ 表达丢失的恶性孤立性纤维性肿瘤鉴别很难。大体表现有助于鉴别诊断，弥漫性恶性间皮瘤通常引起胸膜弥漫性增厚，而恶性孤立性纤维性肿瘤常导致胸膜局限性肿块。大多数弥漫性恶性间皮瘤 CK 阳性，而孤立性纤维性肿瘤阴性。STAT6 孤立性纤维性肿瘤阳性，而弥漫性恶性间皮瘤阴性。炎性肌纤维母细胞肿瘤可累及胸膜，但很少表现出弥漫性胸膜增厚。混合有炎症细胞和胶原的、具有温和细胞核的肌纤维母细胞性梭形细胞难以与具有致密炎症成分的间皮瘤区别。炎性肌纤维母细胞肿瘤可能显示 ALK 表达和 *ALK* 染色体重排。当存在非典型性巨细胞特征时，需与未分化高级别多形性肉瘤鉴别，vimentin 通常阳性，广谱 CK 和间皮瘤标志阴性[1-2,6]。

（三）促纤维增生性间皮瘤

【定义】 促纤维增生性恶性间皮瘤（desmoplastic mesothelioma）具有大量致密胶原化组织的特征，梭形瘤细胞呈席纹状或所谓"无图案模式"夹杂在胶原纤维之中，这样的结构区域至少占据肿瘤的 50% 以上。

【临床特点】 促纤维增生性间皮瘤约占所有间皮瘤 <2%。体征、症状、部位和分期与上皮样间皮瘤相似，但进展更快，年龄更大，以及更明显的胸痛、消瘦、和乏力，可转移至骨。

【病理改变】 促纤维增生性间皮瘤具有非典型性梭形细胞增生的特征，致密、玻璃样变纤维间质至少占 50%，梭形瘤细胞与玻璃样变的胶原纤维穿插形成类似于孤立性纤维性肿瘤的"无图案模式"或席纹状排列（图 2-2-6）。对于促纤维增生性间皮瘤与机化性胸膜炎的鉴别，脂肪组织的浸润是最可靠的标准。对于小活检标本，促纤维

增生性间皮瘤的诊断很难，除浸润外，坏死、细胞性间质结节以及透明上皮样或肉瘤样间皮瘤等有助于诊断[1-2,7]。

【免疫组化】 CK 角蛋白免疫染色非常有用，可突出肿瘤细胞并证实周围软组织的浸润，特别是脂肪组织。

【鉴别诊断】 促纤维增生性间皮瘤必须与机化性胸膜炎鉴别。机化性胸膜炎常呈带状分布，朝向胸壁深部纤维化程度增加，促纤维增生性间皮瘤不呈带状分布。机化性胸膜炎中小的毛细血管呈垂直于胸膜表面方向生长，促纤维增生性间皮瘤毛细血管增生不明显。促纤维增生性间皮瘤可形成细胞间质结节，机化性胸膜炎不形成细胞间质结节。促纤维增生性间皮瘤常浸润胸壁脂肪组织，CK 染色在脂肪组织中可见阳性细胞，机化性胸膜炎可累及脂肪，但在脂肪内无 CK 阳性细胞。促纤维增生性间皮瘤可见坏死等，有助于鉴别诊断。

（四）双相性间皮瘤

【定义】 双相性恶性间皮瘤（malignant biphasic mesothelioma）是一种表现出上皮样和肉瘤样模式的间皮瘤，每种成分至少占 10% 以上。

【临床特点】 双相性间皮瘤占所有间皮瘤的 10%～15%。体征、症状、部位和分期与上皮样间皮瘤相似。

【病理改变】 双相型间皮瘤是上皮样间皮瘤与肉瘤样间皮瘤以任意比例混合模式的恶性间皮瘤，每种成分至少占肿瘤的 10%（图 2-2-7）。

【免疫组化】 上皮样区间皮细胞的免疫表型与上皮样间皮瘤类似，肉瘤样区间皮细胞的免疫表型与肉瘤样间皮瘤类似。

【鉴别诊断】 双相性间皮瘤由于表现出上皮细胞与梭形细胞两种形态，必须与呈双相型表现的癌或肉瘤鉴别，如多形性癌和滑膜肉瘤等。多形性癌通常形成局限

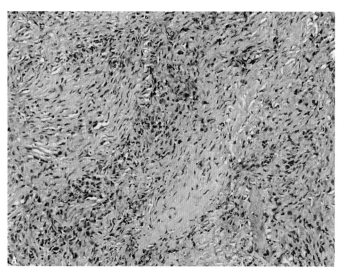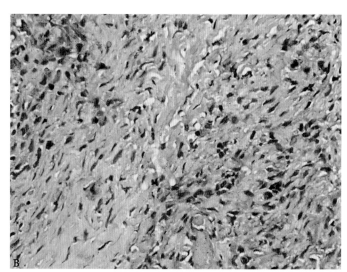

图 2-2-6　促纤维增生性间皮瘤
非典型性的梭形细胞与致密、玻璃样变的纤维间质交织存在（A），玻璃样变的胶原纤维至少占 50% 以上（B）

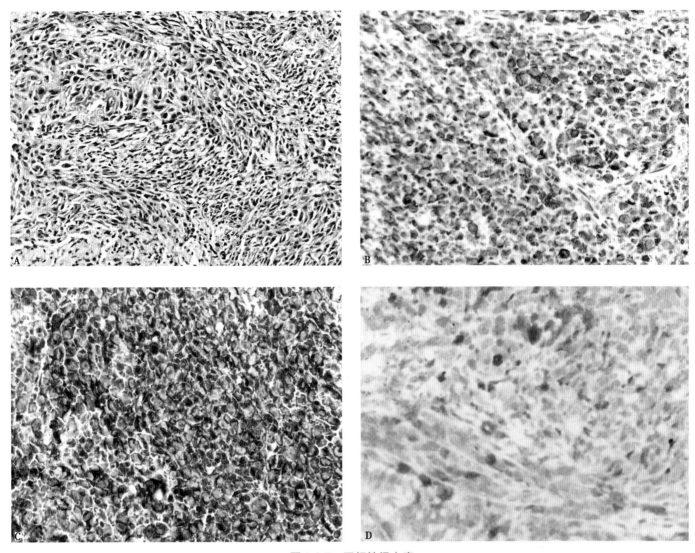

图 2-2-7　双相性间皮瘤
上皮样和肉瘤样区域混杂存在,但每种成分均>10%(A),瘤细胞表达 AE1/AE3(B)、Vimentin(C)和 Calretinin(D)

性外周性肺部肿块,可能浸入胸壁,易与双向性间皮瘤混淆,但仔细取材,多形性癌常能显示出经典型腺癌或鳞状细胞癌的区域,广谱的癌标志,例如 MOC3/BerEP4 或单克隆 CEA 常阳性。如果浸润性的多形性癌缺乏这些标志表达时,形态学上难以将多形性癌与双相型间皮瘤区别开来。大多数的胸膜滑膜肉瘤是单相型的,但双相型肿瘤也有发生,表现出上皮细胞与梭形细胞的混合。FISH 检测滑膜肉瘤特征性的 t(X;18)(p11.2;q11.2)易位有助于鉴别诊断[1-2]。

【分子遗传学】　大多数的恶性胸膜间皮瘤有多重染色体改变,染色体的丢失比获得常见。最常见丢失是染色体臂 1p、3p、4q、6q、9p、13q、14q 和 22q。最常见的获得是染色体臂 1q、5p、7p、8q 和 17q。弥漫性恶性间皮瘤最常见的基因变化是抑癌基因 NF2 的失活,9p21 位点的丢失,即 p16INK4A、p14ARF、MTAP 和 p15INK4B,以及

BAP1.1 的突变。p16INK4A(也称 CDKN2A)的丢失可用 FISH 检测。良性间皮病变无 P16 丢失,因此可用于区别良性和恶性间皮瘤。需要注意的是 p16 免疫组化染色结果与 FISH 检测结果是不一致的,因此 p16 免疫组化染色不能取代 FISH 检测。散发性和遗传性弥漫性恶性间皮瘤存在 BAP1 基因的失活性突变,存在于 40%~60% 的上皮样间皮瘤和 <20% 的肉瘤样间皮瘤。多数 BAP1 突变为体细胞突变,少数(约 5%)是胚系突变。胚系突变的患者或其亲属可能有眼或皮肤的黑色素瘤、肾细胞癌,或其他各种肿瘤。BAP1 突变免疫组化染色显示为核染色阴性。联合 p16 FISH 检测和 BAP1 免疫组化染色能区分弥漫性恶性间皮瘤与反应性胸膜炎,但阴性结果不能确定良性间皮细胞增生。肉瘤样恶性间皮瘤的核型和基因组特征与上皮样恶性间皮瘤有重叠。但在体细胞突变频率方面有差别,例如,大多数肉瘤样胸膜恶性间皮瘤

存在 9p21（p16）区纯合子缺失和 14q32 丢失以及 8q24 获得，9p21（p16）区纯合子缺失也见于双相性间皮瘤。肉瘤样恶性间皮瘤 *TERT* 启动子突变（40%）比双相性（19%）或上皮样（11%）更常见 [1-2, 8]。

【预后及预后因素】　恶性间皮瘤患者的预后与间皮瘤的组织学亚型、患者的临床状态、血液中性粒细胞与淋巴细胞的比例、血液血小板增多症以及间皮瘤细胞 AQP1 表达的水平有关。年轻、上皮样（相对于肉瘤样或双相性）、早期 TNM 分期具有较长的中位生存期，以及较敏感的治疗反应。肉瘤样和促纤维增生性预后比上皮样亚型差，双相性居中。上皮样间皮瘤中管状乳头状亚型的预后好于实性亚型。多形性与肉瘤样和双相性相似，预后差。多数促纤维增生性间皮瘤的患者在诊断后 6 个月内死亡，而肉瘤样间皮瘤没有已知生存 5 年的患者报道。TNM 分期是恶性间皮瘤重要的预后预测因素。

二、局限性恶性间皮瘤

【定义】　局限性恶性间皮瘤（localized malignant mesothelioma）罕见，表现为境界清楚的局限性结节病变，没有弥漫性胸膜扩散的证据，但有弥漫性恶性间皮瘤细胞的结构特征，其组织学形态、免疫组化表型等与弥漫性恶性间皮瘤相似，但临床生物学行为明显与弥漫性恶性间皮瘤不同，预后较好。

【临床特点】　局限性恶性间皮瘤罕见，文献报道仅有 50 余例。男性稍多，平均年龄为 60～65 岁。多为偶然发现，也可因胸水时行影像学检查发现，临床可表现出胸痛、气短、不舒服、发热、夜间盗汗等症状。通常位于胸壁或相邻的脏层胸膜。

【病理改变】　大体呈孤立的、境界清楚的、胸膜为基础的肿块，附着于脏层或壁层胸膜，有蒂或无蒂。局限性恶性间皮瘤的形态学、免疫组化及超微结构相似于弥漫性恶性间皮瘤，形态学表现为上皮样、肉瘤样、或双相性形态。文献表明上皮样占 52.8%，肉瘤样占 15.1%，双相性 32.1%，其中发生于壁层胸膜者占绝大多数（85%），脏层胸膜者仅占少数（15%）。

【鉴别诊断】　鉴别诊断包括孤立性纤维性肿瘤、癌、滑膜肉瘤及淋巴瘤，免疫组化染色及分子生物学检测有助于诊断。由于临床生物学行为不同，局限性恶性间皮瘤与弥漫性恶性间皮瘤两者必须鉴别 [9]。

【预后及预后因素】　局限性间皮瘤预后好于弥漫性间皮瘤，可外科切除治愈。局部复发和转移是局限性间皮瘤常见的复发形式，沿着胸膜弥漫扩散目前尚未发现。文献表明，最早复发病例是在手术后 3 个月发生，无病生存时间 18 个月到 11 年，平均为 4.8 年。

三、高分化乳头状间皮瘤

【定义】　高分化乳头状间皮瘤（well-differentiated papillary mesothelioma, WDPM）更为罕见，呈乳头状结构、温和的细胞学特征，表面扩散，没有浸润的倾向。临床表现、形态学、及预后与乳头状模式生长的弥漫性上皮样恶性间皮瘤不同。

【临床特点】　高分化乳头状间皮瘤常发生于腹膜，胸膜、睾丸鞘膜和心包罕见，发生于胸膜者文献报道不超过 50 例，其与石棉暴露的关系尚未确定。胸膜高分化乳头状间皮瘤患者的年龄较宽，平均约为 60 岁，没有性别优势。多数患者表现气短和复发性胸腔积液，无胸痛病史。胸部影像学和 CT 显示单侧胸水，无结节性。

【病理改变】　胸膜高分化乳头状间皮瘤可呈局限性，或多中心性。表现出脏层胸膜和（或）壁层胸膜表面颗粒状、或多发性数毫米大小的结节，呈一种天鹅绒样的外观。组织学上，胸膜表面呈明显乳头状结构的特征，比较宽的纤维血管轴心，常伴有黏液样间质，表面衬覆温和、单层扁平或上皮样间皮细胞（图 2-2-8）。少见情况下，纤维血管轴心较致密，细胞成份少，罕见情况下，纤维血管轴心发生玻璃样变。乳头的轴心内可见巨噬细胞。瘤细胞核小、圆形，缺乏异型性和核分裂象，可见表面扩散，没有或仅有有限的间皮下层浸润，通常在乳头状结构的杆部，尤其是局部呈实性生长的情况，这样的病例易于复发 [10]。

【鉴别诊断】　最重要的鉴别诊断是伴有乳头状模式的上皮样弥漫性恶性间皮瘤。在小活检标本上难以鉴别，组织学表现出实性生长模式者倾向恶性间皮瘤的诊断。影像学表现和术中所见非常重要。高分化乳头状间皮瘤通常形成小的透明的结节，而弥漫性恶性间皮瘤常为实性结节或伴有肿瘤环的弥漫性胸膜增厚，同时乳头状模式要比高分化乳头状间皮瘤粗大，可见弥漫性的浸润性行为，但在弥漫性浸润性行为表现不够充分时，就带来诊断上的困难。高分化乳头状间皮瘤也需与增生性间皮病变区别，罕见情况下，乳头状结构也可出现在间皮增生的病变中。但高分化乳头状间皮瘤邻近组织缺乏炎症及伴随的反应性改变 [1-2, 11-12]。

【分子遗传学】　高分化乳头状间皮瘤遗传学特征尚未明了，与弥漫性恶性上皮样间皮瘤的关系也不清楚。文献表明高分化乳头状间皮瘤有胚系 *BAP1* 突变，单个病例伴有 *NF2* 杂合子缺失和 *E2F1* 点突变。

【预后及预后因素】　多数胸膜高分化乳头状间皮瘤呈良性或惰性过程，完整切除可治愈，可长期生存。目前有数例患者进展为弥漫性间皮瘤的报道，因此在临床病理诊断中应认为是低度恶性潜能的病变。

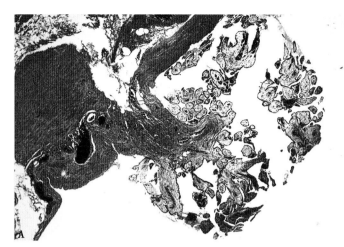
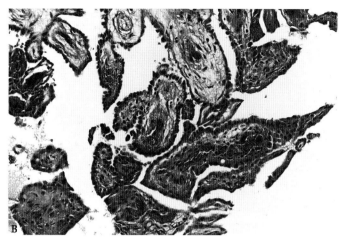

图 2-2-8　胸膜高分化乳头状间皮瘤
纤维实性轴心的表面有单层细胞覆盖(A)，扁平细胞、细胞相对一致(B)
(此病例由天津人民医院病理科曹雅静主任惠赠)

四、腺瘤样瘤

【定义】　胸膜的腺瘤样瘤(adenomatoid tumor of the pleural)同样非常罕见，组织学形态及免疫组化表型类似其他部位的腺瘤样瘤，如女性生殖道。

【临床特点】　多为临床胸膜大体检查时偶然发现。

【病理改变】　腺瘤样瘤无论发生在什么部位，形态学相似。胸膜腺瘤样瘤可发生于脏层或壁层，呈孤立、淡白色的实性结节，大小为 0.5~2.5cm。组织学形态不规则，由扁平或立方细胞组成裂隙样、微囊样、复杂的小管状或腺样结构，细胞核温和，胞质淡嗜酸性，陷于纤维或纤维黏液样间质中(图 2-2-9)，有时可见胞质内空泡，裂隙内可含有嗜碱性物质。当遇到这种形态时，在诊断腺瘤样瘤之前，首先需要排除伴有腺瘤样瘤生长模式的恶性间皮瘤的诊断[13]。

【免疫组化】　类似于上皮样间皮瘤，腺瘤样亚型。

【鉴别诊断】　关键是与伴有腺样结构区域的上皮样恶性间皮瘤鉴别。上皮样恶性间皮瘤沿胸膜弥漫性扩散，浸润到其下方的间质，而腺瘤样瘤是孤立性局限性病变，没有浸润性生长的模式，形态学与女性生殖道腺瘤样瘤相似。

【预后及预后因素】　与其他部位的腺瘤样瘤相似，呈良性过程，完整切除可治愈。

第二节　淋巴组织增生性病变

胸膜(腔)的淋巴瘤多是其他部位的淋巴瘤周身播散而累及到胸膜的结果，最为常见的类型是弥漫大 B 细胞淋巴瘤和滤泡性淋巴瘤的播散。以胸膜(腔)为中心的淋巴瘤主要是原发性渗出性淋巴瘤和慢性炎症相关性弥漫大 B 细胞淋巴瘤，它们分别与 HIV 和 EBV 的感染有关。

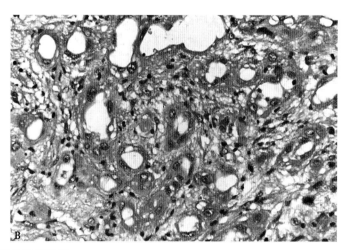

图 2-2-9　胸膜的腺瘤样瘤
由扁平或立方细胞组成裂隙样、微囊样、复杂的小管状或腺样结构(A)，瘤细胞核温和，胞质淡染嗜酸性，陷于纤维或纤维黏液样间质中(B)
(此病例由福州市肺科医院病理科刘加夫主任惠赠)

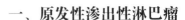

一、原发性渗出性淋巴瘤

【定义】 原发性渗出性淋巴瘤（primary effusion lymphoma，PEL）是一种罕见的非霍奇金 B 细胞淋巴瘤，属于弥漫性大 B 细胞淋巴瘤的一种特殊亚型，多数患者免疫功能低下，人疱疹病毒 8（HHV8）阳性。好发于体腔，如胸腔、腹腔和心包腔，呈积液状态，实体肿块不常见，但也可发生。形态学表现为大而非典型的 B 淋巴细胞[14]。

【临床特点】 多数原发性渗出性淋巴瘤发生于 HIV 阳性的患者，占 HIV 相关性淋巴瘤的 3%～4%，但也有少数病例报道发生于 HIV 阴性患者，胸腔是最常见部位，其次为腹腔和心包，通常累及一个体腔。多数患者为 40～60 岁，男性，存在 Kaposi 肉瘤或其他 HHV8 相关性疾病，表现出显著的 CD4 阳性的 T 淋巴细胞数的减低，也即严重的免疫功能低下（< 200 CD_4^+ T 细胞 /μl），较少发生在实体器官移植后使用免疫抑制剂的患者身上，如心脏移植或肾移植后的患者。多数患者首次发生时缺乏实体肿瘤，但结外实性肿块超过 30%～40%，形态学、免疫表型等与体腔内的瘤细胞相似，而淋巴结少见受累，患者常表现出与体腔积液相关的体征与症状，以及全身症状，如发热、呼吸困难，以及 B 症状等。CT 扫描可见胸膜不规则增厚伴有多发性的小肿瘤结节。腔外受累者常表现为贫血、低蛋白血症、自身免疫性血小板减少症，以及 Coomb 检测阳性。

【病理改变】 原发性渗出性淋巴瘤的诊断需要结合形态学、免疫表型、分子及病毒学的检测结果。瘤细胞形态范围较广，体积较大，从免疫母细胞样形态到浆母细胞样以及间变型 RS 细胞样，通常表现出一种形态学谱系。免疫母细胞样细胞核常呈圆形，中央明显的核仁（图 2-2-10）；浆母细胞样细胞多显示出偏位的核，多形性，胞质丰富，嗜双色性；间变型 RS 样细胞大圆形或不规则形，多形性核或多核，以及 RS 样。无论表现出何种细胞形态，核分裂象均多见，以及显著的凋亡、坏死。

【免疫组化】 免疫组化染色常缺乏广谱 B 细胞抗原的表达，如 CD19、CD20、CD79a 及 PAX5，以及 T 细胞抗原的表达，如 CD3、CD4 和 CD8，但 CD45 几乎总是阳性。瘤细胞常表现出活化细胞或浆细胞样的表型，如 IRF4/MUM1、PRDM1/BLIMP1、CD30、CD138、CD38 和 EMA，但缺乏表面和胞质免疫球蛋白的表达，也缺乏 Bcl-6 的表达，少数病例表达广谱 T 细胞抗原，如流式细胞术检测 CD45RO（90%）、CD7（30%）和 CD4（20%），Ki-67 指数高。所有的病例均表达潜伏相关核蛋白（LANA-1，核阳性染色）和原位杂交 EBV 编码的小 RNA 阳性[15]。

【鉴别诊断】 原发性渗出性淋巴瘤易与大多数 HHV8 阳性的其他淋巴瘤区别。伴渗出性表现的弥漫性大 B 细胞淋巴瘤、Burkitt 淋巴瘤、继发于实性淋巴瘤或浆细胞肿瘤的恶性渗出、慢性炎症相关性的弥漫性大 B 细胞淋巴瘤，如脓胸相关性淋巴瘤。伴渗出性表现的弥漫性大 B 细胞淋巴瘤，多见于 HIV 阴性老年人，免疫组化染色显示广谱 B 细胞标志阳性可资鉴别。Burkitt 淋巴瘤具有独特的细胞表型和基因重排，CD20、CD19、Bcl-6、CD10、sIgM 和 cIgM 阳性，Bcl-2 阴性，HHV-8 阴性以及 C-MYC 基因重排。脓胸相关性淋巴瘤常表现出胸膜以及外周肺肿块，不常见渗出，EBV 常阳性而 HHV8 阴性。HHV8 相关性多中心性 Castleman 病或 Kaposi 肉瘤相关性疱疹炎症性因子综合征也需要鉴别诊断。其他如恶性间皮瘤、低分化癌、恶性黑色素瘤等，免疫组化染色相关性免疫表型可鉴别[16]。

【分子遗传学】 与体细胞超突变有关的免疫球蛋白基因克隆性重排显示瘤细胞起源于抗原选择性生发中心后的 B 细胞或活化的 B 细胞，介于免疫母细胞与浆细胞之间的表型。常见复杂的核型，无染色体异常。

【预后及预后因素】 常选用 CHOP 方案化疗，以及抗逆转录病毒治疗（HAART）。预后差，多数死于机会性感染、HIV 相关的并发症及淋巴瘤的进展，中位总生存约为 6 个月。

二、慢性炎症相关性弥漫性大 B 细胞淋巴瘤

【定义】 慢性炎症相关性弥漫性大 B 细胞淋巴瘤（diffuse large B-cell lymphoma associated with chronic inflammation，DLBCL-CI）是一种发生在体腔内长期慢性炎症基础上的 EBV 相关性 B 细胞淋巴瘤，最常见部位是胸腔，因此也称为脓胸相关性淋巴瘤。

【临床特点】 脓胸相关性淋巴瘤是 1987 年由日本 Aozasa 等报道并命名[17-18]，是在治疗顽固性肺结核或结核性胸膜炎时使用人工气胸所导致的长期脓胸基础上发生的恶性 B 细胞淋巴瘤，随后发现其他长期慢性炎症过程也可发生淋巴瘤，称为慢性炎症相关性弥漫性大 B 细胞淋巴瘤。从炎症的出现到淋巴瘤的发生通常大于 10 年，已证实 DLBCL-CI 与 EBV 感染相关。好发于中老年人，平均年龄近 65 岁，男性显著多于女性，临床表现为胸痛、咳嗽、发热和呼吸困难，以及胸腔积水。实验室检查呈现炎症表现和高 EBV 抗体滴度。影像学可显示胸膜厚壁慢性脓肿及邻近肺组织的累及。淋巴结及远处转移少见。

【病理改变】 胸腔是慢性炎症相关性弥漫性大 B 细胞淋巴瘤（DLBCL-CI）最常见的部位，呈较大的实体肿瘤，无包膜但可见致密纤维假囊包裹，切面灰白色、结

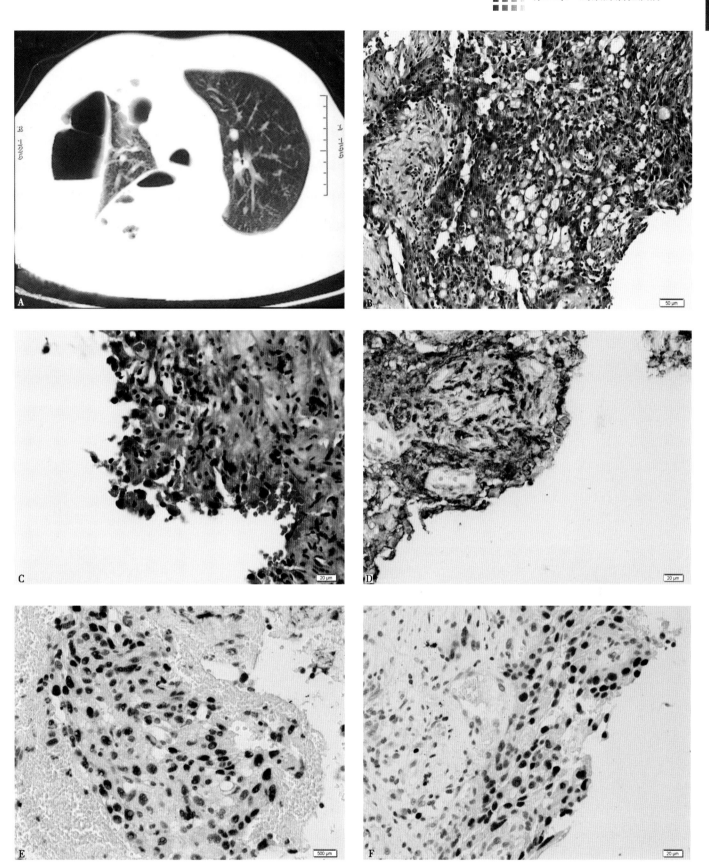

图 2-2-10 胸膜原发性渗出性淋巴瘤

CT 上可见一侧胸腔内积液，没有明确的肿块（A），穿刺活检组织中可见在渗出的纤维素中存有异型的瘤细胞（B），高倍镜下见瘤细胞小但异型性较大，可见核仁（C），瘤细胞表达 CD45（D）、HHV-8（E）和 PAX-5（F）

（本例病例由空军军医大学西京医院病理科王哲主任惠赠）

实，常见出血、坏死。肿瘤细胞呈弥漫性多形性大B细胞，与弥漫性大B细胞淋巴瘤（DLBCL）类似，呈中心母细胞或免疫母细胞样，细胞大而圆，胞质丰富，大而偏位的泡状核，一个或多个明显的核仁，可见大量核分裂象，细胞凋亡显著，常伴大片肿瘤性坏死（图2-2-11）。肿瘤细胞常浸润胸膜下和胸壁。尽管病变发生在慢性炎症的基础上，但瘤内罕见显著炎症反应，肿瘤周围区域显著纤维化，甚至表现为无细胞的玻璃样变的间质[19]。

【免疫组化】 肿瘤细胞表达成熟B细胞表型，CD20、CD19和CD79a阳性。部分病例可呈浆细胞分化，CD20表达丢失。几乎所有病例IRF4/MUM1阳性，常表达CD30，但CD15阴性。浆细胞明显分化的肿瘤CD138强阳性表达。也可见T细胞相关抗原异常表达，最常见CD2、CD3、CD4和（或）CD7表达，但缺乏完全T细胞表型。瘤细胞表达Ⅲ型潜伏表型LMP1，EBNA1和EBNA2阳性。

【鉴别诊断】 鉴别诊断包括原发性渗出性淋巴瘤及非特殊型EBV阴性的DLBCL。原发性渗出性淋巴瘤，缺乏瘤块，瘤细胞存在于渗出液中，瘤细胞大，多形性，胞质丰富嗜双色性，核大而不规则，常见多核巨细胞，可见RS样细胞，瘤细胞常缺乏表达B细胞相关性抗原，CD20和CD79a阴性，与疱疹病毒8/Kaposi相关性疱疹病毒和EBV两者有关。非特殊型EBV阴性的DLBCL，细胞形态相似，但EBV检测阴性。

【分子遗传学】 免疫球蛋白基因单克隆性重排，基因表达特征为生发中心后B细胞。PCR测序和原位杂交显示EBV小RNA阳性。

【预后及预后因素】 DLBCL-CI是一种进展性淋巴瘤，预后较差，5年总生存率为20%～35%，化疗和（或）放疗达到完全缓解患者5年生存率达50%。如能进行肿瘤完全切除，则预后较好。

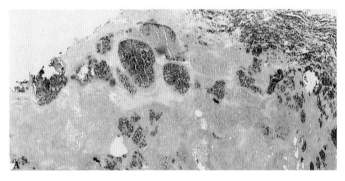
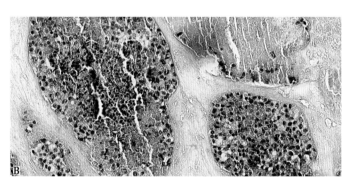
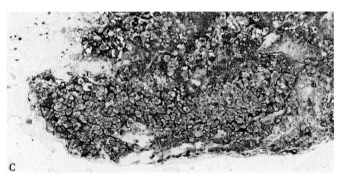
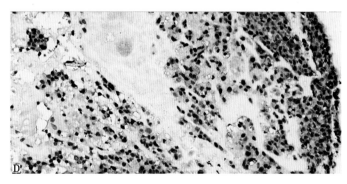
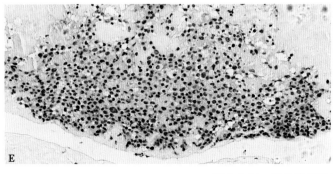
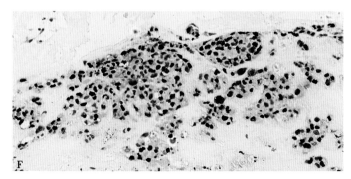

图2-2-11 慢性炎症相关性弥漫性大B细胞淋巴瘤

实性肿块内见大量的坏死组织（A），瘤细胞呈圆形、核浆比例高，可见明显的核仁（B），瘤细胞表达CD20（C）、MUM-1（D）和PAX5（E），Ki-67核阳性指数高（F）

（本例病例由吉林大学中日联谊医院病理科王丽萍主任惠赠）

第三节　间叶性肿瘤

胸膜可以发生各种类型的软组织肿瘤，其中最为多见的当属孤立性纤维性肿瘤，胸膜发生的软组织肿瘤需要与肉瘤样间皮瘤进行鉴别，也要与孤立性纤维性肿瘤进行鉴别。

一、胸膜孤立性纤维性肿瘤

【定义】　胸膜孤立性纤维性肿瘤(pleural solitary fibrous tumor)是一种少见的纤维母细胞性间叶肿瘤，常见明显的血管外皮瘤样生长模式，可发生于身体的任何器官与部位，胸膜是最常见的部位。

【临床特点】　胸膜孤立性纤维性肿瘤少见，约占所有原发性胸膜肿瘤<5%，手术前诊断相当困难，大部分病例基本不可能。可见于任何年龄(5～87岁)，但最常见于50～60岁，无明显性别差异。肿瘤生长缓慢，多无症状或症状无特异性，部分病例表现咳嗽、胸痛、气短，10%～20%的患者出现杵状指和肥厚性肺骨关节病，后者在肿瘤切除后几天内消退，而在肿瘤复发时重新出现。约6%的良性孤立性纤维性肿瘤患者会出现难治性低血糖，巨大肿瘤或者恶性孤立性纤维性肿瘤发生率更高，手术切除后低血糖恢复正常，此与血液中胰岛素样生长因子Ⅱ升高有关。影像学表现为境界清楚的胸膜软组织肿块，主要影响中/下半胸，胸壁无明显受累。胸膜孤立性纤维性肿瘤大部分为良性，10%～20%为恶性。由于经皮胸细针穿刺很少能提供有效组织供确诊，因此不建议手术前进行常规细针穿刺活检[20]。

【病理改变】　胸膜孤立性纤维性肿瘤常发生于脏层胸膜，占70%～80%，肿瘤多为单发，1～36cm，平均7～9cm，也可多发。单发者表现为境界清楚的实性分叶状肿块，常有血管蒂(>80%)与胸膜相连，可见囊性变、出血、钙化以及坏死。少见情况下，肿瘤呈内翻性生长入肺实质，需要与肺实质中的其他肿瘤鉴别。<12%的患者可出现胸腔积液。组织病理学表现为一致的、纤维母细胞样的、卵圆形到梭形的细胞，圆形到纺锤形的核，少量淡染的胞质，呈无结构样的排列或局部席纹状排列。不同病例肿瘤细胞丰富度不同，同一病例也可见少细胞区和富于细胞区相间，核分裂象常<3个/2mm²。肿瘤间质发生玻璃样变，肿瘤细胞与间质穿插排列，肿瘤细胞间可见不同大小、数量的分支状血管外皮瘤样血管，以及血管周玻璃样变结构。罕见情况下，间质显著黏液变。恶性孤立性纤维性肿瘤的诊断标准已被广泛接受，包括富于细胞性、明显拥挤和重叠的细胞核、核分裂象>4

个/2mm²、以及显著的细胞多形性(图2-2-12)。已有学者报道胸膜发生去分化孤立性纤维性肿瘤的病例，这些病例表现出梭形细胞肉瘤到未分化多形性肉瘤的形态，异源性成分如横纹肌肉瘤和骨肉瘤也有报道。

【免疫组化】　多数病例CD₃₄、Bcl-2和CD₉₉阳性，恶性和去分化孤立性纤维性肿瘤CD₃₄和Bcl-2染色下降，此时CK可能阳性。CK阳性而CD₃₄阴性可能是肿瘤去分化或恶性的象征。CD₃₄和Bcl-2双阴性不能诊断为孤立性纤维性肿瘤。>95%病例显示STAT6弥漫性强阳性核阳性染色。40%的病例呈核表达β-catenin，少数病例SMA、EMA、CK、S-100或desmin阳性[21]。

【鉴别诊断】　孤立性纤维性肿瘤可能与滑膜肉瘤，局限性促纤维增生性间皮瘤，神经鞘瘤，或A型胸腺瘤混淆。免疫组化染色对鉴别诊断非常有帮助。

【分子遗传学】　特异性基因融合NAB2-STAT6是孤立性纤维性肿瘤的特征，STAT6免疫组化染色表现为核染色。但少数韧带样纤维瘤病、高分化或去分化脂肪肉瘤、和未分类的肉瘤也会表达STAT6，但不像孤立性纤维性肿瘤那样弥漫性强阳性核染色，而是呈核和浆弱表达。全基因组研究显示GRIA2基因高表达，同时免疫组化染色显示GRIA2蛋白是一个非常有用的鉴别指标，80%的孤立性纤维性肿瘤(包括86%的恶性和100%的去分化亚型)表达GRIA2，但隆突性皮肤纤维肉瘤也表达。

【预后及预后因素】　完全切除是主要的外科治疗手段，术中冷冻切片判断切缘是必要的，如果可能的话应有1～2cm的距离。10%病例会发生局部复发，5%～10%病例发生转移。核分裂象>4个/2mm²是最可靠的判断侵袭性行为的指标。文献显示良性有蒂肿瘤2%复发，无蒂肿瘤8%复发，恶性有蒂肿瘤14%复发，无蒂肿瘤63%复发和30%死亡。

二、上皮样血管内皮瘤

【定义】　上皮样血管内皮瘤(epithelioid haemangio-endothelioma)是一种罕见的低度到中间恶性的血管内皮细胞肿瘤，由上皮样血管内皮细胞呈索状或巢状不规则排列，大多数病例具有WWTR1-CAMTA1基因融合的特征。

【临床特点】　胸膜上皮样血管内皮瘤极其罕见，早期发现、早期诊断常不可能。主要见于成人，年龄分布较广泛，男性多见。临床没有症状，或表现为非特殊性的胸痛、呼吸困难和咳嗽。影像学显示结节状或弥漫性胸膜增厚和(或)胸水，可见肺、肝、和局部淋巴结转移[22]。

【病理改变】　胸膜上皮样血管内皮瘤常表现为弥漫性胸膜受累。组织病理学上，上皮样或组织细胞样内皮细胞呈索状、梁状或小巢状排列，瘤细胞胞质丰富，均质

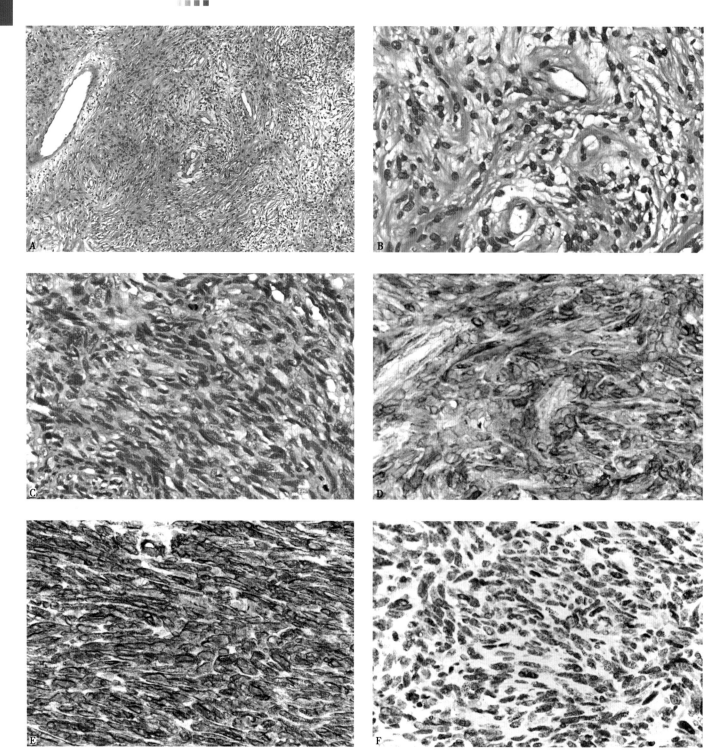

图 2-2-12　恶性孤立性纤维性肿瘤

少细胞区，无结构样的排列或局部席纹状排列（A），纤维母细胞样的卵圆形到梭形的细胞，圆形到纺锤形的核，少量淡染的胞质（B），富于细胞区，席纹状排列（C），瘤细胞表达 Bcl-2（D）和 CD$_{34}$（E），多数肿瘤细胞 STAT6 核（F）

嗜酸性，细胞核较一致卵圆形，常见胞质内空泡，形成原始幼稚的原始血管腔，核内可见包涵体，核分裂象罕见（图 2-2-13）。电子显微镜下可见 W-P 小体。间质常呈明显的黏液透明样、玻璃样变或软骨样。当存在坏死、核分裂象增加（平均 2/2mm^2），以及明显异型性时考虑中间恶性，提示预后不佳。

【**免疫组化**】　上皮样血管内皮瘤内皮细胞标志 CD$_{31}$、CD$_{34}$、ERG 和 FLI-1 阳性，25%～30% 的病例 CK 阳性。

【**鉴别诊断**】　鉴别诊断包括高级别的上皮样血管肉瘤、低分化腺癌和恶性间皮瘤。上皮样血管肉瘤常呈大片生长的大细胞，胞质丰富，不规则的泡状核，明显的核仁，显著的毛细血管裂隙样结构，和乳头状生长的模式，缺

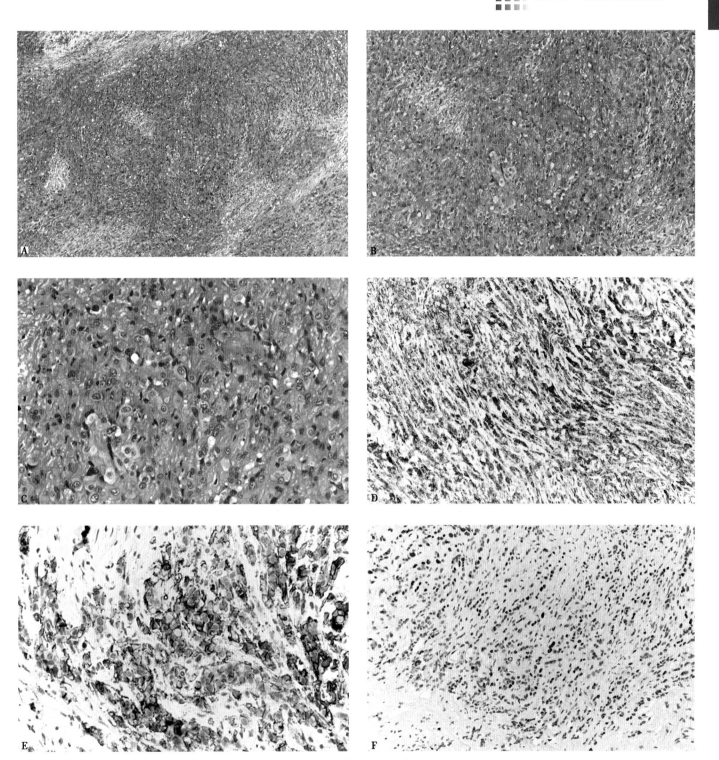

图 2-2-13　胸膜上皮样血管内皮瘤

上皮样或组织细胞样内皮细胞呈索状、梁状或小巢状排列（A），瘤细胞胞质丰富，均质嗜酸性，细胞核较一致卵圆形（B），常见胞质空泡形成，核内包涵体，核分裂象罕见（C），瘤细胞表达 CD_{31}（D）和 CD_{34}（E）阳性，核呈 ERG 阳性（F）

（该病例由浙江省中西医结合医院病理科耿艳华主任惠赠）

乏 *WWTR1-CAMTA1* 基因融合。低分化癌或间皮瘤上皮细胞标志阳性而血管内皮细胞标志阴性，可资鉴别诊断。

【分子遗传学】　多数上皮样血管内皮瘤存在（1；3）（p36；q2325）易位，产生 *WWTR1-CAMTA1* 基因融合。呈现血管结构的病例显示 *YAP1-TFE3* 基因融合，*TFE3* 过表达。

【预后及预后因素】　胸膜上皮样血管内皮瘤患者预后较差，平均生存时间常少于 1 年，多为局部扩散和转移所致。

三、血管肉瘤

【定义】 血管肉瘤（angiosarcoma）是一种高度恶性的血管内皮细胞肿瘤，常能表现出血管形成的架构。

【临床特点】 原发性胸膜血管肉瘤极其罕见，患者绝大部分为成年男性。多数患者表现出呼吸困难、胸腔积液、或血胸，影像学可见胸膜弥漫性增厚，但没有特殊意义[23]。

【病理改变】 胸膜常见弥漫性增厚，常伴血胸。大部分原发性胸膜血管肉瘤呈上皮样形态，瘤细胞大而圆，胞质丰富嗜酸性，大的泡状核，明显的核仁，局部可见胞质内空泡形成，似原始血管腔样。少部分呈梭形细胞形态。毛细血管裂隙样的血管结构、血湖、内皮细胞乳头状生长模式、以及明显的核异型性、核分裂象常见（图 2-2-14）。小活检标本由于可能缺乏这些特征性表现，常造成与癌及恶性间皮瘤的鉴别诊断困难[24]。

【免疫组化】 内皮细胞标志 CD_{31}、ERG、CD_{34} 和 FLI-1 阳性，CK 常不同程度的弥漫或局灶阳性。

【鉴别诊断】 形态学上胸膜上皮样血管肉瘤无法与转移性癌或间皮瘤区别。不同程度的 CK 表达是诊断陷阱。免疫组化染色内皮细胞标志阳性是关键，至少使用两种以上的内皮细胞标志，同时加上间皮细胞标志，以及显示起源的抗体，如 TTF-1、CDX-2、CK5/6 等。

【预后及预后因素】 原发性胸膜血管肉瘤患者预后差，病程进展迅速，多数患者在数月内死亡。

四、滑膜肉瘤

【定义】 滑膜肉瘤（synovial sarcoma）是一种独特的具有间叶和上皮双相分化的软组织肉瘤，具有特异性的染色体易位的特征 t(X; 18)(p11.2; q11.2)，具有三种组织学亚型：梭形细胞、上皮样细胞和双相型。

【临床特点】 胸膜滑膜肉瘤极其罕见，常累及肺实质。患者多数为成人，无明显性别差异。常表现为胸痛、胸腔积液、呼吸困难或血胸等症状。影像学表现没有特征性，可见钙化、出血、囊性变等表现。

【病理改变】 胸膜滑膜肉瘤的诊断依据传统的形态学、成组的免疫组化染色以及染色体易位的检测。胸膜滑膜肉瘤常表现为实性肿块，也可为弥漫性胸膜增厚。肿瘤通常较大，平均为 13cm（范围 4～21cm），部分病例有假包膜或带蒂与胸膜相连。肿瘤切面灰褐色，可有囊性变、出血和坏死。组织学特征与其他部位的滑膜肉瘤相似，分成三个独特的亚型。单相型滑膜肉瘤，单独由梭形细胞组成，相对一致的细胞，拉长的核，稍微嗜碱性的胞质，不清楚的细胞边界，细胞丰富呈相互交织的束状排列，常常有玻璃样变嗜酸性的间质，80% 的肿瘤存在血管外皮瘤样的血管；上皮样型滑膜肉瘤，上皮样细胞形成裂缝样的腺样结构，散在的管状乳头状分化或实性成片的上皮样细胞，细胞呈立方形，中等嗜酸性胞质，圆形的细胞核，腺样的染色质，偶尔可见的核仁，常见黏液分泌；双相型滑膜肉瘤，含有梭形细胞和上皮样细胞，梭形细胞与上皮样细胞的比例变化很大，梭形细胞与单相型相似，上皮样细胞与上皮样亚型相似（图 2-2-15）。多数病例呈单相型表现，文献表明约占 58% 的病例。核分裂象变化很大，可见钙化和肥大细胞浸润。部分病例发生囊性变，囊间细胞为梭形细胞，囊内衬上皮样细胞[25]。

【免疫组化】 超过 50% 的病例 EMA、CK7、calretinin 和 CK5/6 染色阳性，三分之二的病例 CK 染色阳性，梭形细胞通常 CD_{56} 和 Bcl-2 阳性，CD_{99} 超过 80% 的病例阳性。S-100 局部阳性。特异性标志 TLE1 染色阳性，SMA、desmin 和 CD_{34} 阴性。

【鉴别诊断】 最重要的鉴别诊断是恶性间皮瘤、肉瘤样癌和孤立性纤维性肿瘤，以及转移性滑膜肉瘤。结合临床、组织学、免疫组化，以及细胞遗传学发现可以区别这些类型。囊性亚型还需与胸膜肺母细胞瘤鉴别。最有帮助的免疫组化染色是上皮标志、CD_{56} 和 TLE1 以及细胞遗传学 SS18-SSX1 融合基因的检测。

【分子遗传学】 具有染色体易位 t(X; 18)(p11.2; q11.2) 的特征，与 18 号染色体上的 SS18 基因（也称为 SYT）融合。具有 SS18-SSX1 融合的病例可能显示出腺样或双相的表现。而 SS18-SSX4 或 SS18L-SSX1 基因融合的病例尚未在胸膜滑膜肉瘤中报道[26]。

【预后及预后因素】 滑膜肉瘤的预后与肿瘤是否完全切除、肿瘤大小是否超过 5cm、男性、是否高级别肿瘤以及年龄是否超过 20 岁有关。胸膜滑膜肉瘤呈侵袭性生长模式，中位生存期约为 2 年。

五、韧带样纤维瘤病

【定义】 韧带样纤维瘤病（desmoid-type fibromatosis）是一种局部侵袭性但无转移性的肌纤维母细胞性肿瘤，通常起源于深部软组织，常发生局部复发，并常表现出 CTNNB1 基因突变。

【临床特点】 大多数的韧带样纤维瘤病是散发性的。腹部外的韧带样纤维瘤病最常见于足部、肩部、大腿和小腿。大约五分之一的病例累及胸部，主要为胸壁，部分在纵隔和肺。原发性胸膜韧带样纤维瘤病罕见。最常影响成人，无明显性别差异和种族倾向。常见胸痛、呼吸困难。影像学无特征性表现[27]。

【病理改变】 原发性胸膜韧带样纤维瘤病常位于胸

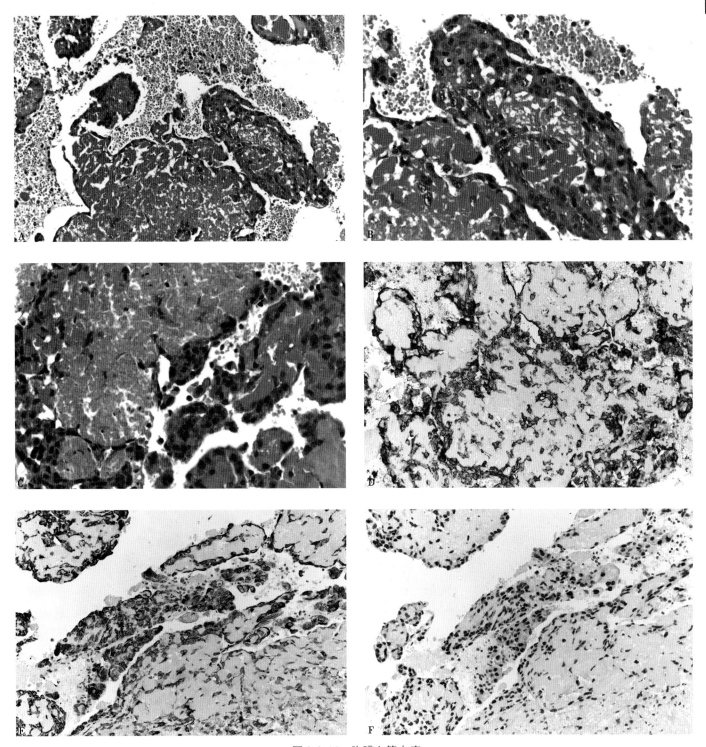

图 2-2-14　胸膜血管肉瘤

原发性胸膜血管肉瘤呈上皮样形态,伴大片出血、坏死,瘤细胞大而圆,胞质丰富嗜酸性(A),大的泡状核,明显的核仁,局部可见胞质内空泡形成,似原始血管腔样(B),血湖、内皮细胞乳头状生长模式、明显的核异型性、核分裂象常见(C),瘤细胞表达 CD_{31}(D)、AE1/AE3(E)和 ERG(F)

(该病例由北京友谊医院病理科周小鸽主任惠赠)

膜深层,肿块较大,常扩展到胸壁软组织,部分呈息肉样突入胸腔。切面白色质韧有砂砾感,肿瘤边缘不清。组织病理学与身体其他部位类似,由细胞学上一致的纤维母细胞性/肌纤维母细胞性细胞组成,细胞异型性低,淡染的嗜酸性胞质,卵圆/梭形的核,核分裂象率不定。瘤细胞排列成长束状,分布于纤丝状或玻璃样变的胶原样基质中,黏液样变少见(图 2-2-16)。肿瘤境界不清,高度侵袭性,常浸润胸壁软组织[28]。

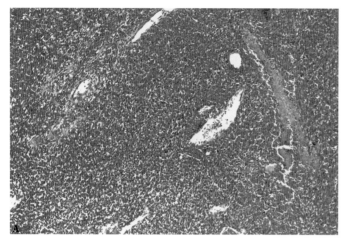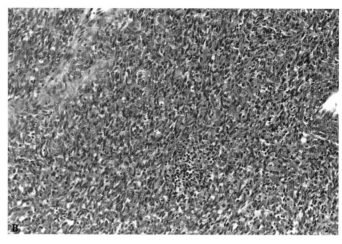

图 2-2-15　双相型滑膜肉瘤
含有梭形细胞和上皮样细胞（A），局部瘤细胞呈上皮样细胞形态（B）

【免疫组化】　SMA 或 MSA 局部或弥漫阳性。Desmin、S100 和 CD_{34} 阴性。70%～75% 病例 β-catenin 核阳性染色。

【鉴别诊断】　鉴别诊断包括胸膜的梭形细胞肿瘤，如肉瘤、肉瘤样间皮瘤和胸膜孤立性纤维性肿瘤。陈旧性束状结构和 STAT6 阴性可与孤立型纤维瘤病区分。核异型性、细胞学的多形性以及缺乏坏死，有助于区别韧带样纤维瘤病与其他类型的梭形细胞肉瘤。

【分子遗传学】　85% 的散发性病例存在 CTNNB1 基因突变。5%～15% 的病例与家族性腺瘤样息肉病患者有关，存在 APC 基因失活突变。少数病例 STAT6 免疫组化染色阳性。

【预后及预后因素】　临床过程难以预知，超过 39%

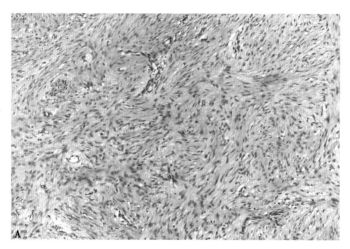

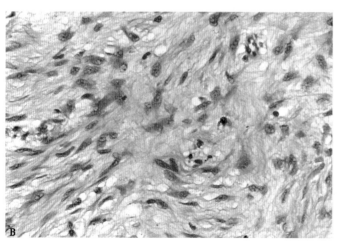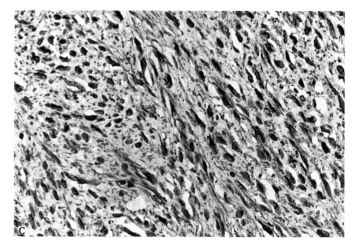

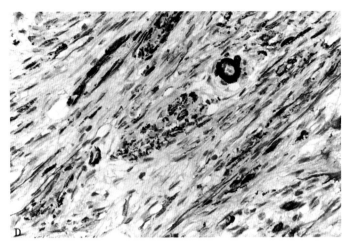
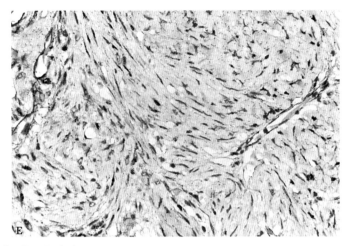

图 2-2-16 胸膜韧带样纤维瘤

瘤细胞排列成长束状，分布于纤丝状或玻璃样变的胶原样基质中（A），细胞学一致的纤维母细胞性/肌纤维母细胞性细胞，异型性低，淡染的嗜酸性胞质，卵圆/梭形的核，可见核分裂象（B），瘤细胞表达 Vimentin（C）和 Actin（D），核呈 β-Catenin 阳性（E）

的病例局部复发，尽管第一次手术时切缘是干净的。如果局部复发，可以考虑再次手术或局部放疗。

六、胸膜钙化纤维性肿瘤

【定义】 胸膜钙化纤维性肿瘤（pleural calcified fibrotic tumor）是一种罕见的良性肿瘤，由大量致密的、境界清楚的、玻璃样变的胶原纤维组成，伴有淋巴浆细胞浸润，梭形细胞、淋巴样聚集以及砂粒体样和（或）营养不良性钙化有关，全身各处均可发生，也称钙化纤维性假瘤[29]。

【临床特点】 胸膜钙化纤维性肿瘤主要发生于女性，平均 34 岁，年龄范围为 23～54 岁，胸腔外的病例主要见于儿童和青年人。无症状或表现为胸痛、干咳。影像学显示孤立的胸膜肿块，或多发性结节性胸膜肿块，边界清楚。

【病理改变】 钙化纤维性肿瘤常局限于胸膜，无肺实质受累。肿瘤境界清楚，实性，无包膜，切面有砂砾感，呈膨胀性生长模式而非侵袭性生长模式。平均大小为 5cm，范围为 1.5～12.5cm。组织病理学表现为温和的纤维母细胞伴大量致密的弥漫性玻璃样变的胶原化间质，瘤细胞数量少，穿插在胶原纤维中，其间可见散在的淋巴浆细胞浸润以及数量不等的营养不良性或砂粒体性钙化[30]（图 2-2-17）。

【免疫组化】 Vimentin 和 X Ⅲ a 阳性，CD₃₄ 不同程度阳性，actin 局灶阳性，EMA、β-catenin 和 ALK1 阴性。

【鉴别诊断】 须与炎性肌纤维母细胞肿瘤和孤立性纤维性肿瘤鉴别诊断，这两种肿瘤均为富于细胞性的肿瘤，前者梭形细胞呈束状排列，后者呈无结构模式，但有特征性的分支状血管。

【分子遗传学】 无特征性表现。

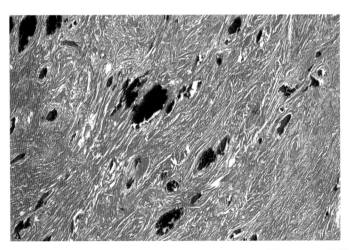
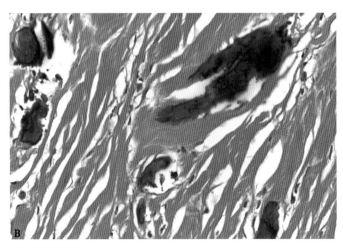

图 2-2-17 胸膜钙化纤维性肿瘤

玻璃样变的胶原化间质内见极少量的纤维样细胞（A），其间可见散在的数量不等的营养不良性或砂粒体性钙化（B）

七、促纤维增生性圆细胞肿瘤

【定义】 促纤维增生性圆细胞肿瘤（desmoplastic round cell tumour，DSRCT）是一种非常罕见的原始恶性间叶源性肿瘤，呈小蓝圆细胞形态，共表达上皮、间叶和神经细胞标志，一致的特定的易位 t（11；22）（p13；q12），隐含功能性融合基因，编码具有转录激活功能的嵌合蛋白 EWSR1-WT1。

【临床特点】 原发性胸膜 DSRCT 极其罕见，多为青壮年男性患者，常表现出胸痛和胸腔积液。具有高度侵袭性行为，广泛的转移，预后较差。

【病理改变】 原发性胸膜 DSRCT 表现为单个或多个胸膜结节，常扩展到纵隔和对侧胸膜，累及肺实质。切面质实，可见出血、坏死。组织形态学表现出在显著增生的纤维性背景上，岛状、索状、片状排列的小圆形细胞浸润，境界清楚，细胞形态较一致，细胞核深染，胞质淡染，部分细胞胞质内可见嗜酸性包涵体，类似于横纹肌样（图 2-2-18）。核分裂活跃，明显的单个细胞坏死现象。间质中可见多量增生的血管[31]。

【免疫组化】 原发性胸膜 DSRCT 表现出上皮、间叶和神经细胞的标志，CK、EMA、Vimentin、desmin（核周高尔基区点状阳性）、WT1、NSE、Fli-1 和 CD$_{99}$ 阳性，Myogenin 和 MyoD1 阴性。

【鉴别诊断】 细针或粗针穿刺活检标本，由于未能穿刺到经典部位以及由于受到挤压，产生人工假象的原因，常常误诊为恶性间皮瘤、淋巴瘤、神经母细胞瘤、横纹肌肉瘤以及 Ewing 肉瘤／原始神经外胚叶肿瘤。

【分子遗传学】 一致的 22 号染色体的易位 t（11；22）（p13；q12），产生功能性基因融合，编码具有转录激活功能的嵌合蛋白 EWSR1-WT1[32]。

【预后及预后因素】 原发性胸膜 DSRCT 高度侵袭性的生物学行为，无法进行完全的外科切除，预后较差，主要治疗手段是化疗加上放疗，但中位生存时间多为 2.5 年。近年来，靶向药物，如 TKI 类的苏尼替尼、mTOR 抑制剂西罗莫司脂化物等的使用效果正在研究中。

八、其他胸膜原发少见肿瘤

胸膜发生的其他种类肿瘤还有很多，比如脂肪瘤[33]、脂肪肉瘤[34]、软骨肉瘤[35]、炎性肌纤维母细胞瘤[36]、纤维肉瘤[37]、恶性纤维组织细胞瘤[38]、平滑肌瘤[39-40]、平滑肌

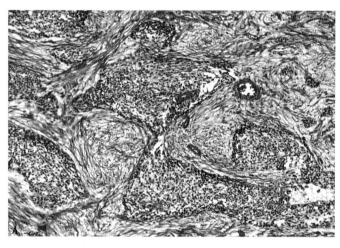
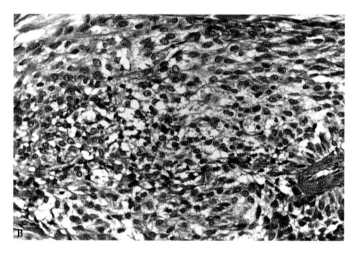
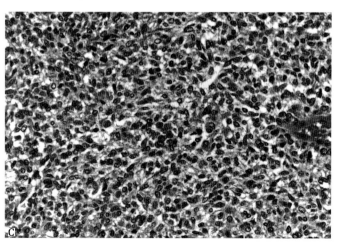
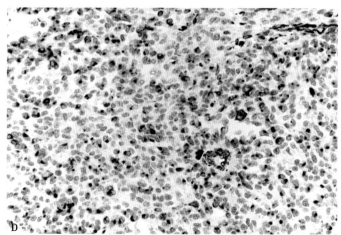

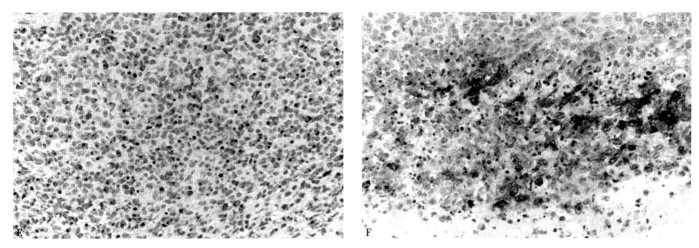

图 2-2-18　促纤维增生性圆细胞肿瘤

在显著增生的纤维性背景上，岛状、索状、片状排列的小圆形细胞浸润（A），境界清楚，细胞形态较一致，细胞核深染，胞质淡染（B），部分细胞胞质内可见嗜酸性包涵体，类似于横纹肌样（C）。免疫组化染色显示上皮、间叶和神经细胞标志阳性，Vimentin（D）、CK（E）、（核周高尔基区点状阳性）、NSE（F）（细胞质和核周高尔基区点状阳性）阳性

（该病例由福建医科大学附属协和医院病理科杨映红主任惠赠）

肉瘤[41]，横纹肌肉瘤[42]、神经纤维瘤[43]和神经鞘瘤[44-45]、恶性外周神经鞘瘤[46]、腺泡状软组织肉瘤[47]等，甚至可以发生畸胎瘤[48]。

第四节　转移性肿瘤

胸膜肿瘤中转移性肿瘤是最常见的，也是胸腔积液常见的原因，约占每年 15 万例恶性胸腔积液的大部分。恶性胸水（malignant pleural effusion）最常见的原因是肺癌转移，肺、乳房、卵巢、胃或淋巴增生性病变的转移瘤占所有恶性胸水的 80%。在 50 岁以上的患者中，胸腔积液的主要原因是心衰，其次为胸膜肿瘤，其中转移性腺癌最常见。恶性细胞通过邻近部位直接浸润或通过淋巴或血道扩散传播进入胸膜（腔）。在恶性胸腔积液中，影响

生存的主要因素是原发肿瘤的性质、体能状况、外周血白细胞数目、中性粒细胞 / 淋巴细胞比。到目前为止，在胸腔积液的检测中没有一种参数与生存有关。大体上，转移性胸膜肿瘤表现为坚实的肿块或结节，显微镜下的表现与原发瘤相似。胸膜转移性肿瘤的主要问题是与恶性间皮瘤的鉴别，以及寻找原发灶，免疫组化染色是关键。对于恶性间皮瘤的排除，需要使用一组至少两种间皮瘤标志和两种上皮性标志，以及加上针对原发瘤免疫表型的抗体。需要重申的是，任何辅助技术必须基于 HE 染色上的形态学表现。免疫组化染色是研究未知原发部位转移的一种有效方法。肺癌是最常见的原发性肿瘤，其次是乳腺癌，但几乎所有的肿瘤都可能转移到胸膜（图 2-2-19，图 2-2-20）。胸膜的受累表明原发肿瘤已进入晚期阶段，分类为 M_{1a}，而不是 T_4 期[49]。

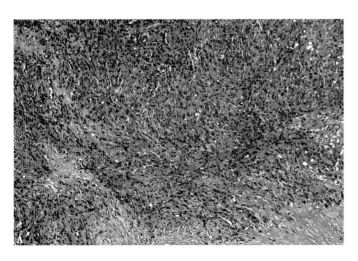

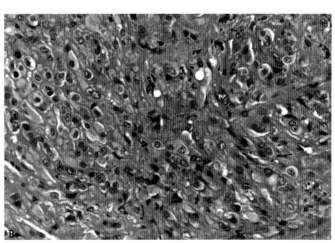

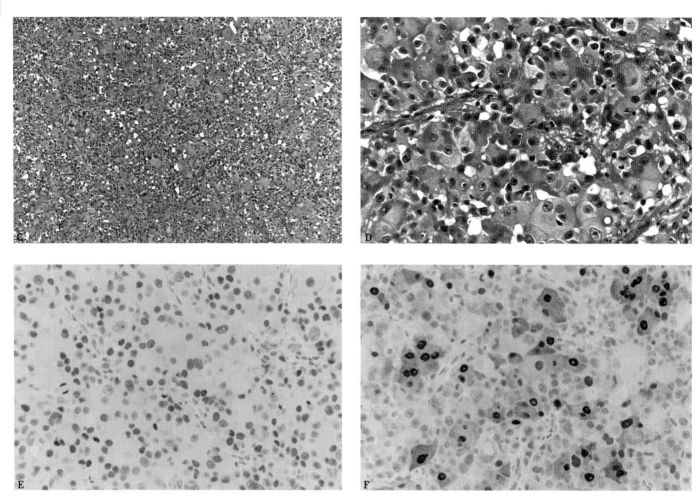

图 2-2-19 大腿横纹肌肉瘤胸膜转移

大腿部原发瘤(A),瘤细胞弥漫分布,异型性明显,胞质红染,似有包涵体(B);2 年后胸膜处出现包块,活检(C),其组织学改变与大腿处相同(D),组化染色 MyoD1(E)和 Myogenin(F)均阳性

(此病例由福建医科大学附属协和医院病理科杨映红主任惠赠)

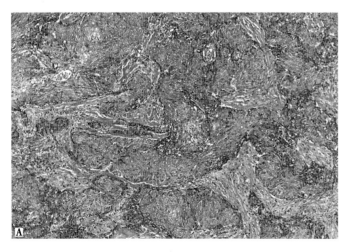

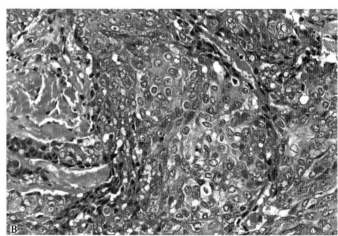

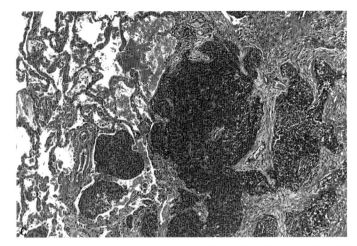
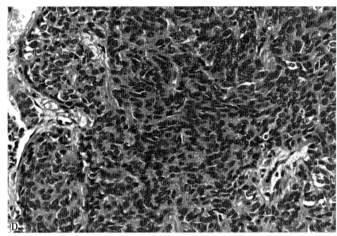

图 2-2-20 具有胸腺样分化的甲状腺癌（CASTLE）胸膜转移

甲状腺手术材料显示：瘤细胞呈不整形片状分布（A），瘤细胞较大，核仁明显（B），组化 CD_5 阳性等证实为具有胸腺样分化的甲状腺癌；3年后胸膜包块活检（C），细胞形态（D）和免疫组化表型与原发瘤相同

（本病例由解放军福州总医院病理科曲利娟主任惠赠）

（福建医科大学附属第一医院 张 声）

参 考 文 献

1. Travis WD，Brambilla E，Burke AP，et al. WHO Classification of Tumours of the Lung，Pleura，Thymus and Heart. Lyon，France：International Agency for Research on Cancer，2015.

2. Galateau-Salle F，Churg A，Roggli V，et al. The 2015 World Health Organization Classification of Tumors of the Pleura：Advances since the 2004 Classification. J Thorac Oncology，2016，11：142-154.

3. Karpathiou G，Stefanou D，Froudarakis ME. Pleural neoplastic pathology. Respir Med，2015，109：931-943.

4. Woo JS，Reddy OL，Koo M，et al. Application of Immunohisto-chemistry in the Diagnosis of Pulmonary and Pleural Neoplasms. Arch Pathol Lab Med. 2017，141（9）：1195-1213.

5. Churg A，Galateau-Salle F. The Separation of Benign and Malignant Mesothelial Proliferations. Arch Pathol Lab Med，2012，136：1217-1226.

6. Henderson DW，Reid G，Kao SC，et al. Challenges and controversies in the diagnosis of malignant mesothelioma：Part 2. Malignant mesothelioma subtypes，pleural synovial sarcoma，molecular and prognostic aspects of mesothelioma，BAP1，aquaporin-1 and microRNA. J Clin Pathol，2013，66：854-861.

7. Hashimoto K，Okuma Y，Hosomi Y，et al. Malignant mesothelioma of the pleura with desmoplastic histology：a case series and literature review. BMC Cancer，2016，16：718.

8. Bruno R，Alì G，Giannini G，et al. Malignant pleural mesothelioma and mesothelial hyperplasia：A new molecular tool for the differential diagnosis. Oncotarget，2017，8：2758-2770.

9. Nakano T，Hamanaka R，Oiwa K，et al. Localized malignant pleural mesothelioma. Gen Thorac Cardiovasc Surg，2012，60：468-474.

10. 曹雅静，关剑. 胸膜高分化乳头状间皮瘤临床病理观察. 诊断病理学杂志，2010，17：129-131.

11. Butnor KJ，Sporn TA，Hammar SP，et al. Well-Differentiated Papillary Mesothelioma. Am J Surg Pathol，2001，25：1304-1309.

12. Shimizu S，Yoon HE，Ito N，et al. A Case of Solitary Well-Differentiated Papillary Mesothelioma with Invasive Foci in the Pleura. Pathol Int，2017，67：45-49.

13. Kawai T，Kawashima K，Serizawa H，et al. Adenomatoid Mesothelioma With Intranuclear Inclusion Bodies：A Case Report With Cytological and Histological Findings. Diagn Cytopathol，2014，42：436-440.

14. Gloghini A，Volpi CC，Gualeni AV，et al. Multiple viral infections in primary effusion lymphoma：a model of viral cooperation in lymphomagenesis. Expert Rev Hematol，2017，10：505-514.

15. 石丛艳，杨守京，方正清，等. 胸腔原发性渗出性淋巴瘤 1 例临床病理学及基因重排分析. 现代肿瘤医学，2016，24：3276-3280.

16. Kim Y，Park CJ，Roh J，et al. Current Concepts in Primary Effusion Lymphoma and Other Effusion-Based Lymphomas. Korean J Pathol，2014，48：81-90.

17. Narimatsu H，Ota Y，Kami M，et al. Clinicopathological features of pyothorax-associated lymphoma：a retrospective survey involving 98 patients. Ann Oncol，2007，18：122-128.

18. 蒋尧瀛，姜成威，王丽萍. 心房黏液瘤内的慢性炎症相关性弥漫性大B细胞淋巴瘤一例. 中华病理学杂志，2017，46：273-274.

19. Aozasa K. Pyothorax-associated lymphoma. J Clin Exp Hematop，2006，46：5-10.

20. Cardillo G, Lococo F, Carleo F, et al. Solitary fibrous tumors of the pleura. Curr Opin Pulm Med, 2012, 18: 339-346.

21. Geramizadeh B, Marzban M, Churg A. Role of Immunohisto-chemistry in the Diagnosis of Solitary Fibrous Tumor, a Review. Iran J Pathol, 2016, 11: 195-203.

22. Salijevska J, Watson R, Clifford A, et al. Pleural Epithelioid Hemangioendothelioma: Literature Summary and Novel Case Report. J Clin Med Res, 2015, 7: 566-570.

23. Zhang S, Zheng Y, Liu W, et al. Primary epithelioid angiosarcoma of the pleura: a case report and review of literature. Int J Clin Exp Pathol, 2015, 8: 2153-2158.

24. Anderson T, Zhang L, Hameed M, et al. Thoracic Epithelioid Malignant Vascular Tumors: A Clinicopathologic Study of 52 Cases with Emphasis on Pathologic Grading and Molecular Studies of WWTR1-CAMTA1 Fusions. Am J Surg Pathol, 2015, 39: 132-139.

25. Hartel PH, Fanburg-Smith JC, Frazier AA, et al. Primary pulmonary and mediastinal synovialsarcoma: a clinicopathologic study of 60 cases and comparison with five prior series. Mod Pathol, 2007, 20: 760-769.

26. El Beaino M, Araujo DM, Lazar AJ, et al. Synovial Sarcoma: Advances in Diagnosis and Treatment Identification of New Biologic Targets to Improve Multimodal Therapy. Ann Surg Oncol, 2017, 24: 2145-2154.

27. Mahmud T, Mal G, Majeed FA, et al. A massive pleural-based desmoid tumour. Respirol Case Rep, 2017, 5: e00205.

28. Tokarek T, Szpor J, Pankowski J, et al. Desmoid tumor of lung with pleural involvement - the case of unique location of aggressive fibromatosis. Folia Med Cracov, 2015, 55: 53-59.

29. Chorti A, Papavramidis TS, Michalopoulos A. Calcifying Fibrous Tumor, Review of 157 Patients Reported in International Literature. Medicine, 2016, 95: e3690.

30. Sleigh KA, Lai W, Keen CE, et al. Calcifying fibrous pseudotumours: an unusual case with multiple pleural and mediastinal lesions. Interact Cardiovasc Thorac Surg, 2010, 10: 652-653.

31. Karavitakis EM, Moschovi M, Stefanaki K, et al. Desmoplastic Small Round Cell Tumor of the Pleura. Pediatr Blood Cancer, 2007, 49: 335-338.

32. Ariza-Prota MA, Pando-Sandoval A, Fole-Vázquez D, et al. Desmoplastic small round cell tumor of the lung: A case report and literature review. Respir Med Case Rep, 2015, 16: 112-116.

33. Sakurai H, Kaji M, Yamazaki K, et al. Intrathoracic lipomas: their clinicopathological behaviors are not as straightforward as expected. Ann Thorac Surg, 2008, 86: 261-265.

34. Wang F, Kiryu S, Li L, et al. Resectable primary pleural myxoid liposarcoma with a pedicle: report of a rare case and literature review. J Thorac Dis, 2017, 9(3): E183-E187

35. Jain A, Safaya R, Jagan C, et al. Extraskeletal mesenchymal chondrosarcoma of the pleura: report of a rare case. Indian J Pathol Microbiol, 2011, 54(1): 144-146.

36. Kubal C, Ghotkar S, Gosney J, et al. Pleural inflammatory myofibroblastoma: a locally aggressive intra-thoracic tumour. J Cardiothorac Surg, 2007, 2: 29.

37. Tsuchido K, Yamada M, Satou T, et al. cytology of sclerosing epithelioid fibrosarcoma in pleural effusion. Diagn Cytopathol, 2010, 38(10): 748-753.

38. Kabiri H, Elfakir Y, Kettani F, et al. Malignant primary fibrous histiocytoma of the pleura. Rev Mal Respir, 2001, 18(3): 319-22.

39. Qiu X, Zhu D, Wei S, et al. Primary leiomyoma of the pleura. World J Surg Oncol, 2011, 9: 76.

40. Rodriguez PM, Freixinet JL, Plaza ML, et al. Unusual primary pleural leiomyoma. Interact Cardiovasc Thorac Surg, 2010, 10(3): 441-442.

41. Sinha AK, Khanna A, Talwar D, et al. Primary pleural leiomyosarcoma-A rare entity. Lung India, 2017, 34(1): 104-105.

42. Koksal D, Ibrahimov F, Bugdayci M, et al. Primary diffuse pleural rhabdomyosarcoma in an adult patient. Asian Cardiovasc Thorac Ann, 2016, 24(1): 98-100.

43. Langman G, Rathinam S, Papadaki L. Primary localised pleural neurofibroma: expanding the spectrum of spindle cell tumours of the pleura. J Clin Pathol, 2010, 63(2): 116-118.

44. Adams K, Liu XS, Akhtar I, et al. Pleural-based neuroblastoma-like schwannoma: a case report with cytologic findings and review of literature. Diagn Cytopathol, 2015, 43(8): 650-653.

45. Soria-Cespedes D, Robles-Vidal C, Gomez-Gonzalez A, et al. Primary pleural hybrid cellular schwannoma/perineurioma: a case report. Respir Investig, 2014, 52(4): 269-273.

46. Misiak P, Wcislo S, Jablonski S, et al. Primary malignant peripheral nerve sheath tumor of the pleural cavity: rapid progression. Kardiochir Torakochirurgia Pol, 2014, 11(2): 213-215.

47. Ju HU, Seo KW, Jegal Y, et al. A case of alveolar soft part sarcoma of the pleura. J Korean Med Sci, 2013, 28(2): 331-335.

48. Kurishima K, Kagohashi K, Ando S, et al. Pleural mass originating from a gonadal teratoma. Intern Med, 2014, 53(8): 919.

49. Karpathiou G, Stefanou D, Froudarakis ME. Pleural neoplastic pathology. Respir Med, 2015, 109: 931-943.

第三章

胸部疾病的细胞病理学

细胞病理学是病理学诊断的重要组成部分，具有操作简便、诊断迅速、无创或轻创以及并发症少等优点。随着制片技术和微创技术在临床上的广泛应用，细胞病理学诊断的敏感性和阳性率较以往有了较大提高。以液基细胞为基础的细胞病理学延伸了很多实用的分子生物学方法，如免疫荧光原位杂交、靶向分子检测 PCR 法、二代测序技术等 [1-3]，在诊断的同时也满足了临床个体化治疗模式的需求。

胸部疾病的细胞学诊断在整体细胞学诊断中占有重要的地位。根据获取标本的方法不同主要分为两类 [4]：一类为脱落细胞学标本，包括痰液、胸水、心包腔积液、支气管刷检、支气管灌洗和支气管肺泡灌洗液等样本；另一类为细针穿刺（或针吸）标本，包括 CT 引导下经皮细针穿刺活检（percutaneous transthoracic fine needle aspiration—FNA，即经皮肺穿刺）、经支气管针吸活检（transbronchial fine needle aspiration，TBNA）、气道内超声引导下的经支气管针吸术（endobronchial ultrasoundguided-transbronchial fine needle aspiration，EBUS-TBNA）[5] 以及电磁导航支气管镜针吸术（electromagnetic navigation bronchoscopy，ENB）等 [6]，采用这些取材方法获得的标本中，除了游离的细胞成分外，还常混有一些数量不等的组织成分，对疾病的准确诊断具有重要的提示作用。总之，随着检查方法的快速发展，细胞病理学在肺部、纵隔及胸膜病变的病理诊断及临床治疗中发挥着越来越重要的作用。

一、胸部疾病细胞病理学标本种类及主要采集方法

（一）痰液

通过查找痰液中的有形成分（癌细胞的有无和类型、病原菌的形态以及炎症细胞的种类、数量和比例等）进行病理诊断是一种无创而有价值的检查方法。但痰液检查的敏感性较低，其原因有三：痰液中黏稠的黏蛋白和糖蛋白的影响、送检痰液的质量以及痰液中有效成分被咳出

的可能性和随机性。采用液基细胞学的痰处理液和多次送检可以解决第一和第三个问题，而加强从咳痰、送检、制片到镜检等各个环节的质量控制是解决第二个问题的关键。

1. 痰液样本的采集　最好是晨痰送检。嘱咐患者清晨起床刷牙、漱口后，用力从肺内咳出，可以多咳几次。口水痰是无用痰。若患者无法咳痰，可采用雾化吸入诱咳采痰，也可以在支气管镜检查后取痰（检后痰）。有条件的情况下，最好有医护人员在现场指导患者正确咳痰。

2. 痰液的收集和送检　患者咳出的痰液应在 2 个小时以内送检，以防细胞退变。肉眼观察痰液为黏性灰白色样痰、陈旧性血丝样痰、脓性痰及无黏性坏死样痰为合格痰液。痰液量不限，一般一次送检 2～3 口痰液，连续送检 3 次。

（二）支气管镜刷检及支气管肺泡灌洗

1. 支气管镜刷检（bronchial brush samples）　支气管镜刷片细胞学检查是指纤支镜对位于气管、支气管的病变进行直接观察后，利用一些取材配件刷取病变表面而获得标本并制成细胞学涂片，进而作出细胞病理学诊断的一种检查方法。刷取物直接涂片后应立即滴加固定液进行固定，同时做液基细胞学检查（将纤维支气管刷取物放到装有保存液的标本收集瓶内反复涮洗多次，尽可能多地收集细胞以备液基细胞学检查）。

2. 支气管肺泡灌洗（bronchoalveolar lavage，BAL）　BAL 是远端气道和肺泡的"液体活检"。支气管镜进入第 3 级或第 4 级支气管后，注入无菌生理盐水负压吸引，回收含细胞、蛋白和微生物的液体 BAL，从而获得可用于诊断的细胞和其他成分。

（三）胸腔积液

胸膜原发或转移性恶性肿瘤以及各种炎症性病变，或肺内病变累及到胸膜时，影响脏 / 壁层胸膜间皮细胞的液体和蛋白的重吸收以及间皮下淋巴管内液体循环，都会导致胸膜腔内液体积聚而形成胸水。一般而言，血性胸水常为恶性，浆液性常为结核，而脓性常为化脓性感

染。通过胸腔积液的细胞病理学检查不仅可以鉴别积液的良恶性，也可根据细胞形态及细胞块包埋免疫组化染色明确肿瘤的分型及来源，进一步指导个体化治疗。

胸腔积液的采集：一般由临床医师在局麻下经皮肤穿刺抽取完成。细胞学检查一般留取 50～500ml 的积液（如果需要进一步细胞块包埋，则至少留取 300ml）。胸水抽出后应及时送检，而病理科在收到标本后应立即检查处理，如当天不能处理，可保存在 4℃冰箱冷藏，能较长时间保持完好的细胞形态。如果胸水内含有较多的纤维蛋白，容易形成凝块而无法制片，对于这类病例可以在第二次抽液时，预先在标本瓶内加入 3.8% 的枸橼酸钠溶液，以防止凝结，其量为标本总量的十分之一。加入肝素锂等抗凝剂后对后续的基因检测有较大影响，所以一般情况下不加抗凝剂[7]。

（四）CT 引导下经皮肺细针穿刺

在 CT 或超声定位下，对肺部病变进行准确性定位以寻求最佳穿刺点，在定位对应的皮肤范围常规消毒并铺设洞巾，用 2% 利多卡因 2ml 做局部浸润麻醉，待局麻生效后，用千叶针（20G 或 22G 的针头）或专用肺活检针嘱患者屏气时经皮于肋间隙直接刺入肺内病灶，再行影像监视，查看针尖在肺内病灶的具体位置，确认位置无误后，采用负压抽吸法取出病变组织，制作涂片，立即置入细胞固定液中进行固定处理，同时将穿刺针筒内残留的细胞成分放入装有液基细胞保存液的标本收集瓶内反复冲洗多次，以备液基细胞学检查。此法简便、易操作，风险较小，气胸发生的概率更低。

（五）气道内超声引导下经气管细针活检

超声内镜引导下的经支气管针吸活检是 2002 年开始研发的新技术，在理想的状态下，EBUS 可观察到超声探头周围 4cm 的管旁结构（包括纵隔）。结合专用的吸引活检针，可在实时超声引导下行经支气管针吸活检，搭载的电子凸阵扫描的彩色能量多普勒同时可帮助确认血管的位置，防止误穿血管。穿刺吸引针的外径一般为 22G（上海市肺科医院内镜室穿刺针头选择：21G 用于良性病变的穿刺，22G 用于恶性肿瘤的穿刺，25G 韧性较好可用于深部较难定位肿瘤的穿刺），部分病例可以获得组织样本。EBUS-TBNA 于 2007 年被美国国家综合癌症网络和美国胸科医师学会推荐为肺癌术前淋巴结分期的重要手段，成为肺癌纵隔分期的新标准。2008 年引入中国并投入临床使用。由于 EBUS-TBNA 取材体表无伤口、费用较低、无需全麻、可在门诊完成、几乎没有并发症等优点，已逐渐取代纵隔镜检查的方法，因后者不仅需要住院、要求全麻下行外科手术，且存在相关并发症。

EBUS-TBNA 的主要适应证：①肺癌患者淋巴结分期；②肺内肿瘤的诊断；③诊断不明原因的肺门和（或）纵隔淋巴结肿大；④纵隔肿瘤的诊断。

（六）电磁导航支气管镜

电磁导航支气管镜是一种新型实时电磁制导系统复合支气管镜检查，是一种诊断肺外周结节病变性质的新技术，与上述其他技术相比损伤更小（微侵入）、定位更为准确、诊断率更高等优点。

二、细胞学标本制片过程

（一）液基细胞制片法

液基细胞制片法（liquid based cell production）也称为薄层液基细胞学（liquid-based cytology）检测技术，具有收集细胞量多、背景干净清晰、细胞分布均匀、染色效果良好等优点，避免在制片的过程中出现人为因素干扰，从而提高诊断的准确性（主要有模式及沉降式两种制片方法）[2-3]。目前我国绝大多数的三甲医院都采用液基细胞制片技术。

1. 液基标本处理流程 标本主要为穿刺、支刷、胸水及痰液等，胸水及痰液须先离心取沉淀物。流程为：①在标本中加入清洗液（或 LCT 红色固定液），转移到 50ml 离心管中，振荡 15 分钟；②离心机中离心（2000r/min）；③去除上清液，加入固定液（或 LCT 缓冲液），振荡 2 分钟；④将标本转移至专用标本瓶中上机制片。

2. 含血液较多的标本处理流程 标本主要为穿刺标本、血性胸水）。流程为：①标本中加入含 10% 冰醋酸的清洗液（或 LCT 红色固定液），振荡 5 分钟；②离心机中离心（2000r/min）；③取出标本后观察。如仍含血较多，去除上清液后，重复上述步骤；④后续步骤同一般操作流程。

3. 含黏液较多的标本处理流程 标本主要为痰液、灌洗液。流程为：①标本中加入消化液（每 15ml 1～2 滴），振荡 15～20 分钟；②纱布过滤后，放入离心机中离心（2000r/min）；③去除上清液后加入固定液；④后续步骤同一般操作流程。

4. LCT 液基细胞学制片方法（沉降式） 流程为：①充分混匀震荡使标本中的细胞分布均一；②去除血凝块、组织碎块和黏液（勿丢弃可留作细胞块包埋）；③放入离心机，600g 的转速离心 10 分钟；④倒去上清液，保留下层细胞沉积物（注：去除血凝块和组织碎块这一步非常关键，否则可能造成吸取管堵塞，可以利用纱布之类的东西过滤标本）；⑤加入 30ml CytoRichTM 红色固定液；⑥震荡后静置 30 分钟；⑦放入离心机，600g 的转速离心 10 分钟，倒掉上清液并充分震荡；⑧如果看不到明显的细胞块，加入 10ml 缓冲液，震荡后全部转移至 12ml 离心管内；⑨如果看见有明显的细胞块，吸取 1～5 滴转移至

12ml 离心管内（细胞太多易重叠，需稀释），加入 10ml 缓冲液；⑩放入离心机，600g 的转速离心 5 分钟，倒去上清液并充分震荡；⑪在玻片架上与离心管对应的位置放上 SurePathTM PreCoat 玻片，检查试剂瓶内试剂剩余量，将吸液管与对应的试剂瓶正确连接，运行制片程序；⑫制片结束后移去玻片上的沉降室，迅速将玻片转移至无水乙醇里，随后放入二甲苯进行透明，封片（注：沉降室移去后，玻片应及时放入无水乙醇内，不能暴露在空气中，影响制片效果。染色结束后，应及时封片，以免在酒精中浸泡过久造成褪色）。

5. TCT 液基制片方法（模式） 流程为：①将标本放入 30ml 清洗液中涮洗（若所取标本含血较多，可加入含 10% 冰醋酸的消化液 20～30ml），1500～2000r/min 振荡 10 分钟；②离心：1500～2000r/min 离心 5～10 分钟，弃去上清液，观察细胞层，若肉眼仍可见血或黏液则重复步骤 1；③弃去上清液后将沉淀倒入盛有细胞保存液的标本瓶中；④将标本瓶静置 15 分钟后制片。

（二）常规涂片方法

目前在我国的基层医院中有许多单位仍然使用传统的涂片技术进行细胞学诊断。因此，有必要在这里对于涂片技术的关键点和注意事项做一讨论。

1. 痰液涂片法 用细竹签将痰液中的有效部分挑取在玻片上，每张涂片约有痰液 1ml，然后再用竹签将无效多余的痰液刮去，剩余痰液约 0.2ml，均匀涂在玻片上，厚度为 1mm 左右。太厚则细胞重叠，影响显微镜下观察，太薄则细胞很少，会降低阳性率。

根据送检痰液的形状，在涂片时要给予注意。

（1）血丝痰：当痰内见少量红色细长血丝时，应将血丝和附近的痰液全部制成涂片，阳性可能较大。

（2）全血痰：痰内混有大量鲜血时，痰液几乎全部呈红色，即使血液来自肿瘤处，因为细胞被大量血液稀释，涂片内也不容易找见癌细胞，应选取鲜血旁的黏液或血丝部分作涂片。

（3）灰白色痰丝：有时在痰液内可见灰白色细丝，粗细如白色丝线，仔细观察时呈螺旋状卷曲，有弹性，这种灰白色痰丝常可查见癌细胞。

（4）黄白色痰丝：有时痰丝呈黄白色，较灰白色痰丝略粗而且边缘模糊不清，主要由脓细胞组成，须与上述灰白色痰丝鉴别。

（5）脓痰：有时痰内含有大量黄色或黄绿色脓液，脓液内有大量脓细胞，一般不容易找见癌细胞，最好选取脓液下的透明痰液作涂片。

（6）泡沫痰液：有时在痰液表面浮有大量泡沫，应选取泡沫下的痰液作涂片，并将附在玻片表面的泡沫尽量

除去，以免影响诊断。

（7）透明黏痰：有时痰液无色透明，用竹签牵拉时，可以拉成极长的细丝，有如饴糖，这种痰内有时可见大量癌细胞。

（8）灰黑色胶冻样颗粒：痰内常见灰黑色的胶冻样颗粒，镜下为大量吞噬细胞，很少有癌细胞，所以涂片时应尽量将其去除。

（9）水样痰液：当痰内含有大量口腔的唾液，或者痰液因搁置过久而液化时，痰液常失去黏性而成水样，这种痰液无诊断价值，必须弃去重咳。

2. 胸腔积液制片方法 流程为：①将离心管平衡后放入离心机，以 2000r/min 的转速离心 5 分钟；②取出离心管，弃去上清液，用竹签将沉淀搅匀，倾斜离心管，将沉淀物滴在玻片上，用竹签将沉淀物均匀涂抹开；③用电吹风吹干，滴加固定液，固定 10～15 分钟后清洗染色。

3. 穿刺标本喷涂方法 拔出穿刺针后将针头与针筒分离，针筒充气后，将针头内的穿刺液打在预先编号的载玻片上，用推片法迅速均匀地制成涂片并立即固定，然后将针头及针筒里剩余的标本放到液基检查瓶内，以备液基细胞学检查。

三、细胞块包埋技术

细胞学对于大部分具有典型形态学特征的细胞诊断较容易，但在某些情况下，仅依靠形态学难以诊断，如分化好的肿瘤细胞与良性增生的细胞、低分化癌的组织学分型、及不能明确肿瘤的来源等。针对上述情况，很多学者认为细胞块包埋技术（cell mass embedding technique）是解决这个问题的有效方法。与常规涂片相比，沉渣包埋切片可以显示一定的组织学结构协助诊断，同时结合免疫组化、特殊染色或基因检测能得到更明确的病理诊断。胸水、痰液及穿刺得到的样本如血块或组织碎块均可制作细胞块[1]。

（一）细胞沉渣较少时细胞块包埋

当细胞沉渣较少时，多采用琼脂包埋便于细胞的收集，具体步骤如下：①将标本放入 50ml 离心管中离心（转速 2000r/min，5 分钟）。量多时可分多管，多次离心，收集沉淀物。②弃去上清液，将所有离心管中沉淀物收集于同一离心管中，加入清洗液（TCT）。当沉淀物中含有较多血细胞时，需加入含 10% 冰醋酸清洗液，振荡后离心（转速 2000r/min，5 分钟）。离心后去上清液，沉淀物转移至 EP 管中，加入液态琼脂（琼脂浓度 1%），离心（转速 2000r/min，5 分钟）。③将 EP 管取出，待琼脂凝固，将琼脂块取出，切下底部含细胞沉淀物部分。④将含沉淀物的琼脂块包入包埋筐中，包埋筐放入自动脱水机中脱水，

固定及脱水步骤同组织块。⑤石蜡切片，HE染色，阅片。⑥进行免疫细胞化学、特染以及基因测序等进一步检查。

（二）血凝块及组织碎块较多时细胞块包埋

可采用肠衣包埋法，肠衣包埋便于破碎组织的聚集，同时在包埋时将肠衣和组织块一起放入包埋盒，避免包埋时的交叉污染，具体步骤如下：①腌制的湿肠衣用清水冲洗，将肠衣内外盐分洗净，浸泡1小时；②将浸泡好的肠衣剖开，剪成2cm左右小块，将剪好的肠衣块浸入10%甲醛溶液中过夜；③包埋开始前将肠衣块取出浸入清水盆中；④取出肠衣块摊平在取材板上，用木棒将纱布上的血凝块刮下，集中至肠衣块正中间，将肠衣块四角合拢后放入包埋盒中，脱水机脱水。后续步骤同组织标本。

四、细胞标本固定及染色方法

（一）标本固定

为保持细胞形态完好，需及时、适当地对细胞学标本进行固定，传统的直接涂片完成后需立即放入固定液内（胸水常规涂片一般电吹风稍吹干后再固定）。液基细胞制片在制片前和制片后均应放于固定液中，常用的固定液有乙醇、95%乙醇和冰醋酸（99∶1）混合液、CytoLyt、PreservCyt保存液等。

（二）染色方法

1. Diff-Quik染色法 Diff-Quik试剂由一种固定剂和2种染液组成。涂片制作后先要自然干燥，然后用于Diff-Quik染色。固定剂是甲醇，染液Ⅰ为伊红，染液Ⅱ为亚甲蓝。该染色过程分为4步：①涂片置入固定剂内固定10秒；②取出涂片先后置于Diff-Quick染液Ⅰ、Ⅱ中，

同时上下提动玻片，使得染液均匀分布着染；③清水冲洗残留液，自然晾干后镜检。该染色方法的优点是简单、迅速、细胞丢失少、较易辨认胞质颗粒及包涵体，以及背景物质，如黏液、甲状腺胶质和肿瘤基质等。

2. 改良的巴氏染色法 涂片制作后应立即放入95%酒精中固定。该染色方法的优点是能够清晰地呈现细胞核的形态学特征，即使细胞核有轻微改变也能清楚显示，缺点是染色时间较其他染色方法略长。

3. HE染色法 HE染色能较好的呈现细胞核的形态特征，但有时穿刺标本中的血性成分往往会对细胞形态的观察造成干扰。但对于有组织学基础的细胞病理医师更习惯于观察HE染色。

五、胸部疾病细胞学标本中的正常成分

细胞学标本中的正常细胞成分是构成各类病变的基础细胞成分，由于呼吸道及胸腔内的脱落细胞成分复杂多样，认识并熟悉这些细胞的形态特征有助于肿瘤与良性病变的正确诊断和鉴别诊断。

（一）细胞学标本中常见的主要正常细胞成分

1. 鳞状上皮细胞 多见于来自口腔脱落的、成熟的鳞状上皮细胞，多见于痰涂片的标本中（图2-3-1 A），其细胞中央常见一个小的固缩或泡状核。而在支气管刷片及肺穿刺的标本中常可见到少量的纤毛上皮细胞增生伴鳞化（图2-3-1 B）。

2. 纤毛柱状上皮细胞 来自气管支气管黏膜，核圆形或卵圆形，染色质呈细颗粒状，有时可见核仁，其游离缘宽而平，表面有纤毛，但是纤毛很容易脱落。纤毛细胞

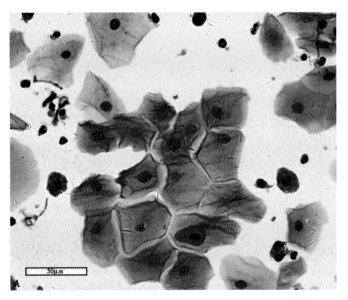
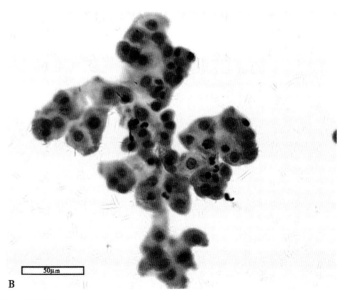

图2-3-1 鳞状上皮细胞
痰液中的正常鳞状细胞细胞大、多角形、胞质丰富淡粉染，核位于中央（A）；支刷标本中见到的鳞化上皮细胞，胞质较丰富，核轻度异型（B）；多见于年轻结核患者支刷涂片中（A、B液基细胞学制片，HE染色）

可单个散在,也可成团成簇。在固定不及时的标本中,纤毛细胞的纤毛缺失,细胞及核轻度增大,染色较淡,要与肿瘤细胞鉴别(图 2-3-2 A、B)。

在炎症等其他因素刺激下,纤毛柱状上皮可以发生增生性改变,如细胞层次增多,形成许多假腺样或乳头状结构,细胞核可明显增大,核染色质增多,变粗,核仁亦可增大,甚至出现多核的纤毛上皮细胞。增生的纤毛上皮细胞表面可见纤毛或终板,柱状细胞排列规则,核大小基本一致,可见小核仁,细胞异型性不明显,这是良性细胞的重要标志。增生的纤毛上皮细胞可以成群脱落,细胞互相

重叠呈圆球状的三维立体结构,称为"科瑞拉(Creola)小体",在制片过程中如果纤毛消失,尤其是液基制片,这种增生的细胞群要与分化好的腺癌鉴别(图 2-3-3 A、B)。

3. 基底细胞 又叫储备细胞,具有干细胞功能,是上皮细胞再生的来源,可以分化为纤毛细胞和杯状细胞。正常情况下基底细胞为单层,而增生的基底细胞呈锥形或多角形排列紧密成片状,细胞体积略大于正常的淋巴细胞,胞质少,呈嗜碱性,核质比高,核呈镶嵌状,染色质较粗深染,但无核分裂及坏死。在支气管刷片中注意与低分化腺癌和小细胞癌鉴别(图 2-3-4 A)。

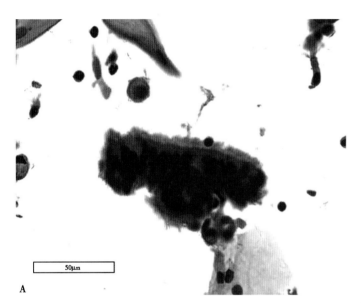

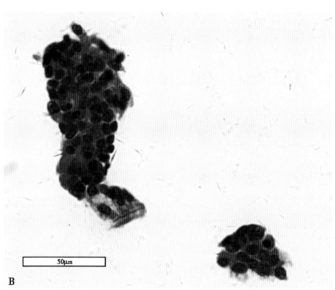

图 2-3-2 纤毛细胞

在痰液标本中可见假复层上皮细胞团的游离面,清晰可见整齐的纤毛(A);在支刷标本中可见鳞状细胞的表层细胞的游离面存在纤毛和短的微绒毛(B)

(A、B 均为液基细胞学制片 HE 染色)

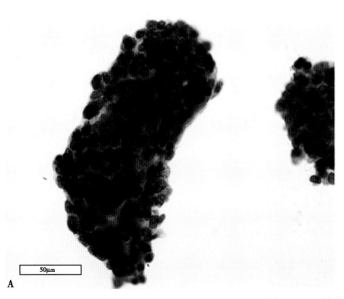

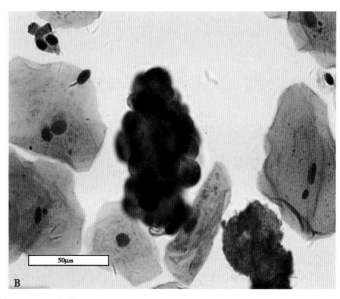

图 2-3-3 科瑞拉(Creola)小体

在支刷标本中见由纤毛细胞、杯状细胞及基底细胞组成(A);在痰液标本中的科瑞拉小体(B),易被误认为腺癌

(A、B 液基细胞学制片 HE 染色)

4. 杯状细胞 呈高柱状,形似高脚杯,梨形或卵圆形,胞质内有多量黏液呈泡沫状或空泡状。当黏液较多时,核被推到基底而成不规则形。通常杯状细胞较少,在哮喘和慢性肺部炎症时,可见较多化生的杯状细胞(图2-3-4 B)。

5. 间皮细胞 经皮肤肺穿刺针吸标本及浆膜腔积液标本中常可见到数量不等的间皮细胞。细胞多呈圆形或椭圆形,分散单个存在,有时可见细胞膜上短的微绒毛,胞质内常可见小空泡,细胞核圆而多居中,可有双核或多核结构,核仁明显。多个细胞聚集时,其间有狭窄的缝隙,具有"开窗"特征(图2-3-5 B)。增生的间皮细胞可散在或三五成群,成排或成片状、球状、菊团状、假腺泡状等排列(图2-3-5 A),但细胞较一致,无异型性,注意与转移到胸水中的腺癌细胞鉴别。

6. 吞噬细胞 主要来自血中的单核细胞,具有极强的吞噬能力。细胞体积较大,胞质丰富,核圆形、卵圆形或肾形,染色质粗糙,可见核仁。吞噬细胞中可见到双核或多核,有时可达到几十个核,称之为多核巨细胞。在肺慢性炎症、病毒性肺炎或肺间质病变时,多核巨细胞更为常见。当吞噬大量的灰尘颗粒后,胞质出现棕色或黑色的颗粒,则称之为尘细胞。如吞噬脂质,则在胞质内出现空泡,称为泡沫细胞或黄色瘤细胞。在痰液标本中,如果见到巨噬细胞,说明标本来自肺深部,是确定送检痰是否合格的一个重要指标(图2-3-6 A、B)。

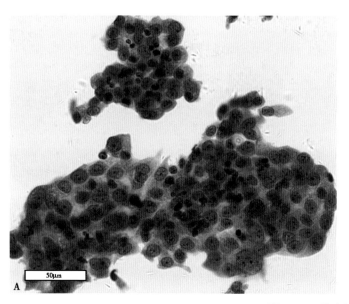

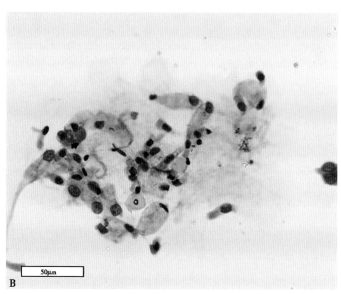

图2-3-4 基底细胞和黏液细胞

支刷标本中见增生的基底细胞(A)和黏液细胞,其中可见杯状细胞(B)

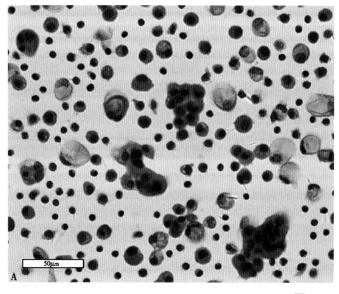

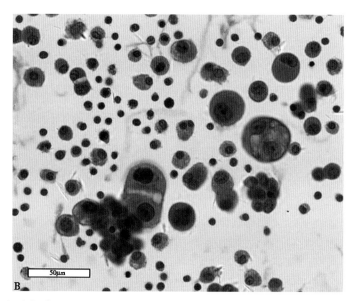

图2-3-5 间皮细胞

胸水标本中见间皮细胞增生呈假腺泡状结构(A);增生的间皮细胞间可见窗口(开窗特征)及微绒毛结构,可出现双核间皮细胞(B)

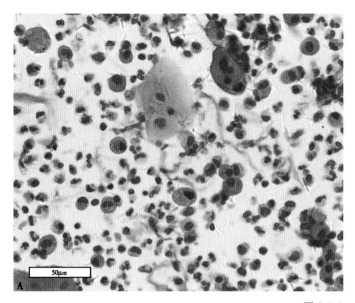

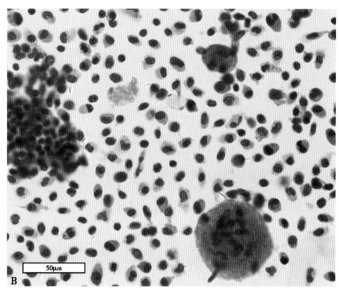

图 2-3-6　吞噬细胞

痰液标本中可见组织细胞及中性粒细胞（A）；胸水标本中可见组织细胞及多核巨细胞（B）

7. 各种炎症性细胞

（1）中性粒细胞：在支气管炎、支气管扩张和肺脓肿的患者中，中性粒细胞较多见。恶性肿瘤常发生坏死伴感染，亦可出现多量的中性粒细胞（图 2-3-7 A、B）。

（2）淋巴细胞：常见于慢性支气管炎及结核患者，细胞呈圆形，核圆形或椭圆形，深染或淡染。大量小淋巴细胞和中等大小的淋巴细胞混杂相见，可提示良性炎性病变。当淋巴细胞大小一致，具有异型性时，考虑淋巴瘤的可能性（图 2-3-8 A）。

（3）浆细胞：大多为成熟的浆细胞，核染色质呈车轮状排列。

（4）嗜酸性粒细胞：在支气管哮喘或某些肺过敏性疾病时，可出现较多嗜酸性粒细胞（图 2-3-8 B）。

8. 其他细胞成分

其他细胞如 Clara 细胞、Feyrter 细胞，及 I 型和 II 型肺泡细胞。这些细胞常因快速降解在图片中难以见到。口腔内残存的食物残渣或混入痰液内的呕吐物等，有时会出现一些奇怪的细胞成分（如植物细胞成分，图 2-3-9 A）。另外在肺穿刺标本中常见到正常的皮肤、间皮、肝和骨骼肌等肺外组织，诊断时应注意鉴别。

（二）非细胞成分

在细胞学标本中除了以上正常细胞成分外，还可以

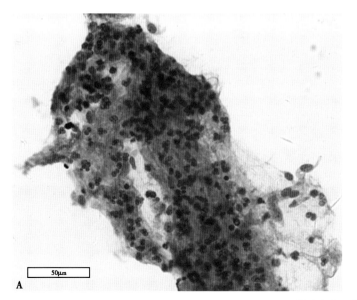

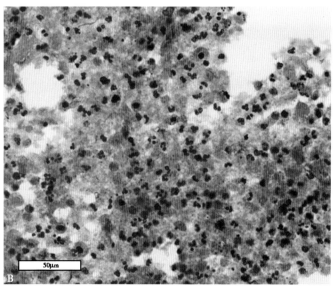

图 2-3-7　中性粒细胞

在支刷标本中可见核呈分叶状的中性粒细胞（A）；在肺穿刺标本中炎性坏死背景中可见鳞化异型细胞（鳞癌常伴坏死及中性粒细胞，勿漏诊）（B）

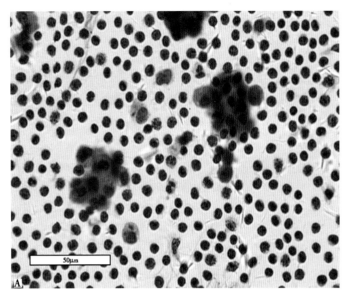
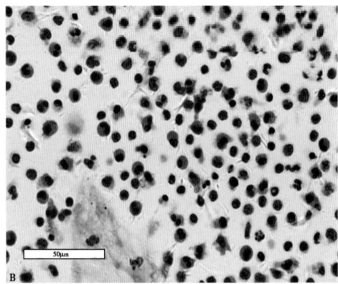

图 2-3-8　淋巴细胞和嗜酸性粒细胞
胸水中增生的淋巴细胞及间皮细胞（A）；胸水中的嗜酸性粒细胞（B）

见到一些由人体产生的非细胞成分，很多非细胞成分可见于痰液、支气管刷片、或肺穿刺标本中。常见的非细胞成分主要以下几种。

1. Charcot-Leyden 结晶（夏科 - 莱登结晶）　常见于支气管哮喘的患者。镜下可见由嗜酸性粒细胞形成的外观呈菱形或针状的红色晶体。

2. Curschmann 螺旋体　多见于慢性支气管炎或支气管哮喘的患者，与黏液过度分泌有关。镜下见黏液成分呈螺旋状，临床意义不大。

3. 石棉小体（asbestos body）　石棉小体常见于在石棉厂工作的工人及从事建筑、开采等行业的工人。国际肺癌研究组织（IARC）于 1987 年宣布石棉是一类致癌物

质，可以引起恶性间皮瘤。

镜下石棉小体呈深棕色，两端钝圆，竹节样外观（图 2-3-9 B）。细胞学所见的石棉小体是有铁蛋白包裹的石棉纤维[8]，石棉纤维在偏光显微镜下呈弱双折光。另外在细胞涂片中如见到石棉小体，一定结合临床表现及影像学资料综合作出诊断，因为有些含铁小体也可以类似石棉小体的表现。

4. 淀粉样物质沉积　在支刷及肺穿刺标本中可见无定形嗜酸性物质，提示有淀粉样变或者肺泡蛋白病。

5. 砂粒体（psammoma body）　镜下见一种同心圆层状钙化小体。常见于具有乳头结构的恶性肿瘤，转移性卵巢癌及甲状腺癌也可以出现砂粒体。

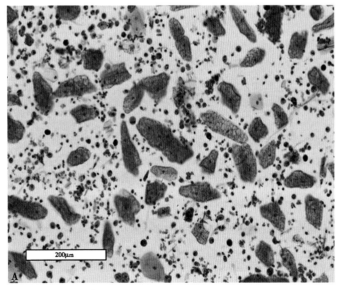
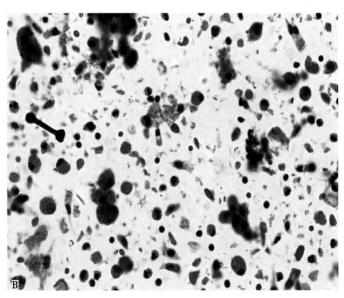

图 2-3-9　植物细胞和石棉小体
痰液中可见"铸型"样的植物细胞（A）；竹节样的石棉小体呈铁锈色（B）

6. 黏液　常规涂片中黏液常见，液基图涂片中较少见到。镜下呈丝状、条状、无定性物质。在肺穿刺标本中黏液的出现要警惕黏液腺癌。

7. 其他　其他的非细胞成分还有食物残渣、空气中的花粉、苏木素结晶性沉淀及口腔内的正常菌群等。

六、细胞学检查中能够诊断的感染性疾病

细胞病理学检查对炎症性疾病的诊断同样具有较大的帮助，尤其是对化脓性感染和特异性感染性疾病（如结核及常见真菌的感染等）的诊断具有重要的作用。

（一）分枝杆菌

分枝杆菌主要包括结核分枝杆菌及非结核分枝杆菌，主要病变形成肉芽肿性炎，伴干酪性坏死，涂片中可见特征性的朗格汉巨细胞、干酪样坏死及上皮样细胞，（图 2-3-10 A～D）。结合抗酸染色及 PCR 分子检测结果可以作出明确的诊断。

（二）隐球菌

隐球菌主要累及肺部及脑部，患者症状不明显。新型隐球菌是隐球菌属中唯一致病的真菌。镜下菌体呈圆形或卵圆形，有厚壁荚膜，镜下似空晕，涂片经 PAS、六胺银及真菌快速荧光染色均可诊断（图 2-3-11 A～D）。

（三）曲霉菌

曲霉菌主要通过吸入孢子的方式导致肺部感染，常在扩张的支气管内形成曲霉菌球，常合并肿瘤。镜下：曲霉菌属呈棕色有横隔的粗大菌丝，菌丝呈锐角 45°，经 PAS 及六胺银染色可诊断（图 2-3-12 A、B）。

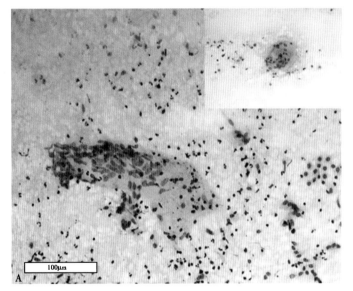

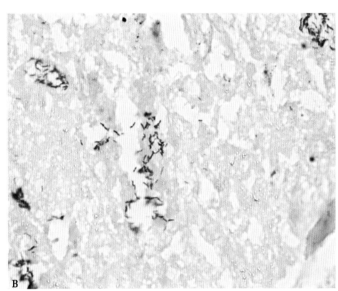

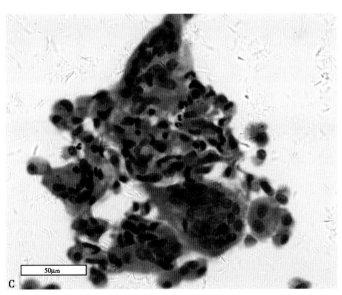

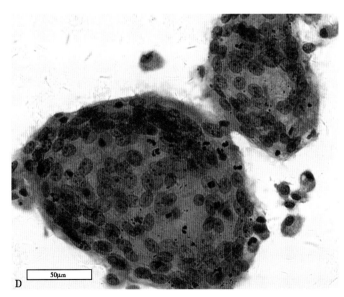

图 2-3-10　结核分枝杆菌感染及病变

肺穿刺标本中见到的上皮样细胞及炎细胞（A）；细胞涂片抗酸染色见紫红色杆状的抗酸杆菌（B）；肺泡灌洗液中纤毛上皮细胞及多核巨细胞（C）；肺穿刺标本中的朗格汉巨细胞（D）（液基细胞学制片 HE 染色）

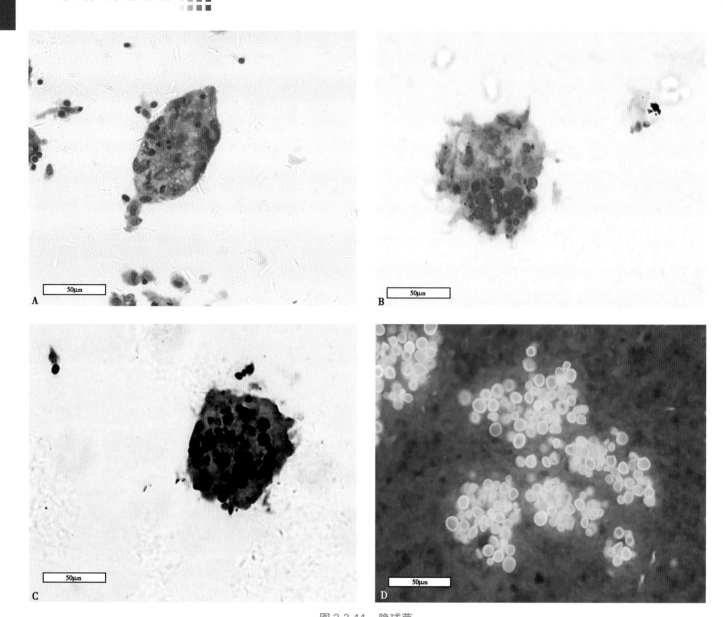

图 2-3-11 隐球菌

细胞涂片中的多核巨细胞或增生的上皮细胞中可见聚集的球状小体,具有折光性(A,HE 染色);PAS 染色(B)和六胺银染色阳性(C);荧光快速染色可见菌体周围明显的亮晕,中心淡染(D)

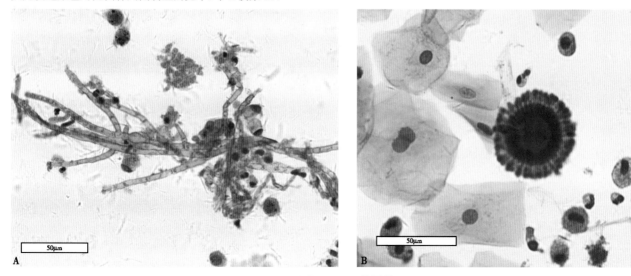

图 2-3-12 曲霉菌

肺穿刺标本中可见有隔菌丝和呈 45°锐角分枝(A);痰液标本中见曲霉菌的孢子头(B)(液基细胞学制片,HE 染色)

（四）其他真菌

细胞学检查中可以发现各类感染的真菌、细菌等，其形态和所引起的病变请详见感染性肺疾病章节。

七、胸部疾病肿瘤细胞学

由于约 70% 肺癌患者在病理诊断时已属晚期或发生了转移，只能通过小活检和细胞学标本作诊断[9]。以往由于临床上的治疗方案不需要对非小细胞肺癌进一步分类，因此，对细胞学的诊断要求也比较低。近十年来，随着临床个体化治疗的发展，要求对非小细胞肺癌进一步做出明确分类，以满足临床治疗上的需求。这也是 2015 年新版 WHO 建议尽量减少使用 NSCLC-NOS 这一诊断名称的缘故。对于具有典型的腺癌（腺泡状、乳头状以及微乳头结构）或鳞癌（明显的角化和完整的典型细胞间桥）特征的病例，细胞学可以明确诊断，对于分化较差无明显细胞分化特征的肿瘤，借助细胞块包埋免疫组织化学，也可对大多数病例作出明确分型诊断[10-11]。但细胞学诊断比起组织学病理诊断具有更大的局限性，这不仅是由于肺癌的组织学具有明显的异质性，更由于细胞学标本缺少组织学结构，更难以判断是否存在浸润[12]，因此，原位腺癌和微浸润腺癌不能用于小活检和细胞学标本的诊断；同时大细胞癌、多形性癌和几种混合成分组成的肿瘤（如复合型小细胞癌、黏液表皮样癌、腺鳞癌等）也无法依据细胞学作出明确诊断。

（一）肺肿瘤细胞学

1. **鳞状细胞癌** 肺鳞状细胞癌（squamous cell carcinoma, SCC）主要见于 50 岁以上的吸烟者，以中央型为主。因此，痰液及支气管镜检查较易找到肿瘤细胞。肺鳞癌分为角化型鳞癌、非角化型鳞癌和基底细胞样鳞癌。鳞癌在细胞学中主要表现为高分化和低分化两种形态，高分化鳞癌在细胞学中容易诊断，低分化鳞癌（非角化型鳞癌和基底细胞样鳞癌）常需借助细胞块免疫组化染色协助分型诊断。

【鳞癌的细胞学特征】

（1）高分化鳞癌（角化型鳞癌）：高分化鳞癌的细胞学主要特征（图 2-3-13 A、B）：癌细胞的形状和大小变异很大，可以为圆形、多角形、梭形，甚至出现奇形怪状的细胞，涂片常为炎性背景，伴有细胞凝固性坏死碎片。癌细胞通常为单个分散或三五成群，细胞呈单层，很少有重叠或三维立体结构的细胞群，这是鳞癌有别于腺癌的一个重要特点。

鳞癌细胞核增大，核深染，核内结构不清，整个核类似一团苏木素染色的团块，即所谓"印度墨汁点样"核。核除了圆形、卵圆形外，还可以出现不规则形状的畸形

核。有一部分细胞核的结构清晰可见，甚至出现核仁，此时易误诊为腺癌。

鳞癌细胞的胞质丰富，边界较清楚。没有发生角化的癌细胞，胞质着红色，而发生角化的癌细胞呈深红色。有时癌细胞完全角化，核溶解消失，变成无核的"鬼影细胞"（图 2-3-13 D）。这种鬼影细胞的存在，结合凝固性坏死背景，是诊断角化型鳞癌的重要依据。

（2）中低分化鳞癌：中低分化鳞癌的细胞学特征是：角化不明显或没有角化，细胞圆形或多角形，异型性明显，癌细胞常成团分布，周边排列不规则，呈蟹足样、出芽状或栅栏状。核深染，核仁明显。诊断低分化鳞癌时注意与低分化腺癌、大细胞癌、大细胞神经内分泌癌等鉴别（图 2-3-13 C）。

【鳞癌的鉴别诊断】

（1）鳞状细胞增生与不典型增生：鳞癌的细胞学诊断需要与鳞状细胞增生及化生、不典型鳞化细胞及基底细胞增生等相鉴别。在炎症、创伤、真菌感染及放化疗、梗死等疾病中，可见到鳞状上皮非典型增生，涂片中角化过度的鳞化细胞常成片脱落，铺砖式排列，核稍增大，大小一致，胞质较少。但涂片背景一般较干净或呈炎性背景，很少见到凝固性坏死组织。如出现角化现象，核深染异型的细胞，应高度警惕高分化鳞癌的可能（图 2-3-14 A～D）。

（2）急性化脓性炎及干酪性肉芽肿：急性化脓性炎及干酪性肉芽肿也需要与鳞癌相鉴别，因为鳞癌也常发生中央变性坏死，穿刺时呈脓性改变，镜下见大量的炎细胞及凝固性坏死。此时，应仔细查找变性坏死物中有无角化的异型鳞状上皮细胞。

（3）其他恶性肿瘤：低分化的鳞癌由于缺少角化，要与肺原发的其他恶性肿瘤及转移性的肿瘤相鉴别，借助细胞块及免疫组化染色对诊断有所帮助。鳞状细胞癌可表达 CK5/6 及 P40，P40 的特异性比 CK5/6 好，但是敏感性较 CK5/6 差，两者可以结合使用[13-15]（图 2-3-15 A～D）。

2. **腺癌** 腺癌常见于女性，以周围型多见，易发生血道转移和侵犯胸膜引起癌性胸水。腺癌具有明显的形态学异质性，因肿瘤分化程度的不同，细胞涂片中可以见到腺泡状、乳头状、微乳头、黏液和实性腺癌等不同的亚型结构，但在实际工作中，因细胞学取材局限，常缺少组织学结构。因此，细胞学报告只需诊断腺癌就可以了。高分化腺癌在细胞学中容易诊断，低分化腺癌常借助细胞块免疫组化染色协助诊断。

【腺癌的细胞学特征】 肺腺癌的细胞学可表现为单个散在分布或呈三维的桑葚状、腺泡状、假乳头状及具有纤维血管轴心和（或）层状细胞的真乳头结构，细胞相互重叠呈三维立体结构（在液基细胞学制片中尤其明显），

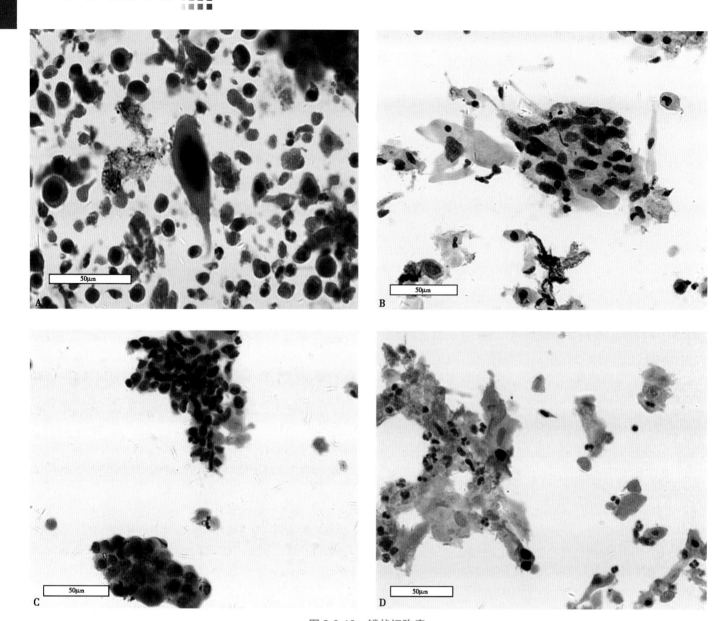

图 2-3-13 鳞状细胞癌

痰液标本中可见散在角化鳞癌细胞（A）；E-BUS 标本中可见成片角化癌细胞及散在角化癌细胞（B）；支刷标本中见无角化、成片排列的中低分化鳞癌细胞（C）；肺穿刺标本凝固性坏死背景中可见少量核固缩的鳞癌细胞（易被漏诊）及炎细胞（D）

细胞簇边界清楚。肺腺癌的细胞大小较一致，核圆形或卵圆形，核膜常折叠或锯齿状，核仁明显，有时可见核内包涵体。核仁明显是腺癌细胞的特征。肺腺癌的胞质较丰富，浅红色，常有许多细小的空泡，亦可见到含有单个充满黏液的大空泡细胞，核位于细胞的一端，形成所谓的印戒样细胞。分化较差的腺癌细胞与低分化鳞癌、大细胞癌等难以鉴别（图 2-3-16 A～H）。

肺黏液腺癌在细胞学标本中较难诊断，细胞较小，异型性不明显，细胞核圆形，均匀一致，染色质淡，有时肿瘤细胞可能类似巨噬细胞，或者似增生的良性上皮细胞。可借助细胞块包埋切片内见明显的黏液腺体结构帮助诊断（图 2-3-17 A～D）。

低分化腺癌在涂片中则难以见到上述一些特征性结构，细胞呈片状，不规则巢状排列，细胞异型性更明显。需借助细胞块进行免疫组化染色协助诊断（图 2-3-18 A～D）。

【腺癌的鉴别诊断】 腺癌需与增生的间皮细胞、基底细胞、组织细胞、因炎症刺激引起的增生肺泡上皮及 Creola 小体等鉴别。在这些反应性病变中，出现纤毛和细胞的

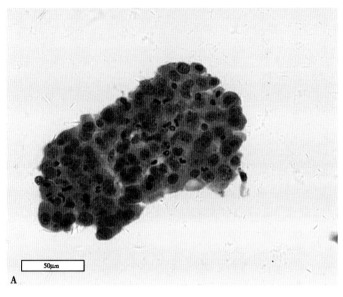
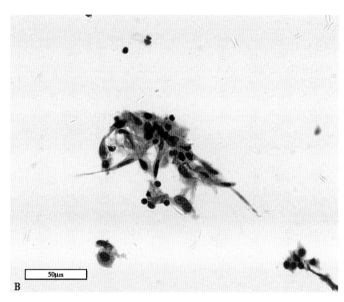
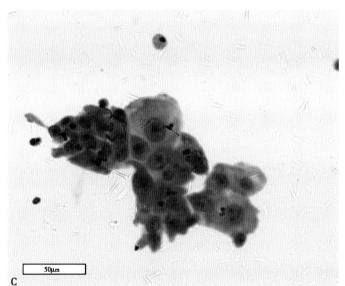
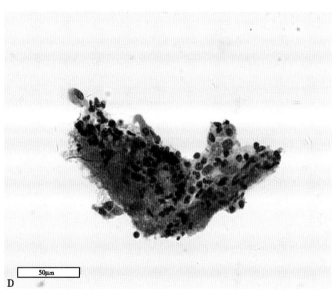

图 2-3-14 鳞状细胞增生和异型增生

支刷标本中见基底细胞增生,有时可见核分裂象(A);支刷标本中见鳞化细胞,核轻度异型和角化现象(B);在结核的患者中出现的鳞化异型细胞和炎症(C、D),易误诊为恶性

一致性是相对可靠的良性指征,在与增生性间皮的鉴别中细胞块的免疫组化有很大的帮助,同时要结合临床病史及影像学资料(图 2-3-19 A～D)。

腺癌除了要与鳞癌、大细胞癌、小细胞癌、上皮样血管内皮瘤、间皮瘤及转移性腺癌等鉴别,也需要与良性病变如错构瘤、硬化性肺细胞瘤和机化性肺炎等鉴别。细胞块免疫组化可选用 TTF-1 及 Napsin-A,当 TTF-1 与 P40 同时阳性时,则倾向腺癌。另外还可以应用的指标有 CK20、CK7 以及一些必要的鉴别诊断指标等[16]。

3. 神经内分泌肿瘤 神经内分泌肿瘤(neuroendocrine tumor)是一组来源于神经内分泌细胞的恶性肿瘤,世界卫生组织将其分为四类:典型类癌、不典型类癌、大细胞神经内分泌癌(LCNEC)和小细胞癌(SCLC)。

(1)小细胞癌(small cell carcinoma):属于高级别神经内分泌肿瘤,多见于男性吸烟者,中央型多见,生长快,具有高度侵袭性,常侵犯肺门及纵隔淋巴结。在细胞学标本中较容易诊断。

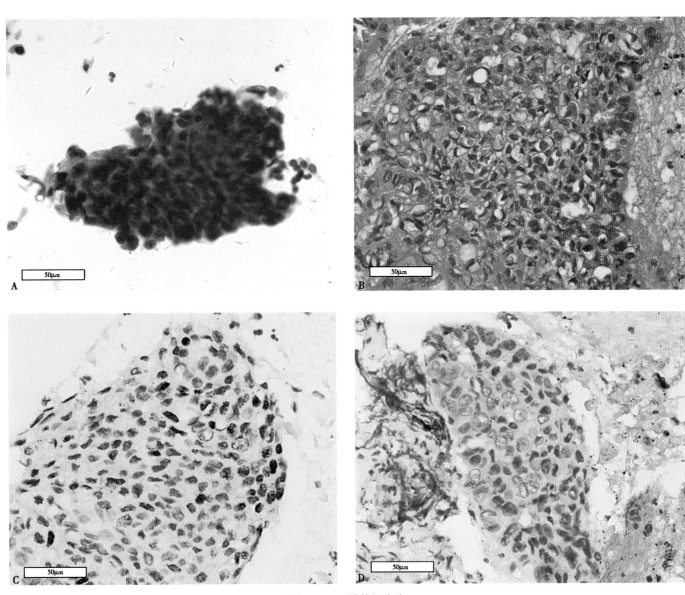

图 2-3-15 鳞状细胞癌

肺穿刺标本中见无角化鳞癌细胞（A）；细胞块包埋 HE 染色（B）；细胞块免疫组化 P40 阳性（C）；TTF-1 阴性（D）

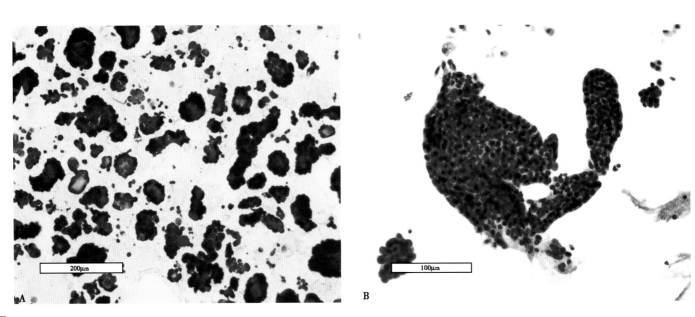

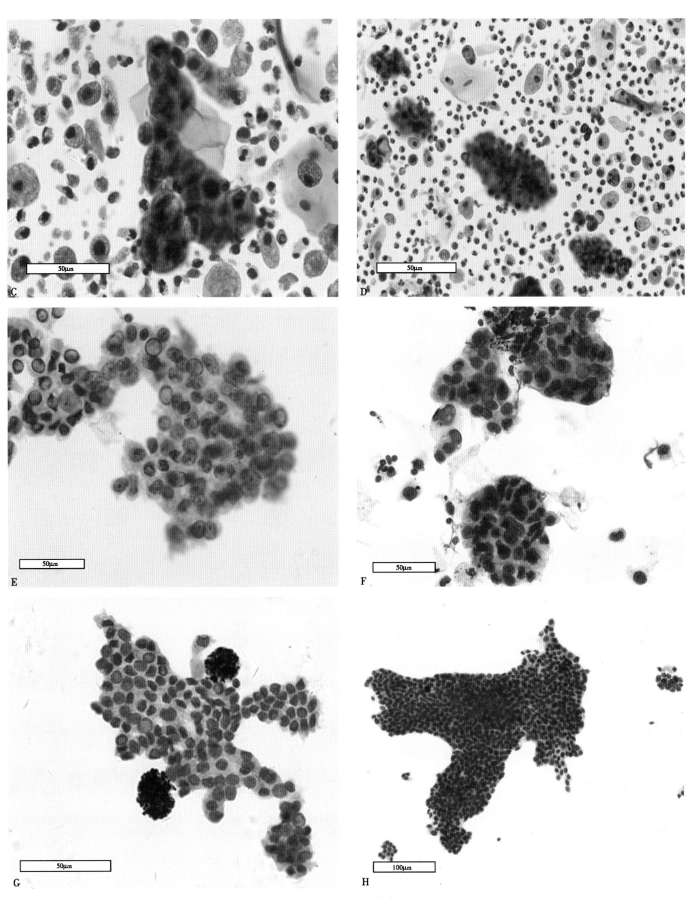

图 2-3-16　肺腺癌

在肺穿刺标本中见腺癌细胞呈腺泡状和乳头状（A、B）；痰液标本中见腺癌细胞呈现三维立体结构（乳头状或腺泡状结构）（C、D）；肺穿刺标本中腺癌细胞可见核内包涵体（E）；E-BUS 标本中腺癌呈三维立体结构，胞质丰富（F）；支刷标本中见腺癌呈片状及乳头状结构，可见核内包涵体（G）；支刷标本中见细胞较小，异型性不明显的细胞巢，边缘可见细胞出芽现象（高分化腺癌）（H）

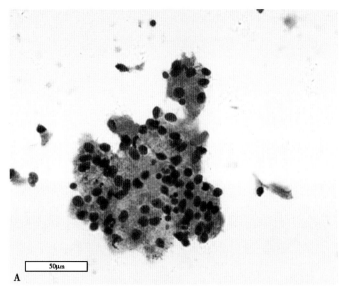
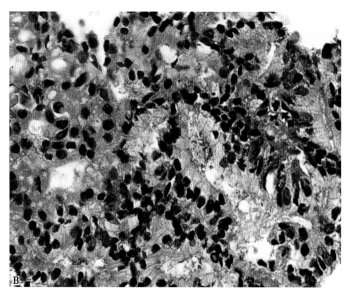
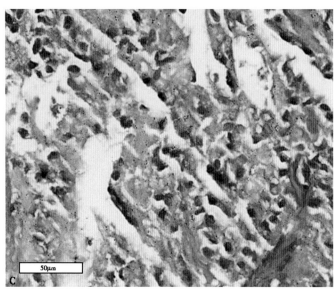
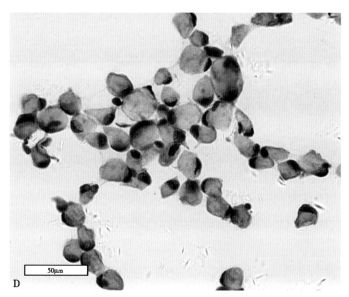

图 2-3-17 肺黏液腺癌

在肺穿刺标本中见细胞大小一致，呈立方形，胞质丰富，核圆形，核仁不明显（A）；细胞块包埋 HE 染色后见腺样排列的黏液上皮细胞（B）；细胞块 PAS 染色阳性（C）；细针穿刺标本中见印戒细胞癌（D）

【细胞学特征】 小细胞癌的癌细胞比淋巴细胞稍大，癌细胞孤立或松散粘连成簇，有时呈队列式或串珠样排列（在胸水中多见）。细胞之间相互挤压，如同镶嵌样结构。背景中有坏死及其遗留外形"鬼影细胞"。有时还可以见到数个细胞围绕形成的菊形团结构。

小细胞癌最突出的特征是其核的特点，高核质比或少而难以察觉的胞质，但在液基制片中常可见到少量的胞质存在。核型圆形，椭圆形，三角形或其他不规则形，椒盐状染色质，核深染，核仁不明显或缺如，核分裂象多见。有时因牵拉所致核物质因核膜破裂而外泄，呈嗜碱性丝状拉长物（图 2-3-20 A～H）。

【鉴别诊断】 小细胞癌需与正常增生的淋巴细胞及基底细胞、淋巴系统来源的相关疾病、类癌及其他恶性肿瘤鉴别，借助细胞块进行免疫组化染色可明确诊断。CK、TTF-1、Syn、CD$_{56}$ 以及 CgA 等神经内分泌指标有一定帮助，其中角蛋白多呈点状阳性，Ki-67 增殖指数高。部分小细胞肺癌的免疫细胞化学结果亦可以呈阴性[17]。

（2）大细胞神经内分泌癌：大细胞神经内分泌癌属于

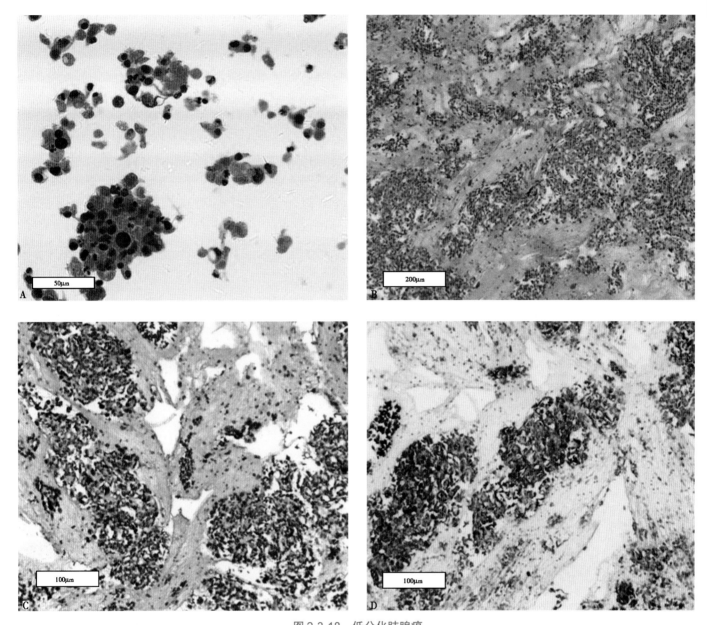

图 2-3-18　低分化肺腺癌

肺穿刺涂片标本中见腺癌细胞（A）；细胞块包埋 HE 染色（B）；免疫组化染色 TTF-1 阳性（C）；Napsina 阳性（D）

高级别神经内分泌肿瘤，细胞学标本可以作出恶性肿瘤的诊断，但难以作出大细胞神经内分泌癌的分型诊断[18]。细胞包埋块免疫组化显示神经内分标记阳性和高的 Ki-67 指数对诊断具有参考意义。

（3）典型类癌（typical carcinoid）：典型类癌属于低级别神经内分泌肿瘤，预后较好。细胞呈簇状、巢状、带状或腺样，细胞大小显示一致性，细胞小圆形或立方形，核圆形或卵圆形，核膜光滑，核染色质椒盐状或点彩样，核仁少见，无核染色质外泄，胞质较少或不定，淡染或

透明，无或少核分裂象和坏死[19]。细胞学由于细胞异型性不明显，常漏诊（图 2-3-21 A～D）。免疫组化显示神经内分泌标记阳性和较低的 Ki-67 增殖指数对诊断有所帮助。

（4）不典型类癌（atypical carcinoid）：位于典型类癌和小细胞癌之间状态的低级别神经内分泌肿瘤。镜下与典型类癌细胞形态相似，但非典型类癌可见核分裂象。免疫组化表达同典型类癌。细胞学很难与典型类癌及小细胞癌相鉴别。

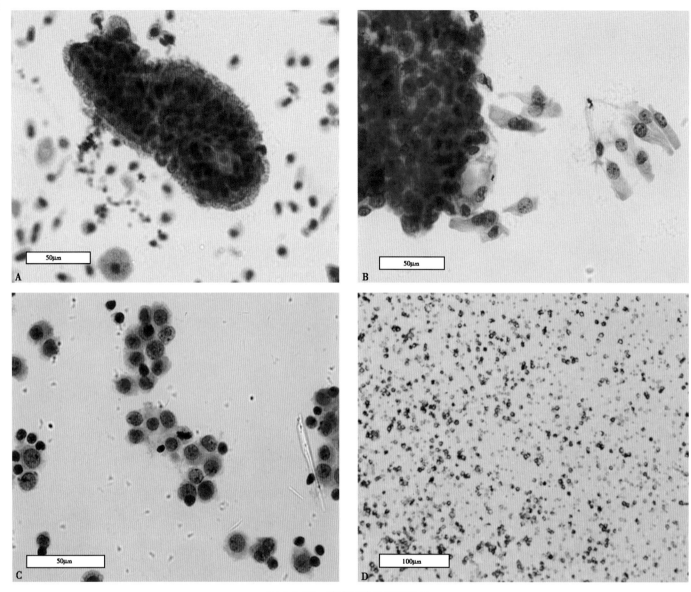

图 2-3-19　腺癌细胞的鉴别诊断

痰液标本中见增生的纤毛细胞排列成腺样结构,仔细观察细胞团边缘可见纤毛(A);肺穿刺标本中见增生的肺泡上皮细胞,细胞大小一致,可见小核仁(B);EBUS 纵隔淋巴结穿刺标本中见排列成腺样结构的细胞,胞质丰富,核仁明显(C),细胞块免疫组化其 CD_{68} 阳性(D),证实为增生的组织细胞(易误为转移性癌)

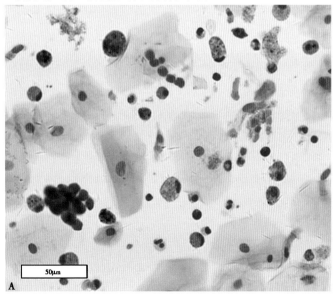

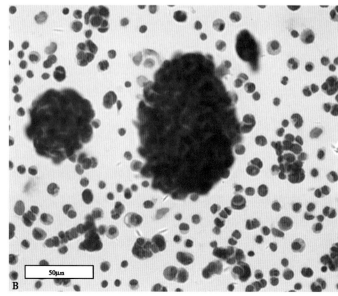

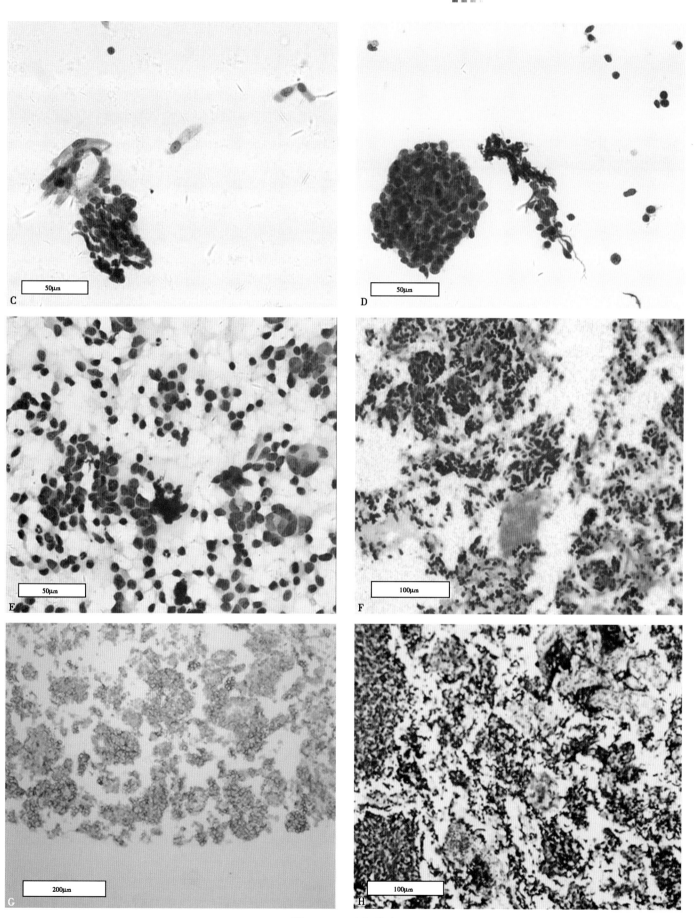

图 2-3-20 小细胞癌

在痰液（A）、胸水（B）、支刷（C）、肺穿刺（D）和 EBUS（E）的不同标本中见成团的裸核状的小细胞癌成分；细胞块包埋 HE 染色后，小细胞癌的形态特点更加容易辨认（F）；细胞块免疫组化 Syn（G）和 TTF-1（H）均为阳性

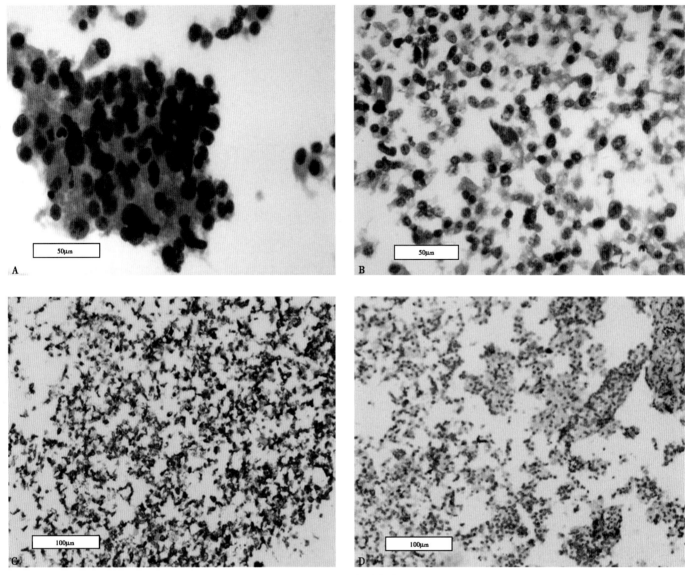

图 2-3-21 典型类癌

肺穿刺标本中见胞质丰富，细胞大小一致，核染色质细腻的瘤细胞（A）；细胞块包埋 HE 染色显示细胞大小较一致，无异型性（B）；肿瘤细胞表达 CD_{56}（C）阳性，Ki-67 散在少量细胞为阳性（D）

4. 涎腺肿瘤 气管和支气管的黏膜下腺体也会发生唾液腺肿瘤（salivery gland tumors），其中最常见的是腺样囊性癌（adenoid cystic carcinoma）和黏液表皮样癌（在细胞学中难以诊断），其他唾液腺肿瘤较少见。

（1）腺样囊性癌：腺样囊性癌的细胞成簇排列，细胞呈柱状或球形，形成较大的细胞团结构，大小均一，常形成一种特有的筛状结构，细胞体积较小，核深染，少见核仁、核分裂象和坏死，细胞质稀少，淡染，可嗜酸或嗜碱。有时可见体积不一，红染的基质小球，其周围围绕有基底样细胞，这些基质球的成分为黏多糖基质，其内肿瘤细胞稀疏不等[20]（图 2-3-22 A～D）。

5. 其他 肺原发的良恶性肿瘤如大细胞癌、间叶源性的肿瘤、淋巴瘤及硬化性肺细胞瘤等，仅靠细胞形态学只能作出良恶性的诊断，较难作出明确的来源及分型诊断，即使借助细胞块免疫组化染色及分子检测等技术，也只能作出倾向性的诊断。

（1）肉瘤样癌：瘤细胞呈多形性，巨核或畸形核，胞质丰富，嗜酸红染。细胞核染色质粗糙，呈粗颗粒状，核圆形、卵圆形或梭形，胞质较少（图 2-3-23 A～D）。

（2）霍奇金淋巴瘤：在淋巴结穿刺涂片中见大量淋巴细胞、嗜酸性粒细胞及组织细胞背景下可见明显的异型细胞，注意不要误认为转移性上皮性恶性肿瘤（图 2-3-24 A、B）。

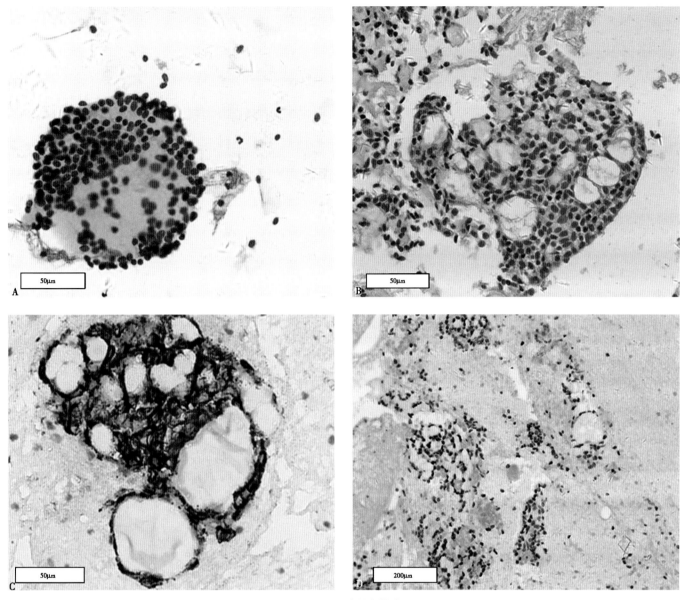

图 2-3-22 腺样囊性癌

肺支刷标本中肿瘤细胞小，胞质少，核圆形到多角形、染色深、少见核分裂象（A），细胞块包埋 HE 染色可见筛状结构（B）；免疫组化染色 CK7（C）阳性，P63 基底细胞阳性（D）

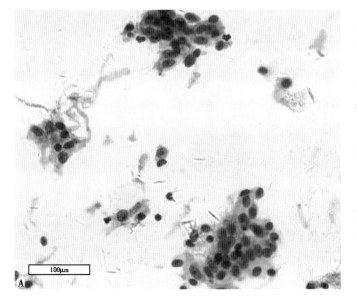
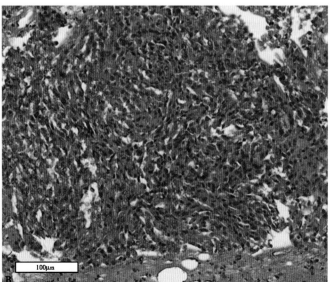

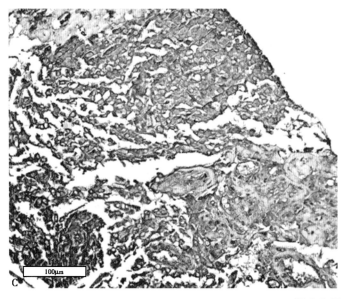
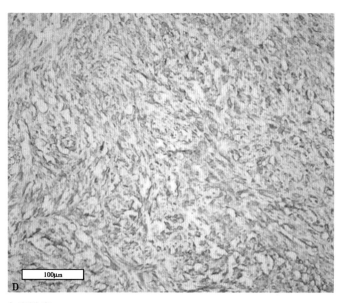

图 2-3-23　肉瘤样癌

肺穿刺标本中见低分化肿瘤细胞（A）；细胞块包埋 HE 染色肿瘤细胞多呈短梭形（B）；免疫组化染色为 Vim（C）和 CK（D）均为阳性

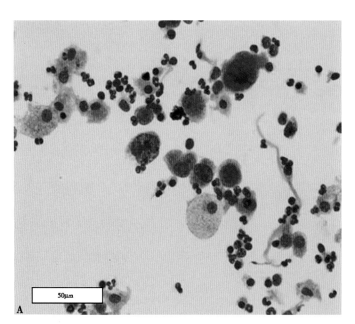
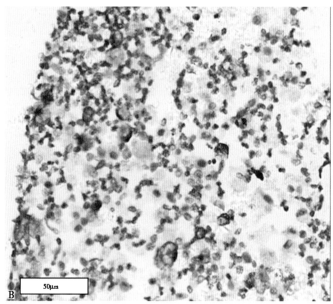

图 2-3-24　霍奇金淋巴瘤

淋巴结穿刺涂片中见到的单核及双核 R-S 样细胞（A）；细胞块包埋免疫组化染色显示异型细胞 CD_{30} 阳性（B）

（3）间叶源性恶性肿瘤：肺原发性间叶源性恶性肿瘤的细胞学特点为：细胞丰富，常见高度异型的梭形细胞，呈紧密片状排列的大细胞团，细胞结构不清（图2-3-25 A～D）。

（4）硬化性肺细胞瘤：硬化性肺细胞瘤在细胞学标本中较难诊断，细胞常单个散在，或呈腺样结构。细胞无特征性改变，细胞块中有时见实性或乳头状排列的结构，胞质丰富，淡染，细胞核圆形或椭圆形，无明显异型性。有时涂片背景中可见泡沫状巨噬细胞、含铁血黄素和红细胞对诊断具有提示作用（图2-3-26 A～D）。

（5）NUT癌：睾丸核蛋白（nuclear protein in testis，NUT）癌是一种高度侵袭性癌，在细胞学标本中更难诊断，易误诊为其他低分化癌（图2-3-27 A～D）。诊断需要足量的瘤细胞和特异的免疫组化或基因学检测结果证实。

6. 肺转移性肿瘤　肺部是肿瘤转移的最常见部位之一，全身各组织器官的肿瘤基本都可以转移到肺。较常见发生肺转移的原发肿瘤分别是乳腺癌、结（直）肠癌、肾细胞癌以及恶性黑色素瘤等。但仅依靠细胞形态学则很难作出转移性肿瘤的诊断，需要借助细胞块包埋后的免疫组化、详实的病史资料和临床检查才能作出肯定的诊断。

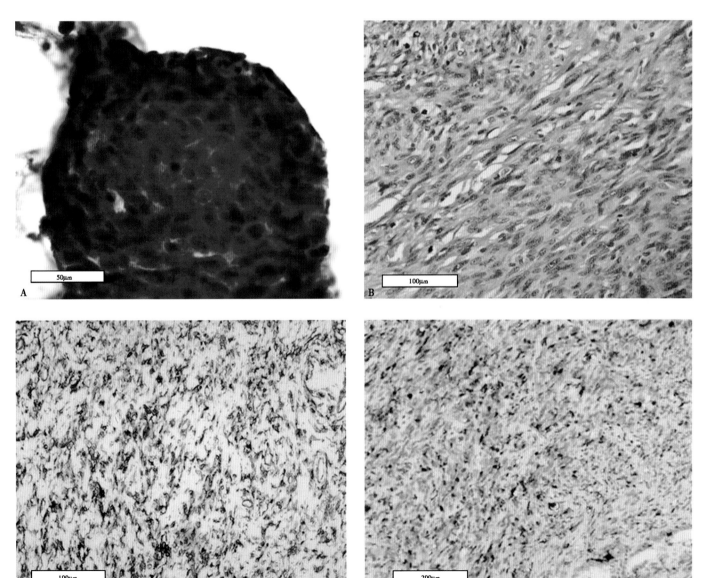

图2-3-25　恶性孤立性纤维性肿瘤

肺穿刺细胞涂片中见紧密排列的短梭形细胞团（A）；术后石蜡HE染色见异型的梭形细胞呈束状排列，可见核分裂象（B）；免疫组化结果CD$_{34}$（C）和BCL-2（D）为阳性

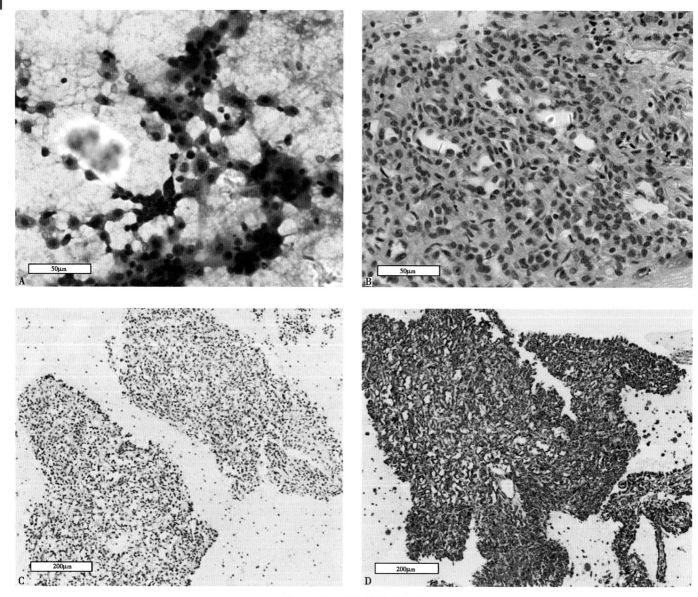

图 2-3-26　硬化性肺细胞瘤

肺穿刺标本细胞常规涂片 HE 染色,肿瘤细胞异型性不明显,胞质丰富,核圆形(A);细胞块包埋 HE 染色,瘤细胞呈实性或腺样结构,部分区域呈硬化性改变(B);免疫组化染色结果 TTF-1(C)和 Vim(D)均阳性

（1）乳腺癌肺转移：转移性乳腺浸润性导管癌的细胞学图像常呈群或簇状,也可呈乳头状或列兵样排列,癌细胞大小不一致,核大,深染,形状不规则,可有泡状核或不太明显的核仁。背景中可有坏死,有时可见肿瘤细胞围绕成腺样结构。需要与原发的肺腺癌相鉴别 [21]（图 2-3-28 A～D）。

（2）结（直）肠癌肺转移：消化道肿瘤肺转移的细胞涂片中其形态多为高柱状,细胞排列呈栅栏条带状或片状,

细胞大小一致,核大,可深染或淡染,染色质粗糙,有时可见明显核仁,细胞质常呈嗜碱性或双嗜性,可见坏死,细胞单个分布于坏死中（与肺原发鳞癌鉴别）（图 2-3-29 A～D）,与肺原发的肠型腺癌要注意鉴别,因为转移到肺的肠癌有时也可以表达 TTF-1,因此病史和临床检查资料非常重要。

（3）恶性黑色素瘤肺转移：转移到肺内的恶性黑色素瘤的细胞形态多样,染色质致密,呈粗颗粒状,也可见呈

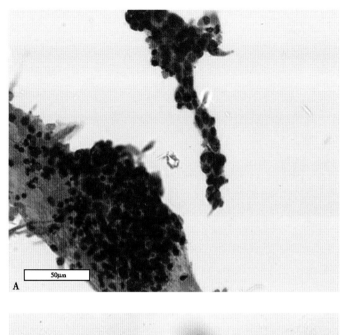

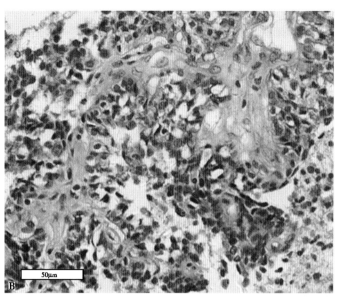

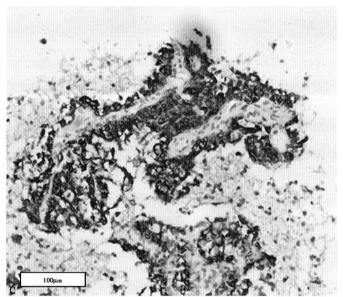

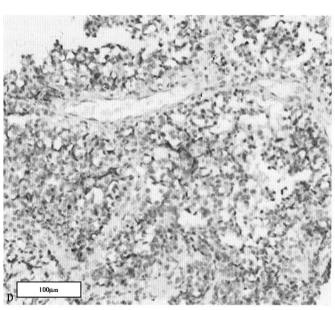

图 2-3-27　NUT 癌

在肺穿刺标本中同时见到分化差幼稚的细胞高分化鳞癌细胞（A），细胞块包埋 HE 染色，见瘤细胞高度异型（B），免疫组化染色 CK5/6（C）和 NUT（D）阳性

较细密的分布，核内偶见空泡和核仁。细胞大小不一，异型性明显，细胞可呈圆形、卵圆形或梭形，可见瘤巨细胞，有时肿瘤细胞可呈腺样排列。肿瘤细胞的胞质内大多数情况下可见色素颗粒（图 2-3-30 A～D），与肺的组织吞噬细胞需要鉴别[22]。

（4）脂肪肉瘤肺转移：其他部位的间叶源性恶性肿瘤常转移到肺，但细胞学检查即使发现了异型细胞也难以作出明确的诊断，需要结合病史及其他临床检查，在条件允许的情况下进行细胞块的免疫组化标记是必要的（图 2-3-31 A～D）。

（5）子宫内膜癌肺转移：女性生殖系统肿瘤常转移到肺，细胞学诊断中要注意和肺原发肿瘤鉴别（图 2-3-32 A～D），最重要的还是要充分了解临床资料。

（6）肝癌肺转移（图 2-3-33 A、B）

（7）前列腺癌肺转移（图 2-3-34 A、B）

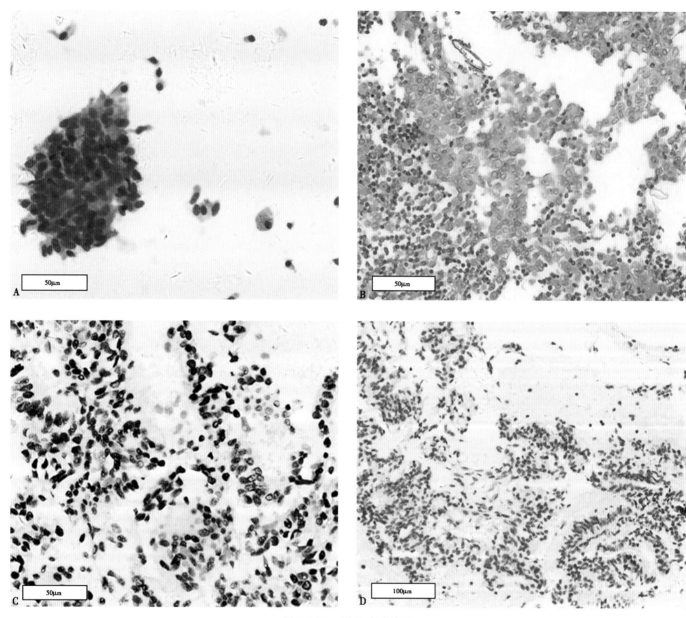

图 2-3-28 乳腺癌肺转移

肺穿刺细胞涂片见癌细胞具有异型性，呈单个散在或片状排列（A）；细胞块包埋 HE 染色见较多的肿瘤细胞（B）；免疫组化染色 ER 阳性（C），TTF-1 阴性（D）

（二）胸膜肿瘤

1. 胸膜原发性肿瘤 胸膜原发性肿瘤相对少见，主要包括恶性间皮瘤及原发性淋巴瘤，良性间皮瘤生长局限，很少引起积液。单凭胸腔积液的细胞学形态有时难以作出诊断和鉴别诊断，应结合细胞块免疫组化染色、病史和临床资料及影像学检查结果进行综合分析和判断。

（1）恶性间皮瘤：为老年男性多见，大多有石棉接触史。细胞学诊断恶性间皮瘤的灵敏度只有 32%[23]，上皮型恶性间皮瘤常引起积液，其他类型少见，积液大体常为血性黏稠状。诊断恶性间皮瘤的前提是，首先要排除转移的可能，尤其是肺癌的胸膜转移，因为胸膜的转移性肿瘤要远远多于恶性间皮瘤。

【细胞学特征】 涂片中可见大量的细胞团，呈桑葚样、球状结构，一般由数十个至数百个细胞组成。细胞核为圆形、卵圆形或不规则形，可见双核及多核；核染色质粗糙，核仁大而明显，核分裂相多见。某些瘤细胞可见微绒毛。免疫组化：表达 CK5/6、WT-1、D2-40、CR、MC、EMA、GLUT-1 和 P53。荧光原位杂交（FISH）可检测到

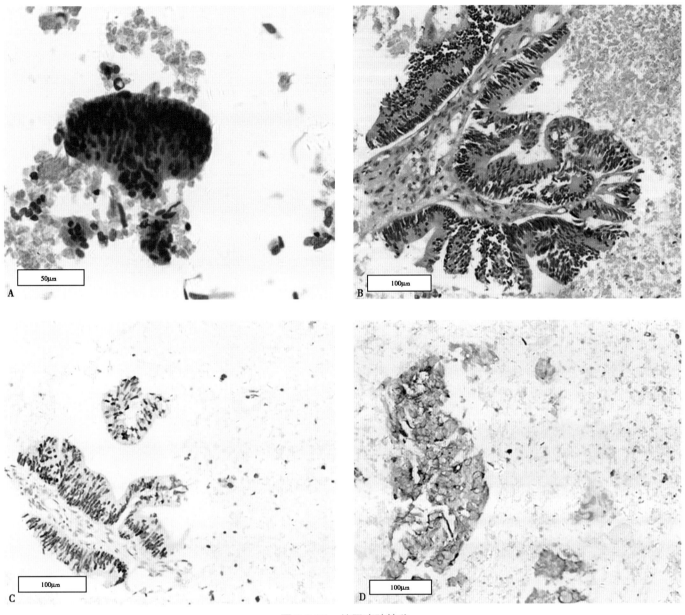

图 2-3-29 结肠癌肺转移

肺穿刺标本中可见高柱状栅栏状排列及坏死背景中单个的癌细胞（A），细胞块包埋 HE 染色见坏死背景中出现腺样排列的高柱状癌细胞（B），免疫组化染色为 CDX-2（C）及 Villin（D）阳性

P16 的缺失，不同程度的染色体 1P、3P、6q、9p 和 22q 的缺失[24]（图 2-3-35 A～F），这对于鉴别炎症引起的间皮增生具有重要的鉴别意义。

【鉴别诊断】 恶性间皮瘤需要与反应性间皮细胞增生和转移癌相鉴别，肉瘤样间皮瘤也要与间叶源性肿瘤进行鉴别。

（2）原发性积液淋巴瘤（primary effusion Lymphoma）：是原发于体腔的弥漫性大 B 细胞淋巴瘤的一种罕见亚型，常见于免疫严重缺陷的患者，预后差。

【细胞学特征】 涂片中的细胞较大，圆形、细胞黏附性差，胞质丰富，细胞核圆形或不规则形，核仁明显。免疫组化 CD45 阳性，HHV-8 细胞核阳性[25]，CD30、CD38、CD138 和 EMA 多为阳性。

【鉴别诊断】 原发性积液淋巴瘤需要与脓胸相关淋巴瘤、弥漫性大 B 细胞淋巴瘤、浆母细胞淋巴瘤等恶性肿瘤进行鉴别，但依靠细胞学是难以做到的，需要结合组织学及免疫组化标记才能作出明确的诊断。

2. 胸膜转移性肿瘤 胸膜转移性肿瘤占胸腔肿瘤中

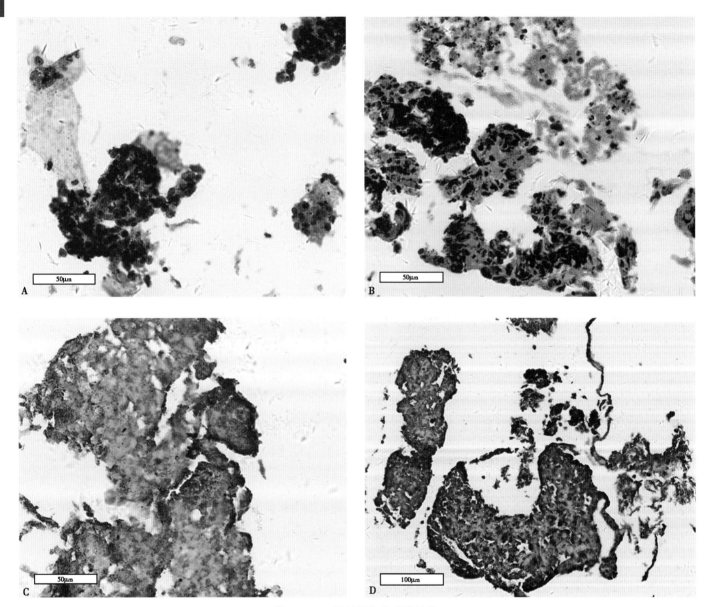

图 2-3-30　恶性黑色素瘤肺转移

肺穿刺标本中低分化肿瘤细胞成片分布，部分细胞胞质内可见黑色素颗粒（A），细胞块包埋 HE 染色瘤细胞胞质内见色素颗粒（B），免疫组化染色 HMB45（C）和 S-100 为阳性（D）

的绝大多数，以上皮性肿瘤最为常见，占成人胸腔肿瘤的95%，其中大多数为腺癌[26]。在非上皮性肿瘤中最常见的是淋巴瘤及白血病等。

（1）转移性腺癌：以肺、乳腺及卵巢癌的转移最为常见。转移性腺癌有腺癌的共同细胞学特征，对来源不明的恶性积液，及细胞具有异型性但与增生的间皮细胞无法鉴别时，需进行免疫组化染色、分子检测等辅助检测来帮助明确诊断。

转移性肺腺癌不仅最常见，其细胞学改变也具有肺腺癌的特征（图 2-3-36 A～F），卵巢癌的转移（图 2-3-37 A～B）和乳腺癌的转移（图 2-3-38 A～C）也常可发生。诊断时详细地了解病史和临床各种检查结果，不仅帮助我们确立是否为转移的可能，同时也为进一步的免疫组化标记确立了方向。

（2）转移性鳞癌：胸膜的转移性鳞癌较少见，常来自于肺部，仅占恶性积液的 2%～3%[27]。恶性积液中角化型鳞癌容易诊断，对于非角化型鳞癌需借助细胞块免疫组化染色辅助诊断（图 2-3-39 A～C）。

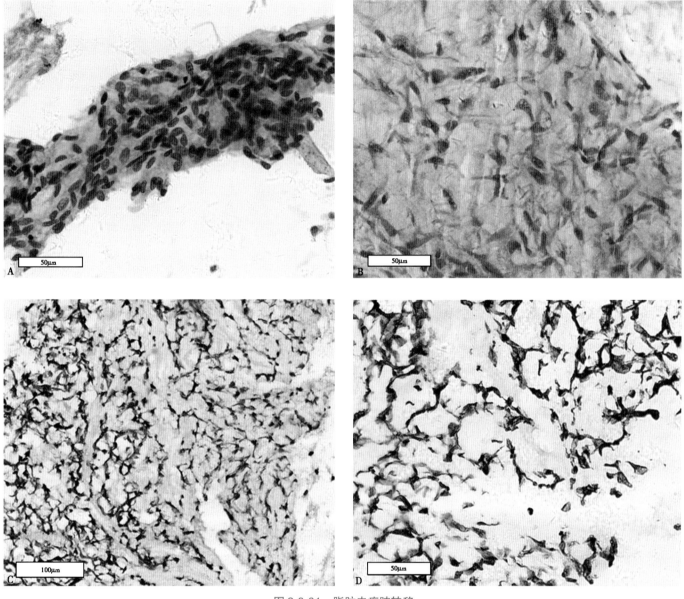

图 2-3-31 脂肪肉瘤肺转移

肺穿刺标本涂片中见黏液背景中出现大量的短梭形细胞，胞质淡染，似有空泡（A），细胞块 HE 染色见星芒状肿瘤细胞（B），免疫组化染色 S-100（C）和 Vim 阳性（D）

（3）转移性小细胞癌：胸膜的转移性小细胞癌多来源于肺的小细胞癌[28]。胸水中的小细胞癌特点：癌细胞小，混杂于大量增生的间皮细胞中，癌细胞成堆或成团排列，镶嵌特征明显，并常见单个细胞呈列兵式排列，胞质稀少或缺失，核形不规则深染，但染色质胡椒盐特征不明显，核分裂相易见。注意与低分化腺癌、淋巴瘤及其他转移性恶性肿瘤鉴别（图 2-3-40 A～C）。

（4）淋巴瘤侵袭：淋巴瘤的晚期常侵入浆膜腔引起胸腔积液，尽管侵袭胸膜的淋巴瘤主要为非霍奇金淋巴瘤（non-Hodgkin lymphoma，NHL）和霍奇金淋巴瘤（Hodgkin lymphoma，HL）两类，但仅靠细胞学标本中的细胞形态来诊断淋巴瘤是较困难的，需借助细胞块免疫组化染色及流式细胞技术等来帮助诊断和鉴别（图 2-3-41 A～D）。充分了解病史对于判定是胸膜原发还是其他部位原发累及胸膜，是极其重要的。

（5）其他少见的胸膜转移性肿瘤：如恶性黑色素瘤、泌尿生殖系统恶性肿瘤、胃肠及间叶来源的恶性肿瘤等。

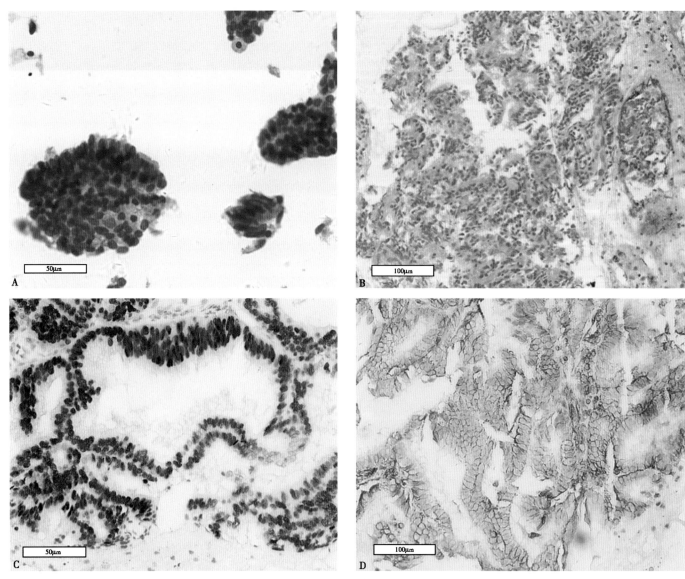

图 2-3-32　子宫内膜样癌转移到肺

肺穿刺标本中细胞呈片状、腺样排列和肺原发腺癌难以鉴别（A），细胞块包埋 HE 染色肿瘤细胞呈腺样排列（B），免疫组化 ER 染色（C）和 Vimentin 染色阳性（D）

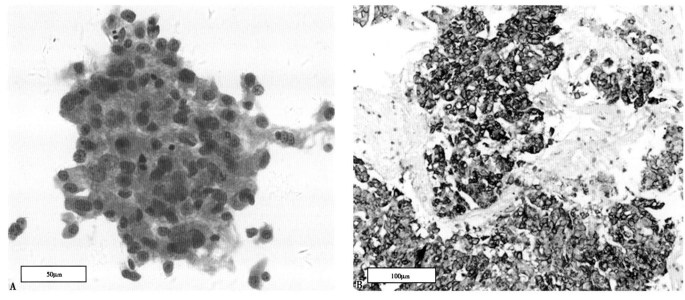

图 2-3-33　肝癌肺转移

肺穿刺标本中细胞胞质丰富红染，核膜清楚，可见核仁（A），细胞块包埋免疫组化染色 Hepa-1 阳性（B）

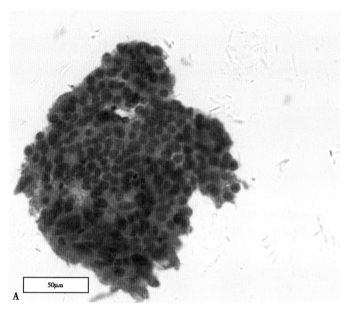

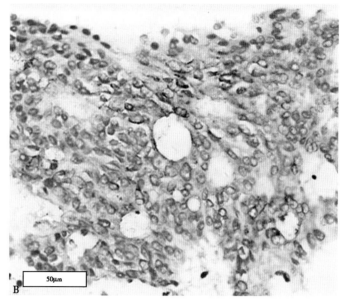

图 2-3-34　前列腺癌肺转移

肺穿刺标本中肿瘤细胞较小,细胞轻度异型性,可见小腺管样结构(A),细胞块包埋免疫组化染色 PSA 阳性(B)

八、现场细胞学

现场细胞学(field cytology)也称快速现场细胞学评估(rapid on site evaluation, ROSE),是运用细胞学的快速诊断特点,现场将所取得的标本(液体及针吸活检穿刺物等)制片后镜下观察,对所得标本满意度进行快速评价、分流及初步诊断,指导下一步操作的技术方法。ROSE 技术主要包括两大部分:快速现场细胞学评价(cytological ROSE, C-ROSE)和快速现场微生物学评价(microbiological ROSE, M-ROSE)。

（一）现场细胞学的临床意义

现场细胞学检查主要是对各种细胞学标本的量和质作出快速评价。对标本量的评估包含标本的量是否满足细胞病理形态学诊断以及是否进一步需要进行免疫组织化学或者靶向分子检查等,指导临床医生是否增加穿刺次数;对穿刺标本质的评估,如为坏死组织,则应考虑穿刺部位的改变等。另外,现场细胞学检查还可以帮助细胞学标本的分流,如怀疑感染性病变,则应使标本保持新鲜无菌状态,以便细菌或真菌等培养。对于呼吸系统病变,初步诊断可以明确肿块的良恶性以及初步病理分型,同时还可能对肿大淋巴结进行穿刺,帮助判断肺癌分期,以明确术前检查项目和节省手术前的准备时间[29]。

（二）现场细胞学的临床应用

根据病变部位的不同,现场细胞学评估主要包括两类,一是深部组织的病变,在影像学定位下细针穿刺,这类病变都应开展现场细胞学评估。在不明原因的肺部阴影、胸腔积液、重症感染及结核、肿瘤等疾病中作出现场快速诊断,能够缩短操作时间,减少重复活检次数,提高诊断阳性率,同时也为患者节约时间和费用。二是浅表性肿块,这类患者可考虑现场细胞学评估,如在病理科由病理医生进行浅表性肿块的穿刺,如果能进行现场细胞学评估,这也是病理科不同于其他临床及医技科室的优势所在。

（三）现场细胞学的染色方法

1. Diff-Quik 染色法　制作涂片后先要自然干燥,然后用于 Diff-Quik 染色。该染色方法的优点是简单、迅速、细胞丢失少、较易辨认胞质颗粒、包涵体以及背景物质,如黏液、甲状腺胶质和肿瘤基质等。缺点是角化的鳞癌和小细胞恶性肿瘤不如巴氏染色那样容易鉴别。

2. 改良的巴氏染色法　涂片后立即放入 95% 酒精中固定。该快速染色方法的优点是能够呈现细胞核的形态学特征,即使细胞核有轻微改变也能清楚显示,缺点是染色时间较其他快速染色方法略长。

3. HE 染色法　涂片制作后必须立即放入 95% 酒精中固定。HE 染色能较好地呈现细胞核的形态特征。但有时穿刺标本中的血性成分往往对细胞形态的观察造成干扰。

4. 真菌快速荧光染色法　主要用于真菌检查的荧光染色。快速检测人体样本中的真菌细胞壁多糖,荧光素可特异性标记真菌多糖抗原,形成强的荧光复合物,在荧光显微镜下观察荧光形态,以快速诊断并鉴别真菌。临床上用于浅部真菌和深部真菌感染的诊断。

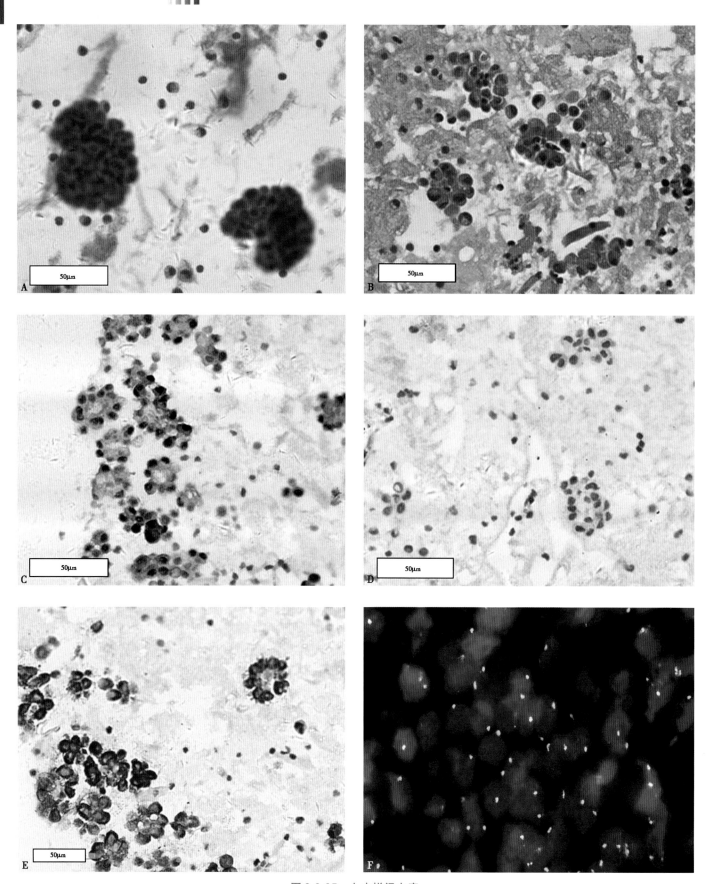

图 2-3-35　上皮样间皮瘤

胸水标本中可见成团的肿瘤细胞,排列成腺样结构(A),胸水细胞块包埋 HE 染色(B),细胞块免疫组化 Calretinin 阳性(C)、TTF-1 阴性(D)和 D2-40 阳性(E),细胞涂片荧光原位杂交呈 P16 缺失(F)

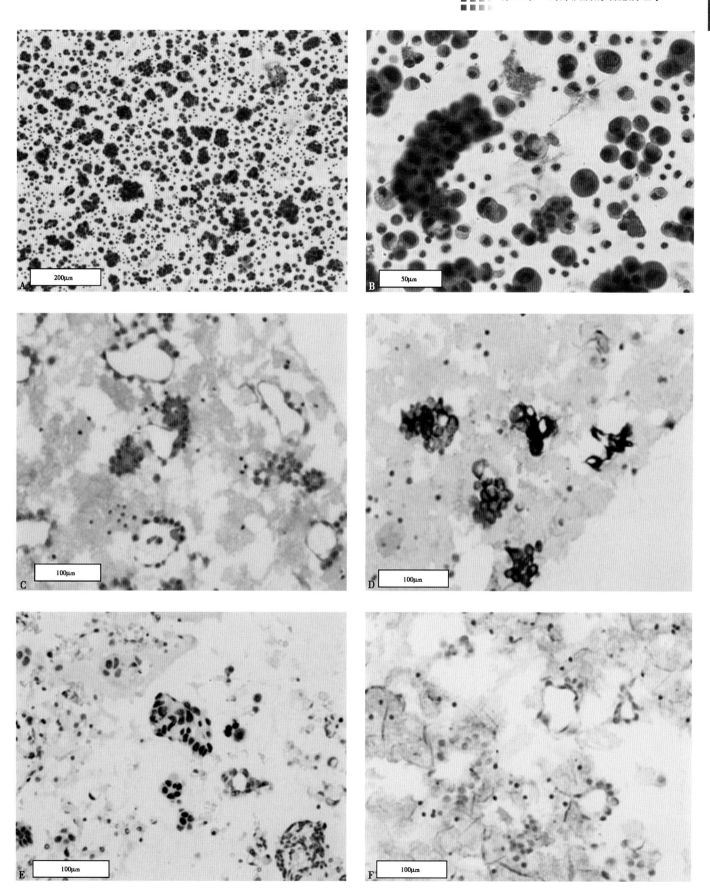

图 2-3-36　恶性胸水（肺腺癌转移）

胸水（液基制片 HE 染色）中见大量呈桑葚样、球状结构的恶性细胞（A），高倍镜下与恶性间皮瘤难以鉴别（B），胸水细胞块 HE 染色肿瘤细胞排列成腺腔和乳头状结构（C），免疫组化染色 CEA（D）和 TTF-1（E）阳性，Calretinin 阴性（F）

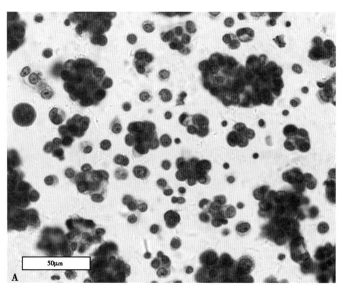

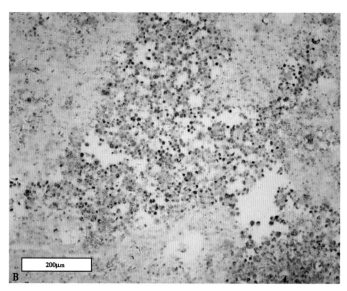

图 2-3-37　恶性胸水（卵巢癌转移）

肿瘤细胞排列成腺泡和乳头状结构（A），细胞块包埋免疫组化 PAX-8 阳性（B）

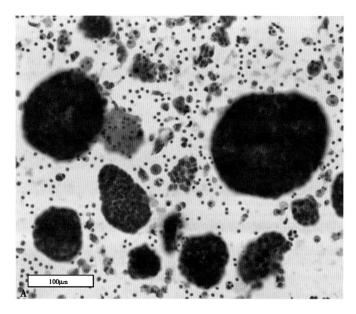

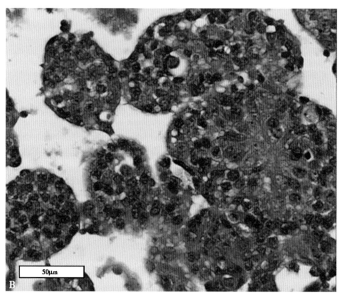

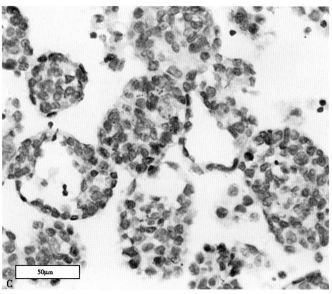

图 2-3-38　恶性胸水（乳腺导管癌转移）

肿瘤细胞形成不规则形状的大细胞团，其外周花边样外观（A），细胞块包埋 HE 染色实性巢状排列（B），免疫组化染色 ER 阳性（C）

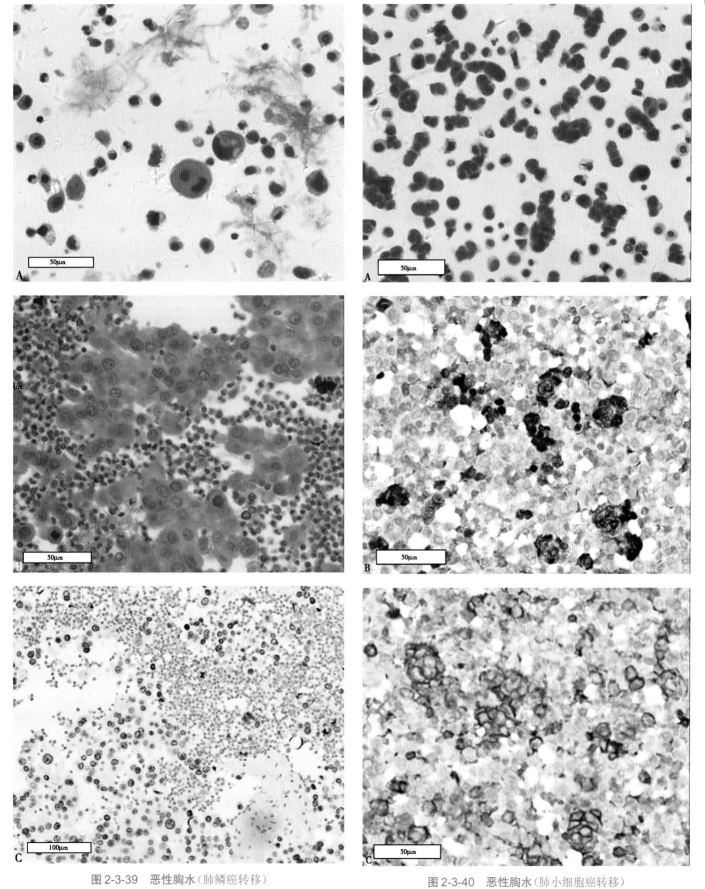

图 2-3-39　恶性胸水（肺鳞癌转移）

胸水（液基制片 HE 染色）见核大深染，胞质红染的瘤细胞（A），细胞块包埋 HE 染色见癌细胞成片状，胞质丰富红染，可见细胞间桥（B），免疫组化染色 P40 阳性（C）

图 2-3-40　恶性胸水（肺小细胞癌转移）

癌细胞成团或列兵样排列，有镶嵌趋势（A），细胞块免疫组化染色 TTF-1（B）和 CD₅₆（C）阳性

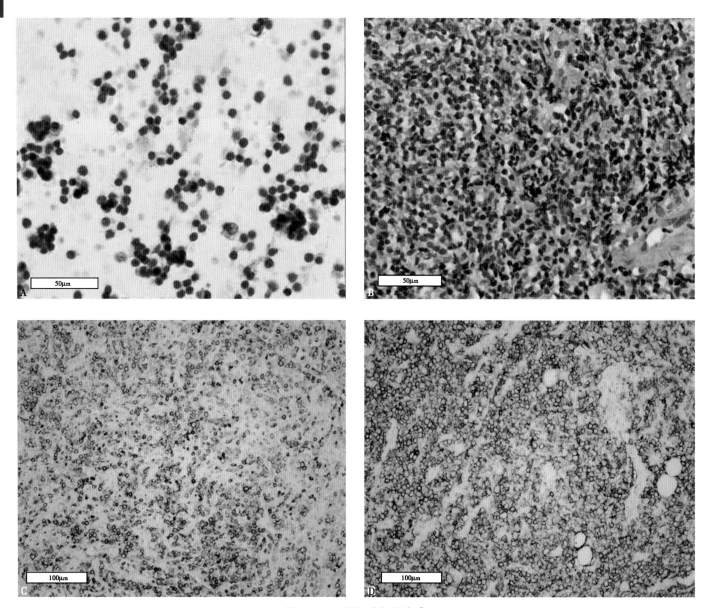

图 2-3-41　淋巴瘤侵及胸膜

胸水涂片中见大量弥漫分布大小一致的小圆形肿瘤细胞（A），细胞块包埋 HE 染色（B），免疫组化染色 CD_{20}（C）和 CD_{79a}（D）阳性

（四）现场细胞学结果判读

目前，ROSE 的判读结果及满意度可根据 Guidelines of the Papanicolaou Society of Cytopathology 分为 $C_1 \sim C_5$ 五类：C_1 示没有诊断性价值的标本或标本不适当；C_2 示良性病变；$C_3 \sim C_4$ 示标本诊断可疑，即良、恶性未定；C_5 示为恶性肿瘤。并可根据细胞形态作出初步病理分型诊断，尤其针对肺癌患者。如判读结果为 C_1、C_3、C_4 则提示标本取样不合格，可能需要重新取样。

（五）现场细胞学的局限性

细胞学诊断存在一定的局限性，由于涂片中只能看到细胞形态，无法观察其组织学结构；同时因取材有限，细胞学诊断有一定的误诊率，在诊断时需结合临床、影像学及一些辅助检查技术（图 2-3-42 A～D）。

九、分子检测在细胞学标本中的应用

美国 2015 年 NCCN 指南 [30] 和我国最新肺癌诊疗规范 [31] 中均推荐晚期非小细胞肺癌患者应常规进行 EGFR 和 ALK 基因状态的检测。当前，新鲜肿瘤手术组织、石蜡包埋组织、小活检组织、细胞包埋块均可常规用于基因检测，已经成为共识 [32]。然而，70% 的肺癌患者不能进行手术，主要依赖小活检和细胞学样本进行诊断。细胞学样本在肺部肿瘤的分子诊断方面已经广泛应用。目前，用于细胞学样本的分子检测技术主要有聚合酶链式反应（PCR）、基因测序、原位分子杂交（FISH）和免疫组化等技术。

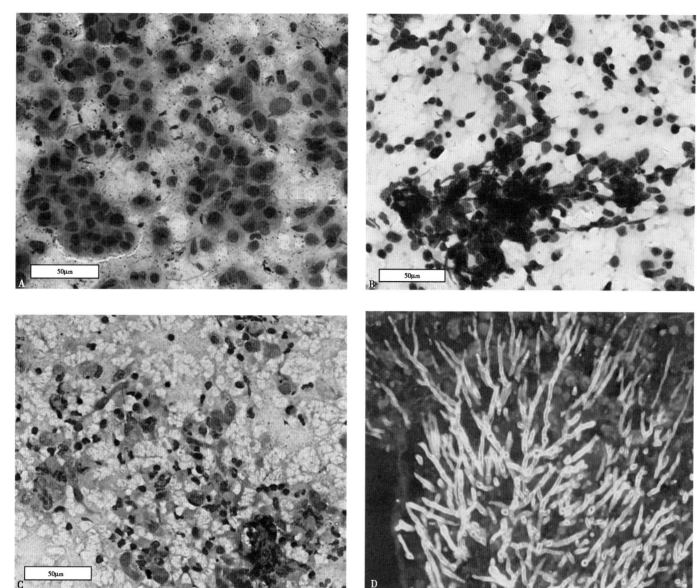

图 2-3-42　现场细胞学染色

EBUS 标本中的腺癌细胞（A. 常规图片 HE 染色），EBUS 标本中的小细胞癌（B. 常规图片 HE 染色），EBUS 标本中的正常细胞（C. 常规图片 HE 染色），肺泡灌洗液标本中的曲菌（D. 真菌荧光快速染色 10 分钟镜下可观察到结果）

（一）细胞样本分子检测的质控流程

1. 临床送检的各种类型的细胞学样本　需要进行去血、除黏液等前处理，加入细胞保护液后进行液基细胞学制片。

2. 病理医师阅片　筛选出阳性样本（非小细胞癌 -NOS、腺癌、鳞癌等），并保留阳性样本对应的剩余液基细胞学样本于 4° 冰箱。

3. 由病理医师评估剩余液基细胞学样本中的肿瘤细胞含量　细胞学样本中肿瘤细胞数量的界定参考文献报道[33-34]。对于形态学诊断为阳性的液基细胞学样本，计数其对应 HE 染色片上的肿瘤细胞：肿瘤细胞为 100～200 个时，仅可进行 EGFR 或 ALK 基因的单项检测；肿瘤细胞 > 200 个时，可同时进行 EGFR、ALK、ROS1、KRAS、BRAF 和 HER2 等基因的检测。

4. 提取 DNA 和 RNA　提取后用 A260、A260/A280 值评估其含量和纯度。

5. PCR 扩增后进行结果判读　出具检测报告，测序检测需要在测序的每一个环节进行质控。

（二）细胞样本分子检测的适用范围

多个研究表明，胸水、穿刺等来源的细胞包埋块可用于基因检测[35-36]。上海市肺科医院病理科通过研究 1000 余例各类细胞学来源的样本发现，所有来源的细胞学样本均可以有效地进行 DNA 项目的检测，包括 EGFR、KRAS 与 BRAF[37-38]。细针穿刺样本、支气管刷检样本及

EBUS 等大部分细胞学样本可以有效地用于 RNA 项目的检测。少部分细胞学样本不适用于 RNA 项目（*ALK* 和 *ROS1* 基因等）的检测（比如痰液样本），由于其含有大量的 RNA 酶，会降解痰液标本中的 RNA；陈旧性胸水样本，由于没有细胞保护液的及时固定，其 RNA 质量也较差，故也不适合 RNA 项目的检查，因此建议胸水样本要及时送检与处理。

（三）细胞样本分子检测的优势

在一系列质控条件下，液基细胞学样本可以直接用于肺癌靶向基因检测，并且具有独特的优势：①肿瘤细胞纯度高，背景细胞少，可以提高检测样本的敏感性；②样本被处理步骤少，可以降低污染的概率；③当患者样本较少不够进行细胞块包埋时，剩余的液基细胞学样本评估合格，可以给患者提供更多检测机会。为了充分利用患者的液基细胞学样本，建议液基细胞学剩余样本不仅可以直接用于 PCR 方法的基因检测（图 2-3-43 A），而且为了最大化地利用样本，也可进行高通量基因检测（图 2-3-43 B）。

（四）细胞样本的 FISH 检测

荧光原位杂交（fluorescence in situ hybridization, FISH）检测是利用荧光基团标记 DNA 探针，再将标记的 DNA 探

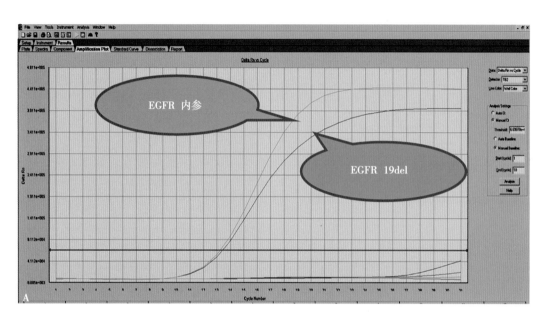

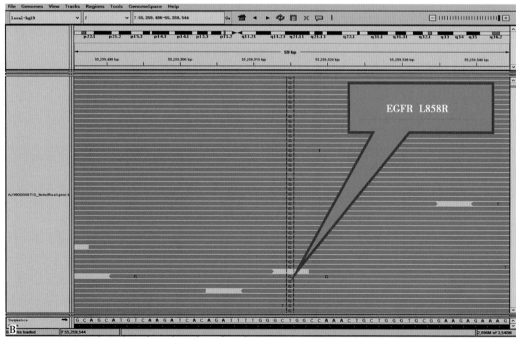

图 2-3-43 液基细胞学检查剩余标本用于基因检测

细胞学样本用于 ARMS-PCR 检测法，发现 *EGFR* 基因突变（出现双峰，A），细胞学样本用于二代测序检测发现 *EGFR* 基因突变（B）

针与样本 DNA 进行原位杂交，最后在荧光显微镜下对荧光信号进行计数，以此作为诊断的依据。多个实验室研究证明 FISH 可以在不同类型的细胞学样本上进行[39-40]。晚期非小细胞肺癌患者可以通过 FISH 检测 *ALK*、*c-MET* 等基因的状态，以明确是否适用克唑替尼等靶向药物（图 2-3-44）。

图 2-3-44　胸水细胞学样本用于 FISH 检测 ALK 融合基因

判读标准为镜下计数至少 50 个肿瘤细胞上的红绿分离信号和单红信号，比值大于 50%，判读阳性；若比值为 10%～50%，则需计数 100 个肿瘤细胞上的红绿分离信号和单红信号，比值大于等于 15% 为阳性。本例为 ALK 阳性

FISH 对检测的条件要求很高。检测过程中的温度、试剂的酸碱度，以及反应的时间都会对结果产生影响。细胞学样本直接进行 FISH 操作不同于组织学的地方如下：①胃蛋白酶消化时间短于组织学样本，一般消化时间为 10～15 分钟；②消化完毕之后进行固定：1×PBS 室温浸泡细胞片 5 分钟；1% 甲醛溶液室温固定 5 分钟；1×PBS 室温浸泡细胞片 5 分钟。其余步骤同组织学 FISH 操作。

细胞学样本直接进行 FISH 检测，具有纤维背景少、易消化、探针易进入、信号清晰完整的优势，缺点是对于叠加成团的细胞则难以判读。

附：胸部疾病细胞学诊断报告的用语

目前，对于胸部疾病的细胞学诊断还没有建立一个标准化的准则或诊断术语。根据肺部疾病的特点及临床需求推荐如下的常用术语标准：

（一）阴性报告

1. 未见恶性细胞　同义词：未见肯定的恶性细胞；未见肯定的恶性证据。

2. 见增生的上皮细胞　上皮细胞形态基本正常，无明显异型性，结构较清晰，通常见于良性病变或者肿瘤周边反应性增生的上皮细胞。

3. 见异型细胞　同义词：见核异型细胞，发现具有低级别非典型增生的细胞，但不能明确其良恶性。见于如下几种情况：①肿瘤细胞少，不能明确性质；②肿瘤周边异型增生的细胞；③标本未及时固定，细胞退变，结构模糊不清，无法明确性质；④一些良性病变，如硬化性肺泡细胞瘤、机化性肺炎等；⑤结核或者炎症刺激的增生较严重的细胞。

4. 非肿瘤性病变的描述　包括：①炎性坏死（凝固性坏死）组织及上皮样细胞，考虑结核可能；②查见形态类似曲菌、隐球菌及白色念珠菌等的真菌菌丝及孢子；③涂片中见到中性粒细胞、淋巴细胞、巨噬细胞及嗜酸性粒细胞等对感染性疾病的临床诊断具有一定的价值。

（二）阳性报告

1. 怀疑性诊断　用于细胞异型性较大，怀疑为恶性肿瘤，但因为细胞量较少，不能完全肯定的诊断病例，建议临床再次检查或者用其他方式进一步检查。用语有：见异型细胞，疑恶性/疑腺癌/疑鳞癌/疑非小细胞癌等。

2. 倾向性诊断　例如见异型细胞，倾向腺癌/鳞癌/非小细胞癌/小细胞癌等。

3. 肯定性诊断

（1）用于肯定良性或恶性的诊断，如：见恶性细胞/低分化癌/非小细胞癌等。对于不能明确来源的归入恶性肿瘤，不能区分类型的上皮性肿瘤归入低分化癌。最新版 WHO 推荐使用术语非小细胞癌（NSCC）取代非小细胞肺癌（NSCLC），是因为在细胞学标本中不能排除为转移癌的可能性，而且诊断为原发性肺癌必须建立在临床已经排除其他原发灶的基础上，对于这部分病例建议参考活检或进行细胞块包埋及免疫细胞化学进一步鉴别诊断。

（2）用于分型明确的诊断，例如见鳞癌细胞/见腺癌细胞/小细胞癌等。

（上海同济大学附属肺科医院　武春燕）

参 考 文 献

1. Varsegi GM, Shidham V. Cell block preparation from cytology specimen with predominance of individually scattered cells. J Vis Exp, 2009,（29）: 1316.

2. Ghosh I, Dey SK, Das A, et al. Cell block cytology in pleural effusion. J Indian Med Assoc, 2012, 110（6）: 390-392, 396.

3. Nathan NA, Narayan E, Smith MM, et al. Cell block cytology. Improved preparation and its efficacy in diagnostic cytology. Am J Clin Pathol, 2000, 114（4）: 599-606.

4. Munoz-Largacha JA, Little VR, Fernando HC. Navigation bronchoscopy for diagnosis and small nodule location. J Thorac Dis, 2017, 9（Suppl 2）: S98-S103.

5. Fielding DI, Kurimoto N. EBUS-TBNA/staging of lung cancer. Clin Chest Med, 2013, 34（3）: 385-394.

6. Liu C, Wen Z, Li Y, et al. Application of ThinPrep bronchial brushing cytology in the early diagnosis of lung cancer: a retrospective study. PLoS One, 2014, 9（4）: e90163.

7. Glaum MC, Wang Y, Raible DG, et al. Degranulation influences heparin-associated inhibition of RT-PCR in human lung mast cells. Clin Exp Allergy, 2001, 31（10）: 1631-1635.

8. 马博文. 支气管与肺细胞病理学诊断. 北京: 人民军医出版社, 2011.

9. Travis WD, Brambilla E, Noguchi M, et al. International association for the study of lung cancer/american thoracic society/european respiratory society international multidisciplinary classification of lung adenocarcinoma. J Thorac Oncol, 2011, 6（2）: 244-285.

10. Sigel CS, Moreira AL, Travis WD, et al. Subtyping of non-small cell lung carcinoma: a comparison of small biopsy and cytology specimens. J Thorac Oncol, 2011, 6（11）: 1849-1856.

11. Travis WD, Brambilla E, Burke AP, et al. Introduction to The 2015 World Health Organization Classification of Tumors of the Lung, Pleura, Thymus, and Heart. J Thorac Oncol, 2015, 10（9）: 1240-1242.

12. Idowu MO, Powers CN. Lung cancer cytology: potential pitfalls and mimics-a review. Int J Clin Exp Pathol, 2010, 3（4）: 367-385.

13. Bishop JA, Teruya-Feldstein J, Westra WH, et al. p40（DeltaNp63）is superior to p63 for the diagnosis of pulmonary squamous cell carcinoma. Mod Pathol, 2012, 25（3）: 405-415.

14. Nonaka D. A study of DeltaNp63 expression in lung non-small cell carcinomas. Am J Surg Pathol, 2012, 36（6）: 895-899.

15. Barletta JA, Perner S, Iafrate AJ, et al. Clinical significance of TTF-1 protein expression and TTF-1 gene amplification in lung adenocarcinoma. J Cell Mol Med, 2009, 13（8B）: 1977-1986.

16. Kitamura H, Yazawa T, Sato H, et al. Small cell lung cancer: significance of RB alterations and TTF-1 expression in its carcinogenesis, phenotype and biology. Endocr Pathol, 2009, 20（2）: 101-107.

17. Kontogianni K, Nicholson AG, Butcher D, et al. CD56: a useful tool for the diagnosis of small cell lung carcinomas on biopsies with extensive crush artefact. J Clin Pathol, 2005, 58（9）: 978-980.

18. Gollard R, Jhatakia S, Elliott M, et al. Large cell/neuroendocrine carcinoma. Lung Cancer, 2010, 69（1）: 13-18.

19. Collins BT, Cramer HM. Fine needle aspiration cytology of carcinoid tumors. Acta Cytol, 1996, 40（4）: 695-707.

20. Qiu S, Nampoothiri MM, Zaharopoulos P, et al. Primary pulmonary adenoid cystic carcinoma: report of a case diagnosed by fine-needle aspiration cytology. Diagn Cytopathol, 2004, 30（1）: 51-56.

21. Weigelt B, Peterse JL, van't Veer LJ. Breast cancer metastasis: markers and models. Nat Rev Cancer, 2005, 5（8）: 591-602.

22. Liu V, Mihm MC. Pathology of malignant melanoma. Surg Clin North Am, 2003, 83（1）: 31-60, v.

23. Renshaw AA, Dean BR, Antman KH, et al. The role of cytologic evaluation of pleural fluid in the diagnosis of malignant mesothelioma. Chest, 1997, 111（1）: 106-109.

24. Granados R, Cibas ES, Fletcher JA. Cytogenetic analysis of effusions from malignant mesothelioma. A diagnostic adjunct to cytology. Acta Cytol, 1994, 38（5）: 711-717.

25. Wakely PE Jr, Menezes G, Nuovo GJ. Primary effusion lymphoma: cytopathologic diagnosis using in situ molecular genetic analysis for human herpesvirus 8. Mod Pathol, 2002, 15（9）: 944-950.

26. Abe Y, Tanaka N. The Hedgehog Signaling Networks in Lung Cancer: The Mechanisms and Roles in Tumor Progression and Implications for Cancer Therapy. Biomed Res Int, 2016, 2016: 7969286.

27. Smith-Purslow MJ, Kini SR, Naylor B. Cells of squamous cell carcinoma in pleural, peritoneal and pericardial fluids. Origin and morphology. Acta Cytol, 1989, 33（2）: 245-253.

28. Chhieng DC, Ko EC, Yee HT, et al. Malignant pleural effusions due to small-cell lung carcinoma: a cytologic and immunocytochemical study. Diagn Cytopathol, 2001, 25（6）: 356-360.

29. Ravaioli S, Bravaccini S, Tumedei MM, et al. Easily detectable cytomorphological features to evaluate during ROSE for rapid lung cancer diagnosis: from cytology to histology. Oncotarget, 2017, 8（7）: 11199-11205.

30. Ettinger DS, Wood DE, Akerley W, et al. Non-Small Cell Lung Cancer, Version 6.2015. J Natl Compr Canc Netw, 2015, 13（5）: 515-524.

31. 支修益, 石远凯, 于金明. 中国原发性肺癌诊疗规范（2015 年版）. 中华肿瘤杂志, 2015, 37（1）: 67-78.

32. Lilenbaum RA, Horn LA. Management of EGFR Mutation-Positive Non-Small Cell Lung Cancer. J Natl Compr Canc Netw, 2016, 14（5 Suppl）: 672-674.

33. Khodakov D, Wang C, Zhang DY. Diagnostics based on nucleic acid sequence variant profiling: PCR, hybridization, and NGS approaches. Adv Drug Deliv Rev, 2016, 105（Pt A）: 3-19.

34. Jennings LJ, Arcila ME, Corless C, et al. Guidelines for Validation of Next-Generation Sequencing-Based Oncology Panels: A Joint Consensus Recommendation of the Association for Molecular Pathology and College of American Pathologists. J Mol Diagn, 2017, 19（3）: 341-365.

35. Allegrini S, Antona J, Mezzapelle R, et al. Epidermal growth factor receptor gene analysis with a highly sensitive molecular

assay in routine cytologic specimens of lung adenocarcinoma. Am J Clin Pathol，2012，138（3）：377-381.

36. Proietti A，Ali G，Pelliccioni S，et al. Anaplastic lymphoma kinase gene rearrangements in cytological samples of non-small cell lung cancer：comparison with histological assessment. Cancer Cytopathol，2014，122（6）：445-453.

37. Wu CY，Hou LK，Ren SX，et al. High feasibility of liquid-based cytological samples for detection of EGFR mutations in Chinese patients with NSCLC. Asian Pac J Cancer Prev，2014，15（18）：7885-7889.

38. Hou L，Ren S，Su B，et al. High concordance of ALK rearrangement between primary tumor and paired metastatic lymph node in patients with lung adenocarcinoma. J Thorac Dis，2016，8（6）：1103-1111.

39. Halling KC，Kipp BR. Fluorescence in situ hybridization in diagnostic cytology. Hum Pathol，2007，38（8）：1137-1144.

40. Nabeshima K，Matsumoto S，Hamasaki M，et al. Use of p16 FISH for differential diagnosis of mesothelioma in smear preparations. Diagn Cytopathol，2016，44（9）：774-780.

纵隔（mediastinum）是位于两侧胸膜腔之间的胸部正中的部份，前界为胸骨，后为脊柱，上为胸腔上口，下为横膈。通常以胸骨角平面将纵隔分为上纵隔与下纵隔。下纵隔再以心包为界分为前（胸骨与心包之间）、后（心包与胸椎骨之间）纵隔和中纵隔（心包、心脏及大血管根部等）。纵隔内包含了多种器官和组织结构，人为地将纵隔划分为上、前、中和后纵隔是有着一定的临床意义的，因为这种区域的划分与相应易发疾病的种类有关，如图 3-1-1 所示。

纵隔疾病主要包括非肿瘤性疾病（炎症、囊肿）和良、恶性肿瘤。在成人最容易发生的肿瘤是转移性肺癌、胸腺瘤和淋巴瘤。而在儿童则是淋巴瘤和白血病。患有纵隔囊肿及肿瘤的患者，大多数没有临床症状，通常是在胸部 CT 检查时被发现的。但当肿物压迫或侵犯邻近结构时则可出现相应的症状，如咳嗽、胸痛和呼吸困难，甚至出现上腔静脉综合征等。纵隔是人体肿瘤的少发部位，主要是以位于上纵隔的胸腺所发生的各类肿瘤为主。然而，纵隔又是一个几乎各类肿瘤均可发生的部位，因此，尽管少见但种类却繁多。另外，纵隔也是许多肿瘤容易

侵袭和转移的部位（尤其是肺癌、食管癌和乳腺癌）。由于发生在纵隔内的肿瘤所处的位置往往较深且关系复杂，获取活检材料比较困难且有限，因此，常常给病理诊断带来困扰和挑战。因此，影像学检测结果和详实的临床资料对于作出正确的病理诊断具有很大的帮助，CT 扫描等影像学检查所发现的纵隔病变的部位及结构，可以为我们提供重要的诊断信息，而经皮穿刺活检和纵隔镜取材活检也可为术前诊断提供依据。

心脏是纵隔内极为特殊的一个器官，通过大血管和壁层心包外侧的结蹄组织与纵隔内其他组织相连外，心脏又是由心包腔与其他组织相隔的一个相对独立的器官。纵隔内所有组织和器官的疾病都可能影响到与心脏相连的大血管（最为常见的是上腔静脉综合征）、心包甚至心肌，反之亦然。心脏最多发的疾病是各种原因所引起的炎症性疾病（包括心包、心肌、心内膜和瓣膜），但最有外科病理意义的是心包腔积液的脱落细胞学、心包和心肌组织的小活检，通过细胞学和活检对各部位（心包、心肌和瓣膜）发生的各类肿瘤（包括转移性肿瘤）、炎症以及炎症引起的结缔组织和间皮增生进行诊断和鉴别诊断[1, 2]。

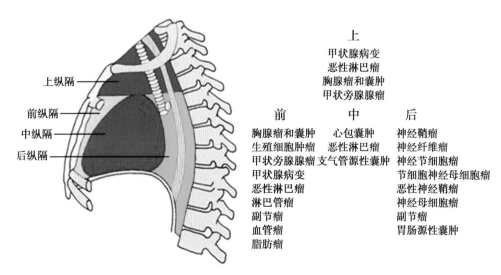

图 3-1-1　纵隔区域划分及各区域好发疾病示意图

第一章

纵隔非肿瘤性疾病

第一节 纵隔炎症性疾病

【定义】 纵隔炎症性疾病或称纵隔炎（mediastinitis）是指纵隔因各类病因（或病原体）所引发的炎症性的病变。引起纵隔炎症性疾病的病因各有不同，其病理形态学表现也各有不同，可分为急性和慢性纵隔炎。

一、急性纵隔炎

【临床特点】 急性纵隔炎（acute mediastinitis）往往是由细菌、病毒或真菌感染等所引起，并出现相应的感染性症状，详细了解临床资料会得知可能引起感染的相关病史[3-4]。一般由以下几种途径获得：①菌血症血源性播散到纵隔；②心外科开胸术后的感染；③颈部坏死性筋膜炎下延至纵隔；④从邻近器官蔓延至纵隔；⑤食管贯穿伤后的后纵隔感染等。

【病理变化】 病理形态同普通的急性炎症改变，主要表现为胸腺及周围脂肪组织中见以中性粒细胞为主的各种炎细胞浸润伴局部血管扩张和充血（图 3-1-2 A、B）。

【治疗】 急性纵隔炎的治疗主要为及时的抗菌药物的使用和可能的外科手术或引流。

二、慢性纵隔炎

【临床特点及病理变化】 慢性纵隔炎（chronic media-stinitis）有时可造成压迫症状，临床表现和影像学检查结果类似于恶性病变。慢性纵隔炎一般分三种：①肉芽肿性纵隔炎，有些病例可检测到真菌或结核分枝杆菌等；②纤维化性或硬化性纵隔炎，可同时伴发腹膜后纤维化，目前认为它可能是一大类自身免疫性或纤维炎性病变；③上述两类病变的混合[5-6]。当病变中出现富于细胞的纤维性反应和（或）出现富含浆细胞、嗜酸性粒细胞浸润的多形性炎症及静脉炎时，应考虑慢性纵隔炎。应当注意的是，小活检标本诊断纤维化性或硬化性纵隔炎时是有一定困难的，因为某些肿瘤性疾病可能也含有广泛的纤维化和炎症性的区域，如霍奇金淋巴瘤或炎性肌纤维母细胞肿瘤等，诊断时应特别注意进行鉴别。纤维性纵隔炎的治疗包括激素治疗和手术切除。

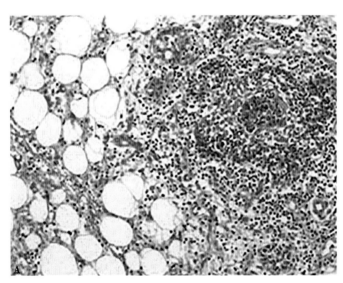
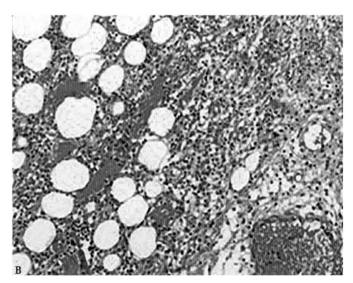

图 3-1-2 急性纵隔炎

胸腺及周围脂肪组织中见以中性粒细胞为主的急慢性炎细胞浸润（A）；局部血管扩张、充血明显，伴大量以中性粒细胞为主的炎细胞浸润（B）

第二节 纵隔囊肿

【定义】 纵隔囊肿（mediastinal cysts）是指纵隔内因胚胎发育期间形成的各类组织残留而形成的各种良性囊性病变。

【临床特点】 患者多数没有临床症状，常是因CT检查时偶然发现。部分患者则是由囊肿增大引起相应的压迫症状后而被发现。治疗通常采取囊肿手术切除。按照组织来源这类囊肿分为如下几种类型：

一、心包囊肿

心包囊肿（pericardial cysts）通常位于右心膈角处。囊肿质软，常为单房，个别可呈多房性。囊肿多疏松地附着于横膈及心包上，少数位于心包上的病例有时也可与心包腔相通。除非继发感染，一般囊内含清亮液体[7]。显微镜下见囊内壁衬覆单层扁平或单层立方上皮。免疫组化CK和Calretinin阳性表达（图3-1-3 A、B）

二、前肠囊肿

前肠囊肿（foregut cysts）是前肠发生的囊肿。从组织胚胎学来看，原始消化管分为三段，即前肠、中肠和后肠。前肠分化为部分口腔底、舌、咽喉至十二指肠乳头间的消化管，同时分化为消化系统的下颌腺、舌下腺、肝、胆囊、胆管、胰腺及喉以下的呼吸道、肺、胸腺、甲状腺和甲状旁腺等器官。胚胎发生时，如果某个前肠小芽孢或憩室被夹断，其随肺向下生长时则被带入纵隔内，发生于纵隔内的囊肿很大一部分为前肠来源的囊肿[8]。常见的前肠囊肿如下：

1. **支气管源性囊肿**（bronchial cysts） 支气管源性囊肿常沿气管、支气管树发生，最常见于隆突后，偶见于横膈上[9]。囊肿内含清亮或胶样液体；常呈单房，薄壁，球形（图3-1-4）；镜下，通常内衬纤毛柱状上皮，但有时可见灶性或广泛的鳞化，也可见内衬极度菲薄的上皮，囊壁可含透明软骨和（或）平滑肌、支气管腺体等（图3-1-5 A、B）。

2. **食管囊肿**（esophageal cysts） 食管囊肿多数嵌于食管壁下半部。内衬的上皮可为鳞状上皮、纤毛柱状/柱状上皮，也可为上述几种上皮的混合。由于支气管囊肿也可完全位于食管壁内，因此两者鉴别诊断可能困难，或甚至无法鉴别，可直接诊断前肠囊肿即可。将发生在这一部位的囊肿诊断为食管型的囊肿时，最好的依据是发现囊壁内存在肯定的双层平滑肌结构（图3-1-6）。

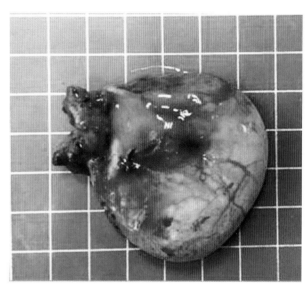

图3-1-4 支气管囊肿
肉眼为囊性，囊壁菲薄，囊内壁光滑，囊内见浑浊液体

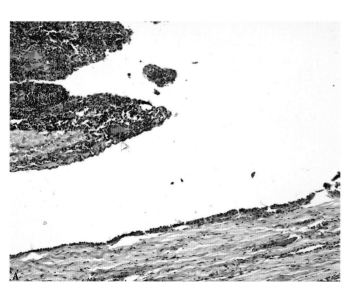

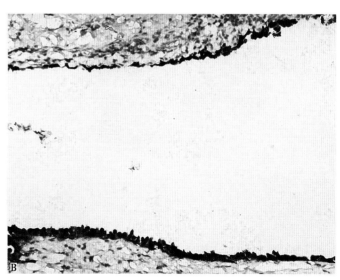

图3-1-3 心包囊肿
囊肿壁内衬单层扁平或立方上皮（A），心包囊肿内衬上皮细胞Calretinin阳性（B）

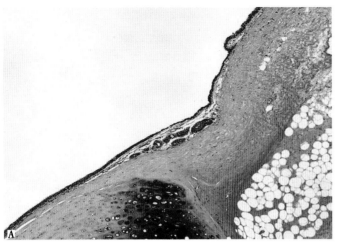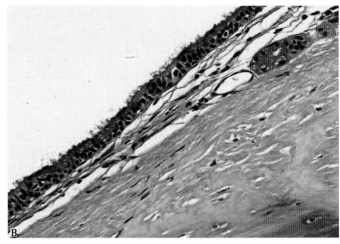

图 3-1-5　支气管囊肿
囊肿的囊壁内可见软骨、支气管腺体和脂肪组织（A），囊肿内壁衬覆单层或假复层纤毛柱状上皮（B）

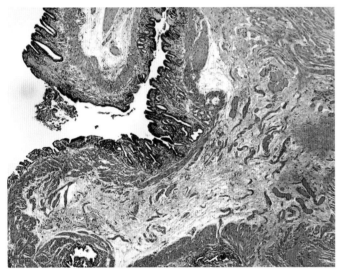

图 3-1-6　食管囊肿
囊壁内衬假复层纤毛柱状上皮，囊壁内见双层平滑肌

3. 胃及肠囊肿（gastric and enteric cysts）　胃及肠囊肿通常位于后纵隔脊柱旁，附着于食管壁上或嵌于食管肌层中。胃囊肿内衬胃型上皮，肠囊肿内衬上皮类似肠上皮。此外可见胃肠混合型，称之为胃肠囊肿。

三、甲状旁腺囊肿

甲状旁腺囊肿（parathyroid cysts）可分为无功能性和有功能性两种。有功能性的囊肿除了一些非特异性的症状外，还可有甲状旁腺功能亢进[10]。显微镜下甲状旁腺囊肿壁内可见甲状旁腺组织（图 3-1-7 A、B）。

四、其他囊肿

此外，还可见来源于胸导管的纵隔囊肿，有些可能是囊性淋巴管。胰腺假囊肿也可表现为原发纵隔的囊肿，

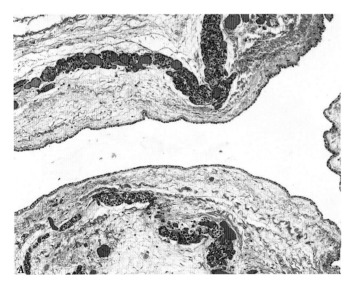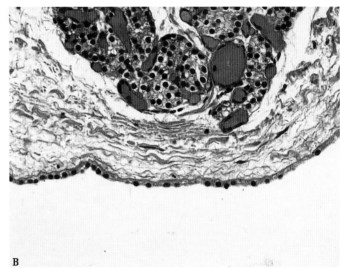

图 3-1-7　甲状旁腺囊肿
囊肿囊壁内见甲状旁腺组织（A），囊肿囊壁内衬立方上皮细胞，其下见甲状旁腺组织（B）

绝大多数为良性,有1例恶性的报道[11]。尚有包虫囊肿的报道等。

第三节　胸腺非肿瘤性疾病

胸腺非肿瘤性疾病主要包括先天或后天的与免疫相关的疾病、单房或多房的胸腺囊肿,胸腺自身的异位以及其他组织的胸腺内异位和胸腺增生、胸腺纤维化等[12]。

一、原发性免疫缺陷

【定义】　胸腺原发性免疫缺陷(primary thymic immunodeficiencies)是指胸腺未发育或在发育过程中被阻断所造成的一种先天性的胸腺疾病。

【临床特点及病理变化】　其最显著的特征是胸腺体积非常小(常小于5g);上皮细胞呈原始样表现,无皮质和髓质分界,可见小管和玫瑰花结;胸腺小体缺如;几乎没有淋巴细胞。胸腺发育不良还可伴发其他疾病,而且此时胸腺常常发生异位。

【鉴别诊断】　胸腺发育不良主要应与由于感染等因素所继发的急性胸腺退化鉴别,后者经常见于免疫抑制人群。急性胸腺退化的特征是淋巴细胞明显消减,但保存分叶结构和胸腺小体。

二、急性胸腺退化

【定义】　急性胸腺退化(acute thymic involution)是由于后天各类因素(感染等因素)所继发的急性胸腺组织的减少。

【临床特点及病理变化】　主要表现为胸腺淋巴细胞减少,皮髓质分界消失,胸腺小体不明显。常伴浆细胞浸润和纤维组织增生。多见于HIV感染患者。

三、胸腺囊肿

【定义】　胸腺囊肿(thymic cysts)分为先天性和获得性两种,先天性胸腺囊肿又称单房性胸腺囊肿(unilocularthymic cysts, UTCs),被认为是来源于胚胎发生时的残留。多房性胸腺囊肿(multilocularthymic cysts, MTCs)又称获得性胸腺囊肿,被认为是炎症过程的结果,与自身免疫性疾病或感染相关(HIV感染等)。

【临床特点】　单房性胸腺囊肿常无临床症状,极少数病例伴有重症肌无力,如发生破裂出血时可引起呼吸困难及胸痛症状。其最多见于前纵隔,可发生于沿下颌角内侧、颈中线、前纵隔至膈肌线上的任何一个部位。多房性胸腺囊肿发生与自身免疫疾病及感染相关,患者可出现间歇热和(或)干燥综合征等相应的临床症状。胸腺囊肿治疗通常采取囊肿手术切除。

【病理变化】　单房性胸腺囊肿其大体观察为单房性,囊肿壁薄,呈半透明状,多无炎性表现。显微镜下见囊肿壁内衬单层扁平、立方、柱状或鳞状上皮(少见),囊壁内可见胸腺组织,一些胸腺组织与内衬上皮相连(图3-1-8 A、B)。

多房性胸腺囊肿的大体观察可见囊肿呈多房性,囊肿壁较厚,常伴有炎症或纤维化的表现,这可能是一种继发性的反应性病变。囊壁可见内衬单层扁平、立方、纤毛柱状或鳞状上皮,有些区域可能无内衬上皮,而另一些区域可表现为上皮反应性高度增生,偶见鳞状上皮瘤样增生(图3-1-9 A、B)。

【鉴别诊断】　发生于纵隔特别是胸腺的一些淋巴瘤

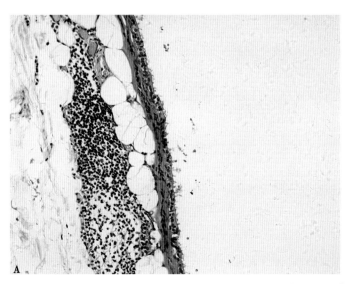

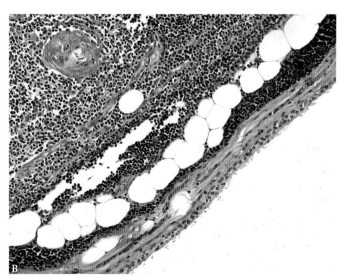

图3-1-8　胸腺单房性囊肿
囊肿内衬单层立方或柱状上皮(A),部分囊肿内衬的柱状上皮细胞可见有纤毛,囊壁内衬上皮细胞下可见胸腺组织(B)

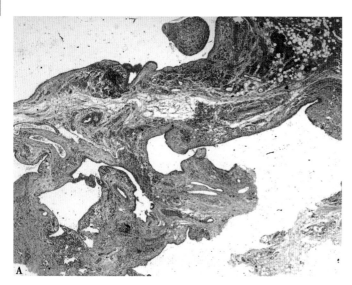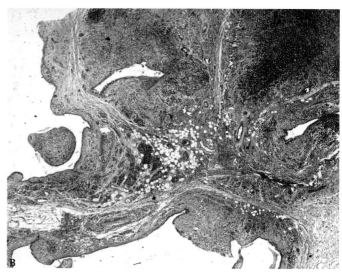

图 3-1-9 胸腺多房囊肿

囊肿由多囊构成，囊壁可见胸腺组织（A），囊肿壁较厚，常伴有炎症或纤维化的表现，可见囊壁内衬单层扁平、立方、纤毛柱状或鳞状上皮（B）

（如霍奇金淋巴瘤、黏膜相关淋巴组织边缘区 B 细胞淋巴瘤）或精原细胞瘤常可呈厚壁的多房囊肿样的改变，因此对于多房性囊肿样的病变应注意其为各类慢性炎症所致的（获得性）囊肿还是上述各类恶性肿瘤所形成的局部囊性肿瘤。此外还需注意与胸腺瘤囊性变、囊性淋巴管瘤等进行鉴别。

四、胸腺异位及体内其他组织的胸腺内异位

胸腺异位（ectopic thymus）是指胸腺组织在颈部器官及纵隔内的胸腺外发生异位，如甲状腺、颈部淋巴结（图 3-1-10 A、B）、气管周围、左右膈神经、左右喉返神经及主动脉周围等。同时胸腺内也可有其他的异位组织或肿瘤，如异位的甲状腺、甲状腺肿及甲状腺腺瘤和甲状腺癌；也可有甲状旁腺组织及甲状旁腺腺瘤；甚至可以见到胰腺异位[13-15]。

五、弥漫性胸腺纤维化

【定义】 弥漫性胸腺纤维化（diffuse thymic fibrosis）是胸腺发生广泛性纤维化，不伴有其他胸腺疾病如肿瘤或囊肿等。

显微镜下为弥漫性纤维化伴有不同程度的胶原沉积及淋巴细胞、浆细胞浸润和退化的胸腺组织。有些与 IgG4 相关的硬化性疾病有重叠。可能与免疫和（或）感染有关[16]。

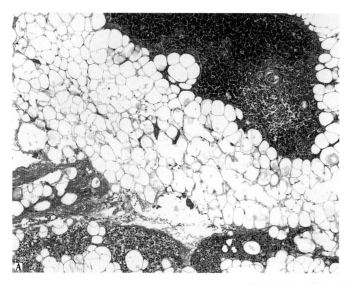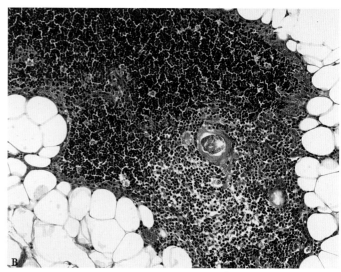

图 3-1-10 发生于颈部的异位胸腺组织

异位胸腺组织周围可见甲状旁腺组织（图下部区域）及脂肪组织（A），异位胸腺皮质见大量未成熟的 T 淋巴细胞，髓质内可见胸腺小体（B）

六、真性胸腺增生

【定义】 真性胸腺增生（true thymic hyperplasia，TTH）是指胸腺体积明显增大，重量增加，被认为是应激后的反跳性增生现象，常见于严重的疾病、放化疗或类固醇激素治疗后。

【临床特点】 可出现呼吸窘迫及相关疾病的临床症状。少部分 TTH 患者也可伴发重症肌无力（myasthenia gravis，MG）。

【病理变化】 TTH 大体表现为胸腺体积明显增大，重量增加，超过相应年龄的上限值（相应年龄所对应的正常胸腺的重量值或体积测量值详见表 3-1-1）。大体观察常看不到境界清楚的肿块性病变。显微镜下与相应年龄的正常胸腺组织大致相同，虽胸腺小叶常有所扩大，但保存正常胸腺小叶结构（图 3-1-11 A、B），皮质、髓质分界清楚，皮质内可见淋巴细胞、混合组织细胞及上皮细胞，髓质内存在 Hassall 小体。

表 3-1-1 正常人体胸腺的重量和体积

年龄（岁）	重量（g）[a]	体积（cm³）[a]
0～1	27.3±16.4	26.8±16.1
1～4	28±19.3	27.9±10.4
5～9	22.1±9.2	21.5±8.8
10～14	21.5±6.1	21.1±6.4
15～19	20.2±10.3	19.3±10.1
20～24	21.6±9.5	23.0±10.6
25～29	23.1±11.8	23.7±11.9
30～34	25.5±9.9	27.6±11.2
35～44	21.9±9.2	22.2±10.5
45～54	24.8±12.8	26.5±12.4
55～64	21.3±9.5	23.5±10.4
65～84	23.8±16.1	25.6±17.0
85～90	18.2±5.4	20.4±6.8
91～107	12.4±6.9	13.7±7.2

[a] 数值＝平均值±标准差

摘自：Le PT, Lazorick S, Whichard LP, 等. 人类胸腺上皮细胞产生 IL-6，粒细胞 - 单核细胞 -CSF 和白细胞抑制因子. J Immunol, 1990, 145: 3310-3315.

七、胸腺滤泡性增生

【定义】 胸腺滤泡性增生（follicular thymic hyperplasia，FTH）是指胸腺组织中 B 淋巴细胞增生伴淋巴滤泡形成，不论其重量或体积的大小。

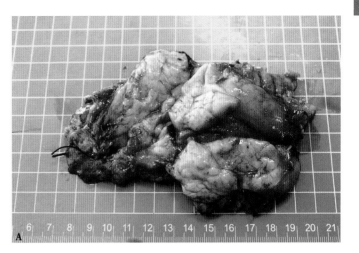

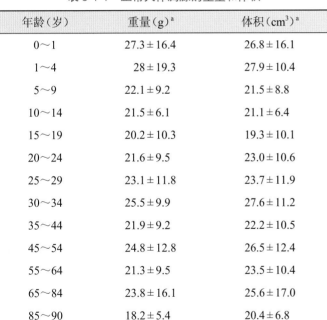

图 3-1-11 胸腺增生
34 岁患者其胸腺明显增大，重量达 80g（A），胸腺增生组织学改变为：胸腺小叶明显增多，小叶扩大，但保存正常胸腺小叶结构（B）

【临床特点】 主要发生在重症肌无力的患者中，此外甲亢、Addison 病、红斑狼疮及其他免疫介导性疾病患者也常见到。另外还可见于早期 HIV 患者中，有时伴多房囊肿形成。

【病理变化】 大部分 FTH 胸腺标本仅体积轻度增大或并不增大，大体呈脂肪样。显微镜下表现为胸腺髓质增生，出现多少不一的淋巴滤泡（图 3-1-12 A、B）。

【鉴别诊断】 需注意，在一些正常的胸腺组织中亦可见到淋巴生发中心，特别是在婴儿及儿童胸腺中；但成人的胸腺组织中的淋巴滤泡是很少的甚至是偶见，只有在胸腺中含有较多的生发中心并伴有 MG 的症状时，才能被诊断为胸腺滤泡性增生。

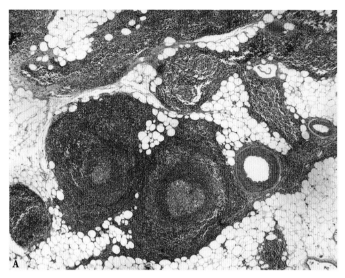 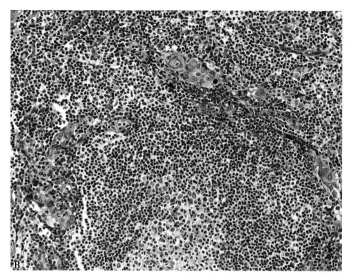

图 3-1-12　胸腺滤泡性增生

胸腺组织中见淋巴组织增生伴淋巴滤泡形成（A），胸腺髓质内可见淋巴滤泡形成并增生（B）

（上海交通大学胸科医院　张　杰）

参 考 文 献

1. Travis WD，Brambilla E，Burke，AP，et al. WHO classification of tumours of the lung，pleura，thymus and heart. 4ᵗʰ ed，Lyon：IARC Press，2015：300-348.

2. Neuville A，Collin F，Bruneval P，et al. Intimal sarcoma is the most frequent primary cardiac sarcoma：clinicopathologic and molecular retrospective analysis of 100 primary cardiac sarcomas. Am J Surg Pathol，2014，38（4）：461-469.

3. Kujath P，Scheele J，Esnaashari H，et al. Fungi in the mediastinum：rare，but relevant. Mycoses，2005，48 Suppl 1：18-21.

4. Doddoli C，Trousse D，Avaro JP，et al. Acute mediastinitis except in a context of cardiac surgery. Rev Pneumol Clin，2010，66（1）：71-80.

5. Kalweit G，Huwer H，Straub U，et al. Mediastinal compression syndromes dueto idiopathic fibrosing mediastinitis-report of three cases and review of the literature. Thorac Cardiovasc Surg，1996，44（2）：105-109.

6. Rossi GM，Emmi G，Corradi D，et al. Idiopathic Mediastinal Fibrosis：a Systemic Immune-Mediated Disorder. A Case Series and a Review of the Literature. Clinic Rev AllergImmunol，2017，52（3）：446-459.

7. Najib MQ，Chaliki HP，Raizada A，et al. Symptomatic pericardial cyst：a case series Najib MQ，Chaliki1HP，Eur J Echocardiogr，2011，12：E43.

8. 邵小娟，陈东风. 消化道定义的思考及在消化系疾病中的意义. 胃肠病学和肝病学杂志，2015，24（11）：1283-1285.

9. Turkyilmaz A，Eroglu A，SubasiM，et al. Intramural esophageal bronchogenic cysts：a review of the literature. Dis Esophagus，2007，20：461-465.

10. Dell'Amore A，Asadi N，Bartalena T，et al. Thoracoscopic resection of a giant mediastinal parathyroid cyst. Gen Thorac Cardiovasc Surg，2014，62：444-450.

11. Rokach A，Izbicki G，Deeb M，et al. Ectopic pancreatic pseudocyst and cyst presenting as a cervical and mediastinalmass-case report and review of the literature. Diagn Pathol，2013，8：176.

12. John Rosai. Rosai and Ackerman's Surgical Pathology. 10th ed. Philadelphia：Elsevier，2011.

13. Koh HM，Chang JW，Jeong SY，et al. Ectopic Pancreas Presenting as a Solid Mediastinal Mass. International Journal of Surgical Pathology，2015，23（7）：585-588.

14. Thuillier F，Venot J. Ectopic thyroid tissue in the anterior mediastinum with a normally located gland：a case report. Ann Endocrinol（Paris），2012，73（1）：34-36.

15. Zhou W，Chen M. A case report of mediastinal ectopic parathyroid adenoma presented as parathyroid crisis localized by SPECT/CT. Medicine（Baltimore），2016，95（41）：e5157.

16. Shilo K，Mani H，Deshpande C，et al. Diffuse thymic fibrosis：histologic pattern of injury or distinct entity？ Am J Surg Pathol，2010，34（2）：211-215.

纵隔肿瘤性疾病

第一节 胸腺肿瘤

胚胎学： 胸腺来源于第三咽囊和部分的第四咽囊，因此它包括三个胚层的成分。怀孕第 6 周时，第三咽囊腹侧翼的内胚层细胞形成一个明显的囊，随后从咽壁分离，胸腺原基由此形成。目前认为，此时的颈窦（第二、三、四肺芽融合而成的外胚层结构）和胸腺原基接触，从而给胸腺原基增加了一层外胚层细胞；随后，胸腺原基和甲状旁腺的下部一起迁移到尾侧和中间位置。怀孕第 8 周时，这些原基向下方增大形成两个上皮条并沿着中线融合且占据了前上纵隔。在下降过程中，胸腺的尾部变细、伸长并碎裂成小的片段，通常会消失，但有时也会残留在颈部的软组织中。它们常常与甲状旁腺的下部有密切联系，有时也可埋在甲状腺内 [1-2]。

解剖学： 完全成熟的胸腺是个有包膜的中线器官，主要位于前上纵隔，它包括两叶，并在中线位置相连。胸腺的基部位于心包和大血管上；每叶的上极可延伸至下颈部，和气管有密切联系；下级可向下不同程度延伸至心包，一般至第四肋软骨水平；胸腺前方的界限是颈部筋膜、颈部的肩带肌、胸骨、肋软骨和肋间肌；胸腺下方的界限是壁层胸膜的反折。胸腺由胸腺实质和疏松结缔组织构成。胸腺的大小和重量因年龄不同变化较大。一般出生时约 20g，接着持续生长至青春期，最大可达 35～50g，随后萎缩，重量和体积减小，胸腺实质被脂肪所代替 [1]。

组织学： 正常胸腺表面被覆薄层结缔组织，其深入胸腺实质内将胸腺分成许多小叶。每个小叶由皮质和髓质构成，胸腺皮质上皮细胞相对分散，相互间呈网状连接形成支架，网状间隙中充满了大量未成熟的 T 淋巴细胞，故 HE 染色切片上染色较深。皮质上皮细胞因被周围密集淋巴细胞掩盖，常表现为散在卵圆形"裸"核（核空泡状，胞质不清），核仁明显。胸腺髓质细胞相对较多，呈体积略小而呈梭形。髓质淋巴细胞相对较少，故 HE 染色较淡。髓质内可见胸腺小体散在分布，是胸腺髓质的重要特征

（图 3-2-1 A、B）。胸腺小体是上皮细胞呈同心圆排列而成，小体中心细胞核逐渐消失形成角化。胸腺内还可见散在分布的巨噬细胞、类肌细胞、造血细胞、树突细胞等。绝大多数的皮质淋巴细胞免疫表型为前体 T 细胞（TdT$^+$、CD$_{1a}$$^+$、CD4$^+$、CD$_8$$^+$），髓质淋巴细胞一般 TdT$^-$、CD$_{1a}$$^-$、CD$_3$$^+$、CD$_4$ 或 CD$_8$$^+$，髓质内还有些特殊 B 细胞，具有树突状 B 细胞形态并表达成熟 B 细胞标志（CD$_{23}$、CD$_{72}$、IgM 和 IgD）。胸腺上皮细胞表达广谱 CK 和 CK19，并形成疏密不等的网状结构（图 3-2-1 C、D）。胸腺小体还可表达 EMA。胸腺皮质上皮细胞可表达 cathepsinV、PRSS16 和 Beta5t，胸腺髓质上皮细胞可表达 Claudin4 [1]。

胸腺肿瘤取材方法： 胸腺上皮性肿瘤的治疗与肿瘤的病理组织学分类和肿瘤的临床分期密切相关，因此病理取材至关重要。现将病理取材的要点简述如下：①取材前尽量将标本的前后左右区分开来（需要外科医生事先做好标记）；②建议从上往下每隔 1cm 平行切开；③肿瘤（＞5cm）至少取 5 块；④取一块未累及的胸腺组织；⑤注意取材肿瘤的包膜及浸润周围器官或组织（如心包、无名静脉、上腔静脉、纵隔胸膜、肺等）；⑥取材手术切缘；⑦取材所有送检淋巴结 [3]。

一、胸腺瘤

胸腺瘤（thymomas）是胸腺上皮细胞发生的肿瘤，绝大多数为恶性。胸腺瘤虽少见，但却是成人纵隔（尤其是前上纵隔）最常见的肿瘤。胸腺瘤多呈器官样结构，有些患者可伴有重症肌无力。相当一部分患者可无明显症状，实验室检查无特异性的发现，除少数出现疾病相关伴发表现外，主要是通过体检偶然发现。

胸腺瘤不论从肿瘤大体形态方面还是从组织学形态方面都有一定的特征，注意这些特征对正确诊断有很大帮助。胸腺肿瘤的肉眼大体检查应注意其包膜的完整性和肿瘤切面的状况，A 型或 AB 型胸腺瘤常有完整的包膜，而恶性度较高的胸腺肿瘤（如 B3 型胸腺瘤、胸腺癌）多数包膜不完整并常侵犯周围器官。此外肿瘤切面呈分

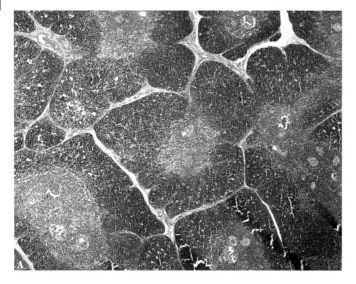
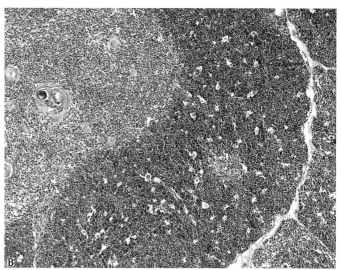
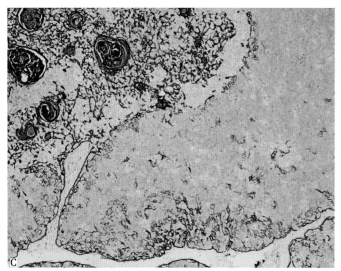
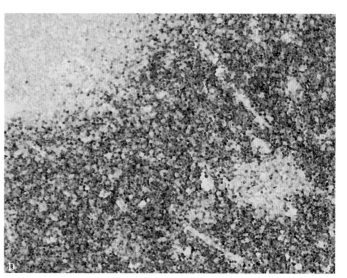

图 3-2-1　正常人(1 岁)胸腺

正常胸腺组织是由多个胸腺小叶构成(A),每个小叶由皮质和髓质构成,胸腺皮质上皮细胞相对分散,相互间呈网状连接形成支架,网状间隙中充满了大量未成熟的 T 淋巴细胞。胸腺髓质细胞相对较多,内可见胸腺小体散在分布(B),皮质和髓质上皮细胞表达 CK(C),胸腺皮质大量未成熟的 T 淋巴细胞表达 TdT(D)

叶状是多数类型胸腺肿瘤的特征如 AB、B2 和 B3 等类型的胸腺瘤。但对于 B1 和 A 型胸腺瘤则这一特征通常不明显。胸腺瘤常有一些独特的组织结构特征如血管周腔隙、胸腺小体(hassall corpuscle)及髓质岛等,掌握这一特征对胸腺瘤与其他肿瘤的鉴别诊断有着重要的意义。

目前,对于胸腺上皮性肿瘤的治疗主要是以手术为主的综合治疗方案。对于首选手术的肿瘤患者,可根据临床分期以及病理类型等因素,进行适当的术后辅助放疗和(或)化疗;对于局部晚期的手术患者,可采取诱导治疗 + 手术 + 术后辅助治疗的模式;对于广泛转移的患者,则采取化疗为主的全身治疗。

(一)A 型胸腺瘤(包括不典型 A 型胸腺瘤)

【定义】　A 型胸腺瘤(type A thymoma including atypical variant)是一种通常由梭形或卵圆形上皮性肿瘤细胞构成,伴有或不伴有未成熟 T 淋巴细胞的胸腺上皮性肿瘤[4-8]。

【临床特点】　A 型胸腺瘤是胸腺瘤中相对少见的类型。在国际胸腺恶性肿瘤协作组织(the International Thymic Malignancy Interest Group,ITMIG)的数据库中,A 型胸腺瘤约占 11.5%,平均年龄为 64 岁[9]。上海胸科医院 244 例胸腺上皮性肿瘤回顾性研究中,A 型胸腺瘤占 5%,平均年龄为 59 岁(45～72 岁)[10]。发病率无性别优势。部分患者有重症肌无力或肿块压迫的症状,亦可无症状,通过体检偶尔发现。偶见纯红细胞发育不良,其他自身免疫性疾病罕见。实验室检查无特殊。CT 下一般肿瘤表面光滑、境界清楚(图 3-2-2)。

A 型胸腺瘤治疗首选手术切除,绝大多数不用辅以术后辅助治疗,仅观察随访即可。

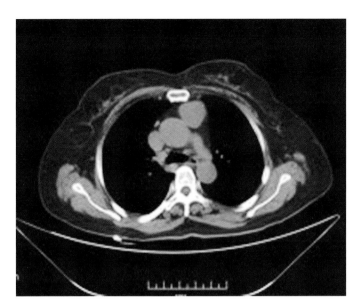

图 3-2-2　A 型胸腺瘤
CT 显示左前纵隔 A 型胸腺瘤为界限清楚的占位性病变

【病理变化】　A 型胸腺瘤一般有包膜，境界清楚，切面灰白色，质硬，分叶常不明显（图 3-2-3 A、B），部分肿瘤可有局部的囊性变。肿瘤大小为 4～16cm[10, 24]。显微镜下见肿瘤有纤维性的包膜，内部纤维间隔不明显。肿瘤细胞的组织结构多样，肿瘤细胞可排列成实性片状、束状、席纹状、车辐状或血管外皮瘤样结构，局部可见大小不等的微囊形成。少数可见菊形团样、腺样、肾小球样等排列（图 3-2-4 A～D）。血管周围间隙不常见。通常缺少胸腺小体及髓样分化灶。肿瘤细胞梭形和（或）卵圆形，细胞核温和、染色质细腻粉末状，核仁不明显，核分裂少见。A 型胸腺瘤内一般淋巴细胞稀疏，可有一些成熟 T 细胞和少量不成熟 T 淋巴细胞（可通过免疫组化 TdT 的

染色证实），但不成熟 T 淋巴细胞数量在可数范围内。极少数 A 型胸腺瘤表现出肿瘤细胞密度增加并伴有细胞形态明显的异型、核分裂增多和坏死（图 3-2-5 A～C），目前将这一类病变命名为不典型 A 型胸腺瘤，其临床意义尚待明确。

【免疫组化】　肿瘤细胞弥漫表达 CK、CK19、P63、CK5/6 等上皮标志，但 CK20 阴性。部分肿瘤 EMA 可阳性。肿瘤细胞间可见少量 TdT 阳性的未成熟 T 淋巴细胞。

【鉴别诊断】

（1）AB 型胸腺瘤：A 型胸腺瘤有时可出现淋巴细胞增多的区域，这时需要与 AB 型胸腺瘤鉴别，详细的鉴别诊断见下述 AB 型胸腺瘤。

（2）B3 型胸腺瘤：如果存在大量的血管周围间隙，强烈支持梭形细胞 B3 型胸腺瘤。如果肿瘤细胞核形状大小一致，存在大量毛细血管，见有菊形团结构、微囊区和肿瘤细胞 CD20 阳性，则支持 A 型胸腺瘤。

（3）孤立性纤维性肿瘤：为间叶源性肿瘤，具有或多或少的纤维形成的区域。免疫组化 CK 阴性，CD34、STAT6 阳性。

（4）类癌 / 不典型类癌：少数 A 型胸腺瘤可见菊形团样、腺样结构须与胸腺发生的类癌 / 不典型类癌鉴别，主要依靠免疫组化，类癌 / 不典型类癌肿瘤细胞表达神经内分泌标志如 Syn、Cga 及 CD56，而 A 型胸腺瘤不表达神经内分泌标志。

（5）胸腺肉瘤样癌（梭形细胞的胸腺癌）：不典型 A 型胸腺瘤有时需要与胸腺肉瘤样癌（梭形细胞的胸腺癌）鉴别。胸腺肉瘤样癌具有明显恶性特征，如细胞异型明显，核分裂常见，可见坏死等；如局部 CD20 阳性则支持不典型 A 型胸腺瘤，如果保留有 A 胸腺瘤的组织结构，局部

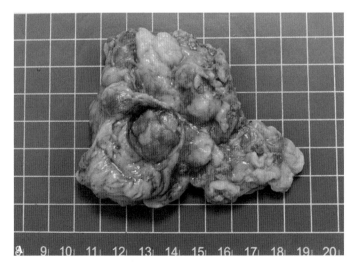
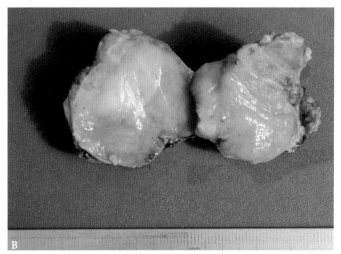

图 3-2-3　A 型胸腺瘤
肿瘤有包膜，境界清楚（A），肿瘤切面呈灰白色，分叶不明显（B）

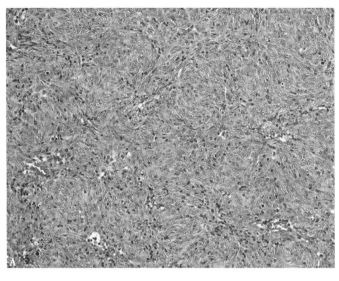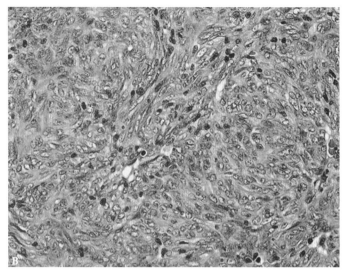
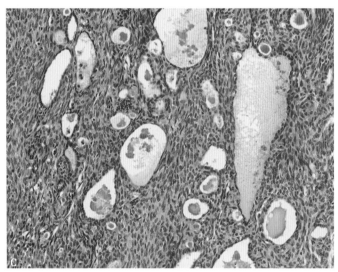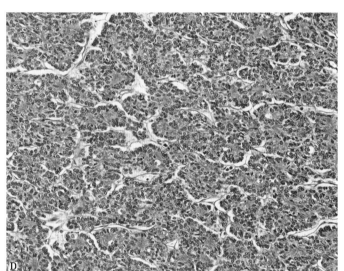

图 3-2-4　A 型胸腺瘤

肿瘤细胞可排列成实性片状、束状、席纹状（A），梭形肿瘤细胞呈车辐状排列（B），局部可见大小不等的微囊形成（C），可形成菊形团样结构（D）

出现坏死和核分裂增多的不典型性，也倾向诊断不典型 A 型胸腺瘤。

【分子遗传学】　A 型的分子遗传学改变较少，文献显示有 2、4、6p21、6q、6q25.2-25.3、13 染色体的缺失。此外还有 82% 的患者有 GTF21 的错义突变[11]；无 EGFR、Kit、APC、RB1 等基因的突变。

【预后】　A 型胸腺瘤多数预后良好。ITMIG 数据库中 R0 切除的 A 胸腺瘤 5 年和 10 年的总体生存率分别为 90% 和 80%[9]。上海市胸科医院 1997—2004 年的 244 例胸腺上皮性肿瘤回顾性资料，5 年的总生存率为 100%，5 年的无病生存率为 100%[10]。但有文献表明 A 型胸腺瘤可有复发、转移和致死的病例[12]。

（二）AB 型胸腺瘤

【定义】　AB 型胸腺瘤（type AB thymoma）是一种器官样的胸腺上皮性肿瘤。它由两种成分构成，一种是淋巴细胞稀少的梭形细胞（A 型）成分；另一种是淋巴细胞丰富（B 样）的成分伴有明显的不成熟 T 细胞。这两种成分的构成比例可以有很大差异[4-8]。

【临床特点】　AB 型胸腺瘤是最常见的胸腺瘤组织学亚型。ITMIG 的数据库中 AB 型胸腺瘤约占 23%，平均年龄为 57 岁[23]。上海胸科医院回顾性研究 1997—2004 年胸腺上皮性肿瘤，其中 AB 型胸腺瘤占 30%（73/244），平均年龄为 52 岁（17～72 岁）[10]。据中国医科大学附属第一医院统计 AB 型胸腺瘤占 22%（107/432）。性别在 AB 型胸腺瘤发病上也无明显优势。多数的 AB 型胸腺瘤可没有症状，仅是体检时偶然发现；或是因肿块体积较大导致的相关症状；有伴发纯红细胞发育不良的报道。我们经回顾性分析发现：19% 的 AB 型胸腺瘤与重症肌无力

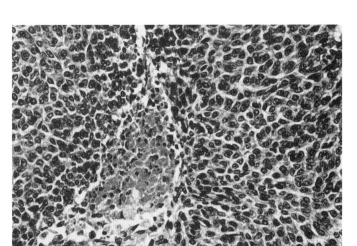

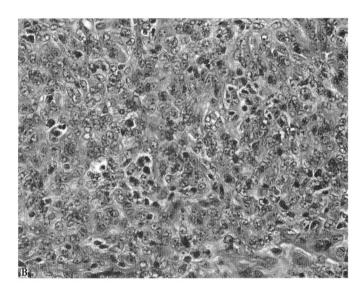

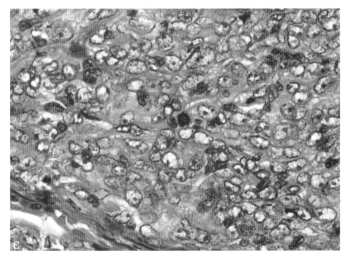

图 3-2-5 不典型 A 型胸腺瘤

肿瘤局部出现肿瘤性坏死（A），瘤细胞密度增加并伴有细胞形态异型（B），可见肿瘤细胞核分裂增多（C）

有关；97% 的患者就诊时为 Masaoka-koga Ⅰ和Ⅱ期[10]。实验室检查无特殊。影像学表现 AB 型胸腺瘤绝大多数境界清楚（图 3-2-6 A）。AB 型胸腺瘤治疗以手术切除为主。绝大多数术后不用辅以放化疗，仅观察随访即可。

【病理变化】 AB 型胸腺瘤通常有包膜，界清。肿瘤切面灰白色，质硬韧，可见粗细不等的纤维条索将肿瘤分割成大小不等的结节状（图 3-2-6 B）。肿瘤大小为 3～14cm[10]。显微镜下 AB 型胸腺瘤由两种成分构成，一种是缺乏淋巴细胞的梭形的 A 型成分，所有的 A 型胸腺瘤的特点可以在 A 型成分中出现，A 型成分有时可形成梭形细胞束形似间质的纤维细胞，故常被误诊为肿瘤的间质成分，这一点应引起高度的重视。另一种是富于淋巴细胞的 B 样成分伴有明显的不成熟 T 细胞。这两种成分的构成比例可以差异很大，镜下可见到三种情形：一种是 A 型的成分和 B 型的成分比例相当（图 3-2-7 A、图 3-2-7 D），两种成分可以界限分明的独立区域存在，也可相互以小范围的混杂存在，以此比例构成的经典的 AB 型胸腺瘤一般诊断并不困难；第二种情形是以 A 型胸腺瘤成分为主，可见极少量的 B 型成分，即富于淋巴细胞的区域极少或淋巴细胞的数量不足时，首先需要对未成熟淋巴细胞进行计数，同时可能需要评估富于淋巴细胞的区域在整个肿瘤中的比例。如果未成熟淋巴细胞不可数，不管该区域所占的比例有多少，直接诊断 AB 型胸腺瘤（图 3-2-7 G～H）；如未成熟淋巴细胞较多，但可以数得清，则需计数该区域在整个肿瘤中的比例，如大于 10%，则诊断 AB 型；如果未成熟淋巴细胞缺乏或较少（无需进行计数）或虽然较多但可数得清（但该区域所占肿瘤的比例＜10%），则诊断 A 型胸腺瘤。第三种情形是 A 型成分少，主要是 B 型成分，则需要和 B 型胸腺瘤鉴别，这时，即使出现极少量成纤维细胞样的 A 型成分，也应诊断 AB 型胸腺瘤，同时注意和真正的纤维间隔中的肌纤维母细胞进行鉴别。AB 型胸腺瘤髓质岛罕见，Hassall 小体一般缺乏，一般无血管周围间隙。

【免疫组化】 肿瘤细胞不同程度的表达 CK（AE1/3）（图 3-2-7 E）、CK19、CK5/6、CK7 等常见的 CK 标志（除 CK_{20} 外）。肌纤维母细胞样的梭形上皮细胞表达 EMA（图 3-2-7 B、C、F）。肿瘤性上皮细胞 CD_{20} 可不同程度的阳性。肿瘤组织中可见较多 TdT 阳性的未成熟 T 细胞。

【鉴别诊断】

（1）A 型胸腺瘤：AB 型胸腺瘤除 A 型区域外，尚有多少不等的 B 样区（即淋巴细胞丰富区）；而 A 型胸腺瘤不伴有或仅有少量不成熟淋巴细胞。当组织学形态类似 A 型胸腺瘤中出现淋巴细胞丰富区（TdT 阳性的淋巴细胞不可数）或＞10% 的肿瘤细胞区域具有中等程度（如果

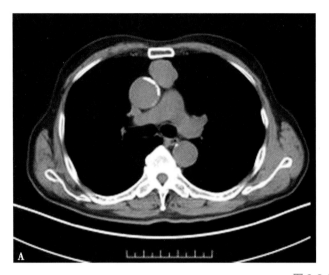
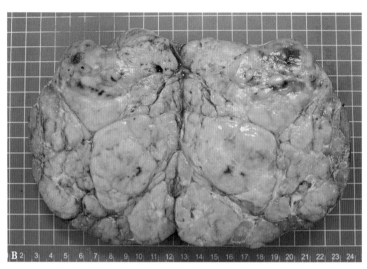

图 3-2-6 AB 型胸腺瘤

胸部 CT 示前纵隔肿块界限清楚（A），大体切面呈多结节状，并有明显的纤维间隔（B）

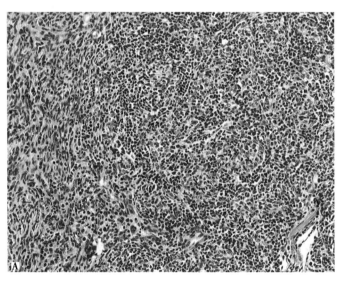
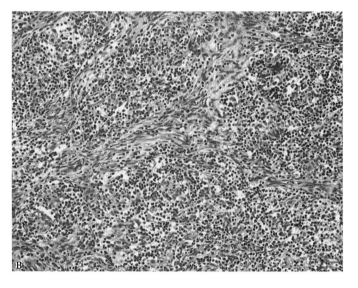
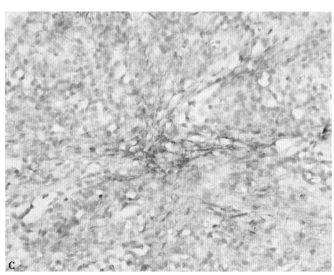
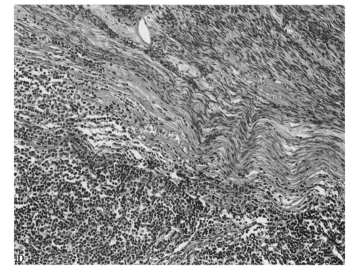

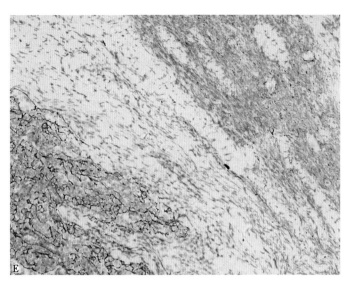
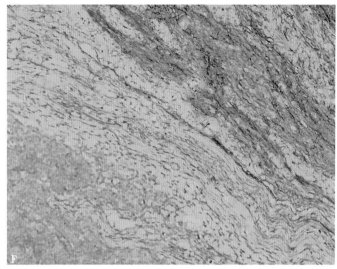
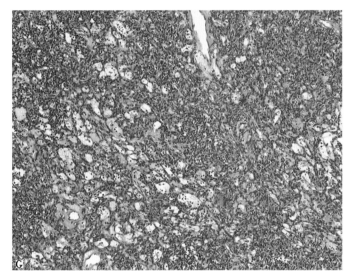
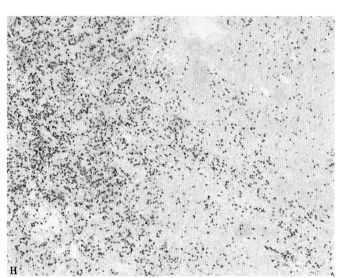

图 3-2-7 AB 型胸腺瘤

肿瘤由 A 型成分（左侧部分）和 B 型成分（右侧部分）共同构成（A）；肿瘤由 A 型成分（梭形细胞）和 B 型成分混合构成（B）；显示 B 图中梭形肿瘤细胞成分表达 EMA（C）；显示纤维间隔带将 A 型成分（右上部）和 B 型成分（左下部）分隔开（D）；A 型和 B 型成分均表达 CK（E）；显示 A 型成分表达 EMA（F）；形态类似 A 型胸腺瘤局部见较多的淋巴细胞（G）；TDT 显示未成熟 T 淋巴细胞不可数，应诊断 AB 型胸腺瘤（H）

必须计数，可以数得清）的 TdT 阳性的 T 淋巴细胞浸润时，需诊断 AB 型胸腺瘤。

（2）B1/B2 型胸腺瘤：AB 型胸腺瘤当 A 型区域较少时，需于 B1/B2 型鉴别诊断，详见下述 B1/B2 型胸腺瘤。

【分子遗传学】 AB 型的分子遗传学改变比 A 型胸腺瘤更复杂、更常见。可有 2、4、5q21-22（APC）、6q21、6q25.2-25.3、7p15.3、8p、13q14.3、16q 和 18 染色体的缺失；74% 患者有 *GTF21* 的错义突变[11]。

【预后】 AB 型胸腺瘤总体预后较好。ITMIG 数据库中完整切除的 AB 胸腺瘤 10 年的总体生存率分别为 87%[23]。而我们的回顾性资料表明，AB 型胸腺瘤的 5 年总生存率为 100%，5 年的无病生存率为 96%[10]。但却有 AB 型胸腺瘤出现复发、转移的报道[12]。

（三）B1 型胸腺瘤

【定义】 B1 型胸腺瘤（type B1 thymoma）是一种胸腺上皮性肿瘤，它的组织结构和细胞形态非常类似于正常的胸腺组织。表现为大量的不成熟 T 淋巴细胞的背景上散在肿瘤性上皮细胞，同时可见多少不等的髓质分化的区域[4-8]。

【临床特点】 ITMIG 的数据库中 B1 型胸腺瘤约占 17%，平均年龄为 53 岁，35% 患者伴有重症肌无力[23]。我院的回顾性研究中 B1 型胸腺瘤占 7%，平均年龄为 51 岁（29～70 岁），11% B1 型胸腺瘤与重症肌无力有关。18 例患者就诊时为 Masaoka-koga Ⅰ 或 Ⅱ 期。女性发病占明显优势。约占 1/3 的 B1 型胸腺瘤没有症状，仅是体检时偶然发现；其他的为自身免疫性疾病或局部症状；少数有纯红细胞发育不良或低 γ- 球蛋白血症（GOOD 综合症）或有其他的自身免疫性疾病[10]。实验室检查无特殊。影像学上 B1 型胸腺瘤多数境界尚清楚（图 3-2-8 A）。少数在发现时已有胸膜转移。B1 型胸腺瘤治疗以手术切除为主，术后根据临床分期、手术切除的完整性等因素决定是否辅以放疗。

【病理变化】 肉眼检查 B1 型胸腺瘤通常有包膜。切面灰白色，质嫩，多无纤维条索分隔（图 3-2-8 B）。肿瘤大小为 3.5～12cm。显微镜下 B1 型胸腺瘤的组织结构类似正常胸腺，表现为以大量增生的未成熟的淋巴细胞中见散在分布的上皮性肿瘤细胞，肿瘤性上皮细胞界不清，胞质淡嗜伊红色，卵圆形或稍不规则的圆形核，核染色质淡、核膜清楚，有时可见小的中位核仁（图 3-2-9 A）。肿瘤细胞一般不成团。肿瘤组织中常可见淡染的髓样分化区（图 3-2-9 B、C）。髓样分化区没有或仅有很少的不成熟淋巴细胞，取而代之的是成熟的 B 细胞和 T 细胞，可见 Hassall 小体和肌样细胞。可见血管周围间隙，但不是诊断所必需。

【免疫组化】 肿瘤细胞表达 CK（AE1/3）（图 3-2-9 D）、CK5/6、CK19、P63 等上皮标记，不表达 CK20，不表达 CD_5 和 CD_{117}，一般表达皮质型抗体如 Cathepsin V。肿瘤细胞间可见大量的的 TdT 阳性未成熟 T 淋巴细胞（图 3-2-9 E）。髓样分化区以 CD_{20} 阳性的 B 淋巴细胞为主。

【鉴别诊断】

（1）胸腺增生：B1 型胸腺瘤有时需要与胸腺增生鉴别。大体检查上 B1 型胸腺瘤可见界限清楚的肿瘤，而增生的胸腺组织质地类似致密的脂肪组织，界限通常不清楚。显微镜下胸腺增生仍保留胸腺的小叶结构，仅是小叶增大及数量增多。B1 型胸腺瘤不存在正常胸腺的小叶结构，肿瘤组织主要由大量密集的未成熟淋巴细胞及散在其间的一些肿瘤性上皮细胞所构成，局部见灶性髓样分化区，这与胸腺小叶的组织构成完全不同。

（2）B2 型胸腺瘤：B2 型胸腺瘤上皮性肿瘤细胞明显较多，细胞排列成团（要求有 ≥3 个连续存在的肿瘤细胞），且 B2 型胸腺瘤可见较多的血管周围间隙。

（3）AB 型胸腺瘤：如出现梭形的上皮细胞（EMA 表达阳性），不论所占比例多少均要考虑诊断 AB 型胸腺瘤。

（4）T 淋巴母细胞淋巴瘤：由大量的不成熟淋巴细胞增生构成，但无上皮性肿瘤细胞的增生，也不见有 B1 型胸腺瘤中常可见淡染的胸腺髓质分化区。此外发病年龄也有所不同，一般 T 淋巴母细胞淋巴瘤的发病年龄多为青少年，胸腺瘤的发病年龄通常要更大一些。

【分子遗传学】 B1 型胸腺瘤的分子遗传学改变包括 9 号染色体的获得；1p、2q、3q、4、5、6q、8、13、18 染色体的缺失；32% 患者有 GTF21 的错义突变[11]。

【预后】 ITMIG 数据库中手术切除完整的 B1 胸腺瘤 5 年和 10 年的总体生存率分别为 96% 和 91%，其 5 年和 10 年的复发率分别为 11% 和 14%[9]。在我们的资料中 B1 型胸腺瘤 5 年的总生存率为 94%，5 年的无病生存率为 78%[10]。

（四）B2 型胸腺瘤

【定义】 B2 型胸腺瘤（type B2 thymoma）是一种淋巴细胞丰富的胸腺上皮性肿瘤，肿瘤性上皮细胞呈多角形，背景为大量未成熟的 T 淋巴细胞，上皮细胞往往呈小团、小巢状分布，细胞密度高于 B1 型胸腺瘤和正常胸腺组织，可有或无髓样分化区[4-8]。

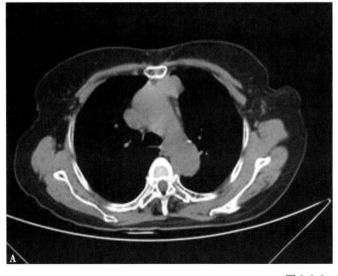 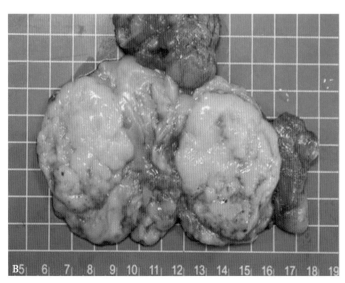

图 3-2-8　B1 型胸腺瘤
CT 示前纵隔肿块与周围脂肪组织分界略不清（A），肿瘤大体界限清楚，质嫩，灰白色，无明显分叶（B）

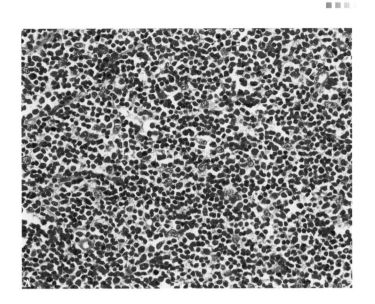

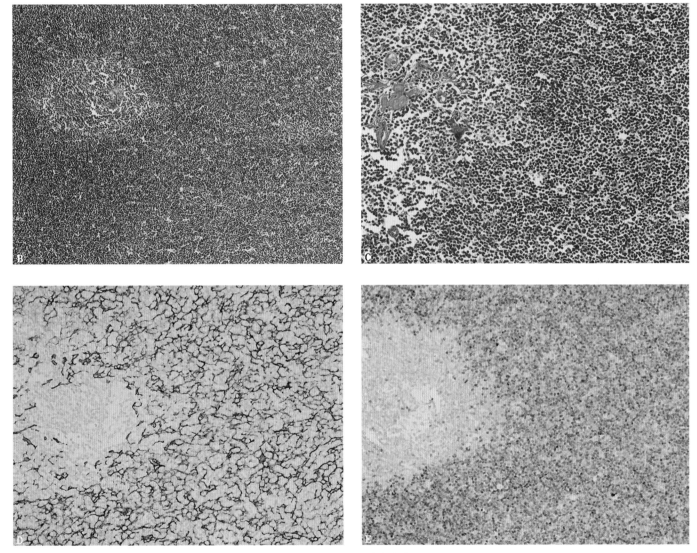

图 3-2-9　B1 型胸腺瘤

大量增生的未成熟的淋巴细胞中见散在分布的上皮性肿瘤细胞（A），存有淡染的髓样分化区是 B1 型胸腺瘤的组织学特征之一（B），B 图的局部放大，左上部显示为髓样分化区（C），免疫组化 CK 显示肿瘤细胞呈网状分布，在髓样分化区肿瘤细胞稀少（D），免疫组化 TDT 显示髓样分化区没有或仅有很少的不成熟 T 淋巴细胞（E）

【临床特点】 ITMIG 的数据库中 B2 型胸腺瘤约占 28%，平均年龄为 52 岁，54% 患者伴有重症肌无力[23]。我们的资料显示 B2 型胸腺瘤占 19%，平均年龄为 45 岁（15～77 岁），同 B1 型一样，B2 型胸腺瘤女性发病占明显优势，43% B2 型胸腺瘤与重症肌无力有关，37% 的患者就诊时为 Masaoka-koga Ⅲ 期及以上[24]。部分 B2 型胸腺瘤可没有症状，仅是体检时偶然发现；或是因肿块体积较大导致的相关症状；有伴发纯红细胞发育不良、Good 综合征等自身免疫性疾病的报道。实验室检查无特殊。B2 型胸腺瘤影像学特点为部分界限清楚，部分侵犯周围正常结构（图 3-2-10 A）。B2 型胸腺瘤治疗首先以手术切除为主，大多数患者术后需结合临床分期辅以必要的放疗和（或）化疗。

【病理变化】 肉眼检查发现 B2 型胸腺瘤通常界限不清，呈浸润性生长。肿瘤切面灰白色，质硬韧，可见粗

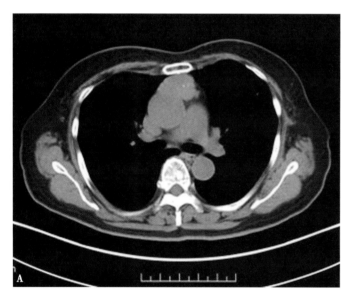

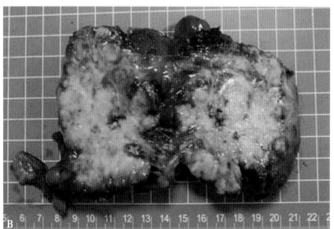

图 3-2-10　B2 型胸腺瘤

CT 示前纵隔肿块与上腔静脉分界不清（A），肿瘤大体为境界不清并侵犯周围脂肪组织，肿瘤切面灰白色，质地较硬（B）

细不等的纤维条索将肿瘤分割成大小不等的结节状，常侵犯周围脂肪组织（图 3-2-10 B）。显微镜下肿瘤细胞明显多于 B1 型胸腺瘤散在或呈小团（≥3 个连续肿瘤细胞）分布于大量未成熟的 T 淋巴细胞间。肿瘤细胞呈圆形或多角形，核染色质空泡状，可具有小而明显的核仁（图 3-2-11 A、B）。少数病例可出现细胞的不典型（常常局灶）。肿瘤组织中可见较多的血管周围间隙（图 3-2-11 C），但髓质岛和 Hassall 小体不常见。有时可见淋巴滤泡，尤其是在重症肌无力的患者中。当使用类固醇激素治疗后，可出现明显的组织细胞浸润、淋巴细胞减少和坏死。

【免疫组化】 肿瘤细胞一般表达 CK（AE1/3（图 3-2-11 D）、CK5/6、CK19、P63 等上皮标记，不表达 CK20，可不同程度表达 EMA 和 GLUT-1。不表达 CD_5 和 CD_{117}。一般表达皮质型抗体如 CathepsinV。可见较多的 TdT 阳性未成熟淋巴细胞。

【鉴别诊断】

（1）AB 型胸腺瘤：详见 AB 型胸腺瘤。

（2）B3 型胸腺瘤：见 B3 型胸腺瘤。

（3）胸腺癌：个别 B2 型胸腺瘤伴间变时，需与胸腺癌鉴别。鉴别要点是 B2 型胸腺瘤伴间变时，仍保留叶状的生长方式、可见明显的血管周围间隙及 TdT 阳性的未成熟淋巴细胞，肿瘤细胞不表达 CD_5/CD_{117}。

（4）弥漫大 B 细胞淋巴瘤：异型的细胞表达的是 B 淋巴细胞的标志，肿瘤细胞不表达 CK，且缺乏 TdT 阳性的非肿瘤性成分。

（5）精原细胞瘤：肿瘤细胞表达 PLAP、SALL4、OCT3/4 等生殖细胞的标志。

【分子遗传学】 B2 型胸腺瘤有染色体 1q 的获得；1p、3p、6q25.2-25.3 的缺失；此外还有罕见的 KRAS 基因的突变等；22% 患者有 GTF21 的错义突变[11]。

【预后】 ITMIG 数据库中肿瘤完整切除的 B2 胸腺瘤 5 年和 10 年的复发率分别为 14% 和 30%[23]。上海市胸科医院回顾性资料中 B2 型胸腺瘤 5 年的总生存率为 80%，5 年的无病生存率为 80%[10]。

（五）B3 型胸腺瘤

【定义】 B3 型胸腺瘤（type B3 thymoma）是一种以上皮为主的胸腺上皮性肿瘤，它包括轻 - 中度异型的多角形细胞呈片状或实体型生长，其间夹杂有少量非肿瘤性的未成熟 T 细胞[4-8]。

【临床特点】 ITMIG 的数据库中 B3 型胸腺瘤约占 21%，平均年龄为 52 岁，有 40% 的 B3 型胸腺瘤有重症肌无力[9]。我们的资料显示，B3 型胸腺瘤占 14%，平均年龄为 48 岁（29～68 岁），无明显性别优势，21% 的 B3 型胸腺瘤有重症肌无力，67% 的患者发现时已经为 Masaoka-

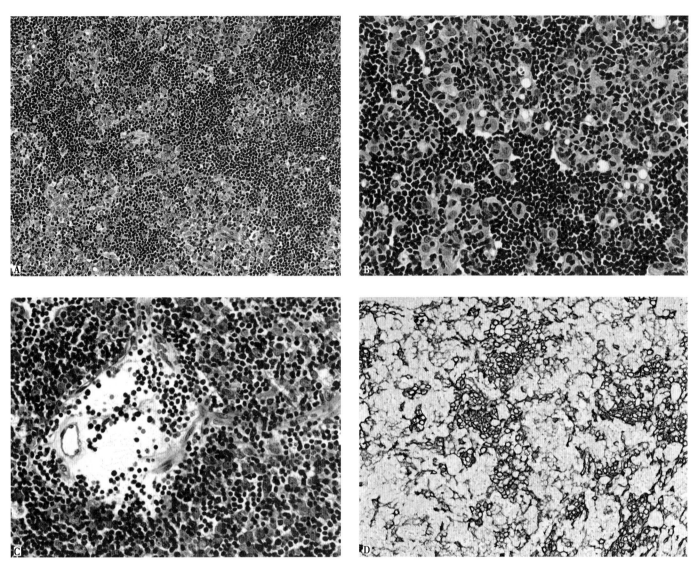

图 3-2-11 B2 型胸腺瘤

在淋巴细胞间可见较多的成团肿瘤性上皮细胞（A），肿瘤细胞较大呈圆形或多角形，可见核仁（B），显示 B2 型胸腺瘤中常见的血管周围间隙（C），CK 显示肿瘤细胞密度明显高于 B1 型胸腺瘤（D）

koga Ⅲ期及以上[10]。实验室检查无特殊。影像学上 B3 型胸腺瘤多数界限不清，可侵犯周围正常结构，甚至出现胸膜累及（图 3-2-12 A）。

B3 型胸腺瘤治疗首先以手术切除为主，绝大多数患者术后需结合手术切除的彻底程度、临床分期等辅以必要的放疗和（或）化疗。

【病理变化】 肉眼检查 B3 型胸腺瘤通常包膜不完整，常侵犯周围正常器官或组织（图 3-2-12 B）。肿瘤切面灰白色，质硬韧，可见粗细不等的纤维条索将肿瘤分割成大小不等的结节状。肿瘤大小为 2.5～17cm[10]。显微镜下 B3 型胸腺瘤肿瘤细胞被粗细不等的纤维条索分隔呈多结节状。可见明显的血管周围间隙，部分肿瘤细胞可沿血管周围间隙呈栅栏状排列。偶可见 Hassall 小体，伴重症肌无力时可出现淋巴滤泡。肿瘤细胞多角形，胞质

嗜酸或透明，核圆形、卵圆形（图 3-2-13 A、B），有时有核沟或呈葡萄干样。核仁不明显或显著，少数 B3 型胸腺瘤可局部出现梭形细胞特征。少数 B3 型胸腺瘤与胸腺鳞癌在免疫表型方面出现相互交替的现象，基于传统组织学重要性优先的原则，对这类现象 ITMIG 有如下规定：①组织学上呈现典型的 B3 型胸腺瘤病例，即使上皮细胞部分表达 CD_5、CD_{117}、GLUT1 或 MUC1，仍旧诊断 B3 型胸腺瘤；②组织学上呈现典型 B3 型，但 TdT 阴性的胸腺瘤病例，如果 CD_5/CD_{117} 阴性，仍旧诊断 B3 型胸腺瘤；③组织学呈现 B3 样的肿瘤，如果 TDT 阴性，但肿瘤细胞 CD_5 和（或）CD_{117} 阳性；这类肿瘤因为缺少胸腺鳞癌的两个基本特征（明确的核异型及细胞间桥）和 B3 型胸腺瘤的重要特点（TDT 阳性的 T 细胞），故将这类肿瘤被实验性地暂时归入 B3/ 胸腺鳞癌交界性上皮性肿瘤[6]。

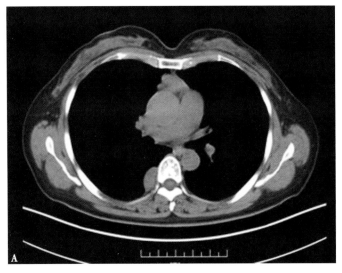

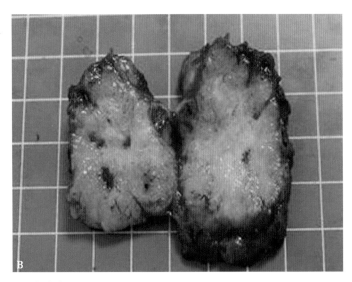

图 3-2-12 B3 型胸腺瘤
CT 示前纵隔肿瘤界限不清（A），肿瘤无明显包膜，切面质脆呈浸润性生长（B）

【免疫组化】 肿瘤细胞一般表达 CK（AE1/3）、CK5/6、CK19、P63 等上皮标记，不表达 CK20，可不同程度表达 EMA 和 GLUT-1。肿瘤细胞不表达 CD_5 和 CD_{117}。一般表达皮质型抗体如 CathepsinV。95% 以上的肿瘤间质内可见 TdT 阳性表达的未成熟 T 淋巴细胞（图 3-2-13 C）。

【鉴别诊断】

（1）B2 型胸腺瘤：B3 型胸腺瘤以上皮增生为主，形成片巢状，肿瘤细胞数量明显超过 B2 型胸腺瘤，肿瘤性上皮细胞间夹杂有少量未成熟淋巴细胞，在 HE 的低倍镜下呈现粉红色的外观，而 B2 型胸腺瘤因夹杂有更多的未成熟淋巴细胞，所以 HE 的低倍镜下呈现蓝色外观。血管周围间隙数量和形态特征及细胞核大小对鉴别诊断意义不大。

（2）A 型胸腺瘤：主要是和梭形细胞 B3 型胸腺瘤鉴别，见 A 型胸腺瘤鉴别诊断。

（3）胸腺鳞状细胞癌：B3 型胸腺瘤细胞异型性轻 - 中度，可见明显的血管周围间隙，并伴有未成熟的 T 淋巴细胞，而胸腺鳞癌的细胞异型性更大，有时部分肿瘤细胞可见细胞间桥，一般无 TdT 阳性的未成熟淋巴细胞，且肿瘤细胞 CD_5 和（或）CD_{117} 阳性表达。当 B3 型伴有间变时，鉴别会比较困难，主要还是根据肿瘤是否保留典型的胸腺瘤的特点（分叶状结构、血管周围间隙、无明显的促结缔组织反应及具有 TdT 阳性的 T 细胞和 CD_5/CD_{117} 共表达阴性）来进行鉴别诊断。当具有典型的 B3 型胸腺瘤的形态，但 CD_5 和 CD_{117} 局灶表达和（或）缺乏 TdT 阳性的 T 细胞，仍需诊断 B3 型胸腺瘤。

（4）类癌：B3 型胸腺瘤的间质见明显的血管周围间隙，而类癌的间质虽然富含血窦但一般不见血管周围间隙。B3 型胸腺瘤肿瘤细胞间见少量未成熟的 TdT 阳性的 T 淋巴细胞，而类癌通常没有；且类癌除上皮阳性外，一般 Cga、Syn 和 CD_{56} 有明确的阳性表达。

【分子遗传学】 B3 型的分子遗传学改变包括 1q、4、5、7、8、9q、17q、X 染色体的获得；3p、6、6q25.2-25.3、9、11q42、qter、13q、16q、17p 染色体的缺失；可有 BCL2 拷贝数的增加；21% 患者有 GTF21 的错义突变[11]。

【治疗和预后】 B3 型胸腺瘤治疗首先以手术切除为主，患者术后需结合临床分期辅以必要的放疗和（或）化疗。ITMIG 数据库中 R0 切除的 B3 胸腺瘤 5 年和 10 年的总生存率分别为 89% 和 81%[23]。我们的资料中 B3 型胸腺瘤 5 年的总生存率为 94%，5 年的无病生存率为 78%[24]。

（六）伴淋巴样间质的微结节型胸腺瘤

【定义】 伴淋巴样间质的微结节型胸腺瘤（micronodular thymoma with lymphoid stroma，MNT）是一种以温和的梭形或卵圆形细胞排列成小的结节状的上皮岛，其间为无上皮分布的淋巴样间质（有时伴淋巴滤泡形成）的胸腺上皮性肿瘤[13-14]。

【临床特点】 为胸腺瘤中的少见类型。ITMIG 数据库中 MNT 占所有胸腺瘤的 1.4%（平均年龄为 73 岁）。一般无明显的症状，多为偶然发现。罕见重症肌无力的报道。实验室检查无特殊。CT 多表现为前上纵隔的界限较清楚的肿块（图 3-2-14 A）。文献中有广泛浸润及胸膜种植的报道。治疗首选手术切除，Ⅰ、Ⅱ期的患者基本上不需术后放疗。

【病理变化】 肉眼检查肿瘤多数有包膜，切面灰白，质硬，可有隐约的结节感。显微镜下肿瘤无明显的分叶状结构，肿瘤细胞排列成小的实性巢或岛状，被大量的淋

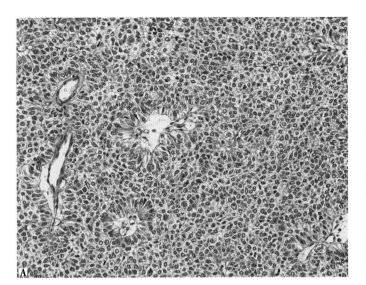

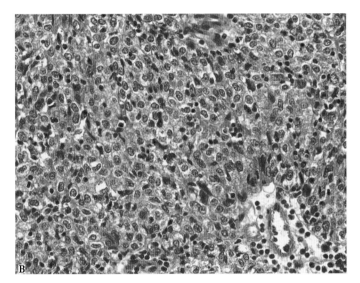

图 3-2-13 B3 型胸腺瘤

肿瘤细胞较 B2 型胸腺瘤明显增多呈片状生长，可见较多血管周围间隙，常可见肿瘤细胞沿血管周呈栅栏状排列（A），肿瘤细胞呈多角形，胞质嗜酸或透明，核圆形或卵圆形（B），肿瘤细胞间可见散在 TdT 阳性的未成熟 T 淋巴细胞（C）

巴组织分隔，局部淋巴组织有淋巴滤泡形成，伴或不伴生发中心。可见多少不等的浆细胞。结节内也可见少量淋巴细胞。有时可见囊形成。不见 Hassall 小体和血管周围间隙。肿瘤细胞温和，短梭形或卵圆形，胞质少，核卵圆形或长圆形，染色质颗粒状，核仁不明显。核分裂缺乏（图 3-2-14 B、C）。

【免疫组化】 肿瘤性上皮细胞 CK（AE1/3）、CK5/6、CK19 阳性（图 3-2-14 D），CK20 阴性。淋巴样间质中大部分是 CD_{20} 阳性 /CD_{79a} 阳性的 B 细胞和 CD_3 阳性 /TdT 阴性的 T 细胞，仅在上皮结节周围可见一些 TdT 阳性的未成熟 T 淋巴细胞，但在上皮细胞巢内 TdT 阳性的未成熟 T 淋巴细胞很少（图 3-2-14 E）。

【鉴别诊断】

（1）胸腺滤泡性增生：在几乎正常结构的胸腺髓质中见淋巴滤泡形成，上皮细胞呈网状分布，一般呈萎缩状态，无典型的上皮细胞岛形成，仍可见胸腺组织的分叶状生长方式并可见 Hassall 小体。

（2）AB 型胸腺瘤：AB 型胸腺瘤的淋巴细胞和上皮是混合存在的，而 MNT 的淋巴组织中无上皮细胞网存在。

（3）微结节型胸腺癌：两种肿瘤的组织结构类似，但微结节胸腺癌的细胞异型更大，表现为细胞核大，核空泡状，核仁明显，可见较多的核分裂，有时可见坏死。通常无 TdT 阳性的未成熟淋巴细胞。

（4）淋巴上皮瘤样癌：两者都有淋巴样的间质，但肿瘤细胞的异型性不同。MNT 细胞温和，而淋巴上皮瘤样癌的肿瘤细胞具有明显的异型性（包括细胞核空泡状、核染色质深，核仁明显等），淋巴上皮瘤样癌的肿瘤细胞有明显的合体型生长方式，且肿瘤性上皮和淋巴细胞是混合存在的。近半数的淋巴上皮瘤样癌 EBER 原位杂交核阳性。

【预后】 目前无复发、远处转移和因病死亡的报道。

（七）化生性胸腺瘤

【定义】 化生性胸腺瘤（metaplastic thymoma）是由温和的梭形细胞和散落其中的实性上皮样细胞所构成，两种成分之间可呈现陡然转换或渐变存在[15]。

【临床特点】 化生性胸腺瘤罕见，仅个案或小系列报道。一项回顾性研究 186 例胸腺瘤中仅有 2 例化生性胸腺瘤。一般无明显的症状，多为偶然发现，或为一些咳嗽、呼吸困难、胸痛等非特异性症状，偶有伴发重症肌无力的报道。实验室检查无特殊。CT 示前纵隔肿块，一般界清（图 3-2-15 A）。治疗首选手术治疗，绝大多数术后不需辅以放疗。

【病理变化】 大体上化生性胸腺瘤切面灰白色，质硬韧。化生性胸腺瘤显微镜下见肿瘤细胞具双向分化，上

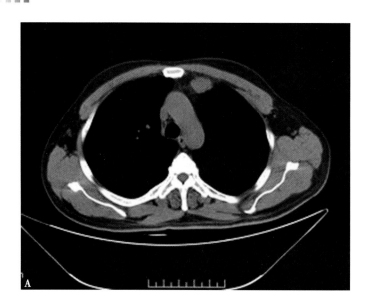

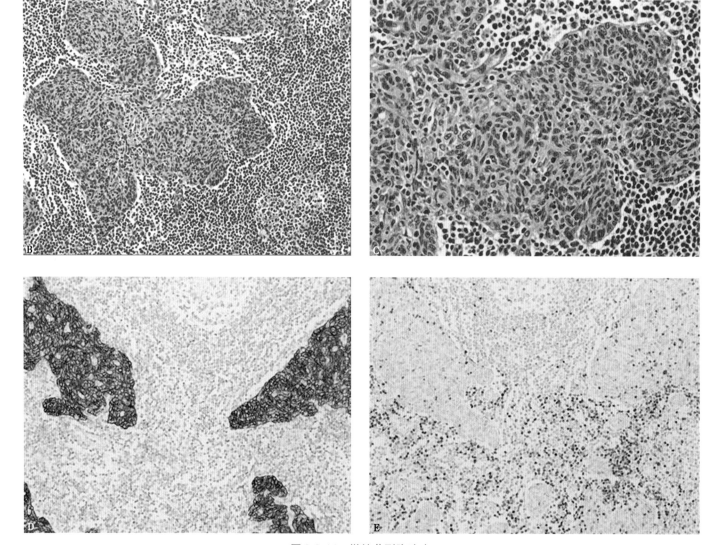

图 3-2-14 微结节型胸腺瘤

CT 示前上纵隔的肿瘤与周围组织界限较清（A），肿瘤细胞排列成小的实巢或岛状，被大量的淋巴组织分隔，局部淋巴组织中有淋巴滤泡形成（B），肿瘤细胞温和，短梭形或卵圆形，胞质少，核卵圆形或长圆形，染色质颗粒状，核仁不明显，核分裂缺乏或极少（C），肿瘤性上皮细胞团为 CK 阳性，上皮之间的淋巴细胞中无散在上皮分布（D），TdT 阳性的 T 淋巴细胞主要分布在上皮细胞巢周围，上皮细胞巢内 TdT 阳性的 T 淋巴细胞很少（E）

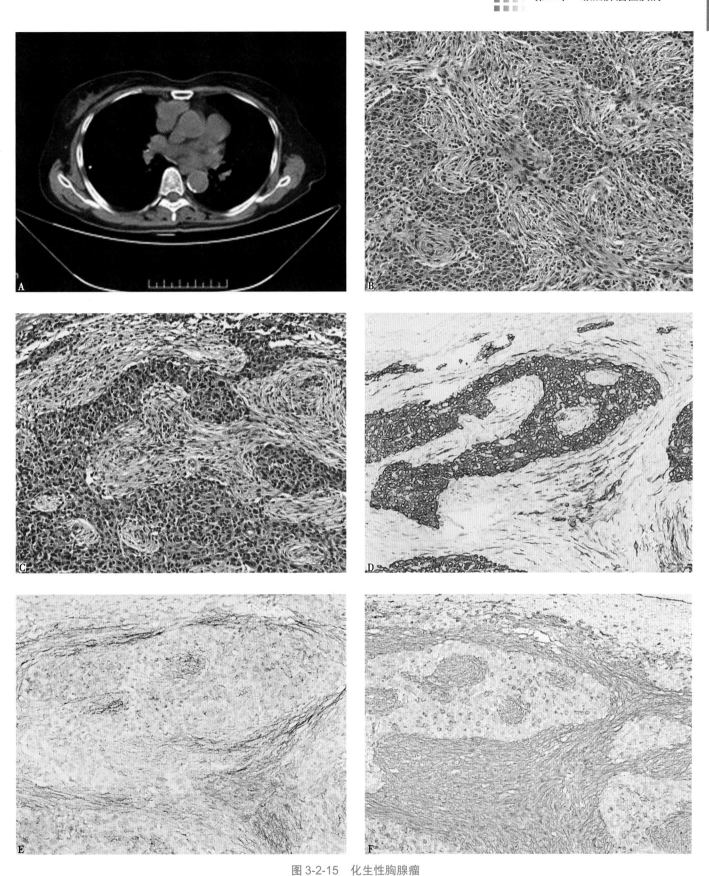

图 3-2-15 化生性胸腺瘤

CT 示右前纵隔内肿瘤界清（A），肿瘤细胞具有双向分化特征，上皮岛之间见梭形细胞呈束状排列（B），上皮样成分和梭形细胞成分可见为渐变过渡（C），上皮样细胞成分 CK 阳性表达（D），梭形细胞成分表达 EMA（E）和 Vim（F）

皮样成分和梭形细胞成分可为陡然分界,也可为渐变过渡(图 3-2-15 B、C)。两种成分比例不一。淋巴细胞很少或缺乏。肿瘤细胞形成吻合的岛或宽阔的梁状结构,也可呈鳞样或旋涡状,有时可见肿瘤细胞岛被嗜伊红的透明变性的物质分隔。在上皮岛之间可见温和的纤维母细胞样的梭形细胞呈束状或席纹状排列。无典型胸腺瘤所具有的分叶状生长方式和血管周围间隙。肿瘤细胞呈卵圆形、多角形或肥胖的梭形,核卵圆或有核沟。核染色质颗粒状,小核仁,中等量嗜酸性胞质。一些细胞核可增大、多形性,但一般无核分裂象。坏死罕见。

【免疫组化】 上皮样细胞 CK 阳性(图 3-2-15 D)、P63 阳性、EMA 不定,但通常在梭形细胞成分中表达(图 3-2-15 E)。Vim 阴性,梭形细胞 CK 阴性或有时阳性、P63 阴性、EMA 和 Actin 局灶阳性、Vim 阳性(图 3-2-15 F)。两种成分 CD_5、CD_{20}、CD_{34} 和 CD_{117} 均阴性。绝大多数肿瘤内无 TdT 阳性的未成熟 T 淋巴细胞。

【鉴别诊断】

(1)肉瘤样癌:肿瘤细胞异型明显,核分裂象常见,可见明显凝固性坏死。

(2)滑膜肉瘤:间叶源性肿瘤伴不同程度的上皮分化,尤其是双向型滑膜肉瘤。肿瘤细胞一般异型明显,可有 CD_{99} 和 BCL-2 阳性,可有 SS18-SSX 融合基因的表达。

(3)恶性间皮瘤:尤其是双向型的恶性间皮瘤,往往和胸膜有关,肿瘤细胞异型明显,一般间皮指标阳性。

(4)孤立性纤维性肿瘤:为呈单向性分化的梭形细胞肿瘤,肿瘤细胞 CK^-、CD_{34}^+、$Bcl-2^+$、$STAT6^+$。

【预后及预后因素】 大多数预后好,有个别术后复发、死亡的报告。有个案进展为肉瘤样胸腺癌的报道[16]。

(八)其他罕见胸腺瘤

1. 显微镜下胸腺瘤

【定义】 显微镜下胸腺瘤(microscopic thymoma)是指多灶性的胸腺上皮样细胞的增生,增生的上皮样细胞灶最大径小于 1mm。有学者认为该病是胸腺上皮的结节状增生。

【临床特点及病理变化】 显微镜下胸腺瘤极其罕见,组织学改变是在胸腺皮质或髓质或周围脂肪组织中见温和的胖梭形或多角形的上皮细胞形成境界清楚的结节,病变没有明显包膜(图 3-2-16 A、B),通常不见血管周围间隙,上皮细胞周也缺乏未成熟 T 细胞等胸腺肿瘤常见的组织学特征。周围胸腺组织呈萎缩状态或有淋巴滤泡增生。

2. 硬化型胸腺瘤

【定义】 硬化型胸腺瘤(sclerosing thymoma)是一种罕见的伴有大量胶原化间质的胸腺瘤。

【临床特点及病理变化】 十分罕见,预后良好。显微镜下见肿瘤性上皮细胞被有明显透明变性的纤维性间质包绕(图 3-2-17 A、B),通常缺乏 TdT 阳性的 T 细胞,有时可见典型的胸腺瘤区域,但多数情况下胸腺瘤亚型分类比较困难。有些病例可见营养不良型的钙化、胆固醇性肉芽肿和小的囊形成[17]。

【鉴别诊断】

(1)硬化性纵隔炎:大量纤维硬化的组织中夹杂有各类炎细胞浸润和少许残留的胸腺上皮细胞。硬化型胸腺瘤通常不见有各类型炎细胞浸润,而且有明显的胸腺瘤成分或胸腺瘤性上皮细胞增生。

(2)霍奇金淋巴瘤和弥漫大 B 细胞淋巴瘤:见纵隔淋巴瘤章节。

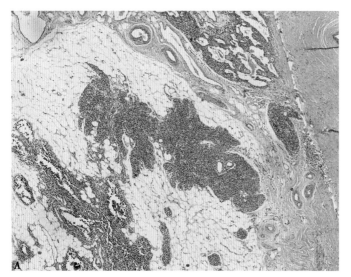
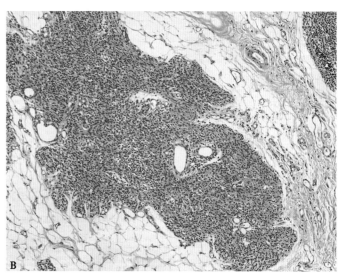

图 3-2-16 显微镜下胸腺瘤
胸腺上皮细胞形成境界清楚的结节(A),肿瘤细胞呈胖梭形或多角形(B)

（3）孤立性纤维性肿瘤：其表现为梭形细胞肿瘤有时可伴有胶原性间质，但肿瘤细胞表达 CD₃₄ 和 STAT6。

3. 脂肪纤维腺瘤

【定义】 脂肪纤维腺瘤（lipofibroadenoma）为一种类似乳腺纤维腺瘤样的胸腺良性肿瘤。

【临床特点及病理变化】 罕见，仅有个案报道，预后良好[16]。显微镜下见大量的纤维性或透明变性的间质中见狭长的温和的上皮细胞条索，其间尚夹杂有多少不一的成熟脂肪细胞和少许淋巴细胞（图 3-2-18 A、B）。可见 Hassall 小体和钙化。上皮细胞表达 AE1/3 和 CK19 等，淋巴细胞 TdT 表达阴性。

【鉴别诊断】

（1）胸腺脂肪瘤：以脂肪细胞为主，缺乏脂肪纤维腺

瘤中的大量纤维性成分。

（2）胸腺瘤伴硬化：极少数胸腺瘤具有典型的胸腺瘤组织形态学和免疫酶标记特点的同时，在肿瘤部分区域可伴有纤维化，但肿瘤内无混杂成熟脂肪细胞。

（九）胸腺瘤的分期（TNM 分期）

近来 IASLC/ITMIG 联合推出了第 8 版胸腺上皮性肿瘤的 TNM 分期，有学者通过研究认为新的 TNM 分期与以往广泛使用的 Masaoka-Koga 分期相比，有更多的淋巴结和远处转移的信息，因此能更为全面地评价胸腺肿瘤的生物学行为。关于第 8 版胸腺上皮性肿瘤的 TNM 分期见表 3-2-1～表 3-2-3 所示。

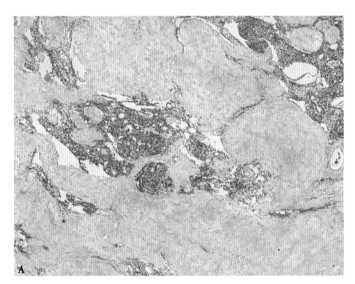

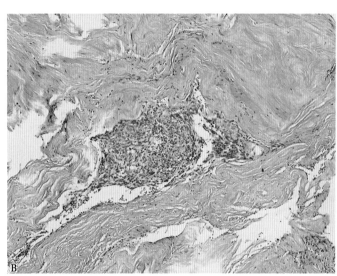

图 3-2-17 硬化型胸腺瘤

胸腺瘤中伴有大量的胶原化的间质（A），肿瘤细胞被透明变性的纤维性间质包绕（B）

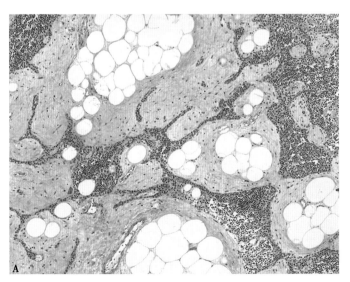

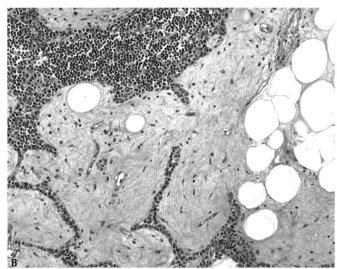

图 3-2-18 脂肪纤维腺瘤

纤维性及脂肪间质中见狭长的上皮细胞条索（A），肿瘤由上皮细胞条索和成熟脂肪细胞及一些淋巴细胞组成（B）

表 3-2-1 IASLC/ITMIG 胸腺上皮性肿瘤的临床分期

分期	T	N	M
I	T_1	N_0	M_0
II	T_2	N_0	M_0
IIIa	T_3	N_0	M_0
IIIb	T_4	N_0	M_0
IVa	任何 T	N_1	M_0
	任何 T	N_0	M_{1a}
IVb	任何 T	N2	$M_{0,1a}$
	任何 T	任何 N	M_{1b}

表 3-2-2 胸腺上皮性肿瘤的 T 分期

分类	定义（累及到）[a][b]
T_1	
T_{1a}	有或无包膜，有或无纵隔脂肪的浸润
T_{1b}	侵犯纵隔胸膜
T_2	侵犯心包
T_3	侵犯肺、头臂静脉、上腔静脉、胸壁、膈神经、肺门大血管（心包外）
T_4	主动脉、弓血管、肺动脉、心肌、气管或食管

[a] 病理分期中的累及必须有病理证实，[b] 肿瘤的 T 分期应根据最高的 T 分期，不管有无低一级 T 分期的累及

表 3-2-3 胸腺上皮性肿瘤 N 和 M 分期

分类	定义（累及到）[a]
N_0	无淋巴结累及
N_1	前纵隔（胸腺周围）淋巴结累及
N_2	胸腔内深部淋巴结或颈部淋巴结
M_0	无胸膜、心包或远处转移
M_1	
M_{1a}	孤立的胸膜或心包结节
M_{1b}	肺实质内结节或远处器官的转移

[a] 病理分期中的累及必须得到病理证实

二、胸腺癌

（一）胸腺鳞状细胞癌

【定义】 胸腺鳞状细胞癌（thymic squamous cell carcinoma，TSCC）是一类起源于胸腺上皮的具有鳞状上皮分化的恶性上皮性肿瘤，鳞样分化包括形态学表型显示角化和（或）细胞间桥以及免疫组化表达高分子量角蛋白、P63，同时不具有胸腺瘤的组织结构特征如分叶状结构、血管周围间隙等。

【临床特征】 胸腺癌的发生率占所有胸腺上皮性肿瘤的 17%～22%，而 TSCC 是胸腺癌中最常见的类型，约达 70% 的胸腺癌均为鳞状细胞癌[18-20]，我们分析了 2010—

2016 年手术切除的 309 例胸腺癌，其中 TSCC 为 219 例，占所有胸腺癌的 70.9%。TSCC 可见于各个年龄段，高发年龄为 50～60 岁；男性略多于女性[30,33]。患者常见的症状为胸痛、咳嗽、胸闷、气短，均由肿瘤侵犯、压迫纵隔所致；还可出现发热、乏力、上腔静脉压迫综合征等症状；当同时合并胸腺瘤时少部分患者会出现重症肌无力的症状。有三分之一的患者无明显症状，体检时偶然发现。影像学表现为前纵隔的形态不规则的肿块，通常边界不清，侵犯邻近组织及器官如肺、胸膜及心包等（图 3-2-19 A），还可以伴发纵隔淋巴结肿大。

TSCC 首选手术治疗，但因肿瘤侵犯心脏、大血管及广泛转移而失去手术机会时，则选择放、化疗；对于能够手术治疗的患者，术后也常常加做放、化疗以期减少肿瘤的复发和转移。

【病理变化】 胸腺鳞状细胞癌大体表现呈浸润性生长，缺乏包膜，界限不清，侵犯邻近肺、胸膜、血管及心包组织。肿瘤质地硬，灰白色，常伴灶性坏死和出血（图 3-2-19 B）。

镜下见肿瘤细胞呈巢片状、岛状或条索状排列，由大的多角形细胞组成，异型性明显，核呈空泡状或深染，核仁明显，胞质嗜酸性，核分裂象数目不等，分化较好时出现明显角化和细胞间桥，分化差时细胞边界不清，无角化和细胞间桥，可见"合体细胞"表现。肿瘤中可见淋巴细胞，为成熟 T 细胞，并常混有浆细胞。肿瘤巢团大小不等，肿瘤细胞巢之间的纤维间隔宽阔，广泛透明变性是胸腺鳞癌的特征之一（图 3-2-20 A、B）；通常缺乏胸腺瘤独特的组织结构特征如血管周围间隙、分叶状结构、灶状髓质分化区等。

【免疫组化】 肿瘤表达 CK、高分子 CK、P63、CD_5、CD_{117}、CD_{70}、GLUT1、PAX8，部分胸腺鳞状细胞癌可单个或混合表达神经内分泌标记物（CD56、Syn、CgA），多呈局灶性阳性[21-23]。大约 80% 的胸腺来源的鳞状细胞癌表达 CD_5、$CD1_{17}$（图 3-2-20 C、D），而在人体其他部位发生的鳞状细胞癌中不表达，这一特征在鉴别诊断中有重要意义。胸腺鳞状细胞癌还可表达 GLUT1、MUC1，而胸腺瘤中这些指标很少阳性，因此在与胸腺瘤的鉴别诊断中会有帮助。另外胸腺癌中伴随的是成熟的 T 或 B 淋巴细胞，而胸腺瘤中常常是 TDT 阳性的未成熟的 T 淋巴细胞。

【鉴别诊断】

（1）B3 型胸腺瘤：TSCC 的肿瘤细胞异型性更大，纤维间隔大小不规则，更为宽阔，多见锐角分隔并伴透明样变性。B3 型胸腺瘤有明显的分叶状结构、血管周围间隙，伴随有未成熟的 TDT 阳性的 T 细胞，此外，B3 型胸

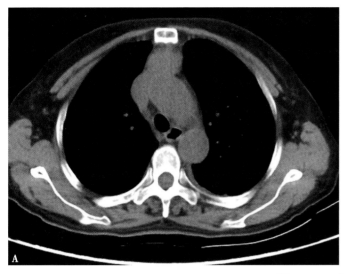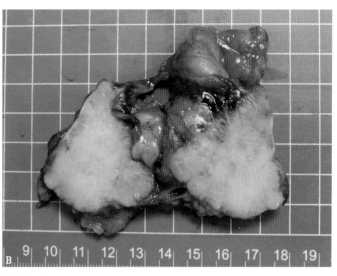

图 3-2-19 胸腺鳞状细胞癌

CT 示前纵隔胸腺区边界不清的肿物,侵犯邻近组织(A),手术切除后见肿瘤浸润性生长,无明显包膜,侵犯周围脂肪组织(B)

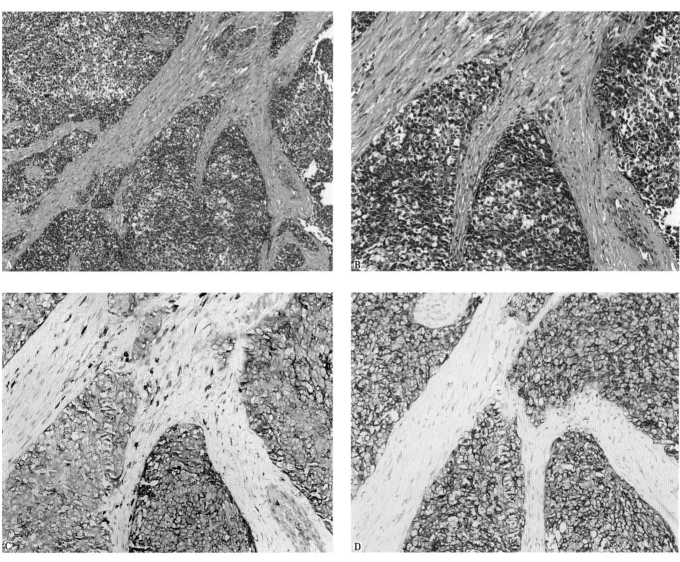

图 3-2-20 胸腺鳞癌

肿瘤细胞呈巢状排列,癌巢之间纤维间隔宽阔并广泛透明变性是胸腺鳞癌的特征之一(A),肿瘤细胞呈多角形,异型性明显,癌巢边界不规则(B),肿瘤细胞表达 CD_5(C)和 CD_{117}(D)

腺瘤中上皮细胞不表达 CD$_5$、CD$_{117}$、GLUT1 和 MUC1，而表达胸腺皮质上皮标记 beta5t、PRSS16、CathepsinV 等。

（2）肺鳞状细胞癌：肺鳞状细胞癌累犯纵隔与 TSCC 侵犯肺的鉴别有一定的困难，需要结合影像学、手术所见及形态学综合分析，免疫组化指标 CD$_5$、CD$_{117}$、FOXN1、CD$_{205}$ 阳性有助于 TSCC 的诊断，而非胸腺来源的鳞状细胞癌包括肺鳞状细胞癌则不表达上述指标。

（3）胸腺神经内分泌癌（包括大细胞神经内分泌癌和不典型类癌）：胸腺神经内分泌癌血窦丰富，神经内分泌标记（CD$_{56}$、Syn、CgA 和 NSE）弥漫强阳性，通常不表达 P63、P40，而 TSCC 仅局灶表达神经内分泌标记。

（4）胸腺基底细胞样癌：大于 40% 的基底样癌有鳞样分化，与 TSCC 鉴别困难，主要在形态学上鉴别，基底样癌肿瘤细胞相对较小，核浆比例更大，癌巢外围细胞呈特征性的栅栏状排列，癌巢中央常见点灶状粉刺样坏死，免疫组化表达 P63/P40、CD$_{117}$，< 50% 的病例表达 CD$_5$，不表达或仅局灶表达神经内分泌标记。

（5）胸腺淋巴上皮瘤样癌：也会出现局灶的鳞样分化，但在肿瘤细胞间和纤维间质中有大量的淋巴细胞、浆细胞浸润，缺乏肿瘤细胞巢之间宽阔的纤维间隔和广泛透明变性的特征，EBV 原位杂交检测阳性有助于淋巴上皮瘤样癌的诊断。

（6）混合性胸腺癌：是指至少包含一种胸腺癌成分和其他胸腺上皮性肿瘤成分的混合性肿瘤（不包括小细胞癌和神经内分泌癌成分）。最常见的混合性胸腺癌是胸腺鳞状细胞癌伴 B3 型胸腺瘤，但不管胸腺瘤成分的类型和比例，都归入胸腺癌的诊断中，在诊断报告需要标明伴随胸腺瘤成分的组织学类型和所占比例。例如胸腺鳞状细胞癌伴 B3 型胸腺瘤（图 3-2-21 A～C），这类肿瘤其所含不同肿瘤成分的形态学和免疫组化表型与单一的相应肿瘤类似。

【分子遗传学】 TSCC 中常见 *KIT*、*TP53* 基因突变，*BCL2* 基因扩增及 P16（*CDKN2A*）基因缺失；少见的基因异常改变有 *HER2* 基因的扩增，*GTF21*、*CYLD*、*BAP1* 及 *PBRM1* 等基因的突变[24-27]。

【预后及预后因素】 TSCC 的预后与肿瘤切除的完整性、肿瘤大小和淋巴结转移情况相关，5 年生存率为 57.6%～65.7%，ITMIG 的数据库预后相关多因素分析提示肿瘤的分期、手术切除的完整性以及放化疗的敏感性均是独立的预后相关指标[19, 21, 28]。

（二）胸腺基底细胞样癌

【定义】 胸腺基底细胞样癌（thymic basaloid carcinoma）是一种具有基底细胞形态学特征的胸腺癌，肿瘤细胞小到中等大小，核浆比高，癌巢外周的肿瘤细胞呈栅栏状排列。

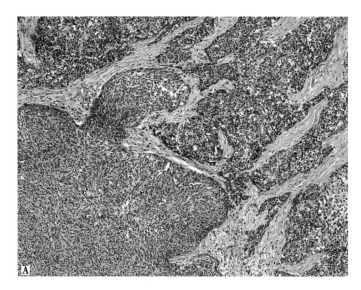

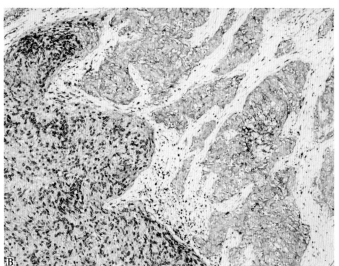

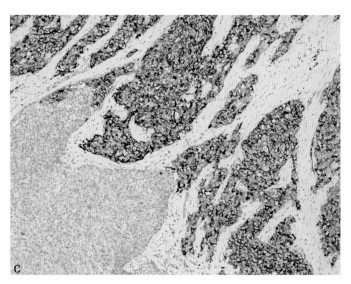

图 3-2-21　混合性胸腺癌（胸腺鳞状细胞癌伴 B3 型胸腺瘤）
图左下部为 B3 型胸腺瘤，图右上部为胸腺鳞状细胞癌（A），左下部 B3 型胸腺瘤肿瘤细胞成分不表达 CD$_5$（表达仅是肿瘤间质内的的 T 淋巴细胞），而右上部的 TSCC 成分 CD$_5$ 阳性表达（B），B3 型胸腺瘤成分不表达 CD$_{117}$，而 TSCC 成分（图右上部）CD$_{117}$ 强阳性（C）

【临床特征】　胸腺基底细胞样癌罕见，占胸腺癌比例 <5%[29-30]。中位发病年龄 60 岁；男性略多于女性。多数患者无明显症状，体检时偶然发现；部分患者可出现因纵隔受压引起的相关症状如呼吸困难、胸痛等。影像学表现为前纵隔的大小不等的肿块，肿块内同时含有多囊性和实性成分。治疗首选肿瘤手术切除。

【病理变化】　肿瘤直径为 2.8～20cm，多数界限清楚，切面灰白、灰褐色，多呈囊实性（图 3-2-22 A）。接近 50% 的胸腺基底细胞样癌伴有多房性胸腺囊肿，因此有学者认为多房性胸腺囊肿可能是该肿瘤的一种前驱病变。显微镜下肿瘤多呈实巢状结构，亦可见囊性乳头状结构。实巢区的肿瘤细胞与其他器官发生的基底细胞样癌形态相似，癌细胞形态单一，小到中等大小，细胞边界不清，细胞核深染，核浆比例高，核分裂象多见，癌巢外周的肿瘤细胞呈特征性的栅栏样排列（图 3-2-22 B），常见灶状粉刺样坏死，肿瘤部分区域有时出现菊形团状结构（图 3-2-22 C），亦可见嗜酸性的基底膜样物质沉积。癌巢之间的纤维间质呈硬化性，数量不等。40% 的病例会伴有局灶鳞状细胞癌分化。

【免疫组化】　肿瘤表达 CK、P63/P40、CD_{117}，<50% 的病例表达 CD_5，通常不表达神经内分泌标记。

【鉴别诊断】

（1）胸腺大细胞神经内分泌癌：胸腺大细胞神经内分泌癌会出现菊形团状结构，肿瘤细胞也会出现栅栏状排列等，故在形态学上与基底细胞样癌有些相似之处，但免疫组化有助于鉴别，大细胞神经内分泌癌弥漫表达神经内分泌标记 CD_{56}、Syn 和 CgA，很少表达 P40，而基底细胞样癌则相反。

（2）胸腺小细胞癌：基底细胞样癌的肿瘤细胞不仅偏小，且易受人为的挤压和牵拉使其严重变形，造成与小细胞癌鉴别诊断上的困难，尤其在术中冰冻诊断时难度更大，在常规石蜡切片诊断时，借助免疫组化的神经内分泌指标的表达与否可以区别两者。

（3）胸腺低分化鳞状细胞癌：与基底细胞样癌鉴别困难，两者都可以出现灶状鳞样分化，免疫组化表达也相似，只能在形态学上仔细加以鉴别。基底细胞样癌多为囊实性结构，癌巢周边的肿瘤细胞呈栅栏状排列，而非角化的低分化鳞状细胞癌通常没有上述特点。

（4）胸腺 NUT 癌：NUT 癌的肿瘤细胞较小且一致，与基底细胞样癌类似也会出现灶性鳞样分化，但 NUT 癌有"突然鳞化的现象"并缺少栅栏状排列与基底细胞样鳞癌不同。免疫组化肿瘤细胞核弥漫 NUT 蛋白阳性或存在 NUT 基因重排可以明确诊断。

【预后】　在 ITMIG 的数据库中，该肿瘤的生存率和

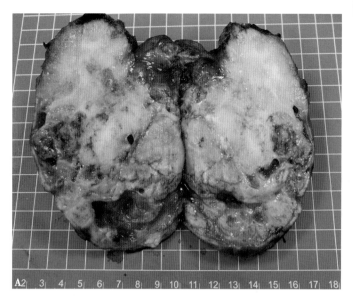

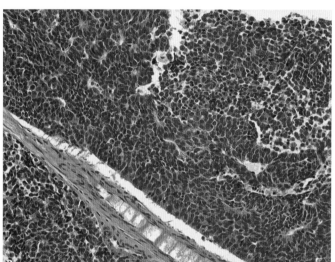

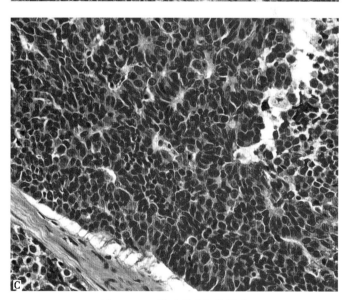

图 3-2-22　胸腺基底细胞样癌
切除肿瘤标本见肿瘤侵犯周围组织，切面呈灰白、灰黄或灰褐，可见局部囊性变（A），癌巢外周的肿瘤细胞呈特征性的栅栏样排列（B），癌细胞形态单一，小到中等大小，核深染，局部癌细胞可出现菊形团结构（C）

复发率与其他类型的胸腺癌相似。文献表明约 50% 的患者会出现肺、胸膜及肝脏的转移[31-32]。

（三）胸腺淋巴上皮瘤样癌

【定义】 胸腺淋巴上皮瘤样癌（lymphoepithelioma-like carcinoma，LELC）是一类原发于胸腺的未分化癌或低分化鳞状细胞癌，伴有显著的淋巴细胞浸润，形态学上类似鼻咽癌，常与 EB 病毒（EBV）感染相关。

【临床特征】 LELC 罕见，上海市胸科医院 2010—2016 年的统计数据 LELC 占胸腺癌的 6.5%。发病年龄分布为 4～76 岁，平均年龄 49 岁。男性多见，男女发病率之比约为 2∶1。大多数患者有胸痛、咳嗽、气短症状，严重者会出现上腔静脉综合征。常不伴重症肌无力、纯红细胞再生障碍性贫血和低丙种球蛋白血症，罕见伴随副肿瘤自身免疫综合征如肥大性骨关节病、多发性肌炎、系统性红斑狼疮或肾病综合征等[33,35]。

影像学表现为密度不均的前纵隔肿块，低密度区域为肿瘤坏死区，肿瘤一般较大，局部侵犯周边组织。首选手术治疗，无法手术时采用放、化疗。

【病理变化】 大体检查肿瘤包膜不完整，边界不清，侵犯周围组织，切面实性，灰白灰黄色，常见坏死或出血区域（图 3-2-23 A）。显微镜下肿瘤细胞排列成片状、条索状及巢团状，相互吻合，肿瘤细胞间及间质内伴有丰富的淋巴细胞、浆细胞浸润（图 3-2-23 B）。肿瘤细胞呈多边形或梭形，体积较大，胞质边界不清，常呈空泡状核（图 3-2-23 C），核拥挤、重叠，可见一个或多个核仁，核分裂象易见，可见凝固性坏死。肿瘤间质常见淋巴滤泡形成、嗜酸性粒细胞浸润及肉芽肿改变。有的病例可出现局灶性的鳞样分化。少数病例呈类似鼻咽部未分化癌形态，但没有明显的淋巴细胞质细胞浸润，如果 EBV 阳性也归入 LELC。

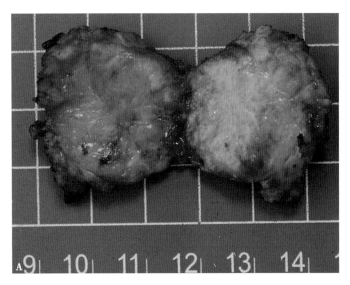
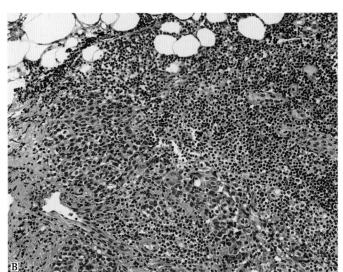
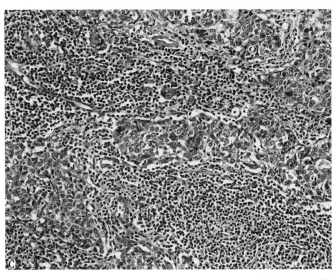
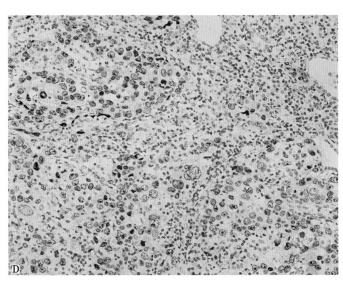

图 3-2-23 胸腺淋巴上皮瘤样癌

肿瘤切面实性，边界不清，侵犯周围组织（A），肿瘤细胞排列成巢团状，肿瘤细胞周围伴有丰富的淋巴细胞（B）癌细胞呈多边形或梭形，体积较大，胞质边界不清，空泡状核，可见核仁（C），肿瘤细胞核可见 EBER 原位杂交阳性信号（D）

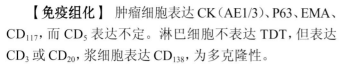

【免疫组化】　肿瘤细胞表达 CK（AE1/3）、P63、EMA、CD₁₁₇，而 CD₅ 表达不定。淋巴细胞不表达 TDT，但表达 CD₃ 或 CD₂₀，浆细胞表达 CD₁₃₈，为多克隆性。

【鉴别诊断】

（1）其他类型的胸腺癌包括胸腺未分化癌、低分化鳞状细胞癌、大细胞神经内分泌癌、微结节性胸腺癌等：胸腺未分化癌不伴有明显的淋巴细胞浸润，且 EBV 检测阴性。胸腺低分化鳞状细胞癌与 LELC 的鉴别同样依据有无明显的淋巴细胞浸润，同时 EBV 检测阳性有助于 LELC 的诊断。大细胞神经内分泌癌可通过神经内分泌标记的表达与 LELC 鉴别。另有学者报道一类少见的伴有淋巴细胞增生的微结节性胸腺癌，因其淋巴间质丰富也需与 LELC 相鉴别。前者肿瘤细胞呈结节状散布于淋巴细胞间质中，并不像 LELC 那样肿瘤细胞弥漫成片、相互吻合存在，肿瘤细胞巢内也未见明显的淋巴细胞、浆细胞浸润，且 EBV 检测为阴性 [13, 49]。

（2）经新辅助治疗后的胸腺癌：非 LELC 的其他胸腺癌在放化疗后可引起多量单核炎症细胞浸润，与 LELC 难以鉴别，需结合治疗病史、治疗前病理图像及 EBV 检测结果综合分析、鉴别。

【分子遗传学】　大约 47% 的 LELC 检测出 EBER 原位杂交核阳性信号（图 3-2-23 D），在儿童和青少年阳性率更高，而在成年人中阳性率相对较低 [33, 34, 36]。应用免疫组化或 PCR 方法检测 EBV 时会出现假阴性或假阳性结果，不推荐使用。

【预后】　预后差，多数患者的平均生存期仅 16 个月 [34]。

（四）胸腺黏液表皮样癌

【定义】　胸腺黏液表皮样癌（thymicmucoepidermoid carcinoma）是原发性胸腺癌中的一种罕见类型的癌，肿瘤由鳞状细胞、产生黏液细胞和中间型细胞构成，与其他器官的黏液表皮样癌非常相似。

【临床特征】　胸腺黏液表皮样癌罕见，约占胸腺癌的 2%。多发生在老年患者，ITMIG 的数据库中平均发病年龄为 64 岁 [30]。男女无明显差别。患者可出现胸闷、气短症状或无明显自觉症状。影像学表现为前纵隔肿块，常局部侵犯邻近组织。治疗首选手术切除。

【病理变化】　大体检查肿瘤大小不等，直径为 4～11cm，切面实性，呈带有光泽的黏液样外观，肿瘤常侵犯周围脂肪组织（图 3-2-24 A）。显微镜下肿瘤由鳞状细胞、黏液细胞和中间型细胞按不同比例组成。黏液细胞形态温和，呈多角形、柱状或杯状，细胞形成实团状结构或内衬囊肿，也有单个细胞散在生长，PAS 强阳性，核分裂象少见；鳞状细胞通常与之混合生长，可以为实性成片状或巢团状；中间型细胞，呈椭圆形或梭形，含有中等量的嗜酸性胞质，或与前两种细胞相互混合性生长（图 3-2-24 B）。低级别的黏液表皮样癌肿瘤细胞轻度异型，核分裂象少见；高级别的黏液表皮样癌的肿瘤细胞为中 - 重度异型，核分裂象多见，一般 >7 个 /2mm²[38, 39]。

【免疫组化】　肿瘤细胞表达 CK（AE1/3）、EMA、P63、CK5/6，不表达 CD₅ 和 CD₁₁₇，CK7 和 CK20 表达不定，黏液细胞和中间型细胞局灶表达 MUC2。

【鉴别诊断】　转移性黏液表皮样癌：形态学上与胸腺原发的黏液表皮样癌相似，不易区分，需结合病史及全身检查以除外转移性的可能。

【分子遗传学】　应用 FISH 方法可以检测到黏液表皮样癌的特征性的基因改变（MAML2 基因的易位）[40]。

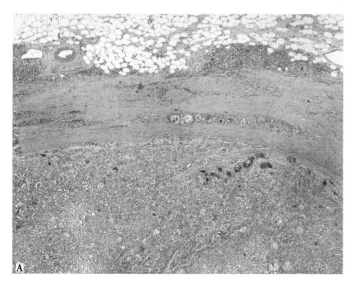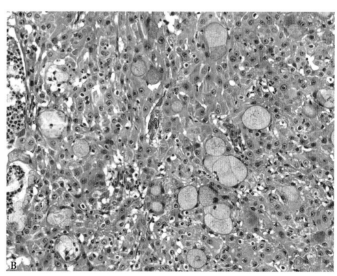

图 3-2-24　胸腺黏液表皮样癌
肿瘤侵犯胸腺周围脂肪组织（A），肿瘤由鳞状细胞、黏液细胞和中间型细胞按不同比例组成并混合生长（B）

【预后】 约 50% 的病例有局部侵犯肺或心包组织，晚期患者也会出现远处转移。预后与组织学分级和临床分期相关，低级别黏液表皮样癌 I 或 II 期预后较好。

（五）胸腺肉瘤样癌

【定义】 胸腺肉瘤样癌（thymic sarcomatoid carcinoma）是一种少见的胸腺癌，部分或完全由肉瘤样的梭形细胞、瘤巨细胞构成。

【临床特征】 胸腺肉瘤样癌罕见。多发生在中老年人，年龄分布为 40～90 岁。男女无明显差异[29,41,42]。患者常见的临床症状有咳嗽、胸痛、气短、体重减轻和上腔静脉综合征。影像学表现为前纵隔肿块，通常体积较大，边界不清。治疗首选手术治疗，失去手术机会时可选择放、化疗。

【病理变化】 大体检查肿瘤呈浸润性生长，通常无包膜，切面灰白色，常伴出血、坏死及囊性变。显微镜下肿瘤双向分化，包含上皮样成分和肉瘤样的梭形细胞、瘤巨细胞成分（图 3-2-25 A）。上皮样成分可以是鳞状细胞癌、腺癌、未分化癌，肉瘤样的成分多数呈束状或席纹状排列的肿瘤性梭形细胞，常伴多少不一的多形性瘤巨细胞，其细胞染色质粗大、核仁明显、核分裂象易见。有时肉瘤样癌中可包含异质性成分，如横纹肌肉瘤、软骨肉瘤或骨肉瘤，其中以横纹肌肉瘤最常见[43,44]。

【免疫组化】 胸腺肉瘤样癌中，上皮样成分不同程度地表达上皮标记 CK（图 3-2-25 B）、EMA，但 CD5 表达不定；肉瘤样成分会不同程度地表达或不表达上皮标记，常表达 vimetin，在有异质性肉瘤样成分时表达相应免疫组化标记如 myogenin、myoD1、S-100 等。

【鉴别诊断】

（1）化生性胸腺瘤：肿瘤边界清楚，也呈双向性生长，但梭形细胞形态温和，上皮岛内的细胞可见多形性核，但核分裂象罕见。而肉瘤样癌呈浸润性生长，常伴大片凝固性坏死，肿瘤细胞无论上皮性成分还是梭形细胞成分都有明显的异型性，核分裂象易见。

（2）梭形细胞类癌：肿瘤细胞呈巢团样排列，有纤细的纤维血管间隔，细胞较温和，核多形性不明显；同时免疫组化表达神经内分泌标记。

（3）胸腺未分化癌：该肿瘤主要由大的、多边形的肿瘤细胞构成，细胞异型性大，不出现典型的梭形细胞区域。

（4）滑膜肉瘤：呈双向分化的软组织肿瘤，也可出现梭形细胞成分和腺样分化的上皮样成分，形态学及免疫组化均与肉瘤样癌难以鉴别，但发生于胸腺的滑膜肉瘤极罕见，需分子生物学检测到 *SYT-SSX1* 或 *SYT-SSX2* 融合基因证实。

【预后】 肉瘤样癌是一类高度恶性的肿瘤，常侵犯邻近组织及器官如胸膜、肺、心包及纵隔内的大血管，最常见转移的部位是纵隔淋巴结和肺。大多数患者的生存期不超过 3 年。

（六）胸腺腺癌

【定义】 胸腺腺癌（thymic adenocarcinoma）是一类具有腺样分化和（或）黏液分泌的胸腺恶性上皮性肿瘤，包括乳头状腺癌、腺样囊性癌样腺癌、黏液腺癌、腺癌 - 非特殊型。

【临床特征】 原发性胸腺腺癌十分少见，男女发病比例为 2∶1，中位发病年龄为 53 岁，常见症状有胸痛、咳嗽、气短，有的患者可无明显症状[45]。未见学者报道有副肿瘤综合征伴发。影像学表现类似胸腺鳞状细胞癌，经常会累犯周边组织，但淋巴结及远处器官的转移较少见。治疗首选手术切除。

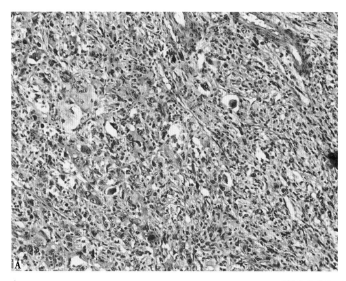
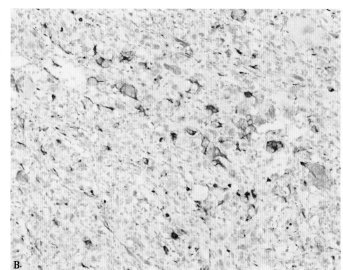

图 3-2-25 胸腺肉瘤样癌
由恶性上皮成分和肉瘤样成分混合构成（A），胸腺肉瘤样癌中部分肿瘤细胞表达 CK（B）

【病理变化】 大体检查肿瘤呈实性、灰白色，有时会有囊性区域。显微镜下特征：

（1）腺癌 - 非特殊型：此类型最为多见，肿瘤中常见腺泡样、小管状、管状及实性腺癌的混合成分，肿瘤细胞呈立方或柱状（图 3-2-26 A～C），癌细胞异型性明显，可见坏死。肿瘤间质类似胸腺鳞癌通常具有的宽阔的纤维间隔伴广泛透明变性（图 3-2-26 D）。

（2）黏液腺癌：该类型与消化道、乳腺、肺及卵巢的黏液腺癌的组织学形态相类似。肿瘤细胞含有丰富的细胞内黏液及细胞外黏液（图 3-2-27 A），而后者可以形成黏液湖，肿瘤细胞可呈印戒细胞样（图 3-2-27 B），亦可呈单个或成团漂浮其中。黏液腺癌可伴发胸腺囊肿，有时可见囊肿的良性内衬上皮向腺癌的转化。

（3）腺样囊性癌样腺癌：肿瘤细胞由基底样细胞构成，形成多少不等的假囊样结构，囊内充满均质性或颗粒样嗜碱性基底膜样物，有时形成筛状结构，肿瘤细胞轻到中度异型，坏死和神经侵犯不明显[46]。

（4）乳头状腺癌：肿瘤呈乳头状管状排列结构，有纤维血管轴心，肿瘤细胞呈立方状或多边形，轻 - 中度异型，胞质嗜酸性或透明，细胞核圆形或卵圆形，有小的核仁。可有砂粒体和坏死。

【免疫组化】 四种类型的腺癌均表达 CK、EMA，部分病例局灶表达 CD5。腺样囊性癌样腺癌表达高分子CK（34βE12）、P63，但不表达肌上皮标记如 S-100、SMA、calponin[46]。高级别的腺癌（黏液腺癌和非特殊型腺癌）还常表达 CEA、CA19-9[45-47]，还有一部分向肠型分化的腺癌可以表达 CK20、CDX2、villin 及 MUC2[48]；而无肠型分化的腺癌则表达 CK7[49, 50]。

【鉴别诊断】

（1）转移性腺癌：诊断胸腺原发性腺癌时首先需要除外其他器官的腺癌转移到胸腺的可能，如肺、甲状腺、乳腺、消化道等。免疫组化 CD5 及 CD117 阳性并结合形态学表

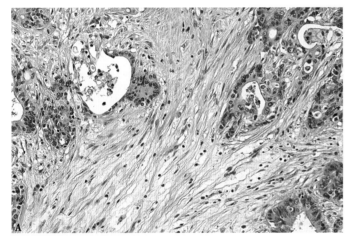
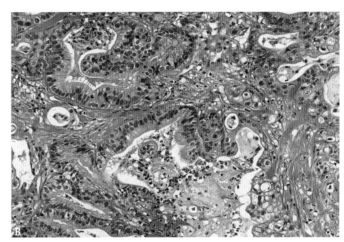
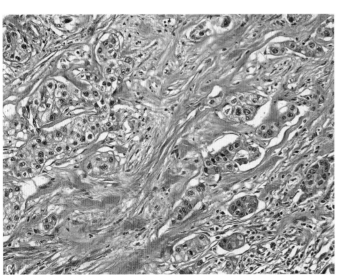
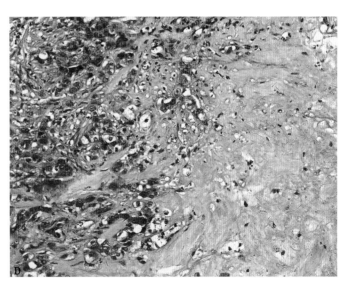

图 3-2-26　胸腺腺癌 - 非特殊型

癌细胞排列呈腺泡、小管样排列（A），肿瘤呈管状腺癌特征伴有少量坏死（B），肿瘤由管状及实性腺癌混合构成（C），示肿瘤间质有广泛透明变性（D）

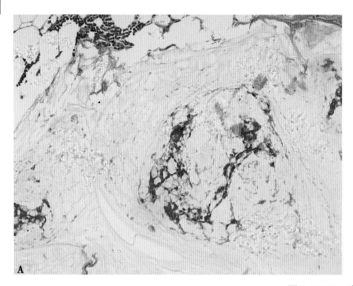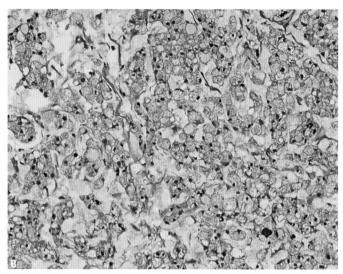

图 3-2-27 胸腺黏液腺癌
肿瘤细胞产生黏液并形成黏液湖（A），印戒细胞样黏液腺癌的瘤细胞含有细胞内及细胞外黏液（B）

现有助于胸腺原发性腺癌的诊断，但由于胸腺腺癌中 CD_5 和 CD_{117} 表达率低，阴性时并不能排除胸腺原发可能。鉴别诊断最重要的是详细询问病史，并结合临床相关检查排除其他肿瘤转移后才能诊断胸腺原发性腺癌。

（2）恶性生殖细胞肿瘤：纵隔的卵黄囊瘤、胚胎性癌有时局部区域与腺癌相似，尤其是纵隔活检标本取材局限，在形态学上不易鉴别，需结合免疫组化包括 OCT4、SALL4、CD_{30} 等生殖细胞标记及患者的血清学指标（AFP、HCG 的升高）综合考虑。

【分子遗传学】 有学者指出胸腺腺癌中存在复合性的染色体不平衡，包含位于 6p21.32 区域的 HLA 基因的纯合性缺失[45]。

【预后】 胸腺腺癌的不同类型有着不同的恶性程度，因此预后有很大的差异。乳头状腺癌和腺样囊性癌样腺癌属于低级别腺癌，预后相对较好；黏液腺癌和非特殊型腺癌为高级别腺癌，预后较差。此外，预后与肿瘤的临床分期也密切相关。

（七）胸腺未分化癌

【定义】 胸腺未分化癌（thymic undifferentiated carcinoma）是指原发于胸腺的除上皮分化而无其他的形态学及免疫组化特征的低分化恶性肿瘤，而且不包含其他已有定义的低分化癌如 NUT 癌、淋巴上皮瘤样癌、肉瘤样癌等。

【临床特征】 胸腺未分化癌罕见，ITMIG 的统计数据该类肿瘤在胸腺上皮性肿瘤中的比例为 0.26%，发生于成年人，中位年龄为 54 岁[47]。男女无明显差异。患者可出现胸痛、咳嗽和呼吸困难等症状，也有的患者无明显症状。影像学特点与其他胸腺癌相似，表现为前纵隔肿块，

体积较大，边界不清，侵犯邻近组织及器官。首选手术治疗，多数患者因出现远处转移而无法手术，只能选择放、化疗缓解病情。

【病理变化】 大体检查肿瘤通常体积大，呈浸润性生长，切面实性，可见坏死。显微镜下肿瘤细胞呈巢状和片状生长，肿瘤细胞形态学缺乏鳞样、腺样及肉瘤样分化（图 3-2-28 A）。常见凝固性坏死区域，肿瘤细胞异型性明显，多为大的多边形细胞，核可呈空泡状（图 3-2-28 B），亦可含多形性核，常见怪异的巨细胞，核分裂象易见。胸腺未分化癌还包含了一类变异亚型，即伴有 Castleman 病样反应的未分化癌，其病理改变是肿瘤内淋巴组织弥漫性结节状增生似 Castleman 病样改变，结节中心可见数量不等的异型性明显的大细胞，细胞仍呈大的多边形样，可见病理性核分裂（图 3-2-29 A～E），周围可见大量的淋巴细胞、浆细胞、嗜酸性粒细胞围绕并伴有小血管增生[51]。

【免疫组化】 肿瘤细胞表达广谱 CK，不表达 CK5/6、P63、CD_5，60% 的病例表达 CD_{117}，PAX8 的表达率是 40%，不表达生殖细胞标志和神经内分泌标志[52, 53]。

【鉴别诊断】

（1）胸腺低分化鳞状细胞癌：分化差的鳞状细胞癌可无角化和细胞间桥，但免疫组化表达 CK5/6、P63、CD_5 及 CD_{117}。

（2）NUT 癌：形态学及免疫组化上均类似胸腺鳞状细胞癌，但特异性表达 NUT 蛋白。

（3）恶性生殖细胞肿瘤：如胚胎性癌、卵黄囊瘤，通常均表达生殖细胞标记（SALL4 或 OCT3/4），胚胎性癌还表达 CD_{30}。

（4）其他部位的肿瘤浸润或转移：如肺的大细胞癌、

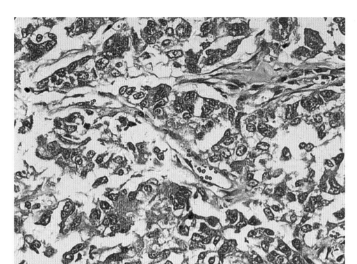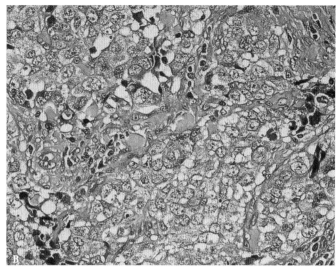

图 3-2-28　胸腺未分化癌
瘤细胞缺乏鳞样、腺样及肉瘤样分化（A），瘤细胞大呈多边形，细胞核空泡状（B）

多形性癌、恶性黑色素瘤等，需要结合影像学、手术所见及病史综合判断。

【预后】　预后差，大部分患者的中位生存期是 12 个月，但伴有 Castleman 病样反应的胸腺未分化癌相对预后较好[51, 52]。

（八）胸腺透明细胞癌

【定义】　胸腺透明细胞癌（clear cell carcinoma）是一种完全由胞质透明的肿瘤细胞构成的胸腺癌。

【临床特征】　透明细胞癌发生率极低，ITMIG 数据库 6097 例胸腺上皮性肿瘤中仅有 8 例透明细胞癌（0.13%）。平均发病年龄为 55 岁，男女比例为 1.6∶1。患者有的无明显症状，有的出现胸痛、呼吸困难和上腔静脉压迫综合征。未见伴发重症肌无力的报道。影像学表现类似其他胸腺癌，常侵犯周围结构，并常见纵隔淋巴结、肺、骨等部位的转移。

【病理变化】　肿瘤细胞呈多边形，轻 - 中度异型性，胞质丰富、透明，有时呈轻度嗜酸性，形成巢状、片状或小梁状结构（图 3-2-30 A～B），可见致密的胶原纤维间质。肿瘤细胞胞质 PAS 染色阳性，表达 CK18、高分子 CK、EMA，部分病例表达 CD_5，不表达 CD_{117}、TTF1、CEA、Vim。

【鉴别诊断】　需要与伴有透明细胞的胸腺鳞状细胞癌、B3 型胸腺瘤相鉴别，还需除外肾、肺、甲状旁腺的透明细胞癌转移。

【预后】　透明细胞癌恶性程度高，预后差，平均生存期为 13 个月。

（九）胸腺其他罕见癌

包括 NUT 癌、腺鳞癌、肝样癌、微结节性胸腺癌等。

（1）NUT 癌：是一类以 NUT 基因重排为特征的胸腺低分化癌，又称 NUT 中线癌、伴 t（15；19）易位的胸腺癌。NUT 癌恶性度高，病程进展迅速，预后极差，中位生存期仅为 6.7 个月[54]。肿瘤细胞为小到中等大小的未分化细胞，呈片、巢状排列，细胞大小较为一致，核染色质粗糙，可见小核仁，核分裂象多见，坏死常见，可见局灶性鳞状上皮分化和角化。肿瘤细胞表达 NUT 蛋白，通常表达

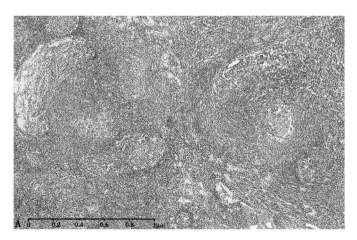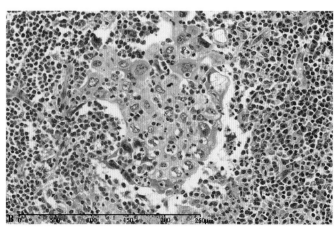

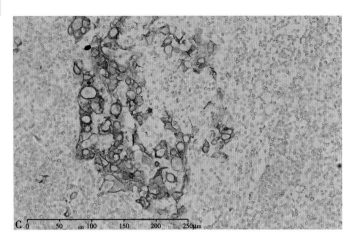

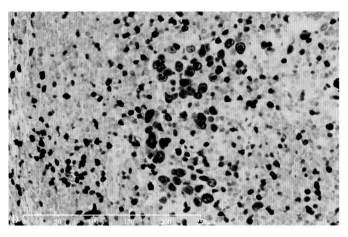

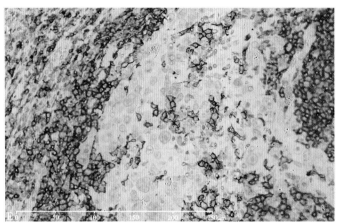

图 3-2-29　纵隔 Castlerman 样未分化大细胞癌

肿瘤内淋巴组织弥漫性结节状增生似 Castleman 病样改变（A），结节中心数量不等的异型性明显的大细胞，有病理性核分裂，周围可见浆细胞、嗜酸性粒细胞及其他淋巴细胞围绕（B），瘤细胞表达 CK（C），Ki-67 指数高（D），CD_{21} 和 CD_{20}（E）等为阴性

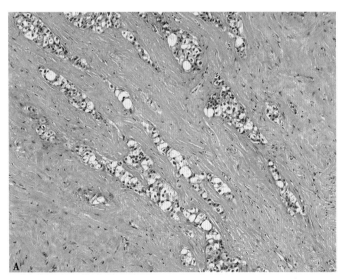

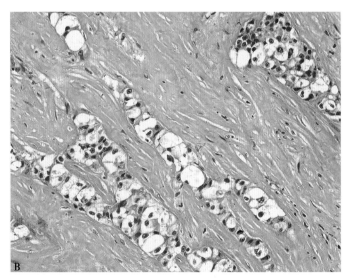

图 3-2-30　胸腺透明细胞癌

肿瘤细胞质透明，排列成小梁状结构（A），呈透明胞质的癌细胞周围有致密的胶原纤维间质（B）

CK、P63/P40、CD₃₄，偶见表达 Cga、Syn 及 TTF-1。基因组学的特征性改变为 *NUT* 基因的易位，与 *BRD4* 基因（70%）、*BRD3* 基因（6%）、*NSD3* 等基因的融合，可以通过 FISH、RT-PCR 等方法检测[54, 55]。鉴别诊断包括胸腺的低分化鳞状细胞癌、未分化癌、小细胞癌、原始神经外胚层瘤、淋巴造血系统肿瘤等。

（2）微结节性胸腺癌：是一类组织结构上与微结节性胸腺瘤类似，但肿瘤细胞出现明显异型性的罕见胸腺癌。肿瘤细胞形成多个小结节散布在丰富的淋巴细胞间质中，可见淋巴滤泡形成，肿瘤细胞呈圆形，核常为空泡状，并见有核分裂象[30]。需要与淋巴上皮瘤样癌及伴有 Castleman 病样反应的未分化癌相鉴别[13, 56]。

（3）腺鳞癌、肝样癌：形态学上均与发生于其他器官的相应肿瘤相类似，因发生率极低，需除外其他部位肿瘤的转移后再考虑胸腺原发。

三、异位胸腺组织及相关肿瘤

（一）异位胸腺组织

胸腺源于胚胎早期第三对咽囊的内胚层及其相对应的鳃沟外胚层，由于发育异常或畸形，导致颈侧部发生异位胸腺组织，有时表现为小梁状或菊形团样的岛状结构，易被误认为是转移性鳞癌或神经内分泌组织（ectopic thymus），此时可结合免疫组化指标 CK、TdT、CD₅₆、Syn 等加以鉴别。相关内容可参见本篇第一章第三节胸腺异位部分。

（二）异位胸腺瘤

发生在前纵隔以外部位的胸腺瘤称为异位胸腺瘤（ectopic thymoma），起源于胚胎发育时胸腺上皮的残留，可见于肺及颈部甲状腺等器官。形态学上与纵隔部位的胸腺瘤相同。主要需与纵隔原发的胸腺瘤累及肺或转移到肺、甲状腺等相鉴别，此时要结合病史、影像学及手术探查所见。

（三）异位错构瘤性胸腺瘤

【定义】　发生于颈部锁骨上、胸骨上表浅或深部软组织，由梭形细胞、上皮细胞和脂肪细胞共同组成的良性肿瘤称为异位错构瘤性胸腺瘤（ectopic hamartomatousthymoma）。

【临床特点】　多见于成年男性，年龄范围为 19～79 岁。多数无明显症状，无重症肌无力表现。治疗采取肿瘤手术切除。

【病理变化】　巨检肿瘤包膜完整，界限清楚，直径为 2～10cm，大的可达 20cm。切面实性，质地软到中等，部分伴有囊性区。显微镜下肿瘤主要是由上皮细胞、梭形细胞和脂肪细胞混合组成（图 3-2-31 A）。梭形细胞排列

成束状、编织状或席纹状，形态温和；上皮细胞常为鳞状细胞，排列成巢团状、岛状或条索状，类似胸腺的 Hassall 小体，部分相互吻合成纤细的网格状，还可见多少不等的腺管结构，管腔内分泌嗜酸性物质，少数伴有扩张的囊腔，内衬上皮可含杯状细胞，上皮细胞形态上多无异型性，腺管结构周边和囊壁可见肌上皮细胞。上皮细胞和梭形细胞交界处可以在两者的形态之间的移行（图 3-2-31 B）。脂肪组织分化成熟，穿插其间，还常见成团的小淋巴细胞。肿瘤内各种成分形态学均无异型性，无或罕见核分裂象，不见坏死。

免疫组化上皮细胞表达 CK、CK5/6、P63、CK19、EMA，腺管样上皮还表达 CK7、CAM5.2，梭形细胞 CK 表达不定，但通常表达 SMA、CD₃₄、Vimetin，部分表达 Calponin，但不表达 S-100、Desmin[57-59]。

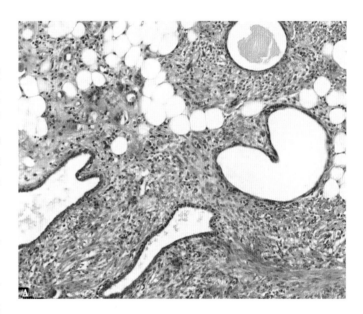

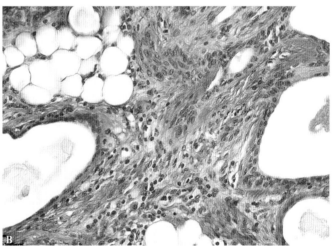

图 3-2-31　异位错构瘤性胸腺瘤
肿瘤由上皮细胞、梭形细胞和脂肪细胞组成（A），上皮细胞和梭形细胞交界处可以在两者的形态之间的移行（B）

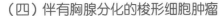

（四）伴有胸腺分化的梭形细胞肿瘤

【定义】　伴有胸腺分化的梭形细胞肿瘤（spindle cell tumor with thymus-like differentiation，SETTLE）是一类发生于甲状腺部位的由具有双向分化特点的细胞构成的罕见恶性肿瘤。

【临床特点】　通常见于儿童和年轻人。常表现为甲状腺部位的无痛性肿块，少见病例可出现局部压痛和气管压迫症状。治疗采取肿瘤手术切除。

【病理变化】　大体检查肿瘤有包膜，呈分叶状，界限清楚或部分侵犯周围组织。显微镜下 SETTLE 呈分叶状结构，由纤维组织形成间隔，小叶内细胞丰富，有双向分化的特点，一种为梭形细胞的成分，致密交织（图 3-2-32 A～C），其中混入另一种成分 - 呈管状乳头状的腺样结构，偶为有上皮衬覆的囊腔，瘤细胞呈立方形或柱状，有时分泌黏液或有纤毛。此两种成分的细胞核染色质细，核仁不明显，多数病例核分裂象罕见，少见病例可出现核分裂活性增高和灶性坏死。偶见单独由梭形细胞或腺样结构形成的肿瘤类型。淋巴细胞一般很少，有时可见灶性鳞状上皮化生。

【免疫组化】　梭形细胞和腺样细胞均表达 CK，少见病例梭形细胞可向肌上皮分化。

【预后】　SETTLE 自然病程生长缓慢，晚期可发生远处转移（数年或数十年后），转移常见部位为肺、淋巴结、肾和软组织。长期随访总体转移率 >60%，但转移性病变治疗后仍然能长期生存[60, 61]。

（五）伴有胸腺分化的异位胸腺癌

【定义】　伴有胸腺分化的异位胸腺癌（carcinoma showing thymus-like differentiation，CASTLE）是指发生于甲状腺部位的伴有胸腺分化的异位胸腺癌，常见于甲状腺内或颈部甲状腺周围软组织。

【临床特点】　常见于中年人，表现为无痛性的甲状腺部位的肿块，后期出现气管压迫和声音嘶哑。治疗采取肿瘤手术切除。

【病理变化】　CASTLE 的镜下形态学与胸腺鳞状细胞癌相似，肿瘤细胞呈巢片状、岛屿状排列，含有宽阔的呈透明样变性的纤维组织间隔，细胞呈现鳞样分化，可伴有或不伴角化和细胞间桥形成（图 3-2-33 A、B）。肿瘤细胞亦可呈现合体样或细胞界限不清，可见核分裂象，数目不等。

【免疫组化】　与胸腺鳞状细胞癌一致，表达 CK、高分子 CK、P63、CD5（图 3-2-33 C）、CD117、CD70、GLUT1、PAX8，而不表达甲状腺癌的指标如 TTF-1、TG 等。

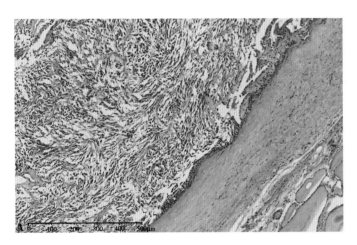

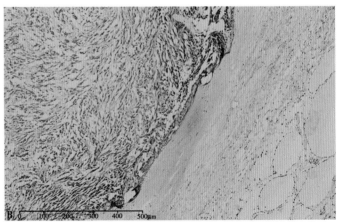

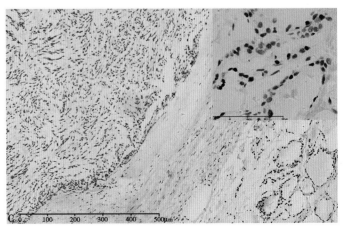

图 3-2-32　甲状腺 Settle

短梭形细胞交织状排列，右下侧可见甲状腺滤泡（A），梭形细胞表达 CK19，而甲状腺上皮细胞为阴性（B），但甲状腺滤泡 TTF-1 核阳性，而梭形细胞为阴性（C）

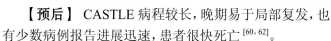

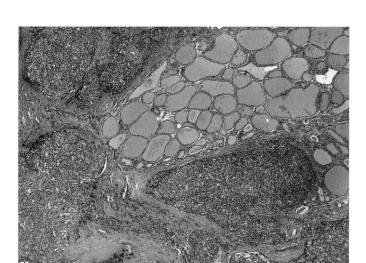

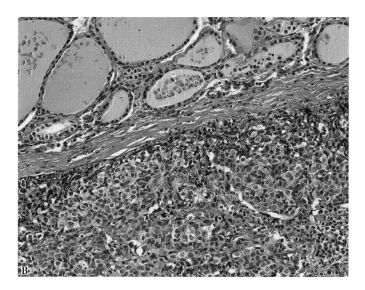

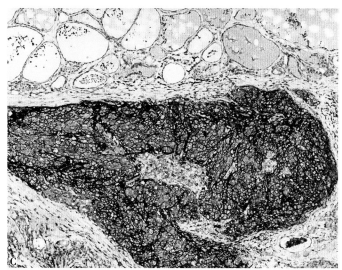

图 3-2-33 甲状腺发生的伴有胸腺分化的异位胸腺癌
甲状腺组织中见巢片状、岛屿状排列癌细胞（A），肿瘤细胞呈巢状伴细胞鳞样分化（B），肿瘤细胞表达 CD₅（C）

【预后】 CASTLE 病程较长，晚期易于局部复发，也有少数病例报告进展迅速，患者很快死亡[60,62]。

（上海交通大学上海胸科医院　张　杰）

四、胸腺（纵隔）神经内分泌肿瘤

纵隔神经内分泌肿瘤起源于胸腺的神经内分泌细胞、纵隔的副神经节及异位的胚胎成分，胸腺是纵隔解剖区域内神经内分泌肿瘤（neuroendocrine tumor，NET）最常见的好发部位。1972 年 Rosai 和 Higa 等[63,64]最早提出胸腺起源的与其他部位类癌相似的内分泌肿瘤的概念。胸腺 NETs 是神经内分泌细胞占优势的或单一神经内分泌成分的恶性胸腺上皮性肿瘤，不包括含有散在或局灶神经内分泌细胞的胸腺癌，也不包括具有神经内分泌特征的神经源性肿瘤，如 CK 阴性的副节瘤。神经内分泌分化可以通过免疫组化 CgA、Syn、CD56 染色或超微结构观察到神经内分泌颗粒来证实。

神经内分泌肿瘤的分型标准与部位有关，发生在纵隔内的神经分泌肿瘤的分型标准与发生在肺脏的标准相同。Moran 和 Suster 于 2000 年提出了按恶性程度（分化程度）将神经内分泌癌（NECs）分为低级别（高分化）、中级别（中分化）和高级别（低分化）肿瘤。这些肿瘤表现为细胞异型性程度和核分裂活性逐步增加（从 < 2/2mm²、2~10/2mm²、> 10/2mm²）的变化。这些特征分别与典型类癌、不典型类癌、大细胞癌和小细胞癌相一致[63-66]。

胸腺神经内分泌肿瘤罕见，仅占胸腺肿瘤的 2%~5%。鉴于胸腺神经内分泌肿瘤临床病理相关性资料不多，而肺神经内分泌肿瘤的研究较为深入，前一版 WHO 分类的方法在这版被保留。与肺的 LCNEC 和 SCLC 不同的是，胸腺的高级别神经内分泌肿瘤的发生与吸烟无关，大部分肿瘤属于中间型的 AC。各型 NET 平均发病年龄相似。TC 和 AC 男性明显占优势，LCNEC 优势不明显，SCLC 无性别差异[67,68]。

（一）典型类癌

【定义】 典型类癌（typical carcinoid，TC）是胸腺起源的低级别神经内分泌上皮性肿瘤，核分裂 < 2 个 /2mm²，无坏死（IDO-O 编码 8240-3）。

【临床表现】 TC 平均发病年龄为 49 岁，约 25% 的胸腺类癌患者有 MEN1 家族史，8% 的 MEN1 患者有胸腺类癌。在 MEN1 患者中，几乎均为成年男性，吸烟史是男性的危险因素。胸腺神经内分泌肿瘤有复发、淋巴结及远处转移，以及肿瘤致死的倾向，而且从低级别到高级别风险逐步增加[83,85]。

典型类癌好发生于前纵隔，大约 50% 的 TC 表现为局部症状（胸痛、咳嗽、呼吸困难及上腔静脉综合征）。副肿瘤综合征的表现包括库欣综合征（有或无皮肤色素增多）在 17%～30% 的成人和 >50% 儿童类癌中出现；另一种副肿瘤综合征的临床表现是高钙/低磷血症（由肿瘤产物甲状旁腺激素-相关蛋白或 MEN1 原发性高甲状旁腺激素引起）；巨人症、抗利尿激素或心钠素不常见，类癌综合征极其罕见（<1%），约 3% 的患者发展为恶性。

神经内分泌肿瘤通常是分叶状和异质性的（内部有低密度区）及在静脉注射增强剂后呈现中-强度增高。近50% 的患者发生区域淋巴结或远处转移，骨、肺最常受累。其他部位包括肝、胰腺和肾上腺罕见。

【病理变化】 大部分肿瘤无包膜，可有界限或肉眼浸润。平均为 10cm（2～20cm 范围）。与库欣综合征有关的病例由于发现的早，肿瘤倾向较小（3～5cm）。切面灰白、硬韧，可以有砂粒感，无胸腺瘤分叶状的生长模式。嗜酸细胞亚型切面可能为棕-褐色，钙化较常见（30%），较胸腺外神经内分泌肿瘤常见。

肿瘤无坏死，核分裂活性低（<2/2mm^2）。肿瘤细胞大小一致，多角形，相对较小的圆形核，纤细颗粒状染色质，浅嗜酸性胞质。大多数肿瘤（>50%）呈现小梁状和菊形团生长方式，常见的其他生长方式还有如缎带状、实性巢状、腺样结构，栅栏状排列的核等。在团巢和小梁间丰富的脉管系统体现出神经内分泌肿瘤的特征（图 3-2-34）。淋巴血管浸润常见。除上述各种生长方式外，TC 或 AC还有一些特殊亚型，这些亚型包括梭形细胞型、色素型，伴有淀粉样变型、嗜酸细胞型、黏液型及血管瘤样亚型[64]。在电镜下各亚型均可发现 100～400nm 神经分泌颗粒（图 3-2-35）。

梭形细胞类癌是经典型胸腺类癌的一部分，形态同肺周围型梭形细胞类癌。色素型类癌有两种类型：一类是隐藏于肿瘤细胞巢内含色素的树突状黑色素细胞和肿瘤细胞巢与间质中的噬色素细胞；另一类是含色素的类癌细胞及噬色素细胞。色素细胞 Fontana-Masson 阳性，铁染色阴性；免疫组化 S-100 阳性，HMB45 阴性。伴有淀粉样间质的类癌（甲状腺外髓样癌）罕见，形态类似于甲状腺髓样癌，组成细胞降钙素（calcitonin）阳性。

【免疫组化】 类癌 CK（CKA E1/AE3，CAM5.2）常示点状阳性。神经内分泌标记如 Syn、CgA 和 CD56 通常强表达。大部分类癌 >50% 的细胞至少表达 2 种以上标记物。在大多数胸腺内分泌肿瘤中可检测到一种或多种激素（如肾上腺皮质激素、人绒毛膜、生长抑素、降钙素等），但阳性肿瘤细胞数量一般非常少。免疫组化激素表达与临床症状之间无密切关系。在大部分胸腺神经内分泌肿瘤中 TTF-1 缺失。

【鉴别诊断】 主要鉴别诊断包括梭形细胞型胸腺瘤

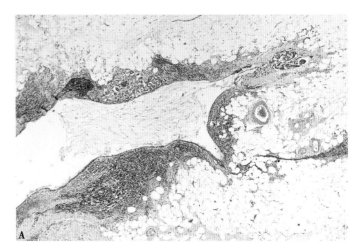

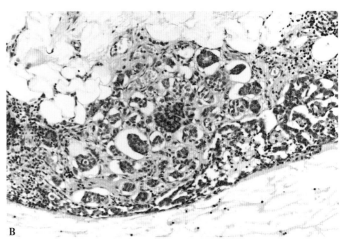

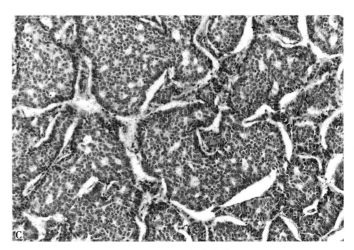

图 3-2-34 胸腺类癌

胸腺囊肿旁见类癌组织（A），低倍镜下见癌细胞呈巢团状分布，浸润性生长（B），高倍镜下见类癌的主要成分呈典型的菊形团排列且血管丰富（C）

（尤其是 A 型）和副节瘤。伴淀粉样变的类癌亚型不能与甲状腺外的甲状腺髓样癌鉴别。黏液性类癌亚型可能类似于转移性黏液癌，如胃肠道和乳腺等。血管瘤亚型类似于血管瘤，常伴有充满血液的大囊腔，这些腔隙由多角形肿瘤细胞而非内皮细胞衬覆。类癌可以与胸腺瘤或不

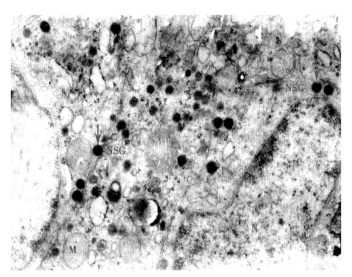

图 3-2-35 胸腺类癌的透射电镜图像

显示大量致密核心、双层界膜的神经分泌颗粒。NSG：神经分泌颗粒；M：线粒体；N：细胞核

同亚型的胸腺癌混合，也有学者报道类癌作为胸腺体细胞恶变的成熟性囊性畸胎瘤的一种成分。

【分子遗传学】 胸腺神经内分泌肿瘤中 TC 的基因改变最少，而且染色体的异常明显不同于肺类癌，40% 的病例常规比较基因组杂交未见异常。经常发生增加变异的染色体包括：1、2q24、7、8p、9q13、11q23qter 和 22，发生丢失变异的染色体包括：1p、3p11、6q、10q 及 13q。在 11q 13 上的 *MEN1* 基因位点恒定的无变化。

（二）不典型类癌

【定义】 不典型类癌（atypical carcinoid，AC）是胸腺发生的中级别上皮性神经内分泌肿瘤，$2\sim10$ 核分裂 $/2mm^2$ 和（或）局灶坏死（ICD-O 编码为 8249-3）。

【临床表现】 胸腺发生的 AC 远比 TC 常见。AC 是成人胸腺神经内分泌肿瘤中的主要肿瘤，平均患者年龄 48～55 岁（18～82 岁），但在 8～16 岁的儿童中也有患病的报道。男性为主，男女比例从 2∶1 到 3∶1。

AC 发生于前纵隔，当 AC 的患者出现症状时一般已有纵隔、颈部、或锁骨上淋巴结转移，常浸润邻近的器官（40%～50%）或胸膜／心包（10%）等。远处转移的部位包括肺、脑、腰椎、骨、肝、肾、肾上腺、皮肤和软组织。

【病理变化】 AC 大体改变同 TC。在组织学上，AC 具有 TC 的所有的形态特征，TC 中发现点状坏死区域也应判断为 AC（图 3-2-36 A）。与 TC 比较，AC 常见一定程度的核的多型性，包括罕见的间变细胞，局灶弥漫的淋巴瘤样生长方式，或广泛的单一肿瘤细胞浸润引起促结缔组织增生性间质反应，钙化常见。AC 的免疫组化特征与 TC 是一致的（图 3-2-36 B）。

【分子遗传学】 基因的改变与胸腺典型类癌的改变有重叠，但 AC 基因平均变化数量是略高的。经常发生的染色体改变增多包括 1q、5p、5q、7p、7q、8q、12q24、17q 和 13q。胸腺类癌染色体变化的形式明显不同于肺类癌。

【预后和预后因素】 在已发表的文献中，非典型类癌的整体生存率存在不同，为 20%～70%，甚至 80%，平均生存 52 个月，有报道显示也有切除 9 年后复发的病例。

（三）小细胞癌

【定义】 小细胞癌（small cell carcinoma）是由胞质稀少的小细胞组成的高级别胸腺神经内分泌肿瘤，细胞界限不清，纤细颗粒状的核染色质，核仁无或不明显。细胞呈圆形、卵圆形或梭形。核的形态是其突出的特点。典型的病变坏死广泛，并且核分裂计数高（ICD-O 编码为 8041-3）。

复合型小细胞癌包含其他胸腺上皮肿瘤（胸腺瘤和胸腺癌）的成分。复合型小细胞癌 ICD-O 编码为 8045-3。

【临床表现】 小细胞癌占胸腺神经内分泌肿瘤的近 10%，估计发病率为 1/5 千万。男女大致比例相等，中位

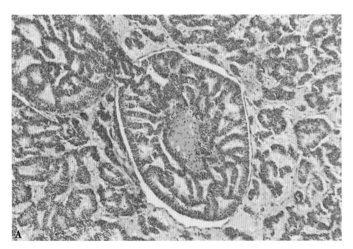

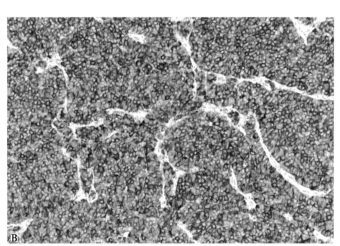

图 3-2-36 胸腺不典型类癌

癌巢中心见点状坏死（A），CgA 染色强阳性（B）

年龄为 58 岁(年龄范围 37～63 岁)。小细胞癌的病因学不清,与Ⅰ型多发性内分泌肿瘤无关,也没有吸烟致病的资料。

主要症状包括体重下降、出汗、胸痛、咳嗽和上腔静脉综合征。少数患者可能由于异位肾上腺皮质激素产物出现库欣综合征。大部分肿瘤发生邻近组织器官的浸润,如肺、心包、肺动脉、膈神经或主动脉弓的浸润,或远处转移至肺、骨、脑、肝、腹腔淋巴结。

【病理变化】 小细胞癌发生于前纵隔,肉眼观察类似于胸腺其他神经内分泌肿瘤,但坏死和出血广泛。肿瘤大,直径达 10～15cm。

胸腺小细胞癌的组织学与其他器官的小细胞癌一致。肿瘤细胞小,通常小于 3 个静止的淋巴细胞。核圆,卵圆或梭形;染色质纤细颗粒状;核仁不明显。凋亡小体常常是大量的。有些病例只有电镜下可以发现神经分泌颗粒,免疫组化神经内分泌标记物阴性[64, 66-69](图 3-2-37)。

胸腺的小细胞癌与胸腺瘤、鳞状细胞癌、腺癌的复合性小细胞癌已有文献报道。大部分病例 CK 阳性,罕见例外。神经内分泌标记,如嗜铬颗粒蛋白、突触素、CD_{56}

阳性,但诊断时不需要神经内分泌标记物的表达。肾上腺皮质激素可能表达。主要的鉴别诊断是与肺的小细胞癌转移进行鉴别,这需要详细的临床及影像资料。TTF-1染色在胸腺小细胞癌没有可分享的资料。CK 阴性小细胞癌的诊断须特别谨慎,在除外淋巴瘤(CD_{45}、TdT、CD_3)和原始神经外胚瘤(CD_{99})后才能作出。

【分子遗传学】 仅有 2 篇已发表的病例相关资料可供参考。

(四)大细胞神经内分泌癌

【定义】 大细胞神经内分泌癌(large cell neuroendocrine carcinoma,LCNEC)是具有神经内分泌形态特征的大细胞组成的高级别胸腺神经内分泌肿瘤。肿瘤细胞或在电镜下观察到神经内分泌颗粒或神经内分泌免疫组化标记物阳性表达。通常可以见到大范围的坏死,细胞核分裂象较多。

复合性大细胞神经内分泌癌(large cell neuroendocrine carcinoma)是除了大细胞外还有其他胸腺上皮肿瘤(包括胸腺瘤和胸腺癌)。复合性大细胞神经内分泌癌 ICD-0编码为 8013/3。

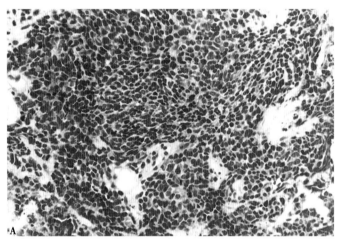
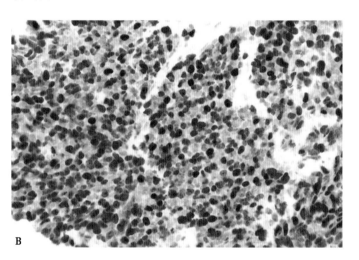
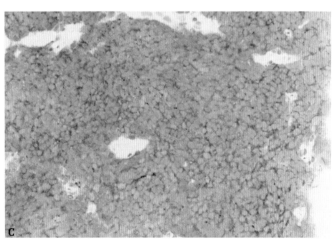
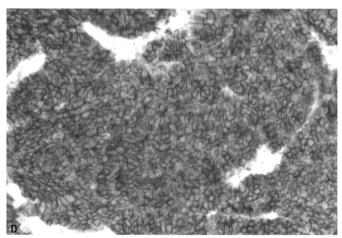

图 3-2-37 胸腺小细胞癌

瘤细胞呈片状排列,胞质稀少,可见较多分裂象(A),Ki-67 阳性增殖指数约 80%(B),Syn(C)和 CD56(D)免疫组化染色为阳性

【临床表现】 在所有的胸腺神经内分泌肿瘤中 LCNEC 占 14%～26%，预计发病率为 1/2 千万。男性发病风险是女性的两倍。患者的中位年龄是 51 岁（范围 16～79 岁）。LCNEC 不是 I 型多发性内分泌瘤病的一部分。

大约 50% 的 LCNEC 是无症状的，另 50% 症状主要表现为胸痛、气短和上腔静脉综合征。有个案报道出现

库欣综合征。75% 是进展期的患者，浸润邻近器官或远处转移。

【病理变化】 肿瘤发生于前纵隔，大体检查同其他神经内分泌肿瘤。LCNEC 是具有非小细胞形态学特征的高级别神经内分泌肿瘤，肿瘤核分裂比率常远大于 10 个 /$2mm^2$，几乎所有肿瘤均有坏死，常为侵袭性生长。肿瘤性大细胞（包括间变巨细胞）比不典型类癌多见。有些 LCNEC 的形态特点与胸腺非典型类癌完全一致，但核分裂象明显增多（图 3-2-38）。

LCNEC 的神经内分泌肿瘤结构特征（巢状、小梁状、菊形团）不如不典型类癌突出[64, 66, 68, 69]。

【免疫组化与鉴别诊断】 大细胞神经内分泌癌中的 NSE、Cga、Syn 以及 CD_{56} 通常都是强阳性，角蛋白如 CAM5.2、AE1/AE3 可在胞质内斑驳阳性表达。曾有个案报道 LCNEC 表达 CD_{117}，但 CD_5 表达阴性[66]。高核分裂率是将 LCNEC 区别于不典型类癌的必备形态特征。原发性 LCNEC 需与转移性 LCNEC（例如肺）相鉴别，尽管 TTF-1 可以在肺外肿瘤中有表达，但 TTF-1 阳性则倾向于肺原发。目前，详尽的临床资料和影像学检查与病理检查相结合是鉴别 LCNEC 是原发于胸腺还是肺的主要方法。真正的 LCNEC 通常有一个以上的神经内分泌标记物弥漫地强表达，而非神经内分泌胸腺癌通常只局灶地或 / 和弱阳性地表达神经内分泌标记物。

【分子遗传学】 LCEC 基因改变有 1q、6p、7、8q（MYC）、12q 和 14 号染色体的扩增，也有 3, 4q 和 13q 染色体的缺失。LCNEC 的染色体改变与部分胸腺类癌有重叠，但是 LCNEC 的染色体变异频率更高。LCNEC 独有的染色改变有 2p、9p 和 17q 的扩增以及 4p、8p、9p 以及 18p 的缺失。胸腺 LCNEC 与肺来源的 LCNEC 的染色体变异没有差异[66]。

【预后和预测因子】 据报道胸腺大细胞神经内分泌癌的 5 年总生存率为 30%～66%。

（中日友好医院 笪冀平）

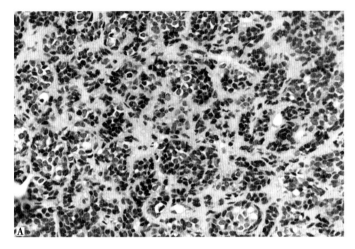

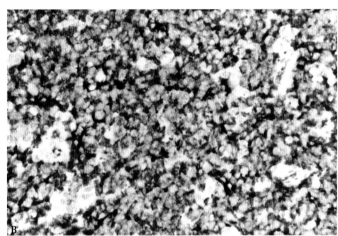

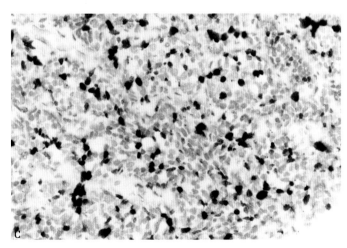

图 3-2-38 胸腺大细胞神经内分泌癌
高倍镜下见瘤细胞体积大，出现核仁及大量核分裂象（A），CgA 染色强阳性（B），Ki-67 核增殖指数较高（C）

五、胸腺原发淋巴瘤

胸腺和中纵隔的淋巴组织是纵隔淋巴瘤最为好发的部位。胸腺可以发生各种类型的淋巴瘤，但以霍奇金淋巴瘤、T 淋巴母细胞性淋巴瘤、原发纵隔大 B 细胞淋巴瘤和胸腺结外边缘区黏膜相关淋巴组织淋巴瘤（MALT 淋巴瘤）为常见。胸腺原发的各类淋巴瘤最初都位于胸腺区（前上纵隔）且界限清楚，镜下常可见正常的胸腺组织。但当肿瘤累及到纵隔其他部位时，则很难判定是否为胸腺原发。胸腺原发霍奇金淋巴瘤多为结节硬化型经典型霍奇金淋巴瘤，好发于青年女性，组织学需与大 B 细胞

淋巴瘤及灰区淋巴瘤相鉴别；原发纵隔大 B 细胞淋巴瘤最常原发于胸腺，肿瘤细胞表达 CD$_{23}$，需与系统性弥漫大 B 细胞淋巴瘤累及胸腺瘤相鉴别；胸腺是 T 淋巴母细胞性淋巴瘤最为好发部位，常发生于青少年，组织学需与有明显不成熟 T 细胞群体的胸腺瘤（B1 或 B2 胸腺瘤）相鉴别；胸腺结外边缘区黏膜相关淋巴组织淋巴瘤（MALT 淋巴瘤）组织学需与胸腺囊肿或纵隔囊肿相鉴别，也要与胸腺囊肿伴发黏膜相关淋巴组织淋巴瘤鉴别。详见本章第三节：原发纵隔（胸腺）淋巴造血组织肿瘤。

六、胸腺原发其他少见肿瘤

胸腺内原发的肿瘤还有精原细胞瘤及其他生殖细胞肿瘤（详见第二节纵隔生殖细胞肿瘤）。还可原发多种其他少见肿瘤，如胸腺脂肪瘤、胸腺脂肪肉瘤、骨肉瘤等，也可原发恶性黑色素瘤以及髓外髓性粒细胞肉瘤等。

（中国医科大学 李庆昌）

第二节 纵隔生殖细胞肿瘤

纵隔是人体肿瘤的少发部位，但就生殖细胞肿瘤（germ cell tumors，GCT）来说，纵隔却是仅次于性腺之后最常见的解剖部位之一。基于治疗之目的，将纵隔 GCT 分为精原细胞瘤和非精原细胞型 GCT（non-seminomatous germ cell tumours，NSGCTs），后者包括胚胎性癌、卵黄囊瘤、绒毛膜癌、混合性 GCT（含或不含精原细胞瘤成分）及畸胎瘤。纵隔 GCT 在所有年龄段（0～79 岁）均可发生，但发病高峰分别在青春前期和青春后期[70]。纵隔 GCT 的病因不清，推测与原始生殖细胞异常中线迁移有关。大多数原发纵隔 GCT 都发生在胸腺或其邻近区域，但是畸胎瘤和卵黄囊瘤也可以出现在后纵隔、心包内，有时甚至在心肌内。50% 儿童和 60% 成人的成熟畸胎瘤是偶然被发现的，但仅有 38% 精原细胞瘤和 10% 恶性 NSGCT 的患者无症状。纵隔 GCTs 表现的临床症状与肿块所处的位置、大小及性质等有关，包括出现胸痛、呼吸痛、咳嗽、声音嘶哑以及上腔静脉综合征等。纵隔 GCT 的病理诊断和分类大多是基于细针穿刺活检所作出的，具有一定的局限性，因此，血清肿瘤标志物水平（AFP 和 β-HCG）和影像学检查结果对正确的病理诊断有所帮助。

一、精原细胞瘤

【定义】 纵隔精原细胞瘤（seminoma）为一种与原始生殖细胞相似的细胞构成的纵隔原发性恶性肿瘤，与性腺精原细胞瘤在形态学上无法鉴别。

【临床特征】 几乎所有的纵隔精原细胞瘤都发生在胸腺，并都发生于男性。临床症状主要取决于肿瘤的大小和对周围器官的影响，包括咳嗽、胸痛、咯血和（或）呼吸困难，一些病例可表现有上腔静脉综合征。1/3 病例的单纯精原细胞瘤可有血清 β- 人绒毛膜促性腺激素（human chorionic gonadotropin-β，β-HCG）轻度升高（成人≤100U/L，儿童≤25U/L；正常范围≤5U/L）。影像学检查发现均质或多囊性肿块，很难与其他肿瘤鉴别。大多数纵隔精原细胞瘤在诊断时为局限性、界限清楚的肿瘤，没有肉眼或镜下浸润到周围组织。主要的治疗措施是化疗，精原细胞瘤对于放疗和顺铂联合化疗反应好，其预后良好，5 年生存率为 90%。通常不推荐外科手术切除残存瘤组织。

【病理变化】 纵隔精原细胞瘤在形态上与性腺精原细胞瘤相同。肿瘤直径几厘米到十几厘米，境界清楚，结节状，表面光滑有光泽。切面呈模糊的小叶状或多结节状。颜色灰白或淡棕色。质地鱼肉状，可见点状局灶出血或淡黄色坏死灶。也可见囊实性病变，含有坏死物的大的囊性区域与实性区域相间。

瘤细胞形态均一，圆形或多角形，细胞核居中，圆形或椭圆形，有一个或多个大而居中的核仁，核膜清楚。瘤细胞胞质丰富，富于糖原，透明或略嗜酸。少见情况下，瘤细胞胞质嗜酸，或明显细胞多形性。瘤细胞融合性生长，多结节簇状、片状、索状、条带状或不规则小叶状。瘤细胞巢间常见纤细的纤维间隔，纤维性间隔内见成熟淋巴细胞和浆细胞浸润，偶见嗜酸性粒细胞，有时可见生发中心（图 3-2-39 A～D）。

一些病例可见合体滋养层巨细胞（β-HCG 升高的来源）散在分布于瘤组织中，多位于毛细血管和（或）点灶状出血附近（图 3-2-39 E）。这些巨细胞常为多个细胞核，含有丰富的嗜碱性胞质，偶见胞质内空泡。但是很少见到绒毛膜癌中的细胞滋养层细胞或融合性结节。

应当注意的是，在一些病例中胸腺上皮增生明显，形成宽的交叉条索，不要将其误诊为胸腺上皮性肿瘤（图 3-2-39 C），或将陷入的胸腺上皮误认为是肿瘤成分。有时精原细胞瘤可被非常明显的肉芽肿反应、炎症和纤维化等所掩盖。囊性精原细胞瘤其组织学类似多房性胸腺囊肿，可见淋巴组织增生甚至淋巴滤泡增生明显[71]、被覆鳞状上皮的囊壁组织、胆固醇结晶裂隙、肉芽肿等，但沿囊壁仔细观察会发现精原细胞瘤的成分。

精原细胞瘤可以作为混合性生殖细胞肿瘤的一种成分存在；也可合并另一种非生殖细胞肿瘤，如原发性平滑肌肉瘤。精母细胞性精原细胞瘤在纵隔未见报道。性腺精原细胞瘤很少见纵隔转移，尤其是当缺少后腹膜淋巴结转移时。

【免疫组织化学及特殊染色】 PAS 染色能够证实肿

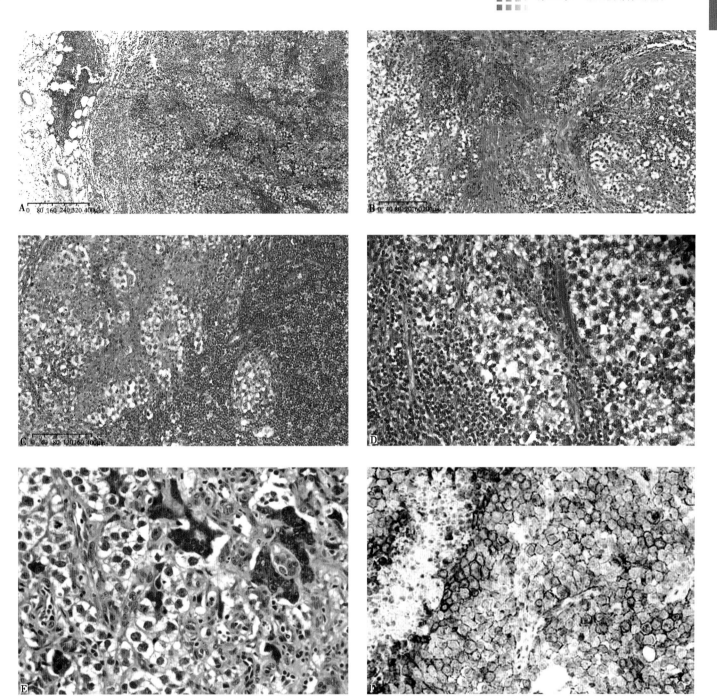

图 3-2-39 精原细胞瘤

瘤细胞大，胞质空亮，呈巢状或条索状，瘤细胞浸入到周边的胸腺组织内，瘤细胞间及纤维间隔中可见淋巴细胞浸润，胸腺上皮增生（A～C），瘤细胞胞质丰富、透明，细胞核大，核仁明显（D），瘤细胞间可见合体滋养层细胞（E），肿瘤细胞表达 CD$_{117}$（F）

（A～C：郑大一附院李晟磊教授惠赠）

瘤细胞质内的糖原存在，而黏蛋白染色和淀粉酶 -PAS 染色则为阴性。瘤细胞表达 OCT4（OCT3/4）、SALL4、Nanog、Utf1 等干细胞标志物和 D2-40。70% 的病例表达 CD$_{117}$ 和 CK，CD$_{117}$ 呈细胞膜强阳性表达（图 3-2-39F），CK 常常为局灶性、弱阳性表达。50% 病例表达 Vimentin。PLAP 因为特异性较差，常有明显的背景染色，现已很少作为精原细胞瘤或生殖细胞肿瘤标志物使用。散在的合体滋养层细胞表达 β-HCG 和 CK。瘤细胞不表达 S100、LCA、CEA、EMA、CD$_{30}$、CK20 和 AFP。

一项纵隔精原细胞瘤的免疫组化研究结果表明，与睾丸精原细胞瘤相似，纵隔精原细胞瘤一致性表达 OCT3/4、SALL4、SOX17 和 MAGEC2，不表达 SOX2、glypican 3、GATA-3 和 CK5/6；Pax8 表达不定。SOX17 的阳性率为 97%（31/32），OCT3/4 和 SALL4 的阳性率均为 91%（29/32），

MAGEC2 和 CAM5.2 均为 88%（28/32），Pax8 为 6%（2/32），TCL1 为 3%（1/32）。与睾丸精原细胞瘤不同的是，纵隔精原细胞瘤 90% 病例一致性点状核旁阳性表达低分子量 CK，不表达 TCL1[72]。电镜特点同睾丸精原细胞瘤。

【鉴别诊断】

（1）恶性肿瘤：纵隔原发的其他类型的生殖细胞肿瘤（胚胎性癌、卵黄囊瘤、绒毛膜癌）、纵隔转移癌（原发性或转移性透明细胞癌、转移性恶性黑色素瘤等）、原发性纵隔大 B 细胞淋巴瘤、胸腺癌，偶尔睾丸核蛋白（nuclear protein of testis，NUT）中线癌可类似纵隔精原细胞瘤[73]：免疫组织化学染色有帮助。CK 在其他 mGCT 和纵隔转移癌弥漫强阳性表达；CD_{117} 和 CD_{30} 有助于鉴别精原细胞瘤和胚胎性癌；D2-40 尽管是一个精原细胞瘤比较敏感的标志物，但是在少数胚胎性癌也表达。

（2）肉芽肿性炎：在诊断一种特发性肉芽肿性病变之前，至少要排除精原细胞瘤的可能。仔细寻找散在的典型精原细胞瘤细胞。OCT4 免疫组织化学染色对诊断有帮助。罕见情况下，非精原细胞瘤 GCT 可能富于肉芽肿性炎。

（3）胸腺瘤：在活检标本，B 型胸腺瘤需要与富于淋巴细胞的 GCT，如精原细胞瘤鉴别。精原细胞瘤胞质透明，一个或多个明显核仁，细胞境界清楚可以与胸腺瘤相鉴别。OCT4 免疫组织化学染色有助于诊断。

【分子遗传学】　纵隔精原细胞瘤基因改变同睾丸精原细胞瘤，69% 病例具有等臂染色体（12p），约 87% 的病例具有青春期后恶性生殖细胞肿瘤特征性的 12p 扩增。纵隔精原细胞瘤常为非整倍体。一项研究报道指出部分病例（4/8）有非编码 KIT 基因突变。

二、胚胎性癌

【定义】　纵隔胚胎性癌（embryonal carcinoma，EC）是一种原发于纵隔、具有上皮细胞形态、类似胚胎生殖盘的原始大细胞组成的生殖细胞肿瘤。

【临床特征】　纵隔胚胎性癌好发于前纵隔，占所有 NSGCT 中的 30%～65%。主要见于男性青年（男 / 女比率 >10：1），平均年龄为 27 岁（18～67 岁），在一岁以前儿童罕见，发病高峰为 1～4 岁，14 岁后出现另一个高峰，单纯胚胎性癌 5 岁以前罕见。纵隔胚胎性癌可以单独或作为混合性生殖细胞肿瘤成分之一出现。病因不明，与其他纵隔 NSGCT 一样，与先天性睾丸发育不全（Klinefelter 综合症）相关。罕见的家族性病例提示可能具有遗传倾向。组织发生上认为肿瘤细胞来源于原始生殖细胞。

临床表现为胸痛或肩部疼痛（60%）、呼吸窘迫（40%）、声音嘶哑、咳嗽、发热或上腔静脉综合症。全部患者血清

AFP 升高，部分患者 β-HCG 升高。影像学同其他 NSGCT。血行转移（至肺、肝、脑、骨）的比率高（约 50%），约 25% 患者在出现症状时已有肺转移，但淋巴道转移非常少。成人纵隔胚胎性癌应用顺铂化疗后，约 50% 的患者可获得长期生存率，儿童胚胎性癌的 5 年生存率明显好于成人（>80%）。

【病理变化】　肿瘤大，侵犯周围组织和器官。切面软、鱼肉样、灰白或粉褐色，伴大片出血坏死。当胚胎性癌作为混合性生殖细胞肿瘤的一种成分时，常见明显囊肿区域。

癌细胞排列呈实性片状、管状和乳头状结构（图 3-2-40 A～C）。瘤细胞为具有上皮形态的原始大细胞，多角形或柱状，细胞境界不清。核大，圆形或卵圆形，空泡状，染色质深染或含有淡染色质。细胞核排列拥挤或互相重叠。常见单个或多个大的嗜酸性核仁。胞质嗜双色性，也可以嗜酸性、嗜碱性、淡染或透明。核分裂多见，且常为不典型性。凋亡小体多，凝固性坏死常见，可见透明小体。活的肿瘤细胞区域间质稀少，但退行性变区域常有纤维化。肉芽肿少见。1/3 病例可见散在的、或小群合体滋养层细胞。

当作为混合性 GCT 的一种成分时，常见的其他 GCT 成分为畸胎瘤（56%）、绒毛膜癌（22%），或精原细胞瘤（22%）。与卵黄囊瘤并发在成年人中十分罕见，但是在青少年中较为常见。EC 合并精原细胞瘤发生率在青春期后儿童和成人基本一致。胚胎性癌与体细胞型恶性肿瘤混合的情况罕见。

【免疫组织化学】　瘤细胞一致性表达低分子量 CK，但 EMA、CEA 和 Vimentin 常阴性。CD_{30} 在 85%～100% 病例表达，胞膜染色明显，伴有不等量的胞质着色（图 3-2-40 D）。胚胎干细胞转录因子 OCT4（OCT3/4）、SALL4 和 NANOG 一致性阳性表达。SOX2 在胚胎性癌表达，可以与精原细胞瘤鉴别。30% 病例的瘤细胞散在或小灶状表达 AFP。散在的合体滋养层细胞表达 β-HCG。

【鉴别诊断】

（1）绒毛膜癌：胚胎性癌的合体样区域广泛时，可类似绒毛膜癌，但是缺少绒毛膜癌的由细胞滋养层细胞和合体滋养层细胞混合呈双相丛状排列方式。胚胎性癌无绒毛膜癌的广泛 β-HCG 阳性染色。

（2）卵黄囊瘤：生长方式更加多变（微囊和网状多见）；细胞小；有 Schiller-Duval 小体；具有特征性免疫组织化学表达谱：CD_{30} 阴性，OCT4 阴性，SALL4 阳性，glypican 3 阳性。

（3）精原细胞瘤：胚胎性癌的细胞核多形性更为明显，至少灶状表现出明确的上皮样特点（如腺体形成），CK 弥

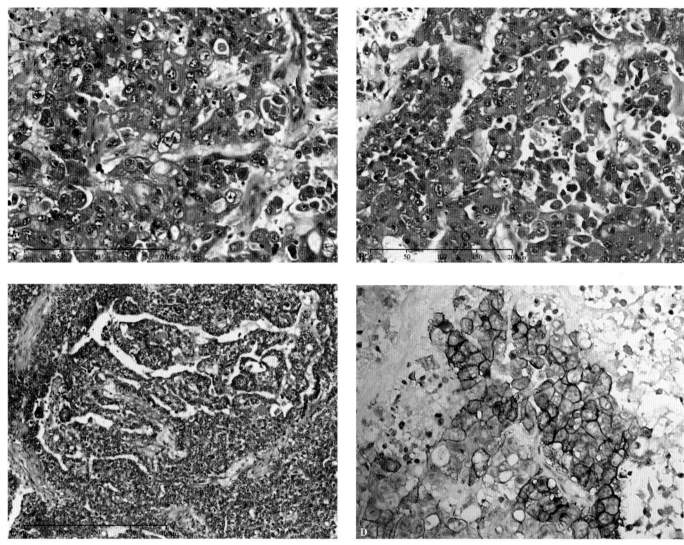

图 3-2-40　胚胎性癌
瘤细胞呈实体性排列（A），瘤细胞核大，核仁明显（B），瘤细胞呈乳头样排列（C），瘤细胞膜 CD$_{30}$ 强阳性（D）

漫强阳性，常有 CD$_{30}$ 和 SOX2 表达；需要注意，胚胎性癌也可有一定程度的 CD$_{117}$ 弱表达。

（4）肺大细胞癌纵隔转移：胚胎性癌大多为年轻患者，表达 CD$_{30}$ 和 OCT4，血清表达肿瘤标记物（AFP 和 β-HCG）。

（5）纵隔转移性生殖细胞肿瘤：要排除睾丸或骶尾部发生的胚胎性癌或混合性生殖细胞肿瘤转移到纵隔的可能。

（6）转移性恶性黑色素瘤（metastatic melanoma）：恶性黑色素瘤有时可以呈现出任何低分化恶性肿瘤的形态，需要与胚胎性癌相鉴别。仔细寻找上皮样肿瘤细胞巢的存在和必要的免疫组化标记阳性有助于胚胎性癌的诊断。有些病例即使没有皮肤恶性黑色素瘤病史也不能排除转移性恶性黑色素瘤的诊断，因为原发病变可能没被发现或已退缩。S-100 免疫组织化学染色可以鉴别开大部分病例。

（7）上皮样血管肉瘤（epithelioid angiosarcoma）：血管肉瘤可发生于浆膜面或深部软组织，上皮样血管肉瘤可类似胚胎性癌的形态。血管腔的形成和免疫组织化学表达血管标记物（CD$_{31}$、CD$_{34}$、Fli-1），不表达 OCT4 有助于鉴别绝大多数病例。但要注意免疫组织化学 CD$_{31}$ 的解读，辅助化疗后肿瘤内的巨噬细胞可以胞质强阳性。

（8）NUT 中线癌（nuclear protein in testis carcinoma）：罕见，为侵袭性癌，特征性发生于纵隔和其他中线器官。形态学上需要与具有淋巴上皮瘤样特点的胚胎性癌鉴别。局灶的突然鳞状分化、过表达睾丸核蛋白 NUT 或发现染色体 t（15，19）易位有助于 NUT 癌的诊断[74]。

【分子遗传学】　与睾丸胚胎性癌相同，具有所有部位青春期后恶性生殖细胞肿瘤共有的 12p 等臂染色体特征。在一个纵隔胚胎性癌建立的细胞系中显示存在 SOX2 扩增。

三、卵黄囊瘤

【定义】 纵隔卵黄囊瘤（yolk sac tumor）是一种包括卵黄囊、尿囊以及外胚间充质等多种组织特点的原发于纵隔的恶性肿瘤。

【临床特点】 纵隔卵黄囊瘤是目前已知婴幼儿中仅有的恶性生殖细胞肿瘤亚型，明显好发于女性（女：男比例为 4:1），发病年龄为新生儿至 7 岁，75% 以上患者 3 岁以前就已发病。在年龄 <15 岁的患者中，卵黄囊瘤是在畸胎瘤之后，第二位常见的纵隔生殖细胞肿瘤。相反，在青春期后的患者中，卵黄囊瘤几乎仅见于男性。青少年和成年人的单纯卵黄囊瘤为第四常见的生殖细胞肿瘤（依次为畸胎瘤、精原细胞瘤、混合性生殖细胞肿瘤），占全部病例的 10%。卵黄囊瘤常作为混合性生殖细胞肿瘤中的一种成分出现。

患者常有胸痛、呼吸困难、寒战发热，以及上腔静脉综合症。AFP 几乎总是水平升高。影像学没有特异性发现。纵隔卵黄囊瘤浸润至周围脂肪和器官或发生转移则会出现相应的症状，骨转移是纵隔生殖细胞肿瘤的特点，尤其是卵黄囊瘤。最重要的预后相关因子是完整切除。脑转移是预后差的征象。

【病理变化】 卵黄囊瘤发生于前纵隔。单纯性卵黄囊瘤实性、质软。切面特征性灰白，质地胶样或黏液样。新辅助化疗后，常有出血、坏死。囊性变可以为治疗相关改变，或者提示为混合性生殖细胞肿瘤伴卵黄囊瘤成分。

卵黄囊瘤的组织学谱系广：微囊（网状），巨囊，管状-腺泡状，内胚窦状（假乳头状），黏液瘤样型，肝样型，肠型，多囊卵黄囊型，实性型，梭型等（图 3-2-41 A～F）。肿瘤常常呈一种以上组织学模式。不同模式没有明显的预后及生物学意义。

网状型或微囊型为最常见的模式，其特点是由胞质稀少的扁平或立方细胞衬覆，形成微囊腔和小管构成的疏松网状结构。

黏液瘤样型特点是上皮细胞悬浮于富于黏多糖基质中。

内胚窦型特点是假乳头状结构和 Schiller-Duval 小体（图 3-2-41 A～C），该小体呈肾小球样结构，中心为毛细血管，囊壁内衬肿瘤细胞，囊壁外侧也为肿瘤细胞覆盖。

多囊卵黄囊型为多囊性结构，被覆立方或扁平肿瘤细胞，包绕以致密的纤维间质。

实性型常常为局灶性，可类似胚胎性癌或精原细胞瘤；但是卵黄囊瘤的细胞常常小，多形性较胚胎性癌小，较典型精原细胞瘤大；这类实性灶对 CK 的反应可为阴性或弱阳性，虽保持 AFP 表达，但常为弱阳性。

肝样型的特点为瘤细胞富于嗜酸性胞质，类似胚胎性或成人肝细胞。

肠型或子宫内膜样型呈腺管样，分别类似胎儿肠道或分泌性子宫内膜腺体。如果这种类型成分出现在未成熟畸胎瘤中时，需要做免疫组化判定是否为未成熟胎儿组织，还是卵黄囊瘤。

Schiller-Duval 小体仅出现在 50%～75% 的卵黄囊瘤中，主要是微囊型和内胚窦型，因此并不是诊断卵黄囊瘤所必需。透明小滴在卵黄囊瘤中十分常见（图 3-2-41 C），但是他们也可以出现在少数胚胎性癌及其他一些上皮性肿瘤中。透明小滴由多种蛋白组成，PAS 反应阳性并抗淀粉酶消化，有时可以显示 AFP 和 α_1- 抗胰蛋白酶阳性，但通常为阴性。

在青春期后男性含卵黄囊瘤成分的纵隔生殖细胞肿瘤中，可以见到梭形细胞病变。这些肿瘤主要由非典型性梭形细胞构成，并混有典型卵黄囊瘤区域。免疫组织化学在梭形细胞和肿瘤的网状成分中，CK 和 AFP 染色均为阳性。

卵黄囊瘤的肉瘤变表明伴有体细胞型的恶性成分，常见于混合性生殖细胞肿瘤，而在单纯性纵隔卵黄囊瘤非常罕见。伴随造血系统恶性肿瘤（主要为急性白血病和骨髓异常增生综合征）常见于伴卵黄囊成分的混合性生殖细胞肿瘤（58%）和单纯性卵黄囊瘤（25%）中，两者具有克隆相关性。

【免疫组织化学】 瘤细胞一致性表达 CK（AE1/AE3），glypican 3 和干细胞标记 SALL4 和 LIN28，但不表达 OCT4、NANOG、SOX2 和 D2-40。AFP 和 PLAP 在 70% 卵黄囊瘤表达，少数病例单个合体滋养细胞表达 β-HCG。40% 病例表达 KIT/CD$_{117}$（常弱阳性），25% 病例表达 CD$_{30}$，EMA 几乎检测不到（<25% 病例）。有研究表明 ZBTZ16（zinc finger and BTB domain containing 16）是一个卵黄囊瘤高度敏感（敏感性：100%，20/20）和特异的（特异性：96%，66/69）标志物；其他非卵黄囊瘤，包括精原细胞瘤、胚胎性癌、畸胎瘤、绒毛膜癌和原位生殖细胞肿瘤均不表达[75]。

【鉴别诊断】

（1）纵隔精原细胞瘤：可类似实体型卵黄囊瘤，并且 80% 的病例表达广谱 CK 和 CAM5.2，但表达模式为点状核旁阳性。精原细胞瘤 OCT4、CD$_{117}$（c-KIT）和 D2-40 阳性，而 glypican 3 阴性。

（2）胚胎性癌：虽有透明小滴，但瘤细胞大，非典型性更明显，生长模式较卵黄囊瘤多样性少，缺少微囊、网状区域和 Schiller-Duval 小体；免疫组化特点为：CD$_{30}$、OCT4 和 SOX2 阳性，而 glypican 3 阴性。

（3）绒毛膜癌：细胞滋养层细胞和合体滋养层细胞混

合形成复杂的双相生长模式，免疫组化局灶表达 SALL4 和 LIN28，可以类似卵黄囊瘤。但是，单纯卵黄囊瘤不表达 β-hCG。

（4）未成熟畸胎瘤：含有原始内胚层（包括肝）、神经外胚层和梭形间充质成分可类似卵黄囊瘤多样的生长模式，可能局灶表达 glypican 3、AFP、SALL4、LIN28、HepPar-1 和 CDX2。但是，未成熟畸胎瘤含有胚胎样神经上皮，表达 CD₅₆ 和（或）OCT4，其他成分表达 EMA。

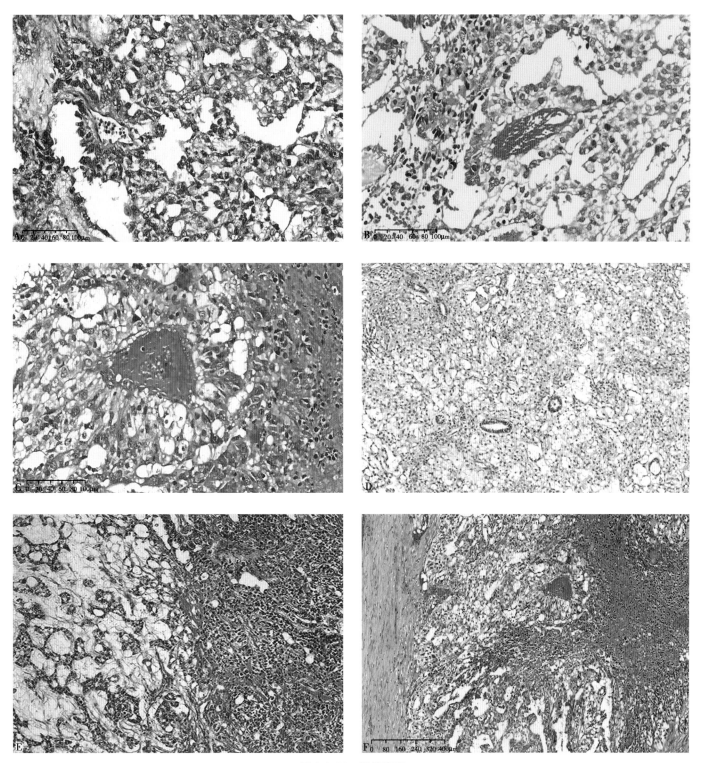

图 3-2-41　卵黄囊瘤

在疏松网状结构中可见 Schiller-Duval 小体（A、B），Schiller-Duval 小体和透明小球（C），显示卵黄囊瘤的微囊型结构（D），实体型和微囊型的混合（E），内胚窦型（F）

（本例由郑大一附院李晟磊教授惠赠）

（5）胸腺多房性囊肿：可能与一些非胸腺源性恶性肿瘤如精原细胞瘤或卵黄囊瘤相似，因此要警惕这些胸腺继发性改变，多取材以排除相关 GCT。

（6）胸腺癌：与纵隔卵黄囊瘤一样可以有实性生长，表达 CK 和 CD_{117}，但不表达 AFP。胸腺癌通常 CD_5 阳性，glypican 3、SALL4 和 LIN28 为阴性。

（7）纵隔转移癌：包括肺、肠、肝细胞和肝样癌可以呈管状、实性，或卵黄囊瘤的肝样型，表达 glypican 3、AFP、CDX2 和 HepPar-1，以及 CK。转移癌不表达 SALL4 和 LIN28，但也可能有例外。

（8）纵隔转移性生殖细胞肿瘤：排除性腺或后腹膜单纯卵黄囊瘤或混合性生殖细胞肿瘤转移至纵隔的可能。

【分子遗传学】 纵隔卵黄囊瘤分子遗传学同其他部位同类肿瘤。<8 岁儿童有 1p、4q 和 6q 丢失，1q、3、20q 和 20 获得，但无 i（12p）和性染色体异常。相反，8 岁以后卵黄囊瘤 60% 病例有 i（12p），20% 的 21 和 X 染色体获得，30% 病例有 13 染色体丢失。

四、绒毛膜癌

【定义】 纵隔绒毛膜癌（choriocarcinoma）是一种由合体滋养层细胞、细胞滋养层细胞和多变的中间型滋养层细胞构成的原发于纵隔的高度恶性滋养层细胞肿瘤，其形态与性腺和子宫的绒毛膜癌无法区别。

【临床特点】 单纯纵隔绒毛膜癌极其罕见，只占约纵隔生殖细胞肿瘤的 3%，几乎全部报道病例均发生于成年男性。肿瘤生长迅速，常见早期支气管及周围器官侵袭，患者可出现气短、胸痛、咳嗽、上腔静脉综合征、昏厥、持续性头痛、心包填塞及血行转移引起的相应症状。一些患者可因为 HCG 而出现男性乳腺发育。α-HCG 多肽类

似 TSH，患者也可表现有甲状腺功能亢进。原发性绒毛膜癌也可见于后纵隔。大部分病例在诊断后短期内死于播散性疾病（平均生存期为 1～2 个月），但通过顺铂化疗可以改善患者预后。

【病理改变】 肿瘤体积大（平均 10cm），软，脆，广泛出血，灶状坏死。

纵隔绒毛膜癌可以为单纯性或为混合性生殖细胞肿瘤的一部分。组织学上与性腺的绒毛膜癌一致（图 3-2-42 A）。合体滋养层细胞和细胞滋养层细胞混合生长，形成双层丛状，或无序片状排列。偶尔可见散在合体滋养层细胞簇覆盖于细胞滋养层结节上。合体滋养层细胞大，多核，细胞核数目多，多形，深染，核仁清楚，胞质丰富，强嗜酸性或嗜双色性，可有胞质陷窝。细胞滋养层细胞更为一致，多角形，核圆形，核仁明显，胞质嗜酸或空亮。常见不典型核分裂和细胞异型性。可见无特征性单核细胞片状排列，类似中间层滋养层细胞。绒毛膜癌常常与扩张的血窦有密切的联系，常见血管壁部分或全部被瘤细胞取代。常有大面积出血和坏死。

【免疫组织化学】 绒毛膜癌表达 CK，不表达 OCT4、PLAP、AFP、CEA、CD_{30} 和 vimentin。合体滋养层细胞表达 β-HCG（图 3-2-42 B）、glypican 3 和 inhibin alpha，单核滋养层细胞常表达 SALL4。

【鉴别诊断】

（1）性腺生殖细胞肿瘤纵隔转移：虽十分罕见，但仍需要详细了解临床资料以排除转移性性腺绒毛膜癌的可能。

（2）纵隔其他类型的生殖细胞肿瘤：纵隔混合性生殖细胞肿瘤和畸胎瘤中的肉瘤样成分需要与绒毛膜癌进行鉴别。也需要与伴绒毛膜癌样特点的低分化癌的纵隔

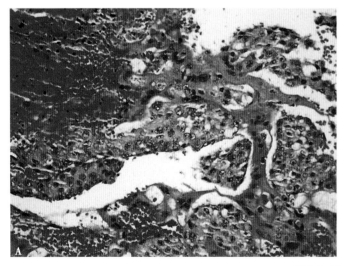
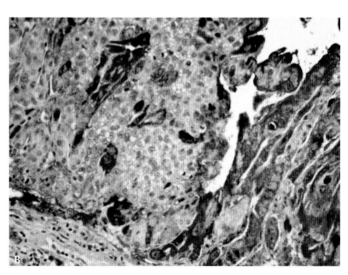

图 3-2-42 绒毛膜癌

合体滋养层细胞呈多核，胞质嗜酸，细胞滋养层细胞的胞质丰富且透明，核仁明显（A），合体滋养细胞呈 β-HCG 染色阳性（B）

转移进行鉴别。

（3）其他滋养层细胞肿瘤：如单相型绒毛膜癌和胎盘部位原位滋养细胞肿瘤在纵隔均未见报道。

【分子遗传学】 与睾丸绒毛膜癌相同，具有青春期后恶性生殖细胞肿瘤的 i（12p）等臂染色体特点。

五、畸胎瘤

【定义】 纵隔畸胎瘤（teratoma）是由来源于两个或三个胚层的（外胚层、中胚层、内胚层）的体细胞组织组成的原发于纵隔的生殖细胞肿瘤。

成熟畸胎瘤是指完全由成熟的成人型组织构成的畸胎瘤 ICD-O 编码为 0；未成熟畸胎瘤是指全部或部分由未成熟（胚胎型或胎儿型）的组织构成，可含有成熟的组织成分，ICD-O 编码为 1；而伴体细胞型实性恶性畸胎瘤是指包含一种或更多非生殖细胞恶性肿瘤成分的畸胎瘤，该成分有可能是癌或肉瘤，ICD-O 编码为 3。

【临床特点】 纵隔畸胎瘤是少见肿瘤，占全部纵隔肿块的不到 10%。无性别倾向，但未成熟畸胎瘤几乎全部发生于男性。在一岁以前畸胎瘤是主要的纵隔肿瘤，其未成熟畸胎瘤的比率比高年龄患者要高很多。

成熟畸胎瘤常无症状或因肿瘤较大时出现一些压迫症状。罕见症状更多见于成年人，包括上腔静脉综合症、Horner 综合症和气胸，甚至因支气管瘘形成而咳出毛发或其他肿瘤物质。畸胎瘤破裂可导致胸膜渗出、脓胸或心包填塞。常见的血清肿瘤标志物（AFP 和 β-HCG）并不升高。

畸胎瘤常见于前纵隔，但也有报道发生于后纵隔、心包内、心肌内。影像学检查见成熟畸胎瘤境界清楚，90%病例为多房囊性，未成熟畸胎瘤显示更多为实性结构。在各个年龄段的纵隔成熟畸胎瘤完整切除后预后非常好，单纯未成熟的纵隔畸胎瘤，完整切除肿瘤后也无复发，预后良好，这一点与发生在其他部位的未成熟畸胎瘤是不同的。但对于未成熟畸胎瘤应注意以下几点：①畸胎瘤的未成熟程度越高，发现卵黄囊瘤成分的风险就越大；②青春期男性畸胎瘤中的未成熟成分应被高度怀疑为含 i（12p）的恶性生殖细胞肿瘤。因此，病理报告中应详细报告肿瘤未成熟成分的数量（大概百分比）。

【病理变化】 成熟纵隔畸胎瘤常为有包膜的肿物，平均直径为 10cm（3～25cm），也可与周围肺组织和大血管粘连。切面斑驳，表现为大小不等的单囊或多囊。囊内有清亮液体或黏稠物质、皮脂腺分泌的油脂样物和角化物、毛发、脂肪、软骨、罕见牙齿和骨。未成熟畸胎瘤通常体积巨大（直径可超过 40cm），呈实体样结构，质地柔软或鱼肉状，广泛纤维化或软骨化，常见出血和坏死。

（1）成熟型畸胎瘤（mature teratoma）：瘤组织由来自两个或三个胚层的器官样成熟组织随机混合而成（图 3-2-43）。皮肤和皮肤附属器是始终存在的成分，常形成囊壁内衬。尽管皮肤和附件成分常见，但单胚层畸胎瘤（皮样囊肿）在纵隔非常罕见。其他常见的组织有支气管黏膜和腺体、胃肠道黏膜、神经和成熟脑组织、平滑肌和脂肪成分。这些成分见于约 80% 的肿瘤中。骨骼肌、骨和软骨相对少见，常出现于肿瘤的实性成分中。胰腺组织包括内分泌腺和外分泌腺，见于 60% 的病例，但罕见于其他部位的畸胎瘤。唾液腺、前列腺、肝和黑色素细胞相对少见。囊腔破裂常伴有广泛的肉芽肿性炎。75% 的成熟畸胎瘤被膜外可见残余胸腺组织。

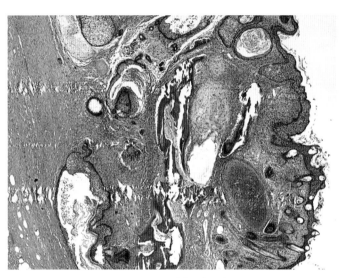

图 3-2-43 成熟畸胎瘤
囊壁衬鳞状上皮，其下可见腺体和皮肤附属器

（2）未成熟畸胎瘤（immature teratoma）：肿瘤由来源于不同胚层的胚胎组织或胎儿组织构成，如高柱状细胞衬覆的未成熟腺体，胎儿肺组织，间叶组织和原始的软骨、骨、横纹肌母细胞，类胚基间质细胞（图 3-2-44 A）。最常见的未成熟成分是神经外胚层组织，神经上皮细胞形成管状、菊形团状结构（图 3-2-44 B）。未成熟畸胎瘤合并成熟畸胎瘤的比率为 20%～40%。按照定义，单纯未成熟畸胎瘤不包含任何一种具有恶性形态的成分。

（3）混合性生殖细胞肿瘤的畸胎瘤样成分：在混合性生殖细胞肿瘤中，该名称用于描述分化的体细胞组织为畸胎瘤样成分。在切除的化疗后残存肿块，以及转移性肿瘤中，畸胎瘤样成分通常为未成熟的或非典型的。

对于小活检标本或细胞学标本，只有当详细结合影像学及血清学改变并排除混合性 GCT 之后，方可诊断畸胎瘤。

【免疫组织化学】 免疫组织化学对于畸胎瘤的诊断

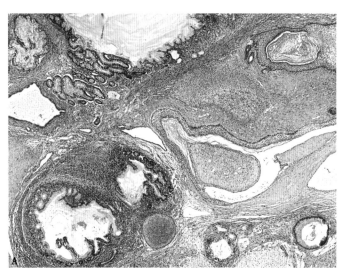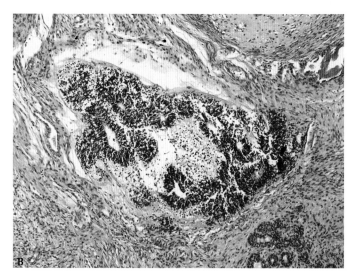

图 3-2-44 未成熟畸胎瘤

可见未成熟腺体及原始软骨和间叶组织（A），在未成熟的脑组织中见有小而深染的细胞形成的原始神经管（B），注意原始神经管需要与成熟的室管膜上皮鉴别

通常不是必需的，但有助于识别未成熟成分，如横纹肌母细胞（desmin 和 myogenin）、神经成分（S-100 和 synaptophysin）、未成熟软骨（S-100、GFAP 和 SATB2）。单纯畸胎瘤为 PLAP、β-HCG 和 CD₃₀ 阴性，AFP 通常为阴性，但是畸胎瘤中的肝细胞和未成熟性神经上皮可以表达 AFP。

【鉴别诊断】 畸胎瘤病理诊断的主要挑战来自于细胞学标本或小活检标本，因为成熟的成分可能来自于正常组织的污染，而非真正的代表性病变。小活检标本中的未成熟成分可能被诊断为小蓝圆细胞肿瘤和肉瘤。为了避免这些陷阱，需要仔细联系临床和影像学检查结果。其他需要鉴别的疾病有：

（1）混合性生殖细胞肿瘤：对于切除标本的主要鉴别诊断是那些伴有畸胎瘤样成分的混合性生殖细胞肿瘤，其分化的体细胞组织表现出畸胎瘤样的成分。

（2）纵隔囊肿：成熟畸胎瘤需要与纵隔各种囊肿相鉴别。胸腺囊肿的囊壁可内衬立方、柱状或鳞状上皮，但上皮下不见皮肤的附属器或其他腺体，而在囊壁内可见胸腺组织。肠源性囊肿几乎全部见于后纵隔。囊壁为单层柱状、假复层柱状、鳞状或特化的胃黏膜上皮。支气管源性囊肿需要与混合有呼吸性上皮、平滑肌和成熟软骨的成熟畸胎瘤鉴别，但支气管源性囊肿总体组织结构与支气管相似。需要鉴别的还有囊性脑膜膨出，因其出现神经组织，需要与畸胎瘤鉴别。脑膜膨出可出现于婴儿和儿童的后纵隔，临床及影像学常有特征性表现。

（3）胸膜肺母细胞瘤：在儿童，胸膜肺母细胞瘤因其呈囊性、双相性和异源性间质分化，需要与畸胎瘤相鉴别。但胸膜肺母细胞瘤通常为周边型肺肿物，囊内衬的

上皮为呼吸性或立方上皮，缺少畸胎瘤常见的鳞状上皮、胃肠道上皮，间质内为类似胚胎性横纹肌肉瘤或纤维肉瘤等成分，而不是神经胶质成分。

（4）先天性支气管周肌纤维母细胞瘤：该肿瘤虽发生在新生儿肺间质和支气管血管周围区域，但当支气管上皮和软骨陷入到增生的肌纤维母细胞中时，需要与畸胎瘤相鉴别。识别间质分布以及上皮和软骨成分陷入的本质有助于两者鉴别。

（5）肺错构瘤：由分化的间叶源性组织内陷呼吸性上皮构成。间叶成分为成熟透明软骨，也可见骨、脂肪和平滑肌。需要与成熟畸胎瘤鉴别。

（6）成熟畸胎瘤的室管膜上皮：未成熟畸胎瘤的神经上皮呈菊形团状排列，核分裂常见；而成熟畸胎瘤中的室管膜上皮为立方、柱状纤毛上皮，形成真性管腔的内衬细胞，周围可见成熟的神经胶质。

（7）纵隔及肺的肉瘤样癌：未成熟畸胎瘤需要与发生在纵隔及肺的肉瘤样癌（多形性癌、梭形细胞癌、巨细胞癌、癌肉瘤、肺母细胞瘤等）进行鉴别。

（8）滑膜肉瘤：滑膜肉瘤可以原发于纵隔，尤其是双向分化的滑膜肉瘤需要与畸胎瘤进行鉴别。滑膜肉瘤梭形细胞密集交织状排列，常见细胞间胶原沉积和血管外皮样血管结构。腺样结构可能为局灶性的，但是没有任何明显的黏液样或鳞状分化，而这两者常见于畸胎瘤。滑膜肉瘤特异的 t（X；18）分子检测对于鉴别诊断有帮助。

（9）伴体细胞恶性肿瘤的畸胎瘤：未成熟未成熟型畸胎瘤与伴体细胞恶性肿瘤的畸胎瘤实难鉴别，但后者常在未成熟型畸胎瘤内形成一个明确的结节，具有明显的

细胞学异型性和侵袭性生长，单纯性未成熟型畸胎瘤缺乏这些特点。化疗后切除标本的畸胎瘤样成分有明显的细胞学异型性，不应该与伴体细胞型实性恶性成分的畸胎瘤相混淆。

【分子遗传学】　单纯成熟畸胎瘤和未成熟畸胎瘤无遗传性获得或丢失，这与恶性生殖细胞肿瘤不同。成人未成熟畸胎瘤罕见病例可有 t（6；11），伴有高风险的血行转移和死亡。

六、混合性生殖细胞肿瘤

【定义】　混合性生殖细胞肿瘤（mixed germ cell tumors）是由两种或以上类型的生殖细胞肿瘤成分组成的肿瘤。诊断应该列出每种生殖细胞肿瘤的成分以及他们大致的比例。

【临床特点】　成人混合性生殖细胞肿瘤占全部纵隔生殖细胞肿瘤的 16%，位居畸胎瘤和精原细胞瘤之后并且全部患者均为男性。儿童病例大多数为混合性卵黄囊瘤和畸胎瘤（成熟或不成熟）。对于成年人，两种最常见的成分为畸胎瘤（平均 65% 病例，范围 50%～73%）和胚胎性癌（平均 66% 病例，范围 22%～100%），未成熟畸胎瘤成分更多见。成人纵隔混合性生殖细胞肿瘤常伴随体细胞恶性型。在性腺中常见的皮样囊性畸胎瘤在纵隔 GCT 中并未见到。

大部分病例在诊断时会有压迫或浸润带来的各种症状，性早熟和男性乳腺发育少见。影像学和实验室检查对诊断有帮助。基于顺铂的化疗和手术都是治疗之选。治疗效果与混合性生殖细胞肿瘤构成和性质有关。

【病理特征】　肿瘤常浸润性生长，切面呈异质性，实性肉样区域与大面积出血和坏死混杂。囊腔的存在通常提示有畸胎瘤成分。肿瘤大小为 3～20cm，平均 10cm。各种类型的生殖细胞肿瘤成分可以以任何组合形式出现，形态学与单纯生殖细胞肿瘤相同（图 3-2-45 A、B）。与成人不同，儿童畸胎瘤成分以成熟型更多见。

多胚瘤常用于青春后期肿瘤出现明显的胚胎样小体（类似早期胚胎）。中央为假复层柱状细胞形成的中央胚盘，一侧为内衬扁平或立方上皮的羊膜腔，另一侧为卵黄囊，包绕一疏松间充质细胞。多胚瘤为一种混合性生殖细胞肿瘤，至少有胚胎性癌和卵黄囊瘤成分，也可有其他组织学类型生殖细胞肿瘤和体细胞恶性型，尤其化疗后。

化疗后组织学，包括生长性畸胎瘤综合症：化疗后，即使血清肿瘤血清标记物水平已经恢复正常，仍有超过 50% 的病例残存有活性的非畸胎瘤性肿瘤组织。在其余的病例中，可见坏死区域、成熟畸胎瘤成分，炎细胞浸润（包括黄色瘤样反应）和纤维化。化疗可以暴露以前忽略的体细胞型肿瘤以及畸胎瘤样成分。转移灶不一定反映原发灶中残存有活力肿瘤细胞的组织学类型。

【免疫组织化学】　每一种生殖细胞肿瘤成分同其对应单纯性肿瘤。

【鉴别诊断】　散在合体滋养层细胞的胚胎性癌或精原细胞瘤：不属于混合性生殖细胞肿瘤，归类于各自的生殖细胞肿瘤。缺少细胞滋养层细胞成分与合体滋养层细胞复杂地混合在一起形成双层结构的模式。

【分子遗传学】　成人和 8 岁以上儿童 i（12p）和性染色体异常（常伴先天性睾丸发育不全综合征）是纵隔混合性生殖细胞肿瘤最常见的分子遗传学。其他分子遗传学如 21 号染色体获得和 13 号染色体丢失。这些异常也见于成熟畸胎瘤和（或）混合性生殖细胞肿瘤的体细胞型恶性成分，单纯畸胎瘤常缺乏遗传的不均衡性。

对于 8 岁以下儿童，无染色体 12 的等臂染色体 i（12p），X 染色体获得和 21 三体也少见。卵黄囊瘤常见 1q，3，20q 获得，和 1p，4q，6q 丢失。畸胎瘤样成分没有染色体异常。

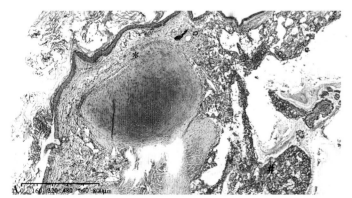
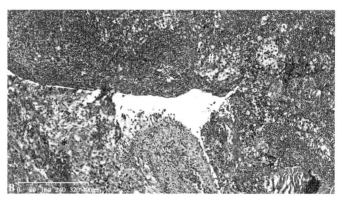

图 3-2-45　混合性生殖细胞肿瘤

A 图：* 为未成熟畸胎瘤成分，# 为卵黄囊瘤成分（A），B 图：* 为胚胎性癌成分，# 为精原细胞瘤成分（B）

（郑大一附院李晟磊教授惠赠）

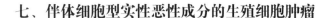

七、伴体细胞型实性恶性成分的生殖细胞肿瘤

【定义】 伴体细胞型实性恶性成分的生殖细胞肿瘤（germ cell tumors with somatic-type solid malignancy）是纵隔生殖细胞肿瘤伴有非生殖细胞恶性成分的肿瘤，可为肉瘤或癌，或者两者兼有。

【临床特征】 伴体细胞型实性恶性成分的生殖细胞肿瘤罕见，约占全部男性生殖细胞肿瘤的 2%，但是这些病例的 25%～30% 发生于纵隔。较性腺或后腹膜原发肿瘤，伴体细胞型实性恶性成分的生殖细胞肿瘤更多见于纵隔。病例绝大多数为成年男性，发病高峰在 20 岁到 40 岁之间。体细胞型恶性肿瘤可出现于原发性生殖细胞肿瘤或仅仅出现在转移性肿瘤中。常见于化疗后或肿瘤复发晚期。

伴体细胞恶性成分的生殖细胞肿瘤同纵隔其他生殖细胞肿瘤一样具有相似的局部症状，且比单纯性畸胎瘤（约 50% 病例）更容易出现临床症状（约 90% 病例）。转移导致的症状可以与局部症状相伴随或随后发生。影像学和实验室检查对诊断有帮助。伴体细胞型恶性肿瘤的生殖细胞肿瘤预后差，对治疗生殖细胞肿瘤的的化疗没有反应，治疗应依据伴随肿瘤的组织学类型量身定做。

【病理变化】 肿瘤大小为 6～30cm。常部分囊性，切面颜色斑驳，有局灶坏死。体细胞型恶性成分质实，灰白（癌或肉瘤）或者出血（如血管肉瘤），常浸润邻近的纵隔组织。

成熟或未成熟畸胎瘤、精原细胞瘤、卵黄囊瘤、混合性生殖细胞肿瘤可以伴有各种肉瘤（占 63%），癌（占 37%），或两者兼有。体细胞恶性肿瘤可以与生殖细胞肿瘤成分混杂，或形成一个由非典型细胞增生形成的膨胀性结节，具有高核分裂活性和坏死。胚胎性横纹肌肉瘤是最常见的体细胞型恶性肿瘤。血管肉瘤、平滑肌肉瘤和神经母细胞瘤也比较常见，任何组织类型的肉瘤（包括软骨肉瘤、骨肉瘤、恶性外周神经鞘瘤、原始神经外胚叶肿瘤、胶质母细胞瘤和脂肪肉瘤）都可以发生。生殖细胞肿瘤伴随的上皮性恶性肿瘤最常见的是结肠型腺癌，也可见腺鳞癌和鳞癌，但类癌罕见。

生殖细胞肿瘤部分多为混合性生殖细胞肿瘤或畸胎瘤，但是体细胞恶性型也出现在单纯卵黄囊瘤和精原细胞瘤中，因此伴体细胞型实性恶性成分的生殖细胞肿瘤应当相应地加以具体说明。

对于生殖细胞肿瘤中的体细胞型实性恶性肿瘤成分来说，通常建议的诊断标准是至少要在一个低倍视野下大小的肿瘤组织。评估体细胞型实性恶性成分的大小和面积百分比并在病理报告中给出相应的信息是有帮助的。

【免疫组织化学】 体细胞型实性恶性成分免疫组织化学染色与其他部位的对应肿瘤相同，常不表达生殖细胞肿瘤标志物，如 PLAP、AFP 或 β-HCG，但可以在"纯"的生殖细胞肿瘤和混合性生殖细胞肿瘤各自成分中检测到。需要注意的是：横纹肌母细胞瘤、胚胎性横纹肌肉瘤和平滑肌肉瘤可以表达 PLAP，肝样癌可以表达 AFP。

【鉴别诊断】

（1）未成熟畸胎瘤：与伴体细胞型实性恶性成分的生殖细胞肿瘤难以鉴别。明显异型性和浸润性生长支持伴体细胞型实性恶性成分的生殖细胞肿瘤。化疗可导致明显异型性，但是体细胞型恶性成分常为局灶性，形成一个明显肿块，浸润邻近组织。

（2）横纹肌肉瘤：形成肿瘤结节和（或）浸润周围组织。成熟或未成熟畸胎瘤常见横纹肌母细胞散在分布，不形成肿瘤结节，不呈浸润性生长。

（3）胸腺癌：横纹肌母细胞瘤罕见情况下可见于胸腺癌，但胸腺癌形态学上不同于生殖细胞肿瘤，表达 CD_5；横纹肌母细胞没有异型性或增殖活性低。

【分子遗传学】 体细胞型实性恶性成分和相关生殖细胞肿瘤都表现等臂染色体 i（12p）基因型。

八、伴造血恶性的生殖细胞肿瘤

【定义】 伴造血恶性的生殖细胞肿瘤（germ cell tumors with associated haematologic malignancies）是指生殖细胞肿瘤中出现与之克隆性相关的造血恶性成分的肿瘤。为伴体细胞恶性的生殖细胞肿瘤的一个变异型，为纵隔生殖细胞肿瘤所特有。化疗引起的造血恶性肿瘤不属于本范畴。

【临床特征】 伴造血恶性的生殖细胞肿瘤见于 2%～6% 的恶性非精原细胞纵隔生殖细胞肿瘤，其他部位的生殖细胞肿瘤从不发生该肿瘤。患者多为青少年或青壮年，几乎全部是男性。据推测是由全能性或多潜能性原始生殖细胞产生白血病克隆，或者卵黄囊瘤成分内存在髓外造血灶所致。基因研究证实生殖细胞肿瘤和造血恶性肿瘤具有相同的染色体异常，提示两者为同一克隆来源。

诊断时最常见的临床表现包括全血减少、肝脾肿大和血小板减少。出血和感染、急性白血病也是常见表现。白血病常常于诊断生殖细胞肿瘤后的第一年内明显。造血恶性肿瘤可累及纵隔，或表现为骨髓、淋巴器官浸润、白血病或粒细胞肉瘤。纵隔生殖细胞肿瘤伴克隆相关急性白血病是最不利的预后因素。患者在白血病发作后的生存期均低于 2 年，中位生存期为 6 个月。这些白血病对目前治疗方案，包括大剂量诱导化疗和骨髓移植均没有反应。但是骨髓增生异常性肿瘤临床生存期可能较长。

【病理变化】 基础的生殖细胞肿瘤常为非精原细胞瘤型恶性生殖细胞肿瘤，最常见的是卵黄囊瘤或混合性生殖细胞肿瘤中伴卵黄囊成分，也可见未成熟畸胎瘤和混合性生殖细胞肿瘤伴体细胞型肉瘤。卵黄囊瘤常优先伴随造血系统恶性肿瘤。但是，卵黄囊瘤和造血系统恶性型相关仅见于纵隔，性腺卵黄囊瘤未见。

造血恶性肿瘤有：急性白血病、播散性组织细胞肉瘤（恶性组织细胞增生症）、局限性组织细胞增生症（罕见）、骨髓增生不良综合征、骨髓增生性疾病和肥大细胞增生症。

【免疫组织化学】 血液或骨髓涂片的细胞化学发现和免疫组织化学的阐释应依照 WHO 造血和淋巴系统肿瘤的分类。CD_{34} 和 TdT 用于证实母细胞。其他髓过氧化物酶、CD_{33}、CD_{117}、CD_{68}、CD_{14}、CD_{163}、lysozyme、CD_{61}（或 CD_{42b}）和 CD_{71}（或 glycophorin）。CD_{10}、CD_{19}、CD_{79a}、CD_7 和 CD_3 有助于排除急性淋巴母细胞白血病。CD_{123}、CD_4 和 CD_{56} 用于排除母细胞性浆细胞样树突细胞肿瘤。

【鉴别诊断】 克隆相关造血恶性肿瘤需要与纵隔生殖细胞肿瘤补救性化疗（包括依托泊苷）继发骨髓增生异常综合征和 AMLs 相鉴别。一个大样本研究表明，继发性骨髓增生异常综合征和急性白血病的发生率分别为 0.7% 和 1.3%。化疗相关急性髓性白血病没有 i(12p)，常常比生殖细胞相关 AMLs（化疗后发病中位时间为 6 个月，范围 0～122 个月）出现得更晚（化疗后 25～60 个月）。

【分子遗传学】 等臂染色体 i(12p) 是本病最特异和最常见的染色体标志。造血恶性肿瘤也常有其他造血恶性肿瘤的分子遗传学：如 del(5q) 和 8 号染色体三体。

（上海交通大学上海市胸科医院　韩昱晨）

第三节　纵隔（胸腺）原发淋巴造血组织肿瘤

纵隔淋巴瘤约占全部纵隔肿瘤的 15%[76]，其中结节硬化型经典霍奇金淋巴瘤（NSCHL）占原发性纵隔淋巴瘤的 50%～70%。具有独特的临床、免疫表型和基因型特点的原发性纵隔大 B 细胞淋巴瘤占全部淋巴瘤的 2%～3%。纵隔也是最多见于大龄儿童和青壮年的 T 淋巴母细胞性肿瘤的好发部位。此外，包括组织细胞和树突细胞在内的淋巴造血组织肿瘤均可发生在纵隔。纵隔淋巴瘤的临床分期依据 Ann Arbor-Cotswolds 改良分期法进行[77]。

一、纵隔（胸腺）霍奇金淋巴瘤

【定义】 纵隔（胸腺）霍奇金淋巴瘤（Hodgkin lymphoma）是指纵隔（胸腺）原发，表现在特定的细胞环境中存有 Reed-Sternberg（RS）细胞及其变异型的单克隆 B 细胞的一种淋巴瘤。

霍奇金淋巴包含经典型霍奇金淋巴瘤和结节性淋巴细胞为主型霍奇金淋巴瘤。在经典型霍奇金淋巴瘤中的一个亚型 - 结节硬化型经典霍奇金淋巴瘤（NSCHL）是世界范围最常见的一个亚型，尤其在工业化国家，也是纵隔最为常见的一个淋巴瘤类型。而其他亚型在纵隔活检材料中比较罕见，参见 WHO 淋巴造血系统肿瘤[78]。

【临床特征】 最多见于 15～34 岁的工业化国家中的女性患者。纵隔霍奇金淋巴瘤可能起源于胸腺 B 细胞。与其他部位发生的霍奇金淋巴瘤不同的是，纵隔 NSCHL 很少与 EBV 相关。因有家族病例的报道[79]，可能与遗传倾向性有关。

纵隔（胸腺）霍奇金淋巴瘤的临床表现，主要是由位于前纵隔的肿物较大时所引起的胸部不适、呼吸困难和咳嗽等症状。NSCHL 常同时累及下颈部、锁骨上和纵隔淋巴结。纵隔霍奇金淋巴瘤的典型扩散方式是连续播散至相邻淋巴结及直接侵袭邻近肺组织和心包乃至直接侵袭胸壁。

【病理变化】 纵隔霍奇金淋巴瘤常见于胸腺、纵隔淋巴结，或两者均有。NSCHL 常为大肿块，切面见多发，实性灰白或灰黄结节，伴或不伴纤维条带。与周围残存胸腺组织境界清楚，或完全浸润性生长。受累的胸腺可有囊腔形成。

镜下特征：诊断依据是炎症背景下 RS 细胞及其变异型细胞是否存在[80]。经典 RS 细胞大，胞质丰富嗜酸或嗜双色性，双核或多核，嗜酸性大核仁，有核周空晕。单核变异型称为霍奇金细胞。肿瘤细胞常以单核细胞为主，经典 RS 细胞只占少数。胞质浓染，核固缩的 RS 细胞称为僵尸细胞。陷窝细胞变异型 RS 细胞常见于 NSCHL。陷窝细胞相对小，核多分叶，核仁小，胞质丰富空亮，由于甲醛溶液固定回缩所致。在 NSCHL 中可能难找到经典 RS 细胞。细胞组分及胶原化的程度变化的幅度较大，有时在同一病例内也不相同。陷窝细胞和胶原纤维带对于诊断 NSCHL 可重复性较高（图 3-2-46）。有典型的陷窝细胞，极少量或无纤维化时，可诊断为 NSCHL 的细胞期。合体变异型可有成簇的陷窝细胞。纤维组织细胞型特点是增多的组织细胞和纤维母细胞，无明显胶原沉积。NSCHL 的炎细胞背景包括淋巴细胞、浆细胞、粒细胞等，常见嗜酸性脓肿和地图状坏死。NSCHL 基于核的多形性，淋巴细胞消减程度，或嗜酸性粒细胞增加程度分为 2 级[81]。小活检标本诊断经典霍奇金淋巴瘤需要找到经典多核 RS 细胞或陷窝细胞，具有典型免疫组化表型，有时候可能需要活检标本多层次切片检查才能作出正确诊断。

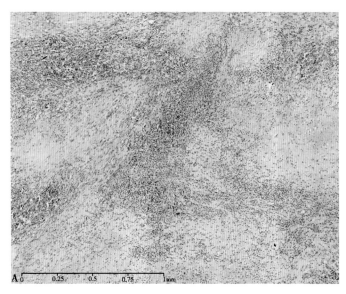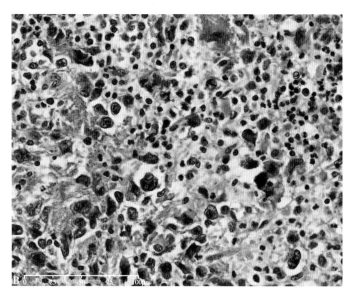

图 3-2-46 纵隔结节硬化型经典型霍奇金淋巴瘤

低倍镜下纤维结缔组织增生分割包绕淋巴细胞成结节状（A），高倍镜下可见散在异型明显的肿瘤性大细胞，周围多量嗜酸性粒细胞和小淋巴细胞（B）

【免疫组织化学】 经典霍奇金淋巴瘤最可靠的标记物为 CD_{30} 和 CD_{15}（图 3-2-47 A、B）。85%～96% 的病例中的 RS 细胞和变异型细胞表达 CD_{30}，呈膜阳性，胞质 Golgi 区域更为明显。75%～85% 的病例表达 CD_{15}，阳性染色可能仅限于少部分肿瘤细胞。<20%～40% 病例可有少数肿瘤细胞中 CD_{20} 不同强度表达，PAX5 和 fascin 也是有用的经典霍奇金淋巴瘤标记物（图 3-2-47 C）。RS 细胞中 PAX5 的表达强度明显弱于正常的 B 细胞。肿瘤细胞常表达 IRF4/MUM1，但 Bcl6 常阴性。有些病例可见 T 细胞抗原异常表达，常常出现在高级别病例中[82]。NSCHL 与 EBV 相关性报道较少（10%～25%）。反应性背景包括数量不定的 B 和 T 淋巴细胞，T 淋巴细胞常在单个肿瘤细胞周围呈花环状。

【鉴别诊断】 经典霍奇金淋巴瘤需与弥漫大 B 细胞淋巴瘤鉴别，大部分病例可通过形态学和免疫组化可将两者区分开。原发性纵隔（胸腺）大 B 细胞淋巴瘤是弥漫大 B 细胞淋巴瘤的独特类型，某些病例具有原发性纵隔大 B 细胞淋巴瘤和经典霍奇金淋巴瘤之间重叠的特征，这种肿瘤称之为"B 细胞淋巴瘤，不可分类，具有弥漫大 B 细胞淋巴瘤和经典霍奇金淋巴瘤之间特点"，也被称为灰区淋巴瘤[83]，需要与经典型霍奇金淋巴瘤鉴别。偶见少部分（ALK 阳性）间变大细胞淋巴瘤病例组织学可表现为类似 NSCHL[84]。

【分子遗传学】 大部分病例从分离出的单个肿瘤细胞中发现免疫球蛋白基因重排证实霍奇金/Reed-Sternberg 细胞的克隆特性[85]。在重排的免疫球蛋白基因中发现大量体细胞突变支持其为生发中心源性，尤其是凋亡前生发中心 B 细胞。凋亡逃逸被认为是经典霍奇金淋巴瘤的主要分子事件。霍奇金/Reed-Sternberg 细胞比其他淋巴瘤有更多数量上和结构上异常的染色体突变。最常见的基因改变是 NF-κB 或 JAK-STAT 信号途径。基因表达谱分析表明经典霍奇金淋巴瘤和原发性纵隔大 B 细胞淋巴瘤密切相关[86]。霍奇金/Reed-Sternberg 细胞和背景炎细胞之间相互作用在经典霍奇金淋巴瘤的预后中发挥作用，其中细胞因子参与这种微环境。

【预后】 患者常接受适应临床分期的化疗（伴或不伴放疗）。分期是单一最重要的预后因素[87]。受累部位的评估与肿瘤微环境有关的生物标记物可能与预后相关，但不适用于常规临床。PET 评价化疗反应有助于临床处理。

二、原发纵隔大 B 细胞淋巴瘤

【定义】 原发性纵隔（胸腺）大 B 细胞淋巴瘤（primary mediastinal large B-cell Lymphoma，PMBL）为一种多发生于胸腺的侵袭性大 B 细胞淋巴瘤，可能起源于胸腺 B 细胞，具有独特的临床，免疫表型，基因型和分子特点。

【临床特征】 原发性纵隔大 B 细胞淋巴瘤（PMBL）占全部淋巴瘤的 2%～3%，主要发生于青壮年（30～49 岁），以女性为主。其发生与 EBV 或其他已知病毒不相关。*MLL* 可能为一个候选易感基因[88]。患者的临床表现主要为上腔静脉综合症（最常见）、气道阻塞、胸膜和（或）心包积液。可以有 B 症状。影像检查发现前上纵隔肿物通常体积较大，浸润周围肺、胸膜或心包等组织。局部扩散到锁骨上和颈部淋巴结。进展期可播散到节外脏器，

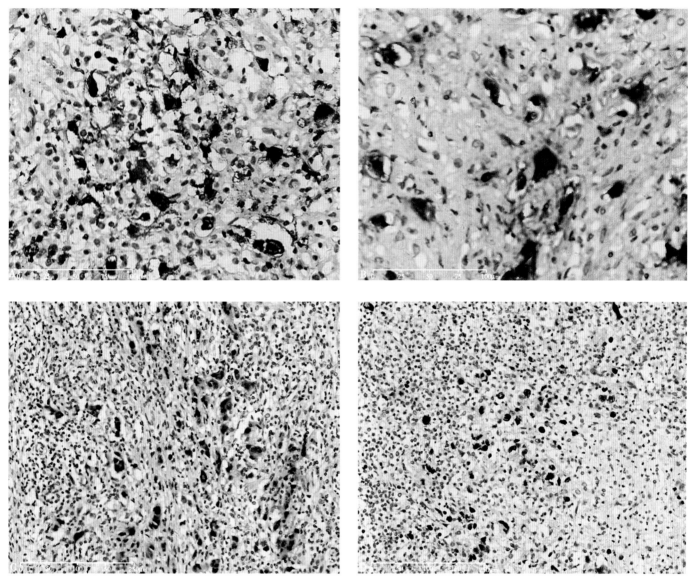

图 3-2-47 纵隔结节硬化型经典型霍奇金淋巴瘤
肿瘤性大细胞表达 CD$_{15}$（A）、CD$_{30}$（B）和 PAX5（C），Ki-67 呈高增殖指数（D）

如肾、肾上腺、肝和中枢神经系统相对常见，但罕见播散到淋巴结或累及骨髓。

【病理变化】 全部 PMBL 患者肿物位于胸腺区域（前上纵隔）。大体特征为实性肿块，棕褐色或浅棕色，有时伴中央坏死。细针细胞学活检在大部分病例可以区分淋巴瘤和其他恶性肿瘤，但是明确的诊断和淋巴瘤的进一步分类不推荐单独使用细针细胞学活检。显微镜下见肿瘤细胞弥漫性生长，大的瘤细胞常成簇或成片状。病变的中心以肿瘤细胞为主，但是在肿物的周围有相当多的反应性细胞，如淋巴细胞、巨噬细胞和粒细胞。一个常见但不绝对的特点是明显的纤维化，不规则的胶原纤维带将瘤组织分割为不同大小的细胞区间（图 3-2-48 A）。在受累的淋巴结常缺少这种间质成分。如果局部淋巴结受累，浸润模式呈癌样，即始于边缘窦，逐步取代正常淋巴

组织。PMBL 细胞形态范围广泛。瘤细胞从中等大小 - 大（小淋巴细胞的 2～5 倍）；胞质丰富，常透明；核不规则圆形或卵圆形（偶见多核），常有小核仁。一些病例可见瘤细胞有多形核，丰富嗜双色性胞质，类似霍奇金淋巴瘤或非淋巴样肿瘤（图 3-2-48 B）。

【免疫组织化学】 PMBL 表达 B 细胞系抗原，如 CD$_{19}$、CD$_{20}$、CD$_{22}$ 和 CD$_{79a}$（图 3-2-49 A），但特征性缺乏免疫球蛋白表达，但有功能性免疫球蛋白基因重排，表达转录因子 PAX5（图 3-2-49 B）、BOB.1、OCT2 和 PU.1[89]。CD$_{30}$ 表达于 >80% 病例，但不同于经典霍奇金淋巴瘤，CD$_{30}$ 的表达通常较弱，并异质性表达[90]。CD$_{15}$ 表达情况缺少足够研究数据。瘤细胞常表达 IRF4/MUM1（75%）和 CD$_{23}$（70%）（图 3-2-49 C），Bcl-2 和 Bcl-6 表达不定。CD$_{10}$ 表达不常见[91]。瘤细胞还表达 MAL 抗原、CD$_{54}$、CD$_{95}$、

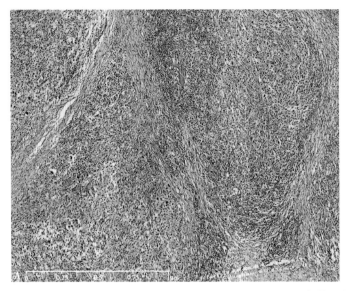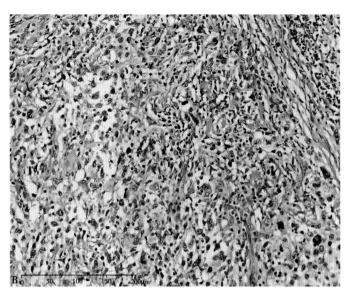

图 3-2-48　原发纵隔大 B 细胞淋巴瘤（PMBL）

低倍镜下见不规则的胶原纤维带分割瘤组织呈大小不等的细胞团（A），高倍镜下见肿瘤细胞弥漫增生，细胞中等大至较大，胞质丰富淡染，核分裂象易见（B）

TRAF1、p63 和核 REL[92]。PMBLs 通常缺乏 HLA Ⅰ类和（或）Ⅱ类分子。40%PMBL 病例表达 CD$_{11c}$。PMBL 异常表达 TNFAIP2（经典霍奇金淋巴瘤常见，但很少见于 DLBCL 非特指型）[93]。

【鉴别诊断】　对 PMBL 的诊断需要结合病理与临床资料。缺乏广泛的胸外淋巴结或骨髓受累时需要排除 DLBCL 累及纵隔，组织病理和免疫组织化学以及基因检测对这两者的鉴别没有帮助。DLBCL 累及纵隔常有纵隔淋巴结的受累，而不累及胸腺区域，并有比 PMBL 更广泛的纵隔外受累。

经典霍奇金淋巴瘤有明显炎症背景，PMBL 常缺乏炎症背景。CD$_{45}$ 在经典霍奇金淋巴瘤不表达，但通常较难用免疫组织化学方法来评估。兼具经典霍奇金淋巴瘤和 PMBL 组织学特点的淋巴瘤的病例可见报道，归类于 B 细胞淋巴瘤 unclassifiable，具有 DLBCL 和经典霍奇金淋巴瘤的特点（纵隔灰区淋巴瘤）。

【分子遗传学】　PMBL 无 BCL2、BCL6 和 MYC 基因重排或罕见[94]。38% 病例在 16p13.13 有 HLA Ⅱ类反式激活剂 CIITA 断裂，伴随 HLA Ⅱ类分子下调和受体分子配体 PD1（PDL1 和 PDL2）过表达[95]。基因组的改变包括一些获得，如染色体 9p24.1 扩增，含 JAK2/PDL2 位点（高达 75%）；2p16.1 含 REL/BCL11A 位点（51%）；Xp11.4-21（33%）和 Xq24-26（33%）。这些改变在 DLBCL 中具有相对独特的特点，但是与经典霍奇金淋巴瘤类似。PDL1 和 PDL2 的拷贝数获得和高水平扩增（29%），以及重排为 PMBL 特有。12q31（30%）、7q22（32%）和 9q34（32%）

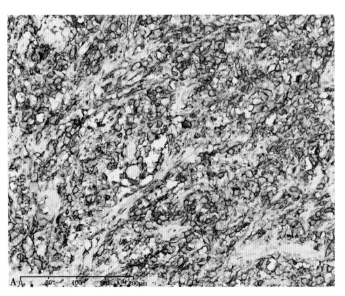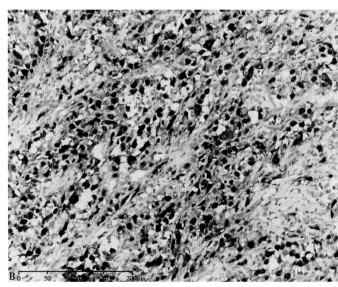

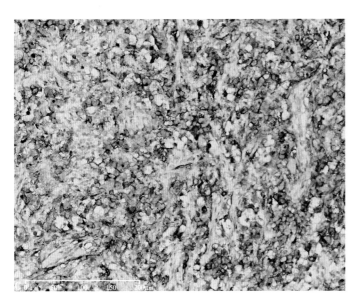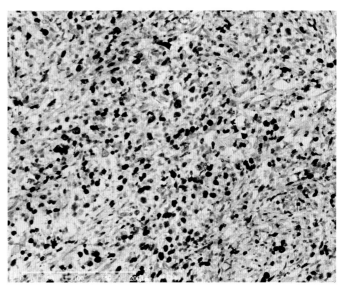

图 3-2-49 原发纵隔大 B 细胞淋巴瘤（PMBL）
肿瘤细胞弥漫表达 CD$_{20}$（A）、Pax-5（B）和 CD$_{23}$（C），Ki-67 增殖指数约 50%（D）

可见更多的获得。一些 PMBL 病例中，包括 *REL* 和 *BCL11A* 等一些候选基因的扩增常导致他们相应的核蛋白的集聚，还有 *JAK2* 集聚。PMBL 具有不同于 DLBCL 的独特的转录信号，但具有与经典霍奇金淋巴瘤相同之处。36% PMBL 有由 *TNFAIP3* 基因缺失突变导致的 NF-κB 持续性活化，编码 A20（一种锌指蛋白，NF-κB 负调控因子）和 JAK-STAT 信号通路（也见于经典霍奇金淋巴瘤）[96]。54% PMBL 有 *BCL6* 突变。36% PMBL 有影响 *STAT6* DNA- 结合域突变，DLBCL 则无。22% PMBL 有 *PTPN1* 复发性突变，为 JAK-STAT 信号途径的负调控因子。PMBL 中无 *BRAF* 或 *KRAS* 热点突变。

【预后】 PMBL 细胞形态的多样性与预后无关。浸润至周围胸腔脏器或胸膜，心包积液者预后不良。成年人 PMBL 较 DLBCL- 非特指型预后略好，为生存曲线的平台期。近来采用的免疫化疗方案在成年人及儿童无需辅助放疗有较高治愈率。

三、胸腺结外边缘区黏膜相关淋巴组织淋巴瘤

【定义】 胸腺结外边缘区黏膜相关淋巴组织淋巴瘤（mucosal-associated lymphoid tissue lymphoma, MALT lymphoma）由异质性的小 B 细胞群体构成，包括中心细胞样、单核样、浆细胞样和浆细胞，围绕反应性淋巴滤泡，并浸润至胸腺上皮形成淋巴上皮病变。

【临床特征】 胸腺 MALT 淋巴瘤罕见。大多数患者为 60～79 岁，年龄范围为 14～75 岁。男性患者年龄较女性患者约年长 10 岁。女性多见（女：男为 3:1），80% 病例为亚洲人。

胸腺 MALT 淋巴瘤与自身免疫性疾病有很强相关性（> 6% 病例），尤其是 Sjögren 综合症。也有报道胸腺 MALT 淋巴瘤与微结节型胸腺瘤相关[97]。与 EBV 不相关。目前没有证据表明其组织发生与原发性纵隔（胸腺）大 B 细胞淋巴瘤相关。

胸腺 MALT 淋巴瘤患者常常无症状，多在胸部影像学检查时偶然发现。少数患者有胸痛、气短、咯血或背痛。与免疫疾病相关的病例中（绝大多数为 Sjögren 综合症），从自身免疫疾病发病到发现纵隔肿瘤的间隔为 2～25 年[108]。单克隆丙种球蛋白病（通常 IgA，偶尔 IgG 或 IgM）常见[98]。前纵隔见大肿物，偶尔累及区域淋巴结。20% 病例伴有其他部位 MALT 淋巴瘤（例如涎腺或肺）。大部分病例发现时分期低（Ⅰ 或 Ⅱ）。

【病理变化】 肿物累及胸腺，有时累及区域淋巴结。大体特征：肿瘤常有包膜，实性，灰白，肉样，常夹杂大小不等的多发囊肿。肿瘤大小为 1.5～17.5cm，有时可浸润到周围心包和胸膜。镜下见正常胸腺小叶结构消失，代之以密集的淋巴样细胞浸润，残存胸腺小体依旧可以识别。常见上皮衬覆的囊腔（图 3-2-50 A、B）。浸润的淋巴样细胞中散在分布反应性淋巴滤泡，周围有小淋巴细胞，中心细胞样细胞，浆样淋巴细胞和散在的中心母细胞样细胞围绕。中心母细胞样细胞有不规则的小 - 中等大小核，不清楚的核仁，中等量淡染胞质。广泛浸润胸腺上皮形成淋巴上皮病变。上皮结构内以及紧邻的淋巴样细胞质常常更加丰富透明，类似于单核样 B 细胞（图 3-2-50 C、D）。常有散在浆细胞聚集，免疫组化有免疫球蛋白轻链限制。这一点对于诊断非常有帮助，尤其对于瘤细胞

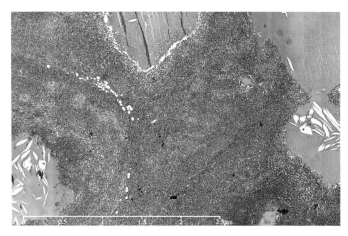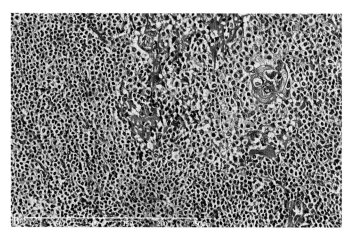

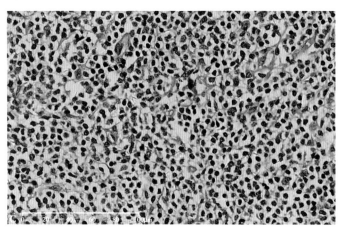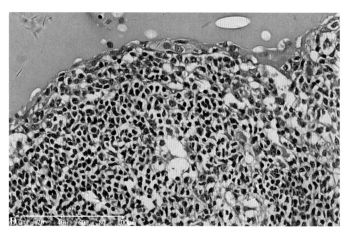

图 3-2-50 原发胸腺 MALT 淋巴瘤

低倍镜示胸腺组织呈多囊状,密集增生的淋巴内见模糊的淋巴滤泡样结构,(A),高倍镜证实淋巴滤泡样结构实为不完整的胸腺小体(B),弥漫增生的淋巴细胞小 - 中等大小,呈单核细胞样,胞质淡染(C),增生的淋巴细胞侵及囊肿上皮形成上皮病变(D)

仅仅局灶存在于增生的淋巴组织中的早期病变。免疫球蛋白可形成结晶,在良性组织细胞内聚集,形成有结晶的组织细胞增生症。向弥漫大 B 细胞淋巴瘤转化仅见很少病例报道。

【免疫组织化学】 瘤细胞表达 B 细胞特异性标志物,如 CD_{20} 和 CD_{79a}。不表达 CD_3、CD_5、CD_{10}、CD_{23}、CD_{43} 和 cyclin D1,表达边缘区细胞标志物 IRTA1。常表达 Bcl2,>70% 病例表达 IgA。

【鉴别诊断】 主要的鉴别诊断有多房性胸腺囊肿,淋巴上皮性涎腺炎样胸腺增生和胸腺滤泡性增生(常伴重症肌无力)[99]。这些反应性病变中,胸腺小叶结构保存完好,没有带状或片状增生的中心样细胞或单核样细胞,CD_{20} 阳性细胞不呈密集片状,浆细胞免疫球蛋白染色多型性。其他的鉴别诊断包括 Castleman 病、IgG4 相关硬化性疾病、胸腺瘤、精原细胞瘤、霍奇金淋巴瘤和弥漫大 B 细胞淋巴瘤。

【分子遗传学】 MALT 淋巴瘤起源于生发中心后边缘区 B 细胞,免疫球蛋白基因克隆重排[100]。仅一例经细胞遗传学证实有 46, X, dup(X)(p11p22)[101]。胸腺 MALT 淋巴瘤有高频度的 3 号染色体三体,低频度的 18 号染色体,没有 MALT1 或 IGH 基因异位[102]。一个病例有 A20 基因缺失(NF-κB 抑制剂)[103]。没有已知的遗传易感性。

【预后】 胸腺 MALT 淋巴瘤预后好。仅见一例肿瘤相关死亡报道。发现时肿瘤高分期,或同时伴有其他部位 MALT 不代表预后差。大多数患者出于确诊和低分期肿瘤治疗需要进行手术切除。一些病例放疗和化疗也可导致完全缓解。

四、介于弥漫大 B 和经典霍奇金淋巴瘤之间特征的所谓灰区淋巴瘤

【定义】 所谓介于弥漫大 B 和经典霍奇金淋巴瘤之间特征的所谓灰区淋巴瘤(so-called grey area lymphoma characterized by the characteristics of the diffuse large B and classical Hodgkin's lymphoma)是指具有介于弥漫大 B 细胞和经典霍奇金淋巴瘤之间特征的一种 B 细胞系淋巴瘤,其临床、形态学和(或)免疫表型特点介于经典霍奇金

淋巴瘤［尤其是结节硬化型经典霍奇金淋巴瘤（NSCHL）］和弥漫大 B 细胞淋巴瘤［尤其是原发性纵隔大 B 细胞淋巴瘤（PMBL）］之间。大部分病例见纵隔肿块。在纵隔，也被称为纵隔灰区淋巴瘤（MGZL）。

【临床特征】　MGZL 与 NSCHL 相似，但 MGZL 更多见于男性。多发生在 20～40 岁。如同 NSCHL，MGZL 常为 EBV 阴性[104, 105]。大部分患者可见纵隔大肿块，常见症状为前纵隔大肿块压迫气管致呼吸困难和上腔静脉综合征，伴或不伴有锁骨上淋巴结累及。不同于 PMBL，很少累及非淋巴样器官[104, 105]。

【病理变化】　肿瘤大体呈棕褐色，鱼肉样，广泛坏死。也可有纤维化区。镜下改变特点是，多形性肿瘤细胞融合成片状生长，间质弥漫纤维化。一些病例可见局灶纤维化条带。瘤细胞较典型 PMBL 细胞大，更多形，可见中心母细胞样细胞。类似霍奇金细胞和陷窝细胞的多形性细胞清楚可见。特征性特点是细胞形态谱广，不同区域肿瘤细胞形态不同（图 3-2-51 A、B）。背景炎细胞浸润不如 NSCHL 明显，可散在嗜酸性粒细胞、淋巴细胞、组织细胞。坏死通常明显[104, 105]。

【免疫组织化学】　免疫组化染色表达 B 细胞标志物，表达 CD20 和 CD79a。CD30 和 IRF4/MUM1 常阳性，CD15 不常表达。缺乏表面和胞质免疫球蛋白。转录因子 PAX5、OCT2 和 BOB.1 常阳性。Bcl6 表达可变，CD10 和 ALK 阴性（图 3-2-52 A～F）。背景淋巴细胞主要是 CD3+/CD4+，如同经典霍奇金淋巴瘤。至少一小组病例表达 MAL，一种与 PMBL 相关的标志物，也可见核 cREL/p65 蛋白表达[116, 118]。

【分子遗传学】　克隆性免疫球蛋白基因重排常阳性。

肿瘤细胞有许多与 PMBL 和 NSCHL 一样的基因异常[106]。尤其是 2p16.1（REL 位点）获得和 JAK2/PDL2 位点相关的 9p24.1 改变常见。基因型和表基因型分析与经典霍奇金淋巴瘤和 PMBL 有区别[107]。

【预后】　与经典霍奇金淋巴瘤和 PMBL 相比，临床病程常更加激进，预后更差。最佳治疗方案缺少共识，常为联合治疗，在完成化疗方案后残存 PET 阳性肿块的患者联合应用化疗和放疗。

五、其他成熟 B 细胞淋巴瘤

除上述成熟 B 细胞淋巴瘤外，纵隔还可发生一些其他类型的 B 细胞淋巴瘤。发生于或累及（更多见）纵隔的成熟 B 细胞淋巴瘤包括滤泡淋巴瘤、小淋巴细胞淋巴瘤、淋巴结边缘区淋巴瘤、套区淋巴瘤、弥漫大 B 细胞淋巴瘤和 Burkitt 淋巴瘤。但是，由于纵隔难以活检，极少进行纵隔活检初始诊断。这些肿瘤的流行病学、病因学、临床特点、组织病理、基因学、预后及相关因素详见 WHO 造血系统及淋巴组织肿瘤[108]。

六、T 淋巴母细胞白血病／淋巴瘤

【定义】　T 淋巴母细胞白血病／淋巴瘤（T lymphoblastic leukemia/lymphoma）为呈 T 细胞谱系的淋巴母细胞性肿瘤，由小～中等大小的母细胞组成，瘤细胞胞质稀少，染色质中等致密或分散，核仁不清。肿瘤可累及胸腺、淋巴结、骨髓和外周血。传统意义上，T 淋巴母细胞淋巴瘤（T-LBL），定义为局限性肿块不累及或最小限度累及外周血和骨髓。T 急性淋巴母细胞白血病（T-ALL）是指广泛

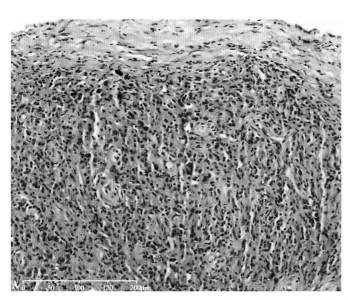
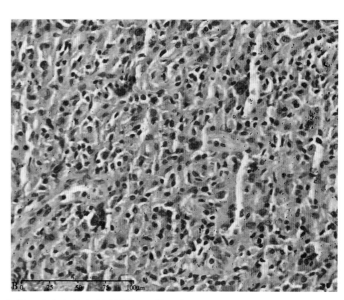

图 3-2-51　介于弥漫大 B 和经典霍奇金淋巴瘤之间特征的所谓灰区淋巴瘤

低倍镜显示瘤细胞弥漫分布，大小不等，伴间质纤维化（A），高倍镜多形性瘤细胞弥漫增生，其间夹杂霍奇金样细胞，背景中可见嗜酸性粒细胞、小淋巴细胞和组织细胞（B）

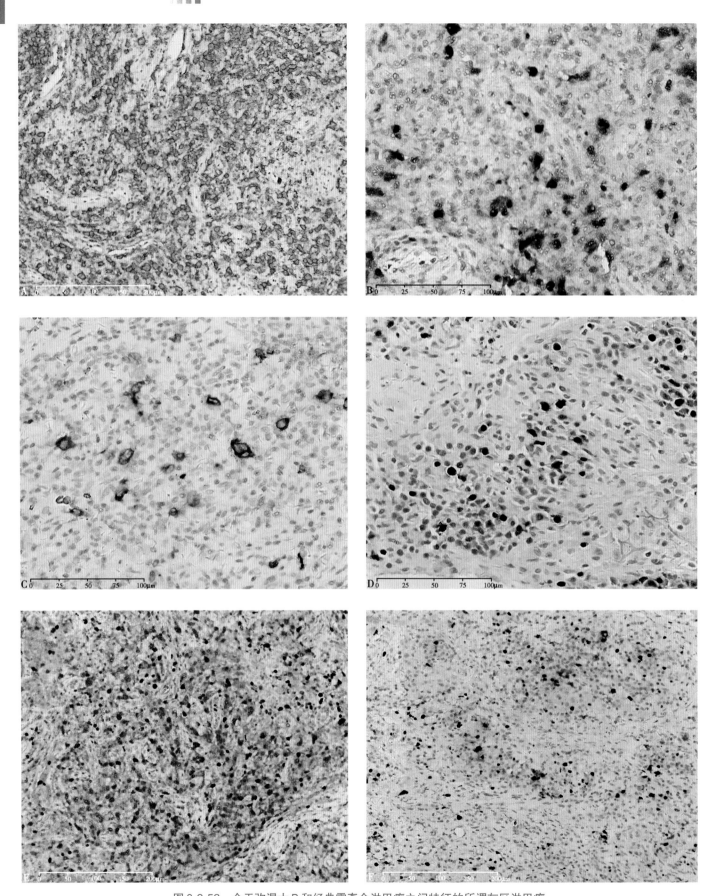

图 3-2-52　介于弥漫大 B 和经典霍奇金淋巴瘤之间特征的所谓灰区淋巴瘤

免疫组化显示细胞弥漫区 CD_{20} 阳性（A），霍奇金样细胞表达 PAX5（B）、CD_{30}（C）和 MuM-1（D），细胞密集区 Ki-67 高增殖指数（E），霍奇金样细胞 Ki-67 高表达（F）

的外周血和骨髓受累。如果一个患者有肿块，骨髓内见淋巴母细胞，T-ALL 和 T-LBL 的区别是武断的。许多治疗方案将＞25%骨髓母细胞定义为白血病。

【临床特征】 T 淋巴母细胞性肿瘤最多见于大龄儿童、青少年和青壮年。男性多见，15% 的青少年和 25% 成人急性淋巴母细胞白血病是 T 细胞型。不累及骨髓和外周血的病例（如淋巴母细胞淋巴瘤）占全部淋巴母细胞淋巴瘤的 85%，占 25%～30% 儿童非霍奇金淋巴瘤，仅占 2% 成人非霍奇金淋巴瘤。一些研究报道 T 细胞淋巴母细胞肿瘤在发展中国家有升高趋势，而 B 细胞淋巴母细胞肿瘤更常见于工业化国家[109]。

病因不明。没有证据表明与病毒和免疫状态相关。毛细血管扩张性运动失调发展为 T-ALL 的风险较高，但 ATM 基因在散发性 T 淋巴母细胞性肿瘤中未受累。在幼儿 T-ALL，出生时就可以检测到克隆特异性 T 细胞受体基因重排的肿瘤性克隆，提示恶性转化发生在子宫内。

患者的典型临床表现为大的纵隔肿块压迫相关症状，常有胸膜或心包积液。肿瘤常累及纵隔（尤其是胸腺）以及纵隔淋巴结，纵隔上淋巴结也可受累。瘤细胞常脱落进入胸腔积液。大部分病例可有骨髓和外周血受累，中枢神经受累也常见。细针穿刺细胞学活检，芯针组织学活检，以至流式细胞术无助于鉴别 T-LBL 与胸腺瘤，因为母细胞的免疫表型与胸腺皮质细胞无法区别。

【病理变化】 镜下见胸腺上皮网被破坏，间隔消失，肿瘤细胞突破被膜扩散到邻近纵隔组织。瘤细胞小，胞质少，核扭曲，圆形或卵圆形，染色质细腻，核仁不明显或小，偶见大细胞有明显核仁（图 3-2-53 A、B）。在淋巴结，瘤细胞更多呈现浸润性模式，而不是破坏性模式，常保留部分被膜下窦和生发中心，核分裂数多，可见星空现象，但较 Burkitt 淋巴瘤比不明显。胸腔积液或心包积液可能是最初的诊断标本。伴有组织嗜酸性粒细胞增加的病例需要评估染色体 8p11 的 FGFR1 基因异位，与髓系或淋巴样分化相关，预后差[110]。

【免疫组织化学】 T-ALL 和 T-LBL 具有相同的免疫表型。流式细胞术和免疫组织化学有助于对前体细胞肿瘤进行恰当分类。母细胞通常 TdT 阳性（图 3-2-54 C）。其他常见的 T 淋巴母细胞最特异的标志物有 CD34 和 CD1a。CD99 也是一个不成熟细胞的标志物，但也表达于外周 T 细胞淋巴瘤，小圆细胞肿瘤和小细胞癌，有可能误导诊断——尤其是当肿瘤 TdT 阴性时。只有 CD3 表达被认为是 T 细胞谱系特异（图 3-2-54 A、B）。细胞不同程度表达 CD2、CD7、CD5、CD1a、CD4 和（或）CD8 和 CD10。一系列抗原表达类似胸腺 T 细胞分化过程，从早期或 pro-T 和 pre-T（胞质 CD3+、CD1a−、CD4− 和 CD8−），到皮质胸腺细胞（CD1a+、表面 CD3+、CD4+ 和 CD8+），到晚期胸腺细胞（CD1a−、表面 CD3+、CD4+ 或 CD8+）。表现与分化阶段可有相关性（有骨髓和血液表现的病例可能较有胸腺表现的病例显示更早分化阶段），但是可有重叠。表达 T 细胞受体蛋白的病例，大部分表达 alpha/beta 型，少数表达 gamma/delta 型（更不成熟表型）。极少数纵隔淋巴母细胞淋巴瘤病例具有不成熟 NK 细胞免疫表型（胞质 CD3+ 和 CD56+）[111]。最低诊断 T-LBL 的组织病理学标准为在 TdT 阳性淋巴瘤表达 CD3，不表达 B 细胞 CD19 和髓系分化（如髓过氧化物酶或单核细胞标志物）。12% T-LBLs

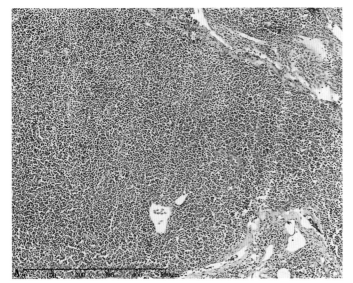
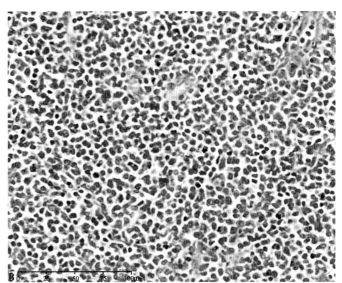

图 3-2-53 T 淋巴母细胞淋巴瘤

低倍镜见胸腺正常组织结构破坏，代之以弥漫分布小圆细胞（A），高倍镜示瘤细胞大小形态较一致，瘤细胞体小，胞质少，核呈圆形或椭圆形，染色质细腻，核仁不明显（B）

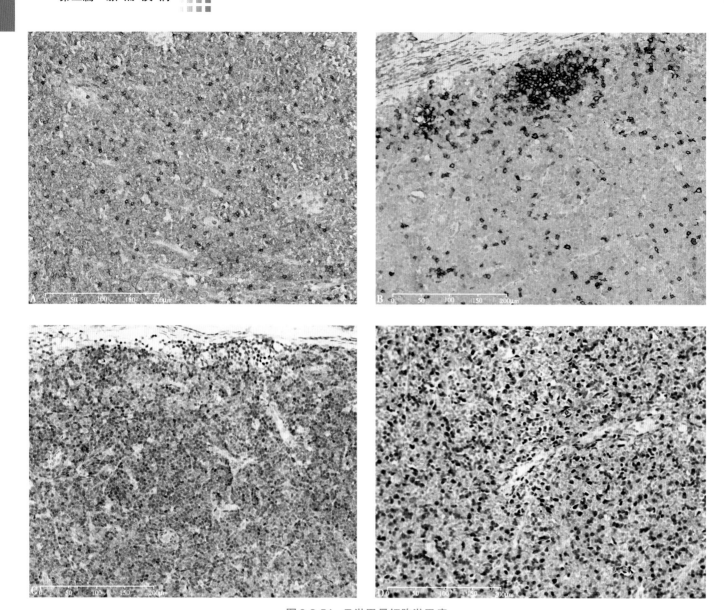

图 3-2-54　T 淋巴母细胞淋巴瘤

免疫组化显示 CD₃ 阳性（A），淋巴结周围残存的 CD₂₀ 阳性的 B 细胞，瘤细胞不表达 CD₂₀（B），瘤细胞弥漫表达 TdT（C），Ki-67 增殖指数高（D）

表达 CD_{79a}，一部分 T-LBLs 表达 CD_{13} 和（或）CD_{33}；这些特点不应视为混合表型。如果在一个 CD_3 阳性的前体细胞肿瘤表达 CD_{19} 或 CD_{22}，和 PAX5 或髓过氧化物酶，诊断为混合表型的急性白血病 / 淋巴瘤。有报道一小部分 TdT 阴性 T-LBL/TALL，共表达（除 CD_3 外）早期髓性标记物（CD_{13}、CD_{33} 和 HLA-DR）和早期干细胞标志物（如 CD_{117} 和 CD_{34}）的早期胸腺前体 T-ALL 密切相关或具有较高风险。

【鉴别诊断】 活检标本，鉴别诊断常包括有明显不成熟 T 细胞群体的胸腺瘤（B1 或 B2 胸腺瘤）。T-LBL 的免疫表型与胸腺皮质细胞相同。T-LBL 的淋巴母细胞浸润性生长方式，取代胸腺上皮细胞，浸润纵隔脂肪，是一个重要的区别。分子基因分析证实克隆性或者分子异常（如 NOTCH1 突变），或细胞基因异常有助于真是淋巴瘤

的诊断。患者有纵隔肿块和淋巴细胞增多时，T 细胞淋巴细胞增多相关胸腺瘤需要考虑，这时循环 T 细胞是多克隆的。

【分子遗传学】 分子和细胞遗传研究结果表明 T-ALL 和 T-LBL 尽管一些细微的分子改变上的不同，他们具有许多共同特点。许多病例（非全部）有 T 细胞受体基因的克隆重排，基于 T 细胞发育的不同成熟阶段，T 细胞受体免疫基因分析鉴定出不同的淋巴母细胞淋巴瘤亚型，这些亚型与一些临床特点，主要为发病时的年龄相关。NOTCH1（48%～60%）突变，或 NOTCH1 和（或）FBXW7（55%～64%）是最常见的突变；儿科淋巴母细胞淋巴瘤方案中报道 12% 病例有 6q 染色体的杂合性丢失[112]。T-LBL 中可以见其他基因异常，但由于病例数目少，这些基因异常发生的频度和与临床间关系不清。这些异常包括 9p21

（CDKN2A/B）、11q（ATM）、17p 杂合性丢失；CDKN2A 位点的细胞遗传学异常；t（9；17）（q34；q23）；14q11 的 *TCRA/TCRD* 位点基因易位；*PICALM-MLLT10*（CALM-AF10）和 *NUP214-ABL1* 易位融合基因[113]。除 t（9；17）（q34；q23）以外的这些异常都出现在 T-ALL。

【预后】　积极治疗，预后与 B 细胞淋巴母细胞淋巴瘤相似，与免疫表型或基因异常无关[114]。*NOTCH1/FXBW7* 预后较好，而 6q 杂合性丢失和 T 细胞受体 *gamma* 等位基因丢失预后较差。

七、间变大细胞淋巴瘤

【定义】　间变大细胞淋巴瘤（anaplastic large cell lymphoma，ALCL）是指所有来源于外周（胸腺后）T- 细胞淋巴瘤中具有独特特点的 T 细胞淋巴瘤亚型，常为 ALK 阳性和 *NPM1* 易位，常表达 CD30 并具有标志性细胞。

【临床特征】　ALCL 占成人非霍奇金淋巴瘤的 3%，儿童成熟非霍奇金淋巴瘤的 15%～20%。它是儿童最常见的成熟 T/NK 细胞淋巴瘤[115]。ALK 阳性 ALCL 占儿童全部 ALCLs 的 90% 以上，但在成年人仅占 50%[116]。

患者主要的临床表现为咳嗽、呼吸困难、纵隔肿物造成的胸痛。ALK 阳性 ALCL 较 ALK 阴性 ALCL 更容易出现结外受累（皮肤、骨、软组织、肺或肝脏）。大多数患者为进展期（Ⅲ或者Ⅳ）。分期依据 Ann Arbor 分期方案。胸腺和纵隔虽不是原发 ALCL 的好发部位，但纵隔受累并不少见，最常见于疾病的进展期。

【病理变化】　镜下 ALCL 特点是瘤细胞具有黏附性生长方式，有时呈窦内生长。全部病例都有不同比例的特征性（标志性）细胞，这些细胞胞质丰富，肾形核，明显的 Golgi 区[117]。ALK 阳性病例，常见单一病例中一些形态结构（常见小细胞、组织细胞和 Hodgkin 样细胞）共存（复合模式）（图 3-2-55 A、B）。ALK 阴性 ALCL 目前在 WHO 淋巴造血系统疾病中被归类为一个临时亚型，被定义为形态学上与 ALK 阳性 ALCL 无法区分，缺乏 ALK 蛋白表达的肿瘤[117]。

【免疫组织化学】　在 ALCL 中，瘤细胞 CD30 强阳性的模式为膜及 Golgi 体的表达，全部病例同时表达 EMA。常见全 T 抗原部分丢失及表达细胞毒性分子。ALK 阳性 ALCL，瘤细胞表达 ALK 融合蛋白，其亚细胞定位与 *ALK* 染色体易位的伴随基因相关（图 3-2-55 C～F）。

【鉴别诊断】　ALCL 的生长方式需要与癌或黑色素瘤鉴别，有的病例有结节状纤维化和增厚被膜需要与纵隔大 B 细胞淋巴瘤或经典霍奇金淋巴瘤相鉴别。免疫组化 CK、S-100、全 B 细胞和全 T 细胞抗原、CD15、EMA 和 ALK 有助于诊断。对于 ALK 阴性 ALCL，最困难的鉴别

诊断是不表达 CD30 的外周 NK 和 T 细胞淋巴瘤，因为没有独特的免疫表型和基因特点[117]。

【分子遗传学】　90% 病例有 T 细胞受体基因的单克隆重排。ALK 阳性 ALCLs 与 *ALK* 基因的染色体易位相关。大部分与 t（2；5）（p23；q35）将 *ALK* 并列到 *NPM1* 基因，但 *ALK* 也可以与其他基因融合。一小组 ALK 阴性 ALCL 中可见重复的 t（6；7）（p25；q32）易位[118]。

【预后】　系统性化疗后预后尚不错。但是，在儿童，纵隔受累与其他临床和生物学因素一起与预后不良相关。纵隔受累（见于 30% 成人病例）的预后意义缺少相关研究。在成人，ALK 表达对预后的有利影响部分依赖于年龄，年轻 ALCL 患者无论 ALK 表达情况如何均具有相似的预后。

八、纵隔组织细胞和树突细胞肿瘤

1. Langerhans 细胞组织细胞增生症

【定义】　Langerhans 细胞组织细胞增生症（Langerhans cell histiocytic hyperplasia）是 Langerhans 细胞增生性的肿瘤，免疫表型为 CD1α、S-100 蛋白和 langerin，超微结构有 Birbeck 颗粒。

【临床特征】　Langerhans 细胞组织细胞增生症罕见累及胸腺和纵隔淋巴结，常作为播散性疾病发生。Langerhans 细胞肉瘤更为罕见。

儿童患者胸腺常由于广泛受累而明显增大，可浸润周围纵隔组织。对于成人患者，胸腺累及常不明显，可偶然见于因为其他原因切除的胸腺，因此，与重症肌无力相关可能是偶然的。

【病理变化】　镜下特征：Langerhans 细胞组织细胞增生症关键的组织学特点是非黏附性的 Langerhans 细胞弥漫性浸润，细胞有核沟或明显扭曲的核仁，核膜薄，染色质细腻，胞质嗜酸。常有多核巨细胞和嗜酸性粒细胞混杂（图 3-2-56 A、B），可有坏死。Langerhans 细胞典型地表达 S-100 蛋白、CD1α 和 langerin（CD207）（图 3-2-56 C、D）。超微结构的标志是有 Birbeck 颗粒。胸腺可局灶或弥漫受累。受累区域正常胸腺实质破坏，胸腺小体破坏，小叶间结缔组织浸润，散在钙化球。成人局灶性胸腺受累常为 Langerhans 细胞聚集形成散在小结节。常伴有反应性淋巴组织增生或多囊胸腺囊肿。

【鉴别诊断】　纵隔组织细胞性嗜酸性肉芽肿，医源性纵隔气肿引起的反应性病变，与反应性嗜酸性胸膜炎类似。尽管组织细胞性嗜酸性肉芽肿和 Langerhans 细胞组织细胞增生症都有组织细胞和嗜酸性粒细胞，前者的组织细胞局限于胸腺被膜和小叶间隔以及散在于胸腺实质中，核沟不常见，S-100 蛋白免疫染色为阴性。

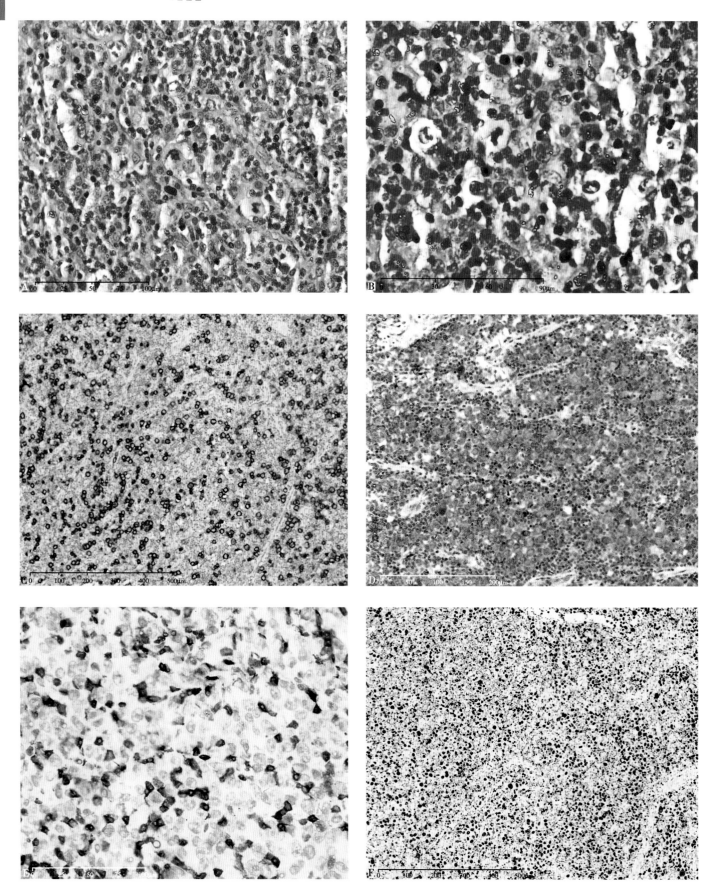

图 3-2-55 ALK 阳性 ALCL

低倍镜示瘤细胞大小不等，散在分布，细胞异型性明显，核分裂象易见（A），高倍镜可见 Hallmark 细胞，胞核呈马蹄铁样（B），免疫组化 CD₃₀ 强阳性（C），ALK 阳性（D），CD₃ 背景中小淋巴细胞阳性，而肿瘤细胞阴性（E），Ki-67 免疫染色显示高增殖指数（F）

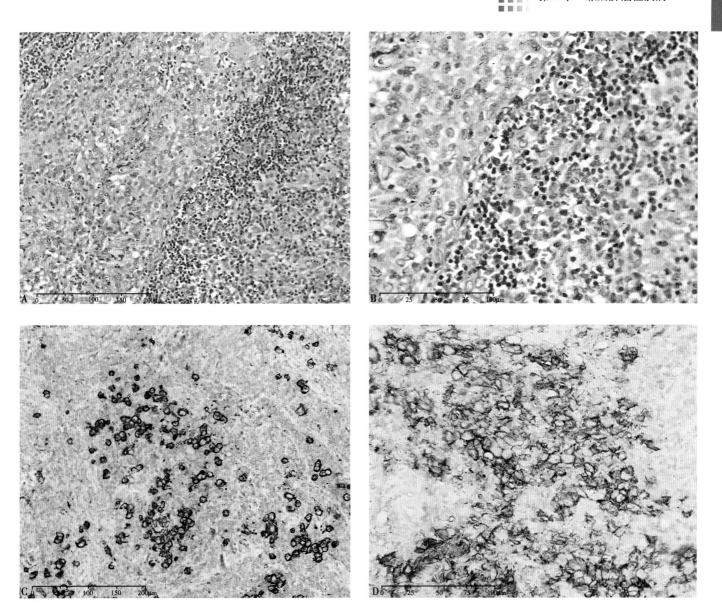

图 3-2-56 Langerhans 细胞组织细胞增生症

低倍镜示肉芽肿样改变，小淋巴细胞及嗜酸性粒细胞背景中可见多量巢团状排列的 Langerhans 细胞，胞质淡嗜酸性（A），高倍镜示 Langerhans 细胞有核沟，或明显扭曲的核仁，核膜薄，染色质细腻，胞质嗜酸，周边见嗜酸性粒细胞混杂（B），瘤细胞表达 S-100（C）和 CD_{1α}（D）

【分子遗传学】 一半 Langerhans 细胞组织细胞增生症病例可见 *BRAF* V600E 和 V600D 突变[119]。

【预后】 儿童多系统病变伴有胸腺/纵隔淋巴结累及，5 年生存率为 87%，儿童及成人仅有胸腺受累的病例，治疗与否预后均好，但数据有限[120]。

2. 组织细胞肉瘤

【定义】 组织细胞肉瘤（histiocytic sarcoma）为形态学和免疫表型为成熟组织细胞特点的细胞恶性增殖。与急性单核细胞白血病相关的肿瘤性增生不包括在内，但由于细胞谱系密切相关可能有互相重叠的特点。

【临床特征】 Langerhans 细胞肉瘤与 Langerhans 细胞组织细胞增生症不同，它具有明显的细胞学恶性特点。它可以一开始即为恶性或从原有的 Langerhans 细胞组织

细胞增生症进展而来（少见）。组织细胞肉瘤为罕见肿瘤，纵隔更是极罕见的部位，患者年龄范围广，从婴儿到老年人；但大多数病例发生于成人（中位年龄约为 50 岁）。一部分报道显示男性多见[121]。仅见一例报道主要累及纵隔，另一例为原发性中枢神经系统组织细胞肉瘤 3.5 年后在纵隔复发[122]。

病因不明，一部分病例伴纵隔非精原细胞生殖细胞肿瘤，多伴有恶性畸胎瘤和卵黄囊瘤成分。这种情况下的组织细胞肉瘤常有系统性累及。

【病理变化】 镜下特征：组织细胞肉瘤由大的，有丰富胞质的弥漫性增生的非黏附性细胞组成。增生的细胞可为单形性（更多见）或多形性。单个肿瘤细胞常大，圆形或卵圆形，部分区域可为梭形细胞肉瘤样。胞质丰富

嗜酸，可有小空泡。瘤细胞偶见噬红细胞现象。核大，圆形或卵圆形，或不规则皱褶，常偏心性分布，可见大的多核细胞。染色质分散。泡状。数量不等的反应性细胞（图 3-2-57 A、B），包括小淋巴细胞、浆细胞、良性组织细胞、中性粒细胞和嗜酸性粒细胞。

【免疫组化】 免疫组化对于与其他大细胞肿瘤，如弥漫大 B 细胞淋巴瘤、间变大细胞淋巴瘤、黑色素瘤和癌鉴别很重要。根据定义，表达一种或一种以上组织细胞标志物，包括 CD_{163}、CD_{68}（克隆 KP1 和 PG-M1）和溶酶体酶，典型的不表达 Langerhans 细胞标志物（CD_{1a} 和 langerin）、滤泡树突状细胞标志物（CD_{21} 和 CD_{35}）和髓系标志物（髓过氧化物酶）。但常作为髓系标志物的 CD_{33} 和 CD_{13} 在组织细胞肉瘤可以阳性。CD_4 和 CD_{14} 常均为阳性，转录因子 CEBPA 或 CEBPB、PU.1 和 BOB.1 也阳性表达[123]。CD_{45} 和 HLA-DR 通常阳性。罕见地 CD_{15} 可以局灶弱表达，而 Langerhans 细胞和指突树突状细胞强阳性表达。Ki-67 指数不定。

【分子遗传学】 组织细胞肉瘤常缺少克隆性免疫球蛋白或 T 细胞受体基因重排，一些病例报道显示有抗原受体基因重排，可能代表转分化于淋巴瘤。罕见病例起源于纵隔生殖细胞肿瘤，有与生殖细胞肿瘤同样的 12p 等臂染色体。

【预后】 组织细胞肉瘤常为一种侵袭性肿瘤，对治疗反应差，大多数患者死于进展性疾病（60%～80%），大部分患者（70%）发现时即为高临床分期（Ⅲ或Ⅳ）。患者病变局限或原发性肿瘤小预后较好些。

3. 滤泡树突状细胞肉瘤

【定义】 滤泡树突状细胞肉瘤（follicular dentritic cell sarcoma，FDCs）为梭形或卵圆形细胞肿瘤性增生，具有滤泡树突状细胞的形态和表型特点。

【临床特征】 滤泡树突状细胞肿瘤是少见的肿瘤，累及淋巴结或结外部位。患者多为成人，平均年龄为 50 岁。无性别倾向[124]。约 12% 报道的病例累及胸腺或纵隔淋巴结[125]。大部分患者表现为局限性病变，发病时有远处转移少见。

一些病例发生于透明血管型 Castleman 病，有时有可识别的滤泡外滤泡树突状细胞增生的中间期。在同一个肿瘤中可见透明血管 Castleman 病成分和滤泡树突状细胞肉瘤。

患者无症状或表现与纵隔肿物相关的症状，如咳嗽、咯血或胸部不适。副肿瘤性天疱疮或副肿瘤性重症肌无力见于一小部分患者。

【病理变化】 滤泡树突状细胞肉瘤发生于前纵隔和后纵隔。纵隔滤泡树突状细胞肉瘤常较大，境界清楚或浸润性生长。切面实性，淡棕色。镜下特征：组织结构多样；可呈轮辐状、漩涡状、束状、结节状、弥漫性或梁状排列。瘤细胞呈梭形或卵圆形，细胞界限不清，胞质淡嗜酸性。核拉长或椭圆形，核膜薄，染色质空泡状，核仁小而清晰。常见核内假包涵体。常见不规则细胞核聚集，偶见多核瘤巨细胞。对于大部分病例，核多形性不明显，一些病例可见明显核多形性、核分裂活性和凝固性坏死。少见的形态学特点包括胞质透明的上皮样肿瘤细胞、透明细胞、嗜酸性细胞、黏液样间质、充满液体的囊腔、充满血液的囊腔、明显的纤维血管间隔，以及拼图样的分叶。典型的病理变化为散在分布于肿瘤细胞间的小 - 中

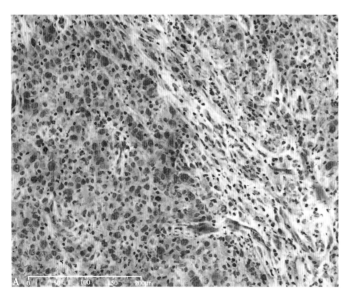
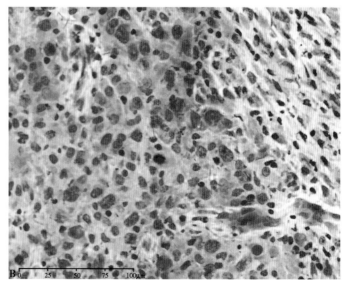

图 3-2-57 组织细胞肉瘤

低倍镜显示瘤细胞形态多样，失黏附性生长，弥漫浸润（A），高倍镜细胞多形性，周边区可见肉瘤样梭形细胞，细胞胞质丰富，胞核呈圆形或卵圆形，核分裂象多见（B）

等大小的淋巴细胞,可簇状围绕血管(图3-2-58 A、B)。超微结构见肿瘤细胞有许多长而纤细的胞质突起,由散在的成熟桥粒连接,很少有溶酶体。

【**免疫组织化学**】　滤泡树突状细胞肉瘤的诊断需要有免疫组织化学证实。肿瘤需要表达一种或一种以上滤泡树突状细胞标志物,如 CD_{21}、CD_{35} 和 CD_{23}。Clusterin、D2-40 和 CXCL13 常阳性(图3-2-58 C、D),但不是全部特异性表达。在透明血管型 Castelman 病和滤泡树突状细胞肉瘤中的活化滤泡树突状细胞比静息树突状细胞表达 EGFR 更强[126]。CD_{68} 和 S-100 不同程度地弱表达,而 CD_{1a} 和 CD_{30} 阴性。CK 阴性,但 EMA 在 $40\%\sim88\%$ 病例中表达,可误诊为胸腺瘤或脑膜瘤。混杂的淋巴细胞常为成熟 B 细胞和成熟 T 细胞的混合,可能以一种细胞类型为主。罕见的情况下,可富于不成熟 T 细胞(TdT 阳性),这个特点在伴有自身免疫疾病时明显,如副肿瘤性天疱疮或重症肌无力。

【**鉴别诊断**】　A 型胸腺瘤与滤泡树突状细胞肉瘤鉴别可以通过分叶状生长方式,局灶腺体形成,淋巴细胞稀少,表达 CK,不表达滤泡树突状细胞相关标记物进行鉴别。B 型胸腺瘤由于合体样饱满的肿瘤细胞混合以淋巴细胞而需要与滤泡树突状细胞肉瘤鉴别。鉴别特点为分叶状生长方式(尽管滤泡树突状细胞肉瘤罕见有拼图样分叶结构)、血管周围腔隙、表达 CK 和富于不成熟 TdT 阳性 T 细胞。其他鉴别诊断包括指突树突状细胞肉瘤、脑膜瘤、癌(包括淋巴上皮样癌)和各种肉瘤,一般来说免疫组化都能够进行鉴别。

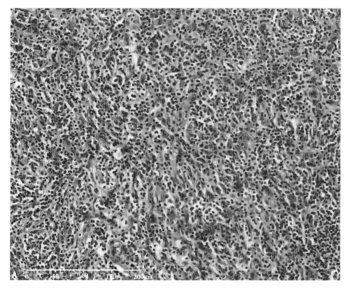
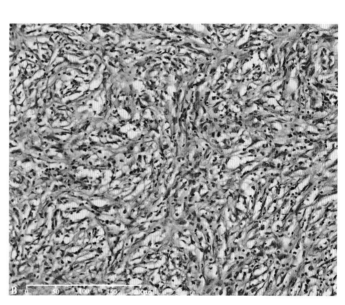
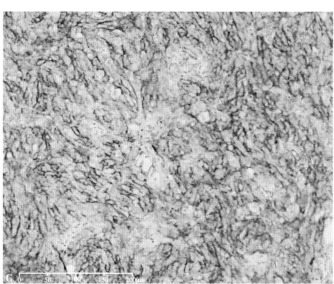
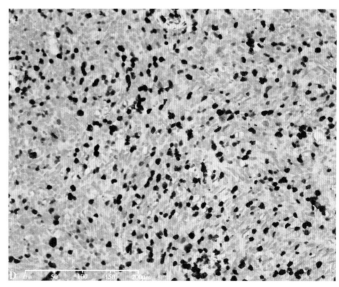

图3-2-58　滤泡树突状细胞肉瘤

瘤细胞成梭形或卵圆形,胞质淡嗜酸性,胞核细长,细胞弥漫性(A)或漩涡状(B),肿瘤细胞间数量不等的淋巴细胞。免疫组化 CD_{35} 弥漫强阳性(C),Ki-67 增殖指数高(D)

【分子遗传学】 有限的细胞遗传学数据表明具有复杂的基因异常。一项研究表明 8 例滤泡树突状细胞肉瘤的 3 例有免疫球蛋白基因的克隆重排[127]；但是否表明是从前期存在的 B 细胞肿瘤转分化而来尚不清楚。

【预后】 滤泡树突状细胞肉瘤为中级别恶性肿瘤，局部复发和远处转移率分别为 28% 和 27%。早期，局部进展和远处转移的 2 年生存率分别为 82%、80% 和 42%。肿瘤大（≥6cm）、凝固性坏死、高核分裂活性（≥5 个核分裂 /2mm²）和明显的细胞异型性预示预后较差[124]。一些患者死于难治性副肿瘤性天疱疮。

4. 指突树突状细胞肉瘤

【定义】 指突树突状细胞肉瘤（interdigitating dendritic cell sarcoma，IDCS）是指梭形或卵圆形细胞肿瘤性增殖，具有指突树突状细胞表型特点。免疫组织化学对于与滤泡树突状细胞鉴别很重要，因为两者形态学上几乎相同。

【临床特征】 指突树突状细胞肉瘤非常罕见（仅有 100 例报道），发生在纵隔更为罕见[124]。数例报道累及纵隔淋巴结的为播散性疾病累及淋巴结[128]。

【病理变化】 镜下特征：肿瘤呈丛状、轮辐状、漩涡状或弥漫排列，瘤细胞梭形或肥胖，细胞间界限不清楚，胞质丰富嗜伊红，染色质细腻散在分布，核仁不明显（图 3-2-59 A、B）。细胞异型性不定。可有灶状坏死。数量不等的 T 淋巴细胞散在其中。确诊需要免疫组织化学，伴有或不伴超微结构表现（复杂的指突状细胞突起，缺少发达的粘着斑型桥粒及 Birbeck 颗粒）。

【免疫组化】 瘤细胞强表达 S-100 蛋白，不同程度弱表达 CD68、lysozyme、CD₄、CD₁₁c、CD₁₄ 和 CD₄₅（图 3-2-59 C～F）。不表达 CD₁a、langerin（CD₂₀₇）、滤泡树突状细胞标记物、髓过氧化物酶、T 细胞系特异标志物和 B 细胞系特异标志物。不表达黑色素标志物如 HMB45、melan A、小眼转录因子和 SOX10。

【鉴别诊断】 最重要的鉴别诊断是恶性黑色素瘤（原发或转移），其发病率远较指突树突状细胞肉瘤多。恶性黑色素瘤 S-100 染色呈锥形位于细胞两极，而非位于每个细胞的多个细胞突起处。其他鉴别诊断包括不同类型的树突状细胞肿瘤、S-100 阳性的间叶性细胞肿瘤（如恶性外周神经鞘瘤），以及肌上皮性肿瘤。

【分子遗传学】 目前仅用分子生物学技术对 4 例肿瘤进行了研究，其中 2 例有 12 号染色体改变。

【预后】 2 个系列研究表明中位生存期介于 30～35 个月[124]。局灶性病变，尽管有复发，预后较好。伴广泛播散或转移的肿瘤平均生存期为 9 个月。

5. 纤维母细胞性网状细胞肿瘤

【定义】 纤维母细胞性网状细胞肿瘤（fibroblastic reticular cell tumor）为在形态学上和免疫表型上具有纤维母细胞性网状细胞特点的肿瘤。纤维母细胞性网状细胞为间充质支撑细胞，分布于淋巴结的副皮质区和髓质区、脾白髓的外周区，以及扁桃体的滤泡外区域[129,130]。细胞具有多量长而纤细的细胞突起，表达 vimentin。也可不同程度地表达 CK、actin 和 desmin。

【临床特征】 纤维母细胞性树突状细胞肿瘤非常罕见。报道的 19 例肿瘤中，8 例累及纵隔或纵隔淋巴结（单独累及或合并累及其他部位）[131]。发病年龄介于 13～80 岁，中位年龄为 61 岁，男性稍多见。

纤维母细胞性网状细胞肿瘤常累及淋巴结（最常见颈部和纵隔淋巴结），也可累及不同结外部位[124,132]。一些无症状，一些患者常表现为肿块相关症状。

【病理变化】 镜下特征：肿瘤组织学上与滤泡树突状细胞肉瘤或指突树突状细胞肉瘤相似。瘤细胞梭形，界限不清楚，呈轮辐状、束状或丛状排列。核常泡状，核仁清楚。一些病例可见多形或奇异核。瘤细胞常穿插纤细的胶原纤维。可有凝固性坏死。常混杂有淋巴细胞和浆细胞。超微结构：梭形细胞有纤细的胞质突起，以及纤维母细胞特征（偶见梭形密度的微丝，发达的半桥粒，粗面内质网和基底核纤层样物质）。

【免疫组化】 瘤细胞表达 vimentin，不同程度表达 CK、smooth muscle actin 和 desmin，呈树突状表达模式。也可表达 CD₆₈。瘤细胞不表达滤泡树突状细胞和指突树突状细胞标志物。但是纤维母细胞性网状细胞和滤泡树突状细胞可能共同起源于间充质细胞。

【鉴别诊断】 对于 CK 阳性的病例，主要的鉴别诊断是未分化癌（胸腺或转移性）、肉瘤样癌（胸腺或转移性），以及不典型 A 型胸腺瘤。对于 CK 阴性的病例，主要鉴别不同类型的树突状细胞肿瘤；还要考虑到表达髓系标记物的肿瘤、平滑肌肿瘤、肌纤维母细胞肿瘤和血管瘤性纤维组织细胞肿瘤。

【预后】 常见局灶复发和远处转移，发生率分别为 36% 和 45%，中位时间为 7 个月。转移常见于淋巴结、肺和肝[124]。

6. 其他树突状细胞肿瘤

【定义】 除了前述肿瘤类型以外，还罕见有一些滤泡树突状细胞肿瘤。包括不确定的树突状细胞肿瘤、具有杂合特点的树突状细胞肿瘤，以及树突状细胞肿瘤 - 无法分类（树突状细胞肿瘤，非特指）。

（1）不确定的树突状细胞肿瘤（indeterminate dendritic cell tumour）：为梭形或卵圆形细胞肿瘤性增生，免疫表型类似正常的不确定细胞[133]。形态学类似 Langerhans 细胞组织细胞增生症或 Langerhans 细胞肉瘤，但常没有嗜

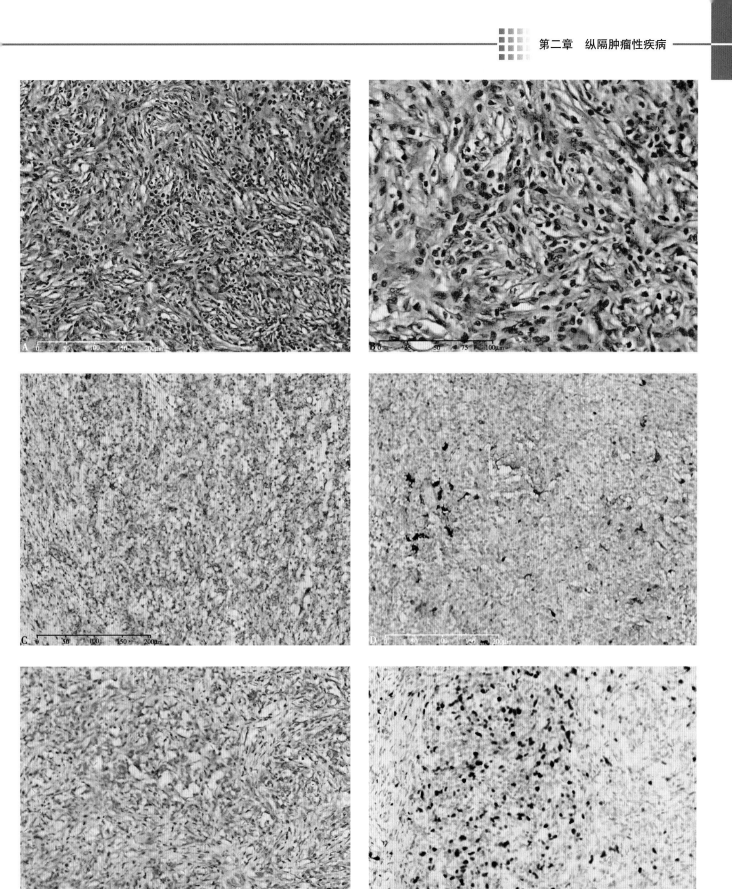

图 3-2-59 指突状细胞肉瘤

低倍镜示瘤细胞弥漫排列，细胞呈梭形，大小不等，间质淋巴细胞浸润（A），高倍镜示瘤细胞界限不清，胞质嗜酸性，核仁不明显（B，免疫组化 S-100 强阳性（C），CD_{68} 散在阳性（D），Vimentin 阳性（E），局灶 Ki-67 增殖指数高（F）

酸性粒细胞混杂。免疫表型类似 Langerhans 细胞病变，S100 和 CD$_{1a}$ 阳性，但不同的是 langerin（CD$_{207}$）阴性。超微结构常见细胞有复杂的指状突起，但无 Birbeck 颗粒。不确定的树突状细胞肿瘤很罕见，最常表现为皮肤受累。截止目前，未见胸腺或纵隔原发性肿瘤报道。

（2）杂合性树突状细胞肿瘤：杂合性树突状细胞肿瘤罕见，为形态学、免疫组织化学或超微结构上具有一种以上树突状细胞肿瘤类型，如滤泡树突状细胞肉瘤和纤维母细胞性网状细胞肿瘤[134]。有学者报道一例发生于纵隔；免疫表型特点与指突树突状细胞肉瘤一致，但超微结构特点与滤泡树突状细胞肉瘤一致[134]。

九、髓系肉瘤

【定义】 髓系肉瘤（myeloid sarcoma）为发生于髓外部位的成熟性或不成熟性髓母细胞肿瘤性增生。可以一开始即为髓系肉瘤，或者与急性髓系白血病、髓性增殖性肿瘤、骨髓异常增殖性肿瘤或骨髓异常增殖综合症同时发生。也可以曾治疗过的白血病复发的首发症状。髓母细胞间质浸润，不形成肿块被称为髓外急性髓性白血病。

【临床特征】 纵隔髓系肉瘤与上腔静脉综合征相关。大部分纵隔病例与急性髓系白血病同时发生或短时间继发于急性髓系白血病。不同时伴有急性髓性白血病的全部患者均最终复发为白血病。

【病理变化】 大部分病例见于前纵隔。镜下特征：纵隔髓系肉瘤的最常见类型为粒细胞肉瘤，由髓母细胞和前髓细胞组成的肿瘤。不同的病例瘤细胞的成熟的程度不同。髓母细胞型完全由髓母细胞构成（图 3-2-60 A、B），在更加分化的一些亚型，也可见前髓细胞。少见的病例也可完全由原始单核细胞构成的亚型（原始单核细胞肉瘤）。伴有髓增殖性肿瘤的急性转化的病例可以见到部分区域主要由成熟髓性细胞构成（如粒细胞）或者三系髓外造血灶伴母细胞增生。

【免疫组化】 急性白血病时细胞化学染色检测髓系分化也可以应用于活检组织印片。流式细胞术证实髓系抗原表达。髓系相关标志物如 lysozyme、myeloperoxidase、CD$_{33}$、CD$_{43}$、CD$_{117}$、CD$_{68}$ 和 CD$_{61}$ 有助于诊断。不表达淋巴细胞相关抗原有助于鉴别大细胞淋巴瘤和淋巴母细胞淋巴瘤（图 3-2-60 C～J）。氯醋酸酯酶组织化学染色有助于识别髓系肉瘤分化良好亚型中的前髓细胞和分化好的髓系成分。

【鉴别诊断】 主要鉴别诊断是非霍奇金淋巴瘤、淋巴母细胞淋巴瘤、弥漫大细胞淋巴瘤。儿童病例鉴别诊断还包括不同类型的转移性小圆细胞肿瘤。伴显著硬化的髓系肉瘤与原发性纵隔（胸腺）大 B 细胞淋巴瘤非常相似。

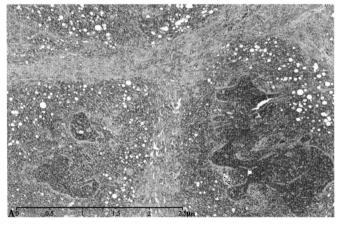

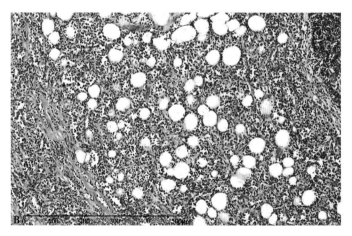

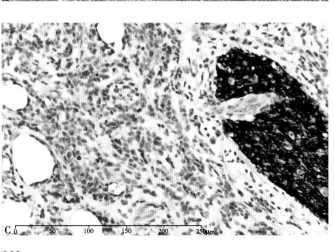

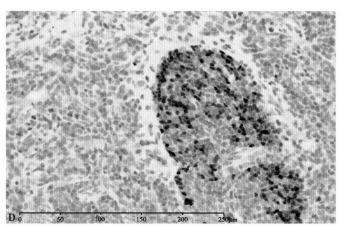

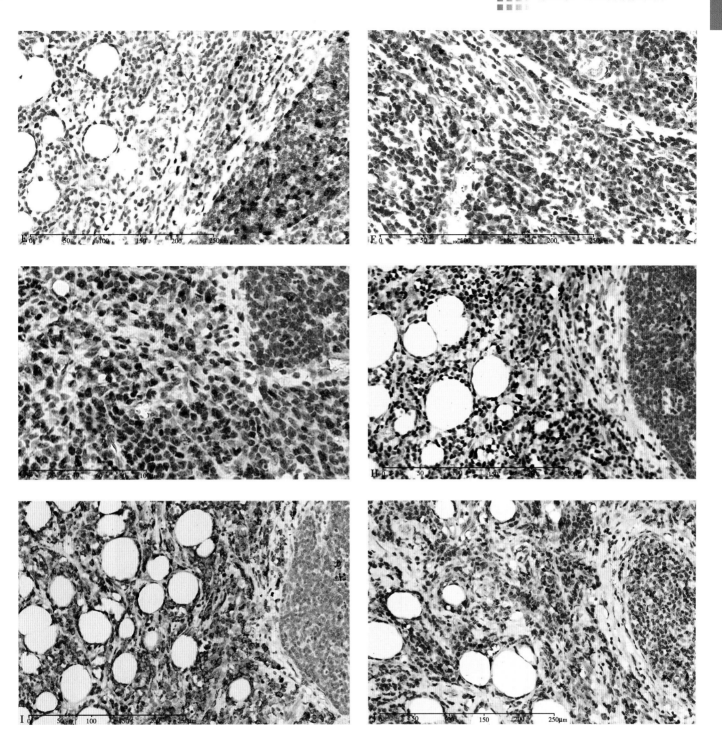

图 3-2-60 胸腺原发髓外粒细胞肉瘤

正常胸腺结构破坏,被纤维组织分割为结节状,结节内深染为残留的胸腺组织(A),残留胸腺组织周围及纤维带内见弥漫密集的中等大小的瘤细胞浸润(B),瘤细胞 CK19(C)、TdT(D)、CD₃(E)和 PAX5(F)均为阴性,Ki-67 指数高(G),P53 强阳性(H),MPO(I)和 CD68(J)强阳性

对于伴有纵隔生殖细胞肿瘤的患者,髓系肉瘤也可能局灶起源于生殖细胞肿瘤内的不成熟造血前体细胞(参见伴造血细胞恶性的生殖细胞肿瘤)。

【分子遗传学】 相当多的纵隔髓系肉瘤有复杂基因改变。

【预后】 纵隔髓系肉瘤为进展性疾病。原发性纵隔髓系肉瘤患者(发展为急性髓系白血病前)如果仅仅局部放疗,患者全部复发为单纯白血病,很快死亡。而对于被认为有急性髓性白血病的患者,预先给以系统性化疗预后较好,预后取决于伴发的白血病。异体骨髓移植是唯一的潜在治疗办法。

(中国医科大学 李庆昌)

第四节 纵隔软组织肿瘤

纵隔内虽可以发生各类软组织肿瘤,但都相对少见。最为常见的良性软组织肿瘤为脂肪瘤,而最为常见的肉瘤则是脂肪肉瘤。神经源性肿瘤是后纵隔最常见的软组织肿瘤。淋巴管瘤是儿童最常见的纵隔软组织肿瘤。本节仅就相对常见的纵隔软组织肿瘤作以介绍。

一、胸腺脂肪瘤

【定义】 胸腺脂肪瘤(thymolipoma)是一种具有包膜、界限清楚的肿瘤,由成熟的脂肪组织组成,内散在非肿瘤性胸腺组织。

【临床特征】 胸腺脂肪瘤是前纵隔罕见肿瘤,占所有胸腺肿瘤的2%~9%。可发生于任何年龄,常见年轻成人(10~30岁,平均33岁),无性别差异[135]。大多数无明显症状偶尔发现。可有局部压迫症状,出现咳嗽、呼吸困难、胸痛、声音嘶哑和发绀等,也可出现重症肌无力,少数有再生障碍性贫血、甲亢和低丙球蛋白血症。X-ray类似心脏肥大或淋巴瘤。CT和MRI显示明显成熟脂肪密度影内夹杂岛状软组织影。完整切除可治愈。无转移、复发或肿瘤相关死亡的报道。

【病理变化】 肿瘤有包膜,界限清楚,大小从3cm到>30cm。切面质地软,黄色,散在白色条纹或实性区域提示为胸腺组织。组织学特征:肿瘤包括成熟脂肪组织和索条状或大片萎缩的胸腺组织(图3-2-61),无异型性和核分裂象,可含有淋巴滤泡和Hassall小体。少数混有胸腺瘤或类癌成分。

【分子遗传学】 有学者报道在胸腺脂肪瘤中发现在染色体12q15上的*HMGA2*基因易位[136]。

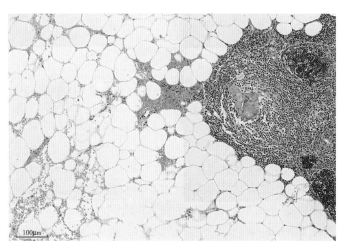
100μm

图3-2-61 胸腺脂肪瘤
肿瘤由成熟的脂肪组织和萎缩的胸腺组织构成

【鉴别诊断】 与纵隔脂肪瘤的区别是其具有胸腺上皮成分。与胸腺脂肪纤维腺瘤的区别是其缺少大量的纤维成分。与胸腺萎缩或退化的区别是其体积和重量的增加。与脂肪肉瘤的鉴别是后者具有更大程度的异型性和侵袭性。

二、脂肪瘤

脂肪瘤(lipoma)是纵隔最常见的良性间叶性肿瘤,由成熟的脂肪组织构成。其他良性脂肪瘤样肿瘤还包括脂肪母细胞瘤/脂肪母细胞瘤病、冬眠瘤和血管脂肪瘤。组织学表现与皮肤和软组织的脂肪瘤相同。对细胞学轻度异型的可疑病例,MDM2和CDK4免疫组化表达和FISH分析对排除非典型脂肪肿瘤/高分化脂肪肉瘤有帮助[137]。

三、脂肪肉瘤

【定义】 脂肪肉瘤(liposarcoma)是一种具有脂肪细胞分化的恶性间叶性肿瘤。

【临床特征】 脂肪肉瘤是纵隔最常见的软组织肉瘤。通常发生在40岁以上的成年人,儿童罕见。最常见的症状是呼吸困难和咳嗽。影像学表现为具有成熟脂肪成分的较大肿瘤。可发生于纵隔的任何部位,特别是前、后纵隔,少数可见于胸腺。纵隔的脂肪肉瘤预后差,44%患者死于肿瘤。事实上要完全切除纵隔的脂肪肉瘤往往是十分困难的,故局部复发常见。也可发生远处转移,特别是多形性和黏液样亚型。

【病理变化】 肿瘤通常较大,边界清楚,多结节状,切面见脂肪和黏液样区混合。组织学特征:组织学改变与其他部位的脂肪肉瘤(特别是腹膜后)相同。高分化和去分化脂肪肉瘤是最常见亚型(图3-2-62 A),其次为黏液样型和多形性亚型。高分化脂肪肉瘤中的脂肪瘤样、硬化性和炎症性需与脂肪瘤区别,免疫组织化学和FISH分析MDM2状态对诊断有帮助。去分化脂肪肉瘤是具有高分化脂肪肉瘤成分外,出现低分化肉瘤成分(未分化多形性肉瘤、黏液纤维肉瘤、纤维肉瘤或炎症性恶性纤维组织细胞瘤),并可有异源成分(如横纹肌肉瘤、平滑肌肉瘤或骨软骨肉瘤)成分的出现。在小活检材料中显示低分化成分时,应注意与去分化脂肪肉瘤的鉴别。

【免疫组化】 常显示MDM2和CDK4过度表达(图3-2-62 B),确定脂肪肉瘤的金标准是采用FISH分析显示MDM2的扩增。

【分子遗传学】 高分化和去分化脂肪肉瘤通过FISH和比较基因组杂交分析技术显示12q13-21区扩增伴恒定的*MDM2*扩增。黏液样脂肪肉瘤的特征是FISH分析显示12q13上的*DDIT3*基因易位。

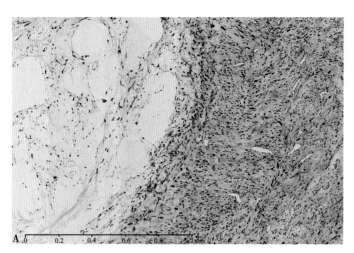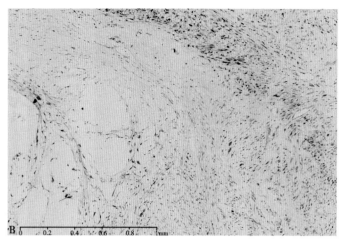

图 3-2-62　去分化脂肪肉瘤

去分化脂肪肉瘤左侧为高分化脂肪肉瘤，右侧为去分化区域呈纤维肉瘤样改变（A），肿瘤细胞表达 CDK4（B）

（由中国医科大学大学第一附属医院王恩华教授提供）

【鉴别诊断】　与胸腺脂肪瘤的区别是其缺乏胸腺上皮成分。与纵隔脂肪瘤的鉴别是脂肪肉瘤具有更大程度的异型性和侵袭性。

四、孤立性纤维性肿瘤

【定义】　纵隔孤立性纤维性肿瘤（solitary fibrous tumour, SFT）是一种罕见的纤维母细胞性肿瘤，常表现为明显的分支状血管结构。生物学行为不定。

【临床特征】　纵隔 SFT 罕见，通常发生在成人（28～78 岁），无性别差异。有些病例是胸膜 SFT 的延伸，两者临床特征基本相同。肿瘤最常位于前纵隔，也可累及胸腺。纵隔 SFT 比胸膜 SFT 更具侵袭性，预后更差。瘤细胞核分裂象 >4 个 /2mm² 是 SFT 恶性行为的最佳预测因子，肿瘤大小对手术切除也有影响[138]。

【病理变化】　肿瘤通常较大，界限清楚，切面灰白色，纤维状，很少有蒂。组织学特征：纵隔 / 胸腺 SFT 组织学改变和免疫组化特征和胸膜 SFT 基本相同（图 3-2-63 A、B），但一半以上纵隔 SFT 表现为核分裂象增加（>1～4 个 /2mm²），细胞异型性明显，出现坏死，提示有高度肉瘤转化倾向。STAT6 是最特异性的标记物（图 3-2-63 C）[139]，另外 90% 的 CD₃₄（图 3-2-63 D）、Bcl2 和 CD₉₉ 阳性。

【鉴别诊断】　与胸膜 SFT 累及纵隔一样，需与伴梭形细胞的肿瘤或病变进行鉴别，特别是梭形细胞 A 型胸腺瘤。也需要与炎性肌纤维母细胞瘤和硬化性纵隔炎进行鉴别。

五、滑膜肉瘤

【定义】　纵隔滑膜肉瘤（synovial sarcoma, SS）是指原发纵隔的具有上皮性分化的梭形细胞恶性间叶性肿瘤，肿瘤可为双相型也可为单相型，但均具有特殊的染色体易位 t(x；18)并形成 SS18-SSX 融合基因。

【临床特征】　纵隔滑膜肉瘤少见，约占胸腔内滑膜肉瘤的 10%。平均发病年龄为 35 岁。临床表现为呼吸困难、咳嗽、胸痛或上腔静脉综合征。大多数肿瘤呈侵袭性，预后差，约半数患者 5 年内死于肿瘤。

【病理变化】　肿瘤边界清楚或侵入邻近器官和组织，肿瘤大小为 5～20cm。组织学特征：组织学和免疫组化表现与其他部位的滑膜肉瘤基本相同（图 3-2-64 A、B）。最常见的亚型是单相型和低分化型，其次为上皮样细胞型和双向型。

【分子遗传学】　滑膜肉瘤的特点是 t(X；18)(p11；q11) 易位。

【鉴别诊断】　需与梭形细胞 A 型胸腺瘤鉴别，A 型胸腺瘤弥漫强表达 CK，并且 FISH 分析缺乏 t(X；18)(p11；q11)。

六、脉管肿瘤

纵隔的脉管肿瘤（vascular neoplasms）是指纵隔原发并显示明确脉管分化的形态学、免疫组织化学和超微结构特征的一类肿瘤。纵隔的脉管肿瘤少见，占纵隔所有肿瘤的 1%～4.5%，肿瘤大多发生于中年人，无年龄差别，包括良性淋巴管瘤、血管瘤及恶性的上皮样血管内皮瘤和血管肉瘤等。

（1）淋巴管瘤：淋巴管瘤（lymphangioma）是一种由海绵状或囊性扩张的淋巴管构成的良性肿瘤，间质常有淋巴细胞聚集灶。

【临床特征】　淋巴管瘤是儿童纵隔常见的肿瘤。常见的症状为胸骨后疼痛、呼吸困难、咳嗽或喘鸣。CT 通

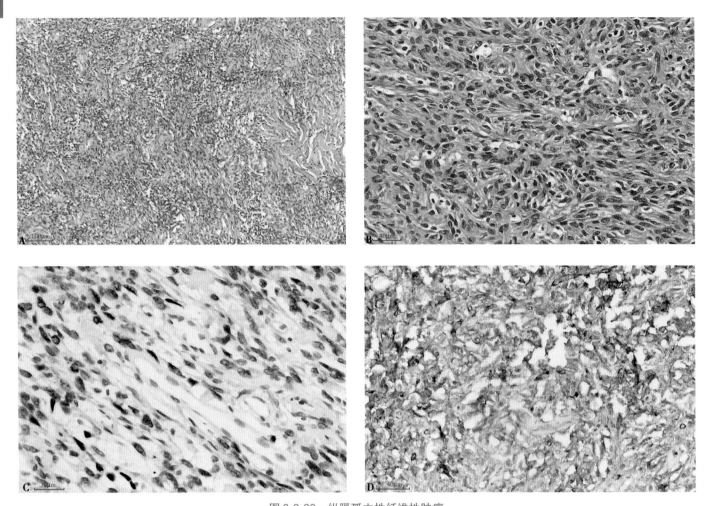

图 3-2-63　纵隔孤立性纤维性肿瘤

卵圆形或梭形瘤细胞疏密相间分布于胶原纤维背景上(A)，瘤细胞核较温和但存有异型性，瘤细胞呈"patternless pattern"杂乱无章分布于胶原纤维背景上(B)，瘤细胞核表达 STAT6(C)，瘤细胞质表达 CD₃₄(D)

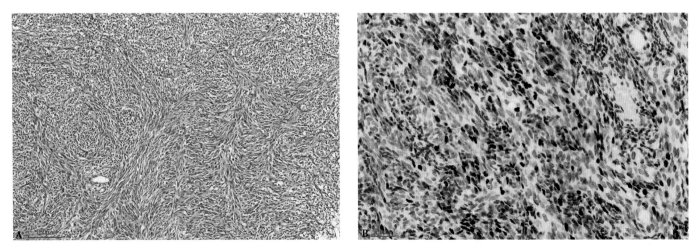

图 3-2-64　纵隔单相性纤维型滑膜肉瘤

肿瘤由似纤维母细胞的梭形瘤细胞构成，编织状排列(A)，肿瘤细胞表达 TLE1(B)

常呈囊性,边缘平滑,密度接近水或蛋白信号。

【病理变化】 肿瘤呈单房或多房囊性,囊壁薄,切面囊内充有清亮液体。海绵状淋巴管瘤周界不清,切面呈海绵状。组织学特征:由大小不等腔隙组成,腔内被衬扁平内皮细胞,腔内有粉染蛋白液体、淋巴细胞,有些见少数红细胞(图3-2-65)。较大腔隙的壁内有不完整的平滑肌束。腔隙间为疏松胶原纤维,并可见灶状淋巴细胞聚集。肿瘤内有脂肪组织。

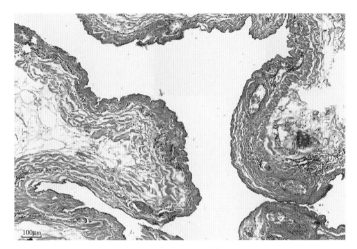

图3-2-65　淋巴管瘤
肿瘤呈囊状,壁内见内被衬扁平内皮细胞

【鉴别诊断】 需与纵隔其他脉管肿瘤区别。更要与各类纵隔囊肿和胸腺囊肿相鉴别。

(2)血管瘤:纵隔血管瘤(haemangiomas)常伴脾脏、肝脏和肾等处血管瘤。婴儿型血管内皮瘤可与消耗性血小板减少症相关(Kasabach-Merritt 综合征)。其组织形态和其他部位血管瘤相同,主要为毛细血管瘤或海绵状血管瘤,边缘显示浸润性,局部有退行性变和核分裂象活跃。

(3)上皮样血管内皮瘤:纵隔内的上皮样血管内皮瘤(epithelioid haemangioendothelioma)可发生于任何年龄,大多为中年人,女性稍多于男性。大部分患者有胸痛、咳嗽、呼吸困难等症状。CT 表现为边界模糊肿块,可有钙化,常侵犯邻近组织。主要组织学改变是温和的上皮样内皮细胞排列成短的索状或小巢团状,细胞质内有空泡或空腔,内含红细胞(原始血管分化),偶尔可见核分裂象,背景为黏液样间质。肿瘤中有含铁血黄素沉着及化生骨和破骨巨细胞。预后较好,大部分患者可存活较长时间。

瘤细胞表达血管内皮标记物 CD_{31}、CD_{34}、Fli-1、凝集素,有 25%～40% 病例低分子 CK 或 EMA 阳性,有些肿瘤 CD_{34} 阴性。肿瘤常有 t(1;3)(p36;q23-25)易位,通过 RT-PCR 或 FISH 可检测到 *WWTR1-CAMTA1* 基因融合。

(4)血管肉瘤:血管肉瘤(angiosarcoma)是一种瘤细胞在不同程度上重演正常内皮细胞形态和功能特点的恶性肿瘤。发生于纵隔罕见,大多发生于中年人,无男女差异。可有出血性心包炎、肺炎、面部和颈部肿胀及头晕等症状和体征。影像学表现为边界不清的肿块,可有出血坏死、钙化,常侵犯邻近组织。肿瘤较大,可浸润胸腺、心包和颈动脉鞘。组织学改变是以恶性梭形或上皮样瘤细胞形成不同分化程度的细胞间血管腔为特征,细胞异型性明显,核分裂象易见,肿瘤边缘呈浸润性生长。血管肉瘤侵袭性强,预后差,可转移到肝脏和四肢。一般血管肉瘤生存时间从 2～36 个月不等。最近研究提示纵隔血管肉瘤比其他器官临床过程更长[140]。主要鉴别诊断是不同血管肿瘤之间的区别。A 型胸腺瘤有时呈囊性,类似海绵状血管瘤需注意鉴别。单纯的血管肉瘤须与作为纵隔伴有体细胞型恶性成分的生殖细胞肿瘤一部分的血管肉瘤鉴别,后者预示预后更差。

七、神经源性肿瘤

纵隔神经源性肿瘤最常见于后纵隔,发生于胸腺罕见。主要包括交感神经系统(神经母细胞瘤、节细胞神经母细胞瘤和节细胞神经瘤)和外周神经(神经鞘瘤、神经纤维瘤及恶性神经鞘瘤)两类。肿瘤的发生与年龄有一定关系,1 岁以内多为神经母细胞瘤和节细胞神经母细胞瘤,20 岁以后常见节细胞神经瘤和外周神经肿瘤。

(1)外周神经肿瘤:外周神经肿瘤(peripheral nerve sheath tumours)是纵隔最常见的间叶源性肿瘤,几乎全部发生于中纵隔和后纵隔。最常见的是良性和恶性外周神经鞘瘤[141],好发于脊柱旁,色素性神经鞘瘤、神经纤维瘤、颗粒细胞瘤、副神经节瘤也可发生于此。纵隔神经鞘瘤常起自椎管或延伸至椎管呈哑铃形,组织形态与其他部位的神经鞘瘤相同,由富细胞的束状区和疏松黏液样的网状区组成,常出现明显的囊性变和其他退变。恶性神经鞘瘤大多是神经纤维瘤恶变而来。

(2)神经母细胞瘤:神经母细胞瘤(neuroblastoma)是一种起源于交感神经链或肾上腺髓质迁移的原始神经外胚层细胞,由原始或成熟神经母细胞和多少不等神经原纤维基质构成的恶性肿瘤。

【临床特征】 婴幼儿后纵隔常见的恶性肿瘤,约20%的神经母细胞瘤发生于纵隔,其中的 95% 位于后纵隔。95% 发生在 5 岁以内,高峰年龄为 18 个月,男性稍多与女性。罕见发生在胸腺,一般为老年患者。早期无明显症状,肿瘤较大可压迫周围器官可出现胸骨后疼痛、咳嗽、咯血等,有的可延伸至脊椎内,产生脊髓压迫相应症状。影像学上表现为不均匀的肿块影,可伴有钙化、出血和在 PET 显示 MIBG 阳性。

纵隔神经母细胞瘤 5 年生存率可达 90%。肿瘤可转移至骨髓、骨、淋巴结和肝脏（30%～70%），很少转移至肺（3.6%）或脑（<1%）。年龄轻、超二倍体、非 *MYCN* 基因扩增及 11q 和 1p 缺失是预后的有利因素。

【病理变化】　肿瘤局限或不规则，大小常达 10cm，但很少超过 25cm。切面质地软，灰白或灰黄色，鱼肉状，常有出血坏死和囊性变。组织学特征：形态和其他部位的神经母细胞瘤相同。瘤细胞弥漫成片排列，间质少。根据肿瘤内神经原纤维的多少及节细胞分化将其分为未分化型、低分化型和分化型。

（1）未分化型：由大小较一致的小圆或卵圆形神经母细胞组成，呈巢或小叶状分布，间质为纤细的纤维血管，无神经原纤维。常见出血坏死。

（2）低分化型：大多为未分化神经母细胞组成，可见 Homer-Wright 菊形团，局灶区可见神经原纤维。

（3）分化型：肿瘤间质见明显神经原纤维网，瘤细胞分化，体积较大，胞质丰富，嗜酸性，核亦增大，呈泡状，核仁明显。节细胞分化超过 5%。

【免疫组化】　神经标记物 NSE、NF、Syn、CgA、PGP9.5 及 VIP 等阳性，而 GFAP、MBP、CD_{99} 等为阴性。

【分子遗传学】　神经母细胞瘤可发生 *MYCN* 基因扩增，11q 和 1p 的缺失，另外有 17q 获得[142]。

【鉴别诊断】　需注意与其他小圆细胞性肿瘤鉴别，包括胚胎性横纹肌肉瘤、Ewing 肉瘤 /PNET、小细胞癌和淋巴瘤等。

（3）节细胞神经母细胞瘤：节细胞神经母细胞瘤（ganglioneuroblastoma）是一种局部区域向节细胞分化的神经母细胞瘤。大多发生于后纵隔，胸腺发生罕见。发病年龄可大于 5 岁。影像学上常表现为局限性密度均匀的肿块影，PET 显示 MIBG 阴性。肉眼观肿瘤质地均匀、细腻，灰白色或棕黄色。镜下常由神经母细胞和成熟的节细胞组成，节细胞呈灶状或小巢状不规则分布于神经瘤性间质（schwannian stroma）中。神经母细胞成分与节细胞神经瘤成分之间界限清楚。肿瘤预后主要取决于肿瘤分化程度，分化较差者类似神经母细胞瘤，分化较好者类似节细胞神经瘤。

（4）节细胞神经瘤：节细胞神经瘤（ganglioneuroma）是一种由相对成熟的节细胞和神经纤维组成的良性肿瘤。多发生于 10 岁以上儿童和成人。是交感神经系统最常见的肿瘤，最常发生于后纵隔。临床上常表现为大肿块，CT 显示密度肿块影，肿瘤内血管少。大体为肿瘤边界清楚，有完整包膜，肿瘤大小可达 10cm 以上。切面灰白或灰黄色，质地软或质韧。镜下主要为成熟节细胞和神经瘤性间质构成，其间可见少量散在分布的分化性

神经母细胞（图 3-2-66）。节细胞呈小簇或小巢状分布，节细胞胞质丰富，呈淡嗜伊红色，有 1～3 个核仁。节细胞神经瘤一般不发生转移，手术可治愈。少数可转化为恶性神经鞘瘤。

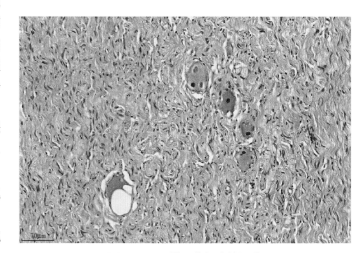

图 3-2-66　纵隔节细胞神经瘤
由成熟的节细胞和神经瘤性间质构成

（5）副神经节瘤：副神经节瘤（paraganglioma）常发生于有化学感受器的部位。约 20% 的纵隔副神经节瘤发生在前上纵隔，少数可见于脊柱旁的后纵隔。发生年龄较大，平均为 46 岁，后纵隔发生年龄较轻，平均为 29 岁。患者大多无症状或出现压迫症状，有些可见色素沉着，有些伴有 Cushing 综合征，也有患者由于肿瘤释放儿茶酚胺而出现高血压或其他症状。因此，也有人将副神经节瘤归为神经内分泌肿瘤中。副神经节瘤的组织学特征为肿瘤细胞被丰富的血窦分隔成巢团、腺泡状结构（图 3-2-67），细胞可有异型性，但核分裂象少见。瘤细胞 Syn 阳性，肿瘤细胞巢周围常见 S-100 阳性的支持细胞（蓝细胞）。

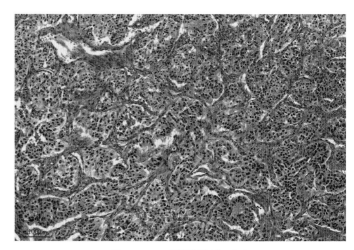

图 3-2-67　纵隔副神经节瘤
肿瘤细胞被丰富的血窦分隔成巢团、腺泡状结构

副神经节瘤的生物行为难以判定,有一半肿瘤呈侵袭性生长,有 55% 和 26% 病例有局部复发或远处转移。

（西安交通大学医学院附属第一医院　张冠军）

第五节　纵隔转移性肿瘤

【定义】　纵隔以外的各类肿瘤经淋巴道或血行转移到纵隔内并继续生长,形成与原发部位相同类型的肿瘤,称之为纵隔转移性肿瘤。事实上,临近纵隔的器官和组织发生的肿瘤（肺癌、间皮瘤、食管癌等）也可通过直接蔓延的方式浸润到纵隔内[143]。

纵隔肿瘤包括了纵隔原发和转移性的肿瘤。由于纵隔内的组织和器官较多,其胎生来源复杂,致使纵隔原发性肿瘤的种类繁多。但与纵隔原发性肿瘤相比,纵隔内转移性肿瘤则更为多见[144, 145],其中最为常见的是肺癌转移到纵隔淋巴结;其次也可来源于乳腺（病例 1）、甲状腺、鼻咽、喉、前列腺（病例 2）、卵巢等部位的癌,少见的还有肾癌和腮腺的腺样囊腺癌（病例 3~4）,甚至副节瘤（病例 5）。食管、胸膜、胸壁、脊柱或气管的肿瘤可直接蔓延至纵隔。而恶性黑色素瘤及各种肉瘤（滑膜肉瘤、GIST、脂肪肉瘤、纤维肉瘤、骨肉瘤、横纹肌肉瘤、脂肪肉瘤、未分化肉瘤等）都可以转移至纵隔,但比较少见。

存在纵隔外恶性肿瘤病史的患者,可以根据其发病的先后、组织学形态和细胞免疫表型等做出纵隔转移性肿瘤的诊断;而那些缺少病史或纵隔外虽存在肿块,但却尚未明确其病理诊断的病例,单凭其临床表现、影像学及病理改变,则难以确定是纵隔原发还是转移性纵隔肿瘤,因为纵隔内几乎可以发生任何一种类型的肿瘤。一般来说,肺腺癌的纵隔转移应用免疫组化是可以鉴别开的,而转移性鳞状细胞癌和淋巴上皮瘤样癌与纵隔原发癌的鉴别则存在一定困难（表 3-2-4）,因为纵隔原发相应的癌也并不都表达 CD_5,甚至缺少进行鉴别的免疫标记,尤其

是转移性神经内分泌癌与原发性癌的鉴别就更加困难,TTF-1 染色对于鉴别高级别的神经内分泌癌的转移或原发是否有意义尚不可而知。

表 3-2-4　纵隔转移性鳞癌和淋巴上皮瘤样癌与胸腺原发的区别

肿瘤	胸腺原发	肺或头颈转移至纵隔
鳞状细胞癌、基底细胞癌、淋巴上皮瘤样癌	多呈分叶状生长	罕见分叶状生长
	常见血管周间隙	罕见血管周间隙
	约一半病例表达 CD_5、CD_{117}、CD_{70}	不表达 CD_5、CD_{117}、CD_{70}

总体而言,约 50% 的纵隔恶性肿瘤可以通过形态和免疫组化特点确定为纵隔胸腺起源,余下病例则需要结合临床资料帮助确诊。多数转移瘤位于（至少最初位于）纵隔淋巴结,且通常以中纵隔为中心（多数淋巴结位于此处）,周围尚可见残余淋巴结成分,该特点可以帮助鉴别。另外胸腺原发癌的一些遗传学特点也可以帮助鉴别其他部位尤其肺和头颈部位来源的癌。

附:纵隔转移性肿瘤病例

病例 1.　女性 48 岁,6 年前有乳腺浸润性小叶癌病史。现出现前纵隔占位,随穿刺活检。组织学改变（图 3-2-68 A）,组织免疫组织化学检测结果:ER、PR、HER-2 及 GATA3（图 3-2-68 B）均呈阳性表达。诊断:纵隔转移性乳腺小叶癌。

病例 2.　男性 56 岁,以发现前纵隔占位为首发症状就诊,随穿刺活检（图 3-2-69 A）,免疫组织化学检测结果:CK、PSA、PSAP（图 3-2-69 B）均呈阳性表达。提示前列腺癌转移可能。进一步检查发现前列腺占位,再穿刺明确诊断为前列腺癌。

病例 3.　男性 63 岁,13 年前有肾癌病史,具体分型不详。现出现前纵隔占位,穿刺活检（图 3-2-70 A）。组织免疫组织化学检测结果:CD_{10}、PAX2、RCC、Vimentin、TFE3

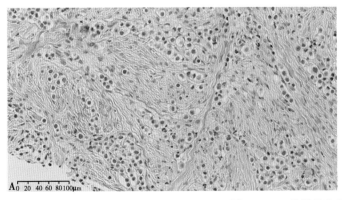

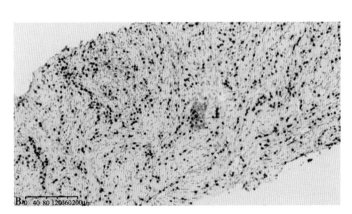

图 3-2-68　纵隔转移性乳腺小叶癌（穿刺活检）

癌细胞散在分布于间质当中,浆嗜酸性,核浓染,异型性明显（A）;GATA3 强阳性表达（B）

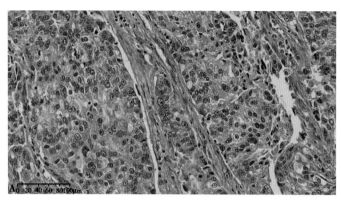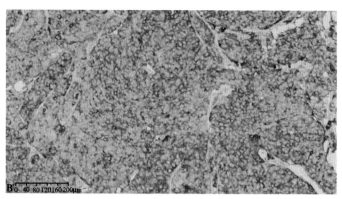

图 3-2-69　纵隔转移性前列腺癌（穿刺活检）

癌细胞呈实性排列，大小较为一致，胞质空亮，核仁明显（A）；PSAP 强阳性（B）

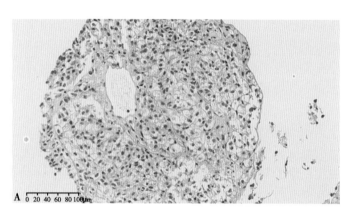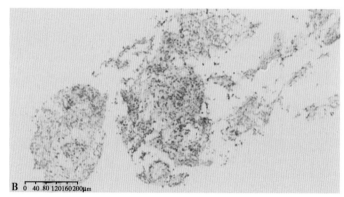

图 3-2-70　纵隔转移性 XP11.2 相关肾细胞癌

癌细胞呈不明显的巢状分布，期间少量的间质，血管丰富（A）；TFE3 强阳性（B）

均呈阳性表达，而 CA9 呈局灶阳性表达，最终诊断：纵隔转移性 XP11.2 相关肾细胞癌。

病例 4. 男性 47 岁，4 年前有腮腺腺样囊性癌病史。现前纵隔占位，穿刺活检（图 3-2-71 A）。组织免疫组织化学检测结果：CD_{117} 阳性表达，CK7 与 Calponin 和 p63 分别表达于不同的细胞。最终诊断：纵隔转移性腺样囊性癌。

病例 5. 女性 50 岁，自诉 4 年前曾因颈部占位病史，于某医院住院术后治疗，病理诊断为化学感受器瘤。现右纵隔占位，穿刺活检（图 3-2-72 A），免疫组织化学检测结果：S-100 支持细胞阳性，CgA、CD56、Syn 阳性（图 3-2-71 B），Inhibin-α 灶状阳性。诊断为副节瘤（恶性生物学行为）。

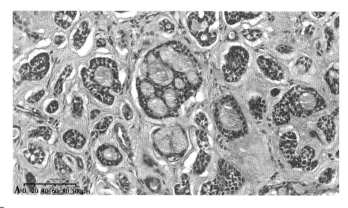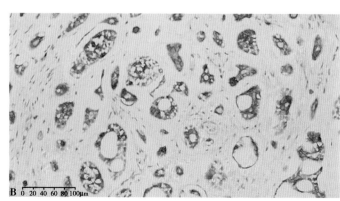

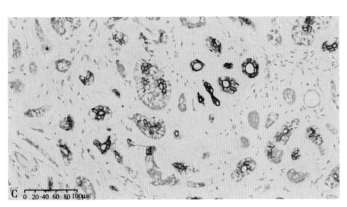
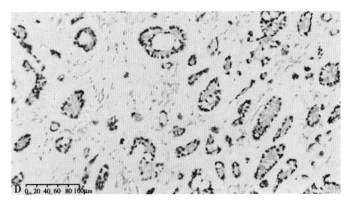

图 3-2-71 纵隔转移性腺样囊性癌

癌细胞小呈实性或筛状排列，囊腔内见嗜碱性的分泌物，高倍镜下见有两种细胞构成（A）；CD117 上皮细胞均呈阳性（B）；CK7 腺上皮细胞呈阳性（C）；P63 肌上皮细胞均呈阳性（D）

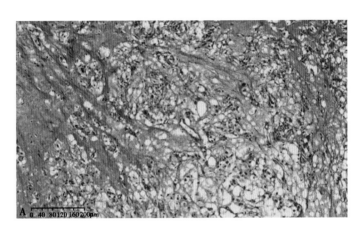

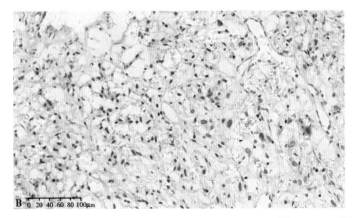
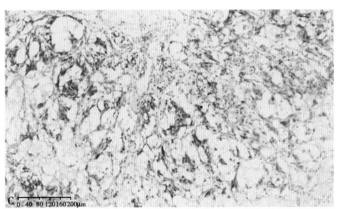

图 3-2-72 纵隔转移性副节瘤

瘤细胞呈小的巢团状，间质内血管丰富（A）；S-100 支持细胞阳性（B）；瘤细胞 CgA 阳性（C）

（郑州大学医学院附属第一医院 李晟磊）

参 考 文 献

1. Stacey E. Mills. Histopathology for pathologists. 3rd ed. Philadelphia：Lippincott Williams & Wilkins，a Wolters Kluwer business，2007.

2. Comstock JM，Furtado LV，Bryson S，et al. Diagnostic Pathology-Fetal Histology. Salt Lake City：Amirsys，2013.

3. Detterbeck FC，Moran C，Huang J，et al. Which way is up? Policies and procedures for surgeons and pathologists regarding resection specimens of thymicmalignancy. J Thorac Oncol，2011，6（7）：S1730-S1738.

4. Travis WD，Brambilla E，Muller-Hermelink HK，et al. Pathology & Genetics of Tumors of the Lung, Pleura, Thymus and Heart. Lyon：IARC，2004.

5. Travis WD，Brambilla E，Burke AP，et al. WHO Classification of Tumors of the Lung，Pleura，Thymus and Heart. Lyon：IARC，2015.

6. Marx A，Strobel P，Badve SS，et al. ITMIG Consensus Statement on the Use of the WHO Histological Classification of Thymoma and Thymic Carcinoma：Refined Definitions，HistologicalCriteria，and Reporting. Journal of Thoracic Oncology，2014，9（5）：596-611.

7. Marx A，Chan JK，Coindre JM，et al. The 2015 World Health Organization Classification of Tumors of the Thymus Continuity and Changes. J Thorac Oncol，2015，10：1383-1395.

8. Chen G，Marx A，Chen WH，et al. New WHO Histologic Classification Predicts Prognosis of Thymic Epithelial Tumors-A Clinicopathologic Study of 200 Thymoma Cases from China. Cancer，2002，95（2）：420-429.

9. Weis CA，Yao X，Deng Y，et al. The impact of thymoma histology on prognosis in worldwide database. J Thorac Oncol，2015，10：367-372.

10. Zhu L，Zhang J，Marx A，et al. Clinicopathological analysis of 241 thymic epithelial tumors-experience in the Shanghai Chest Hospital from 1997-2004. J Thorac Dis，2016，8（4）：718-726.

11. Petrini I，Meltzer PS，Kim IK，et al. A specific missense mutation in GTF2I occurs at high frequency in thymic epithelial tumors. Nat Genet，2014，46（8）：844-849.

12. Jain RK，Mehta RJ，Henley JD，et al. WHO type A and AB thymoma：not always benign. Mod Pathol，2010，23：1641-1649.

13. Weissferdt A，Moran CA. Micronodular thymic carcinoma with lymphoid hyperplasia：a clinicopathological and immunohistochemical study of five cases. Modern Pathology，2012，25：993-999.

14. Cheuk W，Tsang WY，Chan JK. Microthymoma definition of the entity and distinction from nodular hyperplasia of the thymic epithelium（so-called microscopic thymoma）. Am J Surg Pathol，2005，29：415-419.

15. Tajima S，Yanagiya M，Sato M，et al. Metaplastic thymoma with myasthenia gravis presumably caused by an accumulation of intratumoral immature T cells：a case report. Int J Clin Exp Pathol，2015，8（11）：15375-15380.

16. 张杰. 胸腺肿瘤病理学诊断图谱. 上海：上海科学技术出版社，2016.

17. Moran CA，Suster S. "Ancient"（sclerosing）thymomas：a clinicopathologic study of 10 cases. Am J Clin Pathol，2004，121（6）：867-871.

18. Zhao Y，Zhao H，Hu D，et al. Surgical treatment and progonosis of thymic squamous carcinoma：a retrospective analysis of 105 cases. Ann Thorac Surg，2013，96：1019-1024.

19. Weissferdt A，Moran CA. Thymic carcinoma，part 2：a clinicopathologic correlation of 33 cases with a proposed staging system. Am J Clin Pathol，2013，138：115-121.

20. Weksler B，Dhupar R，Parikh V，et al. Thymic carcinoma：a multivariate analysis of factors predictive of survival in 290 patients. Ann Thorac Surg，2013，95：299-303.

21. Weissferdt A，Moran CA. Thymic carcinoma，part 1：a clinicopathologic and immunohistochemical study of 65 cases. Am J Clin Pathol，2013，138：103-114.

22. Asirvatham JR，Esposito MJ，Bhuiya TA. Role of PAX-8，CD5 and CD117 in distinguishing thymic carcinoma from poorly differentiated lung carcinoma. Mol Morphol，2014，22：372-376.

23. Lauriola L，Erlandson RA，Rosai J. Neuroendocrine differentiation is a common feature of thymic carcinoma. Am J Surg Pathol，1998，22：1059-1066.

24. Palmieri G，Marino M，Buonerba C. Imatinibmesylate in thymic epithelial malignancies. Cancer Chemother Pharmacol，2012，69：309-315.

25. Hirabayashi H，Fujii Y，Sakaguchi M，et al. p16INK4，pRB，p53 and cyclinD1 expression and hypermethylation of CDKN2 gene in thymoma and thymic carcinoma. Int J Cancer，1997，73：639-644.

26. Weissferdt A，Wistuba II，Moran CA. Molecular aspects of thymic carcinoma. Lung Cancer，2012，78：127-132.

27. Petrini I，Meltzer PS，Kim IK，et al. A specific missense mutation in GTE2I occurs at high frequency in thymic epithelial tumors. Nat Genet，2014，46：844-849.

28. Allan BJ，Thorson CM，Davis JS，et al. An analysis of 73 cases of pediatric malignant tumors of thymus. J Surg Res，2013，184：397-403.

29. Suster S，Rosai J. Thymic carcinoma：A clinicopathologic study of 60 cases. Cancer，1991，67：1025-1032.

30. Ahmad U，Yao X，Ruffini E，et al. Outcomes of Thymic Carcinoma：A Joint Analysis of the international Thymic Maligancy Interest Group and European Society of Thoracic Surgeons Databases. J Thorac Cardiovasc Surg，2014，149：95-101.

31. Brown JG，Familiari U，Papotti M，et al. Thymicbasaloid carcinoma：a clinicopathologic study of 12 cases，with a general discussion of basaloid carcinoma and its relationship with adenoid cystic carcinoma. Am J Surg Pathol，2009，33：1113-1124.

32. Iezzoni JC，Nass LB. Thymicbasaloid carcinoma：a case report and review of the literature. Mod Pathol，1996，9：21-25.

33. Hsueh C，Kuo TT，Tsang NM，et al. Thymic lymphoepithelioma like carcinoma in children：clinicopathologic features and molecular analysis. J Pediatr Hematol Oncol，2006，28：785-790.

34. Iezzoni JC，Gaffey MJ，Weiss LM. The role of Epstein-Barr virus in lymphoepithelioma-like carcinomas. Am J Clin Pathol，1995，103：308-315.

35. Koppula BR，Pipavath S，Lewis DH. Epstein-Barr virus（EBV）associated with paraneoplastic syndrome of polymyositis：a rare

tumor with rare association. Clin Nucl Med，2009，34：686-688.

36. Chen PC，Pan CC，Yang AH，et al. Detection of Epstein-Barr virus genome within thymic epithelial tumors in Taiwanese patients by nested PCR，PCR in situ hybridization，and RNA in situ hybridization. J Pathol，2002，197：684-688.

37. Hartmann CA，Roth C，Minck C. Thymic carcinoma: report of five cases and review of the literature. J Cancer Res Clin Oncol，1990，116：69-82.

38. Nonaka D，Klimstra D，Rosai J. Thymic mucoepidermoid carcinomas: a clinicopathologic study of 10 cases and review of the literature. Am J Surg Pathol，2004，28：1526-1531.

39. Moran CA，Suster S. Mucoepidermoid carcinomas of the thymus. A clinicopathologic study of six cases. Am J Surg Pathol，1995，19：826-834.

40. Roden AC，Erickson-Johnson MR，Yi ES，et al. Analysis of MAML2 rearrangement in mucoepidermoid carcinoma of the thymus. Hum Pathol，2013，44：2799-2805.

41. Suster S. Thymic carcinoma: up-date of current diagnostic criteria and histologic types. Semin Diagn Pathol，2005，22：198-212.

42. Suster S，Moran CA. Spindle cell thymic carcinoma: clinicopathologic and immunohistochemical study of a distinctive variant of primary thymic epithelial neoplasm. Am J Surg Pathol，1999，23：691-700.

43. Okudela K，Nakamura N，Sano J，et al. Thymic carcinosarcoma consisting of squamous cell carcinoma and embryonal rhabdomyosarcomatous components. Report of a case and review of the literature. Pathol Res Pract，2001，197：205-210.

44. KashimaT，Matsushita H，Kuroda M，et al. Biphasic synovial sarcoma of the peritoneal cavity with t（X；18）demonstrated by reverse transcriptase polymerase chain reaction. Pathol Int，1997，47：637-641.

45. Maghbool M，Ramzi M，Nagel I，et al. Primary adenocarcinoma of the thymus: an immunohistochemical and molecular study with review of the literature. BMC Clin Pathol，2013，13（1）：17.

46. Di Tommaso L，Kuhn E，Kurrer M，et al. Thymic tumor with adenoid cystic carcinomalike features: a clinicopathologic study of 4 cases. Am J SurgPathol，2007，31：1161-1167.

47. Abdul-Ghafar J，Yong SJ，Kwon W，et al. Primary thymic mucinous adenocarcinoma: a case report. Korean J Pathol，2012，46：377-381.

48. Sawai T，Inoue Y，Doi S，et al. Tubular adenocarcinoma of the thymus: case report and review of the literature. Int J Surg Pathol，2006，14：243-246.

49. Ra SH，Fishbein MC，Baruch-Oren T，et al. Mucinous adenocarcinoma of the thymus: report of 2 cases and review of the literature. Am J Surg Pathol，2007，31：1330-1336.

50. Takahashi T，Tsuta K，Matsuno Y，et al. Adenocarcinoma of the thymus: mucinous subtype. Hum Pathol，2005，36：219-223.

51. Nonaka D，Rodriguez J，Rollo JL，et al. Undifferentiated large cell carcinoma of the thymus associated with Castleman disease-like reaction: a distinctive type of thymic neoplasm characterized by an indolent behavior. Am J Surg Pathol，2005，29：490-495.

52. Thomas-de-Montpreville V，Ghigna MR，Lacroix L，et al. Thymic carcinomas: clinicopathological study of 37 cases from a single institution. Virchows Arch，2013，462：307-313.

53. Weissferdt A，Moran CA. Anaplastic thymic carcinoma: a clinicopathologic and immunohistochemical study of 6 cases. Hum Pathol，2012，43：874-877.

54. Bauer DE，Mitchell CM，Strait KM，et al. Clinicopathologic features and long-term outcomes of NUT midline carcinoma. Clin Cancer Res，2012，18：5773-5779.

55. French CA，Kutok JL，Faquin WC，et al. Midline carcinoma of children and yong adults with NUT rearrangement. J Clin Oncol，2004，22：4135-4139.

56. Tateyama H，Saito Y，Fujii Y，et al. The spectrum of micronodularthymic epithelial tumours with lymphoid B-cell hyperplasia. Histopathology，2001，38：519-527.

57. Weissferdt A，Kalhor N，Petersson F，et al. Ectopic Hamartomatous Thymoma-New Insights into a Challenging Entity: A Clinicopathologic and Immunohistochemical Study of 9 Cases. Am J Surg Pathol，2016，40（11）：1571-1576.

58. Smith PS，McClure J. Unusual subcutaneous mixed tumour exhibiting adipose，fibroblastic and epithelial components. J Clin-Pathol，1982，35：1074-1077.

59. Jing H，Wang J，Wei H，et al. Ectopichamartomatousthymoma: report of a case and review of literature. Int J Clin Exp Pathol，2015，8（9）：11776-11784.

60. Chan JK，Rosai J. Tumors of the neck showing thymic of related branchial pouch differentiation: a unifying concept. Hum Pathol，1991，22：349-367.

61. Cheuk W，Jacobson AA，Chan JK. Spindle epithelial tumor with thymus-like element（SETTLE）: a distinctive malignant thyroid neoplasm with significant metastatic potential. Mod Pathol，2000，13：1150-1155.

62. Mizukami Y，Kurumaya H，Yamada T，et al. Thymic carcinoma involving the thyroid gland: report of two cases. Hum Pathol，1995，26：576-579.

63. Filosso PL，Yao X，Ahmad U，et al. Outcome of primary neuroendocrine tumors of the thymus: a joint analysis of the International Thymic Malignancy Interest Group and the European Society of Thoracic Surgeons databases. J Thorac Cardiovasc Surg，2015，149：103-109.

64. Yukio Shimosato，Kiyoshi Mukai，Yoshihiro Matsuno. Tumors of the mediastinum. AFIP atlas of tumor pathology. Series 4. Thymic

neuroendocrine carcinomas. New York，Springer，2010.

65. Lausi PO，Refai M，Filosso PL，et al. Thymic neuroendocrine tumors. Thorac Surg Clin，2014，24（3）：327-332.

66. Travis WD，Brambilla E，Burke AP. Neuroendocrine tumours，WHO Classification of tumours of the lung，pleura，thymus and heart. 4th Edition. Lyon：International Agency for Research on Cancer，2015.

67. Travis WD，Brambilla E，Muller-Hermelink HK，et al. Neuroendocrine tumours，WHO Classification of tumours of the lung，pleura，thymus and heart. International Agency for Research on Cancer 3 Edition 2004.

68. 孟宇宏，张建中，译. 肺、胸膜、胸腺及心脏肿瘤病理学及遗传学. 北京：人民卫生出版社出版，2006.

69. Litvak A，Pietanza C. Bronchial and Thymic Carcinoid Tumors. Hematol Oncol Clin N Am，2016，30（1）：83-102.

70. Juan Rosai. Rosai Ackerman. 外科病理学. 第 10 版. 郑杰，译. 北京：北京大学医学出版社，2014.

71. McKenney JK，Heerema-McKenney A，Rouse RV，et al. Extragonadal Germ Cell Tumors：A Review with Emphasis on Pathologic Features，Clinical Prognostic Variables，and Differential Diagnostic Considerations. Adv Anat Pathol，2007，14（2）：69-92.

72. Weissferdt A，Moran CA. Mediastinal seminoma with florid follicular lymphoid hyperplasia：a clinicopathological and immunohistochemical study of six cases. Virchows Arch，2015，466（2）：209-215.

73. Weissferdt A，Rodriguez-Canales J，Liu H，et al. Primary mediastinal seminomas：a comprehensive immunohistochemical study with a focus on novel markers. Hum Pathol，2015，46（3）：376-383.

74. Sayapina MS，Savelov NA，Karseladze AI，et al. Nuclear Protein of the Testis Midline Carcinoma Masquerading as a Primary MediastinalSeminoma. Rare Tumors，2016，8（2）：6241.

75. Gökmen-Polar Y，Cano OD，Kesler KA，et al. NUT midline carcinomas in the thymic region. Mod Pathol，2014，27（12）：1649-1656.

76. Xiao GQ，Li F，Unger PD，et al. ZBTB：a novel sensitive and specific biomarker for yolk sac tumor. Mod Pathol，2016，29（6）：591-598.

77. Shields TW，LoCicero J，Reed CE，et al. General Thoracic Surgery. 7th ed. Philadelphia：Lippincott Williams & Wilkins，2009.

78. Lister TA，Crowther D，Sutcliffe SB，et al. Report of a committee convened to discuss the evaluation and staging of patients with Hodgkin's disease：Cotswolds meeting. J Clin Oncol，1989，7：1630-1636.

79. Swerdlow SH，Campo E，Harris NL，et al. WHO Classification of Tumours of Haematopoietic and Lymphoid Tissues. 4th ed. Lyon：IARC，2008.

80. Goldin LR，Pfeiffer RM，Gridley G，et al. Familial aggregation of Hodgkin lymphoma and related tumors，2004，100（9）：1902-1908.

81. Hoppe RT，Advani RH，Ai WZ，et al. Hodgkin lymphoma. J Natl Compr Canc Netw，2011，9：1020-1058.

82. Huang X，Kushekhar K，Nolte I，et al. HLA associations in classical Hodgkinlymphoma：EBV status matters. PLoS ONE，2012，7：e39986.

83. Lister TA，Crowther D，Sutcliffe SB，et al. Report of a committee convened to discuss the evaluation and staging of patients with Hodgkin's disease：Cotswolds meeting. J Clin Oncol，1989，7：1630-1636.

84. Eberle FC，Mani H，Jaffe ES. Histopathology of Hodgkin's lymphoma. Cancer J，2009，15：129-137.

85. MacLennan KA，Bennett MH，Tu A，et al. Relationship of histopathologic featuresto survival and relapse in nodular sclerosing Hodgkin's disease. A study of 1659 patients. Cancer，1989，64：1686-1693.

86. Venkataraman G，Song JY，Tzankov A，et al. Aberrant T-cell antigen expression inclassical Hodgkin lymphoma is associated with decreased event-free survival and overall survival. Blood，2013，121：1795-1804.

87. Traverse-Glehen A，Pittaluga S，Gaulard P，et al. Mediastinal gray zone lymphoma：the missing link between classic Hodgkin's lymphoma and mediastinal large B-cell lymphoma. Am J Surg Pathol，2005，29：1411-1421.

88. Vassallo J，Lamant L，Brugieres L，et al. ALK-positive anaplastic large cell lymphoma mimicking nodular sclerosis Hodgkin's lymphoma：report of 10 cases. Am J Surg Pathol，2006，30：223-229.

89. Saarinen S，Kaasinen E，Karjalainen-Lindsberg ML，et al. Primary mediastinallarge B-cell lymphoma segregating in a family：exome sequencing identifies MLL as a candidate predisposition gene. Blood，2013，121：3428-3430.

90. Kanavaros P，Gaulard P，Charlotte F，et al. Discordant expression of immunoglobulin and its associated molecule mb-1/CD79a is frequently found in mediastinal largeB cell lymphomas. Am J Pathol，1995，146：735-741.

91. Higgins JP，Warnke RA. CD30 expression is common in mediastinal large B-cell lymphoma. Am J Clin Pathol，1999，112：241-247.

92. Calaminici M，Piper K，Lee AM，et al. CD23 expression in mediastinal large B-cell lymphomas. Histopathology，2004，45：619-624.

93. Copie-Bergman C，Gaulard P，Maouche-Chretien L，et al. The MAL gene isexpressed in primary mediastinal large B-cell lymphoma. Blood，1999，94：3567-3575.

94. Kondratiev S，Duraisamy S，Unitt CL，et al. Aberrant expression of the dendriticcell marker TNFAIP2 by the malignant cells of Hodgkin lymphoma and primary mediastinallarge B-cell lymphoma distinguishes these tumor types from morphologically and phenotypicallysimilar lymphomas. Am J Surg Pathol，2011，35：1531-1539.

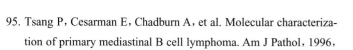

95. Tsang P，Cesarman E，Chadburn A，et al. Molecular characterization of primary mediastinal B cell lymphoma. Am J Pathol，1996，148：2017-2025.

96. Steidl C，Shah SP，Woolcock BW，et al. MHC class II transactivator CIITA is arecurrent gene fusion partner in lymphoid cancers. Nature，2011，471：377-381.

97. Schmitz R，Hansmann ML，Bohle V，et al. TNFAIP3（A20）is a tumor suppressor gene in Hodgkin lymphoma and primary mediastinal B cell lymphoma. J Exp Med，2009，206：981-989.

98. Strobel P，Marino M，Feuchtenberger M，et al. Micronodularthymoma：anepithelial tumour with abnormal chemokine expression setting the stage for lymphoma development. J Pathol，2005，207：72-82.

99. Lorsbach RB，Pinkus GS，ShahsafaeiA，et al. Primary marginal zone lymphoma of the thymus. Am J Clin Pathol，2000，113：784-791.

100. Parrens M，Dubus P，Danjoux M，et al. Mucosa-associated lymphoid tissue ofthe thymus hyperplasia vs lymphoma. Am J Clin Pathol，2002，117：51-56.

101. Takagi N，Nakamura S，Yamamoto K，et al. Malignant lymphoma of mucosa-associated lymphoid tissue arising in the thymus of a patient with Sjogren's syndrome. A morphologic，phenotypic and genotypic study. Cancer，1992，69：1347-1355.

102. Harigae H，Ichinohasama R，Miura I，et al. Primary marginal zone lymphomaof the thymus accompanied by chromosomal anomaly 46，X，dup（X）(p11p22). Cancer Genet Cytogenet，2002，133：142-147.

103. Kominato S，Nakayama T，Sato F，et al. Characterization of chromosomal aberrations in thymic MALT lymphoma. Pathol Int，2012，62：93-98.

104. Go H，Cho HJ，Paik JH，et al. Thymicextranodal marginal zone B-cell lymphomaof mucosa-associated lymphoid tissue：a clinicopathological and genetic analysis of six cases. Leuk Lymphoma，2011，52：2276-2283.

105. Jones LT. The lacrimal secretory system and its treatment. J All India Ophthalmol Soc，1966，14：191-196.

106. Traverse-Glehen A，Pittaluga S，Gaulard P，et al. Mediastinal gray zone lymphoma：the missing link between classic Hodgkin's lymphoma and mediastinal large B-cell lymphoma. Am J Surg Pathol，2005，29：1411-1421.

107. Steidl C，Gascoyne RD. The molecular pathogenesis of primary mediastinallarge B-cell lymphoma. Blood，2011，118：2659-2669.

108. Eberle FC，Rodriguez-Canales J，Wei L，et al. Methylation profiling of mediastinalgray zone lymphoma reveals a distinctive signature with elements shared by classical Hodgkin'slymphoma and primary mediastinal large B-cell lymphoma. Haematologica，2011，96：558-566.

109. Swerdlow SH，Campo E，Harris NL，et al. WHO Classification of Tumours of Haematopoietic and Lymphoid Tissues. 4th ed. Lyon：IARC，2008.

110. Toren A，Ben-Bassat I，Rechavi G. Infectious agents and environmental factors in lymphoid malignancies. Blood Rev，1996，10：89-94.

111. Inhorn RC，Aster JC，Roach SA，et al. A syndrome of lymphoblastic lymphoma，eosinophilia，and myeloid hyperplasia/malignancy associated with t（8；13）(p11；q11)：description of a distinctive clinicopathologic entity. Blood，1995，85：1881-1887.

112. Chan JK，Sin VC，Wong KF，et al. Nonnasal lymphoma expressing the natural killer cell marker CD56：a clinicopathologic study of 49 cases of an uncommon aggressive neoplasm. Blood，1997，89：4501-4513.

113. Bonn BR，Rohde M，Zimmermann M，et al. Incidence and prognostic relevance of genetic variations in T-cell lymphoblastic lymphoma in childhood and adolescence. Blood，2013，121：3153-3160.

114. Uyttebroeck A，Vanhentenrijk V，Hagemeijer A，et al. Is there a difference inchildhood T-cell acute lymphoblastic leukaemia and T-cell lymphoblastic lymphoma? Leuk Lymphoma，2007，48：1745-1754.

115. Stein H，Foss HD，Durkop H，et al. CD30（+）anaplastic large cell lymphoma：a review of its histopathologic，genetic，and clinical features. Blood，2000，96：3681-3695.

116. Drexler HG，Gignac SM，von Wasielewski R，et al. Pathobiology of NPM-ALK and variant fusion genes in anaplastic large cell lymphoma and other lymphomas. Leukemia，2000，14（9）：1533-1559.

117. Sibon D，Fournier M，Briere J，et al. Long-term outcome of adults with systemicanaplastic large-cell lymphoma treated within the Grouped'Etude des Lymphomes de l'Adulte trials. J Clin Oncol，2012，30：3939-3946.

118. Swerdlow SH，Campo E，Harris NL，et al. WHO Classification of Tumours of Haematopoietic and Lymphoid Tissues. 4th ed. Lyon：IARC，2008.

119. Kruczynski A，Delsol G，Laurent C，et al. Anaplastic lymphoma kinase as atherapeutic target. Expert OpinTher Targets，2012，16：1127-1138.

120. Haroche J，Cohen-Aubart F，Emile JF，et al. Dramatic efficacy of vemurafenibin both multisystemic and refractory Erdheim-Chester disease and Langerhans cell histiocytosisharboring the BRAF V600E mutation. Blood，2013，121：1495-1500.

121. Ducassou S，Seyrig F，Thomas C，et al. Thymus and mediastinal node involvementin childhood Langerhans cell histiocytosis：long-term follow-up from the French national cohort. Pediatr Blood Cancer，2013，60：1759-1765.

122. Pileri SA，Grogan TM，Harris NL，et al. Tumours of histiocytes and accessory dendritic cells: an immunohistochemical approach to classification from the International Lymphoma Study Group based on 61 cases. Histopathology，2002，41: 1-29.

123. Kamel OW，Gocke CD，Kell DL，et al. True histiocytic lymphoma: a study of 12 cases based on current definition. Leuk Lymphoma，1995，18: 81-86.

124. Feldman AL，Arber DA，Pittaluga S，et al. Clonally related follicular lymphomas and histiocytic/dendritic cell sarcomas: evidence for transdifferentiation of the follicular lymphoma clone. Blood，2008，111: 5433-5439.

125. Saygin C，Uzunaslan D，Ozguroglu M，et al. Dendritic cell sarcoma: a pooled analysis including 462 cases with presentation of our case series. Crit Rev Oncol Hematol，2013，88: 253-271.

126. Perez-Ordonez B，Erlandson RA，Rosai J. Follicular dendritic cell tumor: report of 13 additional cases of a distinctive entity. Am J Surg Pathol，1996，20: 944-955.

127. Vermi W，Giurisato E，Lonardi S，et al. Ligand-dependent activation of EGFR in follicular dendritic cells sarcoma is sustained by local production of cognate ligands. Clin Cancer Res，2013，19: 5027-5038.

128. Chen W，Lau SK，Fong D，et al. High frequency of clonal immunoglobulin receptor gene rearrangements in sporadic histiocytic/dendritic cell sarcomas. Am J Surg Pathol，2009，33: 863-873.

129. Feltkamp CA，van Heerde P，Feltkamp- Vroom TM，et al. A malignant tumor arising from interdigitating cells; light microscopical，ultrastructural，immuno-and enzyme- histochemical characteristics. Virchows Arch A Pathol Anat Histol，1981，393: 183-192.

130. Doglioni C，Dell'Orto P，Zanetti G，et al. Cytokeratin-immunoreactive cells of human lymph nodes and spleen in normal and pathological conditions. An immunocytochemical study. Virchows Arch A Pathol Anat Histopathol，1990，416: 479-490.

131. Gould VE，Bloom KJ，Franke WW，et al. Increased numbers of cytokeratin-positive interstitial reticulum cells (CIRC) in reactive，inflammatory and neoplastic lymphadenopathies: hyperplasia or induced expression? Virchows Arch，1995，425: 617-629.

132. Chan AC，Serrano-Olmo J，Erlandson RA，et al. Cytokeratin-positive malignant tumors with reticulum cell morphology: a subtype of fibroblastic reticulum cell neoplasm? Am J Surg Pathol，2000，24: 107-116.

133. Schuerfeld K，Lazzi S，De Santi MM，et al. Cytokeratin-positive interstitial cell neoplasm: a case report and classification issues. Histopathology，2003，43: 491-494.

134. Chen M，Agrawal R，Nasseri-Nik N，et al. Indeterminate cell tumor of the spleen. Hum Pathol，2012，43: 307-311.

135. Dillon KM，Hill CM，Cameron CH，et al. Mediastinal mixed dendritic cell sarcoma with hybrid features. J Clin Pathol，2002，55: 791-794.

136. Rieker RJ，Schirmacher P，Schnabel PA，et al. Thymolipoma. A report of nine cases，with emphasis on its association with myasthenia gravis. Surg Today，2010，40: 132-136.

137. Hudacko R，Aviv H，Langenfeld J，et al. Thymolipoma: clues to pathogenesis revealed by cytogenetics. Ann Diagn Pathol，2009，13: 185-188.

138. Binh MB，Sastre-Garau X，Guillou L，et al. MDM2 and CDK4 immunostainings are useful adjuncts in diagnosing well-differentiated and dedifferentiated liposarcoma subtypes: a comparative analysis of 559 soft tissue neoplasms with genetic data. Am J Surg Pathol，2005，29: 1340-1347.

139. Doyle LA，Fletche CD. Predicting behavior of solitary fibrous tumor: are we getting closer to more accurate risk assessment? Ann Surg Oncol，2013，20: 4055-4056.

140. Doyle LA，Vivero M，Fletcher CD，et al. Nuclear expression of STAT6 distinguishes solitary fibrous tumor from histologic mimics Mod Pathol，2014，27: 390-395.

141. Weissferdt A，Kalhor N，Suster S，et al. Primary angiosarcomas of the anterior mediastinum: a clinicopathologic and immunohistochemical study of 9 cases. Hum Pathol，2010，41: 1711-1717.

142. Marchevsky AM. Mediastinal tumors of peripheral nervous system origin. Semin Diagn Pathol，1999，16: 65-78.

143. Owens C，Irwin M. Neuroblastoma: the impact of biology and cooperation leading to personalized treatments. Crit Rev Clin Lab Sci，2012，49: 85-115.

144. Travis WD，Brambilla E，Burke AP，et al. WHO classification of tumours of the lung，pleura，thymus and heart. 4thed. Lyon: IARC Press，2015.

145. Hasserjian RP，Klimstra DS，Rosai J. Carcinoma of the thymus with clear-cell features. Report of eight cases and review of the literature. Am J Surg Pathol，1995，19(7): 835-841.

146. Park Y，Oster MW，Olarte MR. Prostatic cancer with an unusual presentation: polymyositis and mediastinal adenopathy. Cancer，1981，48(5): 1262-1264.

心 脏 疾 病

第一节 心 包 疾 病

一、心包非肿瘤性疾病

（一）心包（体腔）囊肿

心包囊肿为先天性原发性纵隔囊肿的一种，与胸膜囊肿等同称为间皮囊肿。心包囊肿常附着于心包外壁，有时与心包相通（少见），此时又称心包憩室[1]。心包囊肿影像表现多样，可出现于心包的任何部位，在诊断纵隔囊肿时均应考虑到心包囊肿的可能。

【病理变化】 一般心包囊肿多为单房，少数为多房。镜检见囊壁为结蹄组织，内衬单层间皮细胞，细胞核染色较深，囊壁外层为疏松的纤维结缔组织。心包囊肿一经诊断应该尽早手术治疗。根据囊肿特点选择合适的手术方法是获得良好治疗效果的关键，胸腔镜等微创技术适合于心包囊肿的治疗。

（二）心包炎

急性非特异性心包炎和急性化脓性心包炎几乎不需要进行心包活检，仅通过心包积液的检查（包括脱落细胞学）并结合临床就可以作出明确的诊断。少数慢性非特异性心包炎、结核性心包炎和结节病性心包炎的病例则需要进行心包的组织活检才能明确诊断。各型慢性心包炎在炎症反复刺激作用下，可因脏层壁层的摩擦而使渗出的纤维蛋白原变成纤维素，机化后形成"缩窄性心包炎"，钙化后形成"盔甲心"[2]。

【病理变化】 由于结核性心包炎与结节病性心包炎在治疗原则上有着明显的不同，故需要进行鉴别。结核性心包炎多伴有明显坏死的结核结节和钙化（图 3-3-1）。结节病性心包炎常形成弥漫性、小而相对一致的肉芽肿，其肉芽肿的特点是"聚集"但"融而不合"（图 3-3-2）。

二、心包肿瘤

心包可以发生各类肿瘤，但均少见。除心包间皮源性的多房性间皮包涵囊肿和间皮瘤外，其他各类肿瘤与原发于心脏（肌）者相同，这里仅列举几个具有代表性的肿瘤加以叙述，其余者请参考下一节心脏疾病。

（一）多房性间皮包涵囊肿

心脏原发的多房性间皮包涵囊肿，无论从发病上还是形态特点上，都与腹腔发生的类似。属于良性或者惰

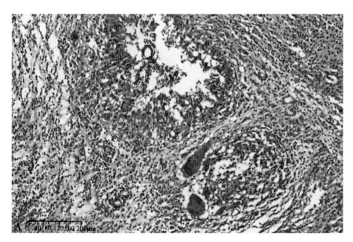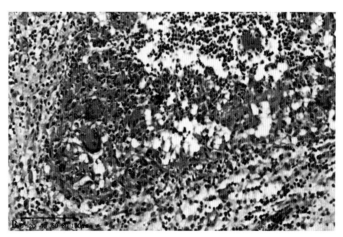

图 3-3-1 结核性心包炎

明显炎性纤维化组织内，可见 2 个具有多核巨细胞的肉芽肿性结节（A）；肉芽肿周围可见大量的淋巴细胞和浆细胞，肉芽肿内除多核巨细胞外，可见坏死（B）

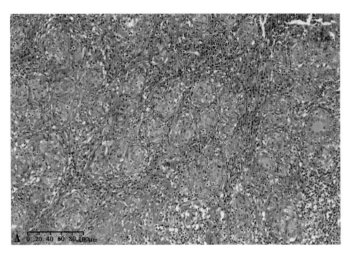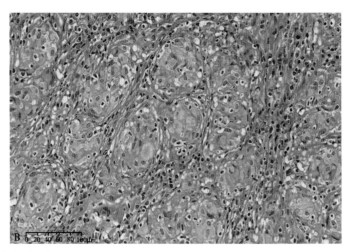

图 3-3-2　结节病性心包炎

密集排列的肉芽肿性结节,结节相对独立(A);结节周围间质较少,可见少量的淋巴细胞,结节有胞质丰富的类上皮细胞组成,可见多核巨细胞,但缺少坏死(B)

性生长的间皮肿瘤范畴,通常多灶性[3]。

【病理变化】　大体为典型的多灶性、多房囊性肿物,大小不一,瘤体边界不清,囊肿从直径几个毫米到 10 余厘米均有,囊内充满清亮液体。镜下:囊壁基本为纤维组织构成,腔内壁被覆单层或 2 层扁平或立方的间皮细胞,无明显异型,偶可见刷状缘,部分病例间皮细胞可呈靴钉或者挂壁样凸向管腔内(图 3-3-3)。

（二）间皮瘤

心包间皮细胞发生的肿瘤。相比腹膜及胸膜,心包间皮瘤的发病率并不算高,大体表现形式也与上述部位类似,可为单发占位性结节或者弥漫粟粒状结节。

【病理变化】　镜下表现多样化,主要分为上皮样、肉瘤样、双向型。上皮样 MM 是最常见的组织学类型,由多角形、卵圆形或者立方形细胞组成,大部分上皮样 MM 细胞学形态很温和,与反应性增生的间皮细胞相似。上皮样 MM 常见的生长方式有管状乳头状、腺泡状(腺样)、腺瘤样(也称为微腺性)以及实性。部分上皮样 MM 表现为成簇的间皮瘤细胞"漂浮"在透明质酸基质中(图 3-3-4),这一显著特征有助于 MM 的诊断。其他不常见的类型包括透明细胞、印戒样、小细胞、横纹肌细胞样、淋巴组织细胞样以及腺样囊性结构。上皮样 MM 的诊断首先要排除良性的反应性间皮细胞增生。肉瘤样 MM 由梭形细胞构成,排列成束状或杂乱分布,通常形成纤维肉瘤样或所谓恶性纤维组织细胞瘤样外观。有时梭形肿瘤细胞成分较少,形态比较温和,间质有明显的致密胶原纤维,形成促纤维组织增生性外观,类似纤维胸膜板,这类肿瘤被称为促纤维组织增生性肉瘤样 MM 或者肉瘤样 MM 的促纤维组织增生亚型。正确诊断该亚型必须获得足够的组织学

样本,小的胸膜活检样本无法与纤维性胸膜炎鉴别。双相型(混合性)MM 指同一肿瘤中具有上皮样和肉瘤样结构,其中每种类型至少占肿瘤的 10%。鉴别诊断包括一些混合性或者双相分化的肿瘤,如滑膜肉瘤和多形性肺癌等[4]。

【免疫组化】　间皮细胞表达 CK、vimentin、CK5/6、WT1、D2-40、CR、HBME-1、EMA、P53、IMP3、GLUT-1等,而 CEA 恒定阴性用于鉴别诊断很有意义,也可以作为一个主要标志物使用。

（三）孤立性纤维性肿瘤

一种具有纤维母细胞形态特征的肿瘤,细胞呈圆形到梭形,伴纤维性基质,常排列成血管外皮瘤样结构。同义词为局限性纤维性肿瘤或血管周细胞瘤。ICD-O 编码为 1,属于中间型或交界性肿瘤。心包的 SFT 非常罕见,多位于心包表面,有的突入心包囊或心肌内,可引起心包炎或心包积液。CT 表现为均质性边界清楚的分叶状肿瘤,典型者坐落于心包之上。MRI 上,T_1 加权像更多见低到中等密度信号,而在 T_2 加权像中,高密度信号呈现更加频繁[5]。

【病理变化】　大体上呈灰白色纤维性肿瘤,质硬,切面漩涡状,罕见有蒂相连。肿块边界呈推挤性,通常累及周围结构不明显。镜下细胞形态温和,呈卵圆形到梭形伴圆形核仁及均匀分布的染色质,丰富区与稀疏区交替存在,细胞间有粗大的绳索样胶原纤维。在心包肿瘤项下,新版独立分出恶性 SFT,ICD-O 编码为 8815/3,其内可见经典型 SFT 的肿瘤区域,当出现不常见的坏死、多形性及核分裂增多,要考虑恶性(图 3-3-5)。肿瘤细胞表达 CD_{34}、bcl-2 及 CD_{99},但并非特异,而 STAT6 核表达具有一定的敏感性及特异性[6]。

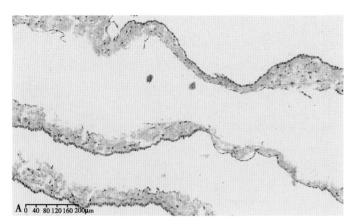

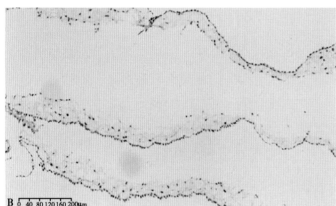

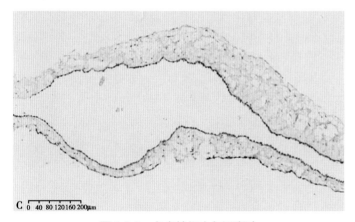

图 3-3-3 多房性间皮包涵囊肿

显示相对纤细的纤维间隔和多房性结构（A）；囊壁内衬单层 CR 及 WT1 阳性的间皮细胞（B、C）

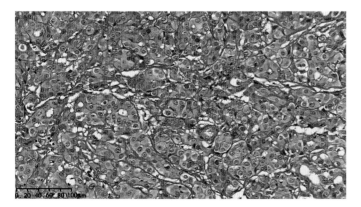

图 3-3-4 心包上皮样恶性间皮瘤

肿瘤细胞呈上皮样，巢团状分布，细胞界限清晰、核仁明显

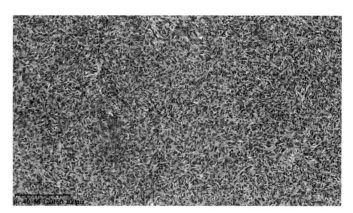

图 3-3-5 心包恶性 SFT

呈卵圆形到梭形伴圆形核仁及均匀分布的染色质，丰富区与稀疏区交替存在，细胞间有粗大的绳索样胶原纤维

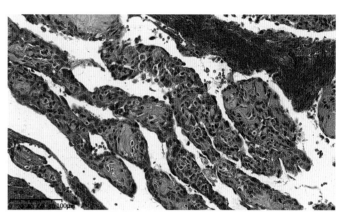

图 3-3-6 心包血管肉瘤

假腺样结构，围成窦隙状或分支状，管腔互相吻合呈迷宫样，内含红细胞

（四）肉瘤

心包可发生各种肉瘤。心包脂肪肉瘤通常发生于靠近心房壁处及心脏表面，易突向纵隔；心包的平滑肌肉瘤与心脏和肺的同名肿瘤密切相关，而罕见多形性未分化肉瘤（UPS）及尤文肉瘤的报道。如同间皮瘤，这些肿瘤浸润可导致心包弥漫性增厚，产生大量的心包积液，故可用细胞学方法进行检查和诊断。

（1）血管肉瘤（angiosarcoma）：新版 WHO 在心包的肉瘤项下主要列举了血管肉瘤和滑膜肉瘤（synovial sarcoma），血管肉瘤也是心脏肉瘤中最多见的肉瘤，可累及心包，难以与心包原发性者鉴别。

【病理变化】 镜下通常为高～中分化，组织学表现为不规则假腺样结构，围成窦隙状或分支状，管腔互相吻合呈迷宫样，内含红细胞，内衬的多形性细胞核分裂多见；少数分化较差者呈实性片层状生长或条索状排列（图 3-3-6），或主要由间变的梭形细胞构成，难见管腔或仅见胞质内空泡,单个细胞具有上皮样特征,类似 UPS。上皮样变异型以圆形细胞伴丰富的胞质为特点,但不常见。免疫组化表达特征性标记物 ERG、CD$_{31}$ 及 Fli-1,部分病例表达 CD$_{34}$[7]。

新版 WHO 中虽然删除了心包上皮样血管内皮瘤,将其纳入到心脏血管肉瘤项下叙述。作为一种非常独特的组织学亚型,与肺及软组织的同名肿瘤一样,上皮样血管内皮瘤由圆形或卵圆形,短链样或实性巢状的上皮样细胞构成,形成小的细胞间管腔,浸润血管平滑肌。除了表达上皮性标记物如 CK7 及 CK18 外,比上皮样血管肉瘤更多表达 FⅧa。由此可见,心包发生的上皮样血管内皮瘤尚需与转移性腺癌鉴别,但腺癌不会弥漫性表达 CD$_{31}$、ERG 或 CD$_{34}$[1]。

(2)滑膜肉瘤(synovial sarcoma,SS):是一种不同程度显示上皮样分化的恶性间叶性肿瘤,具有特征性染色体易位 t(X;18)(p11;q11)及其导致的 SS18-SSX 基因融合。心脏的滑膜肉瘤大约 40% 发生在心包。典型的 SS 由类似于癌的上皮样细胞和纤维肉瘤样的梭形细胞以不同比例混合构成,形成双相型(biphasic)结构,而心脏的 SS 以单相型(monophasic)为主,镜下仅呈现形态单一的梭形细胞,呈交织束状排列(图 3-3-7),部分细胞密集区与疏松水肿区交替呈现,细胞胞质少,核小而致密,核仁不明显。而双相变异型上皮样细胞呈巢状或簇状,偶见腺样分支,形成薄壁血管间隙。两型均可不同程度表达 EMA 和 CK。与 UPS 不同,SS 的细胞大小、形态极其一致,密集而重叠,核呈锥形,缺乏多形性。心包间皮瘤多呈弥漫性生长,胞质略丰富,而 SS 易形成界限清楚的孤立性肿瘤,胞质常嗜碱性。而孤立性纤维性肿瘤(solitary fibrous tumors,SFT)的细胞密度相对小,细胞稀疏区域多见,间质胶原呈麻绳状玻璃样变性。

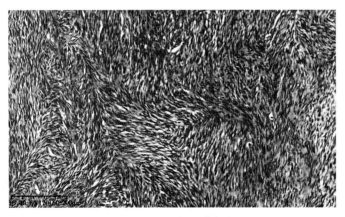

图 3-3-7 心包滑膜肉瘤
交织束状排列,部分细胞密集区与疏松水肿区交替呈现,细胞胞质少,核小而致密,核仁不明显

(五)心包转移性肿瘤

心包转移性肿瘤是指非心包非心脏发生的恶性肿瘤经淋巴道或直接蔓延至心包所致。最常见的心包转移性肿瘤是肺癌,其次是乳腺癌和恶黑,其他原发于胃肠道、肾脏、甲状腺、膀胱、宫颈和胸腺等部位的恶性肿瘤均可发生心包的转移[8]。心包积液的细胞学诊断的敏感性可达 40%~95%。

第二节 心脏疾病

心脏疾病包括了心肌本身、心内膜和心瓣膜的疾病。从性质上说,主要是心脏非肿瘤性疾病和肿瘤性疾病。心脏非肿瘤性疾病包含很多种,而最具有外科病理意义的主要是经心肌活检、心脏瓣膜置换术、冠状动脉旁路移植术及心脏移植等所获取的标本,其中最重要的标本来源当属心包积液的脱落细胞和心肌/心内膜活检。

一、心脏非肿瘤性疾病

发生在心脏的非肿瘤性疾病明显多于肿瘤性疾病,尤其是各种心肌病和心肌炎最为常见。应用心肌/心内膜活检和瓣膜置换术后的心瓣膜,可以作出各类心肌病和心肌炎(包括风湿病性心肌炎)的病理诊断。但这项技术在我国(除一些专科医院外)似乎开展得并不是很好。如要开展这项技术时,从病理的角度要考虑选择正确的固定液和固定的方法,以及用于电镜进行观察的可能(请参考专科相关内容)。

二、心脏肿瘤

心脏原发性肿瘤罕见,但在总人口中的发病率不明。已有的统计学资料是从尸检及外科病理标本中所获得,有重复和统计上的偏差。心脏肿瘤手术率仅占心外科手术的 0.45%~0.85%。心脏肿瘤大致可分为良性先天性肿瘤、良性获得性肿瘤及恶性肿瘤,后者约占 10%。表 3-3-1 列出了心脏原发性肿瘤的种类。表 3-3-2 列出了心脏肿瘤的发生与年龄及解剖位置的关系,并简要列举了常见原发性心脏肿瘤的临床病理特征。

(一)心脏良性肿瘤

1. 黏液瘤/腺黏液瘤 是常见的心脏肿瘤,约占全部心脏肿瘤的 50%。黏液瘤可发生于所有心脏的心内膜面,95% 发生于心房,约 75% 位于左心房,20% 位于右心房,左、右心室各占 2.5%。多数附着在房间隔卵圆窝附近,临床上常因瘤体堵塞二尖瓣口,导致二尖瓣口狭窄或关闭不全。黏液瘤可发生于任一年龄,但最常见于中年,以女性多见。黏液瘤虽为良性,但如切除不彻底可复发,

表 3-3-1　临近心内膜肿块的主要鉴别诊断

肿块	位置	巨检特点	组织学特征	免疫组化特点
黏液瘤	心房，通常在间隔	黏液样杂色、光滑或呈绒毛状	黏液瘤细胞、黏液样基质及出血	calretinin（+）
血栓	通常在心房	钙化严重（无组织钙化性肿瘤）	纤维母细胞和肉芽组织伴或不伴纤维蛋白（fibrin）	calretinin（−）
乳头状弹力纤维瘤	通常位于心室	许多纤细的羽状结构（分散状态）	缺乏血管的叶状弹力纤维内衬形态温和的内皮细胞	内衬细胞 CD$_{31}$/CD$_{34}$（+） calretinin（−）
肉瘤	通常在左心室，位于房室间隔不典型	黏液样，通常浸润正常结构	心肌浸润、多形性、坏死及核分裂	根据组织类型 SMA（+/−）， calretinin（−）
血管瘤	心脏任何房室	暗红色或紫色，不是黏液样	大小不一的血管	CD31/CD34（+） calretinin（−）； 血管周细胞 actin（+）
横纹肌瘤	心脏任何房室	分化良好但无包膜，灰白色结节状肿物	含有丰富的糖原，胞质透亮，呈现大而空泡状细胞（蜘蛛细胞）	myoglobin、desmin、actin 及 vimentin（+）
转移性癌	最常见于右心房及左心室	质硬，边界清楚，黄褐色	浸润性恶性腺体	依原发部位（肾、子宫、肝、肺）而定

表 3-3-2　主要原发性心脏肿瘤临床病理特征

	统计学			位置		多发性肿瘤	相关综合症	临床表现
	婴儿/胎儿	儿童	成人	心脏壁层	心脏部位			
良性获得性肿瘤								
黏液瘤		+/−	++	心内膜（E）	左心室（P）	Carney 综合症罕见	5%～10% 伴 Carney 综合症	血运梗阻、血栓形成及全身症状
乳头弹力纤维瘤			++	心内膜（E）	左心瓣膜（P）	偶见		血栓形成
血管瘤	+	+	+	任何	任何			
脂肪瘤		+/−	+	任何	任何		管状硬化（罕见）	
IMT	+/−	+	+/−	心内膜（P）	任何			
良性先天性肿瘤								
横纹肌瘤	++	+		心肌（E）	左心室（靠近 E）	常见	管状硬化（90%）	血流不畅、心律失常及自发性退化
纤维瘤	+	+	+/−	心肌（E）	左心室（靠近 E）		Gorlin 综合症	血运梗阻、心律失常
畸胎瘤	+	+	+/−	左包（靠近 E）	室间隔（罕见）			胎儿水肿、血流梗阻及心包填塞
血管瘤	+/−			心内膜下（P）	右心房（P）			自发性退化
组织细胞样心肌病	+/−			心内膜下（P）	左心室（靠近 P）	常见	家族性病例	心律失常
恶性								
血管肉瘤	+/−	+			任何		右房室间沟（P）	心包积液、全身症状、浸润影像、正电子发射扫描成像（PET）阳性
UPS/MFS	+/−	+			任何		左侧房室（P）	
其他肉瘤	+/−	+/−	+/−	任何	任何	任何		
淋巴瘤		+/−	+/−		任何		右心室（P）	

E: exclusive; P: predominant; IMT: inflammatory myofibroblastic tumour; UPS: undifferentiated pleomorphic sarcoma; MFS: myxofibrosarcoma

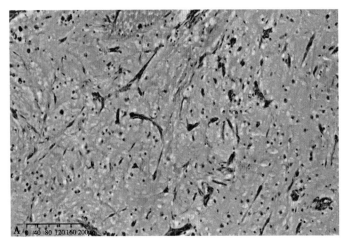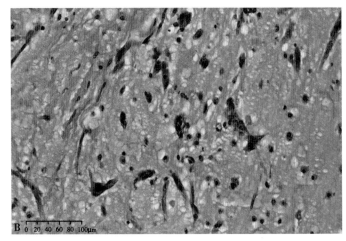

图 3-3-8　心脏黏液瘤

黏液背景上见瘤细胞呈单个、索状或血管样环形结构

微瘤栓偶可发生远处种植再发；瘤组织脱落可引起回流栓塞；瘤体活动严重阻塞瓣孔可发生昏厥，甚至突然死亡。恶性黏液瘤则非常罕见[9]。

【病理变化】 肿瘤大小不一，多有蒂与心房或心室壁相连，外形多样，外观富有光泽，呈半透明胶冻状。切面呈实质性，间有斑片状出血区及充满凝血块的小囊腔。显微镜下可见肿瘤细胞呈星芒状、梭形、圆形或不规则形，散在或呈闭索状分布于大量黏液样基质中，胞核多为单核也可呈多核瘤巨细胞（图 3-3-8）。黏液肉瘤的瘤细胞形态不一，胞核大，染色深，可见核分裂，瘤细胞可浸润至小血管内形成瘤栓。

腺黏液瘤（glandular myxoma）：前肠残留组织与心脏黏液瘤可能出现的最特殊的一种改变有关，即出现分化良好的分泌黏液的腺体，这种现象称为腺黏液瘤（图 3-3-9），易与转移性腺癌相混淆，特别是当细胞出现异型性时。

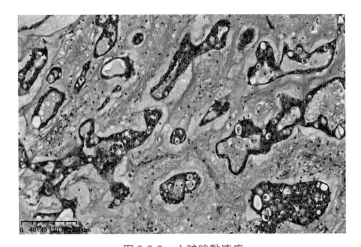

图 3-3-9　心脏腺黏液瘤

黏液瘤背景上见出现分化良好的分泌黏液的腺体，这种现象称为腺黏液瘤

近来发现心脏黏液瘤（与颌部黏液瘤不同）钙（视）网膜蛋白染色均为阳性；这个有些出人意料的结果提示肿瘤可能来源于心内膜的感觉神经组织。还有一个值得注意的发现是，心脏黏液瘤表达几种心肌细胞特异性转录因子，提示具有心肌分化[10]。

随着心脏黏液瘤的病例数增加、资料积累以及检查研究手段的进展，学者们对心脏黏液瘤的认识已逐渐深化，不能简单地认为只是一种良性肿瘤。综合文献，可将心脏黏液瘤分为两大类：①单纯的或散发的心脏黏液瘤：这类黏液瘤占病例的绝大多数，多为单发，并多在典型部位（左心房内房间隔卵圆窝对应部位）生长，或多发（占病例 20%～40%）。患者身体无其他部位的黏液性病变，可于一次常规择期手术切除后不再发生，心脏及身体各部可完全恢复正常或基本正常。②复杂的心脏黏液瘤：包含黏液瘤综合征、家族性黏液瘤、多中心发生的心脏黏液瘤。在这 3 方面又多有交叉重叠，患者多较年轻，心内黏液瘤多不在典型部位生长，临床表现多较复杂，病势常较凶猛。

【免疫组化】 胞外黏液样物质染色表明为细胞膜相关黏液 MUC1，而不表达分泌性黏液 MUC2 及 MUC5AC。腺体分化区域癌胚抗原（CEA）、上皮膜抗原（EMA）和角蛋白（keratin）阳性。也可出现少量神经内分泌成分。

2. 横纹肌瘤　心脏横纹肌瘤（rhabdomyoma of the heart or cardiac rhabdomyoma）是由较成熟的横纹肌构成的良性肿瘤，甚为罕见，占横纹肌肿瘤不足 2%，国内以个案报道合计不到 30 例，这与其他软组织肿瘤良性远多于恶性有所不同。心脏横纹肌瘤常与结节硬化性综合症相伴随。故可能不是真正的肿瘤，而是特殊类型的错构瘤。多见于婴儿，常伴随脑结节性硬化、肾上腺皮脂腺瘤、肾发育缺陷及内脏器官的畸形等。临床上可无症状，或有心律不齐、心动过速，甚至有心脏猝死。有报道显示肿瘤可出现特发性退变。

【病理变化】 大体通常表现为多灶性损害。镜下瘤细胞呈多边形，核居中，圆形，胞质聚集于核周中央区，明显空泡状、蜘蛛样，也可红染，颗粒状（图3-3-10）。肿瘤细胞 PAS 阳性。瘤细胞呈 myoD1、myogenin 和 desmin 阳性。

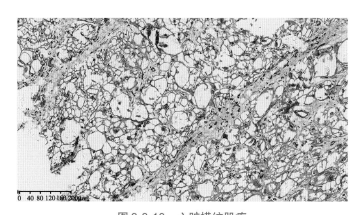

图3-3-10 心脏横纹肌瘤

瘤细胞呈多边形，核居中，圆形，胞质聚集于核周中央区，明显空泡状，蜘蛛样，也可红染，颗粒状

3. 心脏脂肪母细胞瘤 呈分叶状，瘤组织可见不同发育成熟阶段的脂肪母细胞，间质血管丰富，黏液样变明显（图3-3-11）。免疫组化瘤细胞呈 S-100 蛋白阳性。

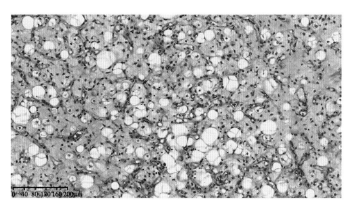

图3-3-11 心脏脂肪母细胞瘤

黏液样基质背景上见脂肪母细胞

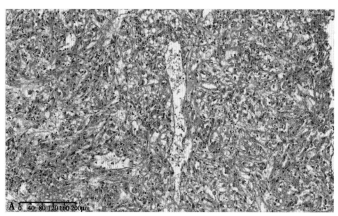

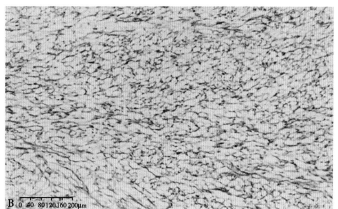

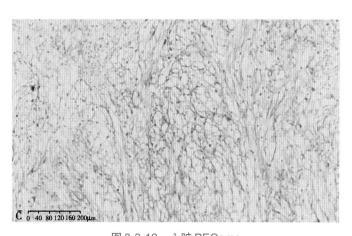

图3-3-12 心脏 PEComa

扭曲、厚薄不一的血管周围常见透亮的肿瘤细胞围绕（A）；呈阳性表达的 desmin（B）及 HMB45（C）

4. 心脏 PEComa 瘤细胞胞质可嗜酸性或淡染透明。部分胞质可有大小不等的空泡，类似蜘蛛样，易与横纹肌瘤混淆。瘤组织内常可见管壁厚薄不均的血管，瘤细胞围绕血管分布。免疫表型瘤细胞表达平滑肌源性（desmin、SMA、h-caldesmon）和黑色素性标志物（HMB45、Melan-A）等（图3-3-12），而不表达横纹肌标记与横纹肌瘤不同[11]。

5. 心肌细胞错构瘤（hamartoma of mature cardiac myo-cytes） 镜下类似于肥厚型心肌病，但为局限性病变，特征为肌纤维排列紊乱、局灶性瘢痕形成以及肌壁内冠状动脉壁增厚，无炎症和钙化。这种病变通常位于但不限于左心室[12]。

6. 乳头状纤维弹力瘤（papillary fibroelastoma：又名纤维弹力性错构瘤，fibroelastic hamartoma；纤维瘤，fibroma；乳头状瘤，papilloma；乳头状纤维母细胞瘤，papillary fibroblastoma） 是一种呈小乳头状（"海葵样"）生长的病变，通常发生于瓣膜表面，但是也可以发生于心内膜的其他部位。几乎所有病例均为手术或尸检时的偶然发现。

镜下表明被覆增生的心内膜细胞,核心为细胞较少的玻璃样变的间质(图3-3-13)。可能是附壁血栓机化的末期表现而并不是真正的肿瘤,心脏手术后其发生率增加支持以上观点[13]。

7. 心脏血管瘤(haemangioma) 是成熟性血管组成的血管源性良性肿瘤或畸形。新版具体分为三种形态学亚型:血管瘤非特殊类型(haemangioma,NOS;ICD-O 编码:9120/0)、毛细血管瘤(capillary haemangioma;ICD-O 编码:9131/0)及海绵状血管瘤(cavernous haemangioma;ICD-O 编码:9121/0)。后两种中典型者紧贴心内膜,靠宽基或细柄与心壁相连,但不浸润心肌。血管瘤罕见,在所有心脏良性肿瘤中不足5%。肿瘤直径为1.0~8.0cm。

【病理变化】 大体通常表现为红色到紫色孤立性结节,肌壁间病变往往突入毗邻心肌,边界不清。而心内膜下者,常表现为无蒂或息肉状,活动度差。由于黏液样背景,毛细血管瘤往往被误诊为黏液瘤,但缺乏围绕小血管的那种黏液瘤细胞。心脏血管瘤与心外软组织同名肿瘤一样,镜下由大小不一的血管构成,包含形态温和的内皮细胞,偶伴上皮样特征。毛细血管瘤由小的薄壁血管组成,常起源或簇状围绕一个较大的滋养血管(feeder vessel)。在细胞丰富区,管腔常难以一眼识别,其间基质呈黏液样,散在周细胞(pericyte)与纤维母细胞。所谓的"婴儿型血管瘤"被认为也是毛细血管瘤的一种,免疫组化以表达GLUT1为特征。镜下由背靠背的毛细血管及无交织的纤维组织构成,增生期可见丰富的核分裂,生长期可自发消退,或用类固醇(steroid)治疗后缩小。海绵状血管瘤常位于心肌壁间,具有宽大、扩张的血管腔,管壁薄厚不均,血池遍布。非特殊类型血管瘤缺乏毛细血管瘤及海绵状血管瘤那样典型结构,又称为动静脉畸形(artiovenous malformation),顾名思义,由畸形动静脉状结构混合而成,常因复杂的动脉迷路及暴露于体循环血

压,管腔发生重构及动脉化,多位于肌壁间,具有骨骼肌肌间血管瘤的一些特点,常伴血栓形成。靠近心外膜者,可混有脂肪组织与胶原[14]。

【鉴别诊断】 血液囊肿(blood cyst)为先天性,常发生于心瓣膜沿线,内衬内皮细胞,但无滋养血管相连,缺乏血管壁。心脏静脉曲张(cardiac varices)典型者发现于右心房,扩张或形成静脉血栓,认为其中一些形成静脉性畸形或血管瘤。血栓机化可形似静止期血管瘤,往往含铁血黄素沉积,但血管稀少。心脏血管瘤活检标本也许难以与血管肉瘤区分,但后者常浸润心肌,实性区域多见,细胞丰富,具有非典型,管腔形成迷路样结构,可有坏死。心脏血管瘤完整切除后不复发,预后良好。

8. 颗粒细胞瘤(granular cell tumour,GCT) 由Schwannian细胞起源的大的嗜酸性颗粒细胞构成,又称为颗粒细胞神经鞘瘤。病因不明,可能起源于神经外胚层,多发生于神经丰富区,特别是窦房结。

【病理变化】 肿块位于心脏表面,质硬,境界清楚。镜下肿瘤细胞聚集成团,界限不清,有的呈共浆或合体细胞样,但形态温和,胞质丰富,模糊聚集的嗜酸性细小颗粒本质上为丰富的溶酶体,使圆形或逗点状的核显得相对较小(图3-3-14)。尽管边界完整,但可出现浸润毗邻心肌间质。新版在第324页提到"至今尚无心脏恶性颗粒细胞瘤的描述",其实不然。判断良恶性可借用Fanburg-Smith等的诊断标准,依据坏死、细胞呈梭形、空泡状核伴大的核仁、×200镜下核分裂象>2/10HPF、核质比高及多形性6项参数,满足其中三项以上即为恶性,只符合1~2项为非典型(atypical),仅有局部多形性而缺乏其他各项者定义为良性。Nasser H等[15]的研究指出,除此之外,恶性颗粒细胞瘤具有更高Ki-67及p53表达。肿瘤常表达S-100、NSE、CD68及α-inhibin,而不表达NF及GFAP。鉴别诊断包括幼年性黄色瘤及Rosai-Dorfman

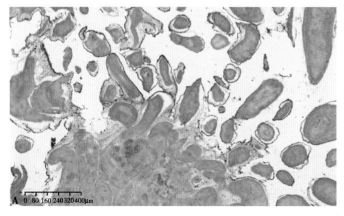
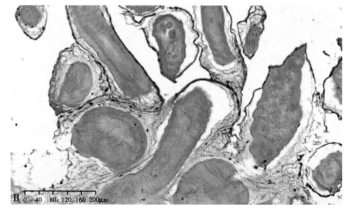

图3-3-13 心脏乳头状纤维弹力瘤
多发乳头状突起,轴心为玻璃样变的间质(A、B)

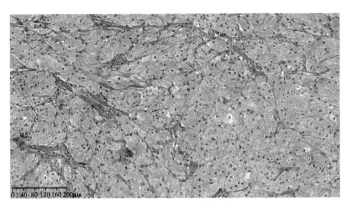

图 3-3-14 心脏颗粒细胞瘤
瘤细胞核小固缩，细胞质呈细颗粒状

病。颗粒细胞瘤缺乏巨细胞及吞入现象（emperipolesis），而 NSE 阳性。

9. 神经鞘瘤（schwannoma） 心丛不管是迷走神经还是交感神经心脏支，均为有髓神经，即含有 Schwann 细胞。神经鞘瘤就是分化或起源于神经纤维 Schwann 细胞的良性肿瘤。发生于心脏者常见于成人，尚无儿童年龄组发病的报道。患者年龄为 26～72 岁，平均 53 岁。女性多见，男女比例 2∶3。肿瘤小至 1.5cm，大到 10.0cm，通常大小为 5.0～6.0cm[16]。

【病理变化】 大体呈灰白色到黄色伴局部囊性变，切面常因变性而呈红棕色，可伴钙化。典型者镜下由细胞丰富的伴有 Verocay 小体的 Antoni A 区和疏松网状的 Antoni B 区构成。Verocay 小体的细胞呈梭形，胞质伸长，而核密集，排列成与细胞长轴垂直的栅栏状结构（图 3-3-15）。Antoni B 区稀疏黏液样背景中常见小到中等大小扩张的血管，壁厚并透明变性。Antoni B 区与 A 区疏密不均，交替呈现，均可见含脂细胞聚积。肿瘤大部分具有完整包膜，细胞形态温和，局灶偶见核多形性及核深染，或富于细胞，并不表明恶性。有时发生广泛的变性，以至于仅在边缘残存可辨认的薄层肿瘤组织，但局部淋巴细胞

的成簇聚集，提示为神经鞘瘤。肿瘤细胞常表达 S-100、SOX10、NSE、GFAP 和 Ⅳ 型胶原，典型者可灶性表达 CgA、Syn、FⅧa 及 CK。

10. 副节瘤（paraganglioma） 是一种起源于副神经节细胞罕见的良性神经内分泌肿瘤。女性略多，患者平均发病年龄为 40 岁。常位于心房，左侧多见。肿瘤往往靠近主动脉及肺动脉根部，沿房室沟及房间隔分布，突向心包间隙。2/3 的副节瘤具有活性功能，手术切除时可引起一过性高血压，其他症状包括心悸、胸痛、头痛、气短、心脏杂音、心绞痛和急性心梗。肿瘤可浸润心肌组织，导致瓣膜功能不全或流出道梗阻。约 10% 的病例无法将肿瘤完整切除，需行复杂的外科手术甚至心脏移植。

【病理变化】 大体上肿块境界相对清楚，但可侵袭周围组织。镜下肿瘤由两种主要成分：主细胞［chief/principal cell，表达 CgA 和（或）Syn］及支持细胞（sustentacular cell，S-100 及 GFAP 呈阳性，可显示 HE 染色不能辨认的部分胞突）构成，上皮样肿瘤细胞排列成界限清楚特征性的巢状（zellballen）、器官样（organoid fashion）、索状及小梁状，间质血窦丰富，胞质透明，可呈现细胞非典型，表现为零乱、增大及多形性，但核分裂不常见（图 3-3-16），Ki-67 增殖指数低。肿瘤细胞之间由明显的薄壁血管网或纤细的纤维组织分隔，偶尔伴吻合状细胞索或弥漫性片层状生长。主细胞（Ⅰ型细胞）大小一致，多角形，胞质丰富，细颗粒状或双嗜性，可见玻璃样小体，核位于中央，圆到椭圆形，染色质均匀、细腻，呈点彩状，具有不明显的核仁；支持细胞（Ⅱ型细胞）呈梭形，单层排列，多分布在瘤细胞巢周边或穿插在主细胞之间，含深嗜酸性胞质，核深染，染色质粗，核仁明显，具有一定的异型性[17]。

按新版 WHO 关于心脏副节瘤的定义其为良性肿瘤，但却置于"生物学行为未定肿瘤"项下，并指出副节瘤可局部侵袭，但罕见远处转移。这可能与心脏的副节瘤尚缺乏足够的资料说明其预后有关。

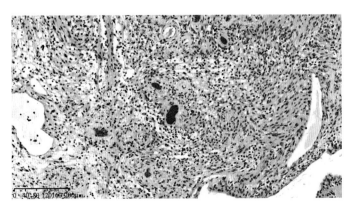

图 3-3-15 心脏神经鞘瘤
束状排列的梭形细胞背景上有散在的淋巴细胞分布

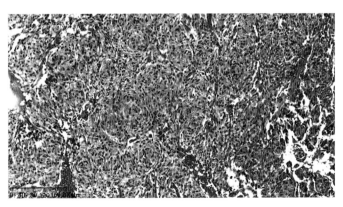

图 3-3-16 心脏副节瘤
瘤细胞呈巢团状分布，呈器官样结构，血窦丰富

（二）心脏恶性肿瘤

1. 炎性肌纤维母细胞肿瘤（inflammatory myofibroblastic tumour，IMT）　是一种低级别间叶细胞源性肿瘤，在慢性炎症背景上肿瘤细胞伴平滑肌及纤维细胞（肌纤维母细胞）分化。心脏 IMT 好发于青少年，患者年龄跨度为 5 周～75 岁，中位年龄 5.5 岁，平均发病年龄为 16 岁。新版将它与副节瘤（paraganglioma）一起归于"生物学行为未定的肿瘤（tumours of uncertain behavior）"，两者 ICO-O 编码均为 1，属于中间型 / 交界性肿瘤，但在预后与预测因素栏目中又说迄今所有报道的心脏 IMT 生物学行为呈良性[18]。

【病理变化】　大体上显示为心内膜息肉状病变，类似黏液瘤或乳头状弹力纤维瘤。镜下所见与软组织同名肿瘤一样，肌纤维母细胞样梭形细胞胞质丰富伴开放式泡状核，可见黏液样区域。核分裂不多，通常核分裂象 <2 个 / mm²，但缺乏非典型核分裂。可见不同程度的炎细胞，但淋巴样增生及生发中心并不常见（图 3-3-17），ALK1 阳性也仅见于一半的病例。肿瘤栓塞可引起缺血、心肌梗死及猝死。IMT 的组织疏密不均，形态多样。Coffin[19] 等分为 3 种组织学亚型：①黏液样 / 血管型或结节性筋膜炎样型；②致密梭形细胞型或纤维组织细胞瘤样型；③致密板状胶原型 / 韧带样或瘢痕型。由此可见增生的纤维母细胞 / 肌纤维母细胞构成肿瘤主质，不同程度的浆细胞、淋巴细胞、嗜酸性粒细胞等炎性细胞浸润其间，既是肿瘤的一部分，也恰为其特点。新版说"IMT 具有复发倾向，但既无恶变也无转移的报道"其实不然，肿瘤出现坏死、核分裂活性增加以及核的多形性，应高度怀疑恶性，具有上皮样特征的又称为上皮样炎性肌纤维母细胞肉瘤（inflammatory myofibroblastic tumor，IMT）[20]。

2. 生殖细胞肿瘤（germ cell tumour，GCT）　胚胎发生早期生殖细胞从卵黄囊迁移到性腺过程中，偶尔会寄

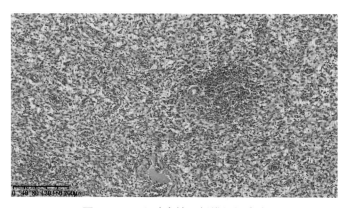

图 3-3-17　心脏炎性肌纤维母细胞瘤
条索状排列的肌纤维母细胞背景上有淋巴细胞和（或）嗜酸性粒细胞浸润

居或残留在在中线纵隔部位，存在发生心脏 GCT 的结构基础。自 1942 年 Beck 首次报道 1 例心包畸胎瘤以来，各种类型的心脏生殖细胞肿瘤陆续见刊[21, 22]。但迄今为止，起源于心包腔或心脏的 GCT 不足 150 例。发生于心脏的胚胎性癌、绒癌非常罕见，新版在独立成章的"生殖细胞肿瘤"项下也仅列举了畸胎瘤，成熟性畸胎瘤（teratoma，mature）、未成熟性（teratoma，immature）及卵黄囊瘤（yolk sac tumour）三种，其中后者仅占 10%，而在心包肿瘤项下的 GCT 中用"混合性生殖细胞肿瘤（mixed germ cell tumours，MGCT）"代替卵黄囊瘤，顾名思义，MGCT 为上述肿瘤各种成分的不同组合，诊断时需要注明各主要成分的百分比，从重原则，如果少见成分为卵黄囊瘤或胚胎性癌，即使仅占 5%，也需特别说明并指出这些高级别成分在肿瘤中的所处位置，如果靠近或突破包膜，术后辅以放化疗是必要的。

【病理变化】　心脏未成熟性畸胎瘤主要见于胎儿或新生儿，而成熟性多见于成人，常含有一两个生殖细胞胚层。大体通常呈多囊性，可包含大的实性区域及骨组织，表面光滑，可长大至 15cm。囊肿区域常内衬鳞状上皮伴皮肤附属器如毛发及皮脂腺等，头节及较厚囊壁内可见局灶性神经胶质、原始神经管等外胚层结构（图 3-3-18），以及多少不等的内胚层组织如呼吸道或胃肠黏膜、肝组织及胰岛，混杂有脂肪、软骨灶及原肠等中胚层成分。有时仅为单胚层囊肿，被覆鳞状上皮即为皮样囊肿，而覆盖腺上皮就是支气管源性囊肿。

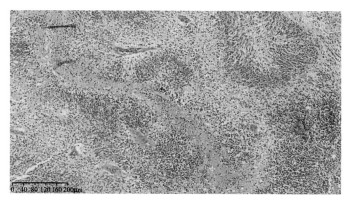

图 3-3-18　心脏未成熟畸胎瘤
神经组织背景上见环形未成熟神经管

卵黄囊瘤是一种向卵黄囊、尿囊和胚外中胚层分化的高度恶性 GCT，发生于心包者形态学表现与发生于纵隔的同名肿瘤一样，呈分叶状，边界清楚，切面表现为均质性软组织肿块，部分区域呈囊性，可见出血区。镜下呈交织排列的乳头状、微囊、实性及腺管状结构，形态多样，间质缺乏纤维性间隔，而充以疏松网状黏液样物（图 3-3-19），表达 AFP 及 PLAP。典型者可见两种特征性

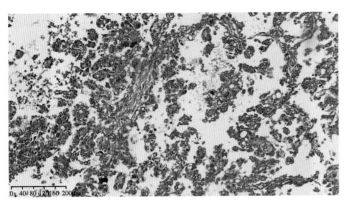

图 3-3-19 心脏卵黄囊瘤
瘤细胞富含透亮胞质的透明小体，类似透明细胞肿瘤

表现：①内胚窦样结构，类似大鼠胎盘 S-D 小体（Schiller-Duval body）或呈肾小球样；②细胞巢内外可见散在红染玻璃样蛋白性小滴 - 嗜酸性小球（eosinophilic globules）。瘤细胞呈不规则形、柱状、星芒状、立方形或靴钉样排列，胞质淡染，核大，空泡状，异型性明显。手术切除是心脏畸胎瘤唯一有效的方法。由于肿瘤连有带蒂血管，其血供直接来自主动脉，术中必须小心分离并双重结扎，防止大出血[23]。事实上精原细胞瘤也可发生在心脏（图 3-3-20）。

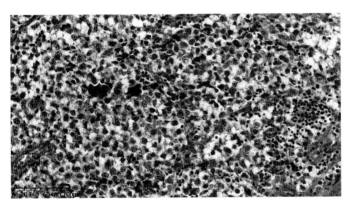

图 3-3-20 心脏精原细胞瘤
弥散分布的肿瘤细胞多可见明显的核仁伴淋巴细胞间质

3. 未分化多形性肉瘤（undifferentiated pleomorphic sarcoma，UPS）　是根据现有临床技术不能确定其分化方向的一种高级别肉瘤，又称为恶性纤维组织细胞瘤（已摒弃）、未分化肉瘤、内膜肉瘤。原发性心脏肉瘤约占心脏肿瘤的 10%，与血管肉瘤相似，UPS 约占心脏肉瘤的 3/4。患者平均年龄为 40～50 岁。65% 发生于左心房，导致肺静脉阻塞。

【病理变化】　典型的大体表现为以心内膜为基座的息肉状肿块。无蒂或具有宽短的柄，貌似黏液瘤，但与之不同的是，它可形成多发性包块，突入心房并侵犯二尖瓣。可向肺静脉扩展，累及肺间质。切面呈均匀的灰白色，常因出血、坏死而变化，钙化不常见。镜下常与黏液纤维肉瘤形成一个谱系，但以未分化为主，细胞多形性明显（图 3-3-21）。具有与发生于主动脉及肺动静脉的内膜肉瘤一样的组织学特点，正如其名称所暗示，内膜肉瘤主要沿着血管内膜扩展或生长，形成管腔内瘤栓，具有席纹状结构及胶原化间质，某些区域类似黏液纤维肉瘤。其他组织学变异包括黏液样小圆细胞肉瘤和上皮样未分化肉瘤。大部分包含瘤巨细胞，核分裂及坏死易见。典型者间质含有慢性炎细胞及组织细胞，并可出现显著泡沫样巨噬细胞，故曾称之为"恶性纤维组织细胞瘤"。约 50% 的病例表达 CK 及 SMA，vimentin 及 CD34 亦可阳性，但无特异性价值[24]。

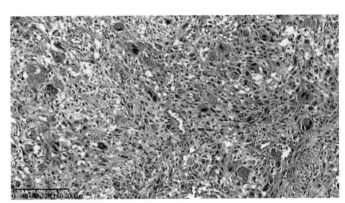

图 3-3-21 心脏未分化肉瘤
交织状或席纹状排列的肿瘤细胞大小不一，常见瘤巨细胞和多核瘤巨细胞

【鉴别诊断】　肿块基于心内膜及黏液样背景，易与黏液瘤混淆，但后者细胞缺乏非典型性及频繁的核分裂，且表达 calretinin。诊断时应注意：第一，UPS 可能是一些常见肉瘤发生去分化所致的最后通路，形如其名，最突出的特点即未分化及多形性，细胞大小不一，形态多样，呈圆形、梭形或上皮样，混有纤维母细胞及平滑肌样细胞，多形性区可见大量瘤巨细胞，具有单个或多个深染的不规则核，核分裂象易见。第二，席纹状（storiform）结构并非 UPS 特有；第三，肿瘤分化方向不定，vimentin 往往恒定表达，作为一种排除性诊断，不可因肌源性标记物局灶性阳性就贸然确定为平滑肌肉瘤或横纹肌肉瘤，也不必穷其所有抗体，非得判定出分化方向，只要形态典型，便可诊断为 UPS；第四，现已明了，UPS 并非组织细胞起源，故不再推荐使用"恶性纤维组织细胞瘤"的名称。大多数患者 2 年内死于 UPS，典型死因与转移、大块性心肌内复发及全身衰竭相关。

4. 骨肉瘤（osteosarcoma）　自 Cumming 等 1957 年报道首例心脏骨肉瘤后，国内外文献报道不足 50 例。旧版归于"恶性多形性纤维组织细胞瘤/未分化多形性肉瘤"项下，指出大约15%的UPS显示骨分化。新版独立出来，认为是起源于心脏产生骨样或骨组织的肉瘤，偶尔伴软骨母细胞分化，是骨外软组织骨肉瘤的亚型，又称为骨源性肉瘤、骨母细胞型骨肉瘤、骨骼外骨肉瘤。约占原发性心脏肉瘤的10%。发病高峰有两个：20岁及50岁（平均40岁），与四肢骨肉瘤的相重叠，由于心脏继发性肿瘤远多于原发性，其发生率为原发性肿瘤的20～40倍，故病理诊断应十分慎重，必须除外转移性。最多见于左心房，旧版甚至说几乎所有的骨肉瘤都发生于左心房[25]，可突向肺静脉或二尖瓣。其次是右心房，可向上腔静脉扩展。发生于右心室的也有报道[7]，肿瘤可累及肺静脉瓣及肺动脉主干，貌似原发性内膜肉瘤。

【病理变化】 大体表现为结节状肿块伴浸润，边界不规则。切面异质性显著，白色、质硬，部分区域出血、坏死及形成骨组织。有的带蒂突入血管或心腔，引起阻塞症状。镜下组织学类似其他部位的骨骼外骨肉瘤（图3-3-22），从分化良好产生肿瘤性骨小梁的区域，到分化差形似UPS但生成骨样基质的肉瘤区域，不一而足。约一半的病例出现软骨肉瘤样分化。大多数肿瘤细胞表达SMA，软骨样区域表达S-100，上皮样区域局灶性表达EMA。临床过程呈侵袭性伴早期转移，转移部位包块肺、皮肤、骨骼及甲状腺。心脏骨肉瘤预后较差，生存超过1年的不多，但也有发生局部复发及远处转移，但存活达7年的报道。大体上肿瘤钙化或骨化部分坚硬，而质软部分呈鱼肉样细嫩，形成鲜明对比，很具特色。镜下肉瘤细胞直接形成金属丝样或花边状均质而粉染的骨样基质，分化好的区域可见不规则骨组织，伴或不伴多结节状软骨分化，软骨具有一定的异型性，细胞周围形成淡蓝色的软骨基质，部分区域可见不规则钙盐沉积。细胞密集区可见梭形肉瘤细胞，核浆比高，边界僵硬，成角，可见散在破骨细胞样多核巨细胞。

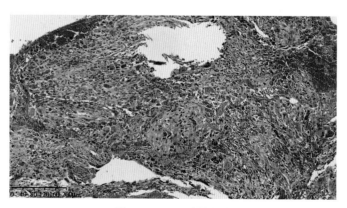

图3-3-22 心脏骨肉瘤
肿瘤细胞弥漫多形，常可见诊断性瘤骨组织

5. 黏液纤维肉瘤（myxofibrosarcoma） 被定义为一种低级别心脏肉瘤，由黏液样基质内的梭性细胞构成，通常以心内膜为主（endocardial-based）。纤维肉瘤为主者呈纤维背景上的梭性细胞增生伴轻度多形性，但缺乏黏液样区域。两种形态往往共存。黏液样纤维肉瘤这种术语应单独应用于具有进一步的分子特征的情况。在某些病例中，少部分上皮样细胞成分也许类似UPS。同义词：黏液样恶性纤维组织细胞瘤（已摒弃）、纤维黏液样肉瘤、黏液样纤维肉瘤、内膜肉瘤（不推荐）。由此可以看出，黏液纤维肉瘤名词繁杂，是一种排除性诊断。发病率约占原发性心脏肉瘤的10%，继血管肉瘤、未分化多形性肉瘤和骨肉瘤之后，排名第四。好发于左心房，引起梗阻和二尖瓣狭窄症状[26]。

【病理变化】 大体上黏液纤维肉瘤是一种典型的紧邻心内膜的异质性肿瘤，罕见出血、坏死，常突入心房。镜下黏液样间质中可见梭性或圆形肿瘤细胞，多形性不明显，无坏死。虽然与UPS具有连续性，但缺乏席纹状结构及显著多形性（图3-3-23）。由于富含蛋白糖苷的基质（proteoglycan-rich matrix）易与黏液瘤混淆，但前者没有以血管为中心的肿瘤结构、含铁血黄素吞噬，缺乏calretinin表达。请注意：发生于心脏瓣膜的黏液样肿瘤，特别是儿童，很可能是IFT，而非黏液纤维肉瘤。

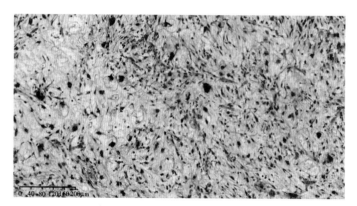

图3-3-23 心脏黏液纤维肉瘤
黏液和实性区域均可见，背景见瘤巨细胞

6. 横纹肌肉瘤 瘤细胞异型性明显，分化不成熟，可见不同分化程度的横纹肌母细胞等（图3-3-24），与横纹肌瘤不同。

7. 其他罕见肉瘤（miscellaneous sarcoma） 罕见的心脏肉瘤根据其常见软组织同名肉瘤定义来命名，包括恶性神经鞘瘤[27]（MPNST，图3-3-25）、脂肪肉瘤（图3-3-26）、骨外尤因肉瘤（图3-3-27）/原始神经外胚叶瘤/尤文家族肿瘤（extraskeletal Ewing sarcoma/primitive neuroectodermal tumour/Ewing family of tumours）、癌肉瘤、促结缔组织增

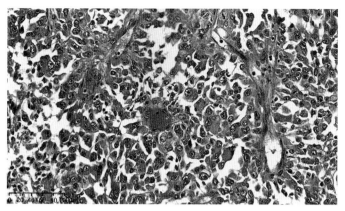

图 3-3-24 心脏横纹肌肉瘤
肿瘤细胞多形，胞质嗜酸，部分细胞核偏位

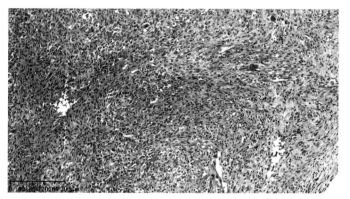

图 3-3-25 心脏恶性神经鞘瘤
致密、条索状排列的梭形细胞，瘤细胞呈特征性逗点样、蝌蚪样

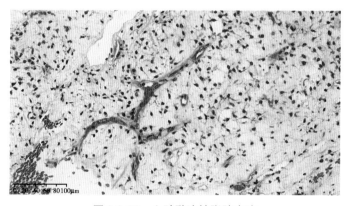

图 3-3-26 心脏黏液性脂肪肉瘤
分支状（鸡爪样）血管、黏液基质及脂肪母细胞

生小圆细胞肿瘤（DCRCT）、肾外横纹肌样瘤/恶性肾外横纹肌样肿瘤、软骨肉瘤、淋巴瘤等。尽管有一些心脏 MPNST 存活期延长的报道，但低分化的小圆蓝色细胞肿瘤预后较差。

8. 心脏转移性肿瘤 心脏以外部位发生的恶性肿瘤可以通过血管、淋巴管或通过直接蔓延累及到心脏。转移性恶性黑色素瘤最容易侵犯心肌，较少侵犯心内膜和心外膜。肾脏、肾上腺、肝脏和子宫的恶性肿瘤最常见形

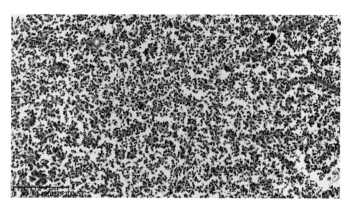

图 3-3-27 心脏 EWS/PNET
瘤细胞小叶状分布，细胞巢之间为纤维血管性间隔，细胞大小相对一致，染色质细，粉尘或椒盐样

成心腔内的转移。而白血病和淋巴瘤常形成心外膜和心肌的弥漫性侵犯。

附：易混淆的心脏肿瘤诊断名称

1. **心脏黏液瘤与 Carney 综合征** 心脏黏液瘤常为 Carney 综合征的心脏表现，而仅有心脏黏液瘤的存在，则不能诊断为 Carney 综合征。诊断 Carney 综合征需要两个主要标准或一个主要标准加一个补充标准。主要标准包括心脏黏液瘤、其他部位黏液瘤（乳腺、皮下或黏膜）、斑点状皮肤色素沉着或形成蓝痣、库欣综合征（Chushing syndrome）、心肌肥大、大细胞钙化性 Sertoli 细胞肿瘤（large cell caicifying sertoli cell tumour）、砂粒体性黑色素性神经鞘瘤（psammomatous melanotic schwannoma）、骨软骨黏液瘤（osteochondromyoma）。补充标准为一级亲属患病（affected first-degree relative）及 *PPKAR1A* 基因失活突变。

2. **脂肪瘤（lipoma）与心肌脂肪浸润** 脂肪瘤是成熟性脂肪细胞构成的良性间叶性肿瘤。同义词以偏代全，称为纤维脂肪瘤或硬化性脂肪瘤。体积小者常不需手术，但也有直径达 11cm 者，临床症状依生长部位及肿瘤大小而异，可引起心律失常、晕厥、房室扩大甚至猝死。常位于心脏表面或心内膜表层，偶见于心肌间。纤维脂肪瘤（硬化性脂肪瘤）被描述成心脏瓣膜的小结节。

而心肌脂肪浸润是指心外膜增生（沉积）的脂肪组织沿间质延伸至心肌纤维间甚至心内膜下，呈片状或条状分布，心肌纤维可因受压而发生萎缩，而心脏在外观上却表现为假性肥大。病变以右心室特别是心尖区为重，临床上多见于高度肥胖者或陈旧性心肌梗死，重度可致心脏破裂，引发猝死。

3. **心脏内膜肉瘤（intimal sarcoma，IS）与心脏黏液纤维肉瘤** 新版特别说明不再推荐继续使用[1, 28]。

4. 横纹肌瘤与成人细胞性横纹肌瘤　心肌是一种特化的横纹肌（骨骼肌），在此可以发生各种横纹肌源性肿瘤，有些诊断名称容易混淆。横纹肌瘤是横纹样心肌细胞的良性肿瘤，最常见于婴幼儿，又称为"先天性"或"经典型"横纹肌瘤，86% 与结节性硬化有关。肿物边界清楚，但无包膜，常多发，镜下结节边缘完整，由大的空泡状细胞构成，由于糖原沉积胞质透明，胞质中致密肌丝从核中央到细胞外周呈放射状扩展，特征性呈现所谓"蜘蛛细胞"。而心脏成人细胞性横纹肌瘤：被定义为发生于成人，由显示骨骼肌样分化的圆形或梭形细胞构成的良性肿瘤。镜下特点是瘤细胞丰富但蜘蛛细胞数量较少。形态与心外成人型横纹肌瘤类似，又称为"中间型"或"后天性"横纹肌瘤。

5. 横纹肌肉瘤与横纹肌样瘤　心脏横纹肌肉瘤主要见于儿童及婴儿，平均发病年龄为 14 岁，极为罕见。心脏横纹肌肉瘤通常沿心肌间浸润，不向心腔内生长。大体表现为肿块膨出、实性，切面呈灰白色。最多见的组织学类型为胚胎型，镜下由数量不等的 PAS 阳性的横纹肌母细胞（蝌蚪形或带状细胞）构成。Myogenin 及 MyoD1 核阳性。偶见预后差的腺泡状亚型，可发生脑和骨转移。而心脏横纹肌样瘤归于"杂类肉瘤"项下，仅为个案报道，目前仅见 3 例。肿瘤边界不清，切面可见出血、坏死。镜下均匀一致的上皮样大细胞，呈多角形，实性片层状或小梁状排列，异型性明显，胞质丰富，嗜酸性，核偏位，染色质空泡状，巨大粉染核仁很醒目，核旁胞质内偶见透明包涵体，形似横纹肌细胞，故名。虽不见恶性二字，但生物学行为具有高度侵袭性及致死性，大约 80% 的患者在 2 年内死亡。

（郑州大学医学院附属第一医院　李晟磊）

参 考 文 献

1. Kar SK, Ganguly T. Current concepts of diagnosis and management of pericardial cysts. Indian Heart J, 2017, 69（3）: 364-370.

2. Miranda WR, Oh JK. Constrictive Pericarditis: A Practical Clinical Approach. Prog Cardiovasc Dis, 2017, 59（4）: 369-379.

3. Kontny HU, Sleasman JW, Kingma DW, et al. Multilocular thymic cysts in children with human immunodeficiency virus infection: clinical and pathologic aspects. J Pediatr, 1997, 131（2）: 264-270.

4. Shrivastava CP, Devgarha S, Ahlawat V. Mediastinal tumors: a clinicopathological analysis. Asian Cardiovasc Thorac Ann, 2006, 14（2）: 102-104.

5. Taguchi S. Primary cardiac solitary fibrous tumors. Ann Thorac Cardiovasc Surg, 2015, 21（4）: 329-331.

6. Bianchi G, Ferrarini M, Matteucci M, et al. Giant solitary fibrous tumor of the epicardium causing reversible heart failure. Ann Thorac Surg, 2013, 96（2）: e49-51.

7. Leduc C, Jenkins SM, Sukov WR, et al. Cardiac angiosarcoma: histopathologic, immunohistochemical, and cytogenetic analysis of 10 cases. Hum Pathol, 2017, 60: 199-207.

8. Juraszynski Z, Szpakowski E, Biederman A. Giant metastatic intrapericardial tumor 20 years after nephrectomy. Ann Thorac Surg, 2010, 90（1）: 292-293.

9. Yuan SM. Fetal Cardiac Myxomas. Z Geburtshilfe Neonatol, 2017, 221（4）: 175-179.

10. Yuan SM. Glandular cardiac myxoma: case report with literature review. Folia Morphol（Warsz）, 2014, 73（3）: 374-382.

11. Zhang L, Carpenter D, Dehner LP. Ruptured pericardial perivascular epithelioid cell tumor（PEComa）leading to sudden death: an autopsy case report and review of the literature. Cardiovasc Pathol, 2016, 25（1）: 63-66.

12. Dell'Amore A, Lanzanova G, Silenzi A, et al. Hamartoma of mature cardiac myocytes: case report and review of the literature. Heart Lung Circ, 2011, 20（5）: 336-340.

13. Grolla E, Dalla Vestra M, Zoffoli G, et al. Papillary fibroelastoma, unusual cause of stroke in a young man: a case report. J Cardiothorac Surg, 2017, 12（1）: 33.

14. Zhou X, Wang S, Sun H, et al. Giant cavernous hemangioma in the pericardial cavity: a case report. Zhonghua Xin Xue Guan Bing Za Zhi, 2014, 42（11）: 964-965.

15. Nasser H, Ahmed Y, Szpunar SM, et al. Malignant granular cell tumor: a look into the diagnostic criteria. Pathol Res Pract, 2011, 207（3）: 164-168.

16. López-Martín A, Bebia-Conesa P, Pérez-Paredes M, et al. Pericardial schwannoma. Echoendoscopy as an aid in the study of cardiac lesions. Gastroenterol Hepatol, 2014, 37（5）: 296-297.

17. Bholah R, Bunchman TE. Review of Pediatric Pheochromocytoma and Paraganglioma. Front Pediatr, 2017, 5: 155.

18. Lamas-Pinheiro R, Rodesch G, Devalck C, et al. Pulmonary Myofibroblastic Tumour Involving the Pericardium and Left Atrium in an 18 Month Infant. Ann Thorac Cardiovasc Surg, 2016, 22（5）: 312-314.

19. Coffin CM, Dehner LP, Meis-Kindblom JM. Inflammatory myofibroblastic tumor, inflammatory fibrosarcoma, and related lesions: an historical review with differential diagnostic considerations. Semin Diagn Pathol, 1998, 15（2）: 102-110.

20. Korlepara R, Guttikonda VR, Madala J, et al. Inflammatory myofibroblastic tumor of mandible: A rare case report and review of literature. J Oral Maxillofac Pathol, 2017, 21（1）: 136-139.

21. Rychik J, Khalek N, Gaynor JW, et al. Fetal intrapericardial teratoma: natural history and management including successful in utero surgery. Am J Obstet Gynecol, 2016, 215（6）: 780.e1-780.e7.

22. Cetrano E, Polito A, Carotti A. Primitive intrapericardial teratoma associated with yolk sac tumour. Cardiol Young, 2015, 25（1）: 158-160.

23. Radić P, Brčić L. Pulmonary granular cell tumours: case presentations and literature review. Scott Med J, 2017, 62（2）: 70-73.

24. Wang Y, Huang L, Lv H, et al. Primary Malignant Fibrous Histiocytoma of the Thyroid: Two Case Reports and Review of the Literature. J Ultrasound Med, 2017, 36（3）: 665-669.

25. Dell'Amore A, Asadi N, Caroli G, et al. Recurrent primary cardiac osteosarcoma: a case report and literature review. Gen Thorac Cardiovasc Surg, 2014, 62（3）: 175-180.

26. Cui YY, Shang JF, Chen D, et al. Clinicopathologic study of cardiac myxofibrosarcomas. Zhonghua Bing Li Xue Za Zhi, 2017, 46（3）: 170-175.

27. D'Amato N, Correale M, Ireva R, et al. A rare cause of acute heart failure: malignant schwannoma of the pericardium. Congest Heart Fail, 2010, 16（2）: 82-84.

28. Takai N, Yamamoto Y, Kitayama H, et al. Resection and reconstruction of intimal sarcoma of the pulmonary artery with autologous pericardial roll. Kyobu Geka, 2010, 63（10）: 871-874.

索 引

52检